世界骨科权威经典著作

第 **14** 版

CAMPBELL'S OPERATIVE ORTHOPAEDICS

坎贝尔骨科手术学

原著者 Frederick M. Azar
James H. Beaty

主　译 唐佩福　王　岩　卢世璧

副主译 孙天胜　王　征　李　利

第 6 卷　手外科

分卷主译　张建政　顾立强　陈　华　陈　宏　张树明　李绍光

北京大学医学出版社

KANBEI'ER GUKE SHOUSHUXUE (DI 14 BAN) —— DI 6 JUAN: SHOU WAIKE

图书在版编目（CIP）数据

坎贝尔骨科手术学: 第14版. 第6卷, 手外科 / (美) 弗雷德里克・M. 阿扎 (Frederick M. Azar) , (美) 詹姆斯・H.贝蒂 (James H. Beaty) 原著; 唐佩福, 王岩, 卢世璧主译. — 北京: 北京大学医学出版社, 2023.1

书名原文: Campbell's Operative Orthopaedics, 14th edition

ISBN 978-7-5659-2570-2

Ⅰ. ①坎… Ⅱ. ①弗… ②詹… ③唐… ④王… ⑤卢… Ⅲ. ①骨科学—外科手术②手—外科手术 Ⅳ. ①R68②R658.2

中国版本图书馆 CIP 数据核字 (2021) 第 274124 号

坎贝尔骨科手术学（第 14 版）—— 第 6 卷：手外科

主　　译： 唐佩福　王　岩　卢世璧

分卷主译： 张建政　顾立强　陈　华　陈　宏　张树明　李绍光

出版发行： 北京大学医学出版社

地　　址：（100191）北京市海淀区学院路 38 号　北京大学医学部院内

电　　话： 发行部 010-82802230；图书邮购 010-82802495

网　　址： http：//www.pumpress.com.cn

E-mail： booksale@bjmu.edu.cn

印　　刷： 北京金康利印刷有限公司

经　　销： 新华书店

责任编辑： 袁帅军　　**责任校对：** 靳新强　　**责任印制：** 李　啸

开　　本： 889 mm × 1194 mm　1/16　　**印张：** 38　　**字数：** 1204 千字

版　　次： 2023 年 1 月第 1 版　2023 年 1 月第 1 次印刷

书　　号： ISBN 978-7-5659-2570-2

定　　价： 398.00 元

北京市版权局著作权合同登记号：图字 01-2021-7001

ELSEVIER

Elsevier (Singapore) Pte Ltd.
3 Killiney Road, #08-01 Winsland House I, Singapore 239519
Tel: (65) 6349-0200; Fax: (65) 6733-1817

Campbell's Operative Orthopaedics, 14th edition

ISBN-13: 978-0-323-67217-7

This translation of Campbell's Operative Orthopaedics, 14th edition by Frederick M. Azar and James H. Beaty was undertaken by Peking University Medical Press and is published by arrangement with Elsevier (Singapore) Pte Ltd.
Campbell's Operative Orthopaedics, 14th edition by Frederick M. Azar and James H. Beaty 由北京大学医学出版社进行翻译，并根据北京大学医学出版社与爱思唯尔（新加坡）私人有限公司的协议约定出版。

《坎贝尔骨科手术学》（第 14 版）——第 6 卷：手外科（唐佩福，王岩，卢世璧主译；张建政，顾立强，陈华，陈宏，张树明，李绍光分卷主译）
ISBN 978-7-5659-2570-2

内容提要

《坎贝尔骨科手术学》历经80余年的光辉和积累沉淀，一直以其系统经典的理论知识、翔实规范的手术技术、客观公允的学术评价，以及严谨求实的写作风格而闻名于世，享有“骨科圣经”和骨科手术规范化操作“金标准”的美誉。第14版再次实现了沉淀经典与积极创新的完美结合。

第14版共19部分90章，作者在大量更新理论、技术及相关经验，最大限度地收录最新骨科手术技术的同时，仍保留了被视为“金标准”的经典手术技术，并秉承了严谨求实的写作风格。在介绍各项手术技术时，不仅详细阐述了手术适应证、手术时机，细致入微地描述了各种手术的技术细节、经验诀窍、围术期处理、并发症防治及相关注意事项等内容，而且还简要介绍了同类手术技术的发展过程，客观公允地评价了相关手术技术的优缺点，分析了临床应用结果，并提供了大量参考文献佐证，以引导和辅助读者更好地认知及学习经典手术技术和新的手术技术。特别是当一种疾病具有不同手术方法时，作者在进行科学比较的同时，推荐了个体化选择方案，这对临床实践工作具有极高的指导价值。

与上版相比，第14版修订幅度在35%以上，涉及微创、关节镜的部分几乎全部重写，有些章节的内容虽然文字修改量不大，但很多理念已截然不同，手术技术方面也有很多改良和创新。因此，本书无论是对骨科专业研究生，中、低年资的骨科医师，还是已具有较高水平的骨科专家，都会有所裨益。

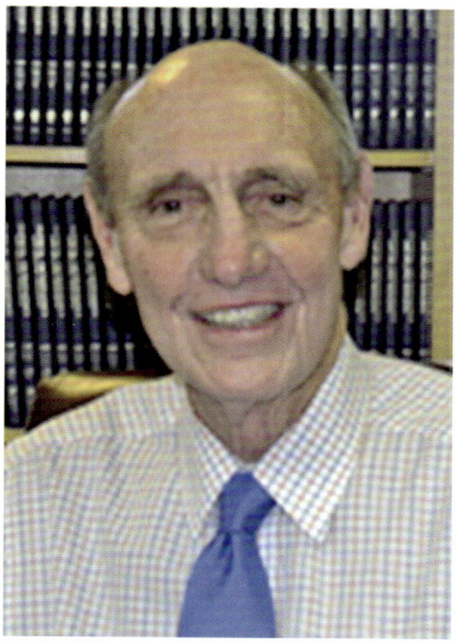

S. Terry Canale, MD

我们怀着谦逊的欣赏和钦佩之心，将这一版《坎贝尔骨科手术学》献给 S. Terry Canale。他曾担任 5 个版本的主编或共同主编。他对这项任务感到非常自豪，并不知疲倦地工作，持续改进这部“骨科圣经”。正如他的一位同事所说：“Terry 可能是世界上唯一一个读过《坎贝尔骨科手术学》多个版本的人。”他认为《坎贝尔骨科手术学》是全球骨科教育的一个机遇，并确保每个版本都能给各位读者提供有价值的和最新的专业信息。他对这项工作的承诺和热情将继续影响与激励着我们后续版本的出版。

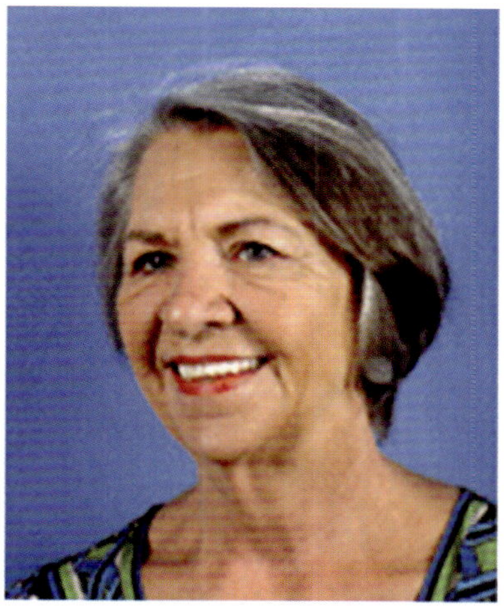

Kay C. Daugherty

我们怀着同样的感激和敬意将这一版《坎贝尔骨科手术学》献给 Kay C. Daugherty，她是《坎贝尔骨科手术学》近 9 个版本的执行主编。在过去的 40 年里，她忠实地、不知疲倦地编撰、修订和监督本书出版的各个方面，从初稿准备到终稿校对。她具备一种非凡的天赋，能把抽象和杂乱无章的内容转化成通俗易懂的文本，确保每一次修订都能保持可读性的金标准。Daugherty 夫人曾对我们一位已故著者说过一句最经典的话：“如果你能加个标点，我就服你。”每一个版本都证明了她在写作和教育方面做出的卓越贡献。非常感谢她多年来为坎贝尔基金会的服务和对这部即将出版的著作的支持。

（张志成　张　阳　**译**　孙天胜　唐佩福　**校**）

原著前言

Willis Campbell 博士在 1939 年出版第 1 版《坎贝尔骨科手术学》时，他无法想象 80 多年后这本著作会演变成一部 4 卷本的巨著，并赢得“骨科圣经”的美誉，成为全球骨科医师和教育机构的柱石。从第 1 版的 400 多页扩展到第 14 版的 4000 多页，并未改变 Willis Campbell 博士的初衷：“以简单而全面的方式向学生、全科医师和外科医师提供骨科手术学内容。”第 1 版出版以来，每一个版本的著作者和编辑都在努力实现这一目标。如果没有我们所有贡献者的辛勤付出，这是不可能实现的。他们总是在努力提供最新信息的同时，保留视为“金标准”的手术技术和技巧。本版我们仍将秉承和发扬这一风格，希望对不同年资的医师都能有所裨益。

同样，第 14 版也是众多“幕后”工作者通力合作和辛勤付出的结晶。我们要感谢坎贝尔基金会的工作人员 Kay C. Daugherty、Linda Jones 和 Tonya Priggel，他们付出了大量精力，做了很多繁杂的工作，如编辑杂乱的初稿、搜索晦涩的参考文献，这个过程充满了困难和艰辛。尤其是 Kay 和 Linda，他们编撰了多个版本的《坎贝尔骨科手术学》（Kay 参与了 9 个版本，Linda 参与了 6 个版本）。他们可能比我们大多数人还要了解骨科，更知道如何让这部书更容易阅读和理解。同时，我们还要感谢在整个出版过程中提供指导和支持的 Elsevier 出版人员：高级项目经理 John Casey、资深内容开发专家 Jennifer Ehlers，以及高级内容策划师 Belinda Kuhn。

此外，还要特别感谢我们的妻子 Julie Azar、Terry Beaty 及家人，在完成该著作的过程中，她们给予了我们无限的耐心和支持。

由于全球范围新冠肺炎疫情的影响，第 14 版的编写和出版工作充满了艰辛，但我们的著作者和其他工作人员依然不知疲倦地工作，并最终以创造创新的方式将其呈现出来。我们希望这些努力可以为所有骨科医师提供一部内容丰富且有价值的著作，以帮助他们继续完善和改进手术方法，最终使患者受益。

Frederick M. Azar, MD

James H. Beaty, MD

（张志成　张　阳　**译**　孙天胜　唐佩福　**校**）

原著者名单

Frederick M. Azar, MD
Professor
Director, Sports Medicine Fellowship
University of Tennessee–Campbell Clinic
Department of Orthopaedic Surgery and Biomedical Engineering
Chief-of-Staff, Campbell Clinic
Memphis, Tennessee

James H. Beaty, MD
Harold B. Boyd Professor and Chair
University of Tennessee–Campbell Clinic
Department of Orthopaedic Surgery and Biomedical Engineering
Memphis, Tennessee

Michael J. Beebe, MD
Instructor
University of Tennessee–Campbell Clinic
Department of Orthopaedic Surgery and Biomedical Engineering
Memphis, Tennessee

Clayton C. Bettin, MD
Assistant Professor
Director, Foot and Ankle Fellowship
Associate Residency Program Director
University of Tennessee–Campbell Clinic
Department of Orthopaedic Surgery and Biomedical Engineering
Memphis, Tennessee

Tyler J. Brolin, MD
Assistant Professor
University of Tennessee–Campbell Clinic
Department of Orthopaedic Surgery and Biomedical Engineering
Memphis, Tennessee

James H. Calandruccio, MD
Associate Professor
Director, Hand Fellowship
University of Tennessee–Campbell Clinic
Department of Orthopaedic Surgery and Biomedical Engineering
Memphis, Tennessee

David L. Cannon, MD
Associate Professor
University of Tennessee–Campbell Clinic
Department of Orthopaedic Surgery and Biomedical Engineering
Memphis, Tennessee

Kevin B. Cleveland, MD
Instructor
University of Tennessee–Campbell Clinic
Department of Orthopaedic Surgery and Biomedical Engineering
Memphis, Tennessee

Andrew H. Crenshaw JR., MD
Professor Emeritus
University of Tennessee–Campbell Clinic
Department of Orthopaedic Surgery and Biomedical Engineering
Memphis, Tennessee

John R. Crockarell, MD
Professor
University of Tennessee–Campbell Clinic
Department of Orthopaedic Surgery and Biomedical Engineering
Memphis, Tennessee

Gregory D. Dabov, MD
Assistant Professor
University of Tennessee–Campbell Clinic
Department of Orthopaedic Surgery and Biomedical Engineering
Memphis, Tennessee

Marcus C. Ford, MD
Instructor
University of Tennessee–Campbell Clinic
Department of Orthopaedic Surgery and Biomedical Engineering
Memphis, Tennessee

Raymond J. Gardocki, MD
Assistant Professor
University of Tennessee–Campbell Clinic
Department of Orthopaedic Surgery and Biomedical Engineering
Memphis, Tennessee

Benjamin J. Grear, MD
Instructor
University of Tennessee–Campbell Clinic
Department of Orthopaedic Surgery and Biomedical Engineering
Memphis, Tennessee

James L. Guyton, MD
Associate Professor
University of Tennessee–Campbell Clinic
Department of Orthopaedic Surgery and Biomedical Engineering
Memphis, Tennessee

James W. Harkess, MD
Associate Professor
University of Tennessee–Campbell Clinic
Department of Orthopaedic Surgery and Biomedical Engineering
Memphis, Tennessee

Robert K. Heck JR., MD
Associate Professor
University of Tennessee–Campbell Clinic
Department of Orthopaedic Surgery and Biomedical Engineering
Memphis, Tennessee

Mark T. Jobe, MD
Associate Professor
University of Tennessee–Campbell Clinic
Department of Orthopaedic Surgery and Biomedical Engineering
Memphis, Tennessee

Derek M. Kelly, MD
Professor
Director, Pediatric Orthopaedic Fellowship
Director, Resident Education
University of Tennessee–Campbell Clinic
Department of Orthopaedic Surgery and Biomedical Engineering
Memphis, Tennessee

Santos F. Martinez, MD
Assistant Professor
University of Tennessee–Campbell Clinic
Department of Orthopaedic Surgery and Biomedical Engineering
Memphis, Tennessee

Anthony A. Mascioli, MD
Assistant Professor
University of Tennessee–Campbell Clinic
Department of Orthopaedic Surgery and Biomedical Engineering
Memphis, Tennessee

Benjamin M. Mauck, MD
Assistant Professor
Director, Hand Fellowship
University of Tennessee–Campbell Clinic
Department of Orthopaedic Surgery and Biomedical Engineering
Memphis, Tennessee

Marc J. Mihalko, MD
Assistant Professor
University of Tennessee–Campbell Clinic
Department of Orthopaedic Surgery and Biomedical Engineering
Memphis, Tennessee

William M. Mihalko, MD PhD
Professor, H.R. Hyde Chair of Excellence in Rehabilitation Engineering
Director, Biomedical Engineering
University of Tennessee–Campbell Clinic
Department of Orthopaedic Surgery and Biomedical Engineering
Memphis, Tennessee

Robert H. Miller III, MD
Associate Professor
University of Tennessee–Campbell Clinic
Department of Orthopaedic Surgery and Biomedical Engineering
Memphis, Tennessee

G. Andrew Murphy, MD
Associate Professor
University of Tennessee–Campbell Clinic
Department of Orthopaedic Surgery and Biomedical Engineering
Memphis, Tennessee

Ashley L. Park, MD
Clinical Assistant Professor
University of Tennessee–Campbell Clinic
Department of Orthopaedic Surgery and Biomedical Engineering
Memphis, Tennessee

Edward A. Perez, MD
Associate Professor
University of Tennessee–Campbell Clinic
Department of Orthopaedic Surgery and Biomedical Engineering
Memphis, Tennessee

Barry B. Phillips, MD
Professor
University of Tennessee–Campbell Clinic
Department of Orthopaedic Surgery and Biomedical Engineering
Memphis, Tennessee

David R. Richardson, MD
Associate Professor
University of Tennessee–Campbell Clinic
Department of Orthopaedic Surgery and Biomedical Engineering
Memphis, Tennessee

Matthew I. Rudloff, MD
Assistant Professor
Co-Director, Trauma Fellowship
University of Tennessee–Campbell Clinic
Department of Orthopaedic Surgery and Biomedical Engineering
Memphis, Tennessee

Jeffrey R. Sawyer, MD
Professor
Co-Director, Pediatric Orthopaedic Fellowship
University of Tennessee–Campbell Clinic
Department of Orthopaedic Surgery and Biomedical Engineering
Memphis, Tennessee

Benjamin W. Sheffer, MD
Assistant Professor
University of Tennessee–Campbell Clinic
Department of Orthopaedic Surgery and Biomedical Engineering
Memphis, Tennessee

David D. Spence, MD
Assistant Professor
University of Tennessee–Campbell Clinic
Department of Orthopaedic Surgery and Biomedical Engineering
Memphis, Tennessee

Norfleet B. Thompson, MD
Instructor
University of Tennessee–Campbell Clinic
Department of Orthopaedic Surgery and Biomedical Engineering
Memphis, Tennessee

Thomas W. Throckmorton, MD
Professor
Co-Director, Sports Medicine Fellowship
University of Tennessee–Campbell Clinic
Department of Orthopaedic Surgery and Biomedical Engineering
Memphis, Tennessee

Patrick C. Toy, MD
Associate Professor
University of Tennessee–Campbell Clinic
Department of Orthopaedic Surgery and Biomedical Engineering
Memphis, Tennessee

William C. Warner JR., MD
Professor
University of Tennessee–Campbell Clinic
Department of Orthopaedic Surgery and Biomedical Engineering
Memphis, Tennessee

John C. Weinlein, MD
Assistant Professor
Director, Trauma Fellowship
University of Tennessee–Campbell Clinic
Department of Orthopaedic Surgery and Biomedical Engineering
Memphis, Tennessee

William J. Weller, MD
Instructor
University of Tennessee–Campbell Clinic
Department of Orthopaedic Surgery and Biomedical Engineering
Memphis, Tennessee

A. Paige Whittle, MD
Associate Professor
University of Tennessee–Campbell Clinic
Department of Orthopaedic Surgery and Biomedical Engineering
Memphis, Tennessee

Keith D. Williams, MD
Associate Professor
University of Tennessee–Campbell Clinic
Department of Orthopaedic Surgery and Biomedical Engineering
Memphis, Tennessee

Dexter H. Witte III, MD
Clinical Assistant Professor in Radiology
University of Tennessee–Campbell Clinic
Department of Orthopaedic Surgery and Biomedical Engineering
Memphis, Tennessee

译校者名单

主　译　唐佩福　王　岩　卢世璧

副主译　孙天胜　王　征　李　利

主　审　邱贵兴　戴尅戎　张英泽　田　伟　姜保国　王坤正

顾　问　侯树勋　张伯勋　时述山　梁雨田　肖嵩华　刘保卫　商卫林　张伟佳

第 1 卷　总则 · 关节外科 · 截肢（第 1~19 章）

主　译　柴　伟　陈继营　周勇刚　郝立波　张国强　罗殿中

主　审　裴福兴　张　洪　翁习生　周一新　肖建如　张　堃　赵德伟　曲铁兵　徐卫东

副主译　田　华　陈晓东　汤　欣　李开南　戴　闽　李　想　倪　明　林　源　孙　水

译校者（以姓氏笔画为序）

丁文彬　于宝占　马　睿　马云青　王　铖　王　筠　王　磊　王　毅　王本杰
王先泉　王志为　王鹏飞　孔祥朋　厉　轲　石小军　卢　强　田　华　田建松
付　君　白晓东　朴　尚　曲铁兵　吕　刚　朱　晨　刘　侃　刘　浩　刘长剑
刘玉杰　刘旭强　刘保一　刘桂奇　关长勇　汤　欣　安　晓　许　炜　孙　水
孙菁阳　纪　方　杜银桥　李　扬　李　剑　李　恒　季　勇　李　超　李　锋
李　想　李　睿　李子剑　李开南　李春宝　李海峰　季静东　杨明磊　肖建如
吴　博　吴家昌　何银辉　佟大可　余方圆　谷　旺　宍　岳　宋　哲　宋卫东
宋守礼　张　卓　张　洪　张　堃　张国强　张明超　张振东　张浩冲　张登君
张德强　陈旭旭　陈炳豪　陈晓东　陈继营　林　源　卓　奇　尚希福　罗　松
罗殿中　金志刚　周一新　周勇刚　赵　庆　赵越超　赵德伟　郝立波　胡　飞
胡文山　南少奎　钟南哲　姜福民　姚　琦　姚建华　耿　磊　柴　伟　倪　明
徐　驰　徐卫东　翁习生　高志森　郭凌飞　陶　笙　黄　伟　黄　轩　黄迅悟
康　汇　彭海文　董纪元　韩　涛　智　信　裴福兴　廖军义　冀全博　戴　闽

第 2 卷　感染 · 肿瘤 · 儿童骨科（第 20~36 章）

主　译　毕文志　张志成　黄　鹏　许　猛　卢　强　李浩宇

主　审　余　斌　郭　卫　牛晓辉　李建民　许瑞江　颉　强　杨建平　慕明章　洪　毅

副主译　姚浩群　禹宝庆　崔　旭　韩　纲　卓　奇　梁永辉　李文超　陈顺有　唐　伟

译校者（以姓氏笔画为序）

于　龙　万中元　马小远　王　飞　王　侃　王　威　王　洋　王振栋　王晓威

王恩波　王清防　牛晓辉　邓书贞　卢　强　付　喆　毕文志　曲华毅　朱　兵
任汉儒　向少杰　刘　川　刘　宁　关　凯　许　猛　许瑞江　孙　川　孙天胜
杜　培　李　卡　李　佳　李　敏　李　靖　李大森　李文超　李明烨　李建民
李浩宇　杨建平　杨勇昆　杨海涛　吴　军　吴永涛　余　斌　辛志军　汪　兵
张　阳　张立志　张志成　张思萌　张涌泉　陆清达　陈　辉　陈世铮　陈兆强
陈顺有　邵显昊　苗　巍　苗武胜　林　然　林庆荣　林宜頎　卓　奇　征华勇
屈继宁　孟　浩　赵广民　胡文建　禹宝庆　洪　毅　姚建华　姚浩群　敖荣广
聂少波　贾金鹏　徐　鹏　徐子涵　郭　卫　郭　征　郭永智　唐　伟　唐　顺
黄　炎　黄　鹏　黄俊琪　黄耀添　崔　旭　章志军　阎　峻　梁永辉　颉　强
彭　城　韩　纲　曾祥超　慕明章　蔡　刚　潘源城　戴　闽

第 3 卷　脊柱外科（第 37~44 章）

主　译　王　征　张雪松　王华东　郑国权　李　放　毛克亚

主　审　仉建国　阮狄克　彭宝淦　李危石　罗卓荆　邱　勇　海　涌　吕国华　张西峰

副主译　朱泽章　王　冰　赵　宇　赵永飞　李振宙　崔　赓　刘耀升　朱守荣　唐家广

译校者（以姓氏笔画为序）

王　冰　王　征　王天昊　王华东　王兆瀚　毛克亚　仉建国　史本龙　邝　磊
吕国华　朱守荣　朱泽章　乔　军　刘　臻　刘耀升　闫　煌　阮狄克　孙　旭
李　利　李　松　李　放　李亚伟　李危石　杨军林　吴　兵　吴子祥　邱　勇
邱贵兴　沙士甫　宋　凯　宋科冉　张　硕　张子方　张扬璞　张西峰　张宇鹏
张国莹　张承昊　张雪松　张耀申　陆　宁　陈　龙　陈孝玉　罗　飞　罗卓荆
季欣然　郑国权　赵　宇　赵　翔　赵永飞　胡学昱　侯树勋　秦晓东　徐磊磊
唐家广　海　涌　黄　鹏　黄景辉　崔　赓　隋文渊　韩超凡　彭宝淦　雷　伟
鲍虹达　谭权昌　潘爱星

第 4 卷　运动医学·关节镜（第 45~52 章）

主　译　刘玉杰　李众利　魏　民　李春宝　张　强　章亚东

主　审　敖英芳　李国平　陈百成　陈世益　雷光华　邢更彦　蔡　谞　赵　庆　王志刚

副主译　焦　晨　袁　锋　黄迅悟　姚建华　齐　玮　李海鹏　孙笑非　王　琪　傅仰木

译校者（以姓氏笔画为序）

马　宁　马　敏　王　龙　王　琪　王江涛　王志刚　王志学　尹　峰　卢亮宇
白晓伟　冯会成　邢更彦　朱娟丽　刘玉杰　刘雨丰　齐　玮　孙笑非　严　辉
李　威　李　哲　李　冀　李众利　李宇晟　李国平　李春宝　李海鹏　杨宾宾
肖文峰　汪喜顺　张　佳　张　浩　张　强　张　鹏　张加廷　张伯勋　张宝祥
张柏青　张晓阳　陈　磊　陈世益　陈百成　尚西亮　赵　庆　赵之栋　姚建华
敖英芳　袁　伟　袁　锋　顾东强　徐　雁　高曙光　郭秦炜　唐翔宇　黄　悦
黄迅悟　龚　喜　常　晗　鹿　鸣　章亚东　梁宝富　董晨辉　程　徽　傅仰木
焦　晨　雷光华　蔡　谞　蔡俊丰　裴博阳　廖伟雄　肇　刚　熊依林　潘张翼
魏　民　魏　钰

第5卷　创伤骨科（第53~63章）

主　译　张立海　陈华　张巍　张里程　吴克俭　陶笙

主　审　曾炳芳　杨贵勇　王满宜　刘璠　吴新宝　顾立强　张堃　彭江　刘智

副主译　公茂琪　李文锋　郭义柱　张群　赵燕鹏　王晓宁　李志锐　郝明　秦本刚

译校者（以姓氏笔画为序）

马腾　马睿　王琨　王翔　王颢　王中鹤　王军松　王国旗　王祖强
王晓宁　王晓伟　王鹏飞　王满宜　公茂琪　方锦涛　尹鹏滨　石斌　付振书
丛雨轩　吕厚辰　朱颖　朱正国　朱仕文　朱泽兴　乔林　任晓萌　全辰良
邬晓勇　刘智　刘璠　刘建恒　刘贵奇　刘雅克　刘豫洲　刘鐘阳　齐红哲
汤俊君　杜海龙　李明　李佳　李亮　李猛　李文锋　李宇能　李志江
李志锐　李建涛　杨建涛　肖鸿鹄　吴卓　吴岩　吴克俭　吴新宝　吴韬光
何纯青　辛洪奎　张伟　张卓　张建　张栋　张浩　张堃　张群
张巍　张立海　张加廷　张亚峰　张仲文　张如意　张攻孜　张里程　张宜远
张建政　张柏青　张树明　陆海波　陈文　陈刚　陈华　陈辰　罗杨
征华勇　孟钰童　赵喆　赵晶鑫　赵燕鹏　郝明　姜钰　娄盛涵　洪磊
姚琦　秦本刚　聂少波　顾凡彬　顾立强　顾航宇　徐宇航　徐高翔　郭浩
郭徽　郭义柱　郭永智　唐佩福　陶笙　黄鑫　崔翔　崔耀飞　康晓琪
梁永辉　梁向党　彭江　彭烨　曾初阳　曾炳芳　黎庆

第6卷：手外科（第64~80章）

主　译　张建政　顾立强　陈华　陈宏　张树明　李绍光

主　审　张长青　徐文东　陈山林　毕郑刚　徐永清　高伟阳　项舟　陈振兵　芮永军

副主译　王天兵　魏均强　王欣　宫旭　陈超　杨建涛　李福春　赵建文　乔林

译校者（以姓氏笔画为序）

万中元　万圣祥　王飞　王欣　王珑　王洋　王浩　王天兵　王旭明
王克利　王科杰　王彦生　王晓伟　王晓宇　史卫东　丛晓斌　毕郑刚　朱方正
朱正国　朱加亮　乔林　庄永青　刘畅　刘智　刘春生　齐红哲　芮永军
李卫　李连华　李绍光　李俊杰　李福春　杨林　杨羿　杨建涛　吴滨奇
何红英　何雯婷　宋占林　张阳　张长青　张志成　张建政　张树明　陈华
陈宏　陈超　陈山林　陈振兵　陈晓斌　林宜硕　尚剑　竺枫　征华勇
金志成　周密　周宗伟　项舟　赵建文　宫旭　宫可同　祝斌　秦本刚
耿硕　顾凡彬　顾立强　徐雷　徐文东　徐永清　徐建强　高杰　高伟阳
涂哲慧　常祖豪　崔树森　鹿鹏　蒋军健　韩力　韩文兴　蔡晓明　管恩雨
滕晓峰　潘佳栋　魏均强

第 7 卷　足踝外科（第 81~90 章）

主　译　梁向党　张建中　林　峰　何　勍　张　建　张　卓

主　审　唐康来　马　昕　俞光荣　梁晓军　武　勇　徐向阳　张奉琪　张　晖　郭全义

副主译　张明珠　徐海林　宋卫东　宋秀锋　苗旭东　谢　鸣　胡　勇　王　智　唐金树

译校者（以姓氏笔画为序）

于　鹤　马　昕　王　智　朱　渊　刘　丰　齐　玮　李　美　李　毅　李亚星
李秀存　李宏志　李笑寒　李鹏飞　杨　杰　吴仕舟　何　勍　宋卫东　宋秀锋
张　宁　张　伟　张　卓　张　建　张　树　张　晖　张　强　张弓浩　张奉琪
张明珠　张建中　陈　文　陈炳豪　武　勇　林　峰　苗旭东　赵　庆　赵友光
赵宏谋　赵晶晶　胡　勇　俞光荣　姜保国　徐文鹏　徐向阳　徐海林　郭全义
唐金树　唐康来　黄若昆　曹　乐　鹿　军　梁向党　梁晓军　程　鹏　程瑞林
温晓东　谢　鸣　谢　磊　雷　波　魏　民

特邀专家

（以姓氏笔画为序）

马信龙　王　飞　王　友　王　钢　王　跃　王以朋　孔　荣　申　勇　田　文
田晓滨　史占军　史建刚　付中国　丛　锐　冯世庆　戎利民　吕　智　朱　悦
刘　勇　刘　斌　刘忠军　刘晓光　闫景龙　许建中　孙永强　严世贵　李　明
李　锋　李中实　李淳德　杨惠林　吴　兵　沈建雄　沈慧勇　宋洁富　宋跃明
初同伟　张　寿　张先龙　张伟滨　张殿英　陈　仲　陈仲强　陈伯华　陈雄生
邵增务　范卫民　范顺武　林建华　罗从风　金群华　周　方　周东生　郑秋坚
官　众　赵　杰　赵　群　赵劲民　赵金忠　郝定均　胡永成　胡懿郃　侯志勇
姜建元　袁　文　夏　春　夏　虹　夏亚一　钱齐荣　殷国勇　高延征　高忠礼
曹　力　崔国庆　商卫林　梁　裕　蒋电明　蒋协远　舒　钧　鲁　谊　楼　跃
蔡郑东　廖　琦

出版协调工作组

组　长　孙天胜

秘书长　陈　华

成　员（以姓氏笔画为序）

王秀丽　刘宇博　齐　玮　许　猛　许文静　李　静　张　阳　张　昊　张　静
张　巍　陈　文　郑国权　鹿　鹏

院士寄语

《坎贝尔骨科手术学》作者在大量阅读并引用权威文献的基础上，以其丰富的手术经验和严谨的写作风格，在系统阐述诊治理论、翔实描述手术细节的同时，毫无保留地向同行传授了个人手术经验及诀窍。在经历多次再版和质量不断提升中，该部巨著已成为骨科业界“圣经”，手术规范化操作“金标准”。第 14 版再次实现了沉淀经典与积极创新的完美融合。

作为中国骨科从弱到强并迈向世界的见证者，我依稀记得 20 余年前首次阅读这部经典巨著中文版时的激动心情。在没有国际学术交流机会、专业期刊和图书匮乏、互联网尚不发达的年代，阅读经典图书是我们了解、学习世界骨科先进知识和技术的唯一通道。20 世纪末，中国人民解放军总医院骨科卢世璧院士集结全科力量历经数载，开拓性地将这部巨著第 9 版翻译成中文出版（2001 年），为中国骨科打开了一扇通往国际视野的窗口。

在卢世璧院士精神的感召下，中国人民解放军总医院骨科团队及全国骨科精英进行了持续不断的跟踪与精心翻译，现已到第 14 版，其以“信”为本，忠实但不拘泥，每一新版译著都受到了国内广大骨科同仁的推崇和好评，被视为“骨科医师必备参考书”。该部巨著的中文版出版，为中国骨科事业的发展及年轻骨科医师的培养做出了极大贡献。

——中国医学科学院北京协和医院　邱贵兴

《坎贝尔骨科手术学》之所以成为经典，是作者在渊博的理论知识和丰富的临床经验基础上，荟萃海量文献，正确地把握手术适应证、手术时机，详尽入微地描述手术技术各种细节及围术期处理、并发症防治，并对相关手术技术做出客观公允评价的结果。因此，无论是骨科专业研究生，中、低年资的骨科医师，还是已具有较高水平的骨科专家，都能够从中汲取到丰富的营养。

一场突如其来的新冠肺炎疫情打乱了我们的生活，也极大地限制了国内外学术交流。在中国人民解放军总医院骨科团队及全国百余位专家的努力下，将第 14 版《坎贝尔骨科手术学》中文版献给国内骨科广大同仁，为当前学术交流的艰难时期注入了一股清流，为国内骨科同仁及时学习、了解国际骨科最新进展和掌握最新手术技术做出了新的贡献。

——上海交通大学医学院附属第九人民医院　戴尅戎

《坎贝尔骨科手术学》自1939年由Willis C. Campbell（1880—1941）完稿并出版发行以来已历经80余年辉煌，现已是第14版。从起初5~10年一版到近些年4~5年一版，它不但记录了世界骨科学科发展历程和进步节奏，而且更加体现了骨科人继承发扬与不断创新突破的科学精神。

中国人民解放军总医院骨科团队从卢世璧院士领衔首次翻译出版第9版中文版以来，在王继芳、王岩、唐佩福等后继者持之不懈的努力下一直追踪翻译出版到第14版。他们不仅为中国骨科医师提供了丰富的精神食粮，而且这种团结协作、奋发拼搏的精神也获得了广大骨科同仁的赞誉和尊重。

——河北医科大学附属第三医院　张英泽

随着新材料、新技术、新理念成果的不断涌现，以及内镜、机器人、计算机影像辅助系统等新器械、新设备在临床的应用和普及，骨科基础研究和临床技术的进步可谓日新月异。《坎贝尔骨科手术学》的每次再版，都是在大量权威文献学习基础上进行更新的，其对手术技术、手术方案优缺点的客观评价，翔实、规范的手术操作和各种手术诀窍的无私分享，以及大量丰富、生动的插图和手术示范，为读者更好地学习、理解和认知骨科手术技术及其内涵提供了难得的参考范本。

中国人民解放军总医院骨科举全科之力，并在全国骨科同仁的支持和团结协作下，从卢世璧院士组织翻译出版第9版中文版以来，不断跟进与提升翻译质量。如今第14版中文版即将面世，作为《坎贝尔骨科手术学》的忠实读者，我谨此向唐佩福教授领衔的中国人民解放军总医院骨科团队及全国支持和参与这部巨著翻译、审校工作的专家们表示热烈的祝贺和崇高的敬意！

——北京积水潭医院　田　伟

《坎贝尔骨科手术学》以其广博凝练的经典内容、标准规范的手术技术、客观公允的评述分析，以及与时俱进的再版更新，一次次地赢得世界骨科同仁的赞誉和推崇。第14版再次实现了新的突破。

第14版全书分为19部分共90章，在保持原有目录体系和严谨求实写作风格的基础上，内容进行了大幅更新，尤其是微创技术、内镜手术及新技术、新材料、新器械等应用方面已深入到骨科各个领域。为了便于国内骨科医师及早获取国际最新知识和技术，中国人民解放军总医院骨科医学部专家与全国百余位专家一起，在第13版良好的翻译基础上，以惊人的速度将第14版中文版呈献给大家。相信，第14版《坎贝尔骨科手术学》中文版的出版将会再次获得成功！

——北京大学人民医院　姜保国

译者前言

翻阅第 14 版《坎贝尔骨科手术学》，您会深切地感受到微创理念已贯穿全书，无论是广泛应用内镜技术的运动医学、脊柱外科领域，重视微创手术的创伤骨科、关节外科领域，还是在较为陌生的足部畸形矫正手术中，专家学者们都已经在深入思考，寻找尽可能减少手术创伤的方法。由于各种新器械、新设备、新技术不断被发明和在临床中应用，手术效果越来越理想，特别是高清内镜系统和术中影像学检查系统的应用与手术技术的日趋成熟，曾经所谓的手术禁忌在不断被突破，相关临床应用在不断拓展。随着国内外骨科学的快速发展，我们对骨科伤病的认知、探知伤病的手段及治疗伤病的方法都在不断变化。希望第 14 版《坎贝尔骨科手术学》中文版的出版，在帮助国内低年资骨科医师扎实学习理论知识和手术技术的同时，对中、高年资骨科医师也能够起到开阔视野、激发创新的作用。

与第 13 版相比，本版目录体系虽看似变化小，但全书的修改幅度在 35% 以上，涉及微创和内镜方面的相关部分几乎全部重写，占 15% 之多，尤其是脊柱内镜、运动医学及关节镜部分。有些章节看似文字修改量不大，但理念已截然不同，手术技术也有很多改良，最新的学术观点和技术创新已融入其中，如您深入阅读，一定能发现和体会到其中的更新和奥妙。与以往版本一脉相承的是，本版在介绍各项手术技术时，不仅详细阐述了手术适应证、手术时机，细致入微地描述了各种手术细节、经验诀窍、围术期处理、并发症防治及相关注意事项等内容，而且简要介绍了同类手术的发展过程，客观公允地评价了相关手术技术的优缺点，分析了临床应用结果，并提供了大量参考文献佐证，以引导和辅助读者更好地认知和学习经典手术技术及新的手术技术。特别是当一种疾病具有不同手术方法时，作者在进行科学比较的同时，推荐了个体化选择方案，这对临床实践工作具有极高的指导价值。

《坎贝尔骨科手术学》历经 80 余年的光辉和积累沉淀，享有“骨科圣经”和骨科手术规范化操作“金标准”的美誉。第 14 版再次实现了沉淀经典与积极创新的完美结合。由于新冠肺炎疫情影响，以及为了更高质量、更高标准完成此次翻译出版工作，本次翻译、审校专家团队做了重大调整，基本以中国人民解放军总医院骨科医学部专家为主体，邀请了部分其他单位的权威专家、知名学者参与翻译、审校，并得到了骨科学界大家邱贵兴院士、张英泽院士、田伟院士、姜保国院士及王坤正教授等专家的支持、指导，极大地提升了本版的翻译出版质量。在具体翻译工作中，我们制订了相关流程，严格落实责任人制度，并由相关领域权威专家审校把关，各个环节力争精益求精，尤其是文句表意方面更是在力求准确表达的同时要符合中文表述习惯。另外，我们还规范、统一了专业名词术语，对于我国骨科界尚不熟知或不统一的名词术语，我们在中文译文后注释了英文。需要说明的是，虽然本版修订幅度大，新增译者、审校者较多，但本版仍保留了第 13 版参与翻译和审校专家的署名，以示我们对他们做出的贡献的尊重和敬意，也恳请各位专家能一如既往地给予支持和关注，并及时指出本书译稿中的欠缺和谬误之处，以便我们通过相关网络平台予以勘正。

《坎贝尔骨科手术学》在中国人民解放军总医院骨科几代人的努力付出及业界同仁的大力支持和参与下，已出版了第 9~13 版中文版，现为第 14 版中文版。本书的每次修订带来的变化总能让我们感到无比惊讶！当前，全球肆虐的新冠肺炎疫情严重限制了国内、外的学术交流，希望第 14 版中文版的出版能对国内骨科同仁更好地了解国际骨科新进展有所裨益。

中国人民解放军总医院骨科医学部

（执笔：唐佩福　孙天胜）

细怀

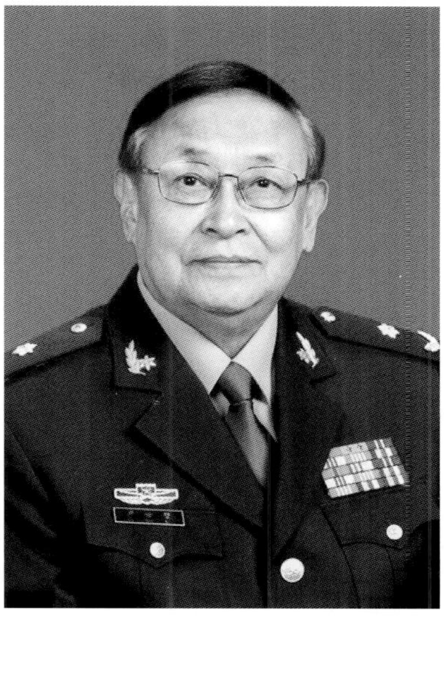

卢世璧（1930.7.8—2020.3.28），主任医师，教授，博士生导师，我国著名骨科专家、保健医学专家、医学教育家，军队专业技术一级、文职特级。1996 年当选中国工程院院士。1948 年考入清华大学生物系医学预科；1951 年转入中国协和医学院；1953 年入伍；1956 年以优异成绩从中国协和医学院毕业，并留北京协和医院担任住院医师；1958 年调入北京西郊三〇一医院，参与创建全军总医院。曾任中国人民解放军总医院骨科主任、全军骨科研究所所长，以及中国残疾人康复协会理事长、中国医药生物技术协会骨组织库分会主任委员、中国医院协会医疗技术应用专业委员会主任委员、中国人民解放军医学科学技术委员会骨科专业委员会主任委员、国际生物材料科学与工程联合会会士等学术职务。主要从事骨科基础研究与临床工作，在战伤救治、周围神经损伤修复、脊柱矫形、肿瘤免疫等方面取得多项重要成果，是我国国产人工关节研制的奠基人。承担多项国家“863”计划项目及地方、军队重大课题，获国家科技进步一等奖 3 项、二等奖 2 项，国家技术发明二等奖 1 项，军队科技进步一等奖 5 项，以及何梁何利基金科学与技术进步奖、光华科技基金二等奖、中国人民解放军首届专业技术重大贡献奖等。2008 年，被中国人民解放军总后勤部授予“一代名师”荣誉称号，被中共中央组织部评为“全国抗震救灾优秀共产党员”“全国抗震救灾模范”；2009 年，被中央军委授予“模范医学专家”荣誉称号；2011 年，荣获军队干部保健工作终身荣誉奖章；2018 年，荣获中华医学会骨科学分会终身成就奖。卢世璧同志坚持不懈地将实践转化为理论，学术研究著作等身，主编《骨科手术学》《实用骨科学》、主译《坎贝尔骨科手术学》《骨科标准手术技术丛书》等 20 余部学术著作。

2001 年，在卢世璧院士及中国人民解放军总医院骨科团队 3 年多的努力下，首次翻译出版了世界骨科权威著作第 9 版《坎贝尔骨科手术学》中文版。《坎贝尔骨科手术学》自 1939 年由 Willis C. Campbell（1880—1941）完稿并出版发行以来，一直以其系统经典的理论知识、翔实规范的手术技术、客观公允的学术评价，以及严谨求实的写作风格而闻名于世并不断再版更新，现已成为骨科业界“圣经”，手术规范化操作“金标准”。第 9 版《坎贝尔骨科手术学》分 16 部分 84 章（原著 4 卷本装订），分别介绍了总则、关节融合术、关节成形术、截肢术、感染、肿瘤、非创伤性骨关节疾患、先天性畸形、运动医学、关节镜技术、足部病变、骨折与关节脱位、脊柱病变、显微外科、手外科及神经系统疾患等，共400余万字。在互联网尚不发达及没有翻译软件的年代，卢世璧院士及其团队在承担繁重的临床工作之余，高质量翻译出版这部鸿篇巨作所付出的艰辛我们可想而知。正如北京积水潭医院王澍寰的书评所说："将这样一部内容广泛的长篇巨著译成中文，无疑是一项难度极大的工程。难能可贵的是译者始终坚持信、达、雅的原则，准确领会和传达作者的原意，对于原文中的疏漏或值得商榷的内容，并不盲目苟同，而是认真查询出处，进行相应改正和注释。正是由于译者的这种认真负责的精神，使本书翻译达到了较高的水准。"2006年，在卢世璧院士及王继芳、王岩、陈继营、唐佩福、周勇刚、梁向党、郝立波等专家和中国人民解放军总医院骨科团队的共同努力下，又翻译出版了第10版中文版。

此后，中国人民解放军总医院骨科团队持续跟进。在卢世璧院士指导及王岩、唐佩福、陈继营、张永刚、周勇刚、毕文志、王征、李众利、梁向党等专家和全国百余位专家的参与下翻译出版了第11、12版中文版；在唐佩福、王岩、卢世璧及全国百余位专家的参与下又翻译出版了第13版中文版。如今，中国人民解放军总医院骨科团队又再次与全国百余位专家翻译了第14版。"前人栽树，后人乘凉"，没有卢世璧院士艰辛的、开拓性的、高质量的第9版翻译工作，我们不可能顺利并持续翻译本书。在第14版《坎贝尔骨科手术学》出版之际，我们无法忘却将本书引入中国并为之做出巨大贡献的卢世璧院士，特此呈上新作予以缅怀。

中国人民解放军总医院骨科医学部
（执笔：唐佩福　彭　江）

总目录

第 4 卷 运动医学 · 关节镜

第 5 卷 创伤骨科

第 6 卷 手外科

第 7 卷 足踝外科

第6卷目录

第 70 章 手部特殊疾患 3308

第 71 章 瘫痪手 3325

第 72 章 脑瘫手 3364

第 73 章 手部关节炎 3384

第十八部分

手外科

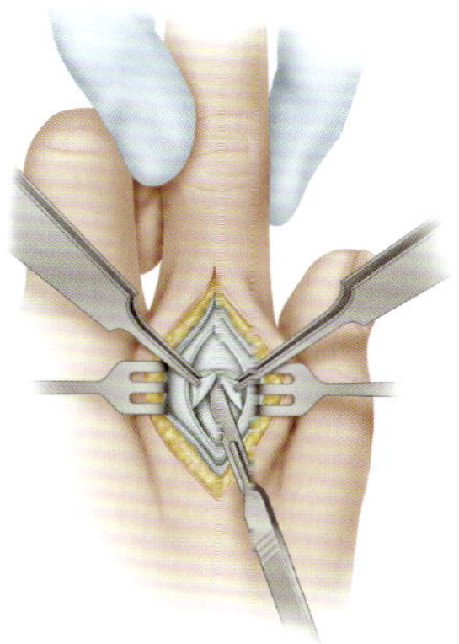

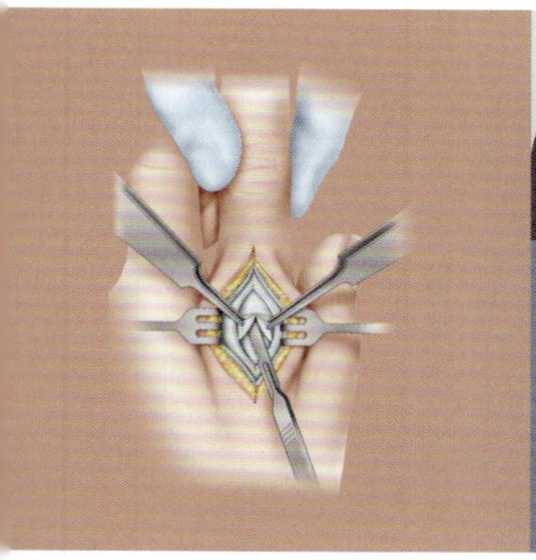

第 64 章

基本外科手术技术和术后处理

著者： David L. Cannon
译者： 朱加亮　常祖豪（第 13 版：陈　华　常祖豪　朱正国）
审校： 陈　华（第 13 版：宫可同）

手是人体最复杂的、功能最丰富的结构。手和腕关节由 27 块骨骼组成。有至少 30 块肌肉及大量的韧带和肌腱来控制这些骨骼，从而使手和腕关节能够完成很多动作，手必须依靠这些动作来完成数不清的日常工作。脑部手功能区的面积反映了手功能的复杂性。手部任何功能的损伤或异常均会导致显著的功能障碍。正是由于手对生活的方方面面均很重要，对于外科医师而言，对手部疾病做出正确诊断，采取适当及必要的治疗是非常重要的，在治疗过程中，应避免过度治疗或者治疗不足。

第一节　术前计划和准备

通过详细询问病史和仔细的体格检查常常就可以得出正确的诊断。常规做手部和腕关节前后位、侧位和斜位 X 线检查，另外，可附加腕关节、拇指基底和第五掌指关节的特殊检查。MRI 和 CT 检查可以为查明手部和腕关节一些骨质与软组织问题提供足够的依据。放射性核素扫描与单纯的 X 线片相比，可以更早显示出骨受累区域。电生理检查（肌电图和神经传导速率）可以明确神经压迫区域，并显示其他病变（如周围神经病变）。对于怀疑有系统性疾病但未得到明确诊断的患者，如炎性关节炎，请内科医师会诊对确定适当的非手术治疗十分有帮助。服用华法林、皮质激素或其他抗炎药、免疫抑制药、阿司匹林、中草药和糖尿病治疗药物的患者在术前和术中可能需要改变用药剂量，甚至停止用药。

最重要的是，在开始治疗之前，医患双方均应对手术效果有一个合理的预期。患者应理解选择的治疗方法、可替代的手术方法、手术治疗和非手术治疗的预期结果、可能的风险、意外和手术的益处、切口的特点及位置、是否需要为取移植物在身体其他部位做切口、可能需要的内固定和引流，以及是否需要置入其他类型的内植物。患者还应了解术后固定的性质，包括夹板及石膏的使用。患者应知道术后复原和康复期可能很长，特别是在大的重建手术以后。

作为术前准备的一部分，需告知患者，术前数天保持手部清洁及避免皮肤损伤，将感染的风险降至最低水平。目前有研究表明：可能存在 0.5%~3.0% 的感染率。如果患者有皮肤破损或远隔感染，最好推迟手术。若指甲又长又脏，则应进行清洁、修剪以消除细菌污染的潜在来源。在刷洗患肢之前，应清除切口区域的毛发。

一、预防性应用抗生素

尽管手部术后感染的可能性很小，但一旦发生术后感染，将是灾难性的，它会破坏手部功能，延迟手部康复和重返工作岗位。严重的感染需要多种外科治疗方案，并且会对手部功能带来永久的破坏。许多手部的骨科手术是否需要在术前常规应用抗生素治疗仍存在争议。有 3 个大型的系列研究，一个是包含有 8850 例患者的回顾性研究，一个是包含有 1340 例患者的前瞻性随机性研究，另外一个是从多个州的商业保险索赔数据库收集的 516 986 例患者的回顾性分析，这 3 个研究均表明，术前是否接受抗生素治疗与感染率并无关联。该前瞻性研究同时发现，无论手术是急诊或择期，无论手术时间是2 h或更长时间，无论手术切口是清洁或污染，术前是否接受抗生素治疗，与感染的发生频率之间均无关联。在回顾性研究中，甚至发现对于“高危患者”（如吸烟患者、糖尿病患者或需要接受长时间手术治疗的患者）预防性应用抗生素治疗不能降低术区感染的发生率。另一项评估人工关节术后患者行腕管松解时应用抗生素的研究也发现抗生素并不适用。虽然大量的研究认为手外科手术并不需要常规预防性使用抗生素，但抗生素的使用率依然稳步上升，有1/5的清洁软组织手外科手术正在使用抗生素。

二、手术室的安排和常规

因为手术效果在很大程度上取决于术者的技巧、判断和准确的操作，术中应尽量不使术者分散注意力。术者制定一套标准常规流程非常重要，每位助手都应根据此流程工作，这样助手就不会因术者不规律的、随意的、不连贯的要求而无所适从。标准常规流程使助手明确手术的每一步要求，且允许他们能够毫不犹豫、毫不耽搁地、无废动作地进行操作。

手术室应令人心情放松。当用局部麻醉且患者处于清醒状态时，过大的喧闹声或突然的谈话声可能使患者受到惊吓，应予以避免，有时播放患者选择的音乐对患者的紧张情绪也能起到舒缓的作用。

与手术室人员安排手术时，应针对手术患者的特殊需要提出相应的要求。提前准备好器械、缝线、显微镜、X线装置、特殊置入物、额外助手及其他事项，将能提高手术日手术组人员的效率。影像支持，包括C形臂X线机的使用，也应该预先安排好。

外科医生的5个“要”态度可以提高手术室的工作效率。①“要”准时——如果可以，尽量提前；②“要”随时待命——通过存在感来表明你是外科团队中一员；③“要”可预见性——手术室程序变动越少，其效率越高；④“要”逐步进行——从简单到复杂；⑤“要”亲和他人——这并不会花费什么，但会使事情事半功倍。

术者经常坐在坚固、舒适和稳定的凳子上，但偶尔术者需要站立。当术者坐下时双膝与髋部应近乎水平，足平放于地面上而不紧张。手术桌的工作面应与肘部同高，使前臂舒适地放于其上。灯光定向垂直于术者观察角度，这样灯光直接照到手术野，避免了阴影。

助手相对术者而坐，在比术者高8~10 cm的位置观看手术野。这样，助手在不需前倾和不阻挡术者视线的情况下，即能看清术野。尽管可以使用机械性手部固定器，但其远不及一个主动而训练有素的助手（图64-1）。助手熟悉每一个手术步骤是特别有益的。通常，助手的主要任务是持稳患者的手，使之不动，牵开患者的手指，使术者以最好的途径进入手术野（图64-2A，图64-2B）。相比于未经训练的助手，使用机械支架（如lead hand）是一个更好的选择。

手术桌应稳定，不能移动还应足够大，能够放置患者的手及术者和助手的肘和前臂，以减轻肌肉疲劳。对于大多数手术，术者应坐在患肢的腋侧，以保证在同样的相对位置观察每侧手的解剖。但某些手和腕背部的手术，从头侧做可能更容易些。如果术者变换了位置，应记住常规关系的相应改变，以免解剖的定向性错误。

放置基本器械的托盘经常放在从手术桌延伸出的架子上，与工作面等高。器械应总是按同样的顺序排列（图64-3），这样能节省术者从基本托盘按

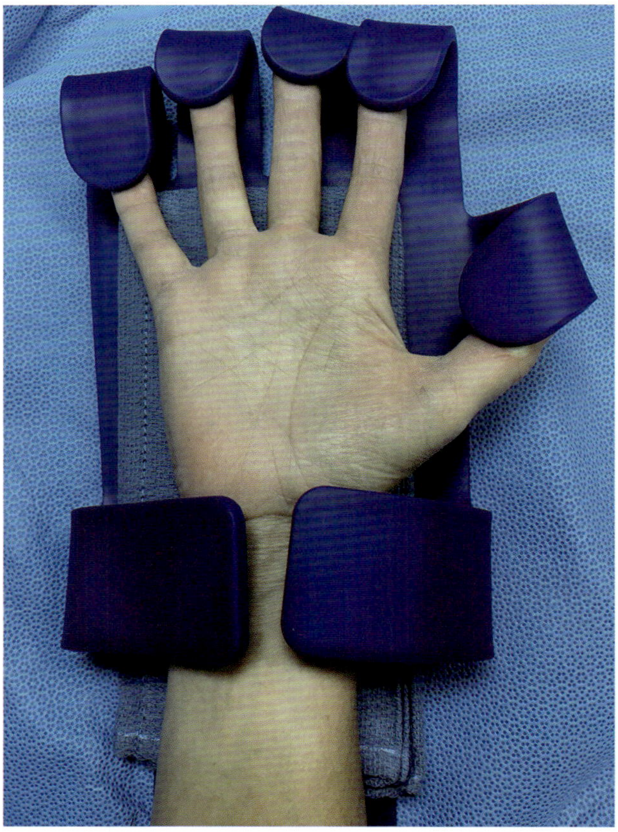

图64-1 机械性手部固定器

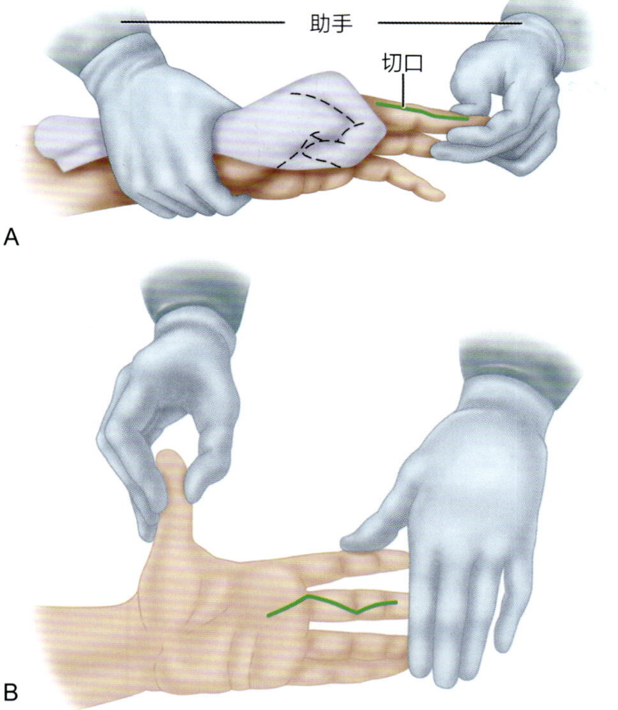

图 64-2　A. 助手持稳患者的手，显露手术野，做指侧正中切口。B. 术者做“Z”字形切口时，助手稳定患者手的理想位置

常规取器械的时间。随着操作的增多，术者不需看器械就可将其从托盘里取出。

通过使用一个器械盘或划定一块“免接触”区域，术者用完器械后将其放至其中，再由器械护士将器械放回盘中原位。然而，除非术者要求，护士不需收回经常使用的刀、组织钳和解剖剪。特殊的器械应放置在另一张大器械桌上，这样，在需要的时候，可很快地递给术者。备用的刀片以及特殊的缝线和针也应能立即拿到。

大量的手部疾病如感染、异物和骨折在适当的时候可以在处置室局部麻醉下得到有效的处置，而并不需要去正式的手术室。有研究显示，如此一来，在不增加并发症风险的情况下可以大大降低这些操作的花费。

第二节　麻醉的选择

用于局部和区域麻醉的药物应在注射后数分钟内生效，对局部刺激应该很小，且全身毒性很低。利多卡因似乎符合这些要求。甲哌卡因（卡波卡因）作用时间长但起效可能缓慢。布比卡因（麻卡因）有效时间可达 8 h 或更长，因此，许多医师喜欢使用它。它可用于腋路臂丛神经阻滞，以避免使用全身麻醉。在用药之前，应计算其使用剂量，以毫克（mg）每千克（kg）体重表示，每种麻醉药若使用过量均有不良反应（表 64-1）。

在手部和上肢手术时，不满意的麻醉会妨碍术者达到手术目的，可能危及手术效果。为了精确操作，手术部位必须制动，手术中患者应完全无痛、感觉舒适。所有麻醉方法都有一定危险，选择何种麻醉取决于患者的需要及术者和麻醉师的主张。麻

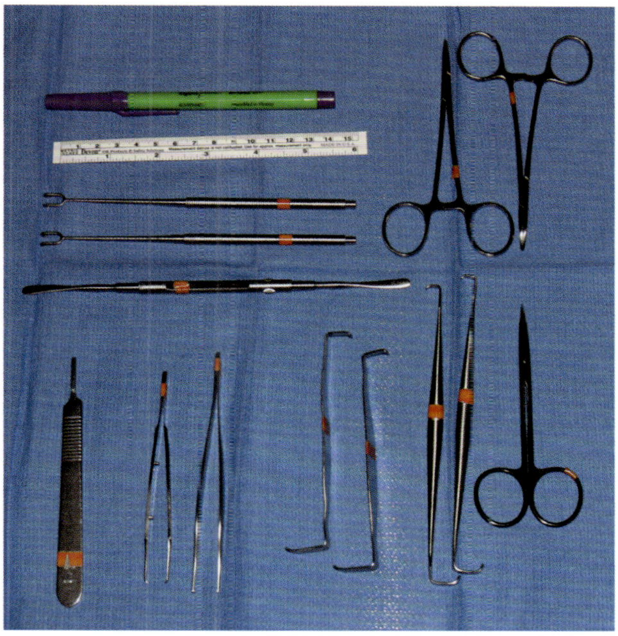

图 64-3　手外科手术的基本器械。因为在手外科手术中多需要精确捏持手术刀，所以八边形刀柄比扁平刀柄更受欢迎。器械包括：刀柄、小鼠齿钳、解剖剪、小止血钳、尺子、标记铅笔、双钩 Lovejoy 拉钩和探针

表 64-1

臂丛神经阻滞所用局部麻醉药的最大推荐使用剂量

麻醉药名称	最大推荐使用剂量（mg/kg）
布比卡因	2.5
布比卡因与肾上腺素联合使用	3.0
左布比卡因	2.0
左布比卡因与肾上腺素联合使用	3.0
罗哌卡因	2.0
罗哌卡因与肾上腺素联合使用	3.0

以上推荐剂量只能作为指导性用药剂量，医师在实际操作时应根据自己的临床判断来决定具体的使用剂量（改编自：Bruce BG, Green A, Blaine TA, Wesner LV: Brachial plexus blocks for upper extremity orthopaedic surgery, J AAOS 20:38, 2012.）

醉方法的选择应是术前准备的一部分。

有时，应首先全身麻醉。支持使用全身麻醉的因素包括：范围广和时间长的手和上肢手术、需同时在身体其他部位的手术（包括胸、腹手术或各种组织移植物的切取）、儿童的大手术、在欲注射局部麻醉药的部位有感染灶及患者特别焦虑不安而要求使用全身麻醉。

在手和上肢手术中，区域麻醉有许多优点。对于饱食患者的急诊手术，区域麻醉可取得满意的效果，在这些情况下和在择期手术时，区域麻醉药将阻滞由手术区传入的血管收缩冲动，还避免了全身麻醉术后的一些并发症。门诊手术也可安全使用区域麻醉，从而减少术后处理的需要。采用区域麻醉也能对患有不稳定心脏疾病或严重的肺部或肾脏疾病的患者进行手和上肢的手术，全身麻醉可能增加这些患者手术的危险性。在最近的一项针对 27 041 例手外科手术患者的研究中发现无论是否使用镇静药，同全身麻醉相比，局部和区域麻醉发生术后并发症较少。此外，对于 65 岁以上的患者避免完全镇静可降低术后并发症的风险。

在儿童或极度紧张、焦虑或不合作的成年人，区域麻醉的效果是不理想的。对于曾有资料记录的真正的局部麻醉药过敏者和服用抗凝血药者，应避免使用区域麻醉。对于因罹患关节挛缩或疾病而限制肢体的姿势、不能施行满意的阻滞麻醉者，以及因静脉或血压升高不允许静脉内用药者，区域麻醉很难实施。实施区域麻醉时，应注意避免麻醉药过量、神经阻滞时药物误入血管、锁骨上臂丛神经阻滞时造成气胸及感染播散等并发症。

对于手和上肢手术，有 4 种区域麻醉方法被广泛使用，即：①斜角肌入路、腋路或锁骨上入路的臂丛神经阻滞麻醉；②静脉内区域麻醉；③腋窝远侧的周围神经阻滞，包括正中神经、桡神经、尺神经和指神经的阻滞；④麻醉药物的局部浸润，包括清醒状态局部麻醉、无止血带（WALANT）技术。术前使患者满意地镇静是有益的。在很多情况下，特别是在择期手术时，单纯腕或指部神经阻滞几乎不需术前用药。区域麻醉要求：术前应有足够的时间进行患者的准备、注射区域麻醉药及在切口前等待麻醉药的起效。

一、臂丛神经阻滞

对臂丛的主要组成部分实施麻醉的传统入路包括腋路、斜角肌入路、锁骨上入路和锁骨下入路（图 64-4）。我们最常应用的腋路和斜角肌入路可能比锁骨上入路更安全。锁骨上入路发生气胸的危险性很低（1%~5%），目前多使用超声引导下进行锁骨上及锁骨下入路麻醉。斜角肌入路可以阻滞由第 3、4 颈神经根发出的锁骨上神经，这对于施行肩部手术是非常理想的，也可以进行肘关节的手术。进行上臂及肩部的手术也可以采用锁骨上入路阻滞的方法，不过若要进行肘关节、前臂、腕关节和手的手术，采用锁骨下入路阻滞的方法可获得满意的麻醉效果。腋路阻滞的方法可提供与锁骨下入路阻滞相似的麻醉效果。为了使臂丛神经阻滞能够顺利实施，需要将患者的上肢外展 90°，这对于一些肿瘤或者挛缩的患者而言是很困难的。传统上根据解剖标志及神经刺激器来定位神经，从而确定臂丛神经阻滞穿刺的位置，但最近多采用超声来定位。通过对 13 项研究进行 Meta 分析，比较采用超声导向定位法进行神经阻滞效果的差异，结果表明，采用超声导向进行定位成功率更高，耗时更短，起效更快，发生血管破裂的概率更低。一项采用术中多穿刺技术进行臂丛神经阻滞的研究显示：与神经刺激定位技术相比，超声导向定位技术针刺的次数更少，麻醉起效的速度更快，穿刺所引起的疼痛更轻。超声导向定位技术的不足之处包括：视野不够开阔及对图像的分辨率要求较高。

臂丛神经阻滞可采用短效或长效局部麻醉药。其剂量取决于局部麻醉药的种类、采用的技术及麻醉师的偏好。尽管麻醉药的剂量并不是绝对的，但是均有其最大的推荐剂量（表 64-1）。有证据显示，在获得和维持麻醉效果方面多次注射阻滞的效果要好于单次或双次注射阻滞；但在继发镇痛失败、并发症或患者的不适等方面并没有发现统计学上的差异。

臂丛神经阻滞产生并发症的概率很小（<1%）。据报道其全身并发症包括心脏停搏、呼吸衰竭及痉挛发作。多种因素可导致周围神经损伤，包括穿刺、置管等机械创伤作用，以及药物神经毒性、局部缺血、压迫或者牵拉。但是永久性神经损伤的发生率 <1%，气胸最常见于锁骨上入路阻滞（高达 6%），但并不常见于斜角肌入路和锁骨下入路。超声导向定位的方法能减少气胸的发生率：一项前瞻性研究发现，所有采用超声导向定位的方法进行臂丛神经阻滞的 510 例患者中，均无气胸的临床表现。

腋路臂丛神经阻滞的禁忌证包括腋部感染、腋

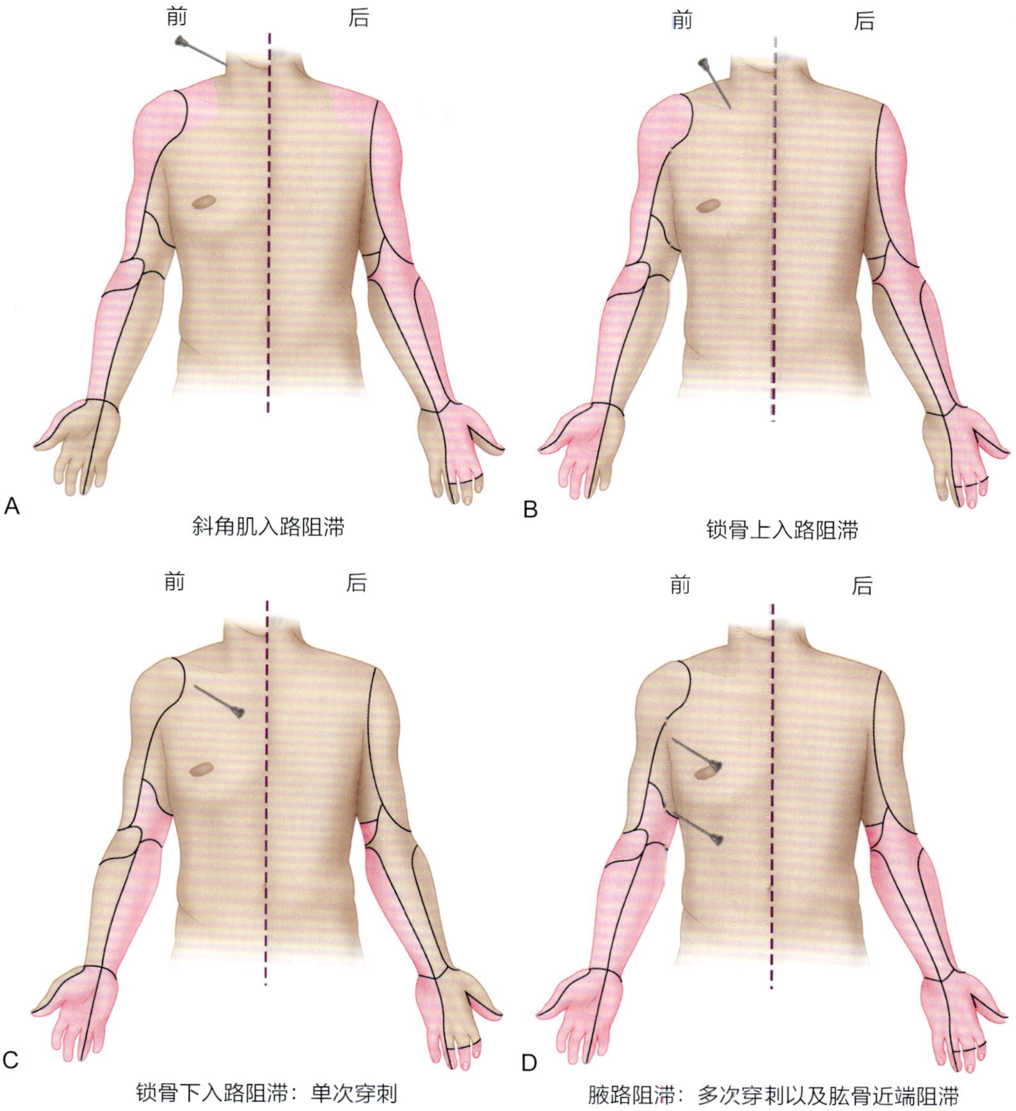

图 64-4　臂丛神经阻滞的穿刺部位。A. 斜角肌入路；B. 锁骨上入路；C. 锁骨下入路：单次穿刺；D. 腋路：多次穿刺以及肱骨近端阻滞（重绘自：Chelly JE, editor: Peripheral nerve block, ed 3, Philadelphia, 2008, Lippincott Williams & Wilkins.）

部淋巴结病变和恶性肿瘤。

在臂丛神经阻滞前，要告知患者臂丛神经阻滞后可能持续存在感觉迟钝和臂痛。这也可能影响工作中手的精细动作。

二、静脉区域麻醉

用双止血带（Bier）进行静脉区域麻醉是有用的，特别是持续 60~90 min 的较短手术。要使用特制的双止血带，应对患者进行麻醉前用药，对侧上肢建立静脉通道。常用的麻醉药为利多卡因。在大多数情况下，30~60 ml 的 0.5% 利多卡因即可提供安全有效的麻醉。所需药物剂量应根据年龄和体重调整，用药后短时间内即可获得满意的麻醉。在麻醉药注入肢体后，止血带至少应保持充气状态 30 min。在通常情况下，进行肢体驱血，将近侧止血带充气，使其压力高于收缩压 100 mmHg（通常为 250~300 mmHg），麻醉医师应用无菌技术从静脉注入预先定量的麻醉药（图 64-5）。当近侧的止血带使患者感到不舒服时，先将远侧止血带充气，然后将近侧止血带放气。已报道过在静脉区域麻醉过程中的不良反应包括麻醉药毒性、心律失常（心动过缓和心脏停搏）、神志不清、癫痫、眩晕、眼球震颤和筋膜间室综合征。

提倡在静脉区域麻醉时使用前臂止血带，有报道认为其优点是安全、可保留手的运动功能、麻醉剂量小和并发症的危险性小等。一项包含 430 例患者的研究表明止血带使用时间不超过 20 min 不会出

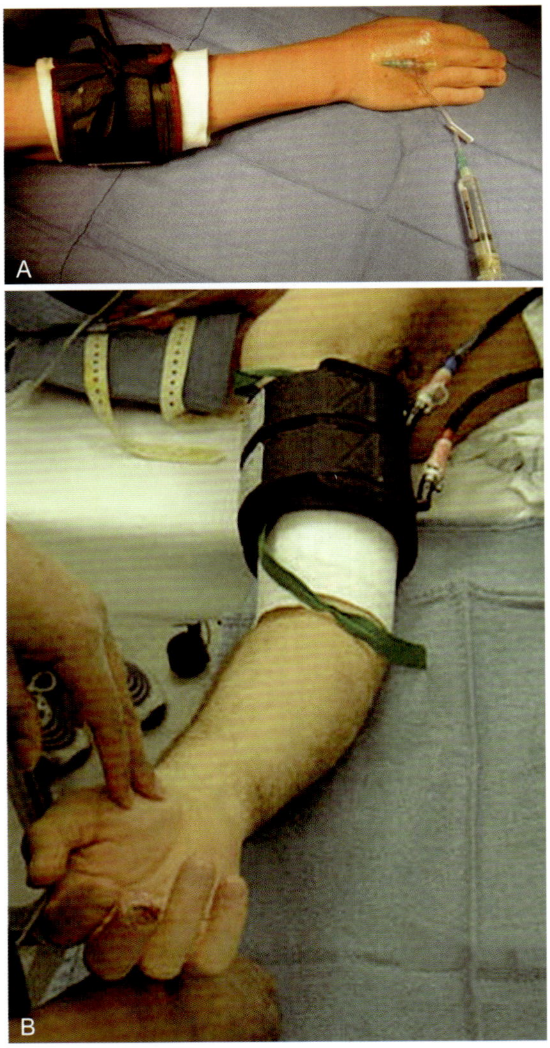

图 64-5 使用前臂止血带（A）和上臂止血带（B）时持续性经静脉区域麻醉（见正文）（A 来自 anesthesiologynews.com; B 来自 University of Pittsburgh Nurse Anesthesia Program.）

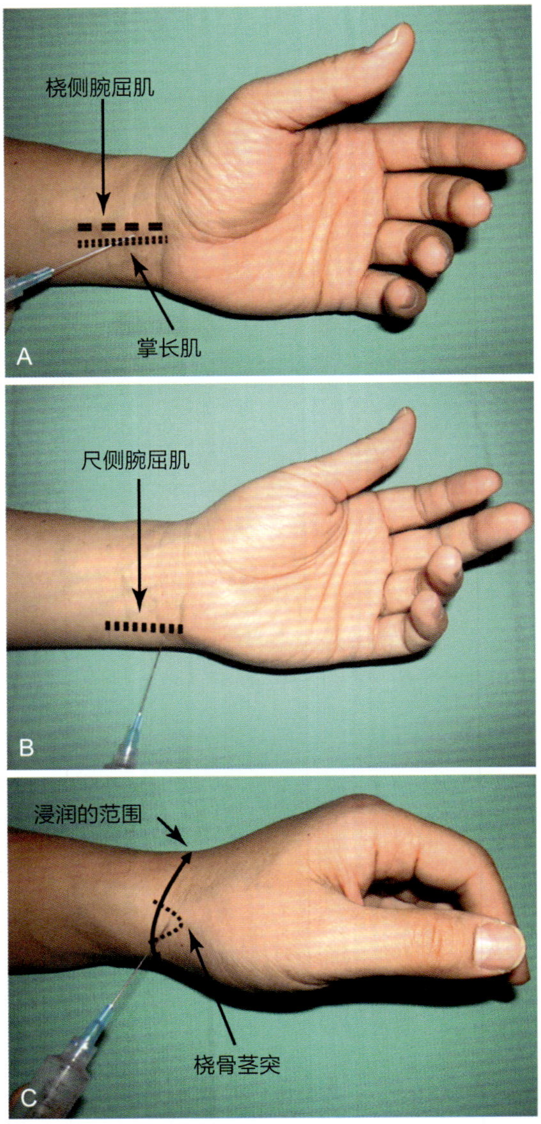

图 64-6 周围神经阻滞方法。A. 尺神经及其浅支；B. 正中神经；C. 桡神经浅支

现严重并发症。

三、周围神经阻滞

可在腕部阻滞正中神经、桡神经和尺神经。前臂神经阻滞和臂丛神经阻滞在手术时间、止血带时间和术后疼痛方面没有差别；但是对于一些简单的手术，前臂神经阻滞非常有效（图 64-6），止血带可以不用，或只短时间使用（通常不超过 30 min）。腕部阻滞对肌腱松解和关节囊切开之类的手术特别有用，因为术中可观察到手指的活动。若给予适当的镇静药，则止血带的使用可长于 30 min，不会引起患者不适。Kocheta 和 Agrawal 描述对于腕骨的手术在腕部阻滞的基础上增加骨间后神经和骨间前神经的神经阻滞会更加有效。在区域阻滞前，必须清楚每条神经的位置，这方面超声引导是有用的。一项研究发现不用超声引导的腕部正中神经阻滞效果差强人意，需要 40 min 才能达到完全无痛，完全麻醉需要 100 min。周围神经阻滞的禁忌证包括注射部位的感染、麻药过敏史、不能表达疼痛的患者。

四、指神经阻滞

指神经阻滞可为手指手术提供良好麻醉（图 64-7）。通常，在指蹼间隙近侧指神经周围注射药物比指根部注射药物更安全。在指根部环行注射麻醉药可能会导致手指缺血，因此应避免应用这种技术。与传统的指神经阻滞技术相比，经屈肌腱鞘入路进行指神经阻滞并未显现出明显的优势（图 64-8）。但患者可以更好地耐受，因为它是单次注射而不是两次分开注射。虽然肾上腺素可以被安全地使用，但是我们极少在手指局部麻醉中应用它。

若需止血，传统方法是用 1 根 Penrose 引流管或 1 根法国橡胶导管环绕手指即可满意、安全地控

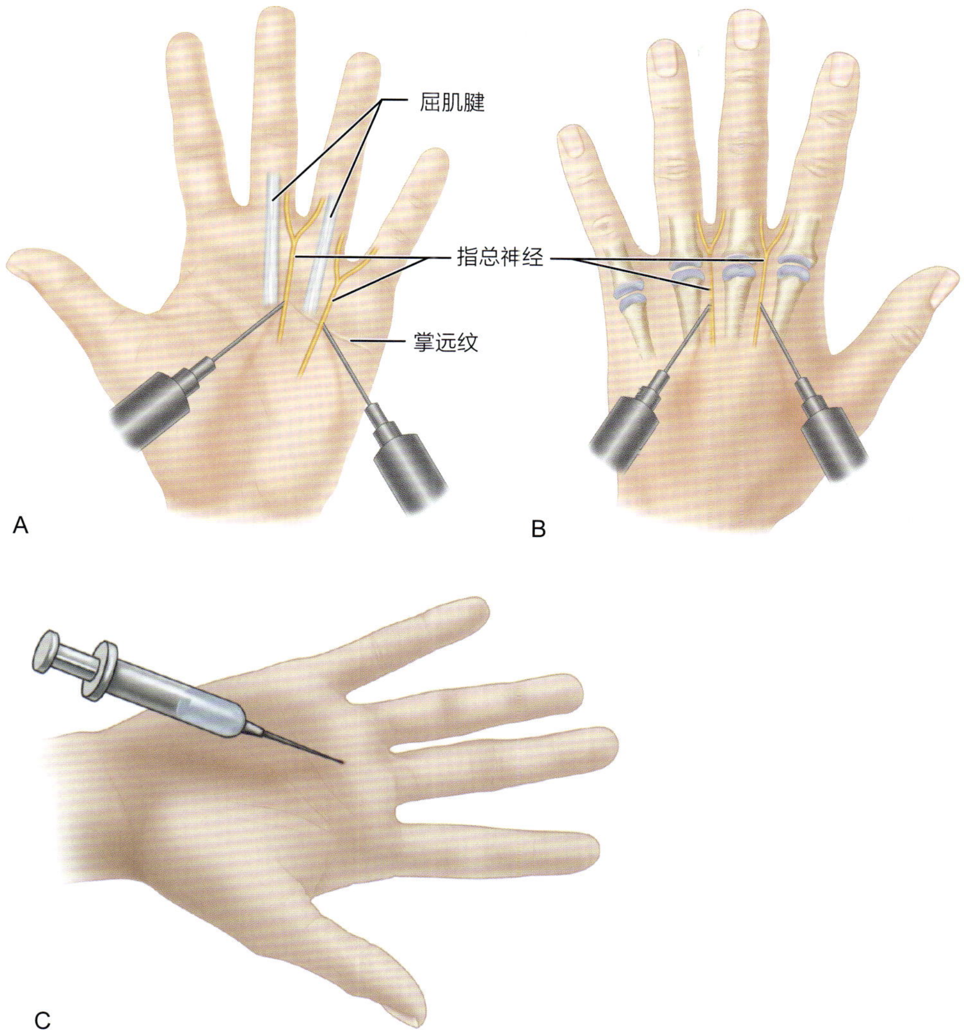

图 64-7　指神经阻滞（见正文）

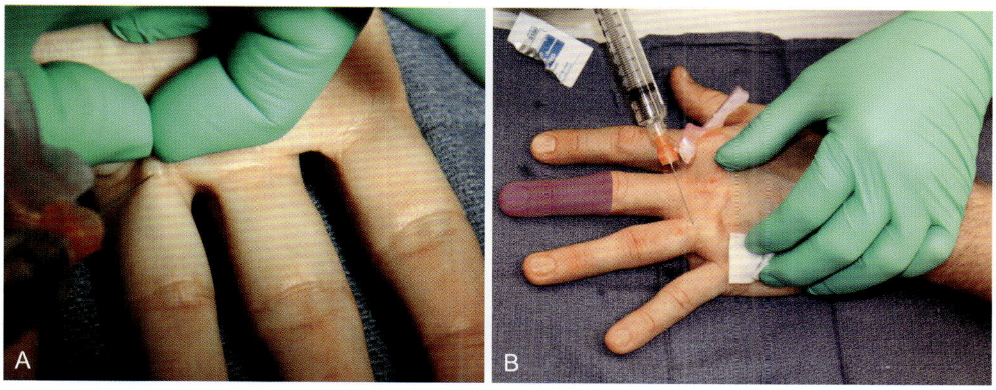

图 64-8　若需要对中节指骨中部以远的区域进行麻醉（如甲床区域的麻醉，远指间关节的分离术和融合术），通过采用单手指注射技术可以很容易地达到手指麻醉效果。A. 在近掌指横纹处，穿过皮肤在屈肌腱鞘浅面，注射 3~5 ml 局部麻醉药；B. 通过阻滞适当的指背神经的感觉分支达到麻醉效果（涂色区域），注意，若需要麻醉更近端的区域，可在掌指关节背侧给予附加的麻醉

制出血。市面上的手指止血带和切割后的橡胶手套戴到手指上起到止血带作用也是十分有效的（图64-9）。但应注意，这些止血带下的压力不易准确确定。有时，特别是在老年和有手指血管疾病的患者（如雷诺病、动脉粥样硬化、糖尿病），手指可发生供血不足，因此，在这些患者中使用手指止血带时应小心谨慎（图64-10）。如果使用橡胶手套，值得特别注意的是，必须确保手术后将其取下。有报道显示，将这种止血带遗留在手指上会产生灾难性后果。

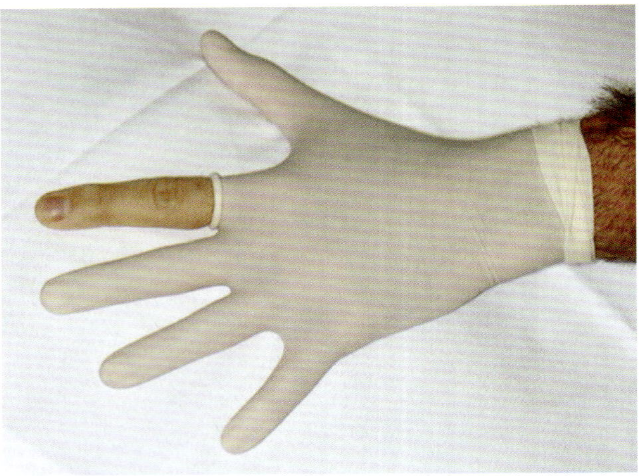

图 64-9 橡胶手套止血带（见正文）（引自：Henley J, Brewer JD: Newer hemostatic agents used in the practice of dermatologic surgery.Dermatol Res Pract. 2013: 270289, 2013. Epub August 7, 2013.）

五、局部浸润麻醉

若手术部位不需做深部、广泛的解剖，而且位于相对近端的位置，可采用局部浸润麻醉。这种方法可令人满意地用于扳机指松解、小瘢痕修整及前臂、手和指的皮肤和皮下组织的良性肿块切除。

WALANT 技术（完全清醒无止血带局部麻醉技术）

门诊手和腕部手术已经由传统的止血带和镇静方案改为使用 WALANT 技术。WALANT 技术公认的优势包括：①增加患者舒适度和便利性；②缩短较小手术的手术时间，例如腕管和扳机指的松解；③显著降低医疗花费；④可以看到缝合的肌腱和固定的骨与关节，通过全方位的主动运动，来提升功能结局。WALANT 技术可用于多种门诊手

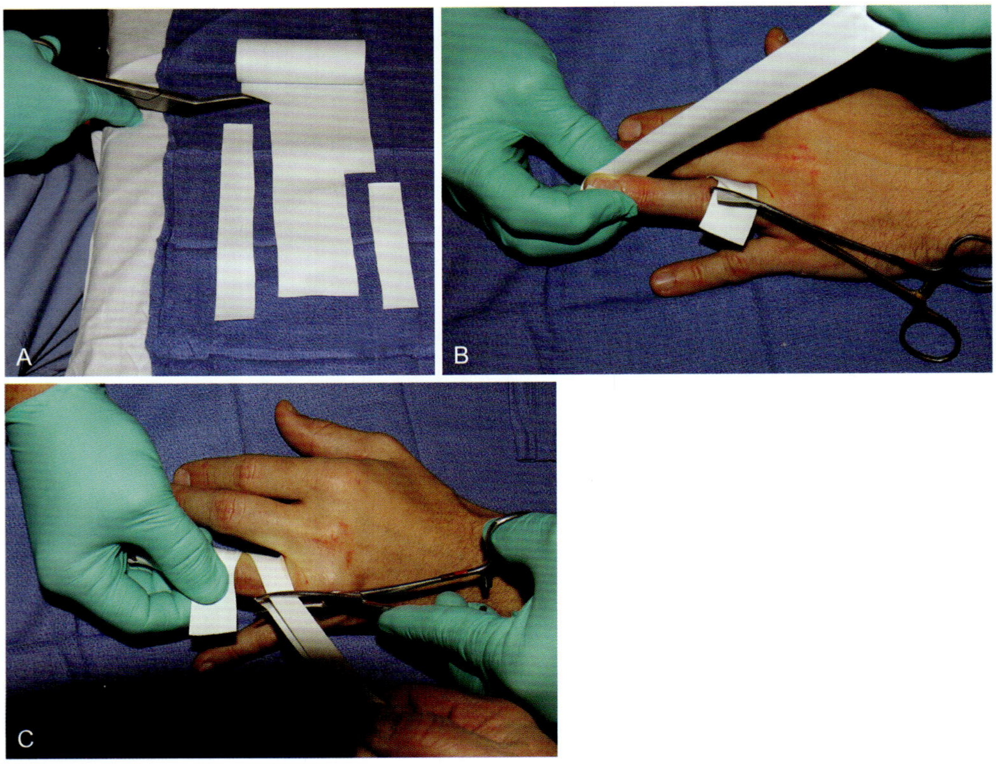

图 64-10 可以裁剪 Esmarch 绷带来制作宽的手指止血带，Esmarch 绷带通常适合对上肢进行包扎。A. 从 Esmarch 绷带的两侧分别进行裁剪，得到一长一短，宽均为 2.5 cm 的止血带；B. 将较短的止血带松松地环绕于手指基底部，并用止血钳固定，使用较长的止血带对手指驱血；C. 拉紧短止血带，并用止血钳紧贴手指背部夹紧短止血带，使止血带完全夹紧

与腕关节手术，其注射位置和麻醉药剂量有所不同（表 64-2），尽管该技术不适用于所有患者，但它可用于大多数无须镇静的口腔科手术。WALANT 技术在特定的手术是有效的，包括伸肌腱修复、肌腱转位和软组织松解，还可以用于指骨和掌骨骨折的治疗。这个方法的首要优势是避免使用止血带，减轻了患者疼痛和降低了对神经或皮肤的损伤。由于没有了镇静药物的副作用和快速地恢复，患者的满意度高。有报道该方法术后麻醉药的使用也较其他麻醉方式要少。

WALANT 技术联合使用利多卡因或布比卡因和肾上腺素组合来获得止血和手术区域的麻醉。同任何局麻药使用一样，也可能发生不良反应，但很少。尽管如此，要监测患者出现低血压、癫痫发作、心律失常和其他并发症。过去曾认为在手足部位使用肾上腺素会导致坏死和坏疽，但这个观点已经被几项研究给否定了。在一项包含 3110 例患者的多中心前瞻性研究中并没有看到进行手或手指肾上腺素注射导致的皮肤坏死或者手指皮肤缺损。如果在手指注射肾上腺素时发生了局部的副作用，可以使用血管扩张药酚妥拉明来逆转肾上腺素引起的血管收缩。

WALANT 注射（框 64-1）

2ml 1% 的利多卡因和肾上腺素（1：100 000）混合液注射入掌侧和背侧皮下组织内（图 64-11）。如果只需要进行感觉神经的阻滞，则在近端指骨中线注入单一皮下剂量的利多卡因和肾上腺素混合液（SIMPLE 技术）（图 64-11A）。Lalonde 和 Wong 建议远端指骨手术注射剂量不超过 1 ml。虽然一些研究结果支持利多卡因和肾上腺素混合液的安全剂量可达 35 mg/kg，但可接受的最大剂量为 7 mg/kg（150 磅患者的剂量为 50 ml）。

表 64-2
常见手术的一般剂量

手术类别	一般剂量：1% 利多卡因加用 1：100 000 肾上腺素和 8.4% 碳酸氢钠混合溶液（混合比例 10 ml ：1 ml）	注射部位
腕管	20 ml	100 ml 注射于尺神经和正中神经之间（腕横纹近侧约 5 mm，正中神经尺侧 5 mm）；另外 10 ml 切口皮下注射
扳机指	4 ml	切口正中皮下注射
手指感觉阻滞（SIMPLE 技术）	2 ml	近节指骨掌侧正中（刚过掌指横纹）
手指软组织损伤或者其他手术，手指基底部不适宜使用止血带时，给予手指肾上腺素用于止血	掌侧 5 ml 分散到 5 根指骨上 背侧 4 ml 分别注射到 2 根指骨之间	近节和中节的指骨掌侧和背侧正中皮下脂肪层各注射 2 ml 远节指骨只需在掌侧正中近远指间关节横纹处皮下注射 1 ml
近指间关节融合术	总共 8 ml，掌侧 4 ml（近节、中节指骨各 2 ml），背侧 4 ml（近节、中节指骨各 2 ml）	近节、中节指骨掌侧正中各 2 ml 近节、中节指骨背侧正中各 2 ml
拇指掌指关节融合术和掌指关节的副韧带撕裂	15 ml	近节指骨掌侧和背侧各 2 ml，其余的围绕掌骨头皮下注射
掌腱膜挛缩或Ⅱ区屈肌腱修复	15 ml/ 肌腱	手掌 10 ml（或更多），近节指骨和中节指骨各 2 ml，远节指骨 1 ml（如果修复）
大多角骨切除术或者 Bennett 骨折	40 ml	手桡侧及关节周围皮下，包括正中神经。如果进行韧带重建肌腱团填塞术，使用浓度降至 0.5% 的利多卡因和 1：200 000 肾上腺素，并在拟切取的桡侧腕屈肌和拇长展肌部位周围注射
掌骨骨折	40 ml	在掌骨切开位置或克氏针经过的位置

（改编自：Lalonde DH，Wong A: Dosage of local anesthesia in wide awake hand surgery. J Hand Surg 38: 2025, 2013.）

相对于利多卡因，一些医师更喜欢使用布比卡因，但布比卡因入血会有一定的心脏毒性，而且疼痛阻滞的持续时间仅仅是感觉恢复正常时间的一半。患者主诉阻滞区域仍然麻木的时候已经开始疼痛了。加上肾上腺素可以延长疼痛缓解的时间，但仅仅可延长约 1.5 h；应告知患者在麻木依然存在的情况下疼痛感觉已恢复。应用利多卡因时疼痛和感觉同时恢复，大多数手外科手术可以在利多卡因和肾上腺素混合液提供的麻醉下完成（腕部 5 h，手指 10 h）。布比卡因可用于手术时间超过 3 h，但此后疼痛可能会较严重。

框 64-1

WALANT 注射的操作要点（Lalonde 和 Wong 2013）

- 可以通过多种方法降低注射时疼痛：
  - 缓冲液：1% 利多卡因和 1∶100 000 肾上腺素混合后的溶液 pH 为 4.2，这可能会导致注射时疼痛。可以通过 1∶20 的 8.4% 碳酸氢钠把 1% 利多卡因和 1∶100 000 肾上腺素的混合液调整为更接近生理性的 pH 7.4。一项 Cochrane 综述得出结论，患者更喜欢缓冲后的利多卡因，尤其是溶液中混合有肾上腺素时这种倾向更加明显。
  - 溶液加温。
  - 使用更细的注射针头（27 或 30G 或者更细）
  - 选择正确的入针角度：一项包含 65 例患者的随机对照交叉试验结果显示，90° 进针要比 45° 进针带来的疼痛感明显减轻。
  - 皮下注射的方法：Arndtr 等进行了一项双盲前瞻性试验研究发现，皮下注射比皮内注射带来的疼痛感要轻。 Strazar 等认为发生这种情况是因为溶液组织弥散时的空间占位效应，而真皮组织内神经末梢更紧密，从而导致更加疼痛。

［引自：Steiner MM，Calandruccio JH: Use of wide－awake local anesthesia no tourniquet in hand and wrist surgery, Orthop Clin North Am 49(1): 63, 2018.］

利多卡因和肾上腺素混合液注射后 25 min 左右血管收缩达到最大状态，然后手术区域就获得了最佳的操作时间窗。McKee 等建议注射麻醉药后等待 30 min 再进行手术切口。

第三节　择期手术的准备和铺单

不管做什么手术，上肢和手的准备及铺单方法是相同的。这有助于使常规工作标准化，并允许在术野周围进行一些活动，同时又使细菌污染的机会降至最少。对于移植物供区的准备则根据手术要求而定。如需皮肤、肌腱、骨、神经或其他移植物，则患者应置于易显露这些特定部位的体位。应注意衬垫和保护神经、血管结构。电刀负极板的连接应安全可靠。术前通常刷洗手和前臂。在患者进入手术室之前，应用电动剃刀去除手、前臂和其他需要做切口部位的毛发。根据医师的喜好，将衬垫良好的止血带缚于前臂或上臂，但直到所有准备完成后再充气（在应用 Bier 阻滞时例外）。麻醉满意后，由

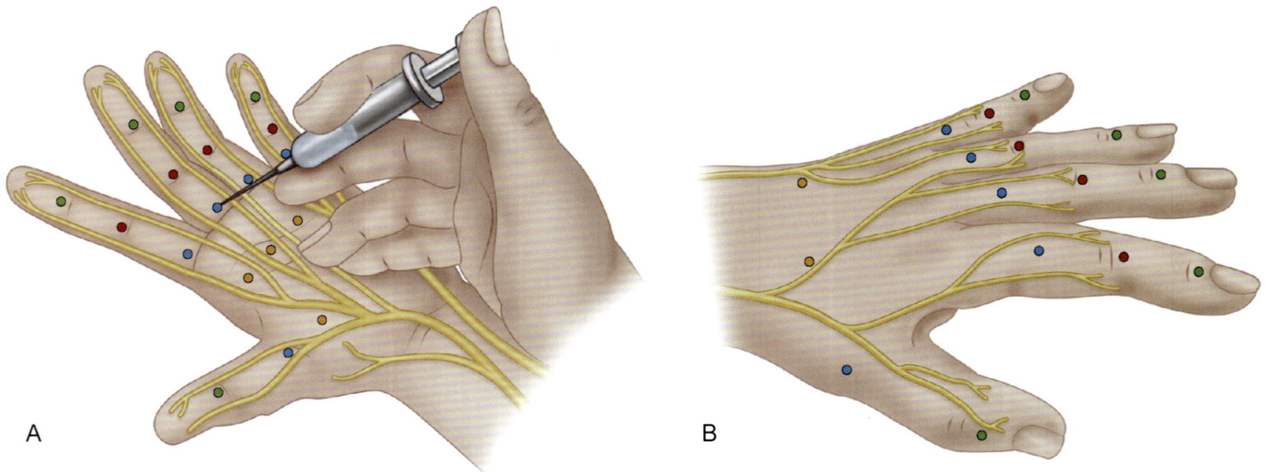

图 64-11 手外科手术局部麻醉注射部位。A. 掌侧注射。当仅仅需要手指的感觉阻滞时（SIMPLE 技术），可以在设计的蓝点位置注射 2 ml。为了获得手指掌侧手术的止血和局麻效果，1% 利多卡因和肾上腺素 1∶100 000 混合液注入两个指神经中间的皮下脂肪内。B. 背侧注射。为了获得止血和局麻效果，可以注射在设定的点区域之间的皮下脂肪内。在掌背侧注射时，在蓝点和红点注射 2 ml，在绿点注射 1 ml，在橘点注射 5 ml（引自：Lalonde D, Martin A. Epinephrine in local anesthesia in finger and hand surgery: the case for wide-awake anesthesia, J Am Acad Orthop Surg 21:443-447, 2013.）

助手刷洗患者的手和前臂，同时术者自己刷手，然后戴手套，用所选的消毒液进行皮肤消毒。碘仿肥皂、皮肤消毒液以及氯己定（洗必泰）和乙醇（酒精）的混合液均有效（表 64-3）。然后，在铺垫好的手术桌上放一防水单，再铺无菌手术单。通过铺单，使上肢、手和其他手术部位显露在无菌术野内。换下准备术野时的手套，穿上手术衣，戴上手套，坐于患者前臂的腋侧。调整手术灯光，画出手术切口。

第四节　止血带

无血术野有利于准确解剖和避免重要微小结构的损伤。应用止血带的潜在危险是缺血及其并发症，包括肌肉挛缩和神经麻痹。气囊止血带可以更可靠地监测和控制压力，故其并发症比弹性绷带或橡皮绷带止血带要少。不管使用何种止血带，都可能出现不相称的或时间过长的水肿、僵硬、感觉减退、无力或麻痹，后者可为暂时性的，甚至是永久性的。据动物实验研究结果，Pedowitz 等强调，即使在临床许可的压力和持续时间的范围内，由于生物化学、生物力学、微血管和细胞等机制的联合作用，止血带的应用可能产生严重的神经肌肉损伤。

如果手术是在局部麻醉下进行，且持续时间短于 30 min，弹性驱血带（Martin）可有效地止血，可以安全使用。绷带的缠绕始自指尖，继之沿前臂向近侧进行。缠绕时，其层间重叠宽度应 <5~6 mm。达到前臂中段时，应重叠 4~5 层弹性驱血，要避免皱褶，随着层数的增加，压力也将增大，因此，只需用适当的力量牵拉绷带，然后，从远端开始，自手至前臂中段解开绷带，而前臂中段的折叠层留至手术结束。对于一些采用局部浸润麻醉或腕部阻滞麻醉的手术，可以用气囊止血带而不用弹性驱血带止血。止血带可以置于肘上或肘下，这样即使充气达 30 min 亦无特殊不适。

尽管止血带通常用于上臂，但是许多研究已经表明将止血带应用于前臂也是安全可靠的。有研究表明，在进行区域麻醉时，将止血带应用于前臂能够几乎减少 50% 麻醉药的使用剂量，并且能够减少止血带导致疼痛发生的频率和程度（在腕关节远端进行区域阻滞或手术时间控制在 25 min 内）。目前有报道表明，使用前臂止血带能够维持更长的感觉阻滞时间，也能够延长术后无痛的时间。

表 64-3

消毒液	
乙醇（酒精）	1. 是一种优良的速效皮肤消毒剂，但是其干燥速度很快，长期消毒的效果差 2. 由于湿润的皮肤能够稀释乙醇，所以浓度为 95% 的乙醇溶液的消毒效果要好于浓度为 75% 的乙醇溶液
六氯酚	1. 可形成一层薄膜来保持其抑菌特性 2. 易于洗去 3. 需要反复涂抹来维持其抑菌的效果 4. 对婴幼儿可能有毒性 5. 对革兰氏阳性菌有效，对革兰氏阴性菌效果较差
碘	存在多种副作用
含酒精的酊剂	经常会刺激皮肤（若加入碘可减少这种刺激性）
碘和碘化钾溶液（鲁氏碘液）	会引起真性变态反应
碘伏（聚乙烯吡咯酮碘，聚维酮碘）	较碘剂具有许多优势
碘和聚乙烯吡咯烷或聚维酮的混合溶液	1. 碘的释放速度较慢 2. 皮肤刺激性较小 3. 对革兰氏阳性菌与革兰氏阴性菌均有效
氯己定（葡萄糖酸氯己定和异丙醇制剂）与 70% 乙醇的混合溶液	1. 一些研究表明这种消毒剂的消毒效果要优于聚维酮碘和六氯酚 2. 多次清洗可能有累加效应

（改编自：Green DP: General principles. In Wolfe SW, Hotchkiss RN, Pederson WC, Kozin SH. editors: Green's operative hand surgery, ed 6. Philadelphia, 2011, Elsevier.）

使用止血带的一般方法是先在接近腋窝处的上臂中部平整地包绕数层棉垫。止血带通常由术者、有经验的助手或麻醉师捆扎。避免出现皱褶，因为皱褶可引起皮肤的水疱和挤夹，甚至坏死。可通过抬高肢体 2~5 min 或用约 10 cm 宽的弹性绷带自手指尖开始缠绕至止血带的远侧进行驱血。若用自动止血带，充气通常很快，可避免在充气过程中臂部滞留过多的血液。肢体感染或考虑恶性肿瘤的患者，应避免用驱血带缠绕肢体，而应抬高肢体 5~10 min，促使静脉回流。止血带充气压力通常不超过成年人与儿童收缩压 100 mmHg。宽袖止血带的应用可减少神经的局灶压迫，但儿童需要使用窄袖止血带。一旦松开止血带，应立即去除止血带及其下面的棉垫，以免静脉充血。

设计上的改进使人们研制出可在安全范围内设定压力和时间的自动气囊止血带。一旦超过预设时间，报警功能就能提示手术者和麻醉师。带有尼龙搭扣的气囊止血带有几种宽度可供选择。至于止血带在臂部安全使用的时限并无绝对规定。大多数学者认为，止血带放气后的“恢复时间”或恢复血供时间与止血带维持充气时间有关(表 64-4)。实际上，通常限制在 2 h，如超过此时限，则神经麻痹的风险加大。一般情况下，如果手术时间超过 2 h，则应放松止血带至少 15 min，此时应抬高肢体，并用无菌敷料轻轻覆盖切口。然后再用弹力绷带对肢体驱血，将止血带再次充气。

第五节 器械

为了手部手术的准确操作，须备有尖端细小的器械，其手柄需足够大以便于稳稳地把持。4 种基本器械是手术刀、小镊子、解剖剪和蚊式钳（图 64-3）。刀片须牢靠地安装至刀柄，且应按需更换。大多数解剖需用手术刀，以避免用钝器械撕裂组织。术前应仔细检查止血钳是否清洁和咬合是否准确。剪刀应有尖锐的双尖，最好是弯曲的，便于解剖神经血管束。用于软组织精细手术的器械见图 64-12 至图 64-15。

由于蚊式钳或小镊子引起的组织损伤最少，最好用其夹闭血管。即使用了止血带，在看到血管时，仍需夹闭。电凝，特别是双极电凝，有利于术中止血。拉钩应使用长柄单钩或双钩，使助手的手能够避开术者的工作区。在某些情况下，也可使用小的自动拉钩。

对于骨骼钻孔，大多数手术钻配套的钢制小螺旋钻头是令人满意的。也可能需用钻头和小的尖头克氏针。气钻或电钻能够保证准确钻孔和置入钢针。窄头平齿持针器用于精细缝合材料的打结。有多种不同的编织和非编织缝线可满足各种要求。多数缝线带有压模的直针或弯针。

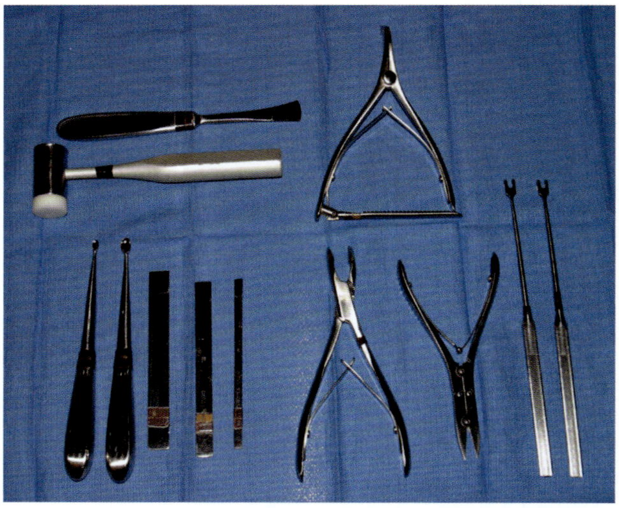

图 64-12 用于小骨骼手术的器械：骨刀、骨剪、咬骨钳、尖锥、刮匙和小锤

表 64-4

止血带时间与恢复血供情况

止血带时间	例数	pH		PO_2(mmHg)		PCO_2(mmHg)	
		范围	平均值	范围	平均值	范围	平均值
充气前		7.38~7.42	7.40	40~50	45	35~40	38
0.5 h	50	7.29~7.35	7.31	22~27	24	45~53	50
1 h	40	7.15~7.22	7.19	19~22	20	60~66	62
1.5 h	26	7.02~7.10	7.04	6~16	10	80~88	85
2 h	12	6.85~6.96	6.90	0~6	4	92~110	104

（引自：Wilgis EFS: Observations on the effect of tourniquet ischemia, J Bone Joint Surg 53A: 1343,1971.）

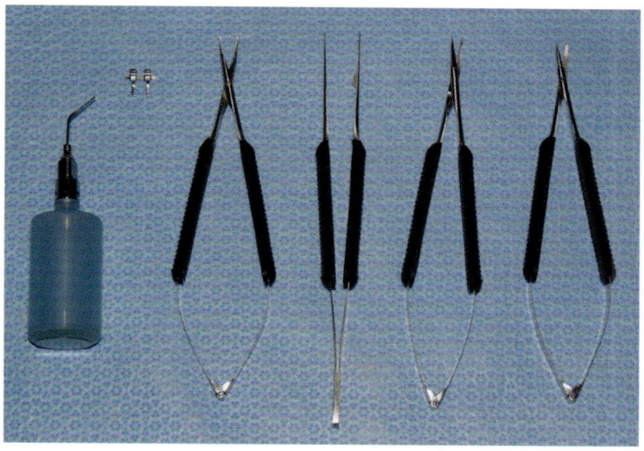

图 64-13　用于显微血管和指神经手术的器械：小冲洗球、显微血管夹、显微持针器、显微镊和各种长度的剪刀

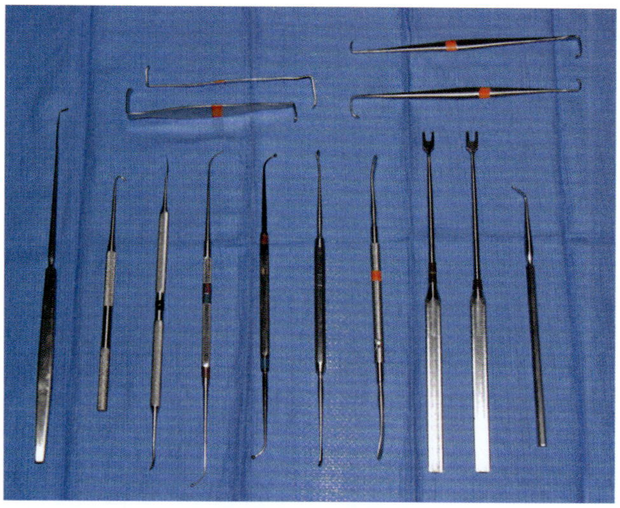

图 64-14　某些牙科器械常可用于韧带和骨的解剖；多种牵开器（拉钩）可用于手外科，但改进的扁桃体拉钩（左）最有用

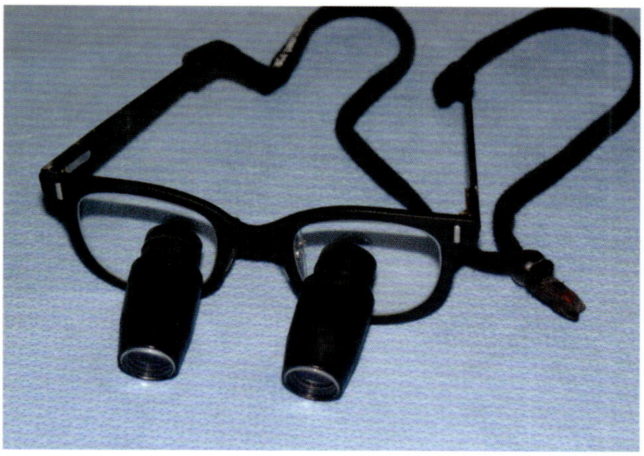

图 64-15　用于软组织精细手术的放大镜。安放于眼镜框上的放大镜可放大 6 倍，但 >6 倍的放大镜太重，无法安装在眼镜框上

第六节　皮肤切口与闭合的基本技术

一、皮肤切口

只要遵循一定的原则，可在手的任何部位行皮肤切口（图 64-16 和图 64-17）。实际上，应避免在深皱褶处做切口，因为，此处皮下脂肪很薄，易于积聚汗液，浸渍皮肤切口的边缘。切口应足够长，以显露深层结构而不致过度牵拉皮肤边缘；若将皮肤和皮下脂肪自其下方筋膜向上切开，则可得到更广泛的显露。要求切口的位置仅限于皮肤，而进入深层组织的入口则需根据深层组织的解剖而定，其方向可能与皮肤切口方向相反。例如，在手术治疗 de Quervain 狭窄性腱鞘炎时，其腕桡侧的皮肤切口可能是横向的，而深部狭窄腱鞘的切口却是纵向的。

一般说来，由于手背皮肤活动度更大，此处切口可以较短。例如，通过腕背中部做一直线或“S”形纵行切口，可以显露自腕的最桡侧至最尺侧。

相距很近或太长的 2 个平行或接近平行的切口，由于损伤血供，可能愈合缓慢，甚至发生皮肤坏死，故应予以避免。应尽可能避免与下面的组织（特别是骨骼）粘连的瘢痕。有时用到错位切口（offset incision）：第 1 个切口是先切开皮肤及皮下脂肪，然后在切口的一侧进行潜行分离，最后在旁开并平行于皮肤切口做深层切口，切开筋膜和肌肉。

关节的运动平面大致与该处皮纹的长轴垂直。因此，皮肤切口不应以直角或近直角的方向跨过这些皮纹，因为由此生成的瘢痕挛缩可能会限制肢体运动。虽然这个原则在身体其他部位同样适用，但是在处理手部，特别是手指疾患时显得尤其重要，因为此处挛缩将导致严重的功能障碍。

二、手指切口

侧正中切口能够使血管、神经束与切口的掌侧皮瓣一起掀向掌侧，或者只在血管、神经束的浅面切开。如果在血管、神经束的浅面进行解剖，应注意不要使皮瓣太薄。

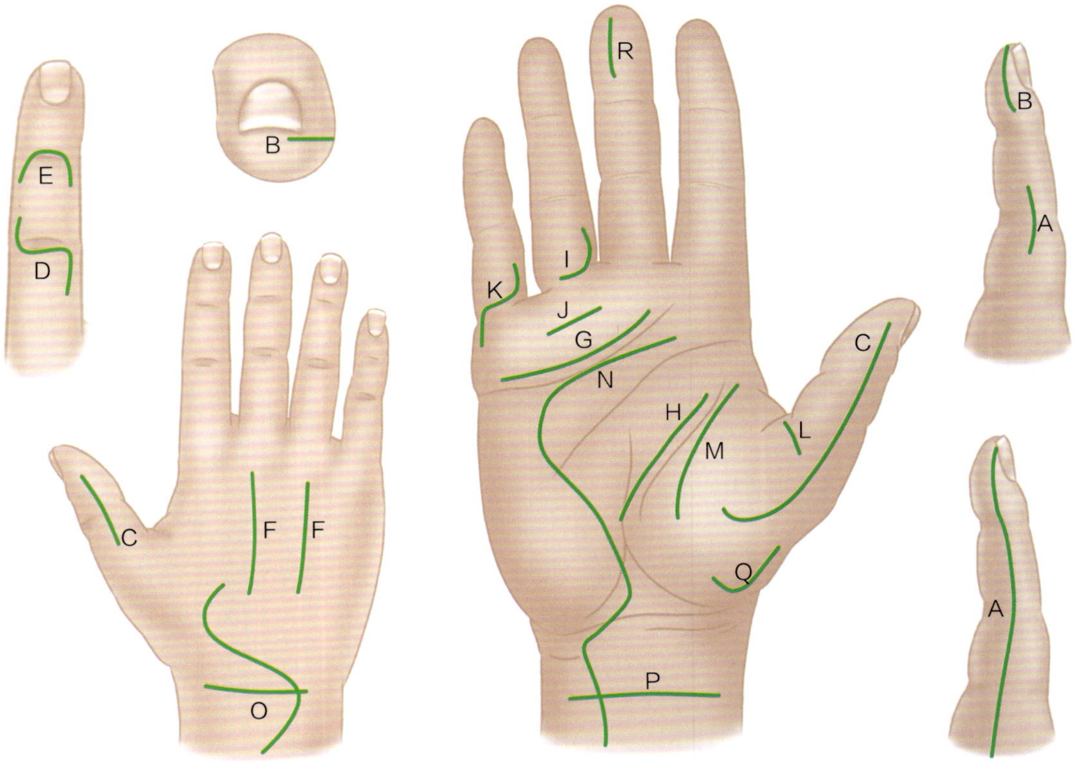

图 64-16 手部正确的皮肤切口。A. 手指的侧正中切口；B. 用于脓性指头炎引流的切口；C. 拇指的侧正中切口；D. 用于显露伸肌腱中央束的切口；E. 用于远指间关节融合的倒“U”字形切口；F. 显露掌骨干的切口；G. 显露远侧掌筋膜的切口；H. 显露掌中部结构的切口；I. 手指根部“L”字形切口；J. 显露屈肌腱鞘的短横切口；K. 指根部的“S”字形切口；L. 显露拇屈肌腱鞘近端的切口；M. 显露大鱼际结构的切口；N. 广泛显露腕、掌部的切口；O. 腕背部切口；P. 腕掌侧横切口；Q. 拇指根部切口；R. 脓性指头炎引流的另一切口

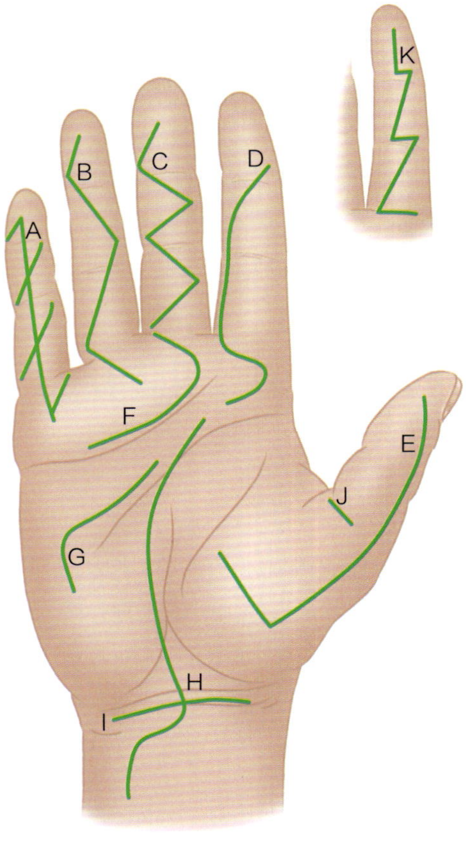

图 64-17 手部其他正确的皮肤切口。A. 常用于 Dupuytren 挛缩（即掌腱膜挛缩症）的“Z”字形切口；B 和 C. 用于 Dupuytren 挛缩或显露屈肌腱鞘的锯齿状切口；D. 掌侧皮瓣切口；E. 显露拇指及鱼际区掌侧结构的切口；F. 用于扳机指或近侧腱鞘其他疾病的掌远侧切口；G. 形成小鱼际区皮瓣的切口；H. 显露掌中部结构的切口，该切口可向近侧延伸至腕部；I. 腕掌侧短横切口；J. 松解拇指扳机指的短横切口；K. 指掌侧斜切口

手指的侧正中切口

手术技术 64-1

- 要将血管神经束移向掌侧，侧正中切口应从近侧指横纹水平开始，沿指的侧正中方向向远侧延伸，至近指间关节处，使切口恰好位于屈侧皮肤皱褶的背侧；接着沿中节指骨向远侧延伸，切口仍自远侧皮肤皱褶背侧经过；最后继续沿此方向向远端延伸直至指甲的侧缘（图 64-18）。由于屈侧皮肤皱褶环绕手指稍过其一半，因此，该切口事实上略靠背侧面。
- 略微游离背侧皮瓣有助于缝合切口。
- 示、中指的桡侧和小指的尺侧，应尽可能地保留，特别是要保护指神经的背侧分支（图 64-19）。
- 在近节和中节指骨处从皮下脂肪层向掌侧掀起皮瓣，但近指间关节处脂肪稀少，应注意不要误入关节。
- 切开脂肪后，即神经血管束的深层向掌侧解剖，显露腱鞘。然后可切开腱鞘，或进一步解剖显露血管神经束（图 64-20）。由于对侧的血管、神经束位于前外侧，故经该入路也可予以显露。
- 第 2 种基本的指侧正中切口是在血管、神经束的浅层掀起皮瓣。
- 做同样的侧正中皮肤切口，但在指远侧的屈侧皮肤皱褶以远，将切口斜向指腹。
- 通过皮下脂肪掀起掌侧皮瓣时，仔细游离血管神经束；在中节的中段最易找到血管、神经束。
- 通过皮下脂肪掀起掌侧皮瓣时，仔细游离血管神经束；然后显露屈肌腱鞘。
- 为进一步扩大皮瓣，必要时可继续向远端的指腹深层解剖，但应注意不要损伤神经和动脉；还可向近侧延长切口进入手掌。

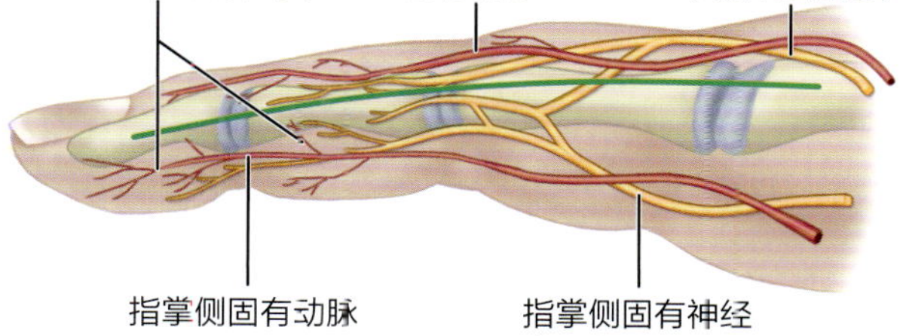

图 64-18　自掌指关节延伸至指甲侧缘的指侧正中切口，为避开指屈侧皱褶，该切口应略偏后外（见手术技术 64-1）

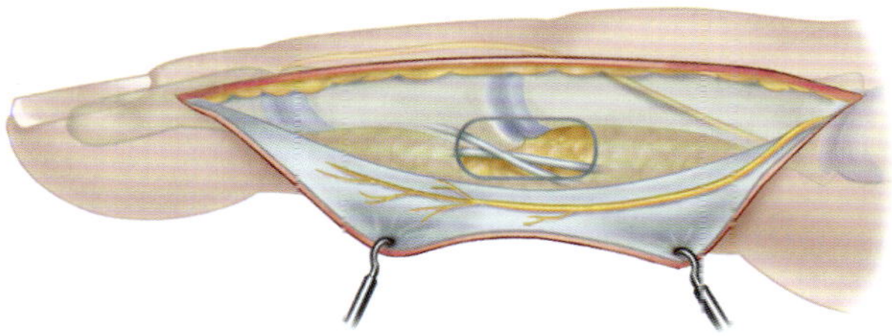

图 64-19　专用于显露屈肌腱鞘的侧正中入路。应尽可能保留位于示、中指桡侧及小指尺侧的指神经背侧支。含有神经血管束的掌侧皮瓣被游离并牵开，已在腱鞘上开窗，显示屈肌腱之间的关系（见手术技术 64-1）

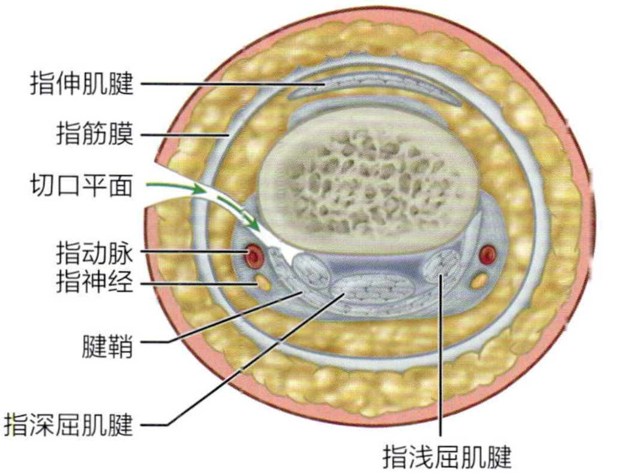

图 64-20　指的横断面。显示显露指屈肌腱的侧正中切口（见手术技术 64-1）

运用以上所阐述的原则，可对手指做一些广泛的显露。广泛应用的手指掌侧锯齿状形切口（图 64-17B 和 C）不需要游离神经血管束就能够直接显露屈肌腱鞘的掌侧面。然而，在挛缩的皮肤表面，此切口将变直，形成预想的线样瘢痕。在这种情况下，多重“Z”字形切口可取得更满意的效果。不管采用何种类型的切口，都必须注意保护血管神经束。

掌侧中线斜切口（图 64-17K）可用于多种手术，通常可替代掌侧锯齿状切口。总的来说，此切口安全，易于缝合。该切口在血管、神经束之间的指中线处越过屈侧皱褶，显露屈肌腱鞘。

（一）拇指切口

手指的侧正中切口也适用于拇指，桡侧更易进入；该切口可以通过弧形延长至掌骨中段的近端及在拇指掌侧形成皮瓣（图 64-16C）。应注意避免损伤桡神经浅支向拇指桡侧发出的背侧支。由于形成的皮瓣可充分显露拇指绝大部分的屈肌腱表面，故可用于肌腱移植，且不需要另外做切口。由于拇指指间关节的侧面脂肪组织稀少，在探查屈肌腱鞘时可能错误地切开关节囊的掌板。在掌指关节水平做横切口治疗拇指扳机指时，应注意避开拇指屈肌腱两侧的 2 条指神经（图 64-16L）。

（二）掌部切口

通常，掌部远侧切口是横向的；在掌部近侧，切口则趋于纵向，且切口远端向桡侧弯曲，并与最近的主要掌纹平行。只要深面的指神经和其他重要结构受到保护，掌部的切口可以取需要的任意长度。皮肤及其下面的脂肪切开后，应将脂肪连同皮瓣从掌腱膜上分离。若皮瓣需广泛潜行游离，应保留穿透掌腱膜的小血管，尽管十分费力但是值得的。否则不能显露位于掌腱膜深面的绝大多数重要结构。在掌部远侧，位于掌骨头之间的结构没有掌腱膜的保护。牵开皮瓣后，为扩大显露，可沿任意方向切开掌腱膜，也可切除。然后可看到肌腱和与之平行的神经血管束。若需更深层的显露，应将掌浅弓予以保护。掌部近侧的切口应与鱼际纹平行，然而，当切口延长至腕部近侧时，不要呈直角经过掌侧腕横纹。鱼际部最重要的结构是正中神经的返支（运动神经），若其准确位置不能确定，则应显露并保护之。另外，必须注意避免损伤正中神经和尺神经的掌侧皮支。解剖学研究显示，掌部近侧没有一个纵行切口能够完全避开正中神经和尺神经的掌侧皮支（图 64-21，图 64-22）。

三、基本皮肤闭合技术

早期缝合手部的伤口可以减少感染和瘢痕过度生长的机会，否则可能导致手部重要滑动结构的损坏。在骨、软骨和肌腱裸露时，必须立即予以覆盖，否则，这些组织将脱水。只要可能，应在无张力的情况下直接缝合皮肤，这是关闭伤口的最好方法。在手或腕的背侧，即使可移动的皮肤有相当大的缺损，有时也可通过背伸腕部，减少张力而直接缝合伤口，但必须注意不要过伸掌指关节（图 64-23）。采用此种方法闭合手背或腕背部大的缺损后，腕和指的屈曲可能受限，以后可能需行植皮术。表皮和各层组织都要与伤口对侧的相应层面准确地缝合，否则，通过直接缝合的一期封闭伤口的优点将受到削弱。手指、掌部和手背部的皮下缝合一般没有必要。缝合太稀或太接近皮缘将影响伤口顺利愈合，表现为深面组织愈合差，缝线间皮肤边缘易出现分离以及缝线周围的皮肤发生坏死（图 64-24）。在撕裂伤或择期皮瓣手术中，缝合锐角处的顶点缝线非

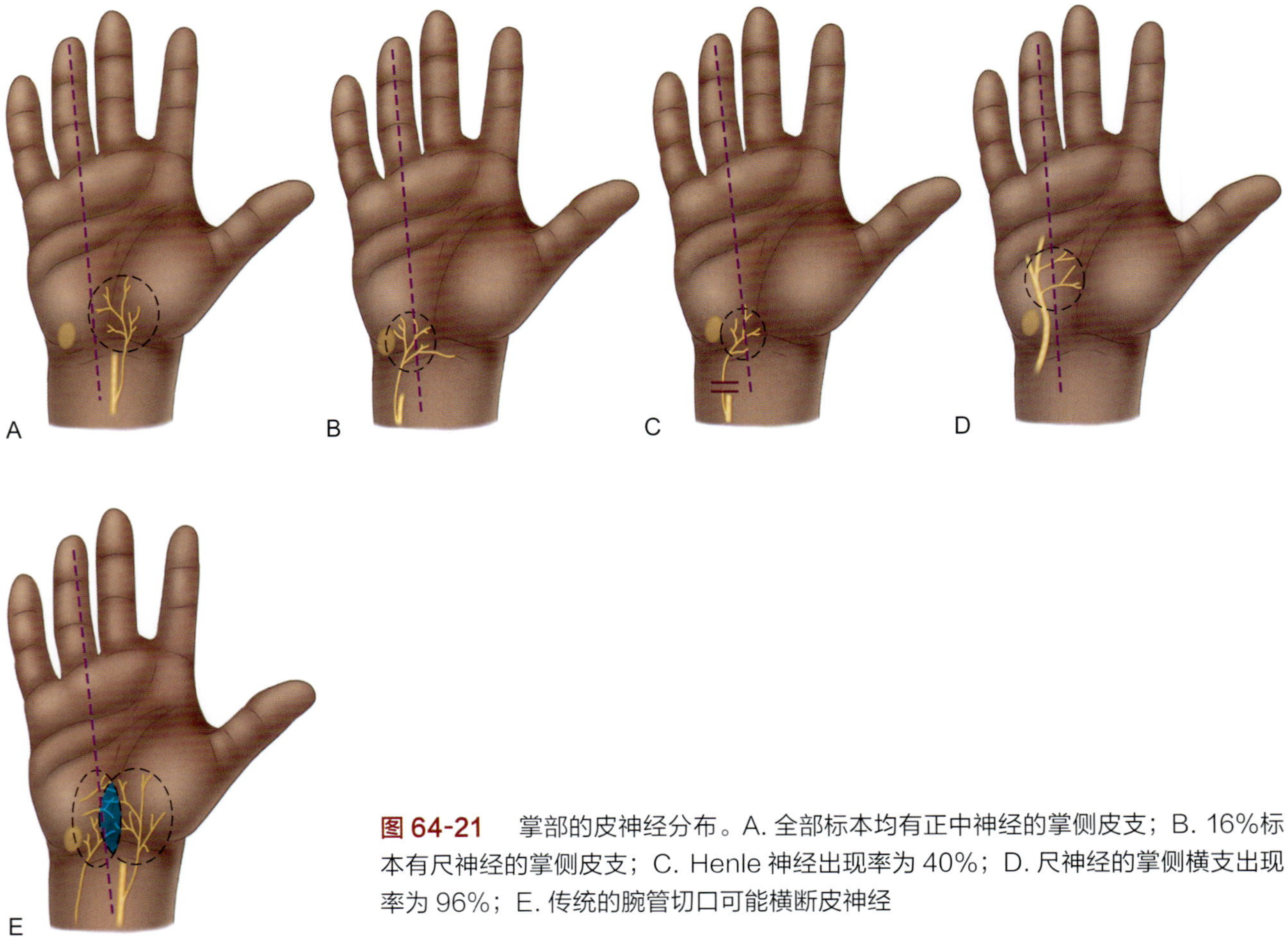

图 64-21 掌部的皮神经分布。A. 全部标本均有正中神经的掌侧皮支；B. 16%标本有尺神经的掌侧皮支；C. Henle 神经出现率为 40%；D. 尺神经的掌侧横支出现率为 96%；E. 传统的腕管切口可能横断皮神经

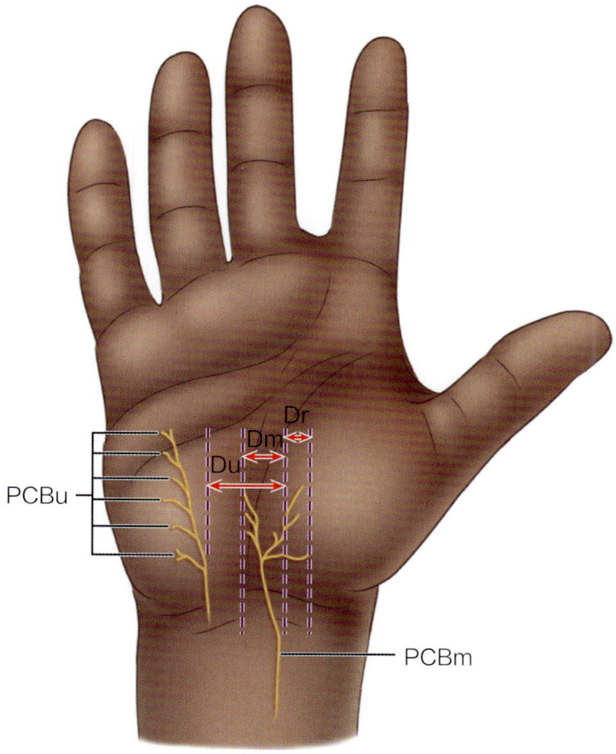

图 64-22　正中神经（PCBm）和尺神经（PCBu）掌侧皮支次级分支的分布。Du. 尺神经掌侧皮支的起点至鱼际纹的距离（平均 23 mm）；Dm. 正中神经掌侧皮支的最尺侧次级分支的终点至鱼际纹的距离（平均 12 mm）；Dr. 正中神经掌侧皮支的最桡侧次级分支的终点至鱼际纹的距离（平均 5 mm）

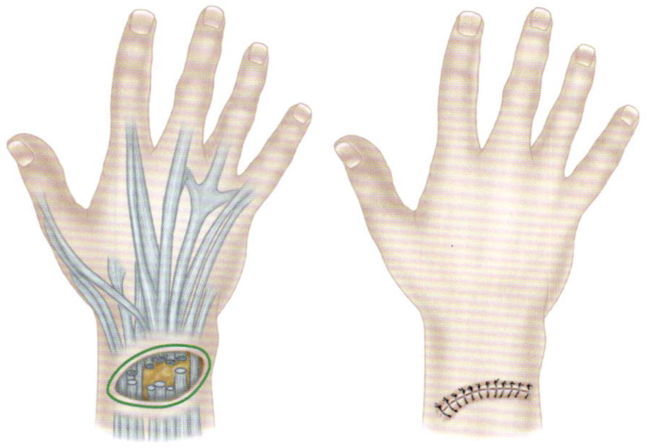

图 64-23　手或腕部背侧小的皮肤和皮下组织缺损。可通过伸腕减小张力后缝合。以后可行植皮，使腕能够屈曲握拳

常有用，它能够有效地固定皮瓣，且不影响顶点处的血液循环（图 64-25）。有时，皮缘不规则伤口缝合后，遗留“猫耳”状的多余组织。将“猫耳”顺中线切开，形成 2 个三角形，再分 2 次从基底部切除“猫耳”。一侧的切除线可用作切除对侧的标记。另一种切除“猫耳”的方法见图 64-26。

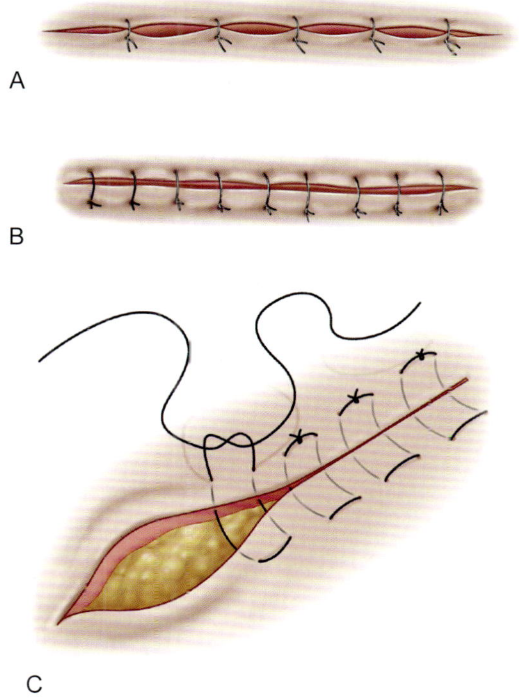

图 64-24　A. 缝合切口时缝线数目不足，且缝合太表浅，太接近皮肤边缘；B. 缝合切口时缝线数目合适，缝合较深且缝线离切口边缘适当；C. 水平褥式缝合张力沿切口边缘扩散

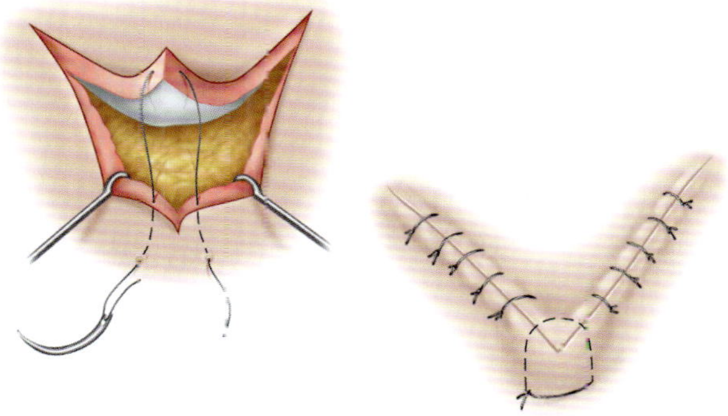

图 64-25　顶点缝线，有助于缝合撕裂伤或择期皮瓣手术的锐角处

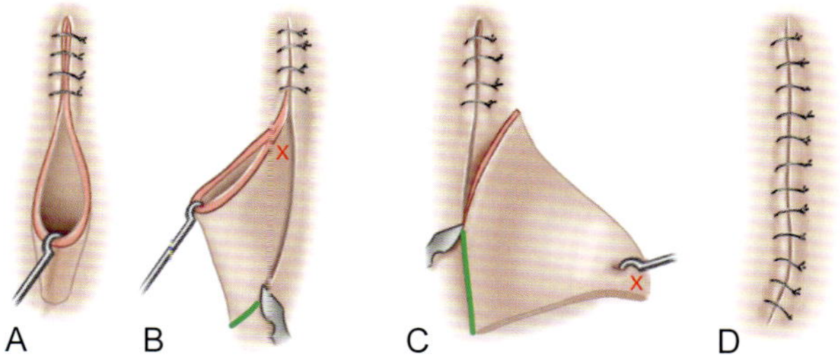

图 64-26　切除“猫耳”的方法。A. 钩子拉住“猫耳”的尖部；B. 将“猫耳”牵向一侧，顺对侧皮肤皱褶基底部切开皮肤，“X”点将成为皮瓣的顶点；C. 牵开皮肤，切除皮瓣；D. 缝合皮肤

如果不能在无过度张力的情况下直接缝合伤口，可选择某种皮肤移植来关闭伤口，通常在 5 天以内，不应长期拖延。常用的皮肤移植方法在第 65 章描述。有些情况下保持手掌伤口开放是有一定优势的，比如 Dupuytren 挛缩（掌腱膜挛缩症）或其他慢性挛缩。对于横行伤口，即使其有 2~3 cm 宽，也可在 6~8 周自然愈合。这种技术可使伤口的渗出液得以流出，这也许会减低肿胀及感染的发生率。即使在掌指关节及近指间关节存在开放创口，也可通过二期处理达到愈合（见第 65 章）。

“Z”字成形术

“Z”字成形术是一种应用局部转位皮瓣的手术，从邻近部位转来恰当构建的皮瓣以松解挛缩。典型的“Z”字成形术是应用皮肤转变方向的方法来增加中央轴线的长度。“Z”字成形术的主要用途是松解狭长的挛缩，瘢痕周围的组织要有良好的活动度，允许一定程度的移位和操作，而不会出现因血液供应受损而发生坏死的危险性。“Z”字成形术不应用于闭合宽的梭形缺损。除非撕裂伤口与外科切口相似，否则“Z”字成形术也不应用于伤口的一期关闭。

手术技术 64-2 （图 64-27）

- 沿需松解的挛缩线做“Z”字形的中央臂切口（图 64-28）。
- 再做“Z”字形的两臂切口，其长度与中央臂相等。两侧臂与中央臂的夹角相等，通常约为 60°；大于此角度将使皮瓣转位时产生显著的张力，小于此角度将减小松解张力的效果并破坏皮瓣的血供。
- 夹持皮瓣的顶点时应仔细，否则很容易坏死；用顶点缝合法缝合每个顶角。
- 如果瘢痕太长不能用一个“Z”字形来矫正且皮瓣转位后产生的瘢痕位置更满意时，可行多重“Z”字成形术（图 64-29，图 64-30）。

McGregor 改良了标准的多重“Z”字成形术，用于固定手和手指掌侧的皮肤（图 64-17A）。其臂长是可变的，以使邻近皮瓣按照需要或大或小；但每一个“Z”字形的臂长应是相等的。斜臂可呈弧形以加宽皮瓣尖部，增加皮瓣的血供。皮肤的三维排列有助于减轻第二、三、四指蹼的蹼间挛缩（图 64-31）。

第七节 术后处理

必须安排好术后处理，以促进组织愈合和患部尽快地恢复功能。术后处理始于敷料的应用。应用敷料的常规方法如下：在每个切口上覆盖一块防粘连密织纱布（Xeroform 或 Adaptic），这样肉芽组织不能透过纱布片而引起粘连，纱布片也可防止伤口

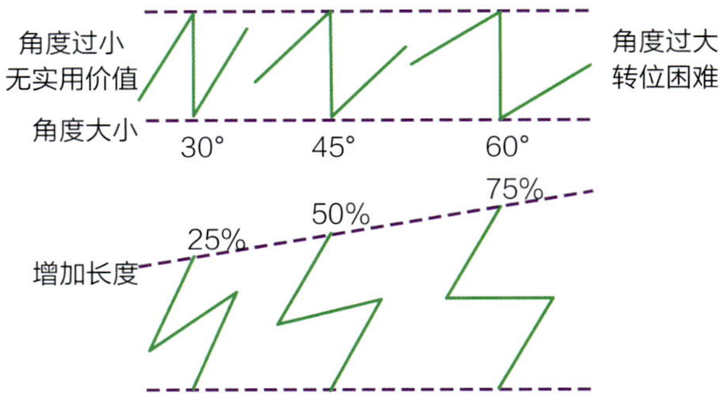

图 64-27 行“Z”字成形术所允许的角度。“Z”字形的中央臂与两侧臂形成的角度应在 45°~60°。若角度 < 45°，则皮瓣的血供受到损害；若角度 > 60°，则皮瓣转位将产生严重的张力（见手术技术 64-2）

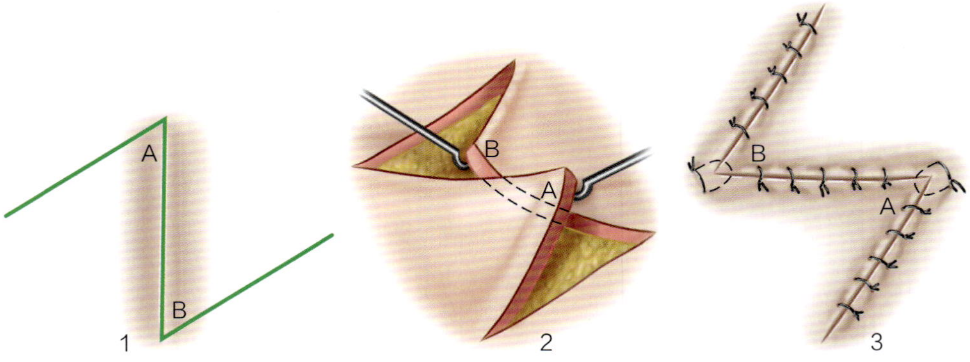

图 64-28 松解狭长挛缩的简单“Z”字成形术。1. 沿挛缩线做“Z”字形的中央臂，按图示位置做其他 2 条侧臂；2. 切开、转移皮瓣；3. 皮瓣已缝至新的位置，注意 A、B 处的顶点缝线（见手术技术 64-2）

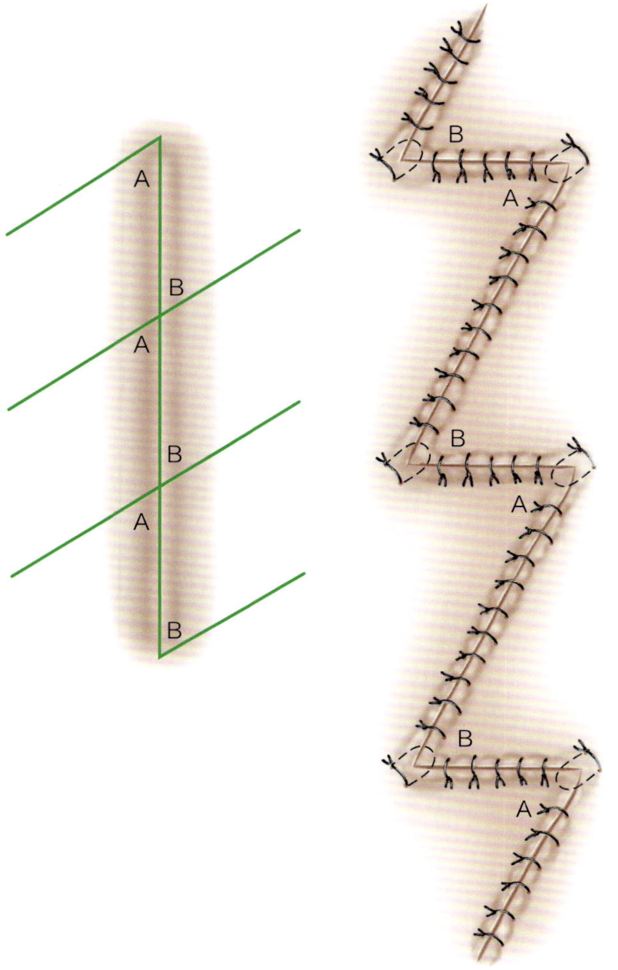

图 64-29　多重“Z”字成形术。可松解单个“Z”字成形术不能松解的长瘢痕（见手术技术 64-2）

浸渍。将手置于适当位置，再用盐水或甘油浸湿的纱布仔细环绕包扎。与干纱布相比，浸湿的纱布能更准确地顺应手的外形，可更均匀地分散对手部的加压，它们还能促进血液的吸收。然后，用 1 卷棉垫或合成垫包绕手和前臂。最后，套上合适的石膏或纤维玻璃夹板，并用 2~3 in（1 in=0.0254 m）的纱布绷带固定夹板。在取下止血带前，立刻将手持续抬高以防止术后水肿和出血。儿童的夹板和绷带易向远侧滑脱，可使用长臂夹板或石膏，再套上弹性织物包裹整个患肢，可有效地防止滑脱。负责护理患儿的家长应该能够正确评估患者手指和手部的血供情况。

应保持患肢抬高至少 48 h，可把手放在置于胸前的枕头上，使用吊带悬吊可使手部高于肘部（图 64-32A），或把肘部放在床上用轻重量过头牵引使手和前臂抬起，也可使用预制的橡胶海绵块（图 64-32B）。一种简便的方法是使用别针将 2 个枕头和 2 条成卷的毛巾组装成一个特殊的装置（图 64-33）。

身体活动将加重手部的水肿；在患者行走时，仅用悬带支持手部是无效的。未固定的手指应进行锻炼。肩部易变僵，特别是老年患者，每日应做数次外展和耸肩运动。

尽管通常在术后 10~14 天拆除缝线，但在去除夹板之前这些缝线可能并不需要拆除，有时甚至延长至术后 3~4 周或以后再拆除缝线。除非怀疑存在血肿或感染，否则不必完全更换敷料，而在检查血肿或感染时视需要打开敷料，再重新用夹板固定。

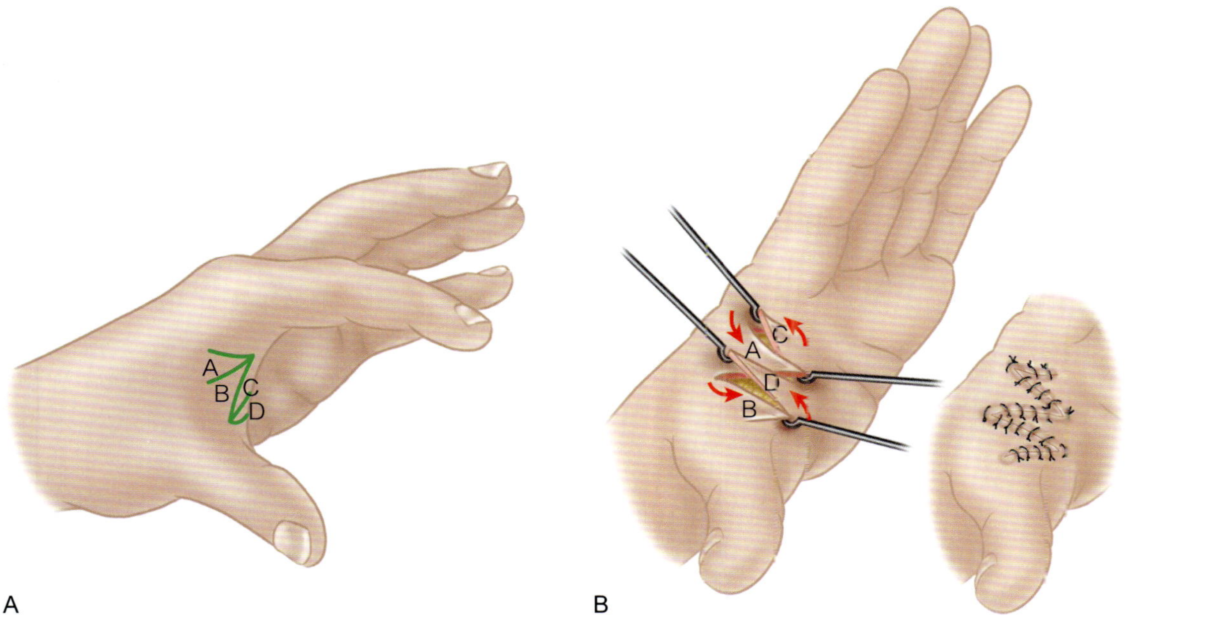

图 64-30　四瓣“Z”字成形术。可用于减轻虎口部由狭窄的线性瘢痕引起的挛缩，瘢痕周围应有弹性正常的组织。A. 皮瓣的轮廓；B. 转移皮瓣。插图：皮瓣缝合完毕（见手术技术 64-2）

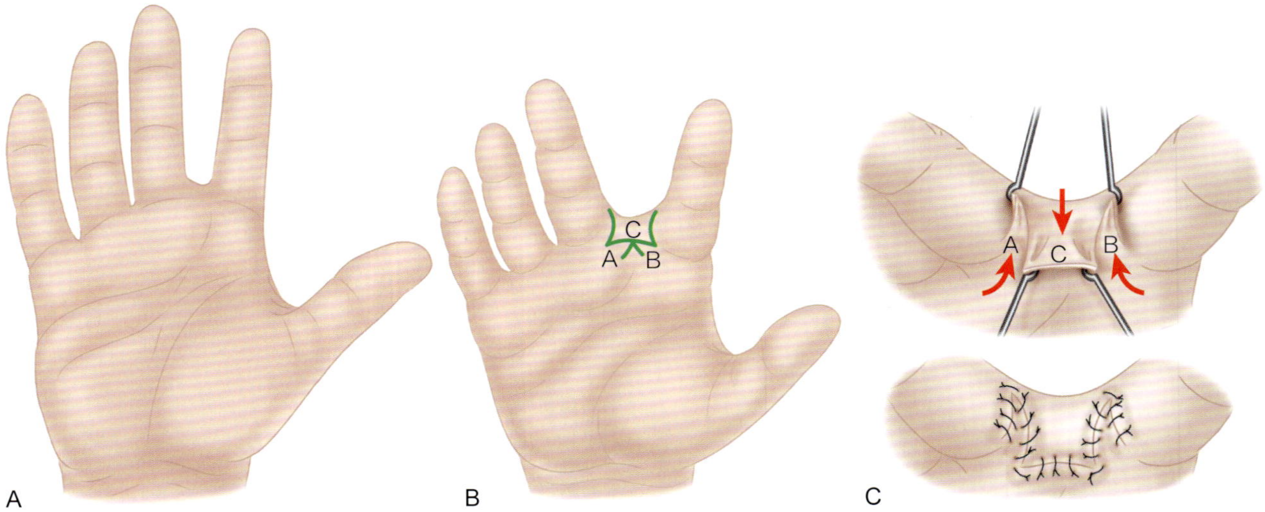

图 64-31 矫正由窄瘢痕引起的第二、三指蹼或第四指蹼的线形挛缩。可用图示的方法做成手背部皮瓣。A. 指蹼挛缩；B. 皮瓣的轮廓；C. 皮瓣转位至新位置。插图：已缝合的皮瓣

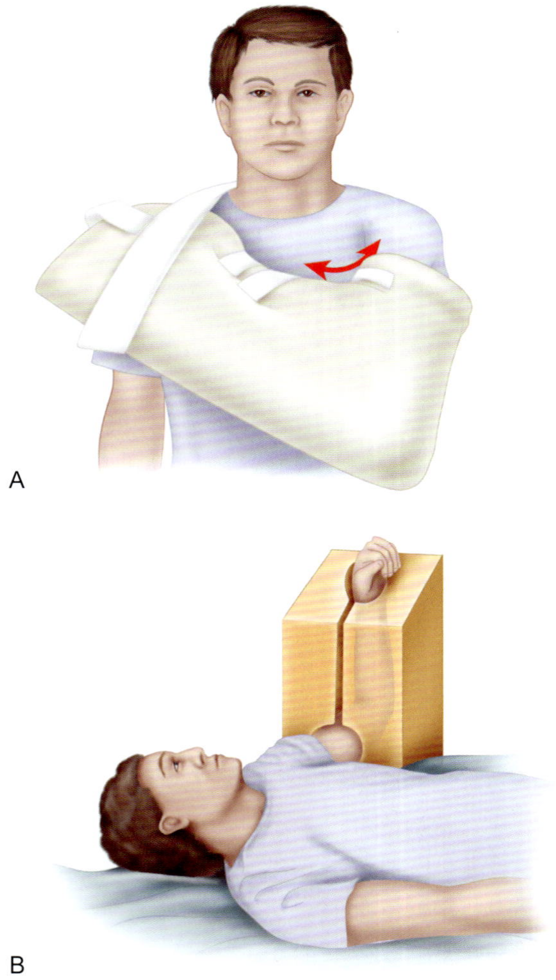

图 64-32 A. 夹板可用来维持术后患肢的抬高，使患肢的手部高于肘部；B. 使用一种预先成型的橡胶海绵块来维持上述姿势

即使考虑没有并发症，也应在第 7 天左右检查伤口。可对意外感染或皮肤坏死进行及时处理。

主动使用手部是术后重建运动能力的最有效方法。物理治疗和作业疗法的方法、程序、方式有助于再训练患者在职业、娱乐和日常生活活动中重新整合使用手和上肢。在帮助患者复原方面，手部治疗具有非常重要的价值。通常，最好的治疗就是患者的日常工作；因此，作为治疗的一部分，应尽可能给患者提供返回工作的机会，即使是有限的恢复工作也可以。恢复日常活动和工作还可能对患者的心理产生良性影响。

过度采用热疗或者患者、理疗师及外科医师强行进行关节被动活动通常为禁忌。患者、治疗师和术者应作为一个有机整体，设计安排患者的治疗过程，定期评价康复情况。在大多数情况下，外科医师应在制订计划、设置项目及监督治疗过程中起主导作用。不应强行要求患者进行可导致手部明显疼痛的活动。应查出疼痛的原因，若存在指征应进行内固定，并制订治疗计划。

术后疼痛管理的不足会影响患者的满意度和治疗效果。但是随着处方阿片类药物滥用的增加，术后获得充分镇痛是具有挑战性的。大多数研究都认为应用多模式疼痛管理策略可以减少麻醉药的使用。Ilyas 等和 Stepan 等提倡根据手术的类型和范围在术后给予不超过 4~10 粒的镇痛药片。Kelley 等开发了一种针对手外科手术患者急性术后疼痛管理的有效流程（图 64-34）。

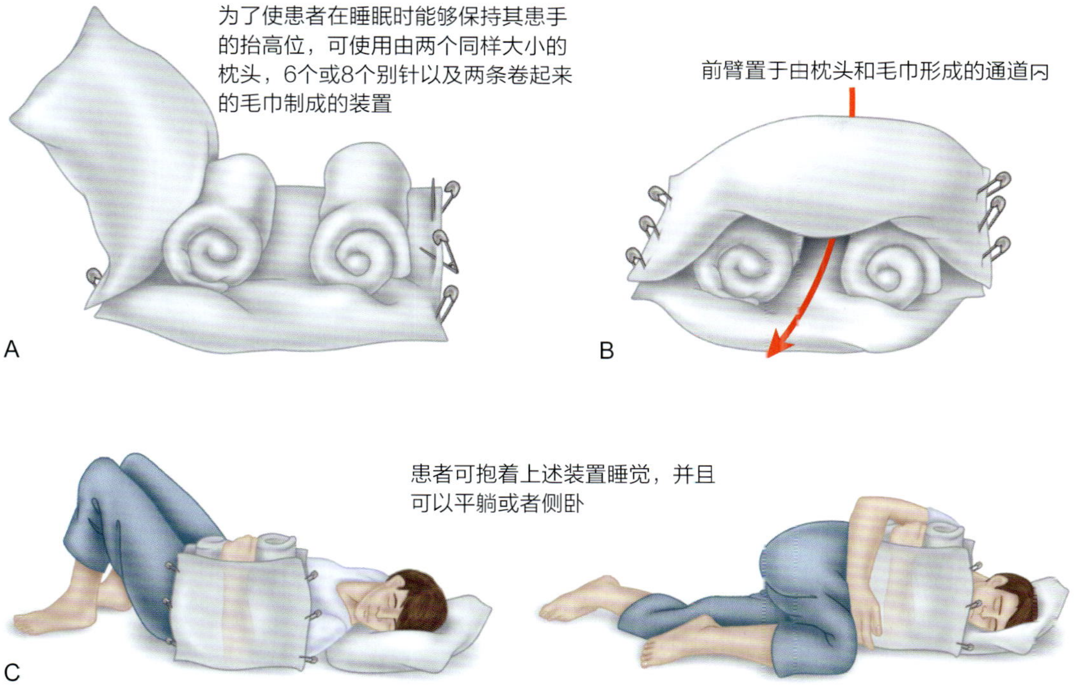

图 64-33　一种简单的手部抬高方法，这种方法由两个枕头、两条卷起来的毛巾和若干别针完成（重绘自：Green DP: General principles. In Wolfe SW, Hotchkiss RN, Pederson WC, Kozin SH, editors: Green's operative hand surgery, ed 6. Philadelphia, 2011, Elsevier.）

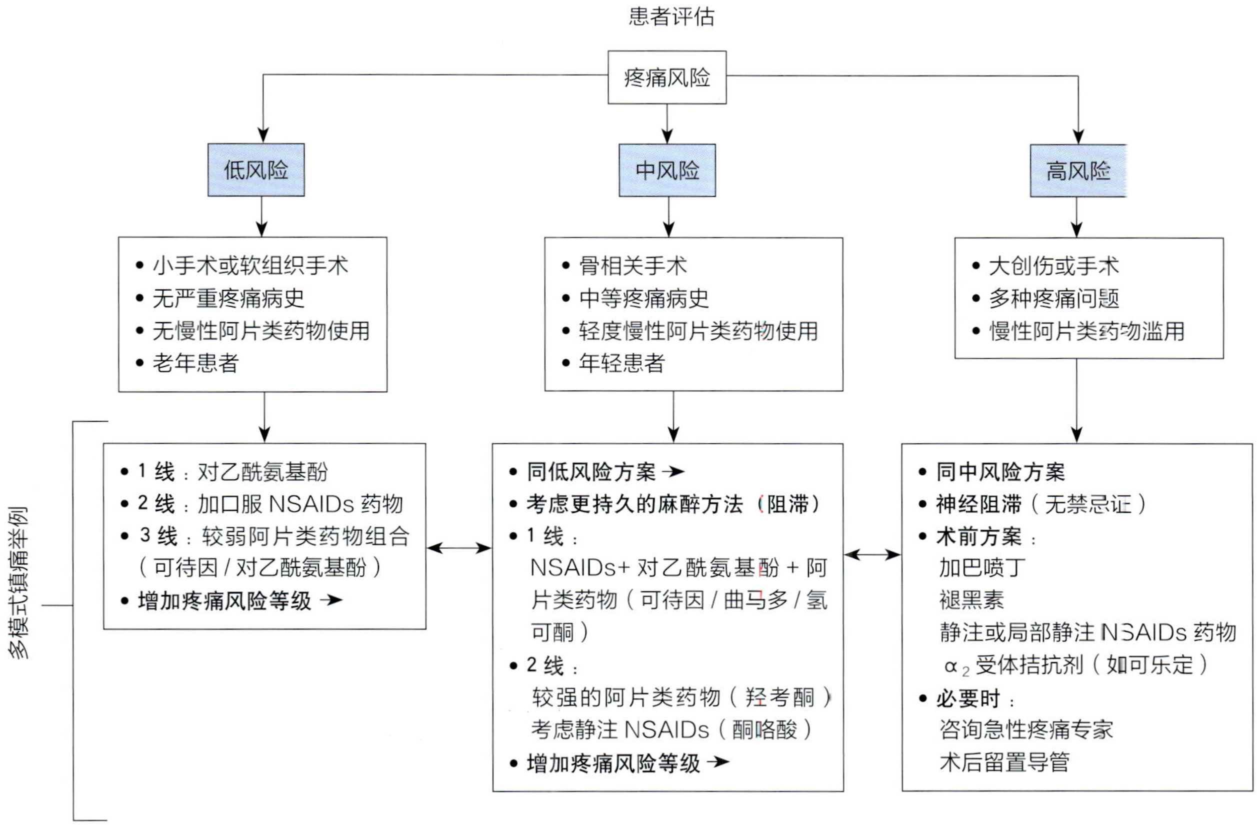

图 64-34　手外科患者术后疼痛管理流程［引自：Kelley BP, Shauver MJ, Chung KC: Management of acute postoperative pain in hand surgery: a systematic review, J Hand Surg Am 40(8): 1610, 2015.］

第八节 支具固定

使用支具有多种目的：①将手或其一部分固定在可促进愈合和防止畸形的位置；②矫正存在的畸形并改善其功能；③提供动力以代偿肌无力，特别是由于周围神经麻痹造成的肌无力。支具可以防止活动（静力性支具），也可以辅助运动（动力性支具）。

制动支具最常用于术后临时固定或间断固定，以保证关节处于正确位置和放松肌肉；在手部关节炎等情况下，制动支具可防止手畸形的进一步加重。支具应能使未受影响的部分尽量正常地行使功能。支具应舒适和轻便。因为压迫可致溃疡形成，延误治疗进程，延缓患者的康复，所以在使用支具时应注意不要过度压迫皮肤，特别是在关节部位。应有一位矫形师或治疗师，进行需要特殊技巧的技术性调节；但患者应该能够安装、拆卸支具并进行一些简单的调整，图 64-35 至图 64-42 展示了一些较为有效的支具。患者应完全理解佩戴支具的理由，医师应将支具的实用价值告知患者。随着治疗的进展，通过观察患者安装、拆卸支具的熟练程度，可确定患者是否按要求使用了支具。

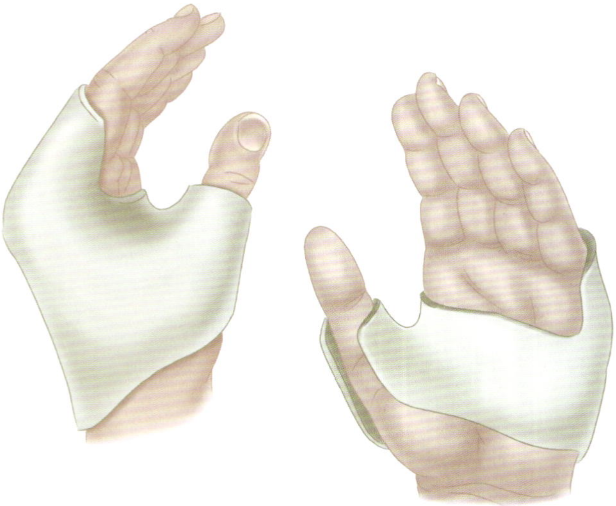

图 64-35 支具佩戴舒服且外观小巧，主张用于正中神经、尺神经麻痹恢复期。该支具在保持掌指关节微屈的同时，允许捏持和一定的抓握动作。该支具限制了掌指关节的伸展，故可防止爪形畸形

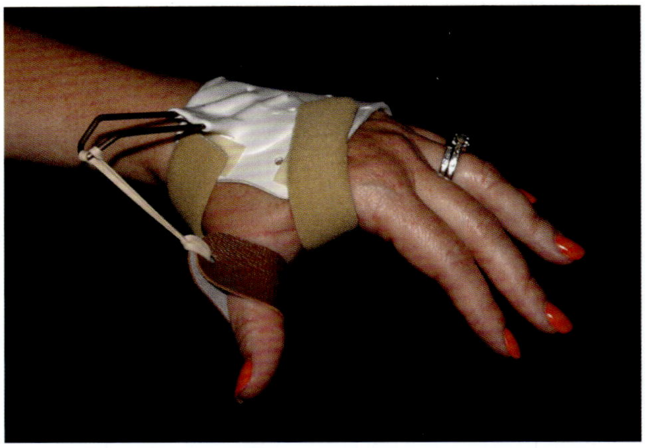

图 64-36 用于低位正中神经麻痹的支具维持拇指于动态外展、伸直和对掌位，因此可防止拇指的内收挛缩。支具轻盈小巧

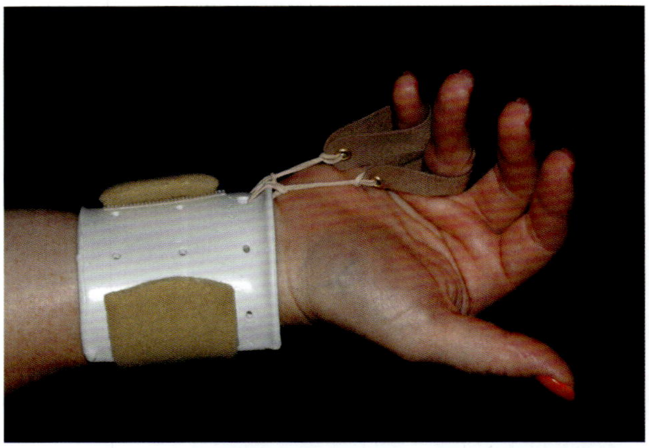

图 64-37 用于尺神经麻痹的支具。使环指、小指掌指关节处于动态屈曲位。此支具的一个缺点是手掌的一部分被橡皮筋覆盖

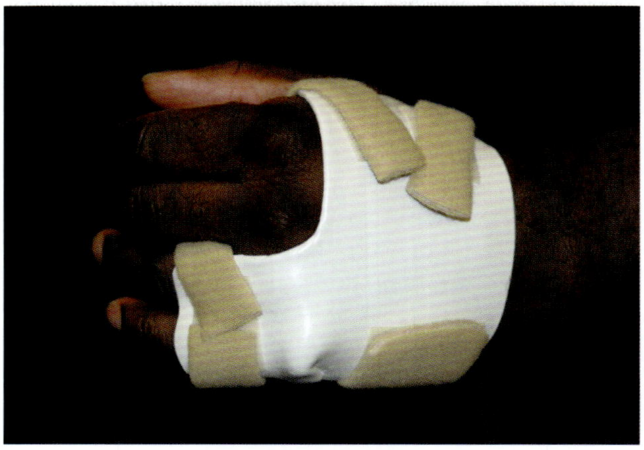

图 64-38 用于尺神经麻痹的支具。可防止环指、小指掌指关节的过伸畸形。该支具与掌骨横弓的外形相吻合，且无影响手功能的连接装置

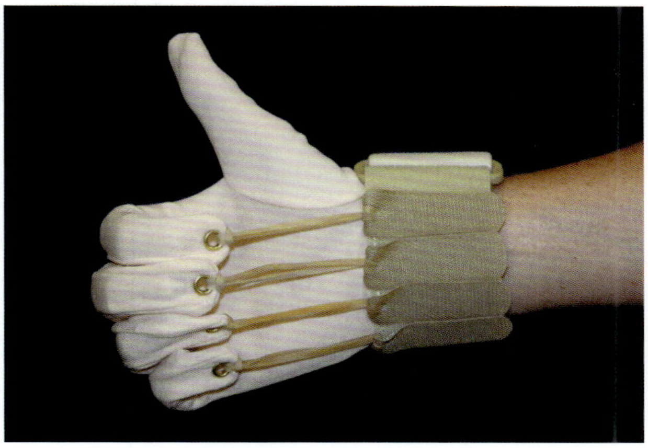

图 64-39 屈肌手套。动态维持手指屈曲，对近指间关节和掌指关节持续施加力量。如果近侧锁环太靠近端，它也可以屈曲腕关节。需要时，此屈肌手套可用在腕掌侧支具上

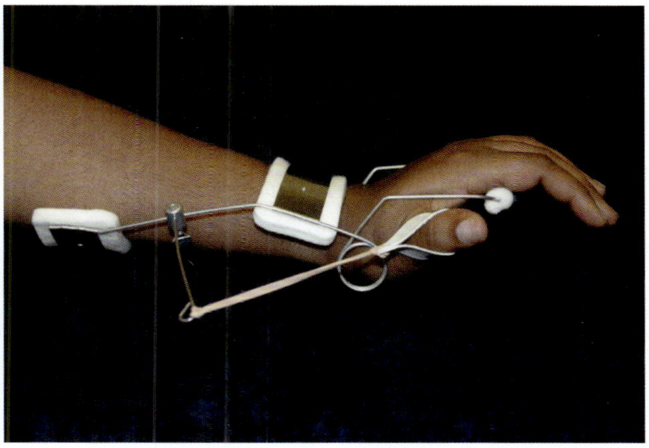

图 64-40 治疗高位桡神经麻痹的支具。使手指动态维持伸直位

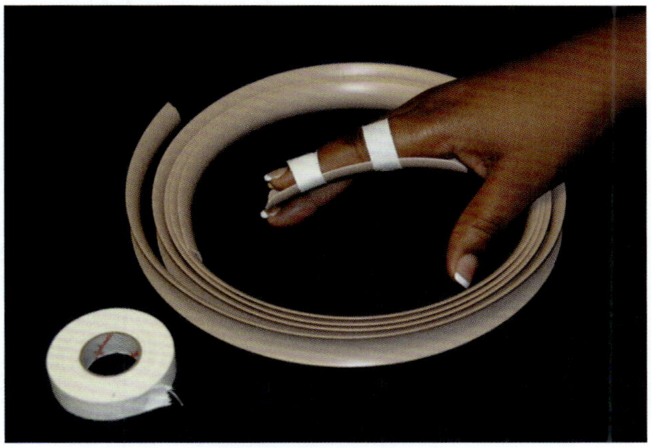

图 64-41 手指的预制槽状塑料支具。易调整长度，能够促进软组织或骨折愈合

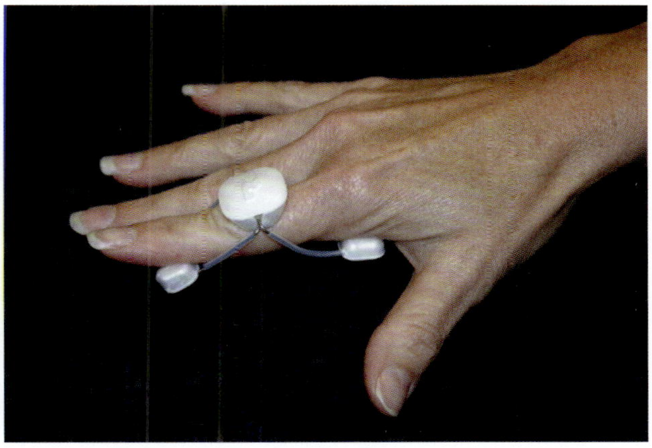

图 64-42 近指间关节伸展支具

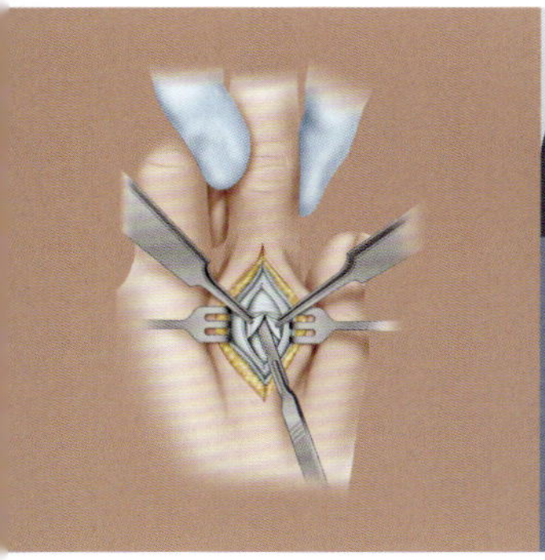

第 65 章

急性手外伤

著者： David L. Cannon
译者： 李绍光　韩　力　朱正国（第 13 版：陈　华　常祖豪　朱正国）
审校： 张建政　（第 13 版：芮永军）

手部和手指是在工作场所中最常受伤的身体部位。在美国，每年有超过 100 万例急诊患者是工作相关的手外伤患者。对于急性手外伤，恢复功能是治疗的目标。必须预防感染、挽救损伤部位并促进一期愈合。尽管损伤的神经和肌腱在手术初期就可以修复，但更重要的是进行彻底清洗和清创、正确固定骨折和脱位，以及闭合伤口或用皮片 / 皮瓣覆盖伤口。通过对患者病史采集和仔细的体格检查，外科医师必须对患者的伤情进行个体化评估，以决定可以安全地实施哪些早期手术，以及后期需要实施哪些二期手术。对每一位患者及时地确定最佳治疗不仅要考虑受伤的类型和严重程度，还要考虑患者的工作、兴趣或体育爱好等。如果患者不能早期回归工作或恢复灵敏活动是导致长期功能障碍的一种风险。疼痛的程度、手功能的减退、心理问题、教育程度、赔偿及法律等因素被发现均与手外伤后活动能力的恢复相关。

第一节　病史

病史应准确、简明地提供下列信息：①确切的受伤时间（以确定治疗前的间隔时间）；②已采取的急救措施，以及急救者和急救地点；③所受药物治疗的性质、剂量和时间；④损伤的确切机制（以确定挤压程度、污染程度和失血量）；⑤患者进食的食物和液体的性质、时间和数量（选择麻醉必需的信息）；⑥患者的年龄、职业、工作场所、用手习惯和全身健康状况。确定受伤时间非常重要，因为对有以下情况的伤口需要马上紧急手术：严重污染的伤口，怀疑有深部感染的伤口，伴有血管损伤并引起出血或循环不良的伤口，高压力损伤，需要截肢或再植的肢体伤口。

第二节　检查

检查手部伤口之前，应做以下几项评估：①手部放射学检查骨损伤和异物；②血管及神经功能，③手的运动功能，包括可能受伤的肌腱的检查（见第 66 章）。这些检查能提供确定适当的治疗方案所需信息的 90%，另外，大多数时候如果伤口能够覆盖，则可以减轻患者的焦虑感。当这些完成后，检查伤口的大小、深度和位置，额外受伤区域，败血症或污染情况，并且按照第 66 章和第 68 章中分别叙述的详细的肌腱和神经损伤评估技术以及在第 67 章中叙述的骨折和脱位的评估方法进行评估。

按照使用指征，给予患者抗生素、镇静药、输血、破伤风预防和其他一些处理措施（表 65-1）。在给予镇静药和麻醉药之前，应告知患者有关损伤的程度、总体治疗计划及预后的情况，特别是在认为有任何需要行截肢术的可能时。也要预先告知患者预期可能实施植皮术或远位皮瓣移植术的情况（图 65-1）。

对于毁损性手外伤或多创伤患者，评估首先要分辨出危及生命的损伤，然后确定受伤的组织结构。当确定性治疗无法在急诊室完成时，可能需要采取损伤控制骨科学处理措施。紧急的临时措施，如减少缺血时间、伤口清创、夹板固定手部、使用抗生素和为日后进行二次修复做损伤部位的准备，为手

表 65-1

手外伤的抗生素预防治疗

临床表现	抗生素预防
低风险外伤（清洁创口界限清晰，无失活组织）	无
免疫低下创伤患者（如感染人类免疫缺陷病毒、糖尿病等患者）	革兰氏阳性球菌
伤口伴有失活组织	革兰氏阳性球菌 *（如果伤口、肌腱或关节间隙污染）
动物和人咬伤（除了浅表损伤）	第一代头孢菌素。咬伤患者可能有多杀巴斯德菌或啮蚀艾肯菌感染，可应用青霉素或阿莫西林 + 克拉维酸钾干混悬剂（Augmentin）。对于免疫缺陷的患者，可考虑应用红霉素或阿莫西林 + 克拉维酸。对于败血症伴有淤斑者，可考虑静脉注射环丙沙星和克林霉素†
穿刺伤	视具体病例而定

* 如创口污染，需行消创术

†有败血症或淤斑的患者，应住院治疗

改编自：Daniels JM II, Zook EG, Lynch JM: Hand and wrist injuries, part Ⅱ: emergent evaluation. Am Fam Physician 69:1949–1956, 2004.

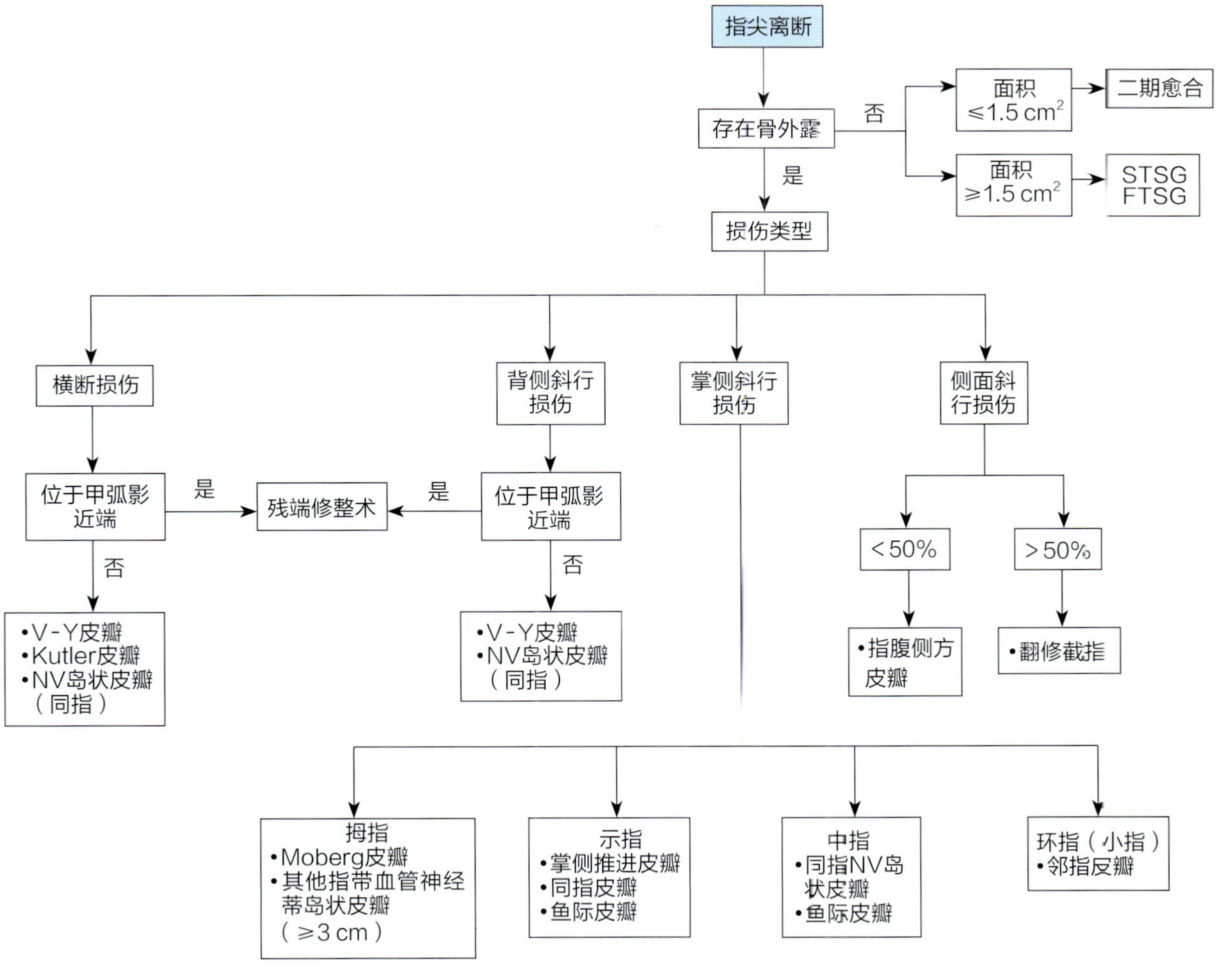

图 65-1　基于受伤手指、创面几何构型、位置和大小来帮助指导指尖损伤治疗临床决策的流程图。STSG，中厚皮片；FTSG，全厚皮片（引自：Christoforou D, Alaia M, Craig - Scott S: Microsurgical management of acute traumatic injuries of the hand and fingers，Bull Hosp Jt Dis 71: 6–16, 2013.）

功能最大限度恢复提供最好的机会。

一、夹板固定

当需要夹板固定时，重要的是要记住避免使用不当的技术，因为它可能导致关节僵硬、皮肤破溃或畸形恶化。夹板应该被用于放松肌肉、维持复位，并将手制动以免加重损伤。应该在损伤或畸形的上方和下方制动，但不能固定得过长，允许未受伤的部位能够正常活动（图 65-2）（见第 64 章）。

二、麻醉

根据患者的年龄和全身状况、损伤的严重程度、合并其他损伤情况、最后一次进食食物和饮料的间隔时间及是否需行远隔皮瓣移植等情况，选择指根阻滞、局部阻滞麻醉或全身麻醉（更多细节见第 64 章）。有的外科医师已经将完全清醒局部麻醉无止血带技术（WALANT）扩展到了手外科急诊手术中使用（见第 64 章）。

三、止血带

在清洗、探查伤口及修复深部结构时，止血带是必需的。当因挤压伤或撕脱伤导致某一区域的皮肤活性有问题时，应该尽可能缩短止血带的使用时间。对于伴有骨折的较大伤口，在止血带充气前抬高手部 2 min 的方法比用弹性驱血带（Martin）缠绕驱血更好，这样可防止进一步挤压伤害及造成骨折块的移位（止血带应用的更多信息，见第 64 章）。

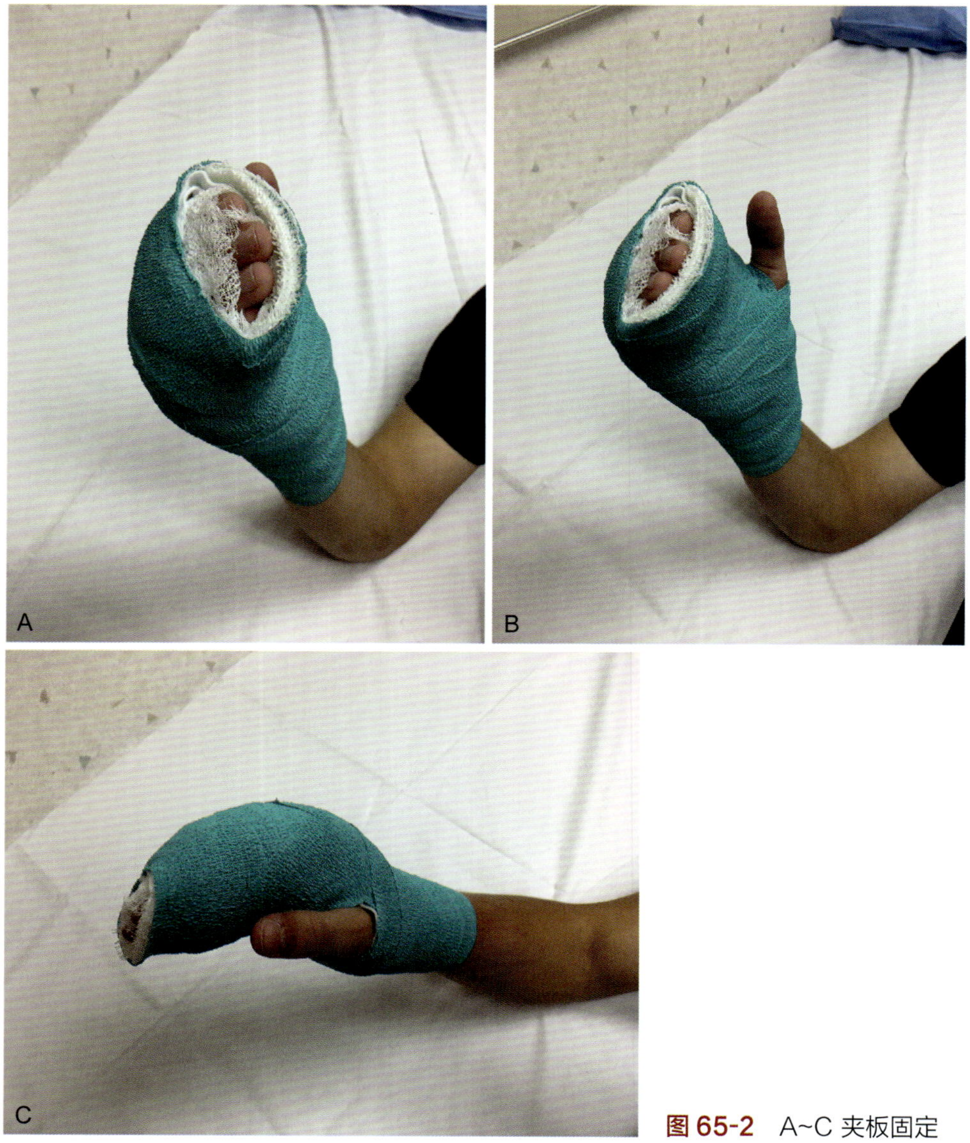

图 65-2 A~C 夹板固定

四、手的清创和铺单

在对患者麻醉完成并上止血带后，即可移去急救敷料并用生理盐水彻底冲洗伤口，通常可使用脉冲冲洗装置，使水流有足够冲力能够松动伤口内小的异物颗粒并清除大的血肿块。因为有潜在的组织毒性，伤口内一般不使用抗生素。有时在生理盐水下更容易看到出血的小血管，可以用蚊式钳钳夹并电凝止血。漂浮在液体中失活的脂肪和筋膜的小的突出可自其基底部切除。神经断端不要清创。不规则的皮缘可进行修剪，但手部伤口的边缘通常不必完全切除。

当清洁伤口更深部时，应仔细寻找异物，尤其当怀疑伤口内有碎玻璃、木屑或手套碎片时，或者伤口是由枪弹伤引起时。清创不应过于匆忙；清创必须彻底以防止感染。无感染的一期愈合对于减少瘢痕和早期进行重建手术是必需的。当清创完成后，操作中所有用过的器械、手套和隔离单均要丢弃，手部重新铺单（铺单的细节和手术室规程见第 64 章）。

当在手术室内经过不懈的努力使污染伤口转变为清洁伤口后，要对伤口进行再次检查。对皮肤循环状况的评估使用常用的观察皮肤颜色和指尖毛细血管充盈试验方法，以及使用针或刀片刺破皮肤观察出血的方法，并且对手部和上肢的大血管可以使用多普勒超声探头进行血流探查。

应对伤口深部的组织，包括暴露的骨骼、肌腱、血管和神经按解剖结构有序地进行评估，以避免出错；还应仔细检查皮肤情况。只有对损伤进行准确评估后，才能正确地决定哪些结构能够一期修复。探查骨和关节以确定骨缺损大小、骨膜剥离的程度和骨折的稳定性。该项评估有助于估计骨愈合的潜力及骨折内固定后关节早期活动可适性。初次检查得出的结论可能是错误的，此时可疑的肌腱和神经损伤在直视下得到确定。通常损伤程度会被低估。

由于伤口一期闭合取决于皮肤的活性，因此，评估皮肤损伤情况是最重要的。经常，有的皮肤表现得像缺损，但实际上只是回缩造成的假象；这种情况尤其常见于在手背的“L”形伤口。当皮肤受到挤压或出现皮瓣撕脱，一定要认真考虑皮肤坏死的可能性。可能需要在放开止血带后才能获得准确的评估结果。皮肤有活性的一个重要征象是在放开止血带后（大约 6s）迅速形成粉色红晕。必须观察皮肤边缘出血的范围，压迫解除后即刻的皮肤颜色及皮缘潜行剥离的程度。如果保留了活性不确定的皮瓣，就有可能发生坏死、感染及形成瘢痕。必须评估由损伤本身和手术切除失活皮瓣后遗留的皮肤缺损的程度，并制订能够完全覆盖伤口的手术计划。被动手指活动经常会使断裂的肌腱进入伤口内。腱鞘内发现小血肿提示可能有进一步肌腱损伤。

第三节　截肢的注意事项

截肢的注意事项第 19 章进行讨论。

第四节　组织修复的顺序

确定损伤组织修复的先后顺序非常重要。伤口清创后，如有可能应立即重建骨性结构（见第 67 章）或在伤口变得清洁后的数天内进行重建；否则，软组织挛缩将使骨修复变得困难，甚至如果不进行软组织移植，都不可能完成修复。即使最后伤口不能闭合，骨性结构也应该重建。把拇指固定在对掌位，示指和中指固定在捏持位，环指和小指固定在抓握功能位。最好是在伤后 5 天内闭合伤口。若损伤和伤口情况允许，应在一期或二期闭合伤口时修复肌腱和神经。在等待修复期间神经会回缩，尤其是手指和手掌部位。因此，应考虑将神经断端用细缝线标记到手掌的软组织上。若神经和肌腱的修复被延迟，可在后期再行修复或重建。（见第 66 章和第 68 章中关于神经和肌腱的修复和重建的附加讨论）。

第五节　动脉损伤

一般来说，上肢主要动脉（锁骨下动脉、腋动脉、肱动脉）损伤的最佳治疗包括快速诊断、紧急血管造影及手术探查与修复。对前臂和腕部桡动脉或尺动脉损伤的最佳治疗方法存在争议。如果手掌动脉弓保持完整，那么，1 条或 2 条动脉横断损伤后手仍可能存活和具有功能。但后期可能会发生疼痛、不耐寒冷和无力等问题。未修复的单条动脉损伤一般不会引起手的血液循环的明显改变，但动脉和神经的复合损伤则会造成疼痛和寒冷耐受不良等残疾症状。在一项 10 年的随访研究中，报告 97 例各型手外伤患者中有 78% 因寒冷过敏而限制了其活动，尽管大多数患者报告为低等级伤残。约 20% 的患者，其桡动脉或尺动脉确实没有连接掌浅动脉弓。脉冲体积测量和指氧测定有助于评估手部和手指的循环是否充分。

桡动脉和尺动脉单独或联合损伤的治疗有几种选择。如果在年轻人中只有一条动脉损伤而无神经损伤，并且未损伤动脉能够提供足够的循环供应，那么损伤动脉结扎仍不失是一种满意的选择。而对青少年和老年患者，通过未损伤动脉不能提供充足的循环供应，尤其是当伴有神经损伤时，则推荐修复损伤动脉。假如两条动脉都被切断，则应该进行两条动脉全修复，特别是对老年和伴有神经损伤的患者更是如此。一组在一个城市创伤中心治疗的28例上肢动脉损伤的患者，多数（22例）患者进行了一期修复或结扎治疗；6例需要行大隐静脉搭桥术，2例需要行血管内介入手术，总的保肢率是96%（28例患者中27例成功修复）。

循环障碍危及手指存活的掌动脉弓和指动脉损伤需要进行探查和修复。此类损伤的修复通常需要显微血管技术（见第63章显微外科和第77章尺管综合征的相关讨论）。

一项长达15年共包含了167例患者的189条动脉的上肢动脉损伤研究发现肱动脉是最常受损的血管(占55%)。截肢的危险因素包括早期移植失败、骨筋膜隔室综合征、合并骨骼和臂丛神经损伤以及军事受伤机制。一些研究也指出钝挫伤比锐器伤造成的血管损伤功能结果更差。

第六节 皮肤闭合的注意事项

软组织覆盖可能是急性手外伤治疗中最重要的步骤，因为它在决定其他所有的修复和重建的结构愈合和最终功能方面发挥了非常大的作用。尽管都希望能够早期确定伤口闭合，但这并非都能够实现，特别是一些严重的碾压伤和污染创口更是如此。因为肿胀引起伤口扩大和皮肤收缩，皮肤闭合将越来越困难。使用橡皮带或“血管吊带”有助于伤口边缘靠近而不会产生局部缺血或增加骨筋膜隔室综合征的风险。使用负压治疗，像真空辅助闭合装置，可使伤口肉芽化，从而可以用更简单的方法覆盖创面。但负压治疗使用时间不宜过长，因为它可能会限制肌肉和肌腱的滑动。有的患者在手术评估时皮肤的活性尚不明确，这也是使用伤口负压治疗的指征之一。通过在功能位制动稳定伤口并使用负压治疗显示出可以促进这些患者的早期愈合。

传统的“重建阶梯”通常是循序渐进地选择由简单方法（一期闭合，通过二次治疗的愈合）到更复杂的覆盖方法（植皮术，皮瓣覆盖术）。Wolf等列出了几项急性手外伤中软组织重建的基本原则（框65-1）。

一期皮肤闭合是最理想的，并且在所有锐性切割的清洁伤口通常都是可行的。一期皮肤闭合的目的是获得早期愈合并预防感染、肉芽组织形成、水肿和瘢痕过度增生。判断失误可能导致延迟愈合，通常是因为血肿、肿胀或感染等原因需要重新打开伤口引流或再次清创手术造成的。某些伤口绝对不能进行一期闭合，包括由农用机械、人类咬伤、龙卷风投射物和钻孔器等致伤的严重污染或挤压伤的伤口。高速枪弹伤、其他战伤伤口及被动物或人类粪便或肥料污染的伤口也不应行一期闭合。

如果存在疑问，伤口应在麻醉下仔细清创后保持开放。在24~48 h内，应再次探查伤口，如果伤口足够清洁，可直接缝合或植皮闭合伤口。如有可能，应在伤后5天内闭合伤口。一般来说，伤口不应开放至长出肉芽组织并经过二期治疗后愈合，除非伤口很难做到完全清洁到能够植皮或缝合。通过使用负压辅助闭合装置来减小伤口尺寸并关闭无效腔使一些伤口的闭合变得更加容易。一个经验丰富的显微外科团队对于这些治疗严重手外伤方法的实施成功至关重要。有可以“二次”探查伤口的能力、肢体活性的再次评估、更精确的手术计划和优化掌控的手术安排被认为是延迟手术的优势所在。

框65-1

软组织重建的基本原则

1. 必须预防对上肢的进一步损伤。
2. 对所有坏死和失活的组织（包括骨骼）进行积极的清创是必要的。
3. 必须实现骨骼稳定。
4. 急性伤口覆盖应从覆盖伤口所需的最简单技术开始。
5. 在软组织覆盖和一期重建时应考虑到需要的二期重建的问题。
6. 有软组织缺损时应考虑复合软组织重建。
7. 截肢可能比保肢更好。

改编自：Wolf JM, Athwal GS, Shin AY, Dennison DG: Acute trauma to the upper extremity: what to do and when to do it, J Am Acad Orthop Surg 91:1240, 2009.

第七节 皮肤闭合的方法和指征

一、直接缝合

除了严重污染或挤压伤的伤口，手部的每处伤口（除了这些前面提到的）都应考虑进行一期闭合，因为初期治疗愈合是最理想的结果。某些患者没有缝合的切割伤治疗是满意的。大多数没有合并肌腱和神经损伤的清洁切割伤口可在简单地直接缝合后夹板固定。通常，皮下组织不单独缝合，但应注意防止皮缘内翻。必须仔细止血。在初期清创时如果保留了所有有活性的皮肤边缘，则闭合伤口就更加容易。手背皮肤缺损可转化为横行的椭圆形皮肤缺损并横向缝合。由于手背皮肤较大的活动性，使这种闭合方法在此处具有可行性，当手腕背伸时缝合就更容易。

因为缝线是所谓的“异物”，它们可以产生一种炎症反应干扰伤口愈合并增加感染的风险；用于缝合伤口的缝线的数量和直径应根据需要维持在最低限度。

二、植皮术

从患者身上取皮（自体移植）包括取刃厚皮和取全厚皮两种。远端有附着皮瓣的伤口可能存在足够的皮肤进行一期闭合，却没有足够的回流静脉保证皮肤存活。回流不足导致充血和静脉淤滞，以及最后形成血栓并坏死；皮瓣的颜色变化从深蓝色成为紫色，然后再变为黑色。逆行皮瓣常由挤压或撕裂伤造成，这些损伤的性质也会危及皮瓣的进一步存活。发生在手背或前臂的这类皮瓣比发生在手掌的更加不易成活（图 65-3）。如对皮瓣的活性存疑，应将皮瓣切除并用移植皮片代替（见手术技术 65-1）。

如果皮肤有缺损而无深层组织（神经、肌腱、关节或皮质骨）外露，应立即用刃厚皮植皮替代，或者偶尔也可用全厚皮植皮。可能会用于急性手外伤治疗的其他植皮类型还包括来源于其他人类供体的同种异体皮和来源其他物种的异种皮（如猪的皮肤）。这两种类型皮肤用于伤口的临时覆盖以保护毛细血管床的发育。尽管同种异体皮也可以血运重建，但会发生排斥反应，还是需要用自体植皮取代。

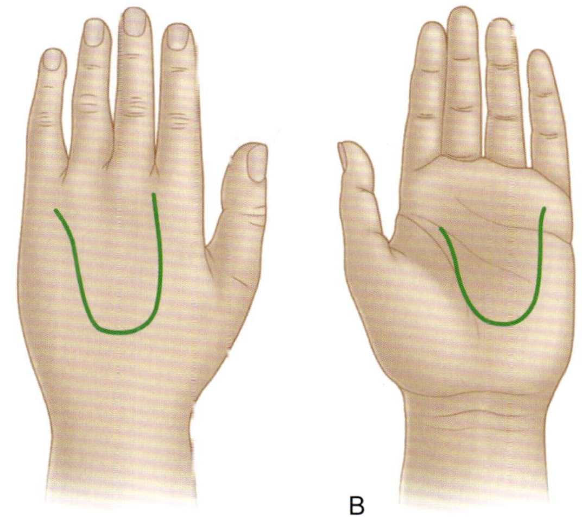

图 65-3 手背的逆行皮瓣和手掌的同类皮瓣。手背的逆行皮瓣（A）不如手掌的同类皮瓣（B）易于成活

三、皮瓣

当皮肤缺损造成深层结构暴露时，单纯的刃厚皮植皮或全厚皮植皮将不能满足覆盖神经、肌腱和皮质骨的需求。这些组织结构不足以支持植皮所需要的良好的血液供应才能成活的条件。因此，需行皮瓣移植提供皮下组织进行覆盖和供给充足的营养血管。皮瓣的命名取决于其部位、血供及转移方法。依据部位不同，一个皮瓣可以命名为局部皮瓣或远位皮瓣。血供类型决定了皮瓣是随意型皮瓣还是轴型皮瓣。随意型皮瓣通过真皮下或皮下血管网获得循环血供但没有知名血管提供血液供应。轴型皮瓣接受来自知名动脉的供血。轴型皮瓣还可以根据皮瓣的主要组织分为皮瓣、肌皮瓣和筋膜皮瓣。皮瓣的转移技术决定了皮瓣是需要进行两个阶段转移的带蒂皮瓣还是需要行血管吻合的单阶段转移的游离皮瓣。

四、特殊区域的皮瓣覆盖

仅有小于 1 cm^2 皮肤缺损的指尖损伤通过二期愈合通常可以获得满意的治疗效果。如果缺损更大且没有骨暴露，全厚皮移植可以提供良好的覆盖并有恢复部分感觉功能的可能性。Hassanpour 等报道采用荷包缝合联合传统皮瓣覆盖治疗 41 例指端离断的患者，恢复了指甲、手指外观，并改善了美学和功能结果（图 65-4）。他们报道仅有 1 例功能结果为差；所有 9 例女性患者和 32 例男性患者中的

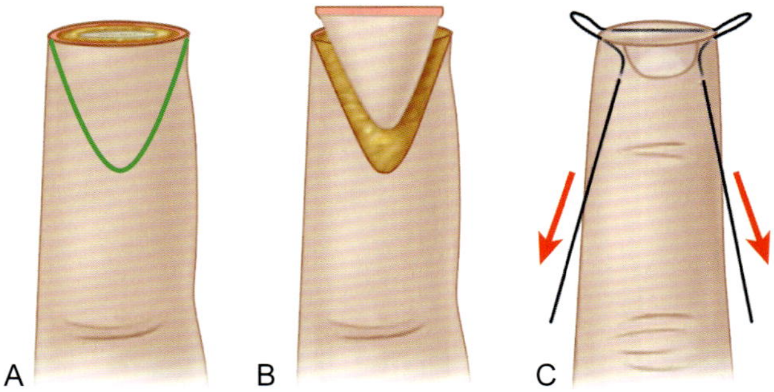

图 65-4 截指术皮瓣的荷包缝合。A. 皮瓣的设计和切取；B. 推移皮瓣覆盖没有肌腱的缺损区；C. 两端连续"V"形缝合并牵拉至可确保指尖可以弯曲（重绘自：Hassanpour SE, Hosseini SN, Abdolzadeh M: Purse-string suture as a complementary technique with conventional flaps in repairing fingertip amputation，Tech Hand Up Extrem Surg 15:94-98, 2011.）

26 例外观结果达到优良。局部皮瓣、旋转皮瓣、推移皮瓣以及神经血管岛状瓣在截指术与指尖和拇指损伤中的应用已在第 63 章中进行过讨论。

手指背部的大块皮肤缺损合并无腱周组织覆盖的肌腱外露应使用皮瓣覆盖。经常地，通过在缺损区两侧的两个局部皮瓣的旋转组合来覆盖肌腱，一侧皮瓣以近端为基底旋转，而另一侧皮瓣以远端为基底旋转。供区的皮肤缺损用刃厚皮植皮覆盖。对于更近端的背侧损伤，如果来自同一手指的局部旋转皮瓣面积不够，可以使用来自相邻手指背侧的逆行邻指皮瓣。近端掌侧和手指背侧缺损可使用"旗形"皮瓣（一种轴型皮瓣）（图 65-22）。当多个手指受损或需要覆盖的区域较大，胸下皮瓣可能是一个合适的选择。厚的皮下脂肪，像下腹部见到的那样，在皮瓣中不受欢迎，尤其是用于手指的皮瓣。

外露肌腱的手指掌侧皮肤缺损可用邻指皮瓣覆盖。邻指皮瓣可取自邻近手指背面，自手指一侧中线分离延伸至对侧中线；皮瓣应比欲覆盖的缺损区略宽。尽管从一根手指的背侧获取的皮瓣可用于覆盖其他手指的掌侧缺损，但反过来用掌侧皮瓣覆盖背侧缺损是不允许的。重要结构暴露的手掌或手背皮肤缺损可以用皮瓣覆盖：包括局部皮瓣、邻近的不能保留手指的残留皮瓣、取自对侧前臂或上臂的皮瓣、取自同侧前臂或手部的轴形皮瓣、腹部皮瓣，或者游离皮瓣等，可以根据缺损大小、合并伤的情况及部位灵活选择。尽管交臂皮瓣或交叉前臂皮瓣提供了良好的皮肤，但术后双上肢制动是其缺点。在合适的情况下，同侧前臂的动脉化轴型皮瓣允许上肢放置在舒适位置。同侧腹部皮瓣也允许手臂置于舒适的位置。要保证随意皮瓣的成活（因为其必须立即施行），其基底宽度应像其长度一样。像腹股沟带蒂皮瓣这样的轴形皮瓣，其长宽比可以超过 3∶1。供区和不与缺损部位接触的皮瓣裸露部分可用刃厚皮植皮覆盖。然而，如果皮肤基底发生广泛剥离，特别是皮肤在受伤时已经受到挤压和挫伤的，那么切取的局部旋转皮瓣不太可能成活。剔骨的损伤手指如果适用，可做成很好的带蒂皮瓣（图 65-5）。在某些情况下，应用显微血管技术的游离组织移植能够提供最好的覆盖（见第 63 章）。

最近，有报道使用"人工皮"或皮肤替代物对严重的手部创伤、烧伤和挛缩松解手术创面进行早期覆盖。尽管这些产品不能代替充分的外科清创和应用植皮或皮瓣的标准创面覆盖策略，但对特定的患者可能是有用的。在手外科文献中最常报道的产品是一个双层真皮再生模板（Integra，Integra Life Sciences 公司，普兰斯伯罗，新泽西州）。真皮层是由牛 I 型胶原制成，表皮层是由硅橡胶制成的。Weigert 等报道了 15 例伴有骨、关节或肌腱外露的

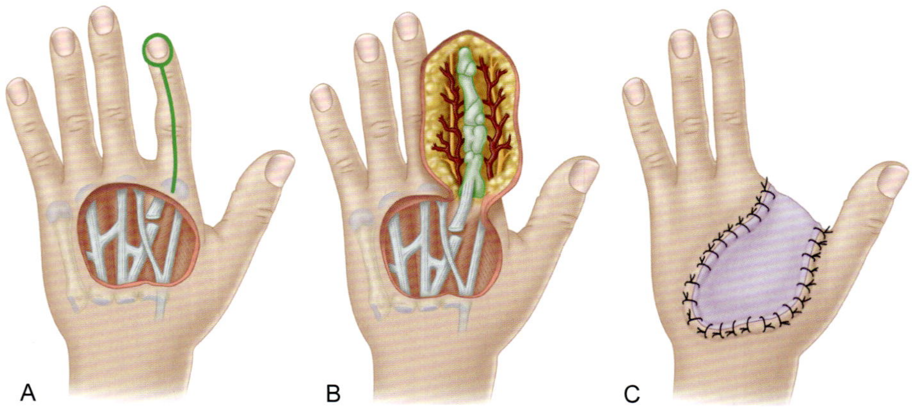

图 65-5 利用损伤手指做成的剔骨皮瓣（见正文）

手部严重创伤伤口治疗中应用 Integra，平均在伤后 26 天行刃厚皮植皮。使用该技术后，15 例患手中的 13 例获得了耐用、有功能及美观的创面覆盖。这种皮肤替代品的优点包括：更少可能性需要行局部旋转或游离皮瓣覆盖、使用简便以及立即可以使用的大量及不同的型号产品选择。缺点包括：它昂贵的价格、有一定的使用学习曲线、较高的积液和血肿形成风险。

五、供区的管理

治疗供区有几种可行的方法：一种方法是用一层精细的尼龙纱布或丝质纱布包扎供区。如果敷料妨碍干燥，供区将会出现浸渍并可继发感染及发生坏死；供区本身在后期可能需要植皮。另外也可让供区保持敞开，促进供区干燥。另一种技术是使用一种合成的贴膜放置在供区部位，血清和血液会逐日聚集，1~2 天换膜一次。7~10 天后去除贴膜并保持敞开，通常会获得满意愈合。使用床托架使床单避免摩擦供区部位。

第八节　植皮和皮瓣

一、游离植皮

当进行游离植皮时，应记住“植皮越薄，越易存活”；但若期望植皮长久使用，则“植皮越厚，功能越好”。与薄皮片相比，厚皮片的抗磨性能更佳、更耐用，并且其收缩率通常只有 10% 左右，而薄皮片收缩可达 50%~75%。植皮越早，效果越好。只要没有发生脓肿，就没有必要在植皮前等待肉芽组织长出才开始。可以通过棉签擦拭培养或创面活检进行定量菌落计数来鉴定脓肿。为使植皮存活，必须要在其发生全层坏死前重建它的营养供给；因此，要特别注意手术技术和术后护理以确保在愈合过程中植皮保持不被移动并与受区直接接触。这需要仔细计划，特别是在儿童患者中更是如此。如果血肿使植皮与其下的血管床分离，则植皮不能存活；有严重感染时，植皮也很少能成活。急性伤口的一期覆盖通常选用较薄或中等厚度的游离植皮。植皮在裸露的皮质骨、裸露的肌腱或裸露的软骨上通常不能成活。除了指尖损伤以外，全厚游离植皮在手部并不常用。然而，全厚皮片或厚的断层皮片可用于手的掌侧，因为它们含有弹性组织，而且对于正在生长的儿童，这样的植皮收缩较小，更加能适应生长。由于全厚皮片成活的不确定性，因此最好只选择性用于掌部皮肤的覆盖手术，急性损伤应该尽可能少用全厚植皮，除非它是指尖损伤。

二、刃厚皮植皮

经常地，只需要小块或邮票状植皮，植皮可以从同一术野的前臂获取；但由于术后会遗留轻微瘢痕，从这个区域取皮并不受欢迎。手掌的小鱼际区可用于获取满意的刃厚皮片，特别是对位于指尖的皮肤缺损更为适合。对于这些和一些较大的植皮更为适合的供区是大腿前侧和外侧以及位于腋下的臂内侧区。对于一些老年女性，可从其悬垂的乳房下切取皮片而不会遗留明显可见的瘢痕。刃厚皮片厚度的范围从婴儿的 0.008 英寸到成年人的 0.015 英寸。对老年人和儿童，如果植皮厚度超过 0.010 英寸，可使用下腹壁或臀部皮肤。

用取皮刀取皮

电动取皮刀比较容易安装和使用，即使无经验的术者也可连续切取 7.5 cm 宽的优质皮片。不需要使用皮肤胶，但用液体石蜡或凡士林轻微润滑皮肤对取皮是有帮助的。使用此种取皮刀不宜在骨凸出部位取皮。使用 Reese 鼓式取皮刀，需要使用皮肤胶而且操作必须准确，但它非常适合切取宽度超过 7.5 cm 的皮片，通常它可以更准确地控制皮片的厚度。对于使用这种取皮刀提供以下建议：①拉紧取皮鼓上的橡皮条；②在使用取皮刀取皮前至少等待 3 min 以使胶水变干；③缓慢旋转取皮鼓，切皮时应将鼓轻柔提起；④防止刀片在滚筒周围打滑，避免手腕的掌侧被刀片击中受伤。使用取皮刀时，所取皮片应比受区略大。

刃厚皮植皮的应用

刃厚皮植皮的受区一定要有血管床，不能有活动性出血和严重的感染。若受区的条件不成熟，可能需要几天时间行酶融痂术、多次换药和手术清创以去除失活和感染的组织。如果覆盖面积较大，将皮片做成网眼状是有益的。它还允许植皮下积聚的血清和血液更方便引流（图 65-6B）。

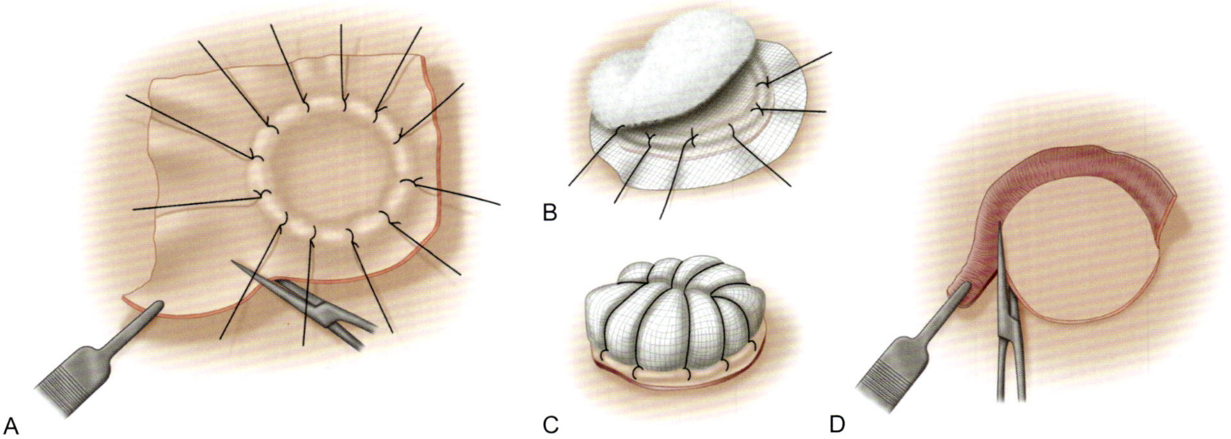

图 65-6 刃厚皮植皮的手术方法。A. 植皮已缝至缺损处，正在剪去多余的皮片边缘；B. 在植皮上覆盖精细的网眼纱布和湿润的棉团或纱布包；C. 将缝线在棉团或纱布包上打结；D. 植皮愈合后，剪去其坏死的边缘（见手术技术 65-1）

手术技术 65-1

- 把植皮放置在受区，不需修剪或过多处理。
- 植皮的边缘可用缝线或皮钉将其固定于新的位置。
- 剪去多余的边缘（图 65-6A）。
- 当用缝线固定植皮时，将小弧度的缝针先穿过皮片，再穿过受区周围的皮肤，这要比相反顺序缝合容易得多。
- 先敷上一层斯坦特（Stent）敷料或一层无黏性细网眼纱布（Xeroform 或 Adaptic），再用厚厚的敷料覆盖，通过环绕的同心圆包扎原位固定（图 65-6B 和 C）。必要时，可用一薄层石膏做成夹板固定。

术后处理 通常 5~7 天后换药，除去所有发生坏死的植皮，再换上新鲜敷料（图 65-6D）。若坏死面积大，可能需要重新植皮。如预期会发生植皮坏死，或者计划进行的另一手术需要用到刃厚皮时，可先切取比最初需要的更大的皮片，并在 0~5℃加有青霉素的乳酸盐林格氏液或生理盐水中冷藏保存，在 21 天内可随时应用。

三、游离全厚皮植皮

当使用全厚皮植皮时，受区必须没有感染，并且止血一定要彻底。推荐的供区包括腹股沟部或臂内侧，这些部位的皮肤薄，且取皮后的缺损可通过潜行游离皮缘后缝合关闭（图 65-7）。有时，由并发损伤而致的带皮下脂肪的游离皮肤块也可使用；在这种情况下，可将皮肤固定于取皮鼓上，切除脂肪制备全厚皮片。

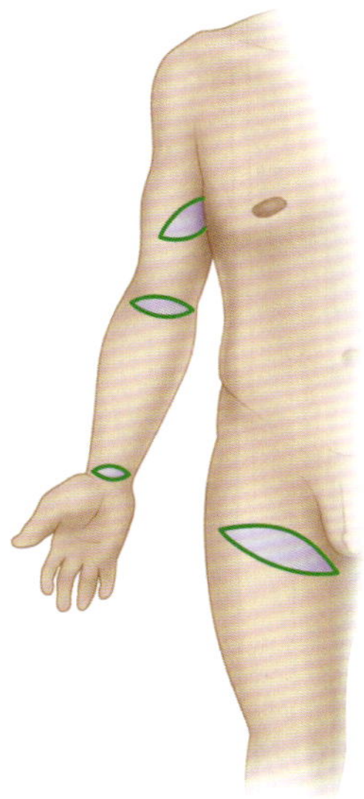

图 65-7 获取全厚皮片的部位。腹股沟或臂内侧最理想（见正文）

全厚皮植皮的应用

手术技术 65-2

- 用消毒绷带或纱布做一欲覆盖部位的图样。根据图样，在供区用亚甲蓝或皮肤标记笔画出欲切取皮片的轮廓。此皮片应比图样略大以留出在缝合时需要的边缘和皮片皱缩的余地。
- 用利刀在脂肪和皮肤间分离切取皮片，皮片上不带任何脂肪。
- 在正确位置缝好皮片后，切除多余的边缘。
- 覆盖 Stent 敷料并用石膏夹板固定手部至少 7~10 d，然后换药。届时，可能会看到植皮浅层的黑色水疱，但这通常并不意味着深层的坏死。

四、皮瓣

植皮通常不能在暴露的骨、软骨或韧带表面成活。在移植皮肤下的瘢痕形成可妨碍那些韧带和关节运动需要的柔韧可活动的组织的功能。皮瓣常用于这些需要皮下组织层的部位。皮瓣覆盖可用于手部伤口的一期闭合，或用于二期手术以取代瘢痕、质量差的皮肤或坏死的皮肤。皮瓣可从伤口近处或远隔部位切取。当欲覆盖的面积很小时，使用局部皮瓣（图 65-8）或“Z”字成形术（图 65-9~图 65-11）就够了。

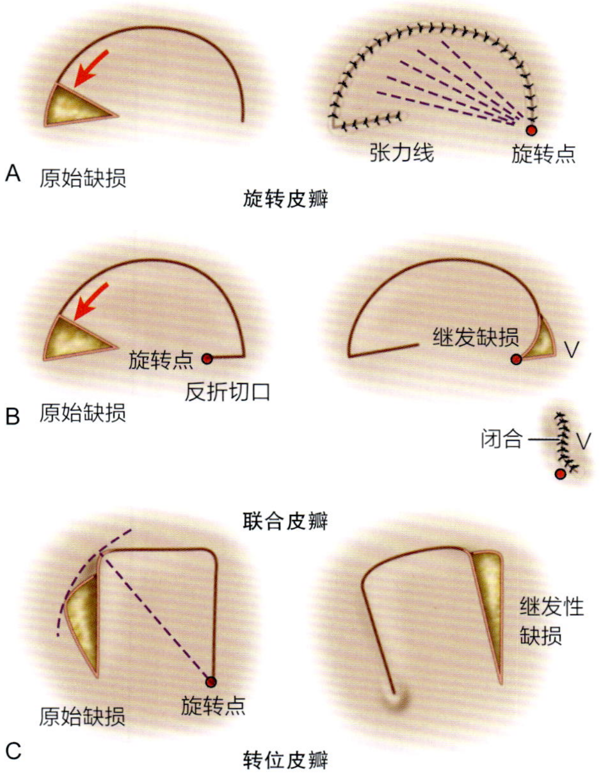

图 65-8　A~C. 3 种局部皮瓣转移的原则。使用每一种皮瓣时，先将欲覆盖的缺损转变成三角形。可将皮瓣旋转（A）或转位（C），或同时进行旋转和转位（B）。B. 基底部的反折切口可减小联合皮瓣的张力，但同时也减少了皮瓣的血供，遗留的缺损按图中所示的方法闭合（B）。C. 转位皮瓣遗留的缺损须以断层皮片覆盖

五、局部皮瓣

局部皮瓣可分为推移、旋转、矩形旋转和转位等 4 种类型。推移皮瓣是用一小皮瓣覆盖邻近部位的缺损，供区不需进行植皮。这种皮瓣用于覆盖指尖部截指后的缺损。旋转皮瓣沿一弧形的半径切取，皮瓣深面做潜行游离，然后在中等张力下缝合，供区不需植皮（图 65-3A）。矩形旋转皮瓣呈矩形，用于闭合邻近缺损；该皮瓣绕其蒂部移动，在无张力的情况下关闭。矩形旋转皮瓣需对供区进行植皮（图 65-12）。转位皮瓣通常跨过邻近正常皮肤区域，在无张力情况下修复邻近的缺损，供区需要植皮（图 65-13）。依据尸体解剖和注射研究提出掌指动脉和

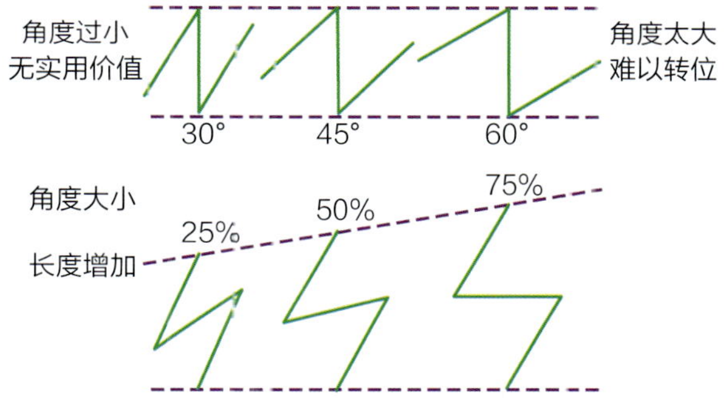

图 65-9　行“Z”字成形术所允许的切口角度。“Z”字的中央臂与另外两臂所形成的角度应在 45°~60°。若 <45°，则皮瓣的血供受到损害；若 >60°，则皮瓣转位时会遇到很大的张力

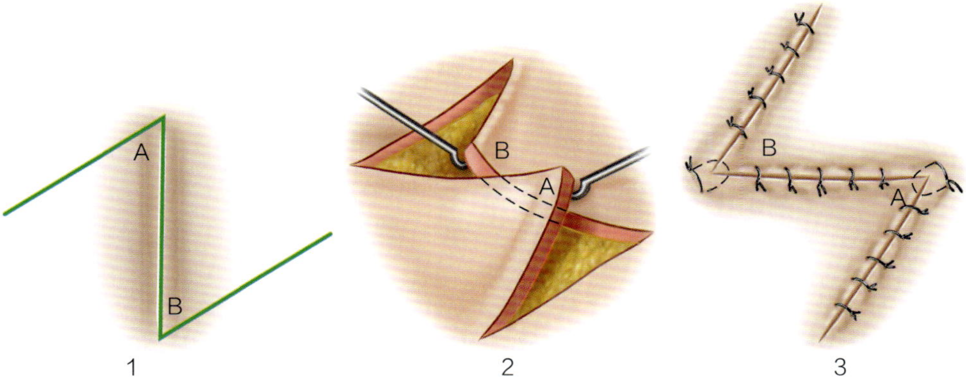

图 65-10　松解狭长挛缩的简单“Z”字成形术。1. 顺挛缩线做“Z”字形切口的中央臂（实线），另外两臂的位置（虚线）如图示；2. 切口完成后，转移皮瓣；3. 将皮瓣缝至新位置；注意 A、B 点的特殊缝合方法

背侧掌动脉吻合的皮瓣可用于覆盖相邻手指的尺侧面（图 65-14）。逆行筋膜皮下瓣用于甲根部截指残端成形术（图 65-15）。用更近端的筋膜翻转皮下瓣覆盖远节和中节指骨的背侧在 40 例患者中获得极好的效果（图 65-16）。该皮瓣主要依靠指动脉背侧分支，长度为 10 mm 的血管蒂位于近指间关节的近侧或远侧，比起远隔皮瓣，局部皮瓣的优点是患手不需固定到远隔供区，而且在很多情况下，手指可以继续活动。当缺损过大，用一个局部皮瓣无法覆盖时，可以使用前臂带蒂轴型动脉皮瓣、腹壁的远隔皮瓣或游离组织移植（见第 63 章）。

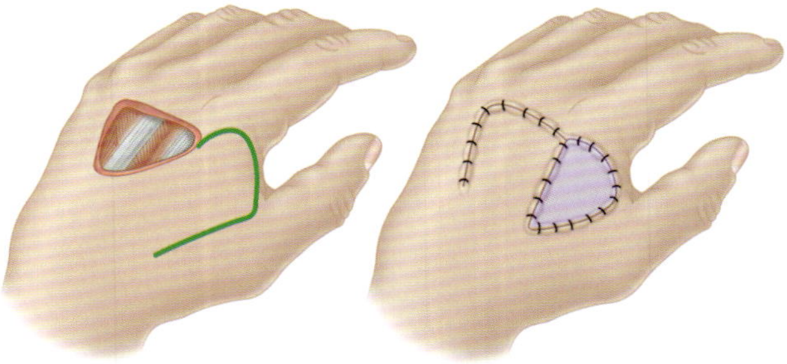

图 65-12 自与皮肤缺损区相连的皮肤处做矩形旋转皮瓣，并植皮覆盖供区（重绘自：Tubiana R, editor: The hand, vol 2, Philadelphia, 1985, Saunders.）

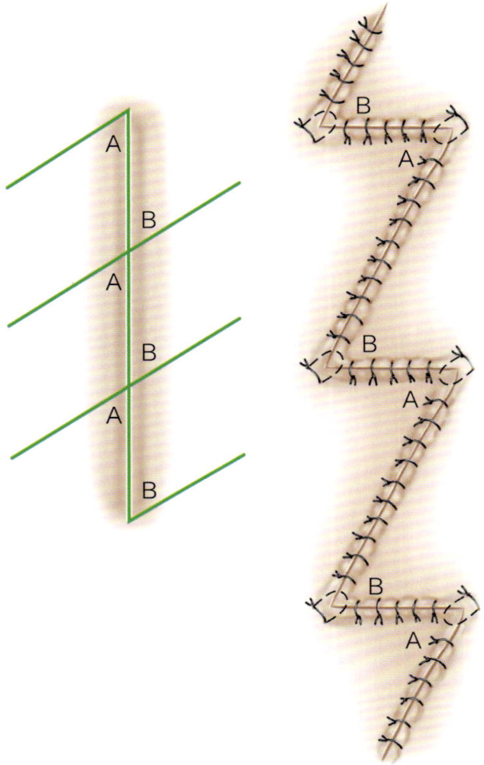

图 65-11 多重“Z”字成形术。松解单个“Z”字成形术不能松解的长瘢痕

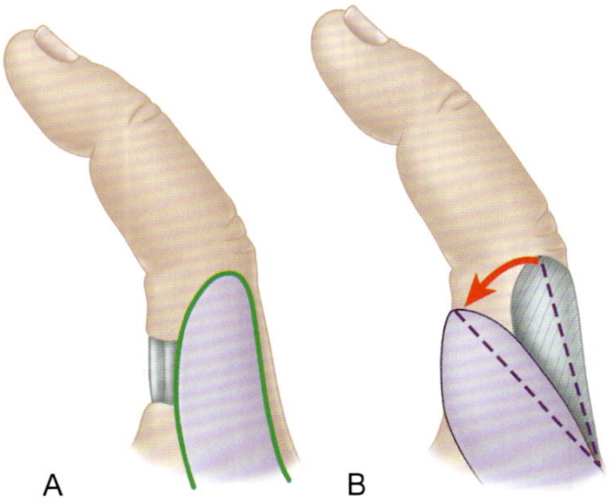

图 65-13 简单的局部转位皮瓣。A. 手指的前外侧深层组织外露，必须用局部皮瓣覆盖已画出皮瓣的轮廓；B. 皮瓣已被转位，手指后外侧取皮瓣所致的缺损已用断层皮片覆盖。注意转位弧（箭头）的半径（虚线）

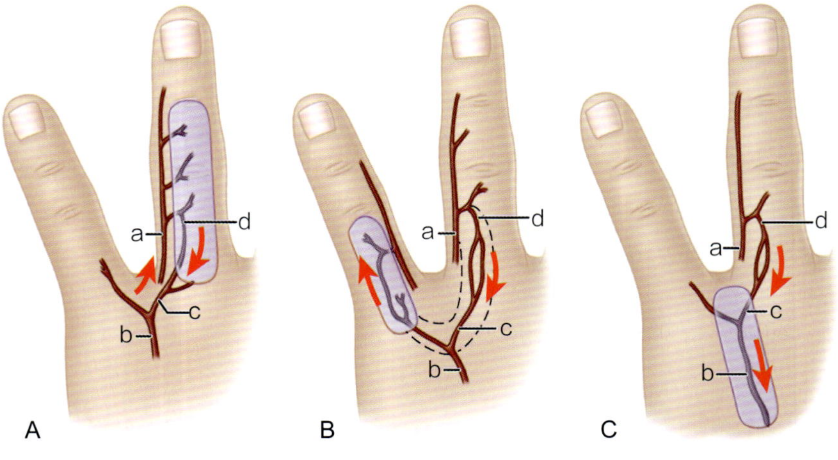

图 65-14 手指背侧的基底血管及掌骨皮瓣。A. 近节和中节指骨的背面展开的指背岛状皮瓣；B. 近节指骨背面的 Boomerang 皮瓣（虚线显示皮瓣的皮下血管蒂）；C. 基于掌指动脉背侧皮支和掌背动脉指背分支血管吻合的逆行掌背动脉岛状皮瓣。箭头显示血流方向。指掌侧动脉（a）；来自掌弓的掌心动脉的背侧穿支（b）；指背动脉（c）；指掌侧动脉的背侧皮支（d）

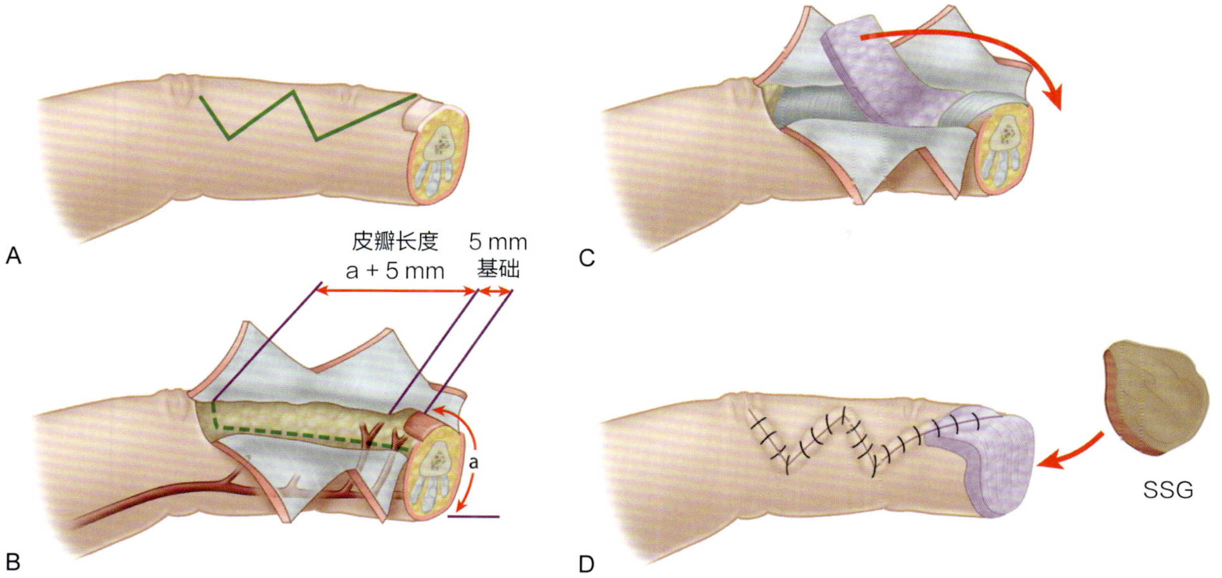

图 65-15　逆行筋膜皮下瓣。A.“Z”字形切口。B. 在手指的背侧标记 1 个四边形切口替代“Z”字形切口，预留 5 mm 作为邻近生发基质的皮瓣基底。a = 缺损 + 生发基质；筋膜瓣长度 = a + 5 mm 以覆盖基底。C. 翻转皮瓣，保持腱旁组织完整，同时从近端向远端翻转筋膜皮下瓣直到标记的基底位置。D. 翻转筋膜皮下瓣至缺损部位，缝合皮瓣以保持皮瓣基底上方开放。准备应用断层皮片移植（SSG）（重绘自：Laoulakos DH, Tsetsonis CH, Michail AA, et al: The dorsal reverse adipofascial flap for fingertip reconstruction, Plast Reconstr Surg 112: 121–125, 2003.）

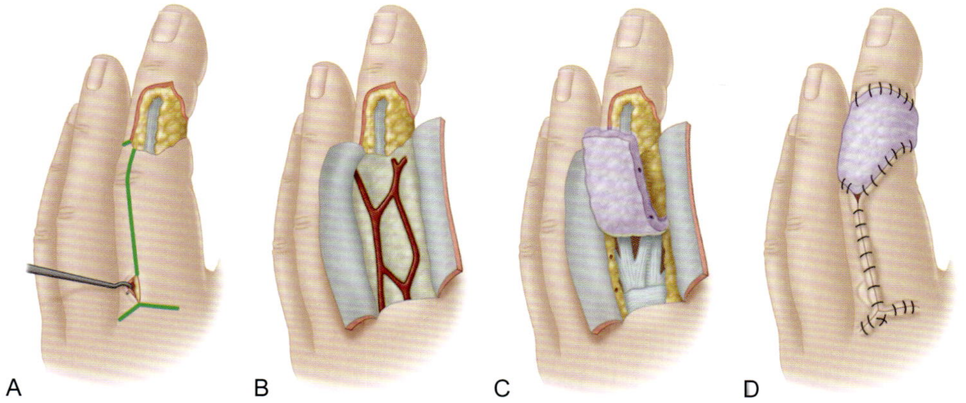

图 65-16　翻转皮瓣。A. 动脉皮瓣，供区的“H”形切口；B. 皮肤切开移植；C. 筋膜皮下瓣翻转至缺损区；D. 最终情况，已行皮肤移植（重绘自：Braga-Silva J, Kuyven CR, Albertoni W, et al: The adipofascial turn-over flap for coverage of the dorsum of the finger: a modified surgical technique, J Hand Surg 29A: 1038–1043, 2004.）

（一）手指的局部皮瓣

图 65-8 显示了 3 种局部皮瓣切取原则。在手指，这些局部皮瓣设计为自皮瓣基底获得血供的随意带蒂皮瓣，或是自指固有动脉或其分支获得血供的皮瓣（图 65-17）。用于手指的局部皮瓣通常是简单的转位型。可用该类型皮瓣覆盖重要结构，但是留下的缺损必须用断层皮片覆盖（图 65-13）。设计局部皮瓣的一个常见错误是皮瓣太短，应记住皮瓣推移的旋转轴点位于皮瓣基底部缺损对面的边缘。如果皮瓣的相应边缘长度不够，将皮瓣缝合到新部位时，就会产生张力。

局部皮瓣的皮肤不应有损伤，否则可发生坏死。切取局部皮瓣需进行皮瓣下游离，并尽量减少皮瓣张力。

（二）手背的局部皮瓣

前述几种类型中的任何一种局部皮瓣均可用于手背部。手背区随意筋膜皮瓣中包括筋膜是有益的，各种带血管的皮瓣可以第一掌背动脉为蒂（图 65-18）。另外，小指展肌和掌短肌可以游离，用作带蒂肌肉瓣覆盖邻近部位。

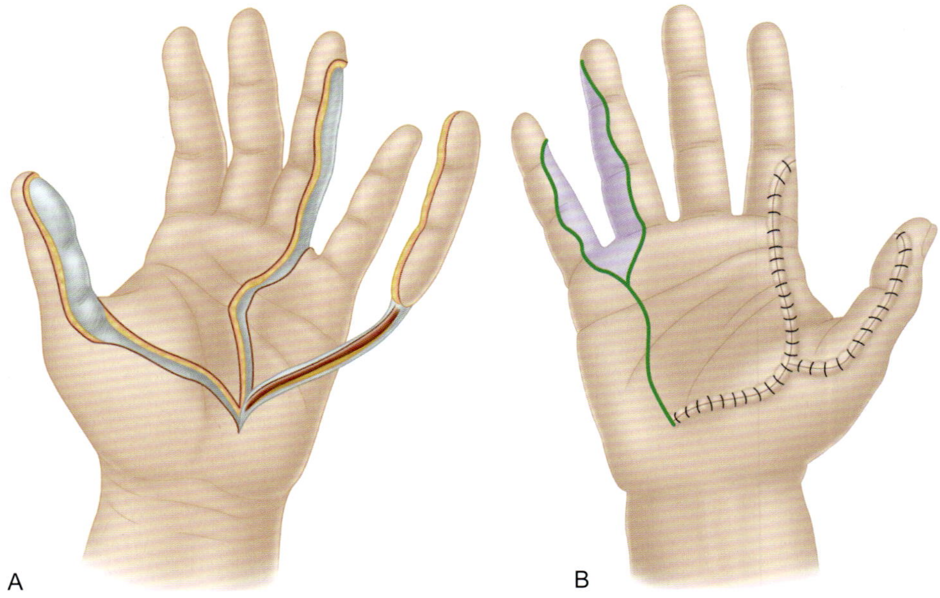

图 65-17 神经血管岛状皮瓣

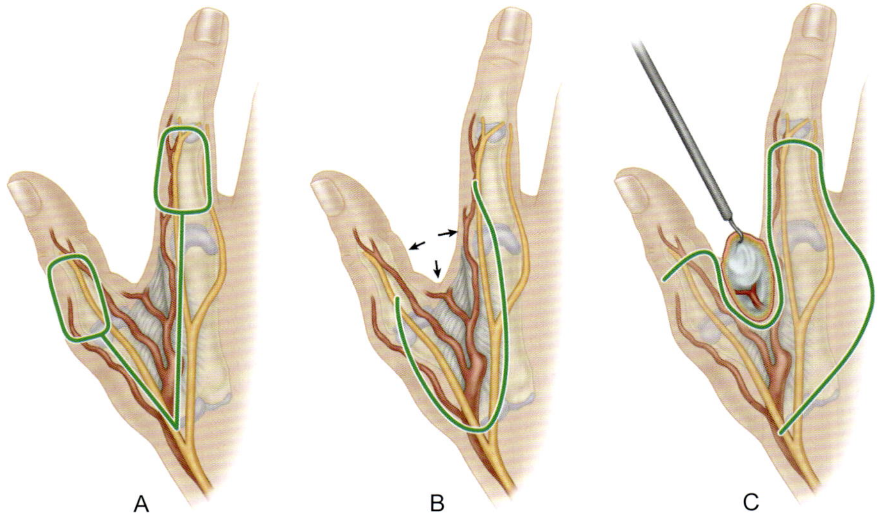

图 65-18 “虎口”部各种皮瓣的设计。A. 以近侧为基底的皮瓣，基于第一掌背动脉及其分支。岛状皮瓣蒂包括第一掌背动脉及其分支、第一骨间背侧筋膜、皮下组织和皮下的静脉、桡神经分支及其伴行动脉。B. 以远侧为基底的皮瓣，基于远侧穿动脉的 1 支（箭头所示）。C.“虎口”部的双皮瓣：以第一掌背动脉为蒂部的筋膜皮瓣（钩拉所示）和以桡神经的伴行动脉为蒂的皮瓣（虚线所示）

手和手指可利用多种局部皮瓣，包括用于覆盖指蹼的手背局部旋转皮瓣（图 65-19）、邻指皮瓣（图 65-20，图 65-21）、鱼际皮瓣和其他转位皮瓣，例如“旗状”皮瓣（图 65-22）。随着对手背内侧和拇指的血液循环系统的更深理解，进而发展出了拇指尺背侧皮瓣（图 65-23，图 65-24）。

（三）邻指皮瓣

若手指掌侧皮肤和其他软组织缺损使肌腱和神经、血管结构外露，并且移植物需带少量皮下脂肪时，可使用邻指皮瓣（图 65-20）。某些拇指截指的病例，也可使用邻指皮瓣（见第 19 章）。50 岁以上的患者、手部有关节炎改变或其他原因使手指有变僵趋势时或有局部感染时，最好不用邻指皮瓣。

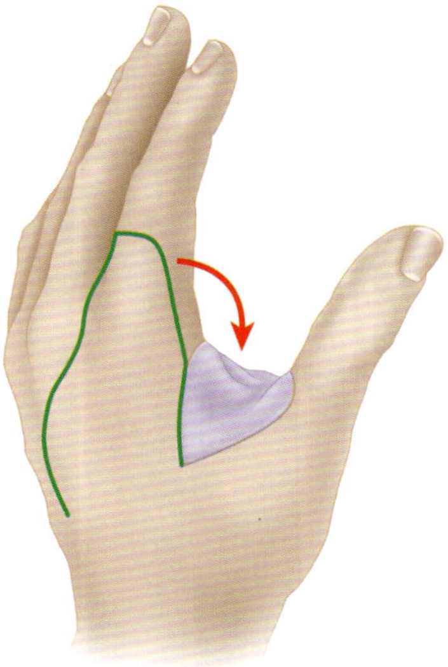

图 65-19 用手背转位皮瓣覆盖“虎口”部缺损（重绘自：Tubiana R, editor: The Hand, vol 2, philadelphia, 1985, Saunders.）

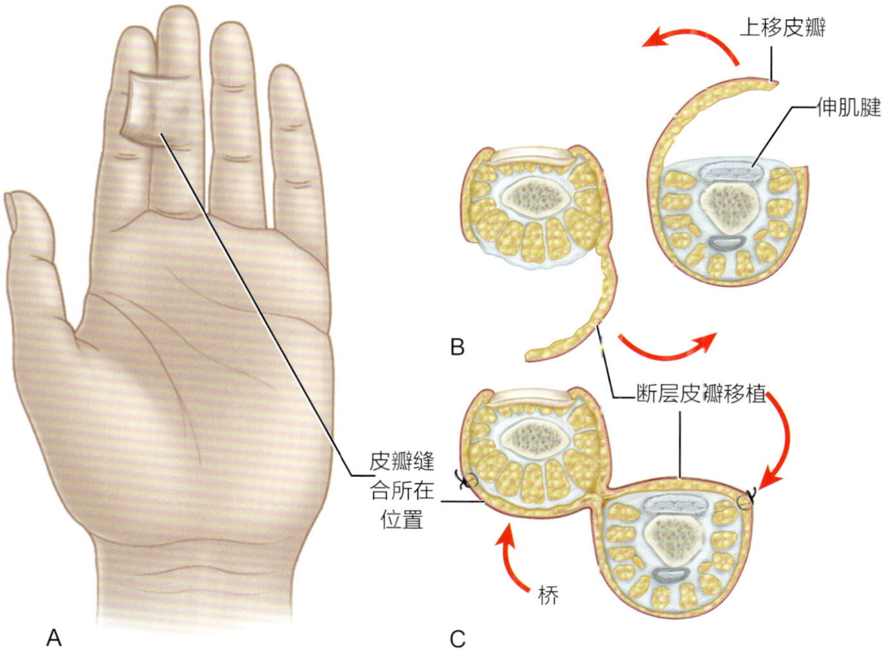

图 65-20　邻指皮瓣。A. 以中指侧方为基底的带蒂皮瓣修复示指远节指腹。B 和 C. 示、中指断面显示邻指皮瓣的移植方法及用断层皮片覆盖供指创面和两指间桥接部的方法（见正文）

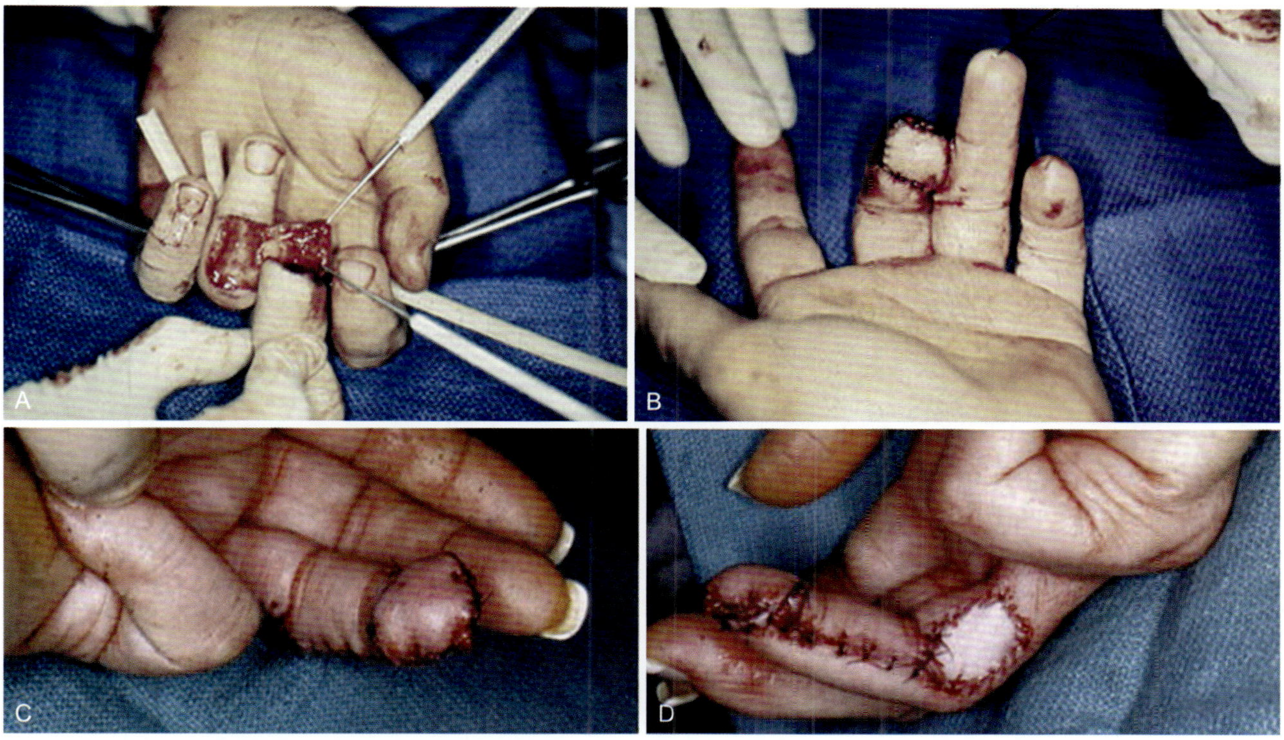

图 65-21　A 和 B. 掌侧指尖损伤伴有指腹及骨缺失，以邻指皮瓣治疗。C 和 D. 结果（引自：Netscher D, Murphy K, Fiore N: Hand surgery. In Townsend CM, Beauchamp RD, Evers BM, Mattox KL, editors: Sabiston textbook of surgery, ed 19. Philadelphia, 2012, Elsevier.）

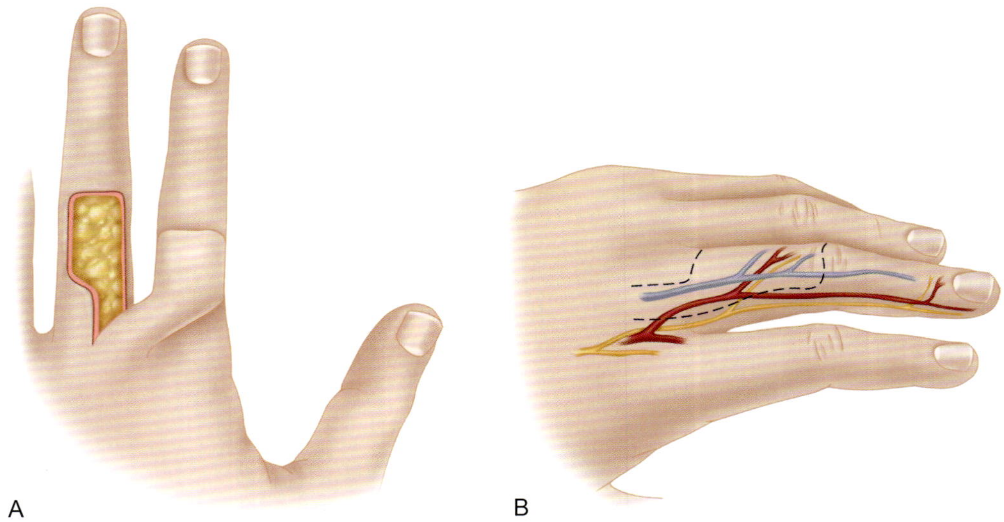

图 65-22 “旗形”皮瓣。A. 皮肤可转移一段距离至掌面或邻指；B.“旗杆”部包括由背侧静脉、指动脉背支和指神经的背支组成的蒂

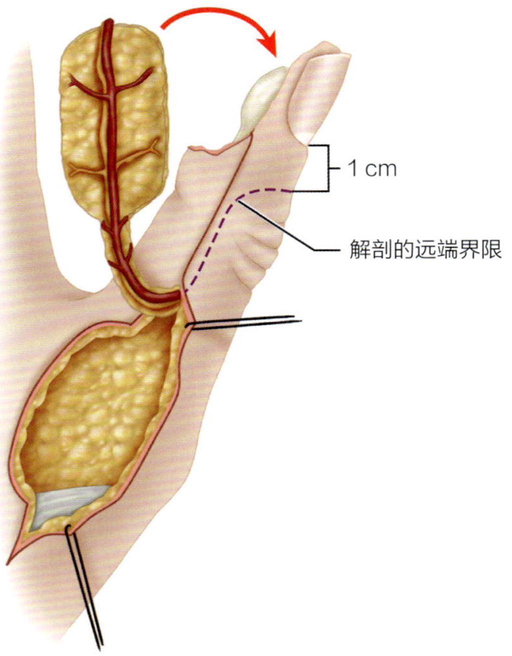

图 65-23 自拇指掌指关节处切取的尺背侧皮瓣转位到拇指远端（重绘自：Brunelli F, Vigasio A, Valenti P: Arterial anatomy and clinical application of the dorsoulnar flap of the thumb, J Hand Surg 24A:803, 1999.）

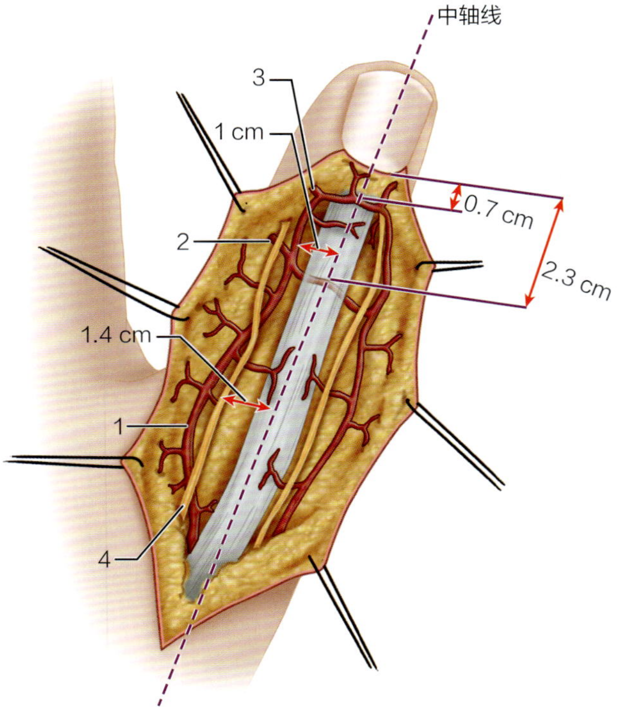

图 65-24 拇指背侧的动脉供应。显示尺侧指背副动脉（1）及其在近节指骨颈（2）和近侧甲皱襞动脉弓（3）处与尺侧指掌动脉的吻合支。基本结构的局部解剖位置：近侧甲皱襞动脉弓与甲根部的间距为 0.7 cm，掌侧吻合支与甲根部的间距为 2.3 cm，拇指中轴线与近节指骨颈水平的尺侧指背副动脉（1）的间距为 1 cm，拇指中轴线与第一掌骨头水平的尺侧指背副神经（4）的间距为 1 cm（重绘自：Brunelli F, Vigasio A, Valenti P: Arterial anatomy and clinical application of the dorsoulnar flap of the thumb, J Hand Surg 24A: 803-811, 1999.）

邻指皮瓣的应用

手术技术 65-3

- 切除缺损的边缘，使缺损呈矩形，其长边平行于手指的纵轴，但长边不应经过皮肤皱纹。
- 测量缺损的大小。将伤指靠近供皮指，以确定欲取皮瓣的基底。
- 通过供皮瓣指的皮肤和皮下组织切取皮瓣，保留其基底附着于邻近受皮指的一侧（图 65-25）。
- 考虑到正常的皮肤收缩和两指间皮桥的距离，应使皮瓣比缺损宽 4~6 mm，并具有足够长度。
- 若需要，皮瓣可自供皮瓣指的一侧侧正中线切至另一侧侧正中线，但应避免切至供皮指的掌面。
- 切取邻指皮瓣时，应切开皮下组织，但不切开伸肌腱扩张部的腱周组织（图 65-26）。
- 尽量避免使用远指间关节以远的皮肤，以免损伤甲床。除非皮瓣的宽度不够，否则也应避免使用近指间关节背侧的皮肤。必要时，通过切断指侧面深层组织中连接皮肤与伸肌腱和骨膜的斜行纤维，而使皮瓣的基底得到进一步的游离。用小钩子把持皮瓣以防止挤压和坏死。
- 放松止血带、彻底止血。
- 止血带重新充气。
- 从前臂或股（大腿）部切取厚的断层皮片（0.018 英寸），将其缝至供区和皮桥处。
- 把皮瓣置入受区，并用精细缝线（5-0 或 6-0 尼龙线）将皮瓣固定，应使整个受区都与皮瓣接触。
- 留长游离断层皮片边缘的缝线，做成 Stent 包扎。
- 应避免在垂直于指纵轴的缝线上形成过大的张力而造成血管危象。
- 用无黏性纱布覆盖缝合口，在皮瓣周缘放置湿润的棉拭子，再用纱布完整包裹。
- 为保证受皮指制动，有时可用克氏针斜行穿过指间关节。
- 若需进一步的固定，可行掌侧石膏或纤维玻璃夹板固定。

术后处理　皮瓣可于术后 12~14 d 断蒂。修剪受皮手指的皮缘使正常皮肤与皮瓣或皮片的连接处位于手指侧方正中线上。在皮瓣断蒂的当天，这 2 个手指即可活动。

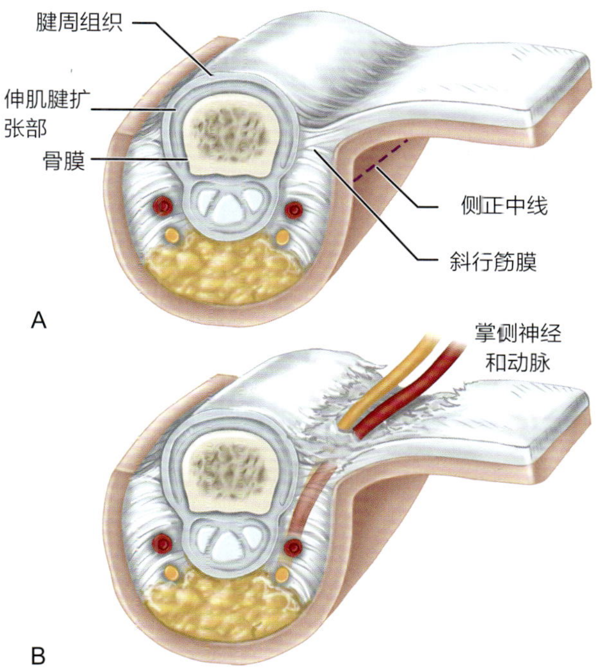

图 65-26　切取邻指皮瓣的手术细节。A. 切至但不切开伸肌腱扩张部的腱周组织，注意斜行筋膜带；B. 继续切开，切断斜行筋膜带，但不要损伤指掌侧动脉和神经（见手术技术 65-3）

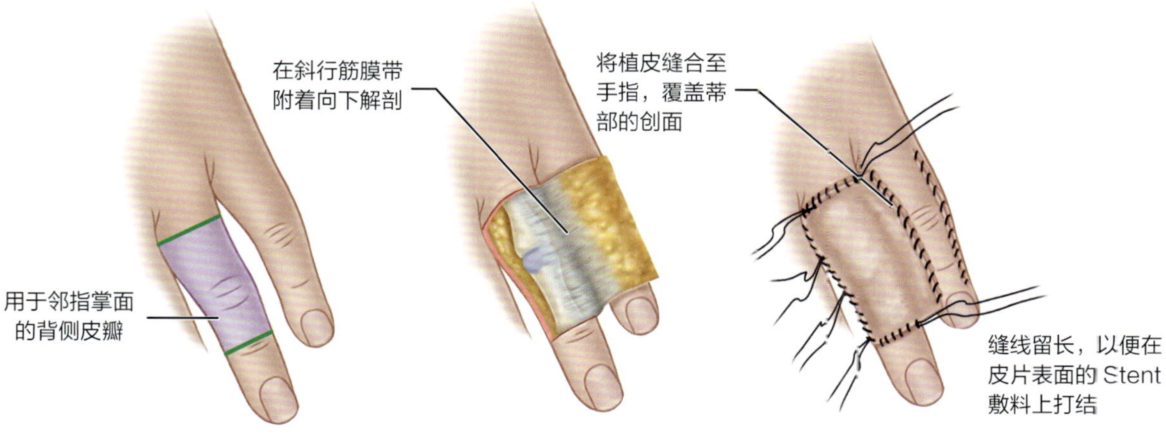

图 65-25　邻指皮瓣移植的手术方法。皮瓣取自两节指骨背面的皮肤（见手术技术 65-3）

改变手术方法可以使皮瓣的基底位于手指近侧，而不是位于侧方，改变后的皮瓣适于覆盖邻指或拇指尖部的缺损（图 65-21）。必须行皮瓣的旋转，但应注意防止皮瓣基底的绞窄和坏死。以近侧为基底的旋转皮瓣还可用来覆盖同指的缺损（图 65-13）。

六、覆盖手部的前臂皮瓣

两个以动脉为蒂的前臂皮瓣（前臂桡侧皮瓣和骨间背侧皮瓣）可用于覆盖手部的缺损。这两个皮瓣都有稳定可靠的动脉供应。然而，由于前臂血管解剖的变异，特别是骨间后动脉的变异，可能影响皮瓣的应用。

（一）前臂桡侧皮瓣

桡动脉提供血液给前臂远端、掌侧和桡侧的皮肤，其面积约 16 cm × 8 cm。这个皮瓣的血供源自桡骨茎突近侧 7 cm 处发自桡动脉的 1 个分支（图 65-27）。前臂桡侧皮瓣由肌皮神经分支支配，较薄，与一部分桡骨一起可形成骨皮瓣，也可由蒂部形成筋膜皮瓣，或用作游离组织移植。作为带蒂皮瓣，游离后可覆盖手的很多部位（图 65-28）。一些外科医师认为该皮瓣切取后导致供区缺损且牺牲了桡动脉是不值得的。若在该区域切取筋膜瓣，则皮肤缝合后，瘢痕会很小，且筋膜瓣可用皮片覆盖。术前应进行 Allen 试验以了解尺动脉血供情况。如果尺动脉的状态不能确定，应行动脉造影以确定手部血供情况。下面将讨论 Foucher 等提出的一种手术方法。然而，由于没有提供解剖和移植的每个细节，因此建议复习该皮瓣的血管和神经解剖（图 65-29）。

前臂桡侧皮瓣的应用

手术技术 65-4

（Foucher 等）

- 准备完要覆盖的伤口后，若其适宜行皮瓣覆盖，则开始设计皮瓣。
- 以桡动脉为中心设计皮瓣。Foucher 等所用的最大皮瓣为长 16 cm × 宽 9 cm。
- 在皮瓣的近、远端边缘处显露桡动脉。
- 结扎皮瓣近端的桡动脉。

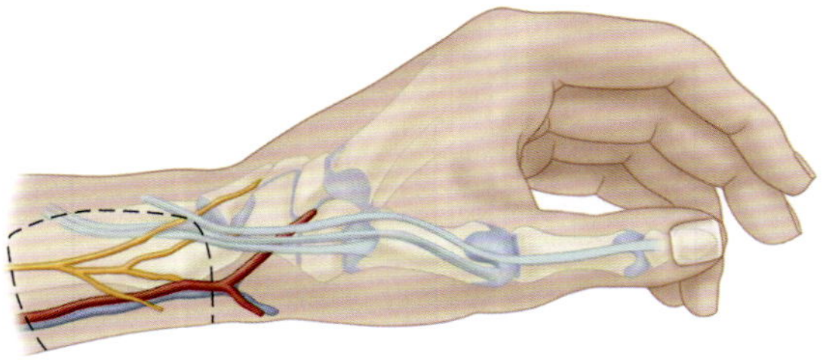

图 65-27 以桡动脉为中心的前臂桡侧皮瓣的轮廓

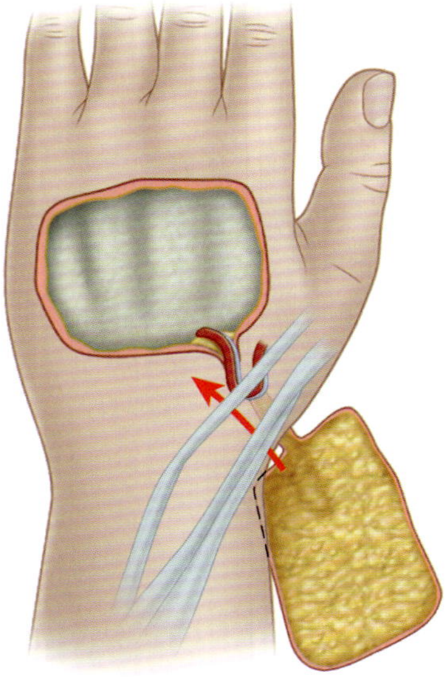

图 65-28 前臂桡侧皮瓣可用于覆盖手背部

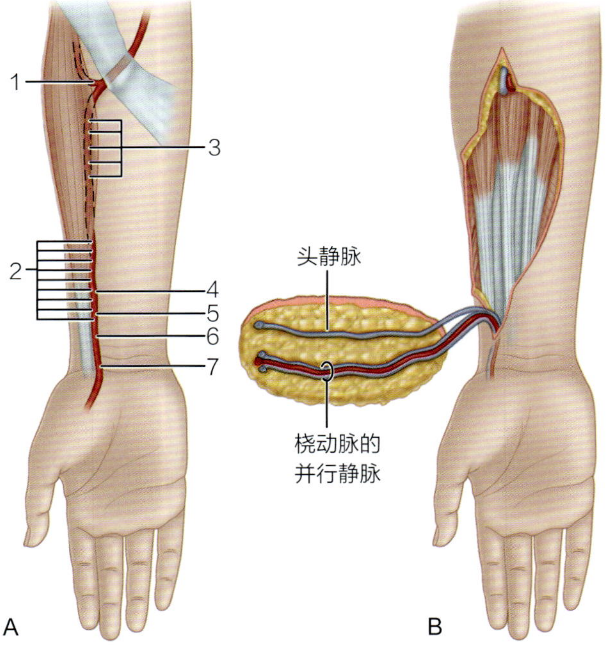

图 65-29 A. 图示桡动脉的皮支（1. 前桡侧返动脉；2. 桡浅动脉皮支；3. 桡深动脉皮支；4. 至腕关节的背侧支；5. 至腕关节的掌侧支；6. 舟骨支；7. 远侧桡动脉）；B. 前臂逆行皮瓣，显示伴行静脉和头静脉

- 在皮瓣近端找到、解剖并保留肌皮神经。
- 切开皮瓣前侧边缘，即内侧边缘，若需要可超过前臂中线。
- 在桡动脉内侧逐渐掀起皮瓣的内侧 2/3，不要损伤肌束膜。保证桡动、静脉作为一整体从桡动脉沟中分出。
- 到达蒂的远端时，从内、外侧解剖皮瓣的边缘。
- 不要损伤头静脉和桡神经浅支。
- 从近侧向远侧解剖游离出皮瓣，避免损伤伴行静脉。若需要，可解剖至第一、二掌骨间的近侧而加长蒂部。
- 自拇长展肌、拇短伸肌和拇长伸肌间仔细地解剖出血管，同时切开支持带骨纤维性管以允许皮瓣从肌腱下通过。
- 用双极电凝对众多小血管止血。至此，可得到约 8 cm 长的蒂部，旋转此蒂部，可将皮瓣转至手部很多部位。
- 继续进行针对具体创面需要的操作。

术后处理 应监测皮瓣循环至少 24 h，若不能肯定皮瓣的活性，则应继续监测皮瓣直至患者可安全回家为止。过紧的缝线需要拆除，应避免吸烟、冷饮、寒冷的环境、情绪烦躁等引起血管痉挛的因素。10~14 天拆线，根据损伤情况，开始行康复锻炼。

（二）骨间后皮瓣

骨间后动脉通常为骨间总动脉 1 个分支，供应前臂背侧区域的皮瓣。在前臂远侧，骨间后动脉与骨间掌侧动脉在骨间隙的远侧相吻合。骨间后动脉在其行程中发出 4~6 条皮支，穿过小指伸肌与尺侧腕伸肌之间的间隔，供应前臂背侧的中 1/3 段（图 65-30）。Büchler 和 Frey 所切取的皮瓣大小在 1.5 cm × 4 cm~9 cm × 11 cm。以远侧尺桡关节为中心，可获得一旋转弧长达 19 cm 逆行皮瓣，能够覆盖远至近指间关节的背部。解剖变异可能影响按设计切取皮瓣。下列 3 种方法可以提高皮瓣的存活率：①如果植入皮瓣后出现静脉淤血，则增加静脉吻合；②由于可能伤及神经分支，解剖变异妨碍形成远端为蒂的皮瓣，则将皮瓣改为游离皮瓣；③对可能患有周围血管病变的患者，皮瓣的蒂部要宽，要包含骨间前、后动脉的分支。这些学者认为，术前检查应包括腕部损伤的情况、手指远端缺损的部位、是否存在周围血管病变和累及骨间前动脉的前臂掌侧损伤。下面描述 Chen 等推荐的 Zancolli 和 Angrigiani 的手术方法。因为没有提供解剖和应用细节，所以应复习其血管解剖并准备好其他的手术方法。

骨间后皮瓣的应用

解剖骨间后皮瓣时，要遵循 Chen 等提出的下列建议：①解剖 1 条近侧皮静脉，以备静脉吻合；②注意骨间后动脉大小、位置及其与神经间相互关系的变异；③置入皮瓣后静脉是否淤血。

手术技术 65-5

（Zancolli 和 Augrigiani，Chen 等）

- 处理完欲覆盖的伤口后，若其适合行皮瓣覆盖，然后设计皮瓣。在前臂的背侧，沿骨间后动脉的走向，在外上髁和下尺桡关节间画一条线（图 65-31）。设计的皮瓣应以此线为中心并保留骨间后动脉的皮支。
- 在尺骨茎突近侧 2 cm 处标记一 A 点，此点为骨间前背侧动脉与骨间掌侧动脉的远侧吻合点，也是皮

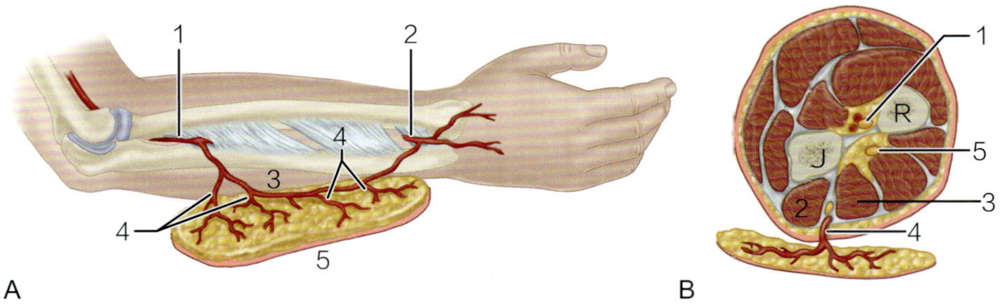

图 65-30 A. 骨间动脉的解剖，骨间总动脉（1）分为沿骨间膜掌侧走行的骨间前动脉（2），骨间后动脉（3）；在远端行至前臂后侧间室，发出分支至腕和前臂的背侧（2）；与骨间后动脉的皮支（4）相吻合；由骨间后动脉供应的前臂背侧皮肤（5）。B. 前臂中 1/3 的横断面，显示骨间后动脉紧贴于前臂背侧浅筋膜下走行。1. 骨间掌侧动脉；2. 尺侧腕伸肌；3. 小指伸肌；4 为 2 和 3 之间的骨间后动脉，它发出一些分支穿过浅筋膜，到达皮肤；5. 骨间背侧神经，R. 桡骨，U. 尺骨

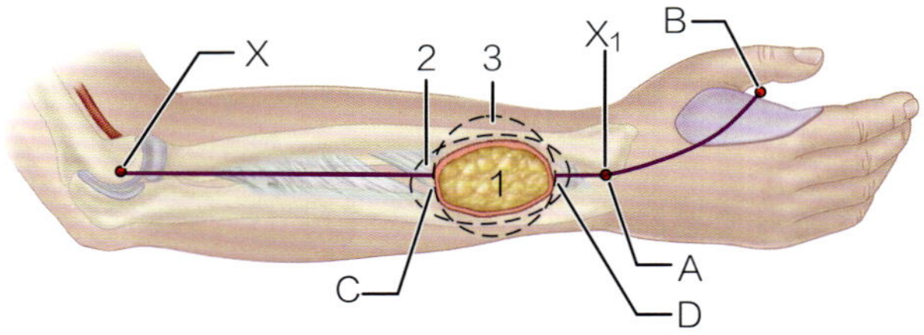

图65-31 矫正“虎口”部挛缩的手术方法(见正文)(重绘自:Zancolli EA, Angrigiani C: Posterior interosseous island forearm flap, J Hand Surg 13B: 130-135, 1988.)

瓣蒂部的旋转点。测量出从A点到手部欲覆盖区的最远B点的长度。向近侧纵向转回A、B至C点,测量欲覆盖皮肤缺损的长度,以此长度沿X-X1线自近C点向远侧转至一新D点,则C-D为皮瓣长度,A-B为血管蒂的长度。而皮瓣的宽度通过测量欲覆盖缺损的宽度和在C点和D点间顺X-X1线画出的缺损形状而确定。

- 在骨间掌侧、背侧动脉的远端吻合点处开始皮肤切口,沿皮瓣的桡侧缘向近侧仅切开皮肤,不要把筋膜包括在皮瓣内。
- 然后向内侧X-X1线的方向解剖皮瓣,注意观察骨间后动脉的皮支,解剖并加以保护。在小指伸肌和尺侧腕伸肌的表面纵行切开筋膜。
- 轻柔地在两肌间做钝性分离,显露出骨间后动脉及其伴行静脉。
- 保留骨间背侧神经。
- 电凝骨间背侧动脉的肌支。
- 在骨间背侧动脉位于旋后肌远侧缘的起点附近将其切断。
- 沿皮瓣尺侧缘做皮肤切口打开皮瓣的尺侧(即内侧)。
- 轻柔地向远侧掀起皮瓣至骨间背侧动脉与骨间掌侧动脉的远侧吻合点。
- 轻柔地尽量向更远侧解剖出血管蒂以增加蒂的长度。
- 调整皮瓣以恰当覆盖受区伤口。
- 进行伤口其他的特殊处理。
- 如果供区皮肤缺损宽度不超过3~4 cm,则一期缝合。否则,须用植皮覆盖。

术后处理 密切观察皮瓣的血液循环至少24 h,如果不能肯定皮瓣的活性,则应继续监测直至患者可安全回家为止。将过紧和可能影响皮瓣循环的缝线拆除。应避免吸烟、冷饮、过冷的房间、情绪烦躁等引起血管痉挛的因素。约10天后拆线。然后,根据损伤情况,开始相应的康复锻炼。

七、腹部皮瓣

除了前述的皮瓣,由于缺损的大小和需要的皮瓣厚度,有时必须使用腹部远隔带蒂皮瓣。以前,腹部皮瓣一直做成管状带蒂皮瓣或直接皮瓣。带蒂皮管技术要求首先进行双蒂皮管成形,然后等待6周时间使其成熟,再将管的一端断蒂植于手部,再过3~6周完全断蒂,皮瓣“嵌入”到缺损区。由于皮瓣随意循环的缘故,典型的腹部直接皮瓣的长宽比例受到一定限制。当皮瓣的长宽比例明显超过1:1后,其应用很不安全。随着对皮肤循环了解的深入,人们设计和应用有确定的动静脉供应的轴形皮瓣。轴型皮瓣安全的长宽比例超过3:1,可用于覆盖手的掌、背面,提供足够长的蒂部而不影响臂和手部活动。由于轴型皮瓣通常不需要一端延迟断蒂,故可用于急性手部损伤。游离皮瓣的显微血管外科覆盖方法已在第63章讨论。

(一)腹部随意型带蒂皮瓣

用于手部的腹部随意型带蒂皮瓣,其基底可位于远端、朝向腹壁浅血管,通常在患手的同侧;也可位于近端,在脐上朝向胸腹上血管,此时皮瓣通常应位于患手的对侧(图65-32)。脐上皮瓣不应用于有慢性肺疾病的“桶状胸”患者。从脐上部位切取皮瓣通常可避开脂肪蓄积部位;若皮瓣从脐下切取,由于此处皮肤富含脂肪,常造成受区部位的臃肿。

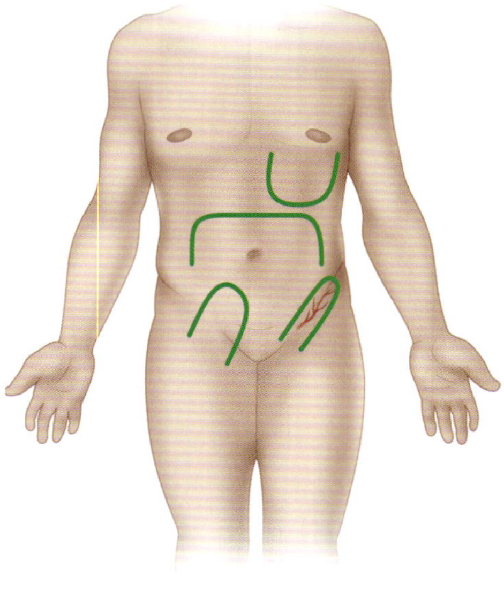

图65-32 腹部皮瓣的实例。若下腹部皮瓣包含旋髂浅动、静脉(右下)或腹壁浅动、静脉,下腹部皮瓣的长宽比例可以更大些(皮瓣的长宽比例细节,见正文)

腹部随意型带蒂皮瓣的应用

手术技术 65-6

- 在无菌纸上，做一缺损模板，再依照模板在腹部画出皮瓣的轮廓，考虑到正常的皮肤收缩和腹部与缺损间的蒂桥，皮瓣应比模板适当加大。通常，当皮瓣连于手部时，皮瓣应是矩形的，而不是圆形的，且皮瓣不能太厚。应尽量遵循手部切口的原则（见第 64 章），避开张力线和防止大量瘢痕形成。
- 锐性解剖，切取所需大小和厚度的皮瓣（图 65-33，图 65-34）。
- 在止血的条件下仔细处理皮下脂肪以避免皮瓣坏死。
- 广泛游离供区的皮肤边缘，然后将皮缘直接缝合；或应用断层皮片移植关闭供区；或将上述 2 种方法结合以关闭供区。
- 用断层皮片覆盖不接触手部缺损的皮瓣蒂部裸露的创面。稍微游离手部缺损的边缘，用皮瓣将缺损全部覆盖。将皮瓣与缺损的边缘缝合，再将断层皮片的游离缘缝合至靠近蒂基底的缺损边缘，这样，即覆盖了整个缺损的表面。
- 用无黏性纱布条（Xeroform 或 Adaptic）覆盖缝合口，再用干敷料覆盖皮瓣。应注意防止皮瓣基底部的扭结、紧张和旋转。
- 用由石膏或宽胶布加强的绒布缠绕躯干和肩部以支撑手部。应该容易地通过敷料显露和观察皮瓣。
- 如需前臂明显旋前或旋后以降低皮瓣的张力，可用一施氏针横穿腕近侧的尺、桡骨来保持该位置。

术后处理　术后 48 h 内，几乎每小时检查皮瓣 1 次，观察有无血肿或者由张力或扭转引起的循环危象。看上去太紧的缝线应予以拆除，否则它们可能过分压迫皮瓣导致缺血。

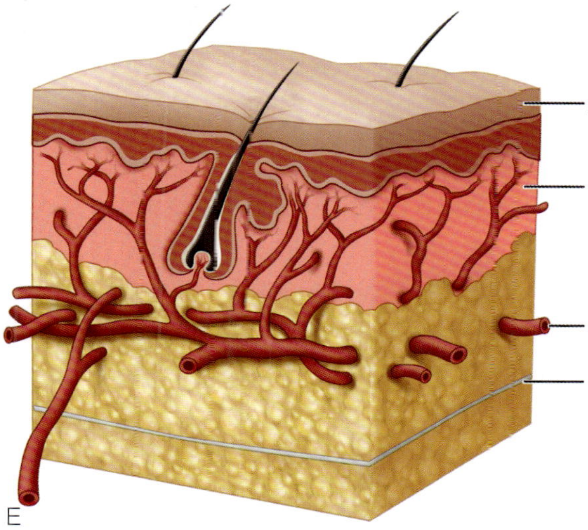

图 65-33　皮肤和皮下脂肪的解剖。A. 表皮；B. 真皮；C. 皮下血管网；D 浅筋膜；E. 穿过肌肉和深筋膜汇入到皮下血管网的动脉（引自：Kelleher JC, Sullivan JG, Baibak GJ, et al: Use of a tailored abdominal pedicle flap for surgical reconstruction of the hand, J Bone Joint Surg 52A: 1552-1562, 1970.）（见手术技术 65-6）

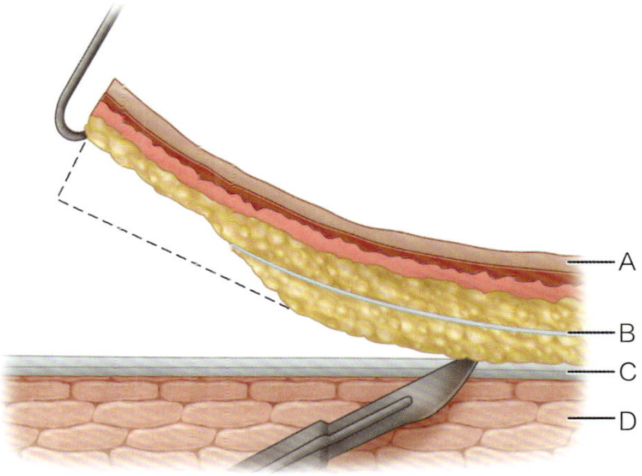

图 65-34　掀起的腹部带蒂皮瓣的横切面。A. 表皮和真皮；B. 腹部浅筋膜；C. 腹部深筋膜；D. 肌肉。虚线表示用于手部皮瓣去除脂肪的范围，基底部应保留足够的脂肪以保持外形防止扭结（引自：Kelleher JC, Sullivan JG, Baibak GJ, et al:Use of a tailored abdominal pedicle flap for surgical reconstruction of the hand. J Bone Joint Surg 52A: 1552-1562, 1970.）（见手术技术 65-6）

如果发生坏死，应将其切除，并行断层皮片移植。由于坏死或血肿引起的感染通常导致手术失败，应经常换药以避免产生难闻的气味和减少感染的机会。通常 3 周后可安全断蒂，而儿童 2 周后即可断蒂。

（二）轴型皮瓣

经常用于手部创面覆盖的 3 种轴型皮瓣是胸三角皮瓣、腹股沟皮瓣和下腹部皮瓣，其中腹股沟皮瓣和下腹部皮瓣最有用。已作为吻合血管的游离皮瓣移植的其他轴型皮瓣已在第 63 章讨论。

腹股沟带蒂皮瓣

在1973年Daniel和Taylor成功地用作游离皮瓣之前，髂股皮瓣（即腹股沟皮瓣）已由McGregor所推广，广泛地用于上肢的修复和重建手术。腹股沟皮瓣的优点包括：①该部位毛发稀疏；②对供区并发症较小；③多条动静脉供血；④即使是用做带蒂皮瓣，也可在皮瓣中包含骨组织，行带蒂骨皮瓣移植；⑤取材范围大。缺点包括：①与受区颜色不协调；②以前的腹股沟部手术可能损伤了血管；③肥胖患者皮瓣太厚。

腹股沟带蒂皮瓣的动脉血供通常来自股动脉的分支旋髂浅动脉，静脉回流是通过腹壁下浅静脉和旋髂浅静脉。关于血管变异的讨论，特别是对游离皮瓣移植的影响，请参阅第63章。

手术技术 65-7

- 若需切取较大皮瓣，可使患者仰卧，或在取皮瓣侧肩胛骨及臀部垫沙袋或软枕使患者略转向对侧，以便术者对供皮区进行操作。
- 为确定皮瓣的中央轴，可用多普勒探头确定旋髂浅动脉的走向，其走行通常在腹股沟韧带的远侧2.5 cm处并与之平行。
- 消毒皮肤、铺单后，用无菌纸或塑料片画出受区缺损，应考虑皮肤收缩的情况。再将模板顺旋髂浅动脉的走行置于腹股沟部，使模板与腹股沟韧带平行（图65-35）。
- 在一些情况下，腹股沟皮瓣的面积可达20 cm × 30 cm，尽管不常切取如此大的皮瓣。皮瓣宽度通常在10 cm以内，长度一般可延伸至髂前上棘后外侧5 cm处。应记住的参照标志有：①耻骨结节；②髂前上棘；③腹股沟韧带；④搏动的股动脉。
- 沿设计皮瓣的轮廓切开皮肤，使皮瓣的边缘逐渐游离，直至血管浅面的皮肤形成一很窄的蒂部，此血管位于接近缝匠肌内缘、腹股沟韧带远侧2.5 cm处。
- 切开皮肤和皮下组织至深筋膜，继续在此平面掀起皮瓣。
- 沿皮瓣上缘解剖时，找到、结扎或电凝、切断腹壁浅血管，以保证旋髂浅血管保留在皮瓣内。
- 由于旋髂浅血管在缝匠肌外缘处穿过缝匠肌筋膜，因此接近缝匠肌外缘时应小心。
- 在缝匠肌外缘，仔细地切开筋膜，并掀至缝匠肌内缘。
- 在缝匠肌内缘，旋髂浅动脉通常有一深支，解剖缝匠肌内缘以内的皮瓣需切断此深支，这有损伤动脉主干的风险。一般情况下，不需解剖至缝匠肌内缘以内即可切取足够大的皮瓣。
- 解剖和处理皮瓣应轻柔，且在整个过程中注意止血。
- 在皮瓣全部掀起后，决定缝合皮瓣时手和前臂的最佳位置。同时，也需确定覆盖手部缺损的皮瓣大小，并将蒂部做成皮管或用断层皮片覆盖裸露蒂部来处理供受区间的蒂桥。若卷成皮管过分压迫蒂部血管，则用断层皮片覆盖蒂的裸露部位更安全。
- 在准备手和前臂受区时，用湿纱布覆盖皮瓣裸露的深层表面以防止皮瓣干燥。通常，皮瓣掀起后，其颜色即显苍白。若皮瓣掀起后，对其轴形动脉的完整性有疑问，则可将皮瓣放回供区，延迟10~14天再行移植。
- 受区准备好后，将缺损部边缘皮肤游离以使皮瓣易于置入。

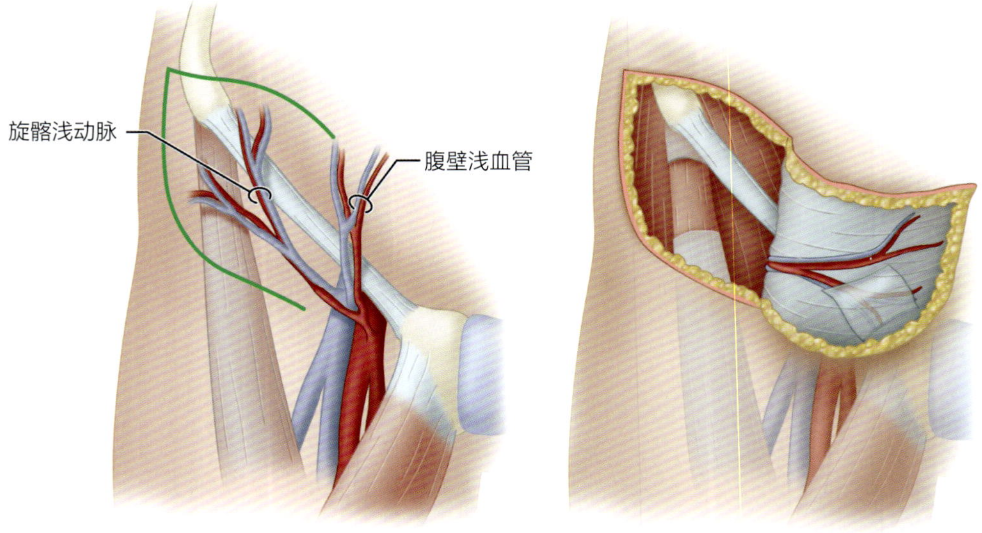

图65-35 腹股沟带蒂皮瓣（见手术技术65-7）

- 若切取皮瓣较小或中等大小，则可通过游离供区皮肤边缘、屈髋、缝合皮下组织和皮肤将供区关闭。
- 皮瓣植于手部前关闭供区。
- 运用非绞窄缝合技术，牢固地缝合皮瓣皮肤和受区皮肤边缘。
- 用无黏性纱布(如 Adaptic 或 Xeroform)覆盖缝合口，用吸水垫衬垫腋窝以免腋部皮肤浸渍。
- 在助手帮助下，用背板或类似器械支撑患者背部以抬高患者的躯干，将患者的肩、臂、前臂用绒布环行缠绕固定，再将患肢与躯干固定在一起。
- 用胶布缠绕固定绒布。
- 在绷带上开一小窗用于观察皮瓣的情况。注意：在移动或帮助患者时切忌将患肢从其身体上拉开。

术后处理 避免牵拉患肢以保护皮瓣。术后 48 h 内，应每小时观察皮瓣，评价其循环情况。若发现有过度的张力、蒂部扭转，或出现明显的血肿，则应重新调整患肢的位置，更换绷带或拆除缝线以改善血供。坏死部位应立即切除，血肿也应清除。更换绷带，经常换药可减少难闻的气味。通常 3~4 周断蒂。若对轴形动脉或皮瓣血管有疑问，或蒂桥部用来覆盖缺损，可先将轴型动脉切断，剩余部分再推迟 1~2 周切断。这样将减小皮瓣坏死的可能性。

下腹部（腹壁浅）皮瓣

下腹部皮瓣由 Shaw 和 Payne 报道后，得到了广泛的应用，目前已证明该皮瓣覆盖手和前臂的缺损极为有效。下腹部皮瓣的动静脉蒂由腹壁浅动脉、浅静脉组成（图 65-36）。该皮瓣的基底接近腹股沟韧带，中心位于腹股沟韧带中点，其轴通常是朝向外上方。皮瓣最大可达 18 cm × 7 cm。其优缺点同腹股沟带蒂皮瓣。该皮瓣通常不能做成骨皮瓣。术前设计皮瓣时，重要的是术前检查患侧腹部，了解是否存在可能损坏动脉血供的陈旧性手术或外伤瘢痕。

手术技术 65-8

- 摆放体位，根据需要用沙袋垫高患侧。消毒、铺单后，用无菌纸等合适的材料标出缺损的轮廓，要留出皮肤收缩的余地。
- 将纸模放在腹壁浅动脉的分布区，沿腹股沟韧带设计出皮瓣基底。使皮瓣的轴自腹股沟韧带向上方并稍向外侧延伸，其中心大致位于腹股沟韧带的中点。皮瓣的长宽比例应避免超过 3 ∶ 1。
- 沿纸模画出的皮肤标记切开皮肤，使皮瓣两侧的平行切口向上逐渐靠拢至皮瓣的最上端。皮瓣的远端不应超过腹股沟韧带下端。
- 通过皮下组织层游离皮瓣，使解剖平面位于 Scarpa 筋膜层。
- 将皮瓣向下掀起至腹股沟韧带平面，然后用湿润纱布覆盖深层皮下组织。
- 准备手部受区，并在手部缺损区边缘游离、掀起皮肤以使皮瓣易于缝合。
- 皮瓣与手部缺损缝合前，将切取皮瓣部位缝合或植皮。
- 若所取皮瓣较小或中等，则供区通常可通过游离皮肤边缘，分层缝合皮下组织和皮肤而闭合。
- 用无绞窄缝合技术将皮瓣与手部受区边缘缝合。
- 用无黏性纱布(如 Adaptic 或 Xeroform)覆盖缝合口。

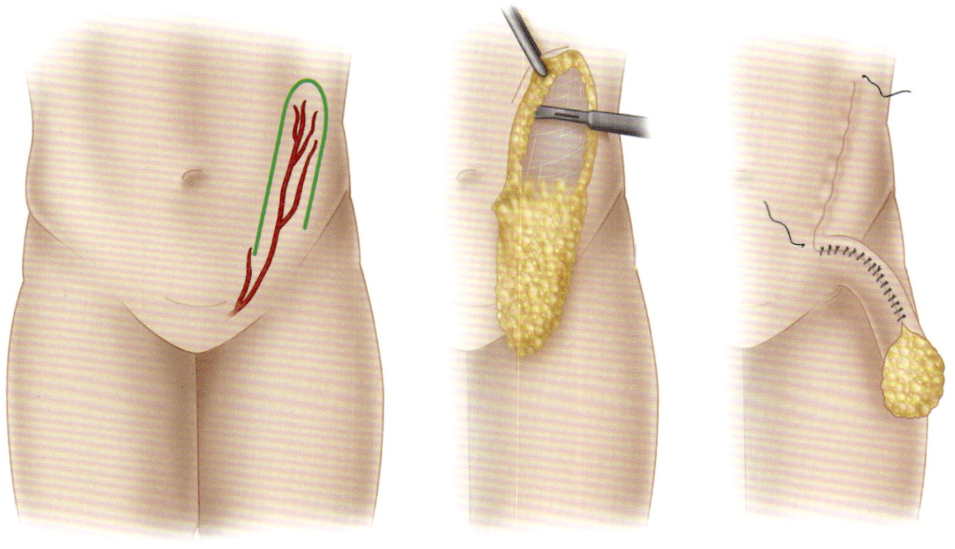

图 65-36 下腹部皮瓣（腹壁浅皮瓣）（见手术技术 65 - 8）

- 在助手帮助下，抬高并用背板或类似器械支撑患者躯干，将躯干和患肢用环形绒布绷带包绕在一起。
- 用宽胶带固定绷带。
- 绷带包扎须便于观察皮瓣。
- 移动患者时应小心，不要因牵拉臂部而使皮瓣受影响。

术后处理 术后处理与腹股沟带蒂皮瓣相似，应避免牵拉患肢或肩部以防缝合口裂开。术后 48 h 内，应每小时观察皮瓣的颜色并检查循环情况。若发现有张力过大，蒂部扭转或血肿形成的征象，则应重新摆放肢体，更换绷带，拆除缝线和采取其他一些矫正措施以避免或纠正缺血。坏死组织应及时切除，血肿应清除。应经常换药和更换绷带以减少渗液流出和不良气味。3~4 周可安全断蒂。若皮瓣的循环情况可疑或蒂桥部也将用于覆盖手部缺损，则可切断轴形动脉或部分断蒂，1~2 周将皮瓣的剩余部分植于缺损部。

八、剔骨皮瓣

剔骨皮瓣是从邻近部位，通常是自手指处形成的组织瓣，此瓣内已去除骨骼，但保留一束或更多的血管神经束。在手部，只有当肌腱、神经和关节等深层组织外露，且附近有伤指无法修复而要截指时，才使用此种皮瓣；绝不牺牲可修复的有用手指。

当同一肢体更近侧的损伤影响手的摆放而不能接受远隔皮瓣移植时，采用剔骨皮瓣特别方便。该皮瓣的优点有：①可用于损伤的一期修复，且切取的皮瓣与受伤部位于同一术野；②由于保留了 1 条或多条神经血管束，皮瓣的成活得到了保证；③其皮肤与将被其替代的皮肤相似；④不需和远处相连，因此术后手可被固定在功能位，并抬高；⑤如用示指作为供区，则可形成足够的拇指指蹼。

剔骨皮瓣的应用

手术技术 65-9

- 由于手指的主要血管位于指两侧的前侧方，故将皮瓣的基底置于前方以修复手背部的缺损比将皮瓣的基底置于后方修复掌部的缺损更容易些（图 65-5）。
- 沿指全长做背面中线切口，并向远方绕过指甲部。加深切口至伸肌腱。
- 切除伸肌腱、骨骼、屈肌腱及腱鞘，保留血管、神经束周围的脂肪，不要损伤血管神经束。
- 将如此形成的皮瓣展开，置于供区。若皮瓣太宽，则修剪其边缘；若皮瓣太长，则切除其远端。切除其末端时需结扎指血管，切断指神经，切断神经部位要靠近侧以防神经被包埋于瘢痕中。
- 将皮瓣缝于受区并使其铺平，避免基底绞窄，基底边缘可能出现的“猫耳”仅做轻微修剪以保留皮瓣的血供。

术后处理 术后应密切观察皮瓣的循环至少 24 h。若不能确定皮瓣的活性，则应继续监测皮瓣至患者能安全回家为止。将手抬高以防过度水肿。应避免吸烟、冷饮、过冷的房间及情绪波动等可能引起血管痉挛的因素。10~14 天拆线。在皮瓣顺利愈合的过程中，应根据损伤的情况，开始相应的功能锻炼。

第九节 皮肤覆盖

一、肉芽组织部位

手部的肉芽组织部位一般不应任其以瘢痕愈合。在手部急性损伤的治疗中，若手部皮肤覆盖不完全，则在创面足够清洁可以植皮后，尽快行断层皮片移植。即使不是整个肉芽创面都很清洁，也应将清洁的部分植皮。暴露的肌腱、关节或骨皮质处应用皮瓣覆盖（见上文）。

二、瘢痕

瘢痕是不良的皮肤修复组织，它无弹性，也无正常感觉。由于瘢痕无弹性，因而限制了其下方正常关节的活动，影响了邻近部位的营养。瘢痕经常与关节、肌腱和韧带粘连，而进一步限制了活动。瘢痕在愈合过程中将收缩，且以后也不能牵伸开。只有当周围正常皮肤被拉长后，牵长瘢痕的锻炼才有帮助。当线性瘢痕跨过关节，主动活动引起的间断牵伸将导致瘢痕肥厚。用力被动牵拉导致瘢痕断裂或产生裂隙，愈合后只会使瘢痕更厚。瘢痕不仅缺乏正常的感觉，而且当它与神经末梢粘连时，可能引起疼痛。

由于愈合过程依赖于瘢痕组织的产生，故瘢痕不可能彻底消除。然而，瘢痕可部分地被质量更好的组织代替，且可以改变瘢痕的方向和部位以减少其对功能的影响。可用外科手术治疗瘢痕，以达到如下目的：①消除畸形；②恢复关节的活动；③为易受损部位提供更好的皮肤覆盖或能对肌腱、神经等深层结构进行手术；④消除疼痛；⑤有时也可改善手的外观。有时，为了将瘢痕线移至更合适的位置，需切除正常皮肤。

若可能，通常至少需 3 个月，待瘢痕成熟后才将其替代。然而，若瘢痕严重影响关节活动，则应尽早治疗；例如，如掌指关节固定于伸直位或近指间关节固定于屈曲位，最好不等瘢痕成熟而应尽早将其处理，否则关节将发生严重的继发挛缩。为便于治疗，可将瘢痕分为线状瘢痕和片状瘢痕；当然，任何一种瘢痕，都可能位于掌侧或背侧，也可能累及深层结构。

（一）矫正线状瘢痕的方法

影响功能的线状瘢痕通常来自跨过屈侧皮纹的手术切口或外伤伤口。当位于手部的线状瘢痕较窄且周围是正常组织时（图 65-37），可通过“Z”字成形术来矫正（见第 64 章）；由于掌侧皮肤比背侧皮肤的活动度小，故当掌侧的瘢痕超过 2 mm 宽时，就很难用“Z”字成形术来矫正。在某些情况下，瘢痕必须用全厚游离皮片（手术方法 65-2）、邻指皮瓣（手术技术 65-3）或局部皮瓣（图 65-8）来代替。在手掌部，线状瘢痕可能意味着皮肤组织的丢失，这种情况下，需用游离断层皮片或全厚皮片植皮；用“Z”字成形术矫治此处的瘢痕挛缩是很困难的。而在手背部，大多数影响功能的线状瘢痕可用“Z”字成形术矫正。

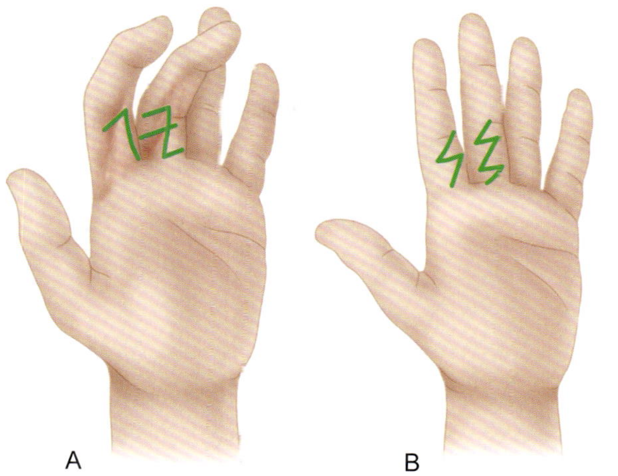

图 65-37 由线状瘢痕引起的屈曲挛缩（A）可通过“Z”字成形术（B）松解

（二）矫治片状瘢痕的方法

由于瘢痕在愈合过程中要收缩，片状瘢痕意味着最初的皮肤缺损比最后形成的瘢痕要大，因此，片状瘢痕总是要用比瘢痕大的移植物来替代（图 65-38）。由于移植的皮肤应与缺损的皮肤尽可能相似，故当缺损的面积较小时，最好用局部皮瓣（手术技术 65-3）。当缺损面积较大，或切除瘢痕后骨或肌腱将外露，或计划行重建手术时，则需行包括皮肤和皮下脂肪的远隔皮瓣或带血管的游离皮瓣移植。如行皮瓣移植，可切除瘢痕的深层，但肌腱或神经需以后再进行修复。以后进行修复时应沿皮瓣的边缘而不是在皮瓣上做切口显露肌腱或神经。

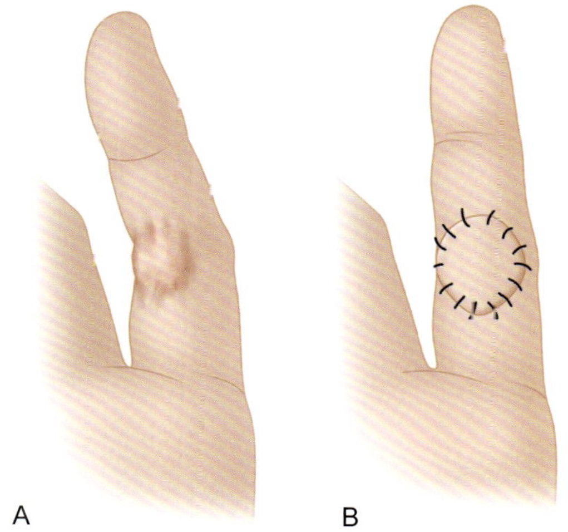

图 65-38 片状瘢痕（A）可用比瘢痕大的全厚皮片（B）来替代

只累及皮肤的手背部片状瘢痕可用精心设计的中或厚的断层皮片代替。正常成年人手背纵向有约 5 cm 的富余皮肤，以使腕和指能屈曲；而横向有约 2.5 cm 的富余皮肤，以保证在握拳时形成掌骨弓。故在手背部移植时，必须留出多余皮肤，也必须考虑到以前瘢痕的收缩和移植物后期的收缩。应在手处于功能位时置入移植物，否则移植后手背部将过于紧张。Burm 等发现手处于“握拳”姿势时需要的移植皮肤最多，其次为解剖姿势，而“安全”姿势时最少。在大多数临床情况下，如果手指屈曲时间过长，指间关节可发生屈曲位挛缩。

手掌的皮肤只与足底的皮肤相似（即耐磨、抗震、比背侧皮肤感觉灵敏），故不可能找到相似的皮肤来替代手掌的片状瘢痕。若瘢痕表浅，可用断层皮片移植（见第 63 章）。尽管全厚皮片切取难，不易成活，且由于取皮后留下的缺损只能通过游离边缘缝合而限制了皮片的大小，但当瘢痕涉及深层易损结构时，全厚皮片移植是更可取的方法（见第 63 章）。

对于示指桡侧和拇指捏持部位无感觉的大块片状瘢痕，可用带神经血管的岛状反瓣替代（见第63章）。当手部行移植修复时，因为移植物与正常皮肤愈合时将产生线状瘢痕（图65-39），所以必须严格遵循指导手部切口部位和方向的原则（见第64章）。

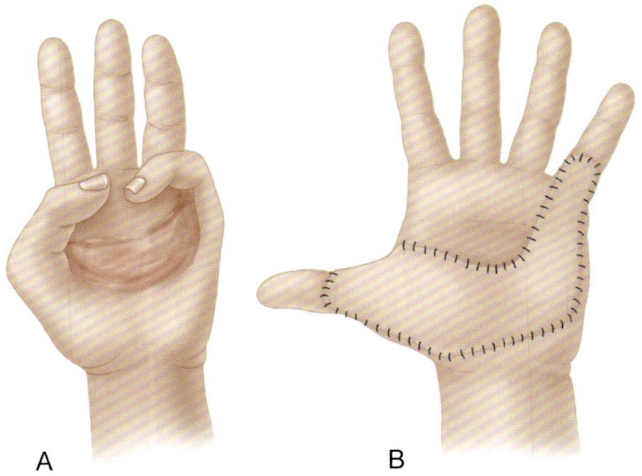

图 65-39 手掌的片状瘢痕（A）可用植皮来替代（B），其边缘应遵守指导手部切口部位和方向的原则

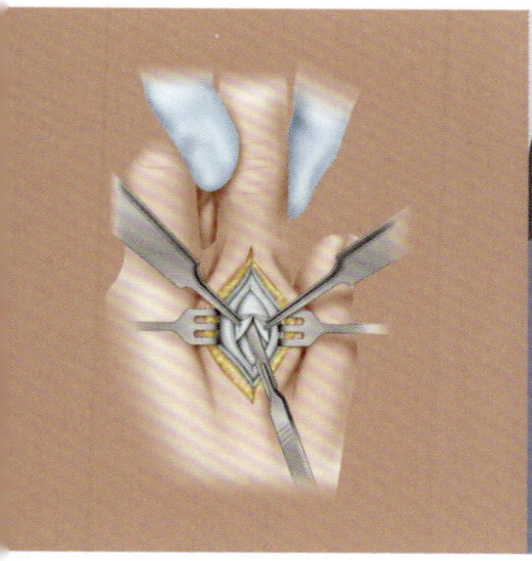

第 66 章

屈肌腱和伸肌腱损伤

著者：David L. Cannon
译者：赵建文　张树明（第 13 版：陈　华　朱正国　常祖豪）
审校：张树明（第 13 版：张长青）

第一节　屈肌腱

屈肌腱（指屈肌腱）的基本解剖知识，特别是前臂、腕及手部的解剖知识，是更好地理解指深屈肌和指浅屈肌功能的生物力学原理所必需的。目前认为肌腱的营养供应有 2 个基本来源：①肌腱滑膜鞘产生的滑液；②来自腱周膜的纵向血管、肌腱附着处的骨血管和腱纽循环（图 66-1）。近节指骨 A2 滑车内为指浅屈肌会局部缺血。A2 滑车和 A4 滑车内指浅屈肌有两个缺血区。肌腱愈合包括内、外在 2 种机制，分为 3 期：炎性期（48~72 h）、纤维细胞期（5 天至 4 周）、塑形期（4 周至 3.5 个月）。外在愈合机制与外周成纤维细胞的活动有关，并被认为是瘢痕形成和粘连发生的主要机制。内在愈合主要是通过来自肌腱的成纤维细胞而发挥作用的。

尽管肌腱粘连与肌腱损伤和愈合过程有关，但目前认为粘连并非肌腱自身修复的必然结果。实验表明单纯的肌腱损伤不足以发生粘连，而肌腱和滑膜的联合损伤及其制动可引起广泛的粘连。防止粘连的方法包括物理屏障和化学制剂的应用。但并没有能确实取得临床效果的方法。细胞因子处理、基因治疗、间充质干细胞治疗等研究都是防止粘连发生的有前途的方法。实验表明在肌腱愈合过程中周期性的张力比没有张力更能刺激肌腱的内在愈合。这些发现促进肌腱术后活动技术的发展，其目的在于减少粘连的形成和促进功能恢复。为了保证肌腱修复的足够强度以满足被动活动和主动活动康复的需要，对有关缝合材料、尺寸、腱内和外周缝合技术进行了大量研究，本章将加以介绍。

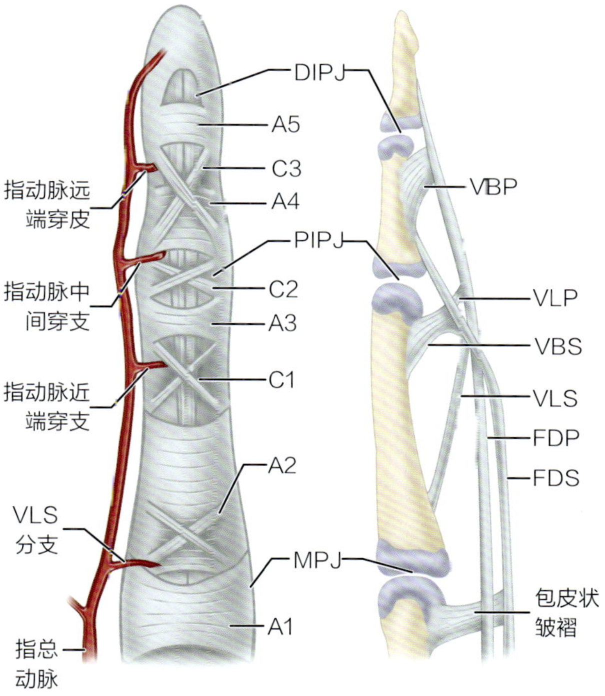

图 66-1　指动脉横支供应指屈肌腱。指屈肌腱的血供由指动脉发出的 4 条横行交通支供应。DIPJ. 远指间关节；FDP. 指深屈肌腱；FDS. 指浅屈肌腱；MPJ. 掌指关节；PIPJ. 近指间关节；VBP. 指深屈肌短腱纽；VBS. 指浅屈肌短腱纽；VLP. 指深屈肌长腱纽；VLS. 指浅屈肌长腱纽

一、检查法

对手外伤患者的评估包括患者一般情况及可能的其他合并伤，还包括放射学检查以排除骨折。神经血管的检查应先于肌腱功能的检查。即使手部没有明显的畸形，手的姿势也常能提示哪条屈肌

腱损伤（图 66-2）。常说的“手指指示”就是指手指的状态可以提示何种结构的损伤。检查肌腱损伤时常会出现偏差，这是由于在患者或检查者活动伤手时可能引起疼痛，从而造成活动受限导致判断失误。这种情况在神经损伤后的手部检查中也会出现。

当 1 个手指的深、浅屈肌腱都断裂时，手指处于非自然的过伸位置，与正常手指相比将更明显。指屈肌腱损伤时，可以试用以下几种被动活动的方法加以确定。被动伸腕时，伤指不会出现正常的“腱固定”性屈指。屈腕时，伤指出现无障碍的过伸。轻压前臂肌腹时，正常指关节随之屈曲，而伤指则无此反应，提示肌腱断裂。轻压指尖可感觉到伤指正常张力的丧失。

通过手指的随意主动活动可判断肌腱的功能，这项检查通常在检查者的指导下进行。如果患者是不合作的儿童或是过度紧张、不配合或醉酒的成年人，这种方法的可靠性会较差而失去其价值。为了便于患者配合，可用检查者的手或患者健康手来演示。如果损伤部位在腕部以下，应该对伤指进行固定以使特定的关节活动。当固定近指间关节时，如果远指间关节不能主动屈曲，说明指深屈肌腱断裂（图 66-3）；当固定掌指关节时，如果近、远指间关节都不能主动屈曲，则说明深、浅屈肌腱均发生断裂。

判断单纯指浅屈肌腱断裂而指深屈肌腱完好的方法：保持伤指毗邻手指处于完全伸直位，使指深屈肌腱固定于伸展位以消除近指间关节的影响。当两邻指处于完全伸直位时，如果患指指浅屈肌腱断裂，近指间关节通常不能屈曲（图 66-4）。这种检查方法不适用于示指，因为该指指深屈肌腱可单独发挥作用，Lister 所推荐的方法可判断是否存在该肌腱单独损伤。检查时要求患者用每个手的示指和拇指捏住并拉出 1 张纸。正常示指，该动作由指浅屈肌完成，而指深屈肌处于放松状态，这样利于远指间关节过伸从而保证指腹与纸片之间的接触面积最大；如果指浅屈肌腱损伤，伤指即出现远指间关节过屈和近指间关节伸直的状态。

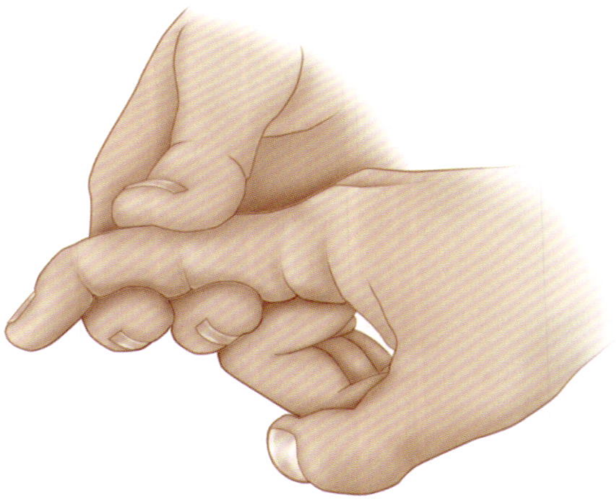

图 66-3 如果在固定近指间关节的情况下，远指间关节能主动屈曲，则指深屈肌腱未断裂

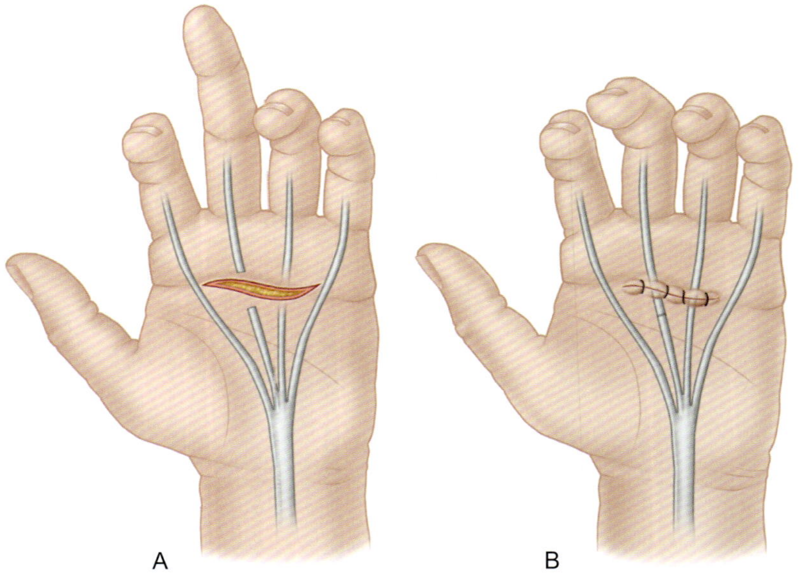

图 66-2 A. 手在休息位时，如中指仍处在伸直状态，表明其屈肌腱已断裂；B. 指深屈肌腱或深、浅屈肌腱修复后，中指呈正常屈曲状态

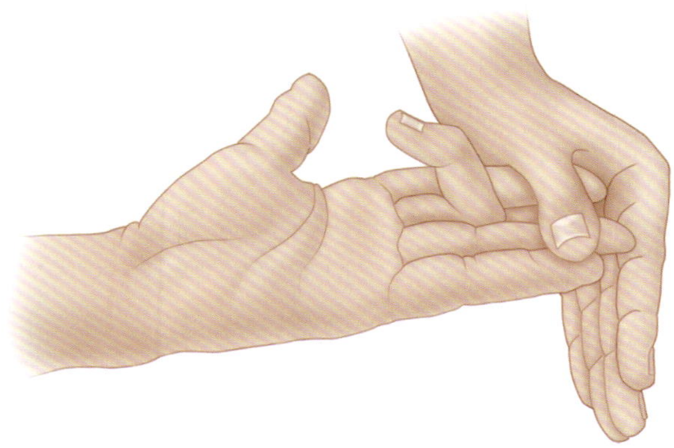

图 66-4 将相邻手指固定于完全伸直位，如近指间关节能主动屈曲，则表明指浅屈肌腱未断（见正文）

检查拇长屈肌腱时，应固定拇指掌指关节。如果拇长屈肌腱断裂，指间关节便不能屈曲。

如果损伤位于腕部，即使有某指的屈肌腱断裂，指间关节仍能主动屈曲，这是腕部指深屈肌腱联合作用的结果，特别是环指和小指。

有时，可能无法对屈肌腱断裂做出明确的诊断。上述方法不能对指屈肌腱的部分断裂做出诊断。因为指屈肌腱部分断裂时仍有功能，但手指的活动会因疼痛而受限，因此物理检查虽不能确定肌腱是否断裂但可以提示肌腱存在损伤。超声和磁共振成像（MRI）可帮助诊断，但非必需。如果诊断不能明确，则需要手术探查。

二、肌腱缝合的基本方法

肌腱缝合的目的是将肌腱断端对合或将肌腱一端固定于邻近肌腱或骨上，且在愈合期间保持其位置。缝合肌腱的操作应轻柔、精细、尽可能减小组织反应、减少瘢痕形成，同时不可夹捏未损伤处的表面，因为这样会促进粘连形成。Strickland 强调理想的肌腱修复应包含六要素：①缝线易于穿入肌腱；②线结牢固；③断端对合平滑；④修复部位缺口最小；⑤肌腱血供干扰最小；⑥愈合过程中有足够的强度承受术后早期活动的应力。总而言之，研究表明，由肌腱表层缝合加强的 4 股、6 股、8 股线腱心缝合及表层加强缝合，可达到预期的临床效果和理想的功能。

（一）缝合材料

有很多满意的肌腱修复材料。单股不锈钢丝具有最大的抗拉强度，但其不利于操作且容易从肌腱中抽出，其钢丝结也过大。虽然在修复前臂远端肌腱时效果良好，但其缺点限制了其在手指中的应用。多数可吸收缝线，包括肠线类和聚乙醇酸类缝线（Dexon，Vicryl）术后强度减弱过早均不能有效应用于肌腱修复。乙内酰胺类（聚酰胺）和尼龙类合成缝线与聚丙烯和聚酯缝线相比，其维持抵抗断裂应力的时间更长。研究发现聚二噁烷酮（PDS）的强度与聚丙烯相当。与聚乙醇酸交酯-环丙烷碳酸盐相比，聚二噁烷酮应用于肌腱修复后可维持较好的强度 28 天以上。与聚酯编织线相比，单段尼龙线出现间隙和修复失效过早。生物力学角度研究表明，编制聚乙烯和编制不锈钢丝力学上最适合，编制尼龙次之，单股尼龙和聚丙烯缝线效果最差。临床上，多数医师发现编制聚酯缝线（Ticron，Fiberwire，Mersilene）可有效抵抗断裂应力和防止间隙形成、缝合较容易、线结特性较满意，因此得到广泛应用。

研究发现，4-0 缝线的强度比 5-0 缝线大 66%，3-0 缝线的强度比 4-0 缝线大 52%。尸体研究发现 3-0 缝线的疲劳强度会有 2 倍或 3 倍的增加，如果要进行早期主动活动，他们推荐以 3 股线或 4 股线的方式使用之。多数情况下，3-0 缝线用于修复前臂、手掌、较大的手指，而 4-0 缝线更适用于较小的手指。腱周膜缝合用 5-0 或 6-0 单股缝线（Prolene）。

许多新技术新设备很有前景。尸体上进行生物力学研究，发现腱内、多交叉、单股、多股不锈钢丝缝合（Teno Fix；Ortheon Medical，Winter Park，Fla）比 4 股线“8”字缝合的效果好。一项多中心随机盲法临床试验对不锈钢丝肌腱修复和对照组 4 股“8”字缝合修复进行了比较。腱内缝合的断裂率较低（与对照组相比为 0 比 18%）其他测量数据如握力、捏力、DASH（残疾、手臂、肩、手）评分也具有优势。这需要更多临床验证，Towfigh 的动态稳定钢丝线和形状记忆合金缝线决定其在屈肌腱损伤处理中的位置。一项对鸡的研究表明，应用钕：钇-铝石榴子石激光器不能焊接肌腱。无结带倒刺线缝合在文献中已有报道，一项研究发现，在腱周修复中与 4 股线缝合相比强度一样，而另一项尸体研究发现，在环绕缝合中，倒刺线技术不如 4 股线。

（二）缝合方法

为了寻求最强度的腱内缝合方式以便早期被动和主动活动，人们设计和研究了大量的肌腱修复方法（图 66-5）。

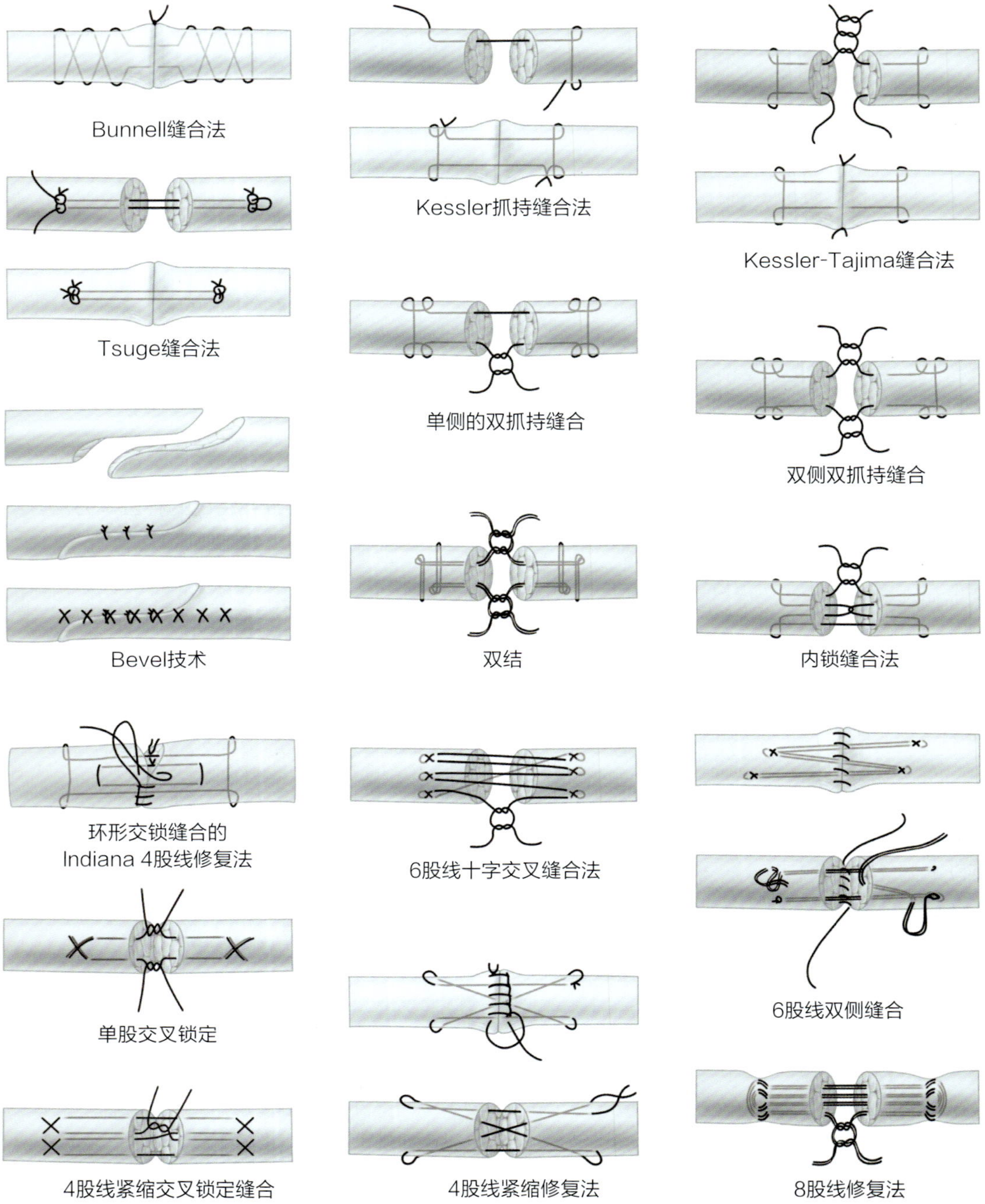

图 66-5 屈肌腱修复端 - 端修复方法

大量研究表明，4 股、6 股、8 股线腱心缝合修复后强度更大，还能减少间隙的形成，使修复后肌腱可承受更大的主动活动应力，与传统双股腱心缝合相比可早期主动活动（图 66-6）。最近 Tang 等做一项全球临床调查研究确认了多股线的（4~6）3-0 或 4-0 腱心缝合及 6-0 缝线腱周加强的效果。Zobitz 等在尸体模型上对 Kessler、改良 Kessler、Savage、Lee、加强 Becker 和 Tsuge 核心缝合术进行比较发现最大失效应力和形成 1.5 mm 缺口时的应力均无差异。多股修复进一步发展形成 Savage（6 股线）（图 66-7）和 Lee（4 股线）（图 66-8）缝合法，实验中发现以 6-0 编制聚酯线“交叉穿针(cross-stitch)”缝合（图 66-9）的抓持强度比改良 Kessler 腱心缝合及传统的腱周加强修复方法强 117%。

锁定十字、改良双 Tsuge 和改良 Becker 修复被证实可以形成足够的强度以支持早期主动活动康复计划。Tang 和十字修复（图 66-10）的抗张强度和弹性特征要比 Silfverskiöld、Robertson 和改良 Kessler 修复强。

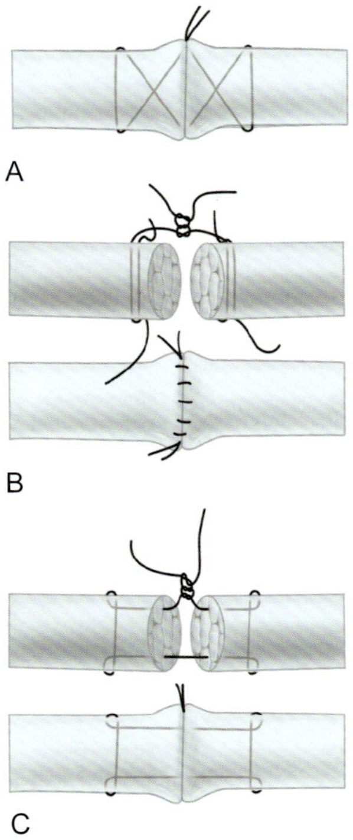

图 66-6 A. 十字交叉缝合。B. Mason-Allen(chicage)缝合法。C. 改良 Kessler 缝合法，修复处为单线结

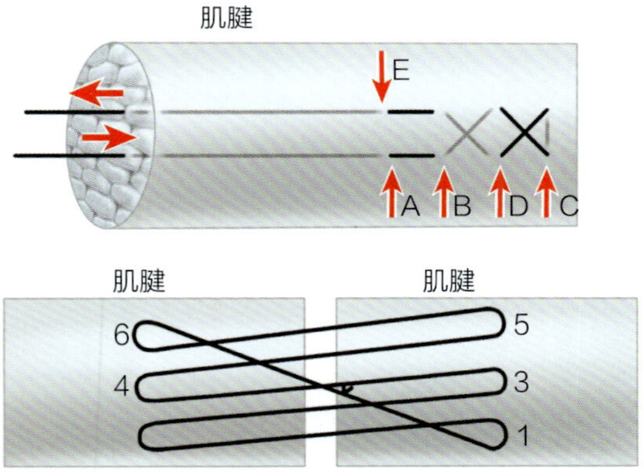

图 66-7 Savage 改良多股缝合法

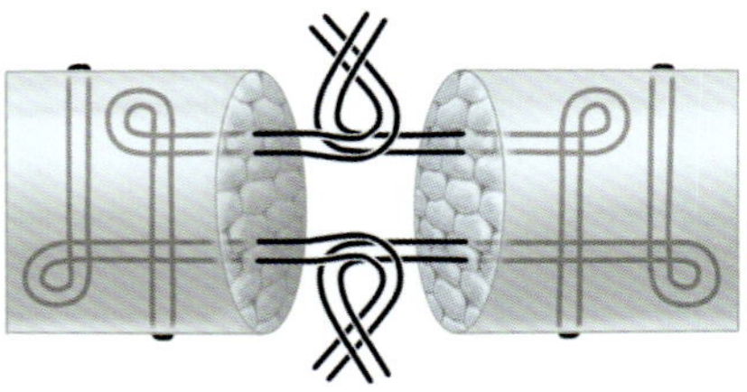

图 66-8 Lee 4 股线缝合法，修复处为双线结

在尸体上进行的研究表明与 Kessler、Strickland 和 Savage 相比，4 股线十字缝合能更好地防止断端间隙形成，抗张强度均较大。通过对 Kessler、Strickland 和改良 Becker 进行比较发现，只有 Becker 修复的强度足以承受主动活动康复计划中的

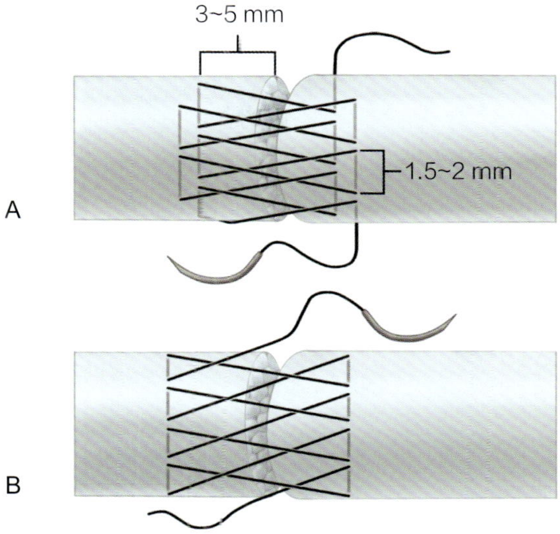

图 66-9 交叉穿针缝合的两种基本方法。A. 从术者对侧开始缝合，向术者方向进行。简单地将每个先前横行缝合段重叠约 50% 即可自动形成编织结构，无须特殊的行针方式。在实际应用中，横行缝合段不一定要求对称。横行缝合的宽度、重叠及与肌腱断端的距离都可根据需要调整。B. 从术者同侧开始缝合，不需交叉重叠

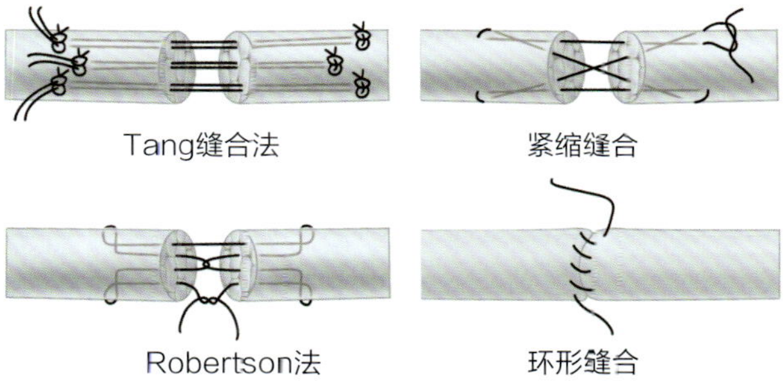

图 66-10 肌腱缝合方法（见正文）（重绘自：Tang JB, Gu YT, Rice k, et al: Evaluation of four methods of flexor tendon repair for postoperative active mobilization, Plast Reconstr Surg107: 742-749, 2001.）

负荷。Strickland 修复后产生缺口的可能性会较小。对犬肌腱进行研究发现，与改良 Kessler 修复相比，Becker 修复肌腱和腱鞘间的摩擦力更大。4 股线加强 Kessler 方法比改良 Kessler 方法有明显强度提升（图 66-11）。因为屈肌腱鞘区域肌腱显露较为困难，所以在屈肌腱鞘区域内完成直线式修复相对容易。这种简单的改良法更容易操作，该技术对肌腱有更好的把持力可以在愈合早期维持满意的抗张强度。早期主动活动康复训练有利于肌腱愈合，还可以明显较少粘连的发生。

腱内十字缝合术（Bunnell、Bunnell 的 Kleinert 改良法）会损害腱内循环（图 66-12）。因此，有人建议缝合肌腱掌侧半以免破坏循环。但实验研究表

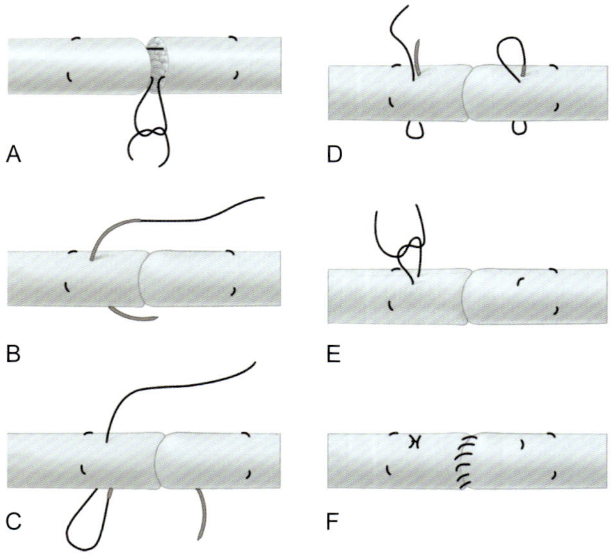

图 66-11 A. 标准的 Kessler 中心缝合法使用圆针，第一针在切断的两端内打结；B. 第二针对着第一针的右角使用圆针缝合；C. 沿着肌腱进针，经过连接处，穿出肌腱，如果针短，可以在连接处取出后再次进针；D.（按照同样方法）缝合余下部分；E. 仔细收紧缝线，张力与第一针相匹配，在肌腱外面打结；F. 腱外层缝合法修复完毕

明，缝合肌腱背侧半的强度较缝合肌腱掌侧半的强度要高 58.3%。缝线穿过肌腱纤维束时锁定缝线可以防止缝线从肌腱拉出，还可以增加缺口形成。这些技术用于手指都很可靠。没有任何一种缝线或方法可以允许术后早期无限制地主动活动。多数研究者报道，在肌腱修复后的前 10 天，肌腱强度明显减弱；10 天后强度逐渐增加，到术后 10~12 周可以在康复训练中施加相当大的主动应力。

断端腱周连续缝合，可以减轻修复部位的臃肿，减少卡压的发生。还增加了腱心修复的强度，提供 50% 的失效负荷，防止间隙形成。在尸体肌腱上进行生物力学测试时发现，腱周先行缝合法（epitenon-first technique）（图 66-13）比改良 Kessler 缝合法强度高 22%。在对羊肌腱进行研究比较无腱心缝合的 4 种腱周缝合技术时发现，交锁水平褥式缝合的失效负荷、抗缺口形成能力、刚度均最大，因此被认为是最好的方法（图 66-14）。距断端 2 mm 缝合比距断端 1 mm 缝合的强度更大。

为了最大限度地减少修复部位的挤压和臃肿，大多数技术在腱心缝合前先安置临时或永久性的部分腱周缝合来固定肌腱断端。当采用十字交叉修复时，部分腱周缝合常后行或不用。肌腱对合器或皮下注射针可用于稳定肌腱断端，这样就无须腱心缝合来对合肌腱断端。

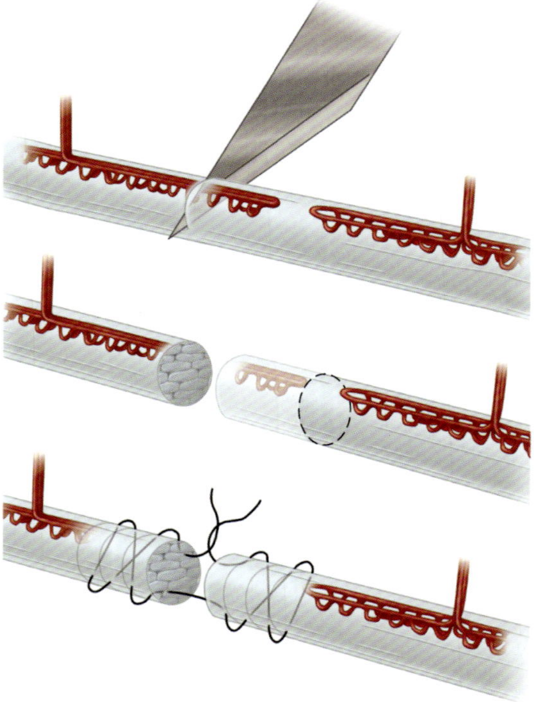

图 66-12 屈肌腱节段性血供系统，每个节段由背侧的腱纽血管供应。肌腱在一个供血节段内被切断（上图）。阴影区（中图）显示因肌腱横断而失去血供的区域。肌腱内缝合则进一步破坏了肌腱断端的微循环（下图）

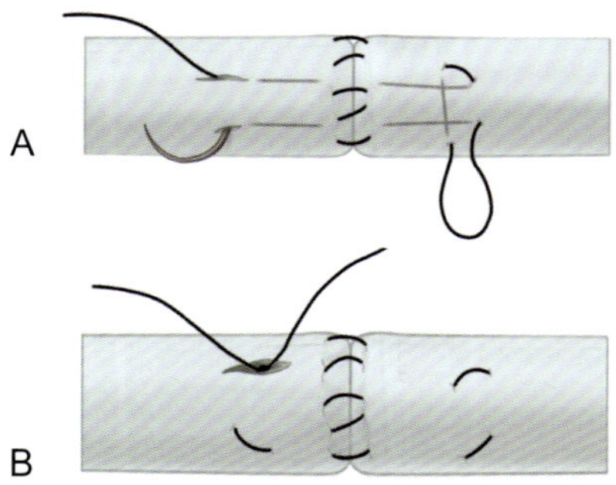

图 66-13 A. 腱外层先行缝合法。在腱周连续缝合后，再腱内缝合（Core suture）；B. 腱周先缝法完成后，注意最后将线结埋于腱内

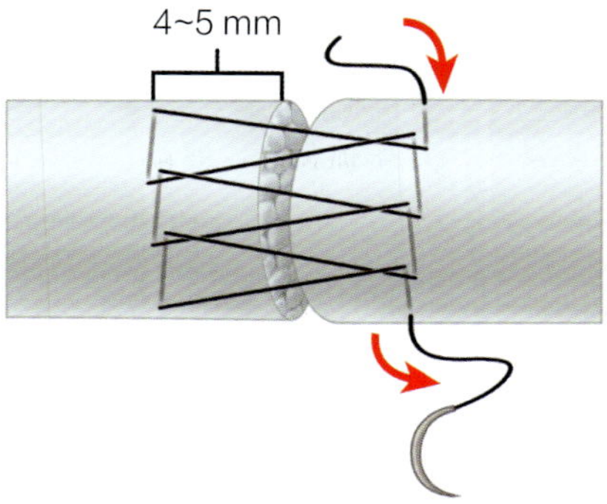

图 66-14 交锁水平褥式缝合

1. 端 - 端缝合技术

改良的 Kessler-Tajima 缝合法

这种改良方法融合了 Kessler 和 Tajima 的一些优点。两肌腱断端各用 1 根线，这样缝线可在屈肌腱鞘内穿过肌腱断端，其缝线的游离端作为牵引线，线结打在腱内，在穿出处锁定缝线。

手术技术 66-1

（Strickland，1995）

- 肌腱两断端各缝 1 根线。
- 用 1 根线自一侧断面进针，针穿过肌腱掌侧的部分，出针处距断面 5~10 mm。
- 针穿过肌腱直径的 25% 左右，在肌腱侧面打结，锁定缝线。
- 在锁扣后面横穿肌腱至对侧出针，再做一锁扣。
- 在此锁扣后面穿针，从断面穿出。
- 相同方法缝合另一断端，注意每一出针处都要将缝线，锁定。保持缝线修复位于掌侧 1/3。
- 在肌腱内打结。
- 肌腱背侧用 5-0 或 6-0 尼龙线连续锁边缝合。
- 背侧腱周缝合后，在腱心缝合的基础上，用 4-0 编制聚酯线增加水平褥式缝合。
- 将所有腱心缝合打结。
- 掌侧（腹侧）腱表行连续锁边缝合（图 66-15）。

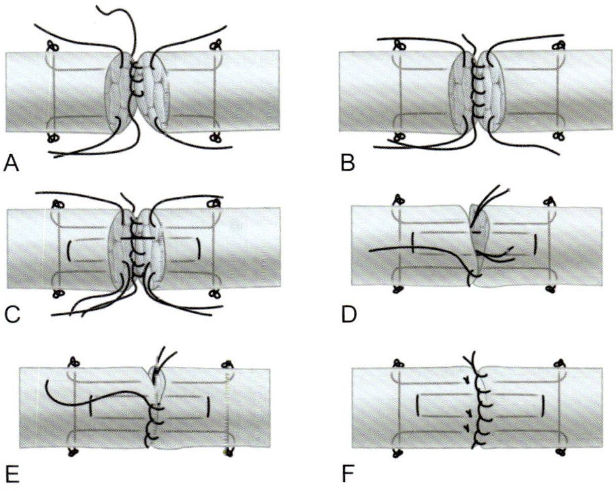

图 66-15　简化的 4 股线缝合法：在腱心双股缝合基础上增加了水平褥式和连续锁边缝合。A. Taj ma 腱心缝合已完成，正在行背侧腱表的连续锁边缝合；B. 背侧缝合已经完成；C. 在肌腱掌侧间隙增加水平褥式腱心缝合；D. 所有腱心缝合均已打结；E. 完成腱周连续锁边缝合；F. 修复完成（见手术技术 66-1）

6 股线修复屈肌腱（Adelaide 技术）

手术技术 66-2

（Savage 和 risitano）

- 此法每个肌腱断端有 3 针抓持和 6 根 4-0 Ethibond 缝线。
- 如图 66-7 所示，为使缝线抓持肌腱在肌腱断端进针，从 A 点出针，B 点进针，D 点对侧出针，再从 C 点与 C 点对侧出针，从 D 点进针，B 点对侧出针，再从 E 点进针，从肌腱断端出针。
- 实际上缝线时用镊子抓持肌腱断端，在穿针时抓住一小束腱纤维维持肌腱张力，根据肌腱的大小决定缝针数。
- 缝 6 针抓持线，线间距 1~1.5 mm，距离断端 5~10 mm，依次沿腱周缝合，避开腱组区域（图 66-7B）。

4 股线或 6 股线缝合法

手术技术 66-3

（改良 Chung 缝合法）

- 在距断端 1cm 以内的近端肌腱掌侧侧方进针。
- 纵向穿出断端，穿入肌腱远端，距断端 1 cm 出针。
- 在肌腱远端穿过线圈横向进针，经线圈出针，再重新从远端背侧面进针，经过断端从近端背侧出针，在近端横向穿线圈出针。
- 在此处打结。
- 在肌腱的对侧重复以上操作（图 66-16）。
- 用 6-0 单股聚丙烯线完成腱周连续缝合（图 66-13）。

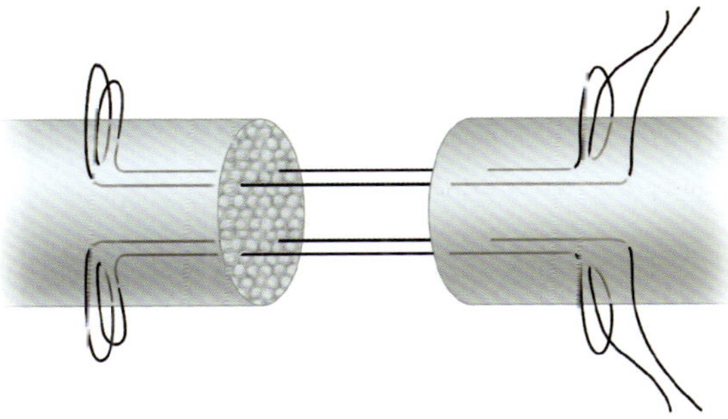

图 66-16　改良 Tsuge 缝合法（见手术技术 66-3）

多线圈缝合法

手术技术 66-4

（Tang 等）

- 用 4-0 或 5-0 尼龙线缝入在肌腱的掌侧半的中心，穿行较长的肌腱，避免线结打在肌腱的同一水平。
- 在肌腱的背侧分别缝入一根缝线。
- 缝线在肌腱断端呈三角形分布，腱表面的结也呈三角形（图 66-10）。
- 按照改良 Tsuge 方法打结。
- 使用 6-0 尼龙线在 4 个重要点行腱周连续缝合，使断端平滑。

6 股双线圈修复方法

手术技术 66-5

（Lim 和 Tsai）

- 如图 66-17 所示，多股腱心缝合以减少肌腱回缩。
- 使肌腱断端轻度重叠，距离肌腱近断端 1.25 cm 横穿肌腱。
- 将针穿过线圈来锁定缝线，加压拉紧，避免松弛造成断端间隙。
- 紧邻锁定线圈向深部纵向进针，抓持肌腱掌内侧象限的 1/4，平行于肌腱纤维从断端出针。
- 从肌腱远侧断端进针，并在 1 cm 处出针。
- 在距离肌腱远断端 1.25 cm 处的掌外侧 1/4 按上述方法缝合，从肌腱近断端 1 cm 出针。避免因进针点离锁定线圈过远而导致肌腱皱缩。
- 用 6-0 Prolene 线连续腱周缝合对合肌腱后壁，有助于矫正肌腱断端的位置并控制张力。
- 通过线圈的横行缝合，将两个腱心缝合的断端锁定。
- 紧邻第二组锁定缝线进针，并穿过肌腱断端。
- 分隔两线圈，使近端线更长一点，便于区分 4 个缝合端。
- 将断端内缝线打结，四象限分布使线结牢固，注意 6 股线都处在相同张力下，反之影响效果（图 66-5）。
- 通过简单连续缝合前壁，使肌腱更加平滑（图 66-13）。

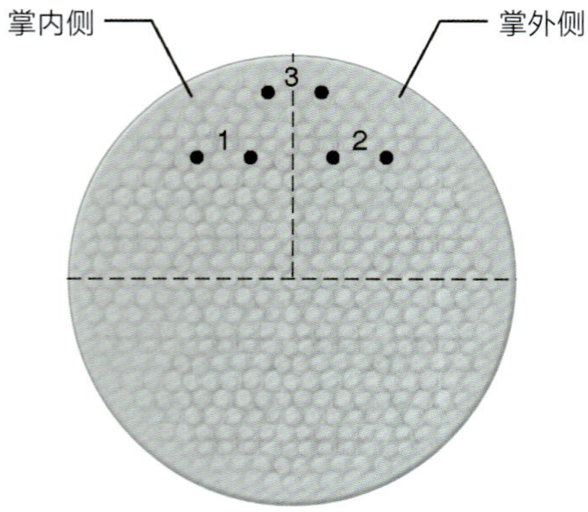

图 66-17 右手屈肌腱腱心缝合横断面（双线圈 6 股修复）。1. 在掌内侧 1/4，由近端至远端缝合第一个线圈；2. 在掌外侧 1/4，由远端至近端缝合第二个线圈；3. 两个线圈缝线在肌腱中部断端打结（重绘自：Gill RS, Lim BH, Shatford RA, et al: A comparative analysis of the six-strand double-loop flexor tendon repair and three other techniques: a human cadaveric study, J Hand Surg 24A: 1315-1322, 1999）（见手术技术 66-5）

8 股线修复

手术技术 66-6

（Winters 和 Gelberman）

- 从肌腱断端进针，穿过后外 1/4，距断端 1 cm 处出针。
- 紧邻出针点远侧，逆时针方向横行穿针并抓持肌腱。
- 穿过肌腱断端并与第一条缝合线平行，完成第一个后外侧矩形。
- 在对侧，以相同的方式缝合，完成背侧矩形。
- 在肌腱的掌侧半，重复以上步骤，最终出针点在掌侧与第一针相对。
- 分别对两股线施加张力，使断端对合。
- 在修复部位打四个外科结（图 66-5）。
- 用 6-0 尼龙线腱周连续缝合断端（图 66-13）。

2. 双十字缝合法 缝合无短缩的损伤肌腱断端可用双十字缝合法。它适用于手掌近侧。虽然这种方法断端对合不如其他端 - 端缝合方法整齐，但其简便易行，特别适用于前臂远端及掌部近端的多根肌腱损伤（图 66-18）。

3. 鱼口式端 – 端缝合法（Pulvertaft 缝合法） 1 根细的肌腱与 1 根粗的肌腱缝合，可采用如图 66-19 所示的方法，此法常用于粗细不同的肌腱缝合。

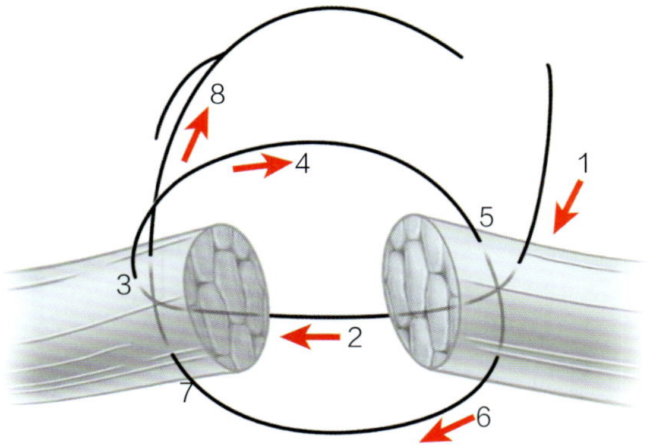

图 66-18　双十字缝合法，用带弯针的单股或多股钢丝缝合

端 - 侧缝合

此种方法常用于 1 根动力肌腱必须为几根肌腱提供动力的肌腱转位术中。

手术技术 66-7

- 用 11 号 Bard-Parker 刀片在受体肌腱中央穿过，用一直血管钳夹住穿出的刀尖（图 66-20）。
- 回撤刀片，将直血管钳带过切口，用直血管钳将转位的肌腱断端轻轻钳住，自肌腱切口中抽出。

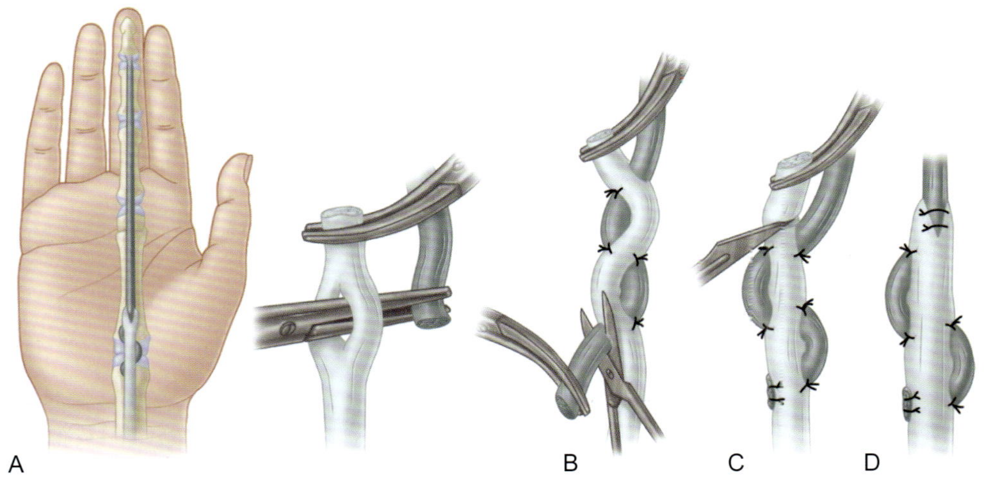

图 66-19　将细肌腱缝合于粗肌腱的 Pulvertaft 缝合法。A. 细肌腱穿入粗肌腱中，调整好肌腱张力后，缝合 1~2 针将二者固定；B. 细肌腱穿入更近侧的孔，调整张力后再缝合 1~2 针固定；C. 将穿出的细肌腱沿粗肌腱表面剪短整齐后，可缝 1~2 针闭合出口；D. 多余的粗肌腱断面按图示方法修整后使细肌腱位于其中央，如此形成的所谓“鱼口”用缝线闭合

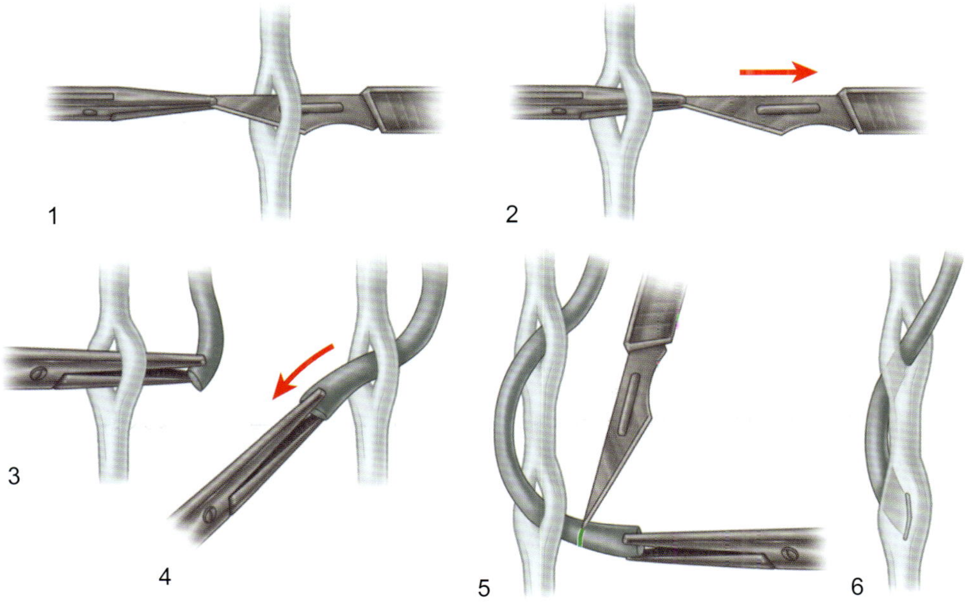

图 66-20　端 - 侧缝合的手术步骤。注意在图 6 中肌腱断端已被埋入。缝线应在适合的位置将肌腱固定在一起（见手术技术 66-7）

- 附近的肌腱可重复使用此方法，调整肌腱的开口方向，使转位肌腱与受体肌腱对合时与其拉力方向成锐角。
- 在每个肌腱穿过处行垂直褥式缝合。
- 在最后一个劈开口处将转位肌腱断端埋入受体肌腱内。

经皮滚式缝合

经皮滚式缝合特别适用于掌指关节及其附近的伸肌腱损伤。

手术技术 66-8

- 使用带小弯针的 4-0 单股钢丝或尼龙线（图 66-21）。
- 在断裂肌腱的内侧或外侧皮肤进针，穿透皮肤，在靠近肌腱近侧断端边缘，从肌腱表面穿入缝针至其深面；然后从深面穿入肌腱远侧断端，自其浅面穿出。
- 将针缝向近侧，再穿过肌腱近侧断端的另一侧边缘，并自进针点对侧皮肤出针。
- 保证缝线在皮肤和肌腱内容易滑动。术后 4 周左右可牵拉缝线一端将其抽出。

4. 腱 - 骨固定 腱 - 骨固定用抽出式缝合技术，有下述几种方法（图 66-22~ 图 66-24）。对于儿童，使用移植肌腱腱 - 腱修复可以避免骨骺损伤。腱 - 骨修复中最常用的腱心缝合包括 Kessler 和改良 Bunnell 十字缝合术（图 66-25），该术式中将抽出钢丝套在距肌腱断面 10 mm 处横穿肌腱的直针上。这样使抽出钢丝套在缝合在肌腱近端的缝合钢丝上，一起被拉入远侧骨骼内（图 66-26）。

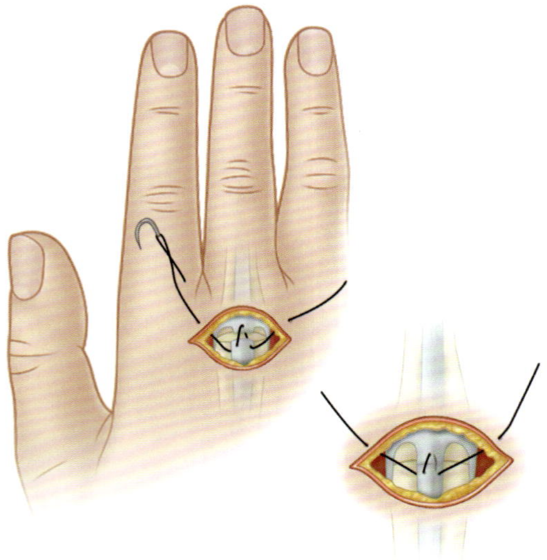

图 66-21 采用 4-0 尼龙线经皮滚式缝合，特别适合于掌骨头附近的伸肌腱损伤（见手术技术 66-8）

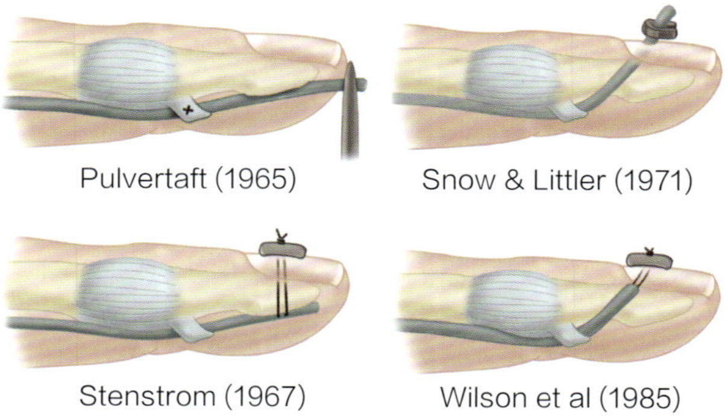

图 66-22 肌腱止点重建通过手指垫片固定

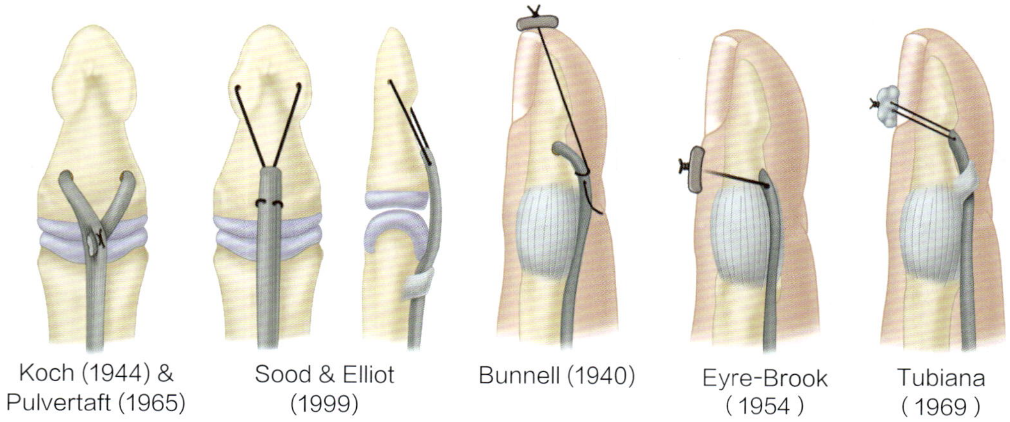

图 66-23 腱 - 骨固定

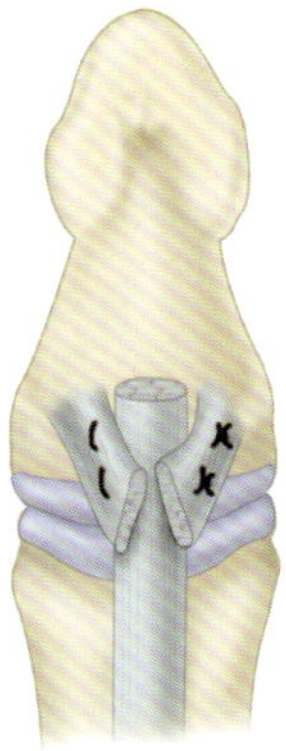

图 66-24　腱 - 腱缝合

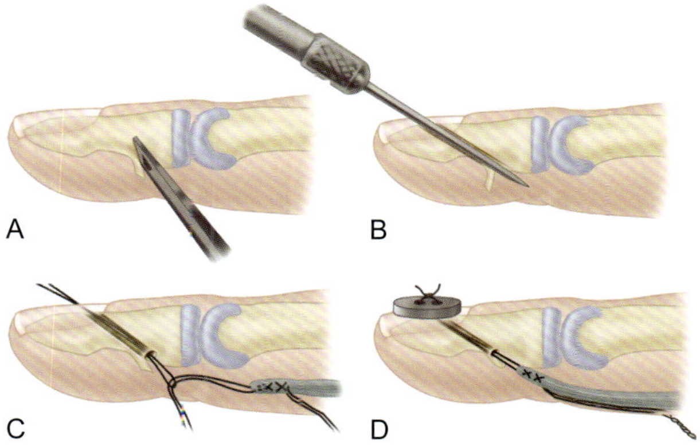

图 66-26　腱 - 骨固定的一种方法。A. 用骨刀掀起一小块骨皮质；B. 用克氏针在骨上钻孔；C. 在肌腱断端行 Bunnell 十字交叉缝合，钢丝通过骨孔穿出；D. 肌腱断端拉紧在骨面上

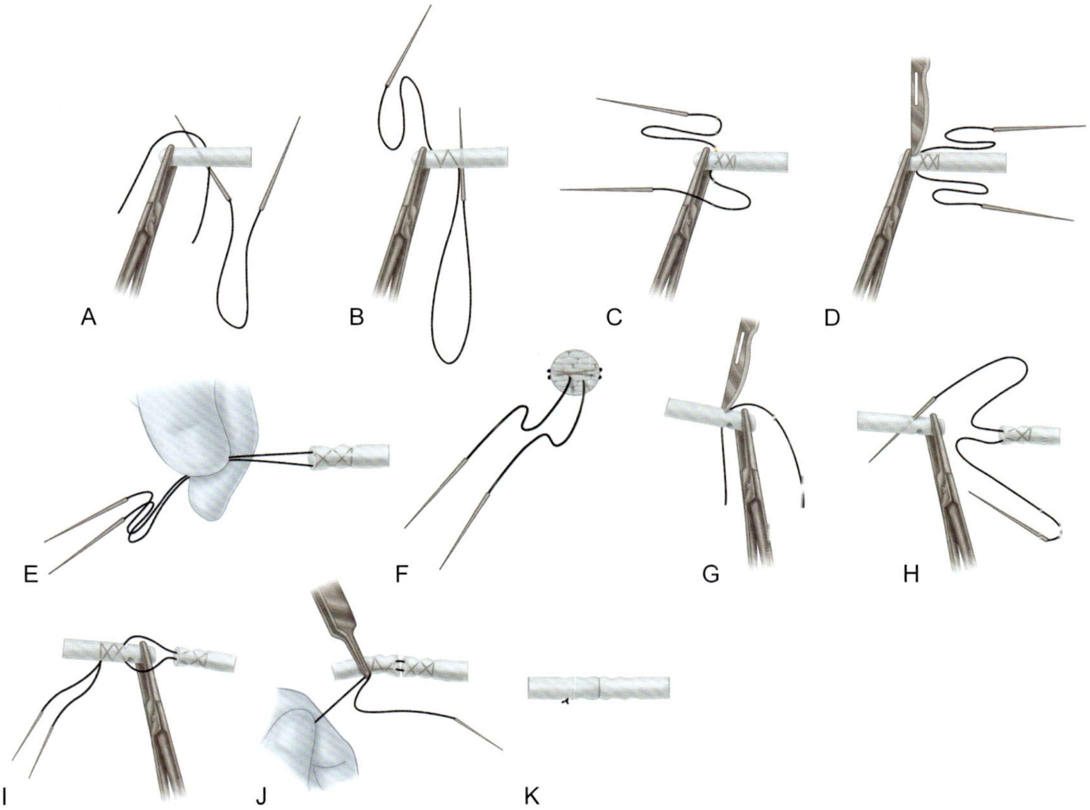

图 66-25　A~K. Bunnell 十字端 - 端缝合法

用于肌腱固定的抽出技术

手术技术 66-9

- 改良 Bunnell 方法要求在肌腱内缝线至少交叉 1 次。
- 缝针从肌腱断面穿出，通过骨隧道，穿到骨对侧再穿出皮肤。
- 缝针穿过衬垫和纽扣，在纽扣表面抽紧钢丝并打结。
- 用针带着另一根抽出钢丝逆向穿出皮肤。
- 在 3~4 周，为取出钢丝，在纽扣上剪断缝合钢丝，向近侧逆向牵拉抽出钢丝即可取出钢丝。十字交叉缝合在肌腱内钢丝可能缠绕在一起，有时难以取出；另一个的缺点是当回抽钢丝时，逆向牵拉固定在骨上的肌腱，从而增加肌腱与骨分离的危险。
- 另一种方法是：钢丝在腱内做单个套索缝合，即针自肌腱断面进入，穿出肌腱表面后，再横行穿过肌腱，最后再由断面穿出（图 66-27）。

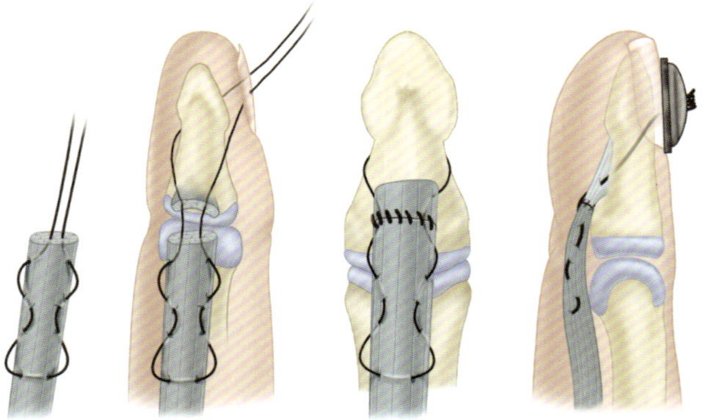

图 66-27 Ⅰ区损伤。指深屈肌腱前移，用抽出钢丝缝合法将其重新固定于末节指骨上，钢丝在纽扣上打结（见手术技术 66-9）

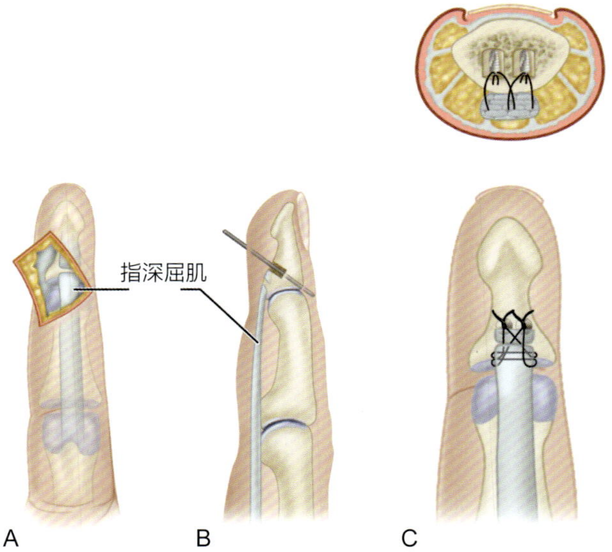

图 66-28 锚钉技术固定肌腱。A. 掌侧；B. 侧面展示指深屈肌腱撕脱和显露；C. 掌侧和横截面展示锚钉置入在远节指骨的位置和缝合技术

- 套索缝合的钢丝穿过骨隧道，如前所述固定于衬垫和纽扣上。取出钢丝时，剪断一侧钢丝，顺向抽出，减少了腱 - 骨结合处分离的危险。对于细小的骨骼，如远节指骨，缝合肌腱的钢丝可以不通过骨孔而从两边绕过。
- 为使肌腱附着于骨面上，可用小骨刀或牙科凿在骨上做一粗糙面，或凿开一小片骨皮质，以便于肌腱附着（图 66-26）。如果是数条肌腱固定于骨上，最好钻一个较大的骨洞将肌腱植入。
- 凿开骨皮质或钻一较大骨洞后，用细克氏针穿透骨洞。
- 用前述的端 - 端缝合法缝第 1 针，将缝线在断端做对角线缝合 2~3 次。
- 将抽出钢丝套在第 2 针上，完成十字对角线缝合。
- 用针将两缝线末端穿过骨孔，肌腱断端紧紧地埋入骨洞内。如果骨足够大且空间允许的情况下，可使用缝合锚将肌腱远端固定到骨上。
- 为避免穿过甲床的抽出钢丝损伤甲床，钢丝紧贴指骨掌面从指尖穿出，正位于指甲尖部的掌侧，然后穿过衬垫和纽扣，方法与普通的抽出钢丝方法相同。在半月线以远穿过钢丝也可以避免甲床损伤。

5. 锚钉技术固定肌腱 锚钉技术与钢丝或缝线拉出技术效果一样，但无拉出技术的指甲并发症风险。两个锚钉以远掌侧至近背侧方向置入末节指骨，以把持在末节指骨最厚的部分，获得最大的拉出强度（图 66-28）。

三、屈肌腱修复的时机选择

如果创伤是由刀等锐器所致的清洁伤口，手部某些肌腱可在一期缝合伤口时进行修复。通常一期肌腱修复在伤后 12 h 内进行，在个别情况下也可以延长到伤后 24 h 内进行。所谓的延迟一期修复是在伤后 1~10 天进行修复。10~14 天或以后的修复属于二期修复。4 周以后的二期修复，称作“晚”二期修复。

在清洁伤口的肌腱损伤，或伴有神经血管束损伤或经固定达到稳定的骨折时，可行一期肌腱修复。如果不能一期修复，则要考虑二期修复。二期修复的适应证为：肌腱损伤同时伴有可以危及治疗结果的复杂因素。这些因素包括：①广泛挤压伤中，肌腱损伤部位有严重的粉碎骨折；②严重的神经、血管损伤；③严重的关节损伤；④皮肤缺损需行皮片移植或皮瓣覆盖。

屈肌腱的部分撕裂

许多学者报道了屈肌腱部分撕裂后的并发症，包括断裂、扳机指及肌腱嵌顿。实验研究表明，部分撕裂的屈肌腱可以保留不同程度的强度；肌腱断裂 60% 时，其强度可保留 50% 或更多；断裂 90%，其强度只能保留 25%。在对人尸体的肌腱进行研究时发现断裂 50%~75% 的肌腱需要大于正常主动活动时测量的生理负荷。通过对 30% 和 70% 横断面断裂的犬肌腱进行研究，发现修复组和未修复组在肌腱结构特性上无明显差异。作者认为横断面 70% 的断裂无须修复。对 15 名“断裂过半”的Ⅱ区屈肌腱部分断裂行保守治疗的患者研究发现 14 例结果优良。基于这些发现，临床上处理涉及屈肌腱部分断裂这样的问题时应采取如下的正确方法。

如果肌腱断裂 60% 以上，处理方法与肌腱完全断裂相同，进行腱心缝合，然后用 6-0 尼龙线连续腱周缝合。尽可能修复屈肌腱鞘。此类损伤的术后处理与肌腱完全断裂相同，术后应制动，早期在控制下进行被动活动，在术后 10~12 周恢复有力的主动活动。

如果撕裂不足 60%，应对其进行扳机指危险性评估。如果出现扳机指，应修剪撕裂处使之平滑并修复腱鞘，以免撕裂的肌腱瓣嵌顿或呈扳机状嵌于腱鞘缺损处。术后以背侧夹板固定 6~8 周，约 8 周后逐渐恢复更有力的主动活动。

四、屈肌腱的一期修复

手部屈肌腱各部位的解剖差别影响着肌腱修复的方法和效果。根据各部位的特点将屈肌腱分成 5 个区（图 66-29）。Ⅰ区从指浅屈肌腱止点以远至指深屈肌腱止点。Ⅱ区位于滑车关键区（Bunnell 的“无人区”），指从远侧掌横纹到指浅屈肌腱止点之间的区域；Ⅲ区由蚓状肌的起始部组成，指自腕横韧带远侧缘至滑车关键区起始处或第一环状韧带起始处之间的区域；Ⅳ区为腕横韧带覆盖的区域；Ⅴ区指腕横韧带以近的前臂。

总的原则是任何部位的屈肌腱损伤都应被修复。由于指深屈肌腱有腱纽结构，一些医师认为，当指深、浅屈肌腱同时损伤时，两者同时修复比单纯修复指深屈肌腱效果好。当条件允许时，特别是锐器致伤，最好在固定骨折缝合指神经的同时一期修复肌腱，而不要延迟至二期再修复肌腱。事实上，如果延迟修复，则可能需要肌腱移植。肌腱修复时，对屈肌腱鞘的修复则存在争议。如果肌腱修复区可能被腱鞘卡住，并且损伤的腱鞘容易修复，应该修复腱鞘。如果腱鞘不能修复，应做断端腱周缝合，在腱鞘的一侧做漏斗状开口防止肌腱卡压。以往认为至少应保留屈肌腱鞘的 A2 和 A4 滑车区域，以防止肌腱弓弦效应和手指屈曲畸形（图 63-30，图 66-31），但是有些作者的临床显示无相关性。

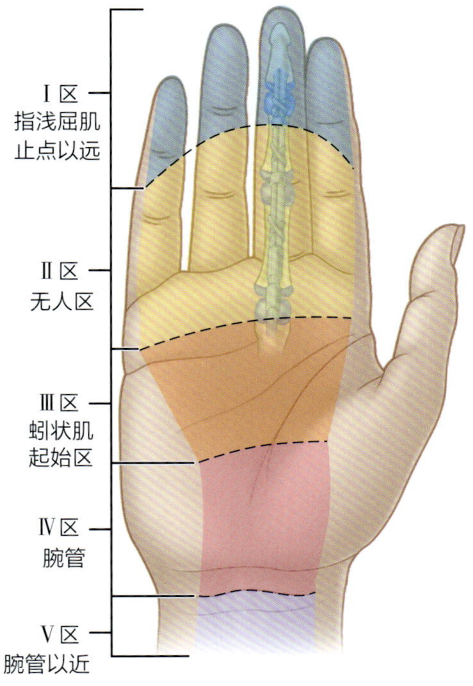

图 66-29　手的屈肌腱分区。断裂部位不同治疗方法也不同，屈肌腱的分区有助于指导治疗

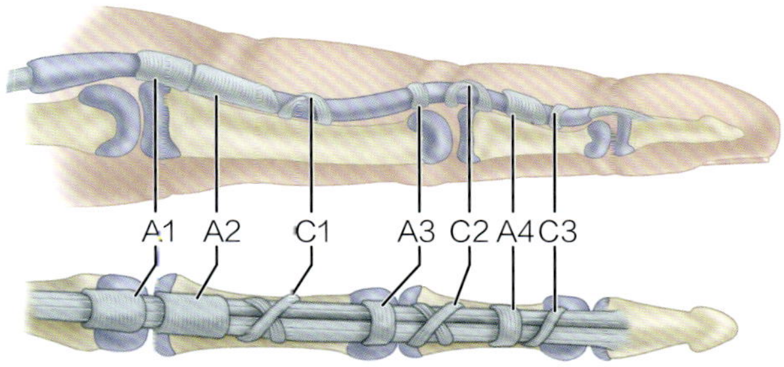

图 66-30　屈肌腱鞘各部分的解剖示意。有助于理解肌腱的滑动机制，保留 A2 和 A4 滑车对屈指过程中保持适当角度和防止屈肌腱或移植肌腱的“弓弦”畸形是很重要的

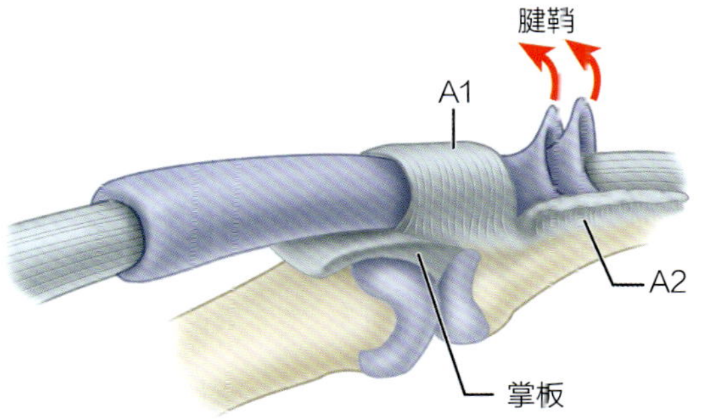

图 66-31　滑膜层（有两层）和环状滑车相互关系的示意图

（一）Ⅰ区

Ⅰ区指深屈肌腱损伤可以直接与远端缝合，或缺损在1 cm以内时，或近端前移并直接埋入末节指骨进行一期修复。指深屈肌腱前移时要非常小心，前移1 cm原则应包括肌腱的切除部分、可能出现的肌腱扭曲和打褶及埋入骨内的肌腱长度。过度地修剪和前移肌腱断端会使该指和其他指相比呈现屈曲状（手指自然屈曲时“台阶式”排列被破坏）。虽然手指的功能仍可相当完好，但不平衡的张力可传递至指深屈肌的肌腹，从而导致其他指深屈肌腱屈曲受限（即Verdan描述的“四指不协调效应”）。在这种情况下应考虑在腕部做肌腱延长术；如过度短缩，则应考虑肌腱移植。

抽出钢丝缝合法可用于将肌腱近侧断端与远侧残端连接（图66-27），或用于肌腱前移后直接与骨连接（图66-26）。如果延误了肌腱断裂的诊断，肌腱已回缩至掌部，其腱纽已经断裂，此时必须要决定如何修复。根据肌腱断裂后回缩的平面，将指深屈肌腱断裂分成3种类型：Ⅰ型，肌腱近端回缩至掌部。如果损伤在7~10天，应该用缝线将肌腱拉回到手指，并用抽出钢丝法将其重新固定于末节指骨上；Ⅱ型，肌腱近端回缩至近指间关节水平，此型即使伤后数月，有时仍能将肌腱拉回并重新固定；Ⅲ型，肌腱仅缩至远指间关节，常含撕脱骨片，通常也可将其重新止点固定，不管断裂在哪个平面。尽管满意的功能可以实现，但远指间关节活动受限有可能发生。

在Ⅰ区，对于未经治疗的陈旧性指深屈肌腱损伤，应根据受伤的手指和患者的年龄及其要求选择肌腱移植、肌腱固定或远侧指关节融合术等方法治疗。如果此时指浅屈肌腱完整且有功能，在特定的情况下推荐对示指和中指行屈肌腱移植。

所有的学者都认为应细心选择病例。年龄在10~21岁，治疗意愿强烈的患者可以考虑行肌腱移植。环指指深屈肌腱在Ⅰ区的损伤，对具有特殊要求的人群（如技术工人和音乐家），可行肌腱移植术。由于肌腱移植有可能损伤正常的指浅屈肌腱，及出现并发症，所以，对于老年、关节僵硬、不合作的患者及对获得理想效果的困难性不理解的患者，不应考虑指屈肌腱移植。一些学者主张将移植肌腱从指浅屈肌腱周围绕过。也有人主张肌腱移植应分两期完成。

（二）Ⅱ区

在Verdan和Kleinert对此做出重要贡献之前，对骨纤维鞘内（即Bunnell的“无人区”）指屈肌腱的一期修复一直存在着争议，但目前已被广泛接受。如果条件良好，手术医师技术娴熟，80%的患者可获得满意的结果。指屈肌腱修复后，年轻人较40岁以上患者效果好。一期修复较二期修复或肌腱移植分期重建的效果要好。特别强调的是，一期修复医师对最终的疗效影响最大。决定和进行一期修复的医师应具备一期修复失败时，后期行肌腱移植或肌腱松解的熟练技术。

Ⅱ区的一期修复失败常常是由于滑车区粘连造成的。正确地处理伤口至关重要。如对肌腱修复的时机有疑问，应先行清创，后期再由有经验的医师进行修复。

在修复过程中的技术问题包括：对指深、浅屈肌腱撕裂的处理；指深屈肌腱与指浅屈肌腱2束之间的正确走向；指浅屈肌腱2束扁平部的缝合；对屈肌腱鞘，包括环形增厚部（滑车）的处理；术后处理；肌腱松解的时机和技术。绝大多数外科医师主张Ⅱ区的指深、浅屈肌腱损伤均应修复。研究表明应保留绝大多数骨纤维鞘的环形滑车结构，特别是A2和A4滑车（图66-30和图66-31）。并建议多数情况下要同时修复腱鞘的缺损。应当注意，对于指浅屈肌腱在近指间关节近侧缘及其以远断裂时，术者可能对远端与近端肌腱的方向判断错误，从而在远近束畸形旋转的情况下错误地进行缝合（图66-32）。最近的文献报道一部分A2区域滑车可以被切开来提高肌腱的滑动能力，如果其他的鞘和滑车是完好的，A2滑车可全部切开。另外，应注意需将已回缩至近侧的指深屈肌腱自指浅屈肌腱分叉处抽出（图66-33）。

根据以前表述有多种缝合方式。在Ⅱ区，通常采用4股或以上锁定的腱心缝合方法。手术医师依据自己的学习和临床经验，以及每个患者的特殊要求，可以选用其他适当的缝合方法。传统腱心缝合法的缝线位于肌腱的掌侧1/3，以免破坏肌腱内的循环。研究显示与位于肌腱掌侧半者相比，位于肌腱背侧半的缝线的抗拉强度增加了58%。大多数医师采用5-0或6-0尼龙线连续腱周缝合，完成肌腱表面光滑的修复，以尽可能地减少与腱鞘间的粘连和在腱鞘上的“扳机”问题。腱周缝合可以增加修复的强度。采用腱心4股线缝合加上腱周缝合后，

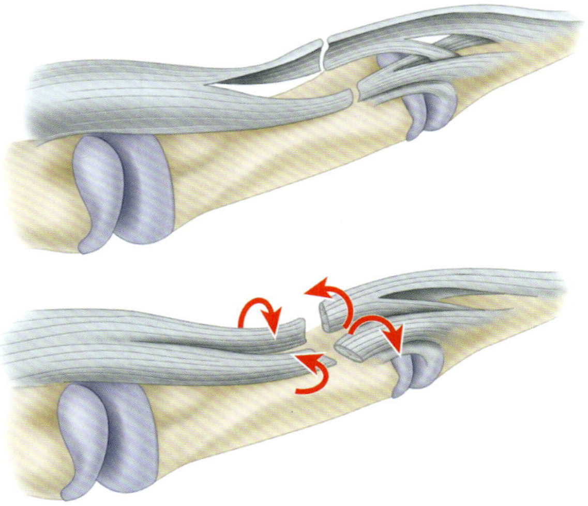

图 66-32　指浅屈肌腱（FDS）螺旋。手指伸直时，FDS 恰在掌指关节远侧分开形成两束。指浅屈肌腱包绕指深屈肌腱至 Camper 交叉，并在此处尺桡两束交叉止于中节指骨。这样，FDS 的表浅部在 Camper 交叉水平转至深层。如果指浅屈肌腱撕裂发生在此指浅屈肌腱两束螺旋排列的中点，那么损伤的两端都旋转 90°，但方向相反。此时，粗心的医师就会忽视这一点，认为远近两端相互匹配，排列关系看似正确，可以缝合，因而简单地将相似的两端进行缝合，这样，指深屈肌腱的通道就会阻塞。如果没有发现并纠正这种错误，结果将阻碍指深屈肌腱的滑动，达不到满意的手指活动度

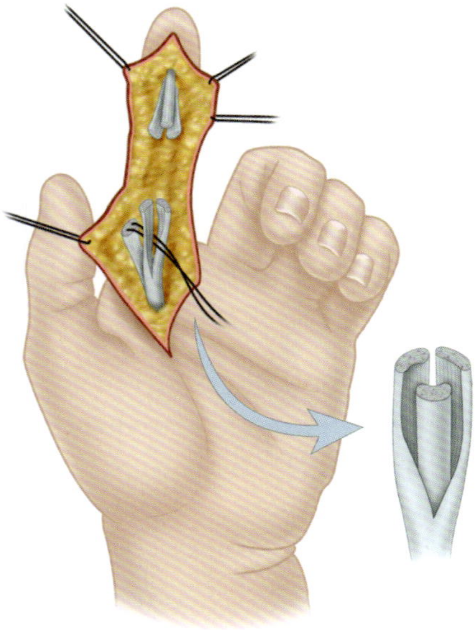

图 66-33　屈肌腱断裂向近端回缩后，在远侧掌面，浅深两个肌腱的断端彼此分开。将肌腱向远侧牵至手指之前，先将深肌腱正确地放回浅肌腱的裂隙中，重建指深与浅屈肌腱的解剖关系，以便正确地与远侧端相对应地修复。在一些病例中，必须将指深屈肌腱重新穿过指浅屈肌腱两束形成的裂隙，位于 Camper 交叉的掌侧，以重建肌腱撕裂处的肌腱位置

可允许术后在腕关节伸展位时常规进行轻度主动屈曲活动，功能恢复好、并发症少。缝线的选择根据每个医师的经验及习惯，大多数人喜欢使用合成的编结线，通常为聚酯材料（如 Mersilene，Tycron，Tevdek，Fiberwire）；也有人采用单股尼龙线和钢丝获得了成功。通常用 3-0 或 4-0 缝线。在Ⅱ区通常不必采用抽出缝合法。术后处理极为重要，将在本章的后续部分讨论（参阅“屈肌腱一期缝合”的讨论）。

屈肌腱修复后，18%~25% 的患者需要肌腱松解。通常，当术后康复达到平台期，并且所有伤口均柔软且具有一定的弹性、皮肤软化、瘢痕周围几乎没有硬化区时，可考虑肌腱松解术。骨折或关节损伤已愈合，没有或仅有很少的残余关节挛缩；被动活动范围应该接近正常，感觉应正常，如已行指神经修复术，已有感觉逐步恢复，这些条件通常在肌腱修复术后 5~6 个月才具备。屈肌腱松解术最早可于肌腱修复术后 3 个月进行，且确认肌腱活动已 1~2 个月无改善。屈肌腱松解术是技术要求较高的手术，应该由经过专门训练并具有一定经验的医师完成。肌腱松解后，手指的功能可以增加 50%（还可参考“儿童屈肌腱损伤”）。

（三）Ⅲ区

在Ⅲ区，蚓状肌肌腹同肌腱一样常发生断裂。常需再做切口以充分暴露。如果伤口条件良好或仅延迟数天，所有肌腱均可一期修复。锐性神经损伤，条件允许时一期修复非常重要，因为即使延期数周修复，也会导致神经断端间形成相当大的缺损。如果伤口条件不允许对肌腱和神经进行修复，应将神经和肌腱的断端缝至邻近的筋膜上，防止其过度回缩。蚓状肌肌腹的损伤一般不予以缝合，因缝合后可增加肌肉的张力，产生“蚓状肌阳性指”（试图主动屈曲手指时，近指间关节反而伸直）。

（四）Ⅳ区

当伤口条件良好时，所有Ⅳ区的神经和肌腱损伤均应一期修复；为了暴露充分，可能需要部分或完全松解腕横韧带。如果必须完全切开，此时腕关节不应处于超过中立位的屈曲位，但手指应较平时稍屈曲，以使肌肉肌腱单元松弛。腕关节屈曲超过中立位可使修复的肌腱半脱位，离开正常的基床，呈弓弦状位于切口皮下。技术上可行时，在肌腱修复的同时保留部分腕横韧带，则可避免出现这种情

况。另外，也可通过“Z”字形延长切开腕横韧带，以便肌腱修复后修复韧带，可为肌腱提供一个滑车装置。注意该水平的指深屈肌腱可能未明显分开，且通常会存在交错。

（五）Ⅴ区

因为Ⅴ区位于腕横韧带近侧，修复后肌腱的滑动通常较其他较远的分区都好。如前所述，如果伤口条件许可，此区内所有肌腱和神经的损伤均应一期修复。是此区肌腱修复的主要困难之一，是对于常见横行伤口的充分暴露，需向近侧或远侧延长切口。腱鞘内的血凝块常为定位肌腱断端提供线索。此区指深屈肌腱尚未完全分支，而指浅屈肌腱通常已明确分开，其肌腹延伸更远，受伤的断端常较易配对。如果经验不足，也可以推迟一期修复，先进行清创，延迟数天不会影响结果。在此区，可能需要切除部分滑膜鞘以便发现和清除血肿，但通常不应将滑膜鞘全部切除。单纯的掌长肌腱撕裂不一定需要修复。

（六）急性损伤的延期修复

在伤口严重污染、挤压伤或撕脱伤、软组织缺损、多发性粉碎骨折或缺乏手术技术时，任何区肌腱都可行延期修复。如果存在需要立即进行手术的其他损伤，也可延期修复肌腱。患者的情况可能不允许对肌腱和神经损伤进行确定性治疗时，应该尽可能地清创并松弛闭合伤口；也可以保持伤口开放，而以无菌纱布覆盖，支具固定。随后应制订对伤口及损伤结构的最终处理计划。彻底清创后，延期 2~3 天再行肌腱修复通常不会出现过多的并发症。延长时间过久会造成损伤肌腱和神经断端发生不可接受性的回缩，尤其在Ⅲ、Ⅳ、Ⅴ区。如果情况表明需要延期对肌腱和神经进行确定的处理，应在闭合伤口前将损伤肌腱和神经的断端缝至邻近软组织上，以防止回缩。

（七）屈肌腱的一期缝合

屈肌腱的一期和延迟一期修复的准备及手术方法在各区不同。下面根据每个分区的要求，对手术方法分别加以讨论。通常需要对拟缝合的肌腱更多暴露。附加的切口（图 66-34）不应以直角跨过屈曲横纹。通常，屈曲远端关节可使远侧肌腱断端滑入伤口，因此远端需要暴露的范围较近端少。另外，肌腱近端受肌肉的牵拉而回缩，肌腱远端则不然。

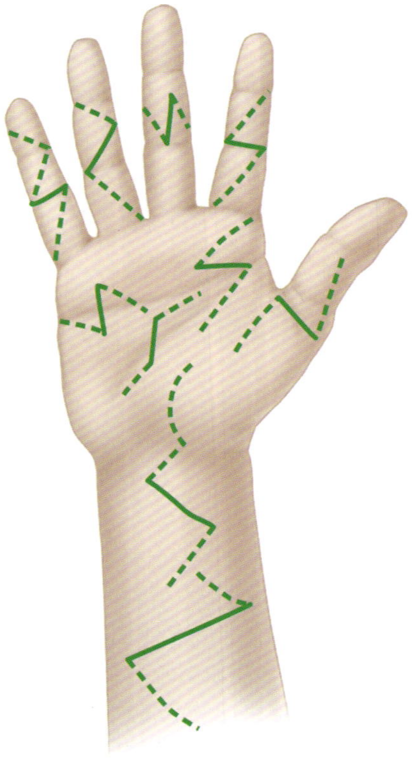

图 66-34 肌腱一期缝合的显露。实线表示原皮肤切口，虚线代表可以延长的方向以扩大显露（见正文）

不论肌腱损伤在哪个区，均应特别注意各个肌腱的解剖位置和肌腱间及肌腱与其他结构间的关系。肌腱手术操作要求细心、轻柔和无创。应用小而尖的有齿镊夹持肌腱断端，避免使用 Allis 钳、Kocher 钳或止血钳等器械挤压断端。虽然肌腱尖端可用小止血钳夹持，在缝线打结前应切除被小血管钳夹过的肌腱断端。有时这样做会导致肌腱不必要的缩短。缝合技术应精确，两端接合应准确，避免断端分离、间隙形成及断端粗糙等现象。

Ⅰ区和Ⅱ区的修复

手术技术 66-10

Ⅰ区

- 当指深屈肌腱在Ⅰ区的止点或接近止点处损伤时，自原伤口斜行延长至指腹中部，或者通过尺侧或桡侧的中线切口，显露手指的远端。
- 避免损伤指神经的终末支和引起掀起的皮瓣丧失血供。指深屈肌止点通常较易显露；有时断裂肌腱的近端仅有很小的回缩。
- 向近侧延长切口，可采用掌侧“Z”字形切口

（Bruner）、桡或尺侧中线切口或正中斜切口（图 66-35A）。避免损伤血管、神经束。

- 在血管、神经束的背侧或掌侧掀起皮瓣。
- 暴露屈肌腱骨纤维鞘（图 66-35B）。如果能自切口看到肌腱近侧断端，应试用小血管钳，如 Adson 钳或精细组织镊将其拉出；如果肌腱近端回缩过多，应视情况延长切口，可采用桡侧中线或尺侧中线切口，也可于腹侧呈“Z”字形或用正中斜切口，注意不要损伤血管、神经束。
- 打开腱鞘薄弱的十字交叉部分，以便传送肌腱。切开腱鞘时采用“L”字形切口或“Z”字成形术开一个活门，以便在需要时易于缝合。
- 如果肌腱已回缩，采用前述方法中的一种先将其断端做一抓持缝合。在中节指骨上切开腱鞘时，一定要保留 A4 滑车。如果屈肌腱不能保持在易于修复的位置，可以用 25 号或 26 号皮下注射针、Keith 针或 Bunnell 针自皮肤穿过，再穿过肌腱后从对侧皮肤穿出，暂时固定肌腱。肌腱修复完成后拔除这些针。
- 尽管此区可采用 Bunnell 抽出钢丝法固定肌腱，但并非常常如此，特别是使用顺行抽出钢丝法而不用 Bunnell 逆行抽出钢丝法时（图 66-26 和图 66-27）。
- 用直针自指腹远端将缝线穿出，通常恰在甲床掌侧穿出。
- 另一种抽出钢丝方法是在骨上穿洞，将针线穿过骨洞自指甲穿出或绕远节指骨穿出，将近端肌腱与远端连接。无论采用何种缝合材料，通常选用 4-0 缝线。
- 确定肌腱旋转对位和固定满意后，以 4-0 或 5-0 单股尼龙线缝合伤口（图 66-35C）。

Ⅱ区

- 在Ⅱ区，切口一般需要向两端延长（图 66-36）。无论采用何种入路，解剖掀起皮瓣时都要小心，避免损伤血管、神经束。
- 如果指神经已被断，应将其轻轻游离，在肌腱修复后，再修复神经，以免断裂。
- 向远、近处充分显露伤区的屈肌腱鞘，以利于寻找肌腱断端。如前所述，肌腱远端在被动屈曲远指间关节后很易找到。避免损伤滑车，特别是 A2 和 A4 滑车。
- 如果需要打开腱鞘，最好切开纤维状的交叉区。在肌腱远端止点、C2 和 C3 及 C1 等区腱鞘呈纤维状，可以小部分地切开腱鞘（图 66-30）。切开腱鞘可以有几种形式。“L”字形切开后容易缝合，便于在鞘内通过肌腱（Lister）。如果伤后数天切开，腱鞘已收缩，这时用“Z”字形延长法切开，有助于在困难的情况下部分地闭合腱鞘。
- 如果可能，通过屈腕和屈指以及挤压前臂、腕和手，使肌腱近端滑到手指。如果上述方法失败，可能需要在远侧掌横纹处做一横切口，在掌部寻找肌腱近端。
- 找到近断端，用最终缝合肌腱的缝线行锁式腱心缝合，通过牵拉缝线将肌腱经腱鞘拉出。
- 新鲜的急性损伤，穿过肌腱较容易。而伤后数天，由于肌腱水肿及腱鞘收缩，可能需要其他的方法。

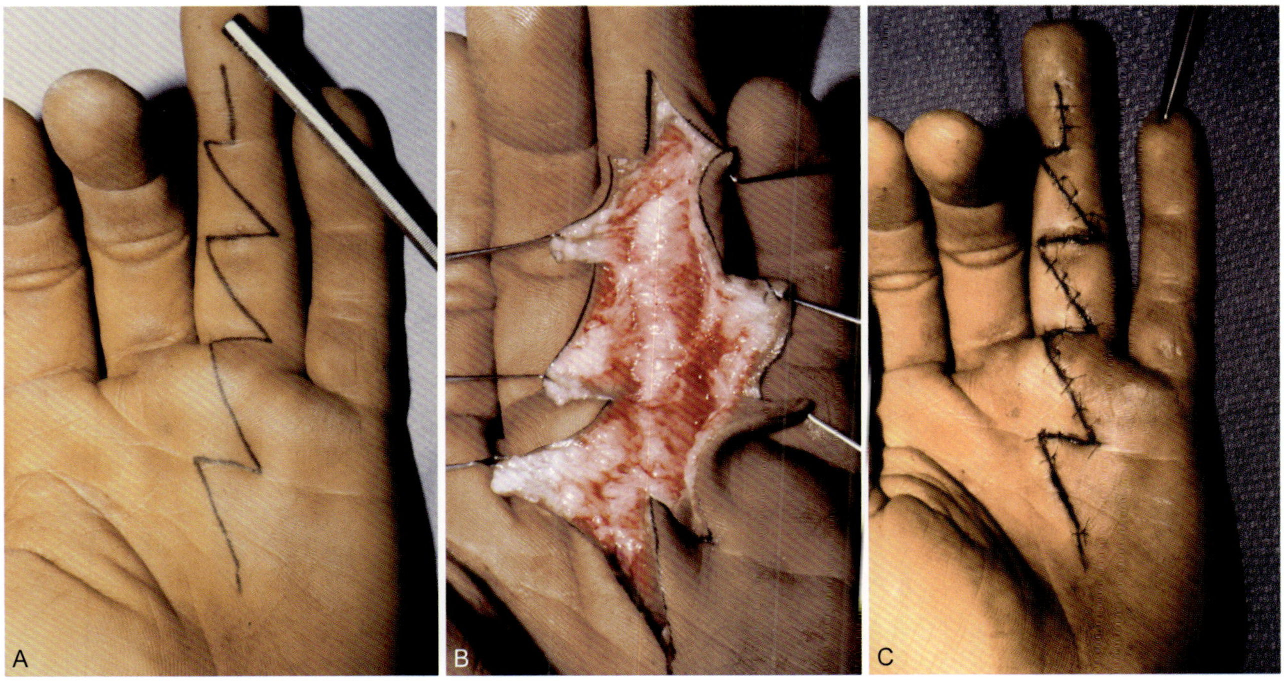

图 66-35 A. 标记的手指和掌部切口；B. 掀起皮瓣，显露屈肌腱鞘；C. 关闭切口（见手术技术 66-10）

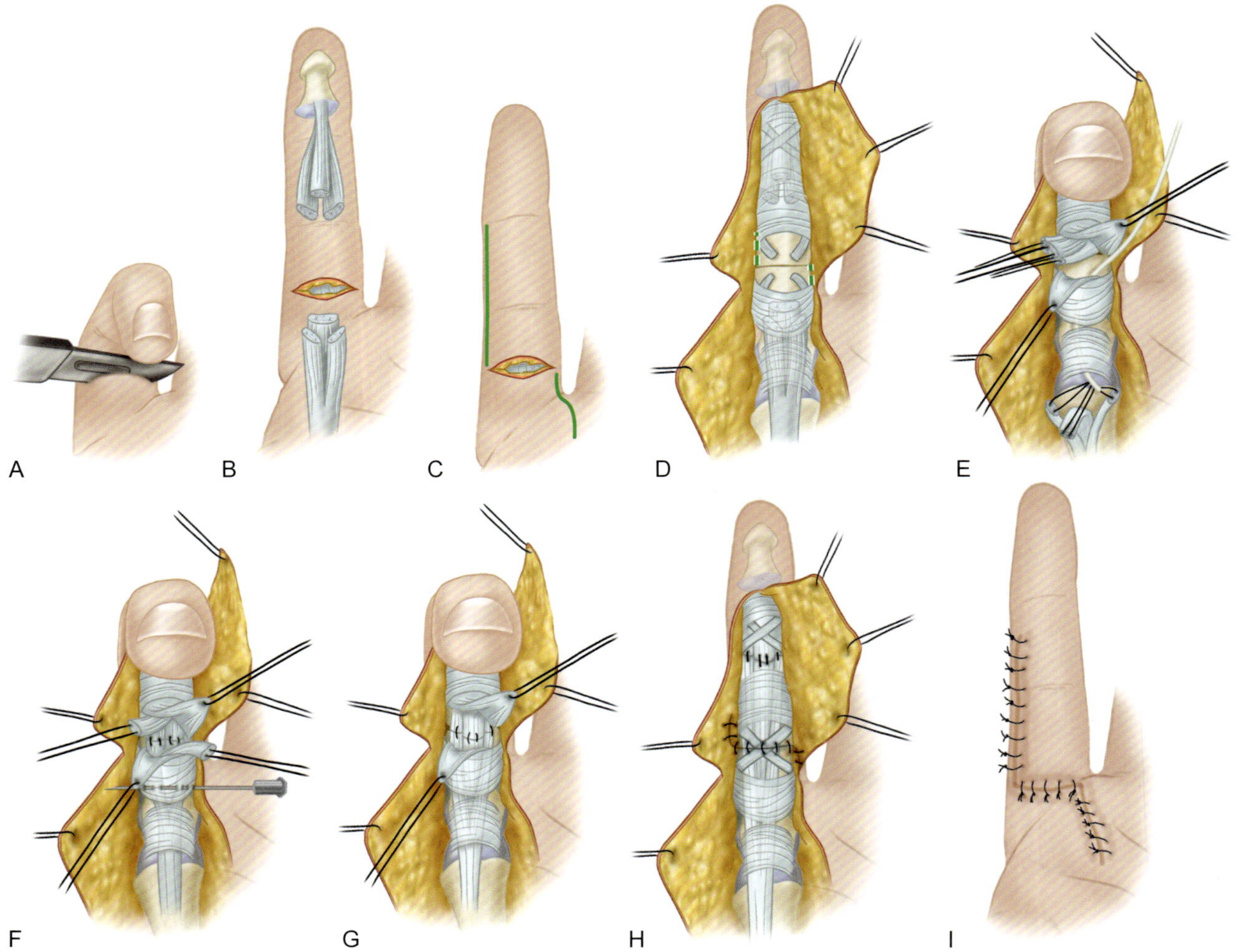

图 66-36 Ⅱ区指屈肌腱修复的 Strickland 技术。A. 手指完全屈曲时Ⅱ区刀割伤；B. 该指伸展时屈肌腱回缩的平面；C. 绿线代表尺、桡侧切口，可广泛显露屈肌腱；D. 皮瓣掀起后显露该指屈肌腱系统。本例肌腱断裂处位于 C1 交叉滑车区，注意因手指屈曲状态受伤所致的指屈肌腱远近断端的位置。绿线示腱鞘十字滑车 - 滑膜鞘的侧方切口，用于显露修复肌腱；E. 在十字滑车 - 腱鞘掀起小三角瓣，以便被动屈曲远指间关节时，使屈肌腱远端进入伤口，同时用小导管或婴儿细胃管将指深、浅屈肌腱近侧断端牵回到 A1 滑车近侧；F. 指深屈肌腱近侧断端横穿一小号皮下注射针，将其固定在修复区。然后修复指浅屈肌腱尺桡侧束；G. 在远指间关节完全屈曲状态下修复两肌腱；H. 伸展远指间关节，将肌腱修复点送至完整的远侧屈肌腱鞘内，C1 交叉 - 腱鞘已修复完毕；I. 最后缝合伤口

采用 Lister 推荐的方法，用一根儿科鼻饲管或塑料静脉输液连接导管可以容易地将近端肌腱穿过腱鞘和指浅屈肌腱分叉处。

- 在指浅屈肌腱 2 束之间将导管插入屈肌腱鞘。
- 将肌腱近侧断端牵引线穿入管内，夹住导管和牵引线，引导肌腱随导管和缝线通过腱鞘。
- 另一种方法是用 20 号或 22 号钢丝做成套索，在腱鞘内穿至近侧，套上牵引肌腱的缝线，将肌腱拉出腱鞘。还可将肌腱缝在各种不同的导管上穿过腱鞘。
- 当肌腱近端被牵至修复区后，用 25 号或 26 号皮下注射针，将肌腱暂时固定到腱鞘上，几乎不会产生长期损害。注射针成为一个临时固定装置。
- 以同样的方法固定肌腱远端。
- 用 4 股线或 8 股线的方法进行腱心缝合。此时应注意防止指深屈肌腱发生畸形旋转。参考腱纽止点及其与指浅屈肌腱的关系对预防此点会有帮助。
- 系好线结，用 5-0 或 6-0 尼龙线做腱周内翻缝合或十字缝合（图 66-14），尽量减少肌腱创面的暴露。
- 如指浅屈肌腱恰在近指间关节的近侧被切断，要注意浅肌腱尺桡 2 束的排列及所谓的指浅屈肌腱“螺旋”（图 66-32）。指浅屈肌腱在掌指关节处分叉后，环绕深肌腱，交叉后止于中节指骨掌侧，这样使指浅屈肌腱的浅表部在 Camper 交叉处转至深面。此区肌腱损伤后，指浅屈肌腱的两断端

向相反方向各旋转 90°。如果此时肌腱按照看似非常满意的对位进行缝合，可能引起指深屈肌腱的卡压。

- 如果指浅屈肌腱在更远处如近指间关节附近或肌腱止点处断裂，可能遇到另外的技术难题，因为此处肌腱很薄，很难进行满意的腱心缝合。应努力做锁式腱心缝合，因为单纯以 5-0 或 6-0 尼龙线缝合不足以防止肌腱断裂。若术野显露及骨组织情况允许，可采用小缝合锚钉修复肌腱。
- 在某些情况下，修复指浅屈肌腱可能会异常困难。虽然大多数外科医师反对切除指浅屈肌腱，如果外科医师断定不能满意地修复指浅屈肌腱或修复后将影响指深屈肌腱的功能，在此区可行指浅屈肌腱切除术。
- 通常先修复指浅屈肌腱而后修复深屈肌腱。缝合打结后，如果需要，以 6-0 尼龙线做腱周缝合，如可能用 5-0 或 6-0 尼龙线修复腱鞘。
- 用 5-0 尼龙线间断缝合切口，然后去除暂时固定的针头。
- 避免手指过伸，用带垫的加压敷料包扎固定手的位置，再用背侧支具固定手指和拇指的位置。
- 支具固定腕关节于屈曲 45°~50°、掌指关节屈曲 50°~60°、远和近指间关节伸直位。
- 如果 1 个或多个滑车受损且不能修复时，应在肌腱一期修复时重建滑车，防止出现弓弦现象和手指活动受限。
- 屈肌腱鞘 / 滑车重建后，在术后进行屈肌腱康复和恢复运动的过程中，应以热塑形指环加以防护（详见下文有关分期肌腱重建的讨论）。

Ⅲ、Ⅳ、Ⅴ区的修复

手术技术 66-11

Ⅲ区

- Ⅲ区是指腕横韧带远侧缘与 A1 滑车近侧部之间的区域，此区的屈肌腱修复可采用与Ⅱ区相同的方法。术中可能需要向近侧和远侧延长切口。应注意避免切口垂直穿过掌纹，还应避免损伤血管、神经束和使皮瓣丧失血供。
- 在修复前，先将肌腱断端正确对位。如果肌腱近端已回缩至腕管或更近侧，可能需要部分切开腕横韧带，以便将肌腱断端向远侧牵入手掌。
- 虽然在掌部没有屈肌腱鞘，也应仔细缝合，最好进行腱心缝合以避免缝线暴露于邻近组织。此区修复后常能获得满意的愈合和功能。
- 术后以厚敷料加压包扎并制动拇指、其他手指和腕关节。固定腕关节约屈曲 45°，掌指关节屈曲 50°~60°，指间关节伸直位。

Ⅳ区

- Ⅳ区为腕管区，掌部基底的直接损伤常并发正中神经损伤。如果伤口就在腕横纹近侧，特别是手指呈屈曲状时，应怀疑有Ⅳ区屈肌腱损伤。
- 将伤口向近侧延长至前臂，向远侧延长至手掌内，注意切口应斜行经过腕横纹。如果损伤位于腕横韧带下面，可能需要部分或全部切开腕横韧带。
- 如可能，应保留部分腕横韧带，以免术后出现“弓弦”现象。
- 如果无法保留，应做“Z”字形延长切开，以便修复，减少术后出现“弓弦”现象。
- 在腕管区修复指深、浅屈肌腱，最好采用锁扣式腱心缝合的腱内修复方式，这样可有效地减小创面及缝线的外露。
- 此区仍需注意各个肌腱的方向和排列。在腕管区，中指和环指指浅屈肌腱位于示指和小指指浅屈肌腱浅面，这样有助于记忆。可能需要切除部分腱膜以减少体积和减轻术后的水肿。
- 以 4-0 尼龙线缝合皮肤切口。术后加压包扎，背侧夹板固定腕关节约屈曲 45°。
- 如果腕横韧带全部切开且无法修复，应固定腕关节于接近中立位，尽量屈曲手指，减少掌侧皮肤的压力和“弓弦”的发生。
- 如果腕横韧带仅部分切开或已经修复，则固定腕关节约屈曲 45°、掌指关节屈曲 50°~60°、指间关节完全伸直位。

Ⅴ区

- 指腕横韧带近侧的前臂掌侧部分。常因切割伤而致多根肌腱、神经和血管同时损伤，如碎玻璃划伤或持刀械斗。在此区准确鉴别肌腱非常重要。
- 在此区，特别是在腕部，如果指深、浅屈肌腱都断裂，由于两者的共同起点，当找到并向远端牵拉 1 根肌腱断端时，可将这些肌腱作为 1 组拉入伤口。
- 仔细观察肌腱断端在伤口内的位置和断裂的水平、与毗邻结构的关系、断端的直径、断面的形状及切割的角度，准确地匹配损伤的肌腱。尽管在手术台上参阅解剖书以便确定解剖关系是不光彩的，如果将正中神经错接在拇长屈肌腱、掌长肌腱或其他肌腱上，则是不可饶恕的错误。
- 依据解剖位置、淡黄色外观、掌侧中线有血管、断端有神经束等特点，通常能比较容易地确定正中神经的远、近侧断端。
- 虽然在掌部及其远侧区域常用 4-0 缝线，在前臂使用 3-0 尼龙线已足够。在前臂远端修复肌腱并不一定要求采用腱内缝合法，采用双直角或褥式缝合即可获得满意的效果。

- 在前臂修复肌腱后，根据需要修复神经和血管，修复应该由深而浅地进行。
- 以 4-0 尼龙线缝合伤口，固定腕关节约屈曲 45°，掌指关节屈曲 50°～60°，指间关节完全伸直位。

术后处理 以下两种术后活动方法中的任何一种都可以取得良好的结果。一种方法（Kleinert）即通过连在伤指指甲与腕之间的橡皮带进行主动伸指和被动屈指活动（图 66-37）。随后，这种方法得以改良，在掌部加一滚轴，以改变橡皮带力线。另一种方法（Duran）是在手指背伸限制的情况下进行有控制的被动活动（图 66-38）。如果使用更强的多股线技术修复肌腱，早期安全的被动活动极限将被提高，多股线修复技术被用于有计划行早期功能锻炼的患者。对于 10 岁以下的儿童或不能合作的患者，则难以使其理解并服从上述两种锻炼的复杂动作。应根据医师或理疗师的判断选择保守的常规术后处理方法。

尽管一些患者可在术后 1 周内去除夹板，但我们发现使用不可拆卸背侧支具更安全。术后第 1 天，示范近、远指间关节的被动屈伸锻炼。腕关节通常置于屈曲 20°～45°，掌指关节屈曲 50°～70°，指间关节维持中立位。在闭合伤口前，应确定实现肌腱滑动 3～5 mm 时指尖被动活动的范围（图 66-39）。术后当天开始该范围的活动。对于一些能够配合的患者，术后 3 天即可换上可拆卸支具（图 66-40）。患者应在指导下进行有计划的锻炼，包括每天 8 次近、远指间关节及 2 个关节组合的被动屈伸关节活动。对于使用坚强的多股线缝合技术的、配合的患者，或可增加“握持”训练。此种训练至少持续 3～4 周，然后可换用可拆卸夹板。

控制性主动活动方案是通过穿在指甲上的缝线或贴在指甲上的挂钩将伤指指尖与橡皮带连在一起（图 66-37A）。同时用背侧支具维持腕关节屈曲 20°～30°，掌指关节屈曲 40°～60°，指间关节伸直位。橡皮带从掌部的滚轴或安全别针下面穿过，固定于前臂远端的另一枚安全别针上（图 66-37B）。橡皮带无张力下，用安全别针维持近指间关节屈曲 40°～60°。橡皮带的松紧度应以允许近指间关节抗橡皮带牵拉下完全伸直为宜。此种控制性的活动方法可使修复的屈肌腱免受牵拉，并且所允许进行的活动可促进肌腱愈合。术后第 1 天就应鼓励患者进行主动的伸指练习。如果患者看起来无法理解和配

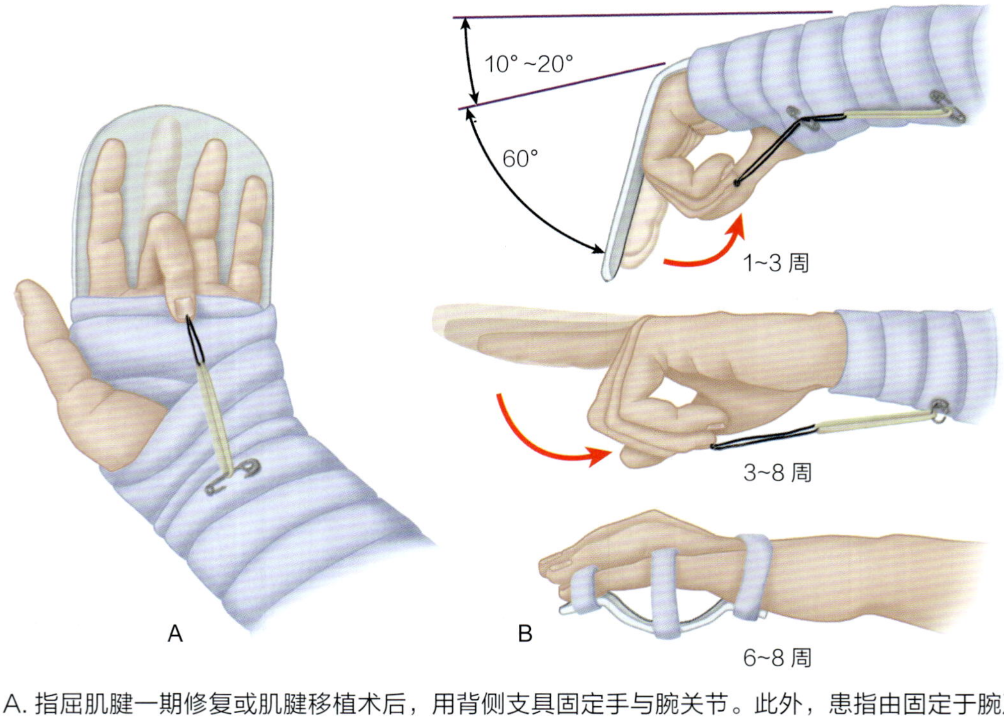

图 66-37 A. 指屈肌腱一期修复或肌腱移植术后，用背侧支具固定手与腕关节。此外，患指由固定于腕及手指甲的橡皮带维持在屈曲位，橡皮带通过穿过指甲的钢丝或粘于指甲上的挂钩与手指连接。这样可使伤指主动伸直并在保护下被动屈曲。B. 通过背伸阻挡支具和适当的橡皮带牵引，指屈肌腱修复后可即刻进行有控制的活动，允许近指间关节（PIP）抗牵拉伸展和屈曲 40°～60°。术后 3～8 周，橡皮带固定在腕部的弹性绷带套上。术后 6～8 周，去除橡皮带后，根据需要可使用晚间支具固定（见手术技术 66-11）

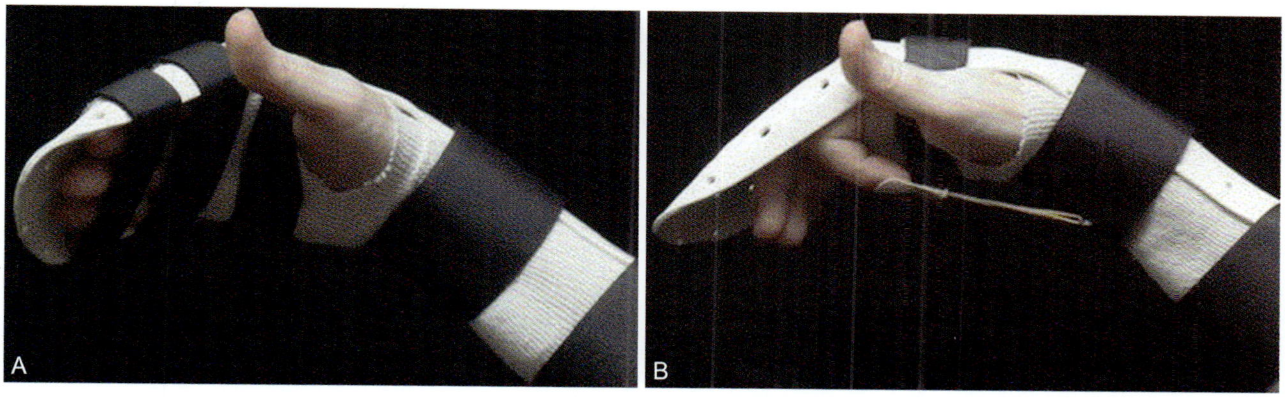

图 66-38　A. Kleinert 带动屈曲的支具，注意在休息位时远指间关节屈曲较小，近指间关节屈曲较大；B.Duran 改良的背侧保护支具，注意在休息位时指间关节保持伸展状态（引自：Pettengill KM: The evolution of early mobilization of the repaired flexor tendon, J Hand Ther 18: 157-168, 2005.）（见手术技术 66-11）

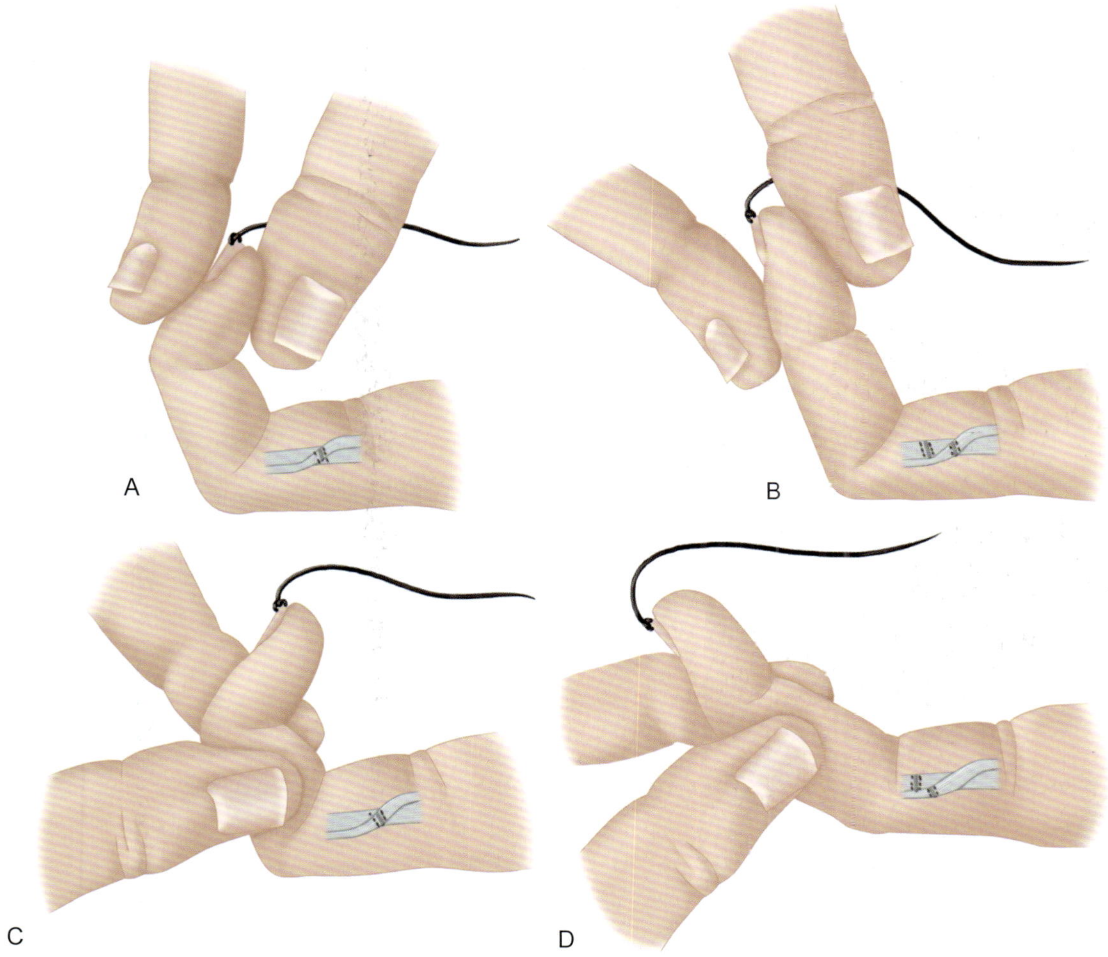

图 66-39　A. 有控制的被动运动锻炼示意图，掌指关节应处于正常平衡的位置，远指间关节伸直足以使肌腱吻合处移动 3~5 mm，在此练习中，仅活动远指间关节；B. 注意指深屈肌腱吻合处向远侧移动，离开指浅屈肌腱吻合处；C. 当中节指骨伸直时，两吻合处均向远端滑动，在这个练习中，仅活动近指间关节；D. 这样使断端吻合处从可能已经损伤的固定结构上移开，橡皮带又使手指回复原位

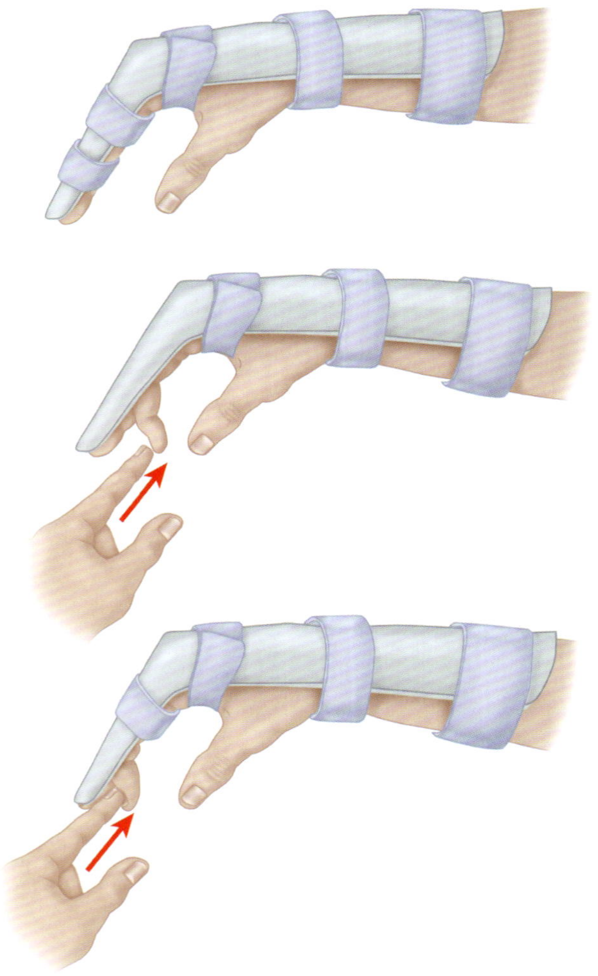

图 66-40 被动屈曲指间关节，每天数次，共 4~5 周。Duran 和 Houster 推广肌腱恢复术后早期被动活动

合这种技术，应该在术后 1 周之内放弃这种练习。

术后 3 周去除背侧支具，使用带钩的腕套，在橡皮带牵引下再练习 3 周。患者应对抗皮带的张力主动伸指，禁止被动伸指或主动屈指。术后 6~8 周拆除腕套支具，然后用动力伸展支具固定，以防止近指间关节挛缩。术后 8~10 周可进行力量练习，10~12 周可正常使用手。

五、儿童的屈肌腱损伤

年龄小于 10 岁儿童的屈肌腱损伤治疗困难，技术要求高。前述的屈肌腱损伤处理原则同样适用于儿童。

由于儿童哭闹使检查结果不够可靠，因此，儿童肌腱及其相关结构损伤的诊断比较困难。儿童屈肌腱鞘和屈肌腱之间的空间非常小，因此在修复时更要注意采用精细的手术技术。因肌腱细小，缝合时需要用更细的缝线，如 5-0 缝线；腱周缝合时要用 6-0 或 7-0 缝线。因幼儿无法配合术后的康复锻炼，所以，术后需要扩大固定范围并延长固定时间。术后通常需要使用长臂托固定 28 天。一些研究发现术后处理方案对于儿童肌腱修复的结果影响不大。手指全主动运动（total active motion，TAM）与损伤时的年龄关系最密切。年龄 <4 岁者 TAM 为正常的 54%，4~10 岁者为 77%，而 >10 岁者为 82%。Sikora 等报道：在 47 个平均年龄 8 岁的患者中，有 40 位患者术后经过 4 周的制动手指实现了完全正常的活动范围。由于婴幼儿的术后训练和康复难以预测，所以一部分医师主张将婴儿肌腱损伤推迟至 3~4 岁时再做修复手术，以便在技术上可以获得更好的修复，同时也增加了术后患儿配合的机会。儿童年龄越大，肌腱松解的效果似乎越好。在肌腱重建中如果需要肌腱移植，儿童的肌腱来源也受到限制。

六、屈肌腱断裂

虽然屈肌腱断裂不如伸肌腱常见，但仍会发生，且时常被漏诊。在运动员中最常见的肌腱撕脱部位是环指的指深屈肌腱止点处。在 X 线片上表现为小的撕脱骨折或关节骨折。MRI 有助于确诊肌腱断裂。创伤性断裂常发生在肌腱止点处。通常患者最初的主诉是手掌部出现包块，而无手指功能障碍。屈肌腱断裂最常发生在指深屈肌腱，而最少发生在指浅屈肌腱或拇长屈肌腱。此病变最常发生于 20~40 岁的男性，其中 20% 伴有滑膜炎。指深屈肌的肌腱内断裂可发生于需要抗阻力强力屈曲的患者。

（一）治疗

直接缝合、肌腱移植或肌腱转位已被推荐用于治疗此类损伤。影响这些治疗方法及其疗效的因素有：①受伤至治疗的时间；②肌腱回缩的程度；③损伤肌腱的血供；④ X 线片所见是否有骨折片。根据这些因素，将此类损伤分成 3 种类型：Ⅰ型，肌腱完全回缩至掌部，被蚓状肌起点固定；Ⅱ型，肌腱回缩至近指间关节水平，有 1 个长腱纽仍完整，可以维持血供；Ⅲ型，通常有 1 个骨折片，此骨折可为粉碎性或非粉碎性的，可以是关节内的也可以是关节外的。

对于伤后 7~10 天内被发现的Ⅰ型损伤，可重新将肌腱固定至末节指骨。超过这段时间，肌腱远断端将卷曲、软化，而不能被牵出附着于末节指骨。此时应取侧中线或掌侧斜切口，在 A2 滑车远侧横行打开腱鞘。如果未找到肌腱断端，表明肌腱已回缩至掌部。在远侧掌横纹附近做横切口，暴露 A1 滑车近侧的屈肌腱鞘，寻找肌腱断端，找到后可通过多种方法传送带线肌腱，如逆行插入婴儿鼻胃管或静脉输液管法或钢丝襻法，这样可以顺行抽出断端而不增加腱鞘损伤。然后采用顺行抽出法而不是传统的 Bunnell 逆行抽出法（见图 66-27）用抽出钢丝将断端附着于末节指骨上。保留钢丝 3~4 周，在此期间以背侧支具固定，腕关节屈曲，掌指关节屈曲 70°~80°，指间关节伸直。3~4 周抽出钢丝。如果Ⅰ型损伤就诊较晚，对于年轻、合作患者的示指、中指或环指损伤，应考虑行肌腱移植术，也可根据患者的需要和运动情况考虑肌腱固定术或关节融合术。

与肌腱回缩至掌部的损伤相比，回缩至近指间关节处的Ⅱ型损伤，因肌腱仍能维持血供，所以可以在损伤较长时间后进行修复，其中有些病例在伤后数月再行手术仍能取得满意的效果。

靠近远指间关节的带有小撕脱骨片的Ⅲ型损伤，由于保存了血供，因此也可以在伤后更晚些时间当作骨折来修复。修复后在手指制动的情况下，鼓励早期被动活动。如果采用抽出钢丝法，术后应按前面所述的方法进行锻炼。对于Ⅱ、Ⅲ型损伤的提醒：如果肌腱从骨折块上撕掉应视为Ⅰ型损伤。

对于许多就诊较晚的患者，不论回缩到哪个水平，如果不能使肌腱满意地附着于末节指骨上，就应考虑行关节融合术或肌腱固定术。对于治疗意愿强烈的年轻患者，有选择地采用示指和中指的完整的指浅屈肌腱进行肌腱移植，可以获得满意的效果。

（二）修复后断裂

如果屈肌腱在一期修复后发生断裂并及时被发现，则再次手术探查、找到并修复断裂的肌腱，仍能获得良好的效果；如果发现较晚，而无法进行端-端缝合时，应考虑肌腱移植重建术。肌腱松解后，也会出现肌腱断裂。出现上述这些情况时，应根据情况决定是进行再次探查和修复还是做肌腱移植。如果断裂发生在致密的瘢痕区，重新探查和修复不会取得满意的结果，此时应考虑延迟肌腱移植。如果拇长屈肌腱断裂被早期发现，可将断端重新固定于末节指骨；如果发现较晚，由于肌肉收缩和肌腱变性，可能需行肌腱移植（见手术技术 66-16）。

七、拇指屈肌腱的修复

拇指也根据各部位解剖特点被分成几个区域，拇长屈肌腱不同区域的损伤决定着其修复方法的选择。Ⅰ区是指间关节与拇长屈肌腱止点间的区域，Ⅱ区包括掌骨头近端至掌指关节之间的纤维骨鞘区，Ⅲ区指位于大鱼际下的掌骨区域，Ⅳ区为腕管部分，Ⅴ区指腕部以近的前臂远端部分（图 66-41）。

Urbaniak 根据拇长屈肌腱损伤的部位和修复的时机，制定了一套选择拇长屈肌腱修复方法的系统方案（表 66-1）。研究发现在指屈肌腱鞘内的端-端缝合，其疗效与延迟肌腱重建的效果一样好，从而支持对Ⅱ区损伤直接修复的主张。

为了寻找拇长屈肌腱断端，可能需在拇指掌侧做"Z"字形切口，在鱼际隆起区和腕部做连续切口（图 66-34）。拇长屈肌腱与手指屈肌腱修复后可常规进行早期活动，术后以支具固定腕于屈曲 30°~45° 位，掌指和指间关节轻度伸直状态。3 周后，换用可拆卸支具再固定 3 周，以防止腕和指过度伸展。术后 3 周左右开始主动屈曲，术后 8~12 周开始被动伸直和更有力的主动活动。

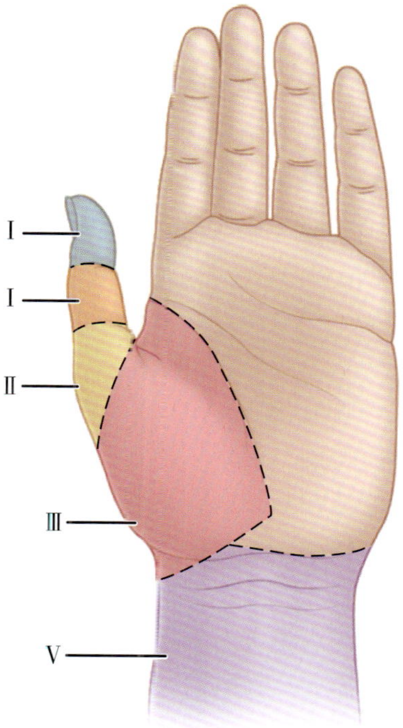

图 66-41 影响拇长屈肌腱修复方式选择的解剖分区

表 66-1
根据拇长屈肌腱损伤区域和修复时间确定修复方法

分区	锐性切割伤	肌腱缺损	轻微瘢痕	严重瘢痕
Ⅰ	直接	前移	前移（或直接）	前移
Ⅱ	直接	前移和延长	前移和延长	前移和延长
Ⅲ	直接	前移和延长	前移和延长	前移和延长
Ⅳ	直接	游离肌腱移植	游离肌腱移植	二期游离肌腱移植
Ⅴ	直接	肌腱转位（或桥接移植）	直接	肌腱转位

（引自：Urbaniak JR: Repair of the flexor pollicis longus, Hand Clin 1: 69-76, 1985.）

（一）Ⅰ区

当拇长屈肌腱在距止点 1 cm 的范围内断裂时，可一期缝至残端或前移后直接固定于骨上，此时可能需要切开部分屈肌腱鞘。当损伤处距止点超过 1 cm 时，必须通过在腕关节近侧进行肌腱“Z”字成形术延长肌腱进而前移肌腱。该肌腱的独特之处就是没有腱纽，前移后其血供不受影响。建议推荐肌腱前移而不是肌腱移植，原因是肌腱前移后不可能发生腱周粘连。

（二）Ⅱ区

Ⅱ区为掌指关节区域，是重要的滑车区，部分切除滑车可以减少肌腱缝合处与滑车粘连的可能性。此区内一期修复的效果无法预测。因此，除非医师有丰富的肌腱修复经验，否则，后期做肌腱移植可能是更好的选择。将远侧断端缩短至掌指关节滑车以远，再将近侧断端前移缝合到远侧残端上，可避免缝合处位于滑车下，此时还可能需要在腕部行肌腱“Z”字形延长。Urbaniak 建议在腕部近端延长时行断端编织缝合。

（三）Ⅲ区

在Ⅲ区拇长屈肌腱撕裂后，近端常回缩至腕部，通常可在腱鞘内无创抓取近侧断端，容易拉回。如果肌腱断端不能被轻易拉回，则应该避免反复抓取和探查，此时，可在腕部的桡动脉和屈腕肌腱之间另做一个切口寻找肌腱。将两侧断端牵至术野内，通过屈曲腕和拇指远侧关节使两端对合后，即可行一期修复。如果需要，在腕部再做切开以牵回近侧断端，应细心地将其沿正常通道送回，方法是使用 22 号钢丝襻或送腱器，自腱鞘远端穿至近端，将肌腱上的缝合线从近端向远端穿出，随之拉出肌腱。

（四）Ⅳ区

Ⅳ区肌腱因受到桡腕骨突出部分保护，所以极少被切断。只要使用无创修复方法，能找到两断端，那么在此区修复没有禁忌。注意避免缝合材料形成隆起压迫闭合腕管内的正中神经。

（五）Ⅴ区

Ⅴ区内可一期修复拇长屈肌腱，找到断端和端 - 端缝合通常都不困难。

八、指屈肌腱的二期修复和重建

如果屈肌腱不能在伤后最初的 10~14 天修复（延迟一期修复），则应考虑二期修复。损伤 1 个月后，将屈肌腱沿骨纤维鞘及滑车牵回非常困难，这种情况下，如果不存在广泛的瘢痕和腱鞘破坏，可行传统的一期肌腱移植；如果存在腱鞘和滑车的广泛破坏、关节挛缩和神经损伤，应考虑分期肌腱移植。

总的来说，肌腱二期修复的方法有断裂处直接缝合、肌腱移植甚至肌腱转位。肌腱二期修复前，应具备如下条件：①伤口红斑和肿胀很轻；②皮肤覆盖良好；③预期肌腱滑动处的组织无瘢痕；④骨对线满意，骨折愈合良好或已牢固固定；⑤关节有一定功能的被动活动范围；⑥伤指感觉未受到伤害或已经恢复，或者在肌腱修复的同时可以直接或经神经移植修复伴有的神经损伤。对于需重建滑车结构特别是 A2 和 A4 滑车者，也可能需要延迟肌腱的二期修复。在移植的滑车愈合期间，可置入临时性硅橡胶假体（hunter）协助维持腱鞘腔。后期再穿入移植的屈肌腱。

（一）指屈肌腱

1. Ⅰ区（手指远侧半） 当指深屈肌腱断裂或撕脱时，最好在伤后数天内，肌腱缩回到掌部和腱纽撕脱前予以重新固定。如能早期治疗，撕脱或损伤的肌腱可前移不超过 1 cm，按一期修复中所讨论的方式重新固定（见本章屈肌腱断裂的讨论）。损伤数天后，肌腱断端出现肿胀，在修复时，断端难于或无法穿过指浅屈肌腱分叉处，重新穿过肿胀的指深屈肌腱后也会影响近指间关节的活动。只有存在适应证时，才能通过肌腱移植重建指深屈肌功能。应当注意，通过完整的指浅屈肌腱进行肌腱移植的效果难以预测，所以术前应使患者对这一不确定性有清晰的认识。对职业需要者，例如弦乐器演奏者、技术人员、工匠和艺术家，在考虑行穿过完整的指浅屈肌腱进行肌腱移植是十分重要的。

如前所述，通过完整的指浅屈肌腱移植被推荐用于修复儿童和年轻人的中指和示指损伤，但很少用于环指及小指。

2. Ⅱ区（滑车关键区） 如果在此区仅有指浅屈肌腱断裂，指深屈肌仍可具有满意的功能，且修复时可损伤指深屈肌的功能，因此不应二期修复指浅屈肌腱。对于手部关节比较柔软的患者，指浅屈肌腱损伤后，偶尔会发生近指间关节的过伸畸形，这种情况下可以采用其他方法（如肌腱固定术）治疗。

如果此区仅有指深屈肌腱损伤，指浅屈肌腱可以为近指间关节提供足够的屈曲度，在延迟一期修复的时限内（10~14 天），精细地修复指深屈肌腱会获得良好的功能。在“晚二期”阶段（4 周），直接修复成功的可能性不确定，此时应根据患者的具体要求，考虑肌腱固定术或关节融合术。除非远指间关节极度过伸或形成连枷，一般不需要广泛的外科处理。对示指或中指可能需要行肌腱固定或关节融合术，而其他指则很少需要这些手术。如果指深、浅屈肌腱同时断裂，而情况又不允许进行一期或延迟一期修复，当手指具备所有前提条件时（如伤口已愈合并且稳定、关节柔软、感觉良好或正在逐步恢复），可行一期肌腱移植以恢复屈曲功能。

3. Ⅲ、Ⅳ、Ⅴ区（前臂和掌部） 即使在伤后 3~4 周，前臂和掌部的屈肌腱仍可通过屈腕有效地克服肌肉回缩引起断端缺损，因此可以直接缝合修复。在 4~5 周，由于肌肉回缩变紧，需要在断端间行肌腱移植修复。可采用断端间短节段移植（图 66-42）。如果指深、浅屈肌腱均遭损坏，应优先接合指深屈肌腱，将可以利用的指浅屈肌腱近侧断端与指深屈肌腱的远端断端相吻合，可以获得满意的功能。可采用褥式缝合法或强力多股技术，用 4-0 缝线或单股钢丝，特别是在前臂远端。

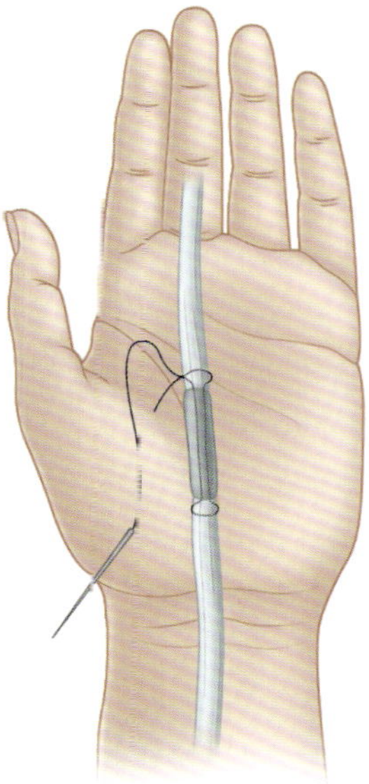

图 66-42　断端间节段移植。长期的掌内屈肌腱断裂，可能需要短节段移植（或微型移植）以避免肌腱张力过大

指深屈肌腱前移

手术技术 66-12

（Wagner）

- 在指深屈肌腱止点处，做掌侧斜行、“Z”字形或侧中线切口，在 C4 滑车处切开并牵开腱鞘，保留环形滑车。通常指深屈肌腱近侧断端会缩至掌部。在 A2 滑车远端另做一个切口即可确定这一点；如在此处不能找见肌腱，则肌腱可能在掌部。
- 在远侧掌横纹附近另做一横行切口以寻找断端。
- 将指深屈肌腱断端小心地穿过指浅屈肌腱分叉处，并牵至手指末端。当无法准确地完成此步骤，但能确信指深、浅屈肌腱关系正常时，有下列 2 种方法可以选择：①由于指深、浅屈肌的功能都会受到影响，故可放弃手术；②在近节指骨上做一掌侧斜切口，打开部分 A2 滑车，直视下传送指深屈肌腱。
- 在远指间关节近侧横行切断指深屈肌腱远侧部分残端，将其横行劈开两半（图 66-43）。注意肌腱切除不能太多，长度不要超过 1 cm。
- 采用 Bunnell 顺行或逆行抽出钢丝法（图 66-26 和图 66-27）将肌腱近侧断端固定在残端 2 片之间，

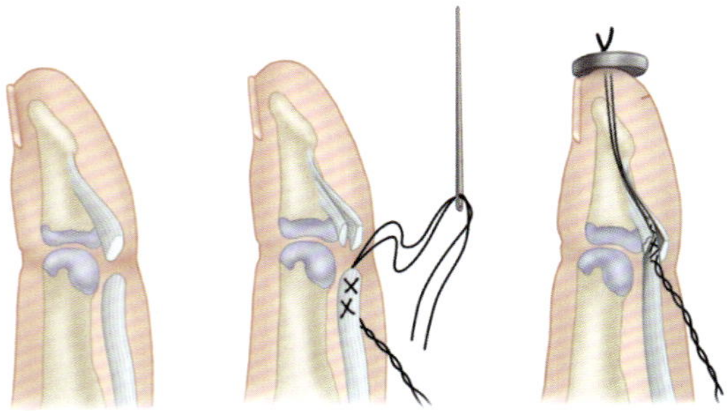

图 66-43 指深屈肌腱前移的 Wagner 方法（见手术技术 66-12）

钢丝在手指末端穿过纽扣并打结。

- 避免干扰连接指深屈肌腱残端的关节囊，因为它可以保护掌板并有助于保证滑动平面和关节的活动。
- 修复所有断裂的指神经。
- 闭合切口，使用背侧支具将腕关节固定于屈曲 45°，掌指关节屈曲 60°~70°，指间关节伸直位。

术后处理 见一期修复的术后处理。约 28 天后抽出钢丝。

一期肌腱移植重建指屈肌腱

当滑车关键区内指浅、深屈肌腱均断裂时，如果治疗延误、肌腱节段性缺损、肌腱挛缩导致无法直接对合，或存在其他使手术者选择肌腱移植的原因，则行肌腱移植。肌腱移植前需要满足以下条件：①皮肤柔软性好，②所有伤口愈合良好，③水肿已消退，④关节能够全幅度地被动活动，⑤手指感觉正常或至少 1 根指神经是完好的（其他神经完好，那么断裂的指神经可在肌腱移植的同时给予缝合）。A2 和 A4 滑车系统也应该是完好的，否则应该在肌腱移植前分期重建（见滑车重建方法的讨论）。年龄是影响预后的重要因素。最好的结果见于 10~30 岁年龄组，最差的结果见于年龄非常小的和 50 岁以上的患者。

手术技术 66-13

- 在手指掌侧做“Z”字形或斜形切口，暴露其下的屈肌腱鞘至近节指横纹，或者做掌侧斜切口或侧正中切口（图 66-34）。近指间关节处两侧的皮下脂肪非常薄，所以应注意避免进入关节内。应避免损伤血管神经束，并使皮瓣足够宽、厚，防止其坏死。
- 暴露屈肌腱鞘，尽可能多地保留无瘢痕的腱鞘。
- 如无绝对必要，不要切除 A2 和 A4 滑车系统。完全切除任意一个都将导致移植肌腱的滑动受限。
- 游离瘢痕化的指深、浅屈肌腱，仔细操作，保留近和远指间关节的全部掌板。对关节过伸的患者，指浅屈肌腱固定术将有助于预防鹅颈畸形的发生。
- 将深、浅屈肌腱从止点处切断，并通过蚓状肌肌腹表面的掌侧横切口，将两肌腱拉出。
- 用小圆凿在末节指骨掌面，恰在远指间关节远侧凿一小骨瓣，作为移植指深屈肌腱的止点（图 66-26）。
- 在骨瓣下，用克氏针钻一小孔，孔的大小要能穿过 2 根 4-0 的单股钢丝缝线。
- 将移植物内的缝线通过指甲穿出（图 66-44），如果担心指甲畸形，就在远节指骨远端穿出缝线，或穿过肌腱远端止点在指尖甲下皮部穿出。
- 另一种方法是用抽出缝合法重建止点。如果指深屈肌腱的远侧残端较长，可以接受和维持住缝合线，也将近端肌腱与劈开的远侧残端缝合（图 66-43）。对于儿童，这种方法可省去将来抽出钢丝的麻烦。
- 通过掌部近侧切口，尽可能靠近端切断和切除指浅屈肌腱；保留指深屈肌腱与移植肌腱缝合。
- 有 10%~15% 的人没有掌长肌腱；如果该肌腱存在，可取同侧该肌腱作为移植材料。
- 在掌长肌腱腕部止点的近侧和前臂上部分别做横切口暴露掌长肌腱。
- 在近端的腱 - 肌交界处解剖分离肌腱，分离并切断远端止点的各个部分，自前臂近侧切口抽出肌腱。
- 在切断近端前，将 1 根 4-0 钢丝缝合在掌长肌腱远端。也可使用 4-0 或 3-0 尼龙缝线。可以选择逆行 Bunnell 抽出法或单襻顺行抽出法缝合钢丝。当近侧游离端固定时，穿钢丝非常容易。
- 将抽出钢丝穿过远节指骨已钻好的骨洞。将带线缝针穿过无菌垫，缝线尾部打结。远端附着处可用可吸收线褥式缝合加强。

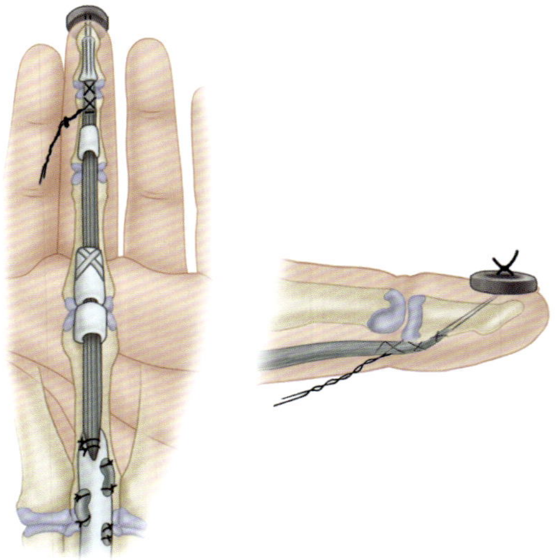

图 66-44 肌腱移植修复指屈肌腱，移植肌腱已缝在受区。注意近侧和远侧的滑车已被缩窄（见手术技术 66-13）

- 将肌腱湿润后，以过线器或 22 号钢丝襻引导肌腱向近侧穿过完整的屈肌腱鞘至掌部。
- 为防止出现弓弦现象，将肌腱拉向近端时，应确定滑车是否完整。
- 应仔细调整在适当的张力下将肌腱与移植肌腱吻合。
- 将腕置于中立位、手指完全伸直位。向近端肌 - 腱移行处和已固定于手指末端的移植肌腱上施加一定的张力。
- 在肌腱和移植肌腱拟缝合处用亚甲蓝标记。
- 调整张力到当腕伸直时，伤指能自动屈至与邻指位置相同或稍屈曲为宜。位于尺侧的手指其屈曲度要增加一些。
- 移植肌腱与指深屈肌腱近端连接处的最好缝合方法是 Pulvertaft 的鱼口式编织固定缝合（图 66-19）易于调节张力。应避免将蚓状肌缝到肌腱结合处，否则会增加蚓状肌的张力，出现“蚓状肌阳性”指。
- 缝合肌腱断端，不缝皮下直接关闭伤口。
- 根据需要，特别是在支具固定后才放松止血带的情况下，在近侧的手掌伤口置 1 根引流条。
- 将腕关节置于屈曲 40°~45°，掌指关节于屈曲 60°，指间关节于完全伸直位。不要将腕关节置于强迫屈曲位，否则会增加术后疼痛，并压迫正中神经。
- 伤口先覆以一层不粘材料，再盖上塑型的湿敷料。
- 以背侧短臂支具维持腕关节于屈曲位。儿童应用长臂石膏管型固定，以防止敷料向远端移位。
- 预防术后血肿非常重要。因此，应在伤口关闭前放松止血带并手法压迫止血 5 min，然后电凝止血。
- 另一种方法是为确保止血，关闭伤口后，用与伤指掌面一致的湿敷料包扎，背侧支具维持腕关节于屈曲位，抬高患手，放松止血带等待患者麻醉清醒时在手掌侧维持压力。

术后处理　患手抬高 24~48 h，引流条应在 24 h 左右或引流液减少时拔除。术后处理和康复训练依赖于每个医师和康复医师的观念、经验和采用方法。采用术后早期活动方法可获得良好效果。另外一些医师则相对保守一些，他们的康复计划基于这样的理论：移植后无血供的移植肌腱需要再血管化，都会有一个强度减弱阶段，此前不能开始任何大量活动。如果实施有控制的被动活动康复计划，应该仔细评估患者与医护配合的能力，至少术后 4 周内每周在监控下活动数次，不允许主动屈曲、过伸及被动过伸。于术后 28 天左右抽出钢丝，并在保护下至少再练习 4 周（总共 8 周）。在移植后 8 周开始力量练习，但正常的强力活动要在 12~14 周进行（见一期修复的术后处理）。

（二）移植肌腱的供体

移植肌腱的供体，按优先顺序依次为掌长肌腱、跖肌腱和趾长伸肌腱，个别情况下可采用示指的指总伸肌腱、示指固有伸肌腱和指浅屈肌腱。

1. 掌长肌　掌长肌腱可满足长度、直径和可利用性等要求，切除后不产生畸形，因而是首选的肌腱。移植手术前应确定此肌腱是否存在，令患者屈腕，拇指和小指指尖对捏，即可确定掌长肌腱是否存在（图 66-45）。据报道，85% 的人群仅一侧上肢有此肌腱，而 70% 的人群双侧上肢均有此肌腱。该肌腱扁平，由腱周组织包绕，长度足以满足移植的需求（约 15 cm 长）。切取肌腱的方法如下：在腕横纹近侧，直接在肌腱表面做一小横行切口，用止血钳夹住肌腱端进行牵引，这样很容易在近侧触到该肌腱。然后，在前臂中上 1/3 交界处再做一小横行切口，找到肌腱后，切断，抽出备用。如果需连带腱周组织，就必须在前臂做长弧形切口，这样易造成伤残，但可以选择类似取跖肌腱的肌腱剥离器切取掌长肌腱（图 66-46）。偶然可出现双掌长肌腱，或者肌腱有多个止点或伴有异位肌。出现这些情况时，只通过 2 个横行切口抽取肌腱会比较困难。

2. 跖肌腱　跖肌腱与掌长肌腱同样是移植的良好供体，它的可切取长度是掌长肌腱的 2 倍（足够 2 条肌腱移植），但不如掌长肌那样易于取出（图 66-47，图 66-48）。据报道，93% 的人有此肌腱，在足跟近侧位于跟腱的前内侧，可以通过下列方法切取：在跟腱止点前面做一小的内侧纵行切口，找到该肌腱，其为 1 条与跟腱明确分开的肌腱束（图 66-46）。在其止点附近切断肌腱，将游离端穿入专

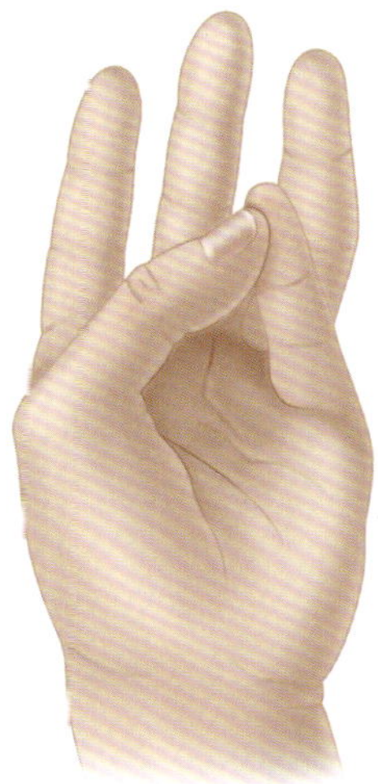

图 66-45　证明掌长肌腱存在的方法（见正文）

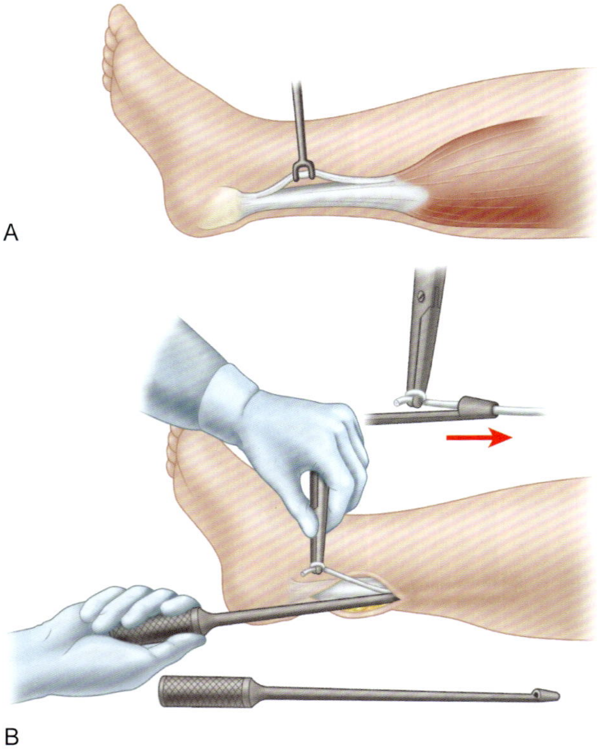

图 66-46　切取跖肌腱用于移植的方法（见正文）。A. 将跖肌腱与跟腱分开；B. Brand 肌腱剥离器

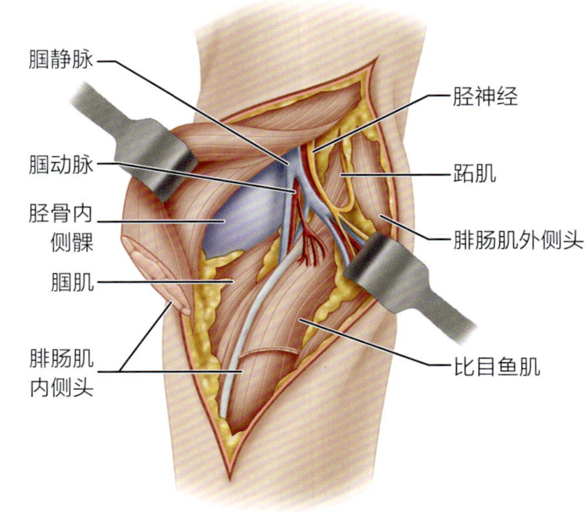

图 66-48　跖肌与跖肌腱的解剖关系

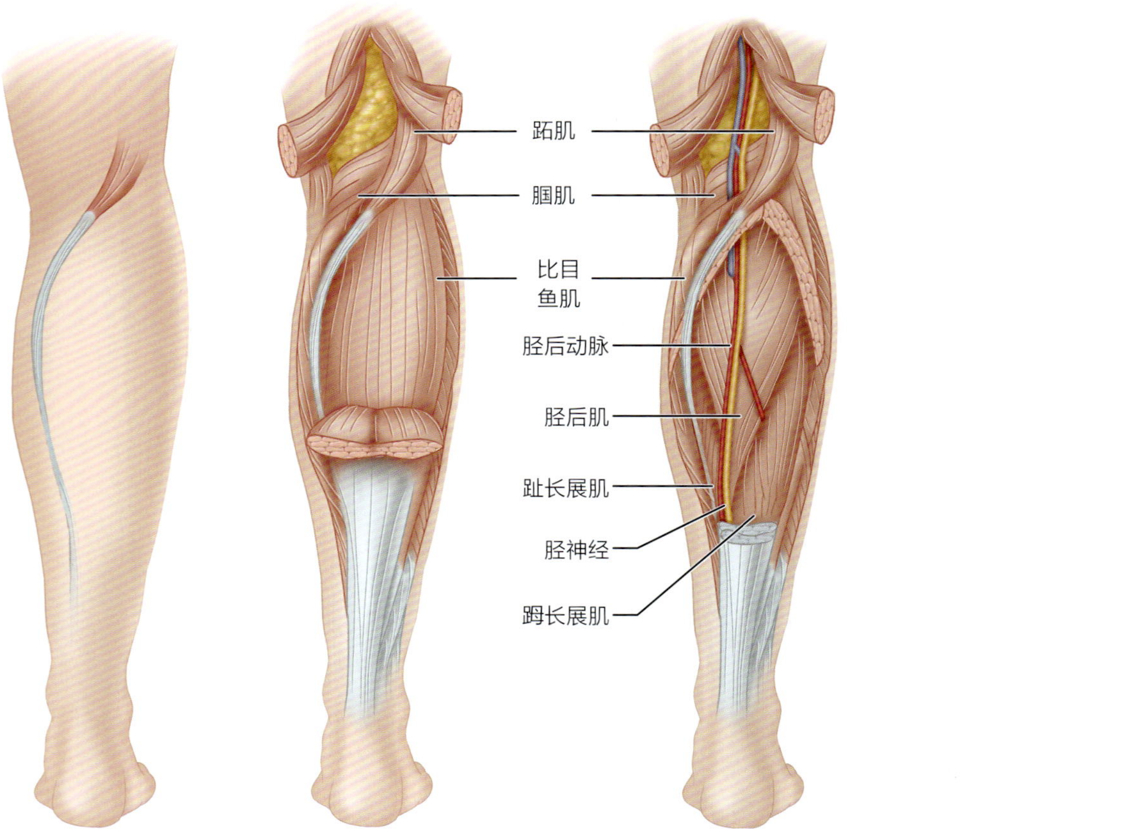

图 66-47　跖肌与跖肌腱的解剖关系

用的肌腱剥离器的环内，膝关节完全伸直，血管钳夹住远侧游离端并将其拉紧，用剥离器沿肌腱向上剥离，直至遇到腓肠筋膜阻挡为止，稍用力克服阻力，继续向前推进剥离器至总长度达 25 cm，此时会遇到肌腹的阻力。通过皮肤触到剥离器环，在其表面做 5 cm 长的纵行切口。然后将跖肌腱与周围的腓肠肌腹分离，直视下切断肌腱，自远端抽出。如果没有肌腱剥离器，可通过多个短横行切口切取该肌腱。

3. 趾长伸肌腱 由于趾长伸肌腱之间有许多连接，特别是接近近端十字韧带处，所以与掌长肌腱和跖肌腱相比，并非理想的移植供体。除小趾外，在切除趾长伸肌腱后，每个足趾仍有趾短伸肌腱可行使背伸功能。拇长伸肌腱较其他伸肌腱粗大，第二趾伸肌腱与足背动脉关系最密切，而第三趾伸肌腱是最易切取和应用的肌腱。在肌腱走行的路径上做多个短横切口，在每一切口近端掀起皮肤将肌腱游离，再继续向近侧游离，在此止点处再做切口，重复上述操作。依次从每个近侧切口抽出分离的肌腱，最后在最近端切口取出肌腱（图 66-49A）。如果沿肌腱走行做一长弧形切口，切取肌腱将更加容易（图 66-49B），此种切口可导致暂时不能负重且会遗留难看的瘢痕。

4. 示指固有伸肌腱、示指指总伸肌腱 指伸肌腱很少用作肌腱移植的供体。示指固有伸肌腱的长度可以满足单一的指屈肌腱移植的需要，但极少使用。在其远端进入伸肌腱帽尺侧的止点处，通过小

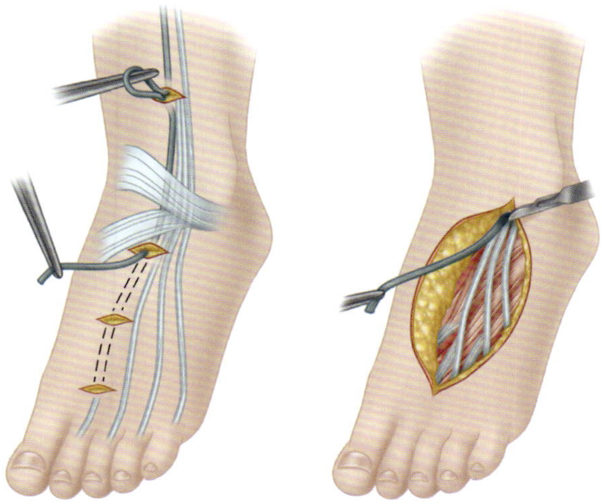

图 66-49 切取趾长伸肌腱做移植肌腱的方法。A. 通过 4 个短横切口切取第二趾趾长伸肌腱；B. 通过一个长纵行切口，切取该肌腱

横行切口将其切断，在近端恰在伸肌支持带的近侧做一小纵行切口将其切断。将切取肌腱后的近侧段的游离端缝至指总伸肌腱上，协助维持示指独立伸直的功能。如果选用指总伸肌腱的示指支，在伸肌腱帽近侧做一小横行切口，以相同的方法切取，并将远侧残端缝至示指固有伸肌腱上。在腕近侧伸肌支持带表面做小纵行切口切取肌腱。

5. 指浅屈肌腱 不可简单切取指浅屈肌腱作为肌腱移植体。有时，在截肢或屈肌腱移植的同时可以切取指浅肌腱。此肌腱较厚，移植后常发生中心坏死，产生局部反应进而引起粘连。可以纵行剖开肌腱，使它变薄，但形成的粗糙创面更易产生粘连。

（三）并发症

1. “蚓状肌阳性”指 当指深屈肌 - 肌腱单位的拉力直接作用于蚓状肌而不是作用于蚓状肌起点远侧的移植肌腱时，即形成“蚓状肌阳性”指（“Lumbrical plus” finger）。指深屈肌拉力作用在蚓状肌上，使近和远指间关节伸直。此种情况通常发生在移植肌腱张力调整不佳和移植肌腱相对“过长”时（图 66-50，图 66-51）。在经中节指骨截指同时伴有指深屈肌腱止点撕脱或断离时，也会发生此种现象。中指似乎最常出现。通常情况下，微屈指时，患者的移植肌腱指几乎到达攥拳状态，当试图用力屈曲时，指间关节反而“异常伸直”。按照 Parkes 的试验可以验证“蚓状肌阳性”指，首先患者可以被动完全屈曲所有指间关节，但当患者强力握拳或主动屈曲所有手指时，就会出现手指不能完全屈曲和指间关节部分伸直的现象。其治疗方法为：一般使用局部麻醉，在手指的桡侧指蹼做纵行切口，切断受累的蚓状肌腱。如果移植肌腱在其他方面功能均满意，上述方法可解决此问题。

2. “四指”效应 如果移植的肌腱太紧，患者试图屈指时，患指会先于其他指抵于掌部。这会阻碍近侧屈肌 - 腱单元完成全部的滑行动作，减少其他正常指的屈曲能力，这种现象称为“四指不协同”效应（“Quadriga” effect），通常发生在中指、环指及小指。这种滑行动作受限也可发生在指浅、深屈肌腱损伤修复时没能正确修复指浅屈肌螺旋结构，或者对斜行撕裂修复不恰当，出现扳机现象或阻碍肌腱活动的情况，以及由于肌腱翻转修复而阻碍肌腱活动时。Verdan 强调过这种现象，Lister 也做过进一步的阐述。

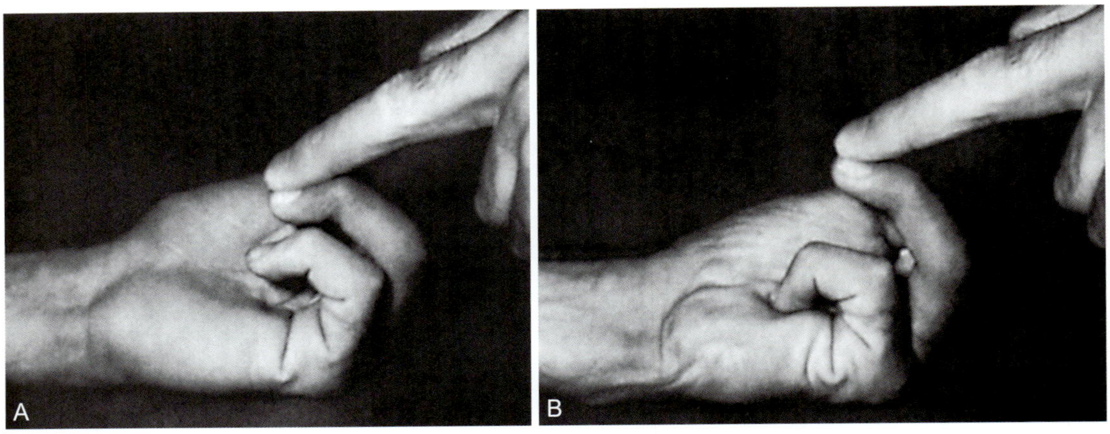

图 66-50 “蚓状肌阳性”指，此例患者移植肌腱过长。A. 轻轻地屈曲时，肌腱移植的环指与邻近的小指一起屈曲；B. 用力屈曲时小指屈曲正常，而移植肌腱的环指指间关节对抗检查者手指出现反常伸直

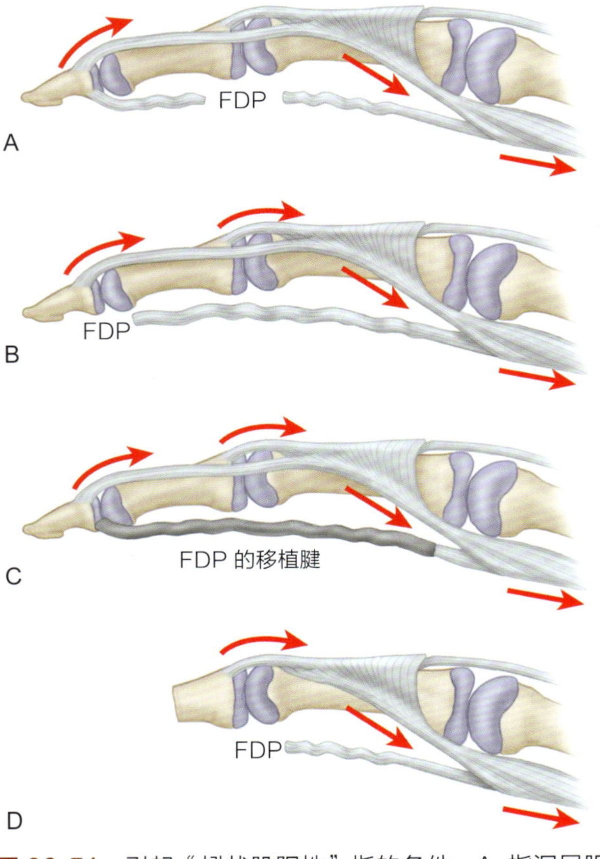

图 66-51 引起“蚓状肌阳性”指的条件。A. 指深屈肌腱（FDP）断裂（产生反常伸直）；B.FDP 撕脱；C. 移植屈肌腱过长；D. 经中节指骨的截指

（四）屈肌腱滑车的重建

骨纤维鞘重要的环形增厚部（特别是 A2 和 A4 滑车）的损伤可发生于肌腱损伤的同时；或在以前手术时被破坏，如一期修复或随后进行肌腱松解时。在重建过程中（包括肌腱松解、一期和分期肌腱移植重建），如果不重建滑车，效果通常不满意。没有滑车，肌腱至止点的行程角度会改变，支持带的束缚作用被破坏，近指间关节会出现屈曲挛缩，掌侧皮肤弓弦状隆起，肌腱的滑动丧失。如果一个手指失去 A2 和 A4 滑车的作用，肌腱松解后不能发挥满意的功能，肌腱移植重建失败。A2 和 A4 滑车重建的指征是：肌腱松解后残留的滑车系统不能有效地发挥作用，或作为一、二期肌腱移植重建手术的一部分。伤指应具备以下条件：骨折及关节损伤已愈合；血管、神经束损伤很轻或已逐步恢复；软组织覆盖良好且瘢痕很少。

在肌腱松解和一期屈肌腱移植这 2 种情况下，术后开始活动时可能破坏重建的滑车。术后采用 Strickland 等的建议，用金属环、窄绷带或热塑型材料环给予保护重建滑车。

在二期肌腱移植重建中，重建滑车的移植材料满意愈合，这样在行二期肌腱移植时重建的滑车已充分愈合。青少年和年轻人因较少产生关节僵硬而疗效较好。滑车重建的供体可以是：纵向剖开的指浅屈肌腱；踝或腕屈肌支持带的一部分（Lister 所倡导）；指浅屈肌腱；阔筋膜（极少数情况下）；掌长肌腱（在不需要用其做屈肌腱移植供体的情况下）（参见上文“移植肌腱的供体”）。

屈肌腱滑车的重建

手术技术 66-14

- 做 1 个显露屈肌腱区的“Z”字形（图 64-16B 和 C）、侧正中（图 64-18）或掌侧斜切口（图 64-17D）。显露要充分，以显示全部屈肌腱滑车系统。

- 切除瘢痕化的肌腱和周围瘢痕组织，但必须保留任何没有瘢痕的正常腱鞘，特别是远指关节区和掌部的 A1 滑车部分。
- 通过掌部另一切口，将肌腱抽出并切除。
- 如果计划行二期肌腱重建，按 Hunter 二期硅胶棒法描述，置入一合适大小的硅胶棒（Hunter），并将它与指深肌腱残端缝合或用小螺钉固定于末节指骨上（图 66-52）。
- 将硅胶棒近端置于前臂或掌部的无瘢痕区，远离深肌腱。
- 保留深肌腱与蚓状肌连接，以便保持其长度。
- 滑车重建有几种方法可供选择。如果用移植肌腱作滑车替代物，应切取至少长 6 cm、宽 0.25 cm 的薄条。如果原屈肌腱鞘仍有满意的骨纤维边缘，将肌腱与其编织后再用褥式缝合固定。自 A2 滑车平面开始，将肌腱条在硅胶棒编织缝合（图 66-53）。
- A2 和 A4 滑车可采用此种方法分别重建。如果骨纤维鞘边缘不完整，可将腱条围绕指骨 1 周，并与自身用褥式缝合固定。
- 在近节指骨上（A2 滑车重建），将肌腱条在指伸肌腱深面穿过绕指骨和硅胶棒；而在中节指骨上（A4 滑车重建），将肌腱条在指伸肌腱浅面穿过，与自身缝合。在每个重建中，重建的滑车应转至缝合处位于手指的侧面。
- Lister 推荐的另一种方法是从腕部伸肌支持带取材，也可用于环形滑车重建（图 66-54）。先用一段线绕手指 1 周，测量需要的重建肌腱长度，这一点非常重要。
- 避免在近指间关节上重建滑车，否则会阻碍关节的活动。
- 如果滑车重建与肌腱松解同时进行，应计划在术后康复阶段加用支具保护（圈）。
- 松弛闭合伤口，以背侧支具维持手的位置。

术后处理　如果滑车重建在二期肌腱重建第一期完成，常在术后 7~10 天开始指关节的被动活动。应指导患者进行手指被动活动。将患指用胶带固定在邻指上有助于练习。对于肌腱松解术，术后 3 天内开始主动活动，按计划循序渐进地进行康复训练。分期肌腱重建时，在二期手术前可能需 3 个月，以便重建的滑车愈合和关节恢复柔韧性以及重建腱鞘。

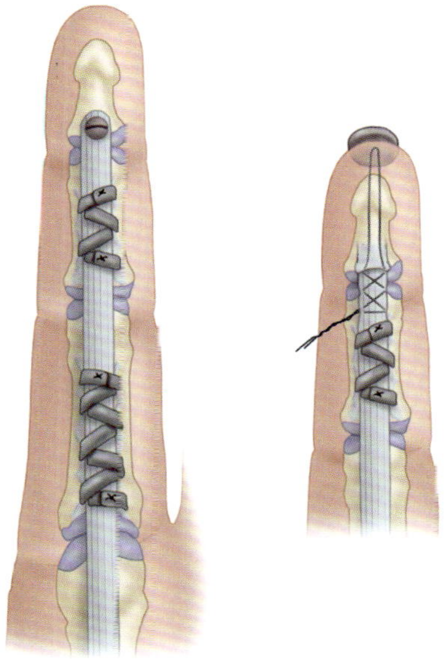

图 66-53　屈肌腱滑车重建（见手术技术 66-14）

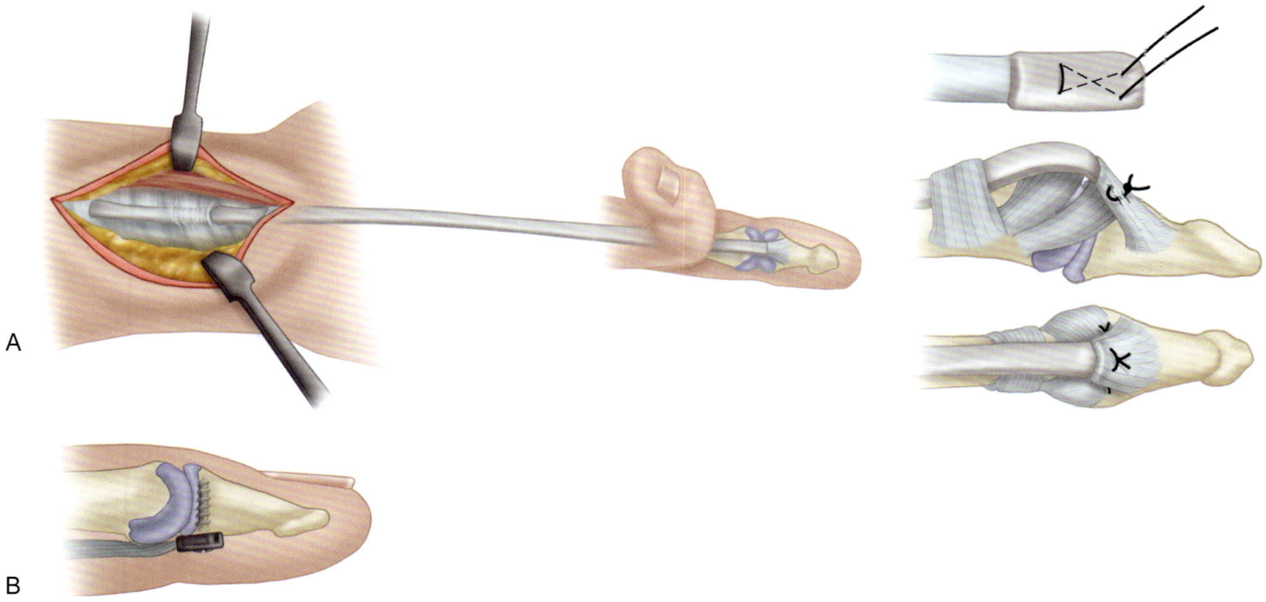

图 66-52　A. 第一期，移植物末端连接，缝至指深屈肌腱残端；B. 第一期，移植物末端连接，用螺钉小金属板将其固定在末节指骨上（见手术技术 66-14）

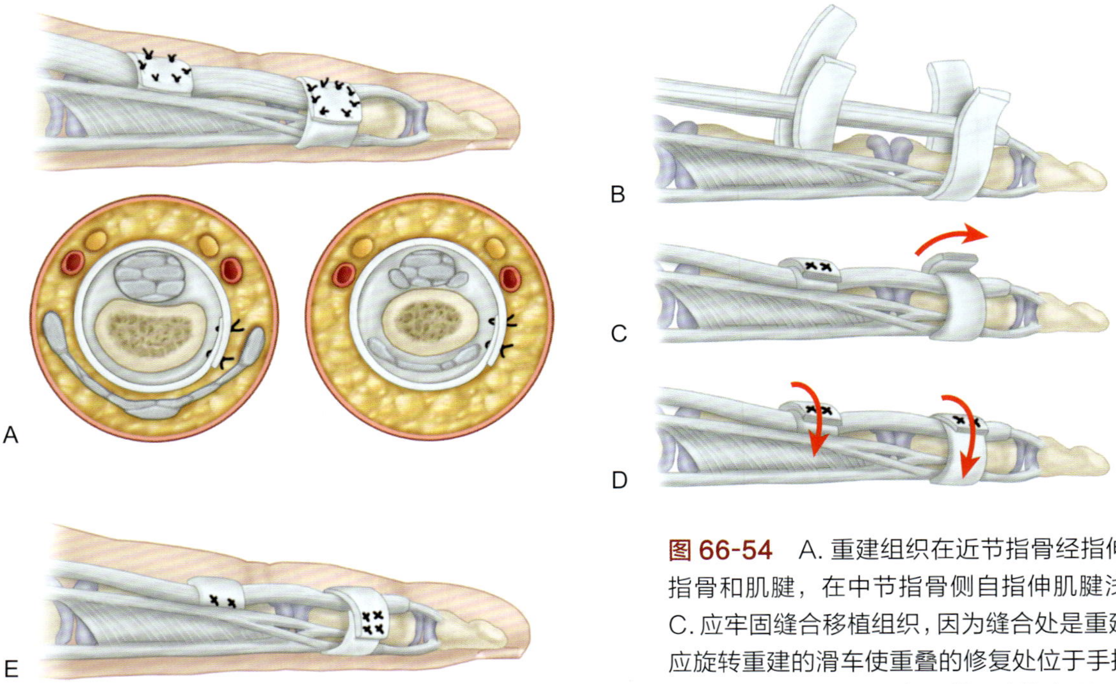

图 66-54 A. 重建组织在近节指骨经指伸肌腱深面包绕指骨和肌腱，在中节指骨侧自指伸肌腱浅面包绕；B 和 C. 应牢固缝合移植组织，因为缝合处是重建的最薄弱区，应旋转重建的滑车使重叠的修复处位于手指侧方，建成牢固的滑车，其他面形成滑膜滑动的表面；D 和 E. 用足背支持带附近的滑膜组织重建滑车的滑膜层（intervening windows）（见手术技术 66-14）

（五）二期肌腱移植重建指屈肌腱

对于瘢痕广泛形成、关节僵硬以及可能伴有神经损伤者，适于二期重建手术。对于严重挛缩的瘢痕伤指，特别是有明显的神经血管损伤者，应考虑行关节融合甚至是截指作为二期肌腱重建的合理代替方法。患者应清楚地知道，对于这种肌腱重建至少要行 2 次手术，术后需要努力进行大量的康复训练，在恢复过程中要付出大量的精力。第一期手术包括切除屈肌腱基床上的肌腱和瘢痕，保留或重建屈肌腱滑车系统。在肌腱切除后的腱床上置入 1 个涤纶复合硅胶棒，以保持已切除的屈肌腱通道，直至该指的被动活动和感觉恢复。此硅胶棒远端与骨或肌腱残端固定，近端通到前臂远端腕横纹近侧 5 cm 处，以使腱鞘向近侧延伸至前臂。第二期手术包括去除硅胶棒和置入移植肌腱（图 66-55）。

第一期：切除肌腱和瘢痕组织并重建屈肌腱滑车

手术技术 66-15

- 做“Z”字形（见图 64-17B 和 C）或侧正中（见图 64-18）切口，显露整个屈肌腱鞘区域。如有瘢痕，最好沿瘢痕切开，避免皮瓣缺血。
- 延长“Z”字形切口或于 A1 滑车水平另做一切口，暴露掌部。
- 切除指深、浅屈肌腱，在末节指骨上保留 1 cm 长的深屈肌腱残端。
- 如果计划重建滑车，保留指浅屈肌腱止点以加强滑车。保留切除的肌腱以备重建滑车时使用。仅保留屈肌腱滑车系统无瘢痕的正常部分，但至少应保留 A2 和 A4 滑车的一部分。
- 延长切口至掌部，如果蚓状肌已瘢痕化和挛缩，将其切除。
- 在蚓状肌水平横行切断指深屈肌腱。
- 选择 1 根适当大小的涤纶复合硅胶棒，将它浸于盐水中去除棉绒。一般选择稍小的硅胶棒以适应腱鞘的大小。
- 把硅胶棒置入掌部，向近端纯性分离，使硅胶棒延伸至腕关节水平以上。为了在腕部给硅胶棒留出空间，可能需要切除整个指浅屈肌腱。
- 将硅胶棒末端以 3-0 单股不锈钢丝或尼龙线固定在指深屈肌腱远侧残端下面，并用 2 根 4-0 不吸收缝线通过硅胶棒的涤纶部加强固定。
- 也可用小螺钉将硅胶棒末端固定于末节指骨上。
- 放好硅胶棒后，被动屈曲手指，观察有无变弯的倾向。牵拉硅胶棒以检查有无必要对滑车系统进行进一步的修整，如切除瘢痕或重建滑车系统的缺损区，特别是 A2 和 A4 滑车部位。
- 根据需要修复指神经，彻底止血后，关闭伤口。
- 伤指用厚敷料加压包扎，背侧支具固定，腕关节屈

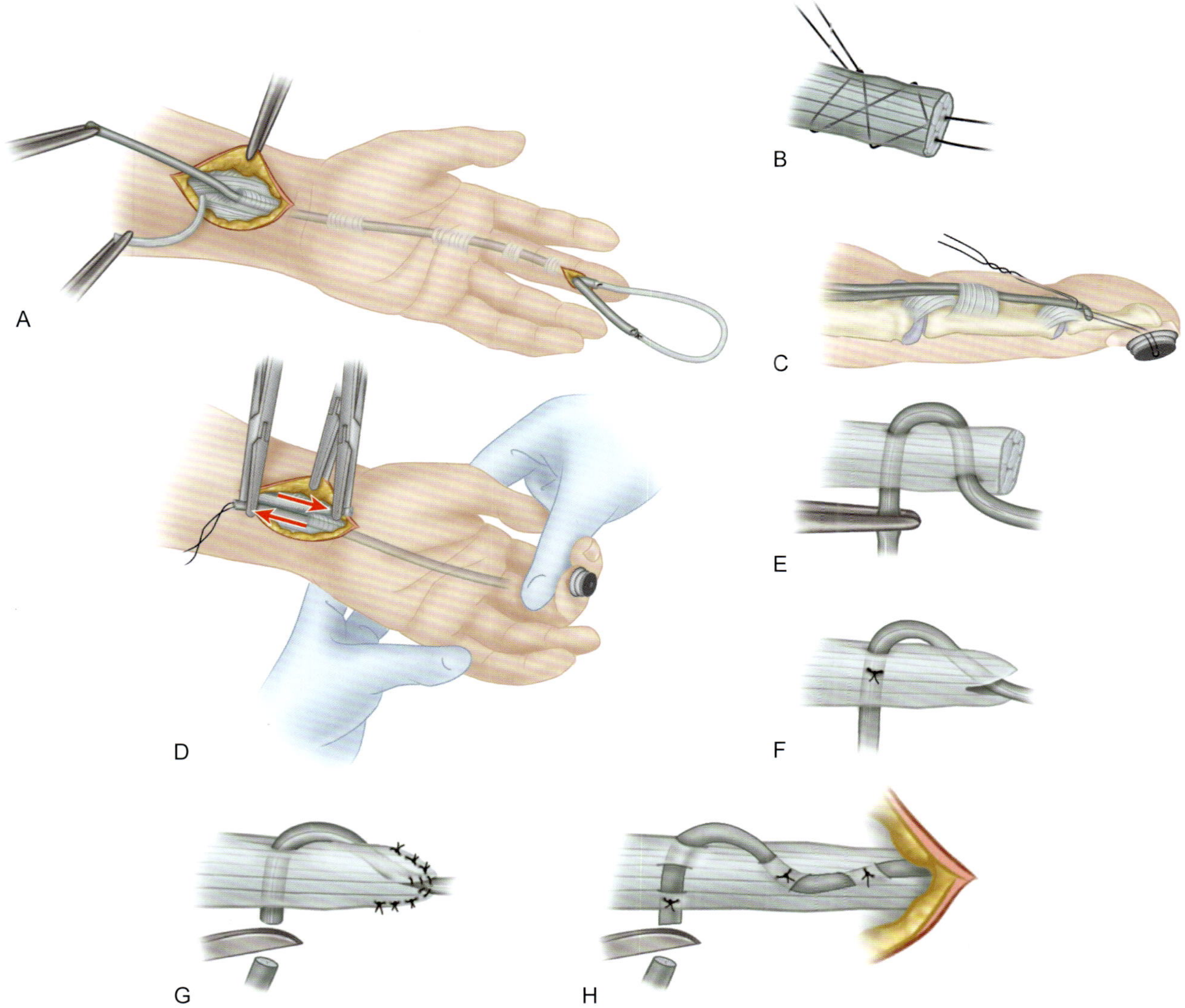

图 66-55 采用 Hunter 肌腱替代物的被动滑动方法。第二期：去除硅胶棒（替代物），植入移植肌腱。A. 移植肌腱已缝至硅胶棒近端，然后通过新的腱床自远端拔出。在前臂可见新腱鞘形成的细膜样附着。B. 远端吻合。移植肌腱远端采用 Bunnell 抽出法缝合。C. 远端吻合。在指甲表面的纽扣上固定，完成 Bunnell 缝合。通常还应加强缝合指深屈肌腱残端。D. 近端吻合。测量移植肌腱的滑动范围，选择动力肌腱。如果手术在局部麻醉下实施，可测出肌肉主动收缩的真正幅度。E. 将移植肌腱近端的吻合处反复穿过动力肌腱 2~3 次，以增加强度。F. 近端吻合。用 Fulvertaft 方法做成鱼嘴状，调整张力，如图所示缝合一针做固定。根据需要，通过去除、延长和缩短肌腱可进一步调整张力。G. 近端吻合。在张力调整适度后，缝合吻合处。H. 近端吻合。移植肌腱与指深屈肌总腱吻合的方法（见手术技术 66-16）

曲 35°，掌指关节屈曲 60°~70°，指间关节伸直。

术后处理 伤口闭合后，患手以背侧支具固定，术后 7~10 天开始进行轻柔的手指关节被动活动。应定期检查伤口，以便发现滑膜炎或硅胶棒翘起；如硅胶棒翘起，则在此指戴上套圈，从外部保护内植物；如果产生滑膜炎，立即完全制动后可消退。当患指伤口愈合良好、皮肤柔软、瘢痕软化、手指关节可活动时，考虑行二期手术。二期修复最早在术后 8 周进行，但通常需要 3 个月，这主要依据患者的要求和医师的判断来确定。

第二期：取出硅胶棒和置入移植肌腱

手术技术 66-16

- 采用适当的麻醉，在中节指骨远端接近远指间关节处，沿原切口切开，暴露屈肌腱鞘，在近侧的掌部或前臂另做 1 个切口。
- 依据术前计划的肌腱近侧连接点选择供体肌腱。对于近端连接点位于掌部近侧的单一肌腱移植，掌长肌腱通常能满足需要。而从手指到前臂的肌腱移植则需较长的肌腱。跖肌腱或中间 3 个足趾的趾长伸肌腱可提供足够长的移植肌腱供体。动力肌腱常选用包括中、环指及小指在内的指深屈肌群。如果合适，示指指深屈肌可为示指提供动力。指浅屈肌亦可用作移植肌腱的动力肌。可以用拇长屈肌或浅屈肌做拇屈肌腱重建的动力肌。对于某些精心选择的病例，环指的指浅屈肌腱既可用作移植肌腱也可以用作其动力肌，而不必行游离肌腱移植。

- 切取移植肌腱时，松开止血带，伤口用无菌绷带加压包扎。
- 取完肌腱后，肢体驱血后将止血带再次充气。
- 将切取的移植肌腱的一端缝在硅胶棒的近端，并从远端自腱鞘内拔出硅胶棒，带出移植肌腱（图 66-55A）。
- 将硅胶棒与肌腱分开，去除硅胶棒。
- 如前所述，用抽出缝合法将移植肌腱远端固定至末节指骨上（图 66-55B 和 C）或屈肌腱远侧断端上（图 66-43）。
- 如果掌部没有瘢痕，可用短的移植肌腱，在蚓状肌起始部，以 Pulvertaft 鱼口式编织方法将移植肌腱缝在指深屈肌腱上（图 66-55F 和 G）。如果指深屈肌腱条件不满意，可在掌部用邻近的指浅屈肌作为动力肌。
- 如选择中、环、小指指深屈肌腱作为总动力肌，近端采用交叉编织法（interweaving technique）连接移植肌腱。
- 有时，移植肌腱的近端连接点位于前臂。
- 在前臂选择了适当的动力肌后，将腕和手背平放于手术台上测量所需的移植肌腱长度。
- 要检查 Schneider 描述的“手指阶梯排列”（cascade of the fingers），手指屈曲度自桡侧向尺侧逐渐增加。
- 将移植肌腱交叉编织穿过动力肌腱，暂不缝合，牵拉移植肌腱直至此指与邻指处于满意的位置（图 66-55D），然后将动力肌腱和移植肌腱做褥式缝合。
- 腕关节屈曲和背伸时测试手指被动活动后，将手放在手术台上，观察患指与邻指的关系；如果患指位置满意，再行 Pulvertaft 编织和褥式缝合（图 66-55E~H）。
- 松止血带，彻底止血，根据需要置引流条，闭合切口。
- 厚敷料加压包扎伤口，前臂背侧短支具固定，腕关节屈曲 35°，掌指关节屈曲 70°，指间关节完全伸直位。

术后处理 目前推荐一种早期保护性活动方案。由于担心发生肌腱断裂或止点撕裂，医师可采用更保守的方法。如果实施早期保护性活动方案，通常在术后第 3 天开始。如果在此训练中将附着于指甲的橡皮带作为常规保护性被动练习的一部分，医师或理疗师应密切监控训练的全过程，避免发生近、远指间关节挛缩。术后 4 周抽出钢丝。对于配合的患者，术后 4 周即可去除背侧支具，将橡皮带固定于腕套上，再保留 1~2 周。术后 4~5 周可以开始阻挡性练习，应用静力性支具可以避免一期手术前存在的屈曲挛缩的复发。对于手指活动不顺利的患者，根据需要，尽可能早地于术后 4~5 周开始应用动力性和静态背侧支具。而对于活动良好的患者，则在术后 6~8 周开始应用动力性和静态夹板。在训练早期，应使患者避免手指对抗过大的阻力。

如果患者无法得到医师或理疗师的严格监督，如他们住所距诊所太远或他们不配合，应采用较安全的常规方法，即在术后 3 周内用支具固定患手，不用橡皮带牵引，3 周后再开始手指的活动。术后 3 周左右可开始常规的主动和被动活动范围练习，术后 4 周时开始进行保护性、更加主动的锻炼。术后 6~7 周防止过伸，术后 9~12 周不宜行明显的抗阻力练习。

（六）拇长屈肌

拇指任何部位的拇长屈肌腱损伤后，如两断端可以在张力不大的情况下对合，均可在二期修复时直接缝合。伤后最初数周内，可通过屈腕克服肌肉回缩产生的张力。如果肌腱断裂发生在掌指关节水平，由于缝合处容易与滑车粘连，因此应避开在掌指关节部的近侧滑车区域缝合拇长屈肌腱，如同肌腱一期修复中所讨论的那样，可将肌腱前移，或在腕部做肌腱延长后肌腱前移。在困难的情况下可采用另外一种方法：用环指指浅屈肌腱转位来替代拇长屈肌。Urbaniak 建议肌腱转位仅用于因骨间前神经损伤、血供障碍或肌肉损伤而引起的拇长屈肌肌腹功能丧失者。作为最后的选择，可通过关节融合术（见第 73 章）或肌腱固定术（见手术技术 66-22）稳定拇指指间关节。

屈肌腱移植

手术技术 66-17

- 在拇指桡侧，自甲根附近至掌骨中部做一切口，然后转向掌部，止于鱼际隆起中部。
- 将皮肤连同皮下组织一起掀起，基底朝向手掌；仔细分离出桡神经分支及伴行血管，连同皮瓣一起牵开。

- 分离出位于拇指前侧的指血管、神经束。
- 找到滑车，充分地打开腱鞘和滑车，以便植入移植肌腱，注意在掌指关节水平至少保留 1 cm 宽的完整滑车，以防止肌腱出现弓弦现象。
- 同时，保留位于近节指骨近中 2/3 处的完整的斜行滑车。
- 游离屈肌腱，但不要进入指间关节或损伤掌板。
- 在腕横纹近侧做长 2.5 cm 的横切口，找出拇长屈肌腱并将其抽出。如果可能，在抽出拇长屈肌腱之前在肌腱的远端连 1 根缝线，并用此线引导移植肌腱进入拇指。
- 从适当的取材处切取 1 根移植肌腱，通常取掌长肌腱或趾长伸肌腱。
- 按照指屈肌腱移植中所述，固定移植肌腱于原肌腱止点处。
- 在腕部近侧，用末端编织法（end-weave technique）将移植肌腱的近端与拇长屈肌腱远端吻合，应防止吻合处进入腕管或在伸展拇指和腕关节时卡压正中神经。
- 移植肌腱要有一定的张力，在腕关节处于中立位时，能使拇指指间关节呈轻度屈曲状态。检测张力时，在肌腱的编织末端先褥式缝合 1 针。
- 当腕关节极度背伸时，拇指应能够完全屈曲；当腕关节极度被动屈曲时，拇指应能完全伸直。
- 肌腱张力合适后，再完成剩余的褥式缝合，固定吻合处。
- 另外一种方法是将移植肌腱近端缝在与第一掌骨中部相对的肌腱上，这样仅需要 1 个切口，还可避免潜在的正中神经并发症。
- 用 5-0 尼龙线或类似的缝线闭合切口，不缝合皮下组织。术后使用背侧支具固定腕、手和拇指，维持腕关节屈曲 45°，拇指指间关节伸直。

术后处理　术后 4 周拔出抽出钢丝，开始主动活动。预防过伸的支具应持续应用 7~8 周。7 周时，增加主动屈曲度，到 9~10 周时即可对抗较大阻力。

拇长屈肌的二期肌腱移植

在一些特殊情况下，从腕管远侧的鱼际处到拇指和肌腱止点处，拇长屈肌腱全程都会遭到广泛破坏，特别是在伴关节挛缩和需要重建滑车时，应使用 Hunter 硅胶棒法二期肌腱移植方法。

手术技术 66-18

（Hunter）

- 切口和入路与一期屈肌腱移植相同。滑车重建后，硅胶棒置入重建的滑车下面，采用在手指应用硅胶棒时所用的固定方法（前述）将硅胶棒远端用钢丝和不吸收线固定在屈肌腱残端上。
- 将硅胶棒近端穿过鱼际肌下的拇长屈肌腱床、经腕管到达前臂远端，靠近拇长屈肌腱。
- 闭合伤口后，背侧支具维持腕关节于轻度屈曲位，以增加拇长屈肌腱鞘的长度。
- 开始被动活动，当伤口愈合良好，患指活动好后，即可行二期手术，一般在一期手术后的 2~3 个月。
- 切取足够长度的游离肌腱，通常选择跖肌腱或 1 条趾长伸肌腱。
- 在拇指远端硅胶棒连接处及近侧腕关节处各做一小切口，以通过与硅胶棒连接的肌腱。
- 将移植肌腱与硅胶棒近端缝合，并通过腱鞘向远端抽出硅胶棒和移植肌腱。
- 去掉并弃去硅胶棒，采用与一期肌腱移植相同的抽出钢丝法固定移植肌腱的远端止点。采用末端编织褥式缝合法完成近端连接。肌腱张力的调整与拇长屈肌一期移植手术相同（见手术技术 66-17）。

术后处理　二期肌腱移植的术后处理类似于一期肌腱移植。

环指指浅屈肌转位重建拇长屈肌

手术技术 66-19

- 做拇指侧正中切口或掌侧“Z”字形切口，显露拇长屈肌腱止点。注意避免损伤血管、神经束和拇指屈肌腱鞘的环形增厚部。切开腱鞘，长度以能够找到拇长屈肌腱止点即可，保留好肌腱止点。
- 在环指近侧屈横纹水平，做掌侧横切口。
- 尽量屈曲环指掌指关节和近指间关节，以便切取最长的肌腱。
- 切断指浅屈肌腱。用 4-0 尼龙线连续缝合闭合掌部切口。
- 在腕部做一纵行切口至前臂远端桡侧。找到已切断的环指指浅屈肌腱，将其从近侧的腕部切口牵出。
- 在腕部切口内或在鱼际表面另做掌部切口（见切口讨论部分），找到拇长屈肌腱远侧断段近侧头（见第 64 章）。
- 如果拇长屈肌腱在腱鞘内尚能活动，可将指浅屈肌腱远端与拇长屈肌腱相接，并在拇长屈肌腱止点处牵拉肌腱远端将指浅屈肌腱送至止点处。如此，则从止点处切断拇长屈肌腱，向远侧牵拉指浅屈肌腱，用逆行 Bunnel 法或顺行抽出钢丝法固定。
- 如果拇长屈肌腱在腱鞘内不易活动，解剖游离肌腱，并根据掌部和拇指的瘢痕情况将其切除。用 22 号钢丝襻逆行穿入拇长屈肌腱的通道，向远端牵引指浅屈肌腱穿过掌部到达拇长屈肌腱止点处。

- 彻底止血，以 4-0 或 5-0 单股尼龙线常规闭合切口。
- 加压包扎，短臂背侧支具固定腕关节于屈曲 25°~30°，使拇指掌指关节及指间关节伸直或轻度屈曲，一般不需要放置引流。

术后处理 24 h 左右或没有引流液时拔除引流管。虽然可以进行术后早期活动锻炼，但通常并不需要。术后 10~14 天拆线，4 周后抽取钢丝，支具固定 4 周左右。之后开始轻柔的主动活动。拇指由背侧可拆卸夹板再继续保护 3~4 周，然后增加活动用量，到术后 10~12 周可进行对抗较大阻力的活动。

（七）屈肌腱修复和移植后的松解术

除任何外科手术均可发生的并发症外，肌腱修复和移植术后还可并发肌腱与腱鞘的粘连和滑动障碍，继之丧失运动功能。如果患者能够配合进行有计划的康复治疗，数月后功能仍无明显的进步，则可考虑行肌腱松解术。通常，应在一期手术至少 3 个月后，某些情况下需要 4~6 个月才能够准确地评价患者的进展情况。除了按康复计划治疗发现近、远指间关节活动无明显改善外，还应具备下列条件：①所有软组织和皮肤瘢痕都已软化、柔软有弹性并已愈合；②骨折和关节损伤已愈合；③手指关节的被动活动范围应尽可能接近正常；④感觉最好是正常的，或神经修复后神经功能确实有恢复；⑤患者肌力锻炼有进步，并且患者能切合实际地理解这种手术的预期结果，患者还应该知道，如果瘢痕和粘连严重，术中也可能选择行二期肌腱移植术的第一期手术。患者还应该明白，如果肌腱松解术成功，术后肌腱断裂的发生率可能会高达 10% 及其以上。对于移植肌腱失败的病例，新鲜的肌腱移植可以用来代替肌腱松解。

屈肌腱修复和移植后的松解术

手术技术 66-20

- 沿原切口瘢痕切开，掀起皮瓣时应避免损伤血管、神经束和骨纤维鞘的环形部分。
- 要特别小心地从肌腱上剥去瘢痕组织，有时可能无法区分肌腱和纤维鞘。同样，有时肌腱会粘连于指骨上，特别是在骨折愈合的骨痂区。
- 用锐性剥离和骨膜剥离器，将肌腱从粘连的骨膜和骨纤维鞘上剥开。
- 确定手指的肌腱已彻底松解后，在前臂远端另做一个切口，找到相应的屈肌腱，通过牵拉肌腱近端确定手指屈曲活动可达到接近正常的范围。
- 如果松解术是在区域麻醉或局部麻醉下进行的，患者可自主地证实手指的活动范围。如果确定已没有环形滑车或残存滑车不能维持手指正常功能，应在肌腱松解的同时重建滑车。
- 如果屈肌腱损伤严重无法挽救，如同二期屈肌腱移植重建术的第一期手术一样，应在重建的滑车下插入硅胶棒。
- 如果移植的肌腱已断裂或无法挽救，也如同屈肌腱移植重建术的第一期手术一样，在重建的滑车下置入硅胶棒。
- 如果近和远指间关节存在屈曲挛缩，应采用关节囊切开术进行松解，一般松解掌板近侧的扩张部。
- 通常无须滴注皮质激素。
- 有时，特别是因粉碎性骨折而形成不规则的骨面时，在肌腱与骨面间垫硅胶片，手指活动满意后再去除。

术后处理 术后加压包扎，手指轻度屈曲。术后第 1 天开始主动活动康复训练。尽管留置导管注射局部麻醉药镇痛的方法有助于控制术后疼痛，但极少使用。

（八）肌腱粘连

肌腱与骨完全粘连时，粘连区远侧 1 个或数个关节特定的主动活动丧失，由于粘连的肌腱会起到如马缰绳一样的作用，因此，一些被动活动也会受限。例如，如果指深屈肌腱粘连在近节指骨上，该指远侧的 2 个指端关节就不能通过指深屈肌腱完成主动屈曲，但近指间关节可通过指浅屈肌腱完成主动屈曲。掌指关节也可通过指浅、深屈肌腱及手内在肌的共同作用完成主动屈曲。指深屈肌腱与近节指骨粘连时，还会限制远端 2 个关节被动或主动完全伸直，此时被动屈曲近指间关节可使远指间关节的主动背伸增加；同样，通过被动屈曲远指间关节，也可使近指间关节的主动背伸增加。由于肌腱粘连，腕关节背伸时可引起掌指关节的屈曲。

肌腱与骨折处粘连 肌腱与骨折处的粘连常与下述情况有关：①指骨骨折复位不良形成掌侧成角畸形；②在骨折愈合过程中，由于外部的压迫使肌腱贴在骨折处；③挤压伤；④腱鞘撕裂伤。指浅屈肌腱常与近节指骨粘连，导致近指间关节的屈曲挛缩；指深肌腱常与中节指骨粘连，导致远指间关节的屈曲挛缩。指伸肌腱常与掌骨或近节指骨发生粘连。经主动活动锻炼后，与邻近关节的活动度对比确定粘连肌腱未松开时，应行手术治疗。

粘连肌腱的松解

手术技术 66-21

（Howard）

- 平行于受累掌骨的外侧缘做一纵行切口，避开以前的瘢痕。
- 自骨上游离肌腱，用骨锉或骨刀锉平骨面。
- 去除肌腱上的所有瘢痕组织。
- 在骨面上放一硅胶膜，4 角用缝线固定（图 66-56）。
- 术后制动 5 天，之后开始主动活动。预计 1 年内功能将会改善。

肌腱固定术

如果指深屈肌腱被破坏，无法进行屈肌腱移植，而指尖处于部分屈曲且稳定位置时，该位置较其处于伸直位时功能更好，则可采用肌腱固定术。这种技术常用于示指，也可用于一些特殊职业者的其他手指（图 66-57）。只有在指深屈肌腱远侧残端足够长，可以固定于远指间关节近侧时，方能实施肌腱固定术。

手术技术 66-22

- 做侧方正中切口（图 64-18）或掌侧斜切口，找到肌腱残端。
- 远指间关节屈曲 30°，注意肌腱固定术所需要的指深屈肌腱的长度。
- 用 Bunnell 抽出钢丝法在肌腱断端缝合 1 根钢丝，切除多余的肌腱（图 66-58）。
- 将关节置于所要求的位置，用 1 枚克氏针斜行穿过关节并在皮下剪断。
- 然后在准备行肌腱固定的水平，用牙科凿将中节指骨做成粗糙面，在粗糙面上自前向后钻 2 个小孔。
- 在掌面皮质两骨孔之间，用小刮匙做一小骨窗。
- 用直针将钢丝穿过骨孔至背侧，将肌腱拉入骨窗，在中节指骨背侧穿过纽扣后打结。常采用 Bunnell 逆行或顺行抽出缝合法。
- 用 5-0 尼龙线闭合切口。
- 绷带包扎。虽然通常不需要支具外固定，但局部用

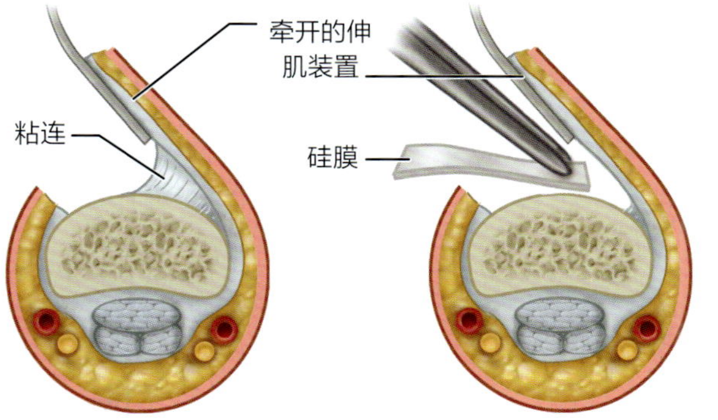

图 66-56　伸肌腱粘连的 Howard 松解方法（见手术技术 66-21）

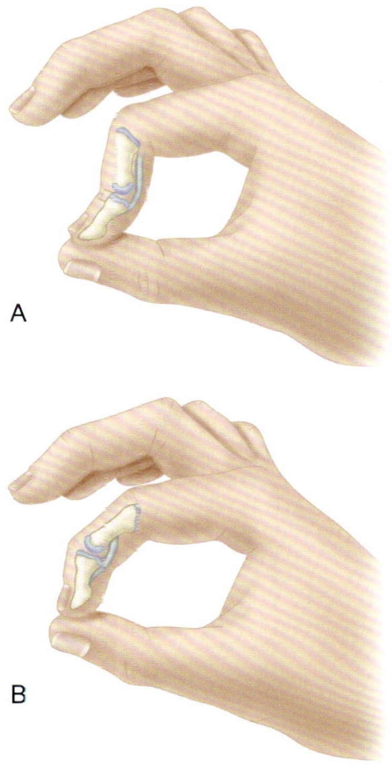

图 66-57　肌腱固定术治疗无法修复的指深屈肌腱损伤。A. 肌腱固定术前，远指间关节不稳定，捏持时呈过伸状态；B. 肌腱固定术后，关节稳定，捏持时维持部分屈曲

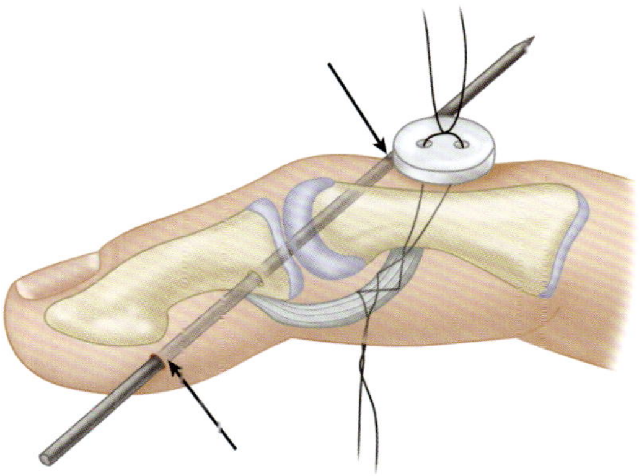

图 66-58　肌腱固定方法（见正文）。克氏针在箭头所指的位置自皮下切断（见手术技术 66-22）

小支具保护可以防止术后碰撞及疼痛。

术后处理 术后 10~14 天拆除支具及缝线，术后 4 周拔除抽出钢丝，术后 5~6 周去除克氏针。鼓励进行邻指的主动活动。6~8 周开始对抗较大阻力的活动。

第二节 伸肌腱

一、解剖学

经典描述是：指伸肌腱穿过伸肌支持带下的 6 个间室，从前臂到达手背。从支持带桡侧（外侧）到尺侧（内侧），间室各自含有的肌腱数目如下：2、2、1、5、1、1。第 1 个间室是拇短伸肌腱和拇长展肌腱，第 2 个间室是桡侧腕长、短伸肌腱；第 3 个间室是拇长伸肌腱；第 4 个间室是指总伸肌腱的 4 根肌腱和示指固有伸肌腱；第 5 个间室是小指伸肌腱；第 6 个间室是尺侧腕伸肌腱。1995 年，一项尸体标本的研究，进一步确认了各指伸肌腱的解剖类型（图 66-59）。最常见的类型为：1 根示指固有伸肌腱止于示指指总伸肌腱（extensor digitorum communis，EDC）尺侧、从 EDC 分出 1 根示指支、1 根中指支、2 根环指支、小指支缺如，2 个止点的两根小指固有伸肌腱。

伸肌腱的解剖变异很常见。在背侧第一间室中，解剖标本中有 20%~60% 出现分隔；56%~98% 的拇长展肌腱由多束组成。各指指伸肌腱的常见变异包括：双示指固有伸肌腱，2 根或 3 根 EDC 中指支，1 根或 2 根 EDC 环指支，1 根或 3 根 EDC 小指支。腱间结合的变异可分为 3 类（图 66-60）。

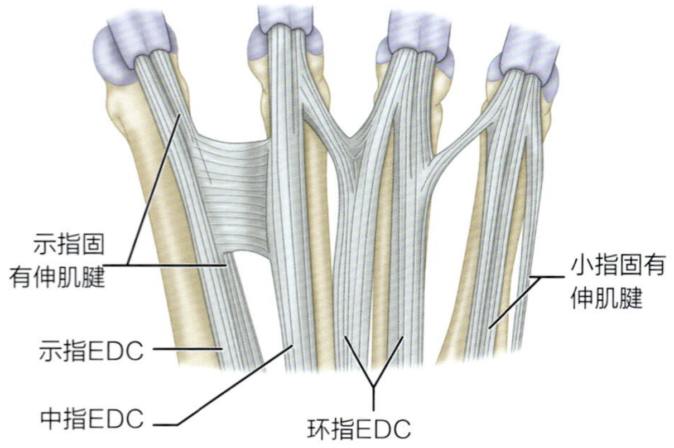

图 66-59 指总伸肌腱（EDC）在手背最常见的类型。单根示指固有伸肌腱，止于指伸肌腱示指支的尺侧；单根示指指伸肌腱；单根中指指伸肌腱；2 根环指指伸肌腱；小指无指伸肌腱；双止点的双小指固有伸肌腱

二、检查法

如果远指间关节主动伸直功能丧失，则意味着指伸肌腱在近和远指间关节之间断裂（图 66-61）。起初，因关节囊及其他软组织尚未被强大的指深屈肌腱拉长，所以，外观上可能没有明显的槌状指畸形。如果指伸肌腱中央束在掌指关节和近指间关节之间断裂，只有当侧束向前半脱位后方能导致近指间关节伸直功能的丧失。由于掌指关节和远指间关节可能都能主动伸直，所以，在初次检查时很容易被漏诊。如果在这一水平全部伸肌腱扩张部包括侧束在内都被切断，伤口远侧的关节伸直功能将丧失，但这种情况不太可能会发生，这是由于肌腱扩张部覆在指骨的凸面上，会挡住致伤物切断肌腱全部。如果指伸肌腱在掌指关节近侧被断裂，通过侧腱束及侧腱束之间的横行连接纤维仍可使远侧的 2 个手指关节伸直，但掌指关节不能完全伸直。当 1 根指伸肌腱在腕部被切断时，由于肌腱之间存在附属的交通腱（腱间结合），仍可能存在部分或全部伸指功能，如图 66-60 所示。

检查拇长伸肌腱时，检查者一定要固定掌指关节，必须详细检查指间关节能否主动伸直以及拇指主动向手背背伸的状况。由于完好的拇短伸肌可以将拇指作为一个单元来主动伸直，所以，拇长伸肌腱断裂常常被忽视。虽然拇短伸肌不能独自伸直指间关节，但在有些患者，拇内在肌可协助伸直指间关节。

三、伸肌腱修复

依据手伸肌腱及其止点的不同解剖关系，将手的伸肌腱表面划分为 8 个区（图 66-62）。偶数区代表骨上方的区域，而奇数区代表关节上放的区域。伸肌肌腹作为第 9 区。各区伸肌腱损伤的急性（初期）和慢性（延期，二期）处理将在一起讨论。同样，伸肌腱断裂，除类风湿关节炎外，也均在各区中讨论。有关指伸肌腱断裂的其他论述参见第 73 章。

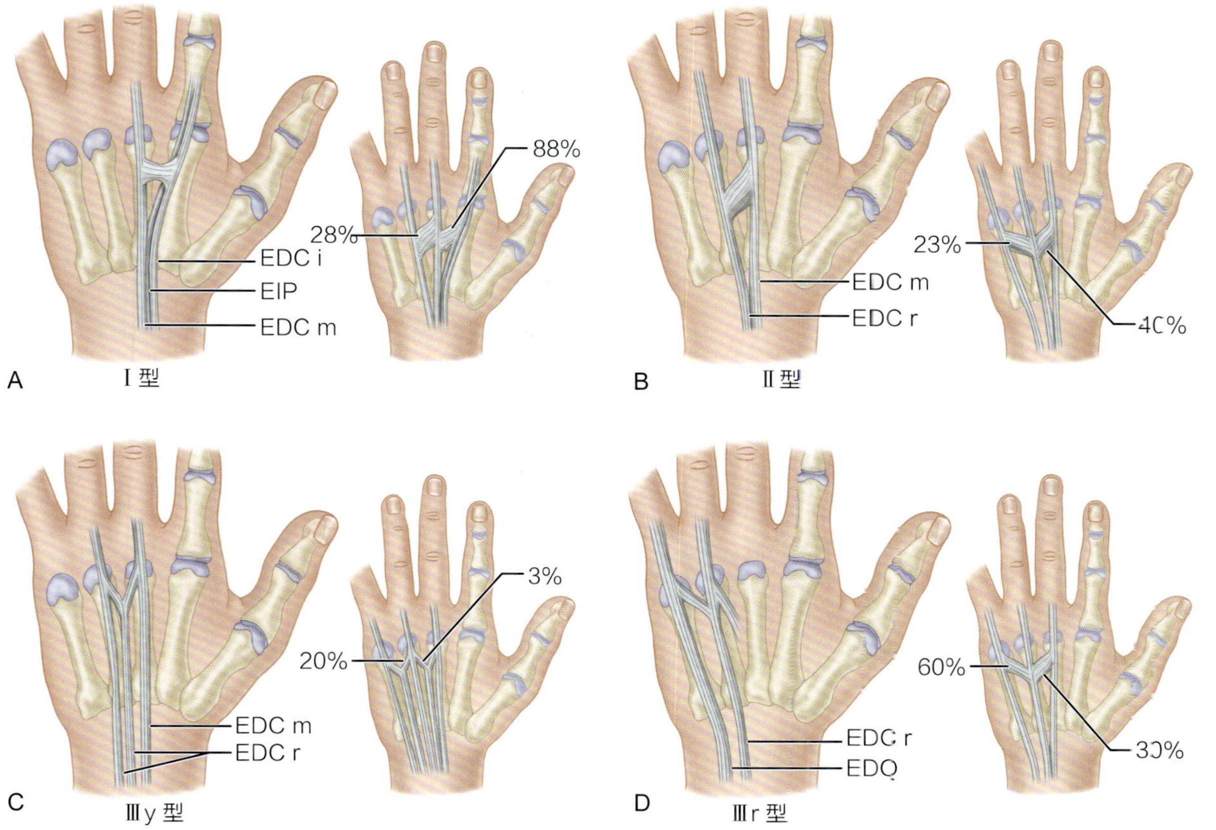

图 66-60　腱联合。A. Ⅰ型（薄丝型），主要在指总伸肌腱（EDC）中指支（EDC m）和示指支（EDC i）之间，该腱联合不与示指固有伸肌腱（EIP）相连。右侧图中的数字分别为Ⅰ型腱联合在第二、三掌骨间隙的发生率。其他掌骨间隙中没有Ⅰ型腱联合。B. Ⅱ型（厚型）腱联合，主要在 EDC 环指支（EDC r）和中指支（EDC m）之间。右侧图示Ⅱ型腱联合在第三、四掌骨间隙的发生率，其他间隙没有Ⅱ型腱联合。C. Ⅲ型（y 亚型），位于 EDC 环指支（EDC r）和中指支（EDC m）之间，一束“Y”字形肌腱和腱联合分为两束止于相邻的两指上。右侧图示Ⅲ型腱联合在第三、四掌骨间隙的发生率，其他间隙尚未发现Ⅲ型腱联合。D. Ⅲ型（r 亚型），是一种更倾斜的“R”字形腱联合，位于 EDC 环指支（EDC r）和三根小指伸肌腱（EDQ）中最桡侧的一根之间。右侧图示 3r 型腱联合在第三、四掌骨间隙最常见的方向及发生率，其他间隙未发现有 3r 型腱联合

（一）Ⅰ区

Ⅰ区是远指间关节水平。此区闭合性肌腱止点撕脱伤（有时含有一小骨片）造成槌状指畸形，仅用支具治疗即可（见下面的槌状指讨论）。开放性远端指骨中央束止点处断裂伤可用滚式缝合法（图 66-21）、皮腱皮缝合法缝合，并用细克氏针穿关节固定。

1. 伸肌腱断裂　伸肌腱在其远节指骨止点的闭合性断裂通常采用非手术治疗。远指间关节以支具持续固定于过伸位（图 66-63）6~8 周，再于夜间附加固定 2~4 周。以使肌腱愈合，防止去除支具后的肌腱拉长，通常可获得满意效果。远指间关节不能达到极度屈曲，但关节不会有屈曲畸形。支具治疗对于受伤 2 周内和受伤 4 周以后的患者同样有效。伤后长达 3 个月的部分患者采用此种方法也有成功报道（见下文的陈旧性槌状指的治疗讨论）。研究表明合并或未合并骨折的槌状指畸形用支具固定治疗 5 年后患者的满意率很高。有 48% 的患者发生了骨性关节炎，通常伴有骨折。由末节指骨骨折所致的槌状指畸形见第 67 章。

儿童槌状指畸形可由创伤性骨骺分离引起（图 66-64）。通过 X 线片很容易鉴别这种畸形。早期发现时，通过过伸远指间关节通常可直接复位，复位后用支具固定手指 3~4 周。与伸肌腱本身的损伤相比，这种损伤愈合较快。可能发生生长障碍，但极为少见。

2. 伸肌腱急性切割伤　伸肌腱止点处的开放性损伤需要修复肌腱。可能需要将皮肤裂口向近侧延长，以游离和牵拉肌腱到其止点处，在此处采用经皮滚式缝合（图 66-21）或皮腱皮缝合法足以固定

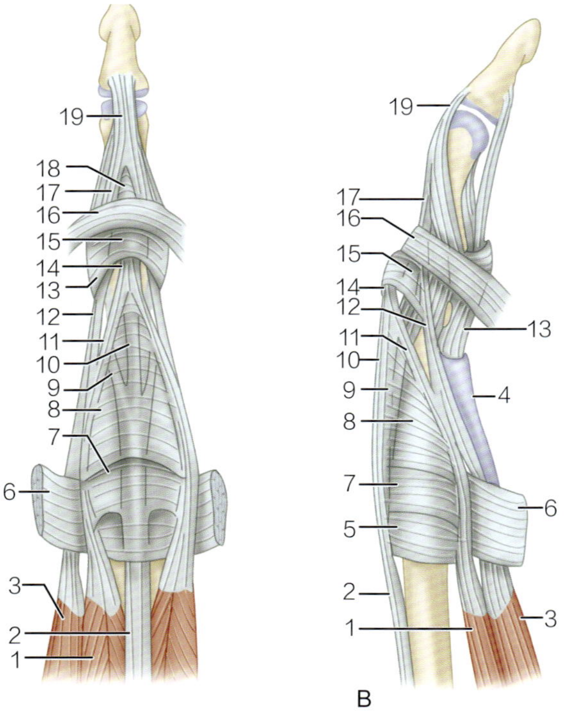

图 66-61 伸指装置解剖结构。A. 背面；B. 侧面（1. 骨间肌；2. 指总伸肌腱；3. 蚓状肌；4. 屈肌腱鞘；5. 矢状束；6. 掌侧横韧带；7. 骨间肌腱帽；8. 腱帽斜束；9. 外侧束；10. 中央束；11. 骨间肌中央束；12. 骨间肌外侧束；13. 支持韧带斜束；14. 伸肌腱中央束；15. 螺旋束；16. 支持韧带横束；17. 侧腱束；18. 三角板；19. 伸肌腱终末支）

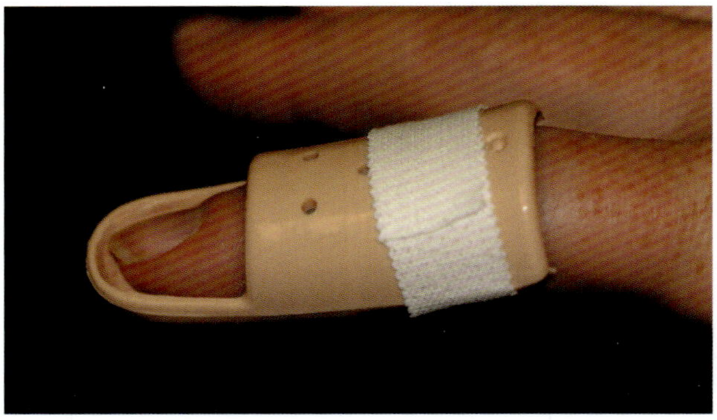

图 66-63 Stack 支具

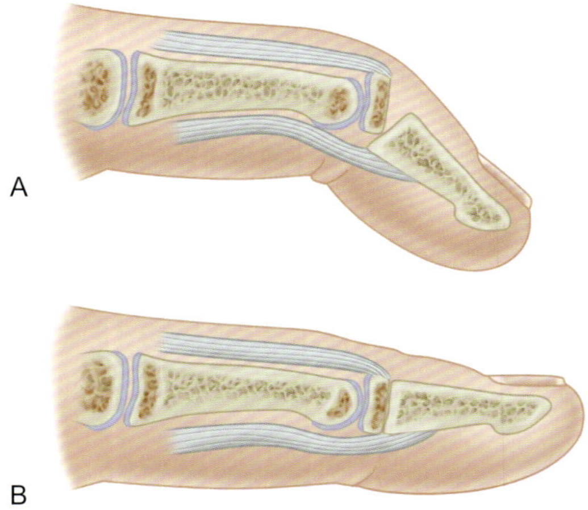

图 66-64 A. 末节指骨骨骺移位，可引起槌状指样畸形；B. 将末节指骨过伸，通常可使移位骨骺获得满意的复位

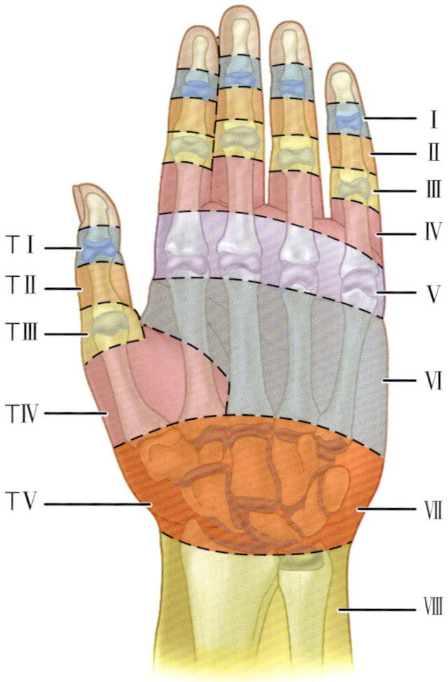

图 66-62 由于伸肌腱撕裂的部位不一样，手术的指征也不同，因此将伸肌腱划分成不同的区

肌腱止点以实现愈合。修复后用细克氏针穿关节固定。闭合伤口，手指以支具临时固定，这样可使患者感到舒适并能避免额外创伤。术后 3 周左右拆除缝线，术后 4 周左右拔除克氏针，再用支具继续保护 4 周。然后开始行渐进性康复锻炼，直至功能得到最大限度的恢复。

陈旧性槌状指（二期修复）

指伸肌腱自末节指骨撕脱后 12 周，仍可用急性损伤中所述的支具进行满意的治疗。通过延长支具固定时间，长达 12 周以上可能成功，但可由于患者无法耐受而受到限制。12 周以后，如果末节指骨严重下垂，但远指间关节被动伸直仍满意，根据患者的需求即可进行手术治疗。

手术技术 66-23

- 在手指背侧做一个"V"字形或"U"形切口，凸向远端，最远点位于甲根近侧 5 mm 处。避免损伤指甲生发层。
- 在肌腱和皮下脂肪组织之间的平面切取皮瓣。向近侧掀起皮瓣，暴露伸肌腱及其间的瘢痕组织。
- 尽量找到正常肌腱与瘢痕组织的连接处，在关节近侧横行切断肌腱，保留肌腱的骨止点。
- 切除足够的瘢痕或肌腱，手指极度伸直，使断端间隙能够闭合。
- 为了支持和保护已修复的肌腱，用直径 0.045 英寸（in）的克氏针经关节固定。
- 用 4-0 单股尼龙线或钢丝以经皮滚式抽出法修复肌腱（图 66-21），不需附加其他缝合。
- 用 5-0 尼龙线间断缝合切口，也可用 4-0 尼龙线做皮肌腱皮缝合。
- 维持伤指于伸直位，加压包扎。术后用指掌侧支具保护手指，使患者感觉舒适并避免在恢复期再受损伤。

术后处理　术后 10~14 天拆线，远指间关节继续保持伸直位，用小金属支具保护克氏针，共固定 4 周。4~6 周拔除克氏针，夹板保护手指共 8 周。然后逐渐恢复正常的活动。

陈旧性槌状指（二期修复）

手术技术 66-24

（Fowler）

- 做伤指侧正中切口（图 64-17），起自近指间关节远侧缘到近节指骨中部。
- 打开深部组织，找到指伸肌腱腱帽的侧束边缘。
- 伸直手指，用小拉钩牵开此缘，继续掀起扩张部直至可以在近指间关节处的中央束深面。
- 从近节指骨上掀起整个肌腱帽。
- 用 11 号 Bard-Parker 刀片的刀尖，于中央束深面，在中节指骨的近侧缘处切断中央束的止点（图 66-65）。松解中央束后，整个伸肌腱装置即移向近端，这样远端的张力增加，并传导至撕裂的肌腱，该处肌腱瘢痕愈合于末节指骨上而变得过长。
- 用 5-0 尼龙线间断缝合闭合切口，加压包扎，术后支具保护使手指舒适。

术后处理　术后 10~14 天拆线。支具维持近指间关节屈曲不要大于 30°，远指间关节伸直。这样可以预防近指间关节突然屈曲，从而防止中央束松解后出现关节囊撕裂。术后 3 周去除支具，换用仅固定远指间关节的支具。再用小金属支具维持远指间关节伸直位 4 周，同时允许近指间关节和掌指关节完全活动。

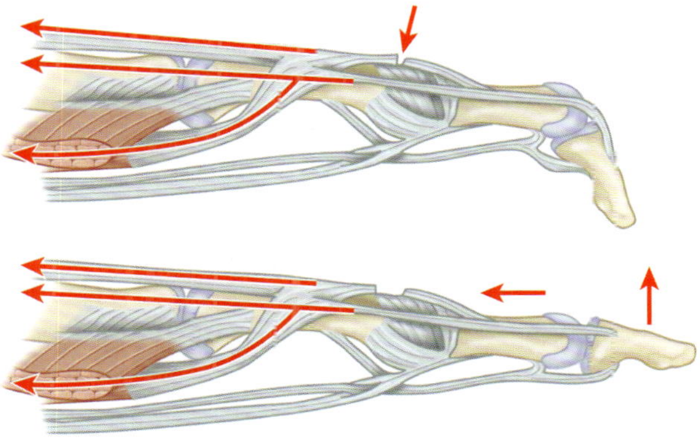

图 66-65　矫正槌状指的伸肌腱中央束切断术（Fowler 方法）；该手术使伸肌装置向近侧回缩（见手术技术 66-24）

3. 肌腱转位术或肌腱移植术矫正陈旧性槌状指畸形　用于矫正近指间关节过伸交锁畸形的伸肌装置侧束转位法也可用于治疗被动活动良好、远指间关节退变低于中度的陈旧性槌状指畸形（图 66-66）。研究表明，用掌长肌腱移植重建斜行支持韧带，能成功治疗创伤后槌状指畸形。此方法是将移植的掌长肌腱自远节指骨沿斜行支持带走行方向，向近侧穿过血管、神经束和屈肌腱鞘之间旋转至屈肌腱鞘的掌侧，再经过近指间关节的掌侧，旋转至近节指骨的对侧，通过近节指骨底处钻好的骨孔，以抽出法固定（螺旋斜行支持韧带法）。

肌腱转位矫正陈旧性槌状指畸形

手术技术 66-25

（Milford）

- 在手指瘢痕最少的一侧做侧切口，显露伸肌装置和屈肌腱鞘（图 66-66A）。
- 在掌指关节远侧切断 1 根侧束，并将其完整游离至远端止点处（图 66-66B）。
- 在近指间关节掌侧的屈肌腱鞘上做 2 个平行的小切口，做成一小滑车。
- 将侧束从远向近穿过滑车，将断端缝到伸肌装置侧面比原先位置稍靠背侧的腱帽上（图 66-66C）。
- 调整其张力是手术的关键，在远指间关节伸直时，近指间关节要轻度屈曲。
- 用直径 0.045 英寸（in）克氏针，斜行穿过近指间

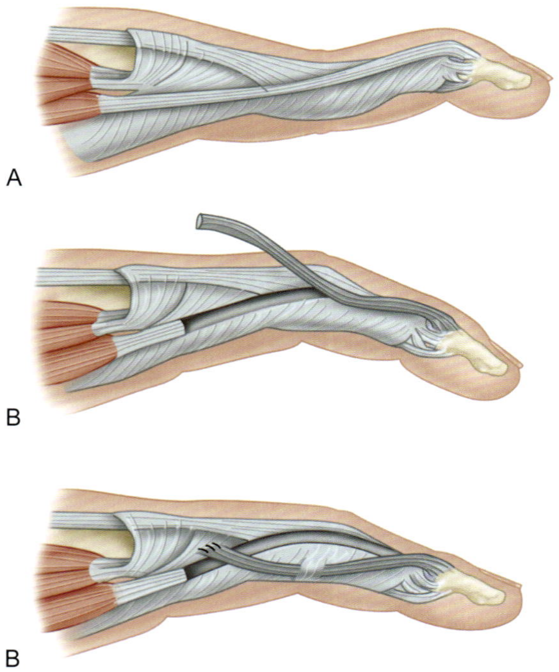

图 66-66 矫正近指间关节复发性过伸和交锁的方法。A. 伸肌腱帽和屈肌腱鞘的侧面观；B. 腱帽的一条侧束已从近侧切断；C. 切断的侧束穿过在近指间关节掌面由屈肌腱鞘做成的小滑车，在足够的张力下缝在腱帽上，使关节轻度屈曲挛缩（见手术技术 66-25）

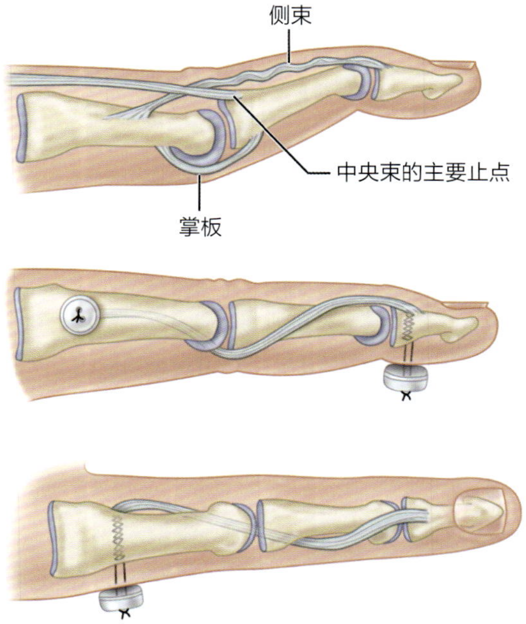

图 66-67 治疗鹅颈畸形的掌长肌腱固定重建斜行支持韧带法，即螺旋斜行支持韧带。鹅颈畸形的病理为近指间关节过伸，远指间关节伸肌松弛，同时有掌板松弛。掌长肌可用作肌腱固定，以纠正两个关节的不平衡（见手术技术 66-26）

关节固定加以保护。

- 用 5-0 尼龙线间断缝合闭合伤口，加压包扎，用掌侧塑料支具支持患指、手和腕部。支具内放适当的衬垫，使术后更加舒适，并提供保护作用。

术后处理 术后 10~14 天拆线，4 周时拔除克氏针。锻炼间隙，用掌侧可拆卸支具保护手指。除锻炼时间外，昼夜均应带夹板，8 周后去掉夹板，逐渐增加运动幅度。

肌腱移植矫正陈旧性槌状指畸形

手术技术 66-26

- 做一背侧成角切口，显露末节指骨；再做短的桡侧、尺侧正中切口分别显露近指间关节桡侧面和近节指骨的尺侧面（图 66-67）。
- 在末节指骨上，用小的锐利圆凿在伸肌腱止点和甲床之间做一垂直骨孔。
- 用小止血钳在中节指骨桡侧沿侧束向近端钝性轻柔地分离，越过 Cleland 韧带背侧到达近指间关节，经血管、神经束和屈肌腱鞘掌面之间，分出一穿至掌侧的螺旋状隧道，自近节指骨底的尺侧切口穿出。
- 于近节指骨底侧束的掌侧，自尺侧向桡侧做一水平骨孔。
- 切取掌长肌腱或趾肌腱做移植（图 66-46）。
- 用 22 号或更细的不锈钢钢丝，穿过骨孔并沿从末节指骨桡侧到屈肌腱鞘掌侧的隧道，引导移植肌腱固定于合适的位置。
- 纵向牵拉移植肌腱近端，以证明近和远指间关节均可伸直。
- 用顺行抽出钢丝法固定移植肌腱远端于末节指骨上，钢丝穿过衬垫—纽扣固定于末节指腹上，调整移植肌腱张力至近和远指间关节处于中立伸直位，然后，固定移植肌腱近侧游离端，以钢丝纽扣固定于近节指骨底的桡侧。完成固定后，被动伸直近指间关节会因肌腱固定效应而使远指间关节完全被动伸直。
- 调整移植肌腱张力时应避免过度牵拉，否则可导致近指间关节屈曲而远指间关节伸直，或称纽孔畸形。如果需要，用直径 0.045 英寸（in）克氏针穿过近指间关节固定保护移植的腱固定。
- 固定腕关节于轻度背伸、掌指关节屈曲及近和远指间关节完全伸直位。
- 为了术后舒适和保护，使用带良好衬垫的掌侧支具固定。

术后处理 术后 10~14 天拆线，4 周时拔除克氏针。用背侧支具固定保护患指，维持近指间关节屈曲

20°，远指间关节中立位。3 周左右抽出缝合的钢丝。去除克氏针后（约 4 周）开始主动辅助屈曲练习，应避免近指间关节伸直超过屈曲 20°。术后 6~10 周，保护支具逐渐伸直 5°~10°。同时应避免牵伸近指间关节超过屈曲 5°~10° 位。

（二）Ⅱ区

Ⅱ区是指中节指骨上方的区域。该区内肌腱扁平，会对缝合方式有所限制。靠近止点的外侧肌腱断裂可以采用 8 字缝合或滚式缝合法来缝合（图 66-21）。此区可采用 Kleinert 改良的 Bunnell 缝合法(图 66-68）和改良 Kessler 缝合法比 8 字缝合或褥式缝合法更牢固。也可以采用连续缝合并用 Silfverskiöld 十字缝合加强（图 66-9），该种缝合法也很牢固。

（三）Ⅲ区

Ⅲ区是指近指间关节的区域。

1. 伸肌腱扩张部中央束的断裂或急性切割伤（纽孔畸形） 伸肌腱扩张部中央束在其止点及附近的撕裂或断裂导致近指间关节不能主动伸直，继之出现持久的屈曲状态。如果未行治疗，侧副韧带及近指间关节掌板将会挛缩。伸肌腱扩张部的侧束向掌侧半脱位，并被挛缩的横行支持韧带固定于该处。这样就形成了确定的纽孔畸形。侧束因位于近指间关节旋转横轴的掌侧，而变成关节屈曲肌。挛缩的斜行支持韧带和侧束使远指间关节过伸，试图被动伸直近指间关节时，可加重远指间关节的过伸畸形。

当近指间关节部分屈曲时发生创伤性旋转也可导致纽孔畸形。旋转可引起近节指骨髁经关节囊突出，并导致中央束和侧束之间的三角韧带撕裂。突出的髁部可引起侧束向掌侧半脱位。伸肌装置出现破裂，但中央束可能没有完全离断。侧副韧带可部分断裂，并可伴有近指间关节脱位。发生这种损伤后，近指间关节因出血和肿胀不能完全伸直，关节处于持续屈曲位置，当脱位的侧束挛缩，致使横行支持韧带也发生挛缩，从而牢固固定半脱位的侧腱束。近指间关节前脱位时，中央束和侧韧带可完全断裂（图 66-69）。

对于闭合损伤，如在屈曲挛缩发生前早期诊断出纽孔畸形，可行非手术治疗。如果近指间关节有部分主动伸指活动，表明中央束的不全断裂。非手术治疗的方法是用支具固定近指间关节于完全伸直位，但允许远指间关节主动屈曲。应该避免因局部压力过大造成的近指间关节部位的皮肤坏死。持续伸直固定 4~6 周，然后继续夜间固定数周。如果纽孔畸形是创伤性的，并且诊断有中央束完全断裂、撕裂或横断，应行手术切开修复。

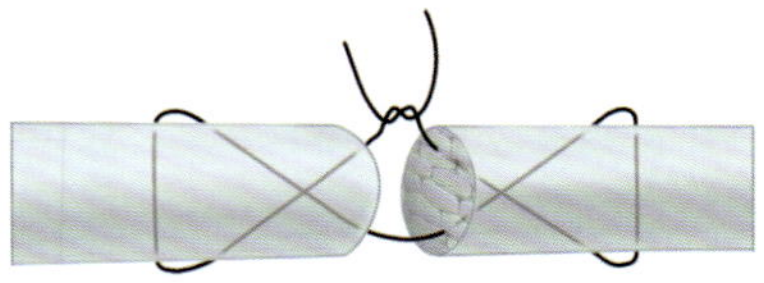

图 66-68　Kleinert 改良的 Bunnell 缝合方法

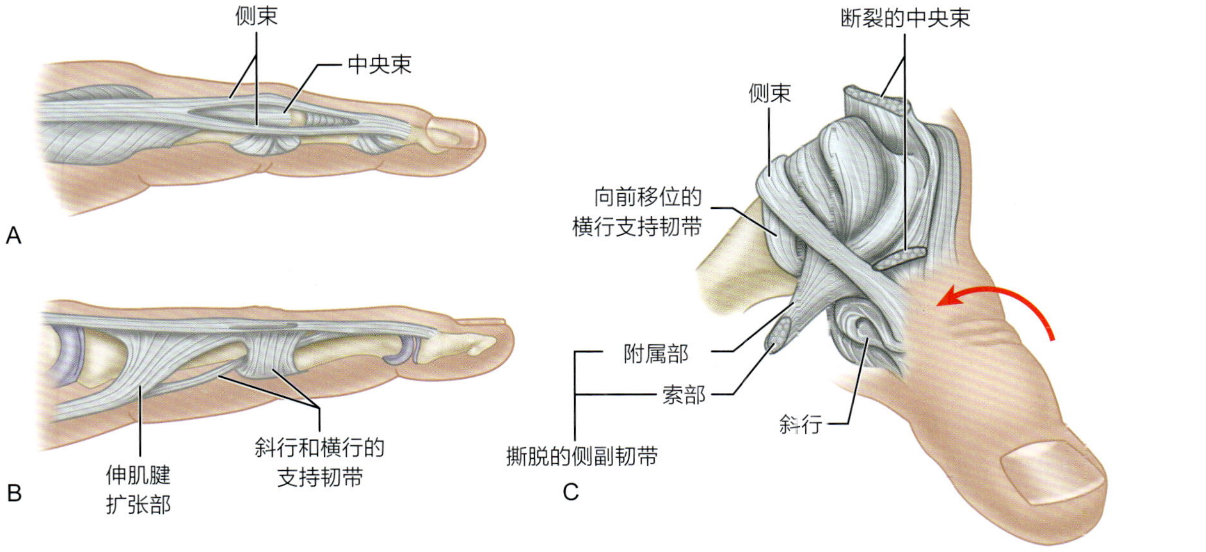

图 66-69　伸肌装置的背外侧面（A）及侧面（B）观；C. 近指间关节前脱位伴有中央束断裂，侧副韧带撕脱及横行支持韧带远端纤维部分撕裂。侧腱束向前移位

伸肌腱扩张部中央束损伤引起的纽孔畸形的修复

手术技术 66-27

- 做背侧平缓的“S”字形或刺刀形切口，显露伸指装置。
- 将近指间关节置于完全伸直位，以 1 根直径 0.045 英寸（in）克氏针斜行穿过关节固定。
- 用 4-0 单股钢丝或尼龙线做经皮滚式缝合修复断裂的中央束。如果肌腱够长，使用腱心缝合并用 Silfverskiöld 十字缝合法加强（图 66-9）。如果在止点处肌腱较小，可使用缝合锚将中间束固定到中节指骨上。
- 闭合切口，轻度加压包扎，掌侧支具固定。

术后处理 术后 10~14 天拆线，3~4 周拔除克氏针，并逐渐进行保护性屈曲训练。不训练再以掌侧支具保护 4 周。Evans 报道，中央束修复术后 2~11 天进行早期“短弧（short arc）”练习的患者，其效果要优于术后持续固定 3~6 周的患者。此种方法适用于术中不需克氏针固定、其损伤允许锻炼并且依从性较好的患者。

2. 陈旧性纽孔畸形（二期修复和重建） 在漏诊的、误诊的或陈旧性纽孔畸形中，伸肌腱扩张部的中央束回缩，侧束松弛并发生掌侧半脱位（由于背侧横形支持带剩余纤维被过度拉长）。这种半脱位使近指间关节屈曲、侧束挛缩、近指间关节出现固定性屈曲挛缩并伴有远指间关节过伸（图 66-70A）。

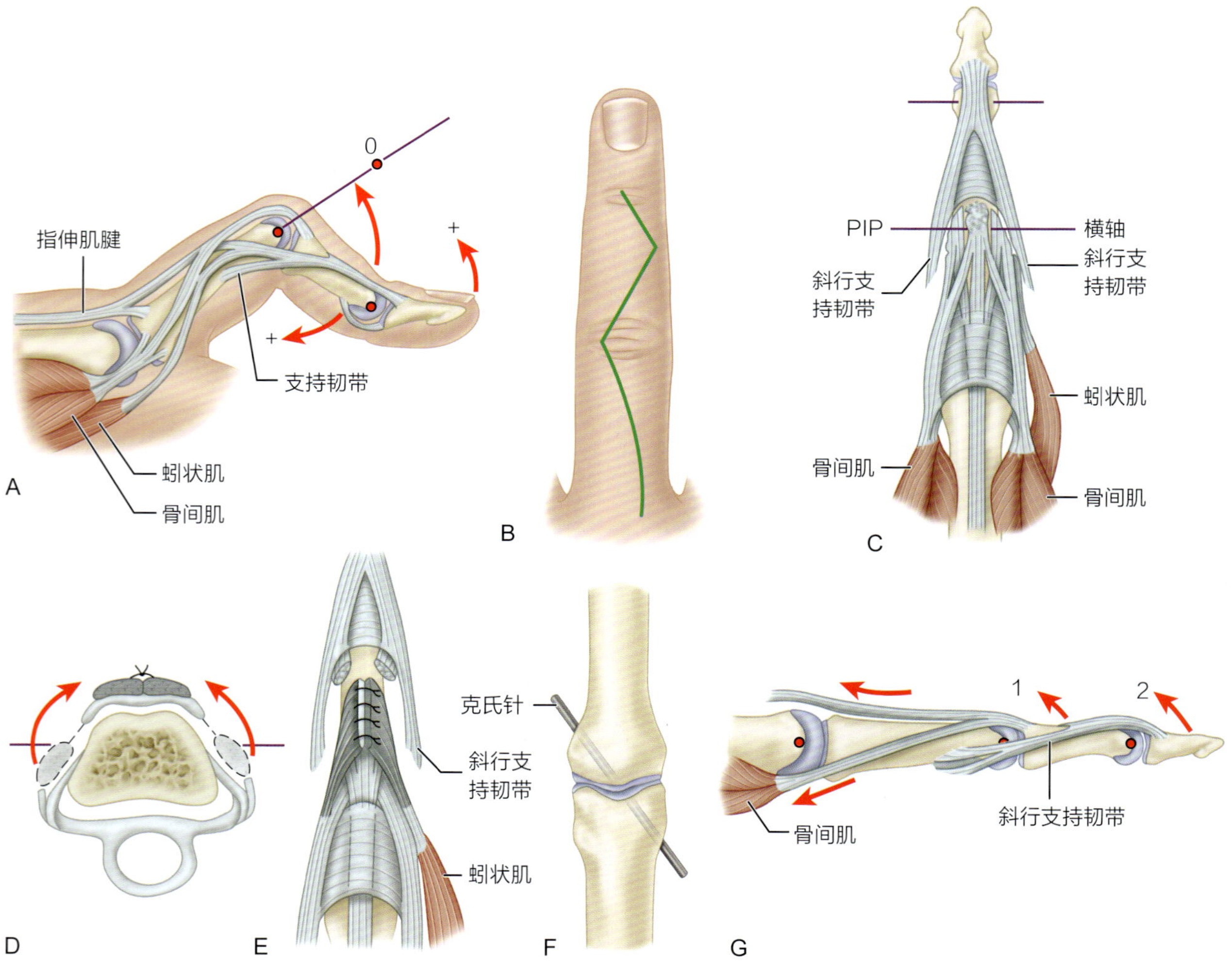

图 66-70 Littler 修复陈旧性纽孔畸形的手术方法。A. 典型的近指间关节屈曲、远指间关节伸直的纽孔畸形，侧腱束已向掌侧半脱位；B. 背侧纵向弧形切口；C. 除保留桡侧腱束最靠近桡侧的一些纤维外，完全切断侧束止点；D 和 E. 将侧腱束移向背侧和近侧，将两侧侧腱束互相缝在一起，并与中节指骨近侧 1/3 的软组织及中央腱缝合；F. 用克氏针将近指间关节固定于完全伸直位；G. 修复后，近指间关节由伸肌腱帽伸直，而远指向关节由保留的蚓状肌及斜行支持韧带伸直（见手术技术 66-28）

在进行任何外科治疗前，应首先用支具和牵拉手法牵张以矫正近和远指间关节的挛缩。伸肌腱扩张部中央束断裂或撕裂后的重建比较困难，需要采用精确而广泛的手术才能重建损伤的中央束的功能和解除伴有的挛缩。对于近指间关节柔软的纽孔畸形，将中央束止点远端的外侧束行 Fowler/Dolphin 切断术可以恢复近指间关节的伸展功能，也可使远指间关节屈曲（图 66-71）。伸肌结构重建的方法有很多，包括 Snow 中央束皮瓣（图 66-72）、Aiache 侧束皮瓣（图 66-73）、Matev 侧束转位和 Littler 侧束背侧转位。如果伸肌结构存在明显的缺损就有必要进行肌腱移植。如果关节退变明显，可以考虑近指间关节融合或成形术。

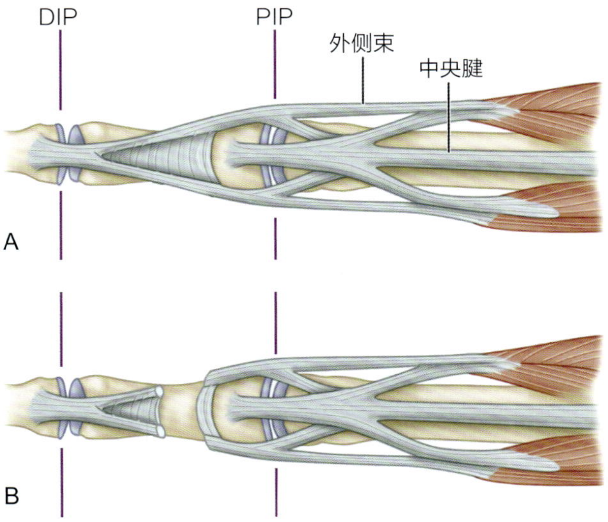

图 66-71 伸肌腱切除术治疗柔软的纽孔畸形。A 和 B. 在中央腱止点以远切断侧腱束，由此导致的伸展机制向侧方近侧移位，降低了远指间关节（DIP）张力，而增加了近指间关节（PIP）伸直张力

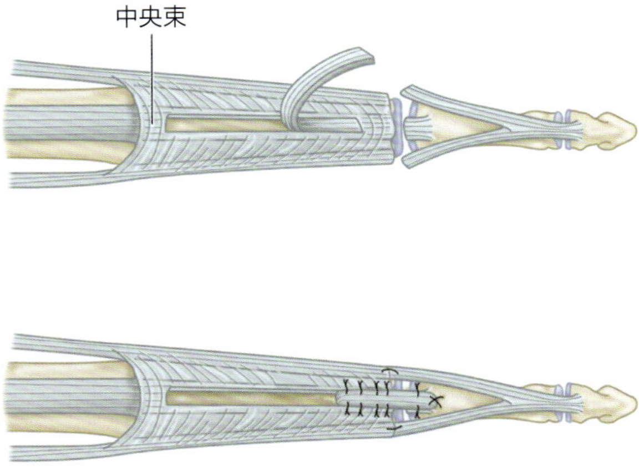

图 66-72 近指间关节伸肌装置断裂（上图）。掀起逆行中央腱瓣，缝合断裂的中央腱和侧腱束，逆行中央腱瓣覆盖连接处缝合支撑固定

陈旧性纽孔畸形的伸展重建

手术技术 66-28

（改良 Littler 法）

- 以近指间关节为中心做背侧弧形切口（图 66-70B），显露侧腱束。
- 用探针头向深部分离起自掌板附近而止于侧腱束的两侧横行支持韧带。
- 用小剪刀自中部剪断两侧横行支持韧带。
- 游离侧束的止点，以便能将其重新置于背侧。
- 在桡侧锐性解剖切断侧腱束，但保留连接蚓状肌及斜行支持带的侧束桡侧纤维不切断。
- 这样可以保留远指间关节的主动伸直活动。
- 在此处，除保留桡侧束最靠近桡侧的一些纤维外，完全切断侧束（图 66-70C）。
- 将侧束向背侧和近侧移位，并缝到中节指骨近侧 1/3 的软组织及骨膜上（图 66-70D 和 E）。
- 在近指间关节完全伸直的情况下，还要将侧束与薄弱的中央束缝在一起。
- 用直径 0.045 英寸（in）克氏针斜穿关节固定（图 66-70F）。
- 切断的横行支持韧带不缝合。
- 用 5-0 单股尼龙线间断缝合切口。
- 术后即用掌侧支具固定加以保护并使患者感到舒适。

术后处理 术后 10~14 天拆线，3~4 周时拔除克氏针，允许保护下进行活动。用掌侧支具再保护近指间关节 4 周，允许远指间关节进行屈曲锻炼。昼夜都用支具，但锻炼时去掉，每天锻炼 3~4 次。

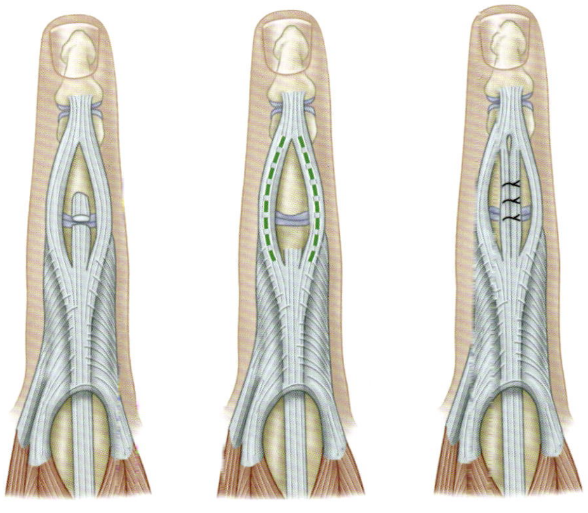

图 66-73 中间束损伤。游离侧束，从中节指骨掀起斜方、横行方形韧带（左图）。每条侧束沿长轴纵向劈开（中间图）。侧束内侧半缝合在一起，在中线处与关节囊缝合（右图）

（四）Ⅳ区

Ⅳ区是指近节指骨上方的区域。因为近节指骨上的肌腱较宽阔，所以，此处肌腱的断裂多为不完全损伤。如果近指间关节可完全伸展，使用支具保守治疗足够。如果近指间关节伸直受限，需要探查伤口以确定损伤的程度。据 Newport 等报道，Kleinert 的改良 Bunnell 腱心缝合或改良 Kessler 缝合并用十字缝合加强（图 66-9）均可以提供较强的修复且不会引起肌腱缩短。术后伸直位支具固定 6~8 周，以后开始进行“短弧”关节活动康复训练。

（五）Ⅴ区

Ⅴ区是指掌指关节的区域。对于清洁的撕裂伤，建议采用腱心缝合联合十字缝合加强的肌腱修复法。如果肌腱由咬伤导致，在明确无化脓感染或感染得到控制后，再延期修复肌腱。

掌指关节处的伸肌腱创伤性脱位 伸肌腱向掌指关节尺侧的创伤性脱位最常见于中指。脱位的机制常是中指对抗外力突然伸直时，如轻弹或拳击动作，造成覆盖韧带（shroud ligament）（矢状束）及其近侧筋膜的撕裂，从而导致脱位。肌腱尺侧断裂并向桡侧移位较少见。更加暴力的损伤会引起侧副韧带和关节表面的损伤。如果在伤后数天内就诊，可将腕及掌指关节伸直位支具固定 3~4 周，之后可拆卸支具固定 3~4 周或在尺侧脱位时用胶带将伤指固定到桡侧邻指上，即可达到有效的治疗。在某些患者，可使用相对活动支具技术，可即刻控制下主动活动锻炼。Merritt 还报道将此技术用于类风湿性关节炎患者矢状束损伤和闭合性伸肌腱断裂修复术后（图 66-74）。如果延误诊治，变成了慢性脱位，用掌指关节部位的伸肌装置的一段中央纤维束修复可以获得成功。Rayan 和 Murray 描述了矢状束损伤的 3 种临床类型：Ⅰ型，没有伸肌腱不稳定；Ⅱ型，伴有伸肌腱半脱位；Ⅲ型，有伸肌腱脱位（图 66-75）。在 28 例非类风湿病的脱位患者中，伤后 3 周内采用支具治疗者均取得了满意的效果；对于更严重的或陈旧性脱位患者，通常需要手术治疗。

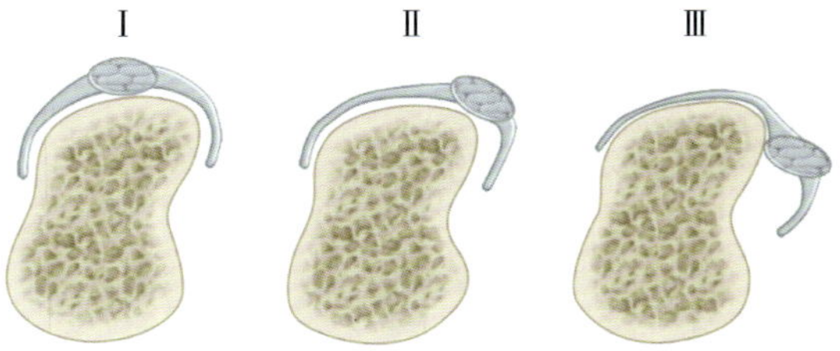

图 66-75 矢状束损伤的三种类型。Ⅰ型：没有不稳定的轻度损伤；Ⅱ型：伴有伸肌腱半脱位的中度损伤；Ⅲ型：伴有肌腱脱位的严重损伤

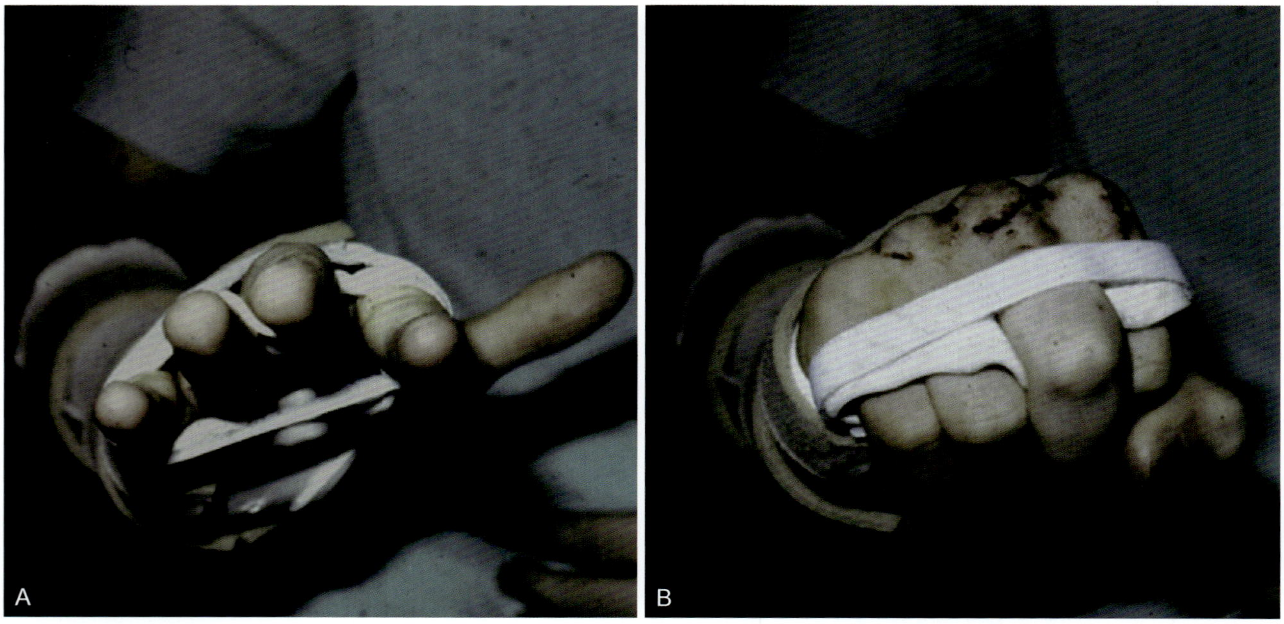

图 66-74 中指伸肌腱修复术后即刻主动活动锻炼。A. 手腕支具保护 3 周；B. 手指支具保护 6 周

伸肌腱创伤性脱位的修复

手术技术 66-29

- 使用静脉区域麻醉或局部浸润麻醉，使患者在闭合伤口前能够主动伸直手指，以确保伸肌腱位于中央。
- 在掌指关节桡侧做 1 个弧形切口，显露关节和半脱位的伸肌腱。
- 松解收缩的尺侧矢状束。
- 直接修复桡侧矢状束，但需要加强。
- 有几种方法可使伸肌腱恢复至中央部位。一种方法是，在此部位，自中央腱的侧缘切 1 个 5 cm 长的腱条，做成襻形，保留此腱条远侧的止点。
- 在关节囊做两个纵行切口，将腱条近段经两切口穿过关节囊的浅层，将近端与伸肌腱缝合。在某些患者，可出现伸肌腱自矢状束背侧“剥脱”下来；对于这些患者，可将肌腱用 4-0 不吸收缝线缝合在腱床上。
- 否则，在中央腱桡侧，沿矢状束垂直纤维上从背侧到掌侧垂直切取 3~4 mm 宽，8 mm 长的腱条，蒂在背侧。
- 将腱条向背侧穿过伸肌腱上的劈裂口，再返回用 4-0 不吸收线与矢状束自身缝合 2 或 3 针。
- Carroll 等的方法是：松解尺侧矢状束，在指总伸肌尺侧切取远端蒂的腱束。
- 确保腱束足够长，将腱束自指总伸肌下方、关节背侧穿越至桡侧，再以桡侧副韧带下方穿过，并从背侧反折缝合到指总伸肌腱背侧（图 66-76）。
- 调整张力非常关键，维持半脱位的肌腱位于中央而不妨碍掌指关节屈曲。
- 闭合伤口，用支具维持手指于桡偏位，以防止尺偏和掌指关节屈曲。

术后处理 10~14 天拆线，支具固定掌指关节伸直位 4 周。可拆卸支具防止掌指关节屈曲，近指间关节可自由活动。而后逐渐加强活动，用胶带将患指与邻近的桡侧手指固定以保护修复。支具保护下的活动要持续至约 8 周，此后可逐渐增加活动量。对于不配合的、依从性差的、无法完全理解的或处于社会底层的患者，需要用石膏托固定掌指关节伸直位 4 周。限制性相对运动支具在部分患者术后至 8 周内效果更好（图 66-74）。

（六）Ⅵ区

Ⅵ区是掌骨区域。可轻度伸直但不能过伸掌指关节的患者应行伤口探查。未损伤的邻近伸肌腱通过腱联合示指和小指的固有伸肌腱可联合掩饰Ⅵ区伸肌腱的完全离断。应充分暴露以牵回向近端回缩的肌腱。掌骨部位的肌腱大小和直径可以用 3-0 或 4-0 缝线进行腱心缝合及腱周缝合。依据伸肌腱修复方法的研究，Becker 修复或 Kleinert 改良的 Bunnel 技术都足以抵抗肌腱分离，从而允许掌指关节和近指间关节的活动。术后持续动态支具固定，或是静态支具固定 6~8 周再用动态支具固定。

（七）Ⅶ区

Ⅶ区是指腕背侧韧带（伸肌支持带）下方的腕部区域。这个区域的肌腱拥有腱系膜。由滑车作用的腕背侧韧带固定，并包裹在类似于指屈肌腱鞘的纤维鞘管内。由于易于回缩入前臂，因此需要更大的切口和更多的剥离以牵回回缩的肌腱。该区一期修复可采用 3-0 或 4-0 缝线腱心缝合联合腱周缝合

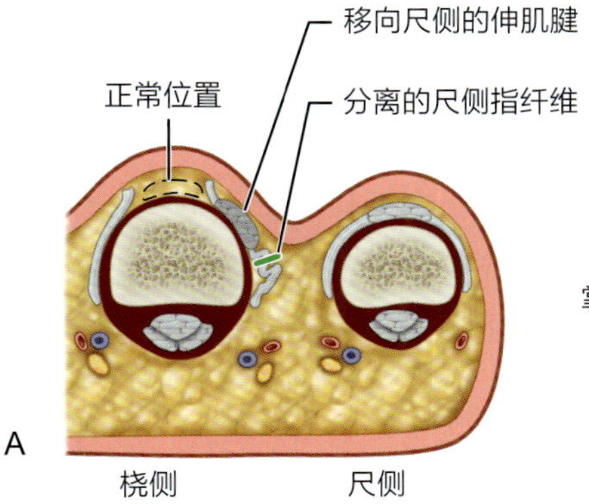

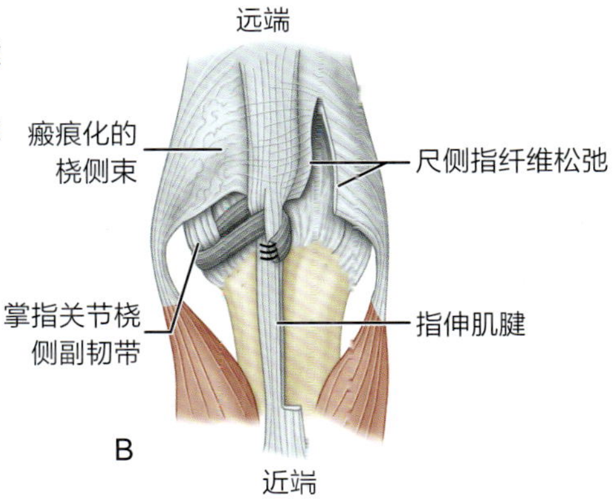

图 66-76 A. 围绕桡侧副韧带如图示：掌骨头在伸肌腱尺侧半脱位；B. 围绕桡侧副韧带由远端到近端经过伸肌腱形成尺侧环，然后缝合到伸肌腱（见手术技术 66-29）

加强。显露肌腱需要切开伸肌支持带。切开支持带近端或远端可充分显露，而保留足够的支持带以避免肌腱的弓弦状态。另一种方法是用“Z”字延长切开伸肌支持带，肌腱修复完成后可以修复伸肌支持带。术后在适度伸展位而非完全伸展位支具固定腕部，这样也可以减小弓弦效应。该区肌腱修复后，随着肌腱愈合会与鞘管粘连。

据报道，限制性相对运动支具，无论是否固定腕关节，都能促进伸肌腱的正常功能恢复，并降低临近区域Ⅳ区至Ⅶ区修复后并发症的发生风险。支具将修复后的肌腱固定在比相邻手指的掌指关节多伸直 15°~20°，持续 6 周。将手腕放置在一个单独的支具中，以大约 20°~25° 的背伸度固定 3 周，以减少肌腱缝合的张力（图 66-74）。其目的是在伸肌腱修复后伸腕状态下可以尽快恢复指间关节和掌指关节的完全屈曲和伸直。

（八）Ⅷ区

Ⅷ区是前臂远侧伸肌支持带（腕背侧韧带）近侧的区域。该区内，许多伸肌腱分别由各自肌肉覆盖。分离时应小心辨认近端肌腹，以便与相应的肌腱缝合。3-0 缝线褥式缝合或“8”字缝合法将肌腱结构的腱性部分缝合至肌腹可以减少缝线切割肌肉或从肌肉中抽出。术后应用从肘至近指间关节的掌侧支具以保持腕部完全伸展状态。这样可以最大限度地松弛肌肉肌腱单元，因为无论用任何方法维持肌肉 - 肌肉修复都很困难。

（九）Ⅸ区

前臂近端（Doyle Ⅸ区）伸肌肌腹的切割伤可能伴发血管和神经损伤。早期治疗时，需要对肌腹进行多重褥式缝合或“8”字缝合以使肌肉固定到一起。如果缝合困难，可以采用肌腱移植以编织缝合法穿过损伤肌腹两侧固定，支具或其他方式固定腕关节。适度伸展、掌指关节屈曲 30°、近指间关节不固定，维持 6 周。

四、伸肌腱的二期修复

在掌指关节水平或手背面，指伸肌腱通常可在二期直接缝合修复。伤后 4~6 周，如果近侧断端回缩或有一段肌腱被毁坏，则可选用的治疗方法包括示指固有伸肌腱转位连到远侧断端、远侧断端与邻近未损伤伸肌腱进行侧侧吻合或节段性肌腱移植等。对于肌腱节段缺失的严重损伤，必须进行肌腱移植。如果多根肌腱已经被磨损、撕脱，或肌肉已破坏或失去神经支配，或已纤维化和瘢痕化，转移其他合适的肌肉（如尺侧或桡侧腕屈肌）与远断端连接可获得满意的功能。这种情况下，可能需要行肌腱间置移植（见肌腱转位的手术方法）。

五、拇长伸肌腱

（一）TⅠ区和TⅡ区

TⅠ区是拇指指间关节的区域，TⅡ区是近节指骨区域。此区拇长伸肌的闭合损伤及手指槌状指一样可用加长支具固定 8 周或更长时间来治疗。伴发累及关节 50% 或更大范围的远节指骨骨折，或远端骨折段半脱位者常需复位和内固定。

拇长伸肌腱在指间关节处断裂时，因为拇收肌、拇短展肌和拇短伸肌附着在伸肌腱的扩张部，其近端部分不会发生回缩。因此，可以一期修复肌腱或是无须移植或肌腱转位而二期修复。一般来讲，采用 4-0 缝线腱心缝合联合外周十字缝合加强便已足够。经指间关节钢针固定 3~4 周，可进行掌指关节的主动活动。钢针移除后支具继续固定 4 周。支具固定完成后开始主动活动。

（二）TⅢ及TⅣ区

TⅢ区指的是掌指关节区域，TⅣ区为第一掌骨背侧的区域。这两个区域内的拇短伸肌腱损伤通常需要修复。当肌腱在掌指关节或者更近端的部位断裂时，其近侧断端常发生回缩。在受伤后 1 个月时就会出现肌肉的固定挛缩。这种挛缩可通过肌腱改道进行代偿，即将肌腱从 Lister 结节附近改为相对较直的走行路线。当此办法也不能使肌腱达到满意的长度时，则需要使用示指固有伸肌腱转位术，在这种情况下，只需要缝合一处肌腱，而肌腱移植则需要缝合移植肌腱的两端。

（三）TⅤ区

TⅤ区是指第三伸肌间室和背侧第一间室的区域。该区内可能会损伤拇长伸肌、拇短展肌和拇长展肌。桡神经浅支也可能损伤。背侧第一间室内的肌腱损伤后通常需要将其游离出来以尽可能减少粘连的形成。所有损伤的肌腱都需要用 3-0 或 4-0 缝线行腱心缝合联合腱周缝合加强。

如果肌腱在掌长肌止点以近断裂，可以转位该肌腱而无须转位示指固有伸肌与肌腱远断端缝合，如果无法进行转位或转位效果不好时，则必须进行移植以桥接长段缺损。所选择肌腱的移植走行必须避开 Lister 结节以防止移植肌腱粘连和磨损。

支具固定腕部于近完全伸展、拇指伸展并外展位。支具始于肘关节远端并延伸至拇指尖及远侧掌横纹。这样可以固定拇指但不妨碍其他手指的活动。支具固定 4 周后，逐渐开始活动拇指，腕部伸展位再固定 4 周。部分依从性差或不理解的患者需要术后石膏固定 4 周。

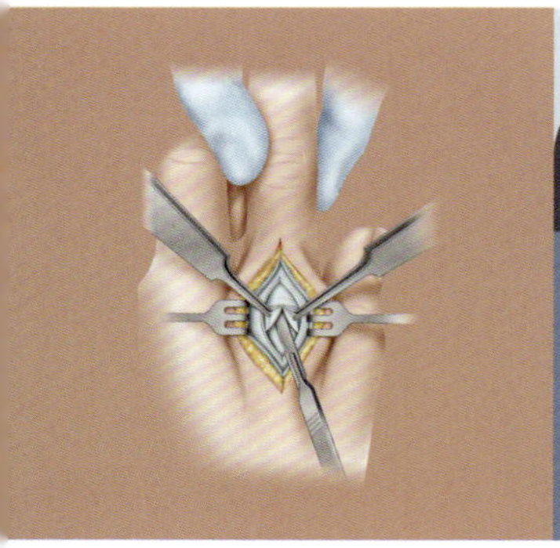

第 67 章

骨折、脱位和韧带损伤

著者： James H. Calandruccio
译者： 王　浩　张建政（第 13 版：陈　华　齐红哲　朱正国）
审校： 张建政（第 13 版：王天兵）

尽管一般的骨折处理原则同样适用手部，但看似很小的创伤就可能会造成手部功能障碍，如感觉丧失、活动受限、力量减弱。骨折的解剖复位和完美的 X 线片并不总能带来正常的手功能，软组织的损伤更需要早期准确的诊断和专业及时的处理。在骨折功能复位基础上，通过适当的支具固定和早期活动以获得手部的良好功能往往是更好的选择。通常手部骨折脱位的治疗优先考虑闭合复位；必须手术治疗时，应通过最简单的手术方式实现患者功能要求。除少数特例外，手部损伤治疗不建议长时间制动（超过 3 周）。由于骨折的临床愈合时间常比 X 线愈合时间要早数周，当确定骨折达到临床稳定后，即可鼓励患者进行早期活动。

骨折的成角和对位不良在影像学上的表现要比临床查体更加明显。骨折的旋转畸形仅在握拳时才变得明显，即表现为一指骑跨于另一指或手指偏向一侧（图 67-1）。在骨折复位固定时，观察指甲平面有助于判断有无旋转（图 67-2）；在骨折复位或固定后，被动屈曲所有手指的掌指关节、近指间关节和远指间关节也可帮助明确骨折是否存在旋转畸形。闭合复位治疗旋转不稳定骨折时，把伤指绑在临近手指上有助于防止和纠正旋转移位。在这种情况下，我们不推荐在两指之间加用纱布或石膏绷带垫，并且使用捆绑作为纠正旋转装置（图 67-3）。

小指在正常情况下有交叠于环指的倾向。当小指部分屈曲而环指完全屈曲时，这种情形变得更加明显。小指的重叠是由第五腕掌关节的可旋转性及每个指尖在指屈曲时都指向舟骨结节的解剖特点决定的。只有当小指与环指完全屈曲时才能明确是否合并旋转畸形。当小指骨折愈合后，极少出现被动外旋，但可以出现内旋的加重。复位前后必须通过正位、侧位和斜位 X 线片明确骨折的位置。

为防止侧位影像相互重叠而使各指处于不同屈曲度的侧位 X 线，最多只有 1 根手指处于真正的侧方投照位。斜位像通常有助于评价关节内骨折复位的情况。摄侧位片时，手旋后 10° 可获得第四、五掌骨真正侧位影像，手旋前 10° 可以获得第一、二掌骨真正侧位影像。使用支具时，有时需要用侧位断层 X 线片或矢状面的 CT 以评价移位程度。即便在直视下行骨折复位，影像资料也可防止骨折对线不良，并可显示复位前没有发现的碎骨片。干部骨折可在骨干与投照设备平行放置的情况下的多组影像获得最佳评估，而关节内骨折影像检查需要垂直于关节面进行投照。

第一节　治疗原则

对于大多数掌骨与指骨骨折来说，闭合复位、支具固定和在保护下活动锻炼通常能获得良好的临床效果。但也有一些骨折通过切开复位内固定或闭合复位经皮穿针固定等可以取得更好的效果。经皮穿针应在水肿掩盖体表标志前进行。如果有必要，复位和穿针前可将肢体抬高 24~48 h。骨折固定，尤其切开复位固定，最好等到软组织消肿后实施；有时可能需要等待 7~10 天。在下列情况建议手术治疗：①骨折移位明显累及关节面时；②重要韧带或肌腱撕脱骨折；③骨折断端嵌有肌腱或其他软组织嵌顿阻碍手法复位；④多发骨折，除非内固定，否则手

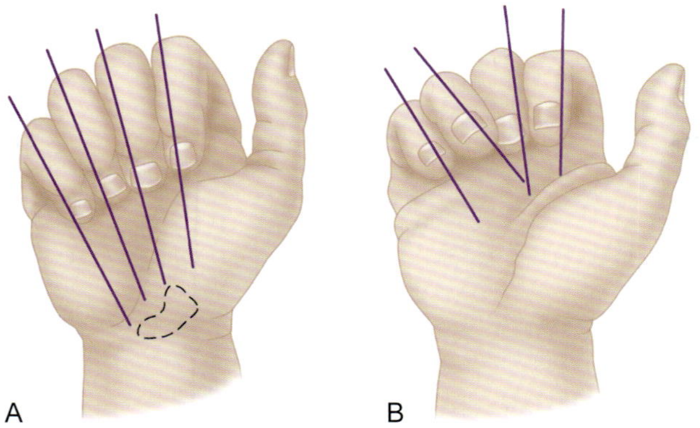

图 67-1 任何掌骨或指骨骨折的旋转移位必须予以矫正 A. 正常时，握拳后所有指尖指向舟状骨结节；B. 旋转畸形导致患指旋后偏移

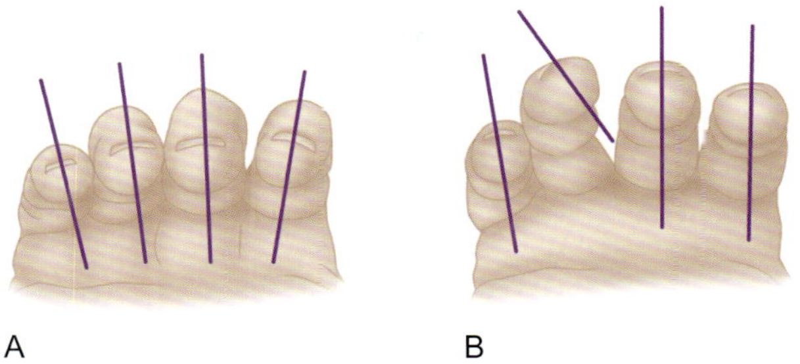

图 67-2 与对侧正常手指比较，观察指甲平面的排列，有助于判断骨折旋转移位。A. 正常的指甲排列。B. 环指旋转移位时指甲排列

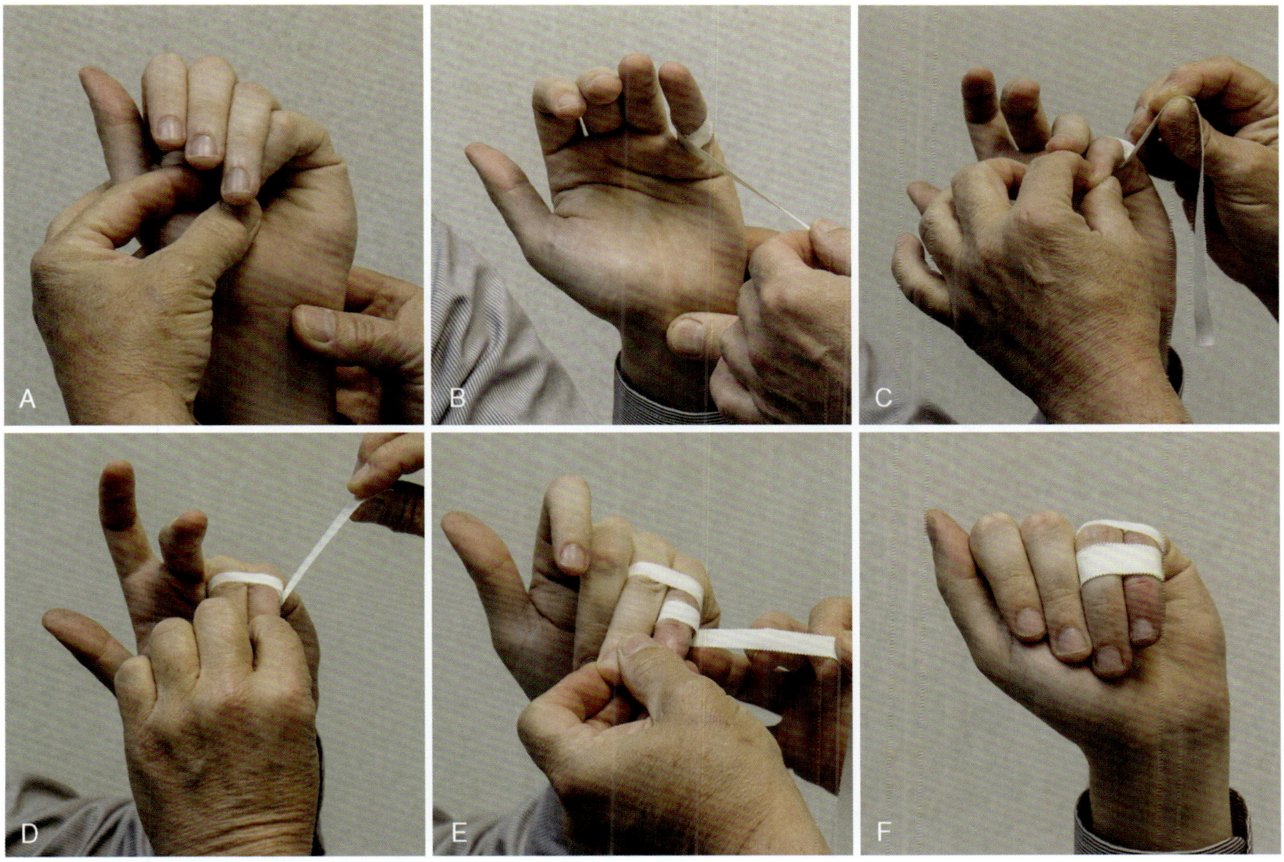

图 67-3 A. 模拟小指骨折造成的典型旋转畸形；B~D. 小指通过外旋复位后邻指挋绑技术维持复位；E 和 F. 于近指间关节以远同法捆绑带固定

不能维持于功能位；⑤开放骨折（骨折复位内固定有利于伤口护理）。

严重的闭合粉碎性骨折通常不应该切开复位，因为粉碎性骨折无法实现内固定。严重粉碎性骨折有时可采用经皮穿针固定。

手部关节脱位治疗可以采用手法复位早期锻炼。许多手部关节脱位可自行复位的，将脱位手指与邻近的手指捆绑固定一般可获得良好的疗效。重点要仔细检查伴随的韧带损伤或肌腱撕脱。下列情况常需要手术治疗。

- 第一或其他腕掌关节的不稳定性脱位。
- 第一掌指关节脱位伴尺侧副韧带的完全断裂。
- 肌腱嵌顿在脱位的关节间，阻碍手法复位。
- 漏诊导致的陈旧性脱位。
- “纽孔式”脱位。

一、开放性骨折脱位

开放性骨折脱位应清创冲洗伤口后复位骨折；对于自发复位的开放性关节脱位，如果怀疑外源性污染，应再次脱位并行关节冲洗。在骨折和关节稳定的前提下，一旦软组织愈合后，尽早开始手指活动。固定应在保持力线稳定的情况下允许观察伤口和更换敷料。

严重的手外伤通常伴有软组织缺损，通常不需要再做切口即可显露骨折端。可在直视下或经皮固定骨折，以维持正常的解剖位置。如有管状骨的节段性缺损，用钢丝占位器或杆状物维持骨长度以防止伤口愈合过程中的骨短缩（图 67-4）。手部严重损伤可能需要多种重建措施，以恢复骨骼的完整性（图 67-5）。

应根据伤口洁净程度判断进行一期闭合或是保持开放以再次清创和冲洗；创口的皮缘需在无张力情况下进行缝合，因为在最初 48 h 内的水肿会使伤口软组织张力进一步加大，甚至可能损伤皮瓣。48 h 后可在手术室重新评估伤口并决定是否闭合伤口。治疗的目标是在肉芽组织形成和挛缩出现前的最初 4~5 天闭合伤口。如果不给予适当的覆盖，无腱周膜或腱鞘的裸露肌腱不久将发生坏死（见第 65 章有关皮肤闭合方法与指征的讨论）。急诊不对新鲜手部开放性损伤进行常规细菌培养。初次治疗时进行彻底的冲洗和清创就足够了。对于新鲜创伤没

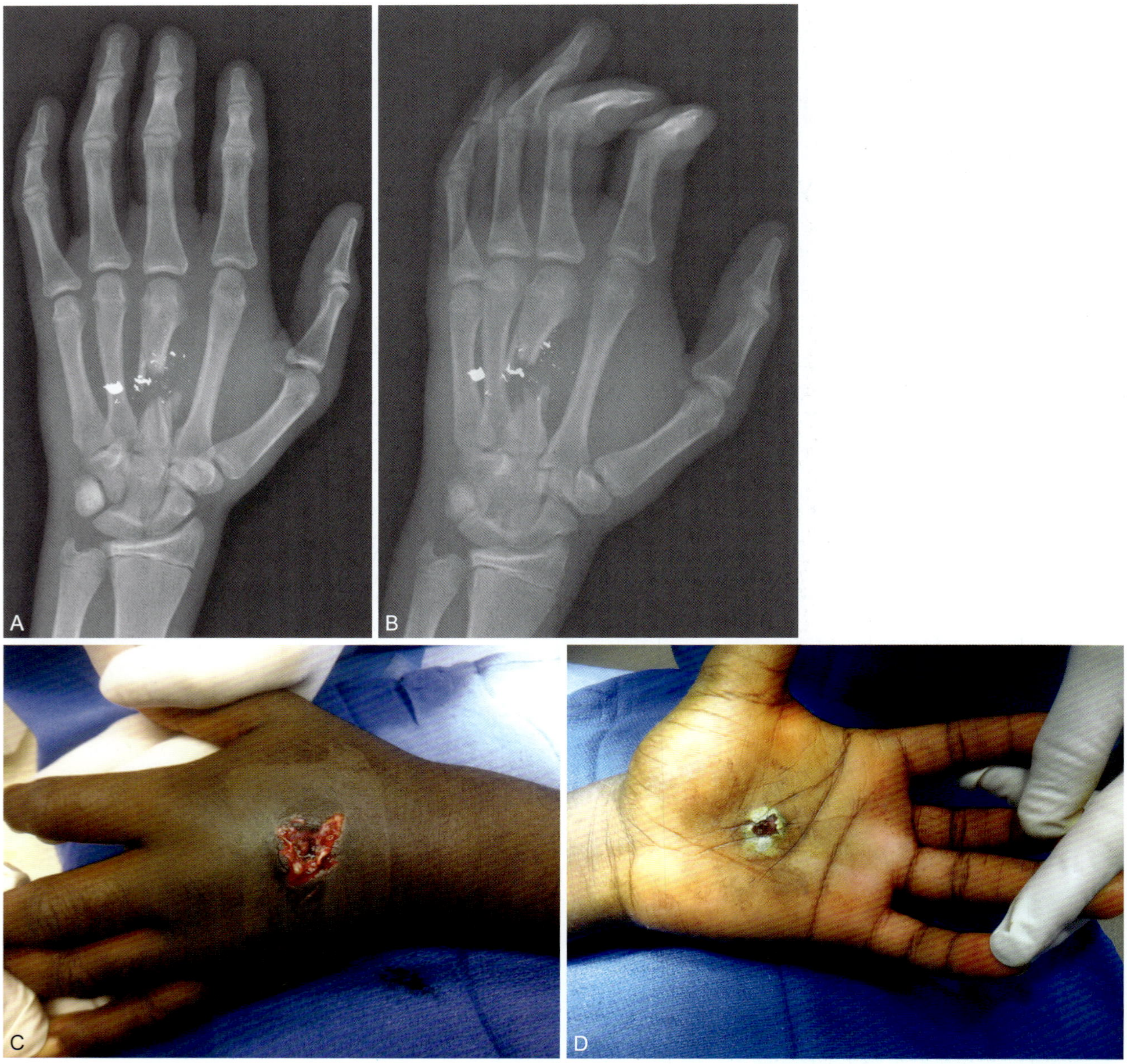

图 67-4 A 和 B. 一例 17 岁男孩自己造成枪伤导致第三掌骨干粉碎性骨折，中段骨缺损；C 和 D. 清创前手部的大体像

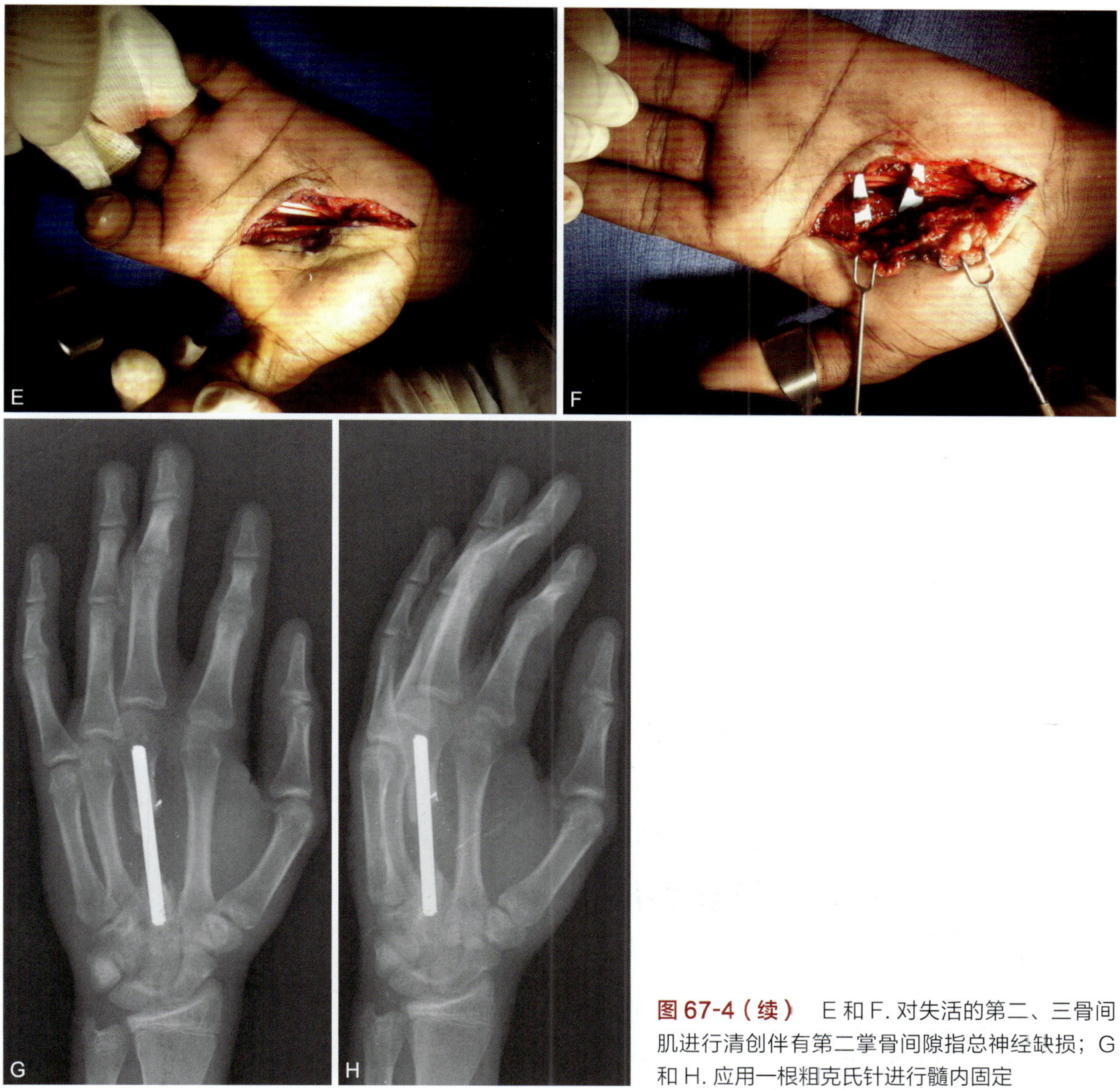

图 67-4（续）　E 和 F. 对失活的第二、三骨间肌进行清创伴有第二掌骨间隙指总神经缺损；G 和 H. 应用一根粗克氏针进行髓内固定

有必要常规预防性使用抗生素；但是，在创口冲洗与清创后，若组织的活力仍无法判断且仍存在污染时，应该使用抗生素治疗。

二、骨折固定的基本技术

手部损伤需要临床医师制订治疗方案，包括手术时机，合适的内固定或外固定器械。应用钢板固定小管状骨（尤其是指骨）会导致皮肤糜烂、肌腱粘连断裂，关节挛缩等并发症。外固定针可侵犯肌腱或韧带而影响功能。即便采用经皮穿针，神经也可能损伤，肌腱或韧带可能被缠绞。

克氏针、外部支具或小骨折块固定螺钉能提供足够的固定，很少需要其他更多的固定。虽然有很多种固定方式可供选择，长斜行或螺旋形骨折最好单独使用拉力螺钉固定（图 67-6）。

用于处理软组织的器械也可用于处理骨骼。直 Kocher 钳、血管钳或巾钳足以临时复位固定掌骨干和指骨骨折。两端尖的克氏针在必要时可以顺行或逆行钻入骨质。使用小型手摇钻或电动钻可以准确钻孔和打入克氏针。Trocar 尖端型克氏针比菱形或斜面钢针具有更好的初始把持力量；此外，骨折断端为锐角接触时 Trocar 尖端型克氏针更容易放置。克氏针长度尽量短，以免打入时变弯。克氏针固定后，应将其末端剪平后尾端埋于皮外或皮下。克氏针通常可在局部麻醉下拔出，拔针时使用钳口平行

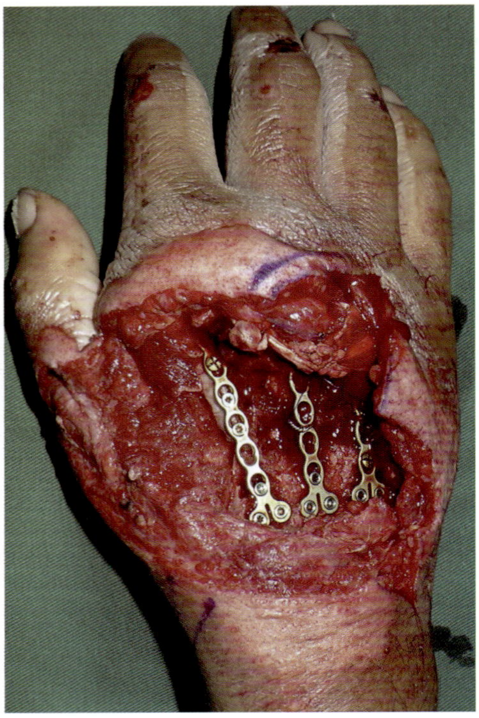

图 67-5 术中第二、三、四掌骨开放骨折内固定后，软组织皮瓣覆盖前[转自 Cheah AE, Yao J: Hand fractures: indications,the tried and true and new innovations, J Hand Surg Am 41(6): 712-722, 2016.]

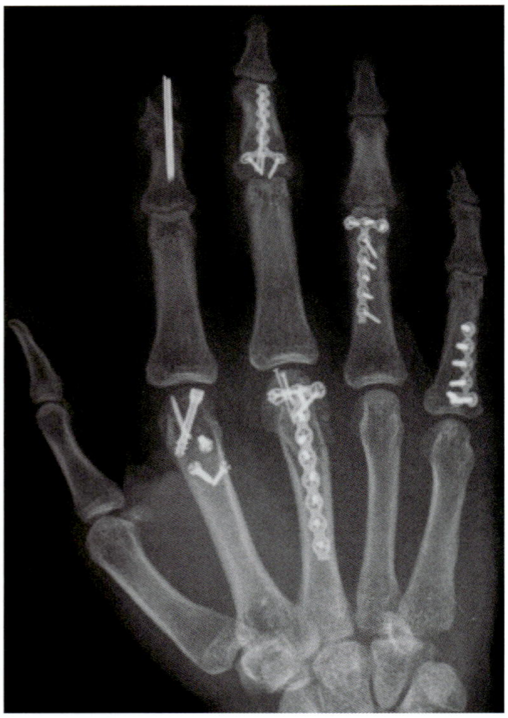

图 67-6 手部多发骨折采用多种方式固定，克氏针固定远节指骨，钢板螺钉固定近、中节指骨和掌骨，第二掌骨头骨折采用无头空心螺钉固定[转自 Cheah AE, Yao J: Hand fractures: indications, the tried and true and new innovations, J Hand Surg Am 41(6):712-722, 2016.]

且带槽和波纹的尖嘴拔出器。尖端为菱形或硬质合金的持针器有助于抓牢和拔除细克氏针。

不管选择何种固定方法，骨折断端应紧密接触或对合以促进骨折愈合。有时需要附加第二个克氏针来控制旋转，应在最终旋转固定之前使伤指在掌指关节、近指间关节和远指间关节完全屈曲与邻近健指进行比较，尤其是对骨折旋转对线存在疑问时。

严重污染的手部外伤或者手部骨折需要使用克氏针以外的固定方式固定时可选择门诊手术室，儿童和老年患者需要心血管监护的患者应在手术中心进行手术。普通病房可针对简单骨折在患者清醒状态下不使用止血带局麻（WALANT）克氏针固定，但合并 Raynaud 病和 Berger 病等肾上腺素不耐受疾病患者不适合这一方法。WALANT 技术使用 30 号针头在手术部位广泛浸润，包括骨折部位骨膜下（图 67-7）。使用 10 ml 注射器抽取 1% 利多卡因 10 ml 加 1：100 000 肾上腺素，再加 1 ml 8.4% 碳酸氢钠（10 ml 注射器可容纳 11 ml 液体）。1 ml 的碳酸氢钠以 1：10 的比例加入利多卡因肾上腺素混合液能够平衡 pH4.2 的利多卡因，降低局麻药导致的烧灼感。简单手术大约需要 10~20 ml，不过依据利多卡因 7 mg/kg 的用量计算，70 kg 体重患者最大剂量可用到 50 ml。

第二节 拇指损伤

拇指的稳定对于大部分手功能是非常重要的。移位的关节内骨折、持续半脱位或脱位都可引起拇指活动受限、疼痛及手的捏握无力。拇指腕掌关节背侧移位可导致继发性掌指关节过伸畸形，严重削弱手的捏握力。因此，重建拇指的腕掌关节的稳定性和匹配性是拇指和手功能恢复的关键。

一、Bennett 骨折

1882 年，爱尔兰外科医师 Bennett 描述了一种经第一掌骨底的关节内骨折，在这种骨折中，掌骨干在无拮抗的拇长展肌牵拉下向外侧脱位（图 67-8）。附着在掌骨底内侧突的掌斜韧带使得掌骨基底仍保持原位。骨折容易通过牵引复位，但难以维持复位。采用管型石膏对掌骨底施压以维持复位也难以达到满意的结果，因为这种制动是不充分的，而且石膏严重影响 X 线片对断端对位对线的

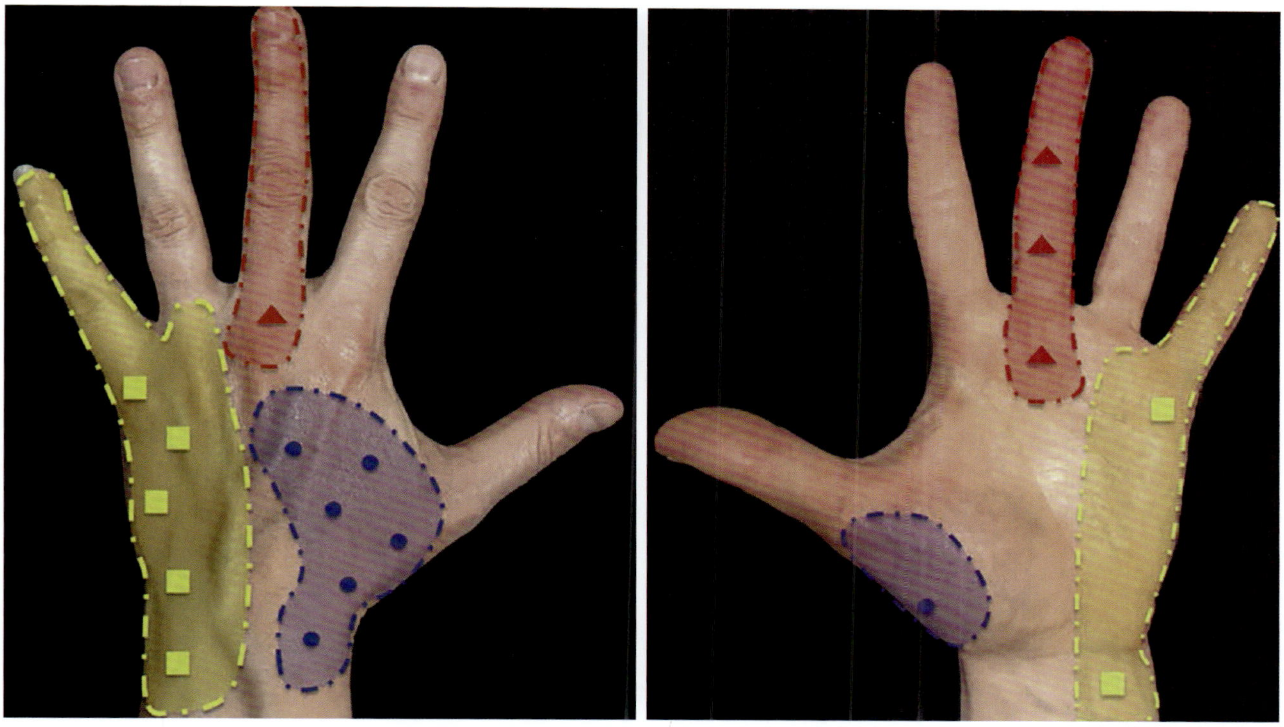

图 67-7　手部不同部位骨折局麻注射部位。局麻部位应首先注射骨折手术部位近端以阻滞整个手术区域感觉神经。红色区域为指骨骨折麻醉阻滞点和阻滞区域；蓝色区域为第一掌骨基底骨折麻醉阻滞点和阻滞区域；黄色区域为第五掌骨骨折阻滞点和阻滞区域（转自 Hyatt BT, Rhee PC: Wide-awake surgical management of hand fractures: technical pearls and advanced rehabilitation, Plast Reconstr Surg 143: 800-810, 2019.）

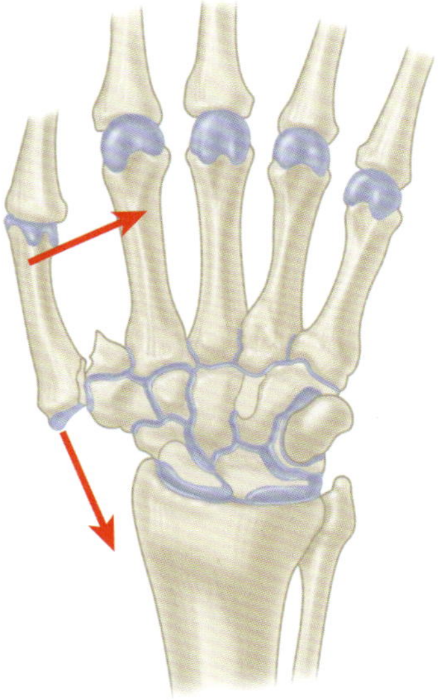

图 67-8　在 Bennett 骨折中，第一掌骨干由于拇收肌和拇长展肌的牵拉而移位

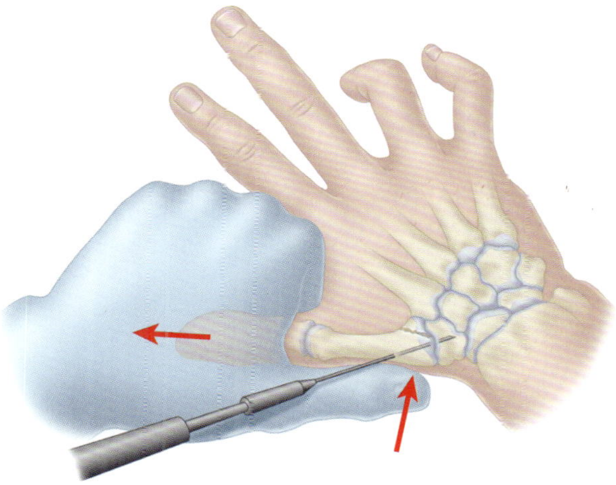

图 67-9　Wagner 技术：闭合穿针治疗 Bennett 骨折（见正文）

判断。压力太大可造成皮肤坏死，但压力太小容易再移位。关于可接受的移位限度还存在一些争论。如果能达到骨折愈合且关节稳定，那么 1~3 mm 的关节不匹配是可接受的。Wagner 介绍的闭合穿针技术（图 67-9，图 67-10）是一种较好的方法；如果复位不满意，则有切开复位的指征（图 67-11）。Middleton 等的一项长期随访研究显示，移位的 Bennett 骨折经闭合复位克氏针固定后均能获得良好功能。此研究共纳入 62 名患者，平均随访 11.5 年，均获得患者较高的满意度，而且没有患者需要翻修手术。

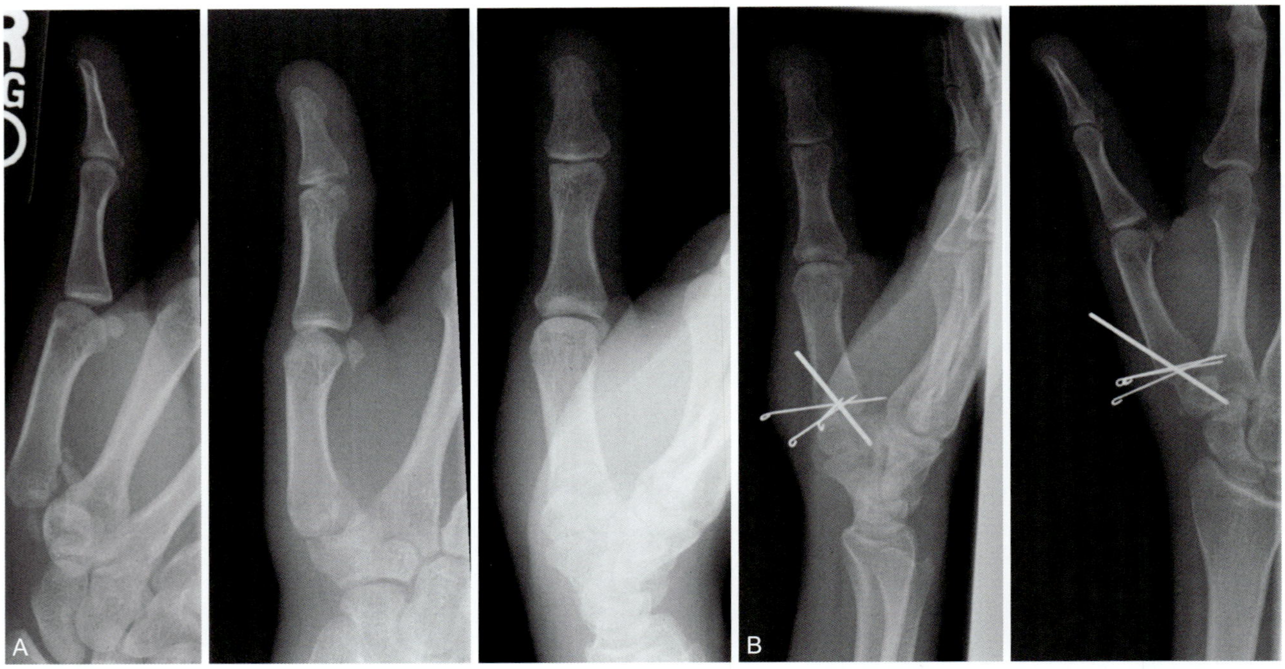

图 67-10 Bennett 骨折。A. 年轻男性，陈旧性 Bennett 骨折 6 周，同时伴有背侧大多角骨骨折；B. 骨痂切除与骨折复位后的固定结果

闭合复位或克氏针翘拨无法实现骨折复位时应切开复位显露第一腕掌关节，我们认为 Wagner 入路是显示拇指腕掌关节和第一掌骨基底骨折的最佳入路（图 67-11），掌侧关节囊对于关节结构影响不明显，可以从掌骨侧剥离反折以便显露关节。

闭合穿针术

手术技术 67-1 （图 67-8~ 图 67-10）

（Wagner）

- 手法牵引并挤压维持骨折复位，选择直径合适克氏针钻入掌骨底，穿过关节并钻入大多角骨。
- X 线检查复位情况，如果复位满意，在靠近皮肤处剪断克氏针。
- 使用前臂管型石膏，腕关节伸直位、拇指外展位固定，允许拇指指间关节活动。
- 有时需要多个克氏针，克氏针可能要固定至腕骨而不是大多角骨以获得良好稳定。仅固定掌侧斜形骨折块可能会出现骨折复位丢失。

切开复位

手术技术 67-2

（Wagner；图 67-11）

- 从第一掌骨桡侧背面开始做一弧形切口，在腕横纹处弧向掌侧。注意保护跨过该部位的皮神经。
- 部分剥离掌骨干近端软组织，切开腕掌关节，显露骨折。
- 将较大骨折块的关节面与较小的关节面对齐，直视下将 1 根钢针穿过关节，维持复位。
- 常需要增加多枚较小直径的克氏针进行临时固定（图 67-12）。
- 也可使用 2 mm 或 2.7 mm 螺钉进行固定（图 67-13）。
- 伤口闭合后，使用跨腕关节人字形拇指支具固定。

术后处理 术后 2~3 周时打开石膏检查伤口，但需更换石膏并重新固定直至术后 4 周才能拆除。4 周可去除克氏针，但仍可能需要制动 2~4 周或以上。螺钉固定患者，对于骨折固定牢靠且依从性好的患者，佩戴可拆卸支具固定，可在术后 10~14 天开始主动的关节活动度练习。

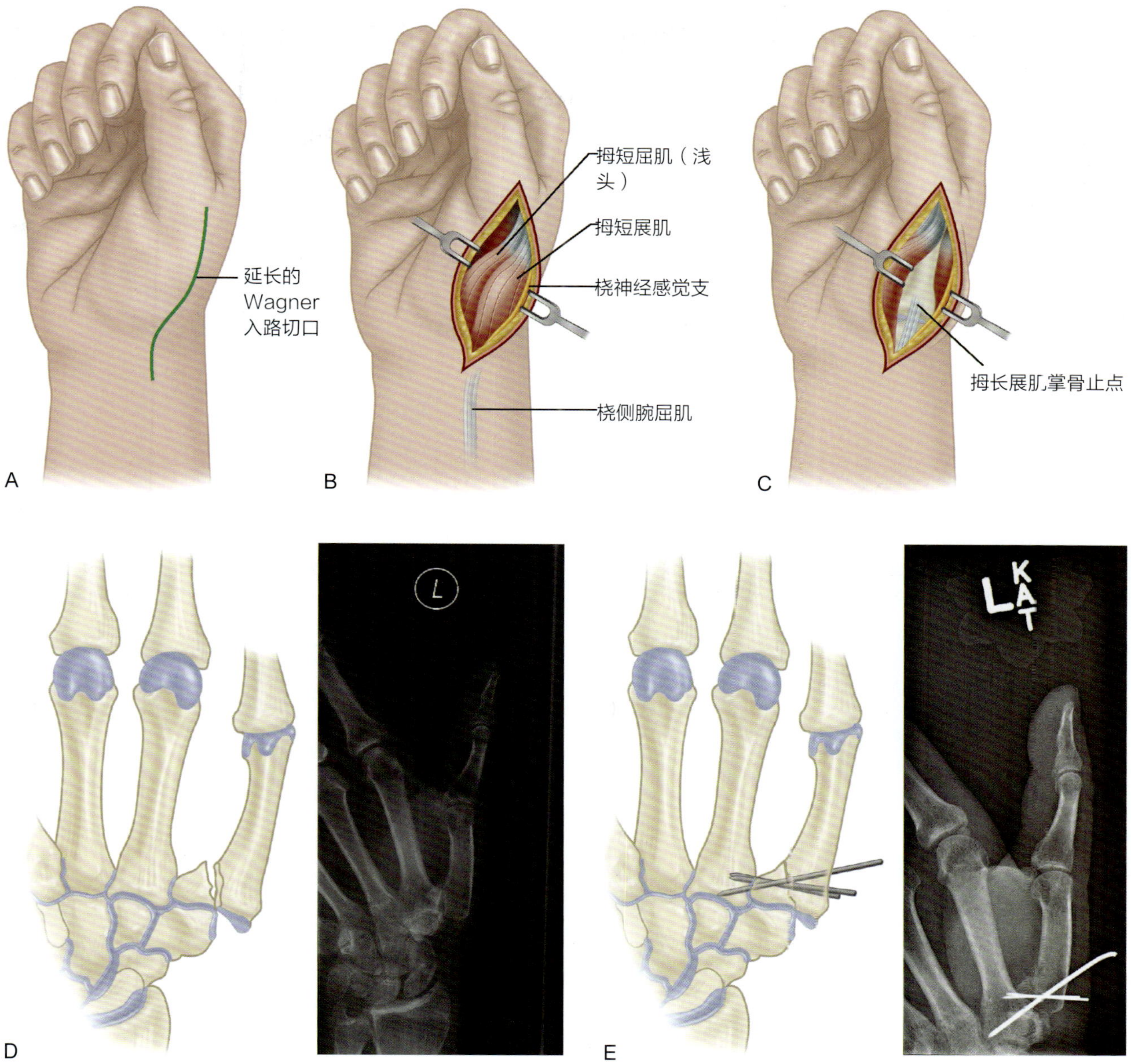

图 67-11 A. 扩大的 Wagner 入路，手掌、背侧皮肤交接线切口，弧向尺侧越过腕横纹，至桡侧腕屈肌桡侧；B. 鱼际肌。显露拇短展肌和拇短屈肌之前注意保护切口内走形皮神经；C. 牵开鱼际肌显露拇长展肌止点；锐性剥离并翻开拇掌关节掌侧关节囊，保留掌骨突的韧带止点；D. 畸形愈合的 Bennett 骨折；E. Bennett 骨折矫正固定后

并发症

畸形愈合伴持续性半脱位可发展为第一腕掌关节疼痛性关节炎。6 周后不应再尝试复位。如果退行性变之前发现畸形愈合，可以通过延长的 Wagner 入路进行关节内截骨矫形术（图 67-11）。一旦出现退行性关节炎，建议行关节融合术或关节成形术。

截骨矫形术

手术技术 67-3

- 沿第一掌骨基底缘，在掌侧与背侧皮肤交界处做 2~3 cm 长弧形切口。注意保护术区皮神经（图 67-11）。
- 锐性分离鱼际肌并向前方、向远端牵开，注意保护拇长展肌掌骨止点。在拇长展肌与掌骨内侧突之间切开关节囊，评估关节畸形愈合形态和关节炎程度（图 67-11C）。

- 评估关节间隙，关节面台阶和关节面退变程度，评估恢复关节面匹配所需截骨量。刮匙、小骨沟和快骨刀常用于分离骨折块。由远端向近端截骨，骨面上剥离骨膜和多余的骨痂。轻度旋后拇指，仔细分离掌侧缘，完整分离骨痂，并保留关节囊附着于掌侧骨折块。
- 畸形愈合处劈开，清理断端骨面，清除纤维组织、骨痂、关节碎片。重新复位关节面，并以细克氏针临时固定。直径较粗克氏针进一步临时固定，最后采用加压钉或张力带固定（图 67-14）。

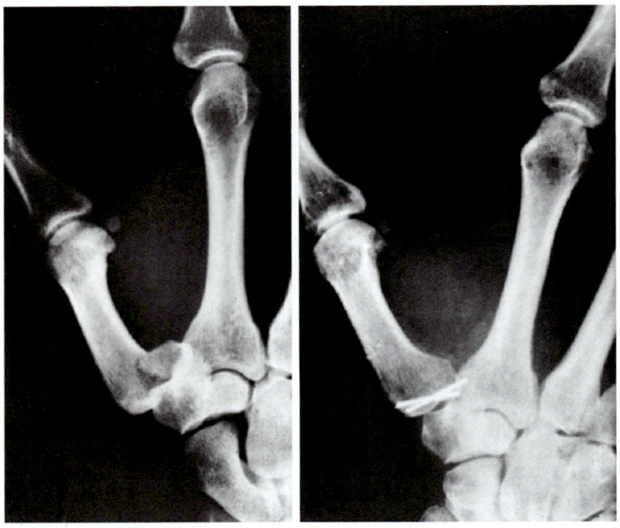

图 67-12 A. 切开复位治疗粉碎性 Bennett 骨折，需要两枚克氏针固定（见手术技术 67-2）

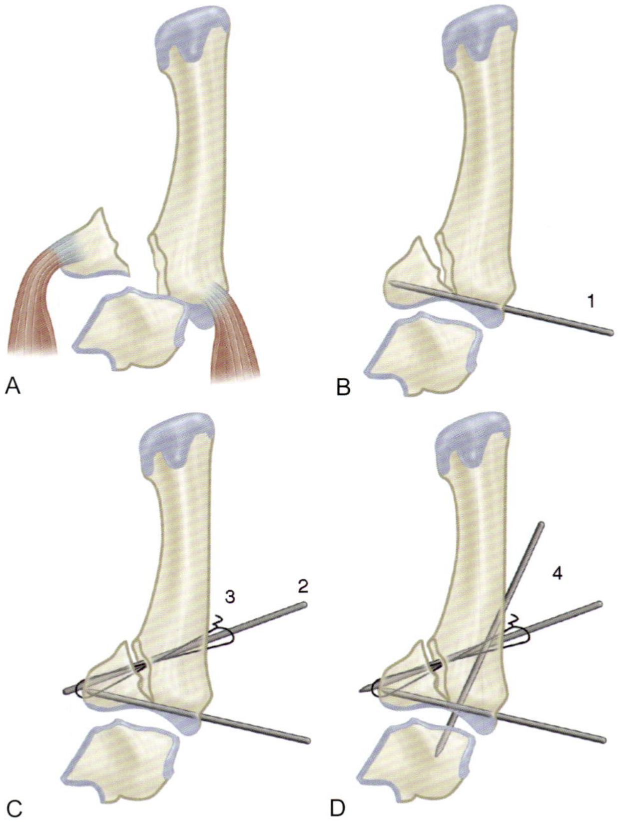

图 67-14 A.Bennett 骨折畸形愈合；B. 复位骨折块克氏针临时固定（1）；C. 第 2 枚克氏针置入（2），张力带（3），骨移植填充骨缺损；D. 克氏针临时固定第一腕掌关节防止半脱位（4）（见手术技术 67-3）（重绘自：Mahmoud M, El Shafie S, Menorca RMG, Elfar JC: Management of neglected Bennett fracture in manual laborers by tension fixation, J Hand Surg Am 39: 1728-1733, 2014.）

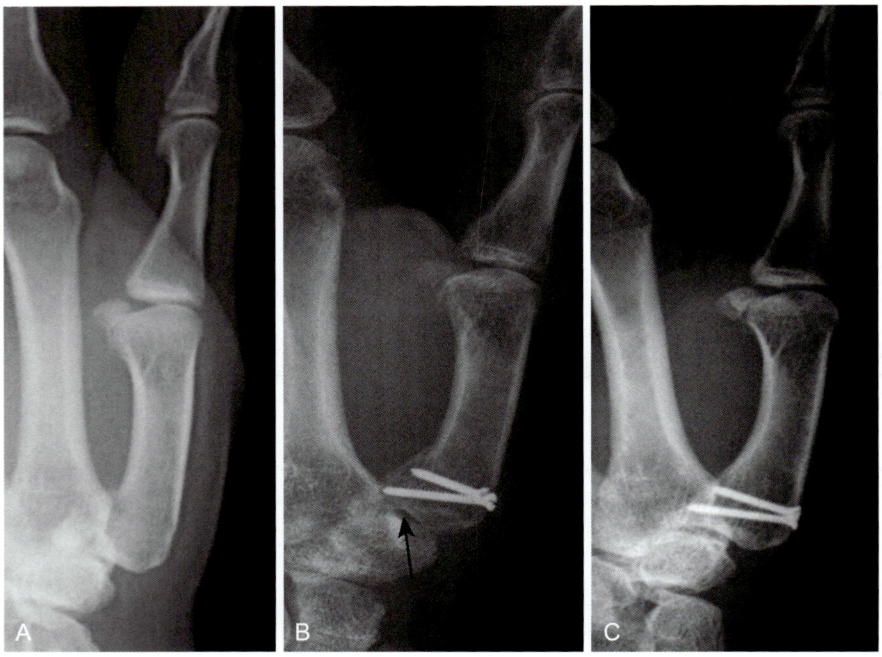

图 67-13 Gedda Ⅱ 型骨折 X 线，图 A 为术前，图 B 为术后 4 个月，图 C 为术后 71 个月，图 B 黑色箭头显示的关节面台阶随着时间的推移完全恢复（转自 Leclere FMP, Jenzer A, Hüsler R, et al: 7-year follow-up after open reduction and internal screw fixation in Bennett fractures. Arch Orthop Trauma Surg 132: 1045-1051, 2012)

二、Rolando 骨折（第一掌骨基底粉碎性骨折）与累及拇指腕掌关节的其他骨折

1910 年，Rolando 描述了一种累及第一掌骨基底的"Y"字形骨折，该骨折不引起类似 Bennett 骨折中的骨干移位。我们发现在大多数 Rolando 骨折，通过在软骨下骨直接使用小克氏针可以很好地固定关节面骨折片，而且这可以通过直径更大的经关节克氏针固定，偶尔可用掌骨间克氏针固定（图 67-15）。由于这些骨折或关节内大多角骨骨折后可能产生创伤性关节炎，因而准确复位非常重要。多数骨折通过牵引即可复位，开放或闭合穿针予以固定。如果关节内骨折块较大，可用较小的"T"形钢板内固定。

联合使用张力带钢丝和外固定器可达到满意的骨折复位。外固定器可恢复粉碎性骨折长度和力线，张力带钢丝可提供稳定性（图 67-16）。如果骨折稳定，即可去除外固定器；否则外固定器应保留在位 8 周。

严重粉碎性骨折需要联合使用外固定、有限内固定和骨移植。这种方法尽管遗留有关节不平整，但疗效良好。尽管复位质量与晚期出现的症状和骨关节炎改变没有关系，我们仍建议尽可能地将关节结构恢复至正常。

切开复位与内固定

手术技术 67-4

（Foster 与 Hastings）

- 切口同 Bennett 骨折（见手术技术 67-2）。沿第一掌骨干向远端延长切口的桡侧端。保护桡神经分支，防止形成痛性神经瘤。
- 将基底部 2 块大的骨折块复位（图 67-17A、B），用 1 枚克氏针将其临时固定在一起（图 67-17C）。
- 第一掌骨可使用 2.7 mm 螺钉的小"T"形或"L"形钢板固定。
- 将"T"形钢板的横向部分置于第一掌骨基底骨折块部（图 67-17D）。
- 原先固定的克氏针应通过钢板横向部分的两孔之一。如果不是这样，则应于钢板横向部分的两孔之一重新打入 1 枚克氏针，并去除第 1 根克氏针。
- 用 2 mm 钻头经钢板横行部孔钻入，穿过背侧与掌侧的骨折块（图 67-17E）。
- 用 2.7 mm 的丝锥攻丝。
- 用 2.7 mm 的钻头在背侧骨折块扩孔，从而达到拉力螺丝钉的效果。
- 拧入 1 根长度适宜的 2.7 mm 骨皮质螺丝钉，将掌侧关节面骨折块压向背侧关节面骨折块（图 67-17F）。
- 在钢板近端第 2 个螺丝钉孔重复相同操作。
- 实际的骨折类型变化较大，可能需要在钢板外单独使用 1 枚拉力螺钉，或将 2 根螺钉偏心置入近端 2

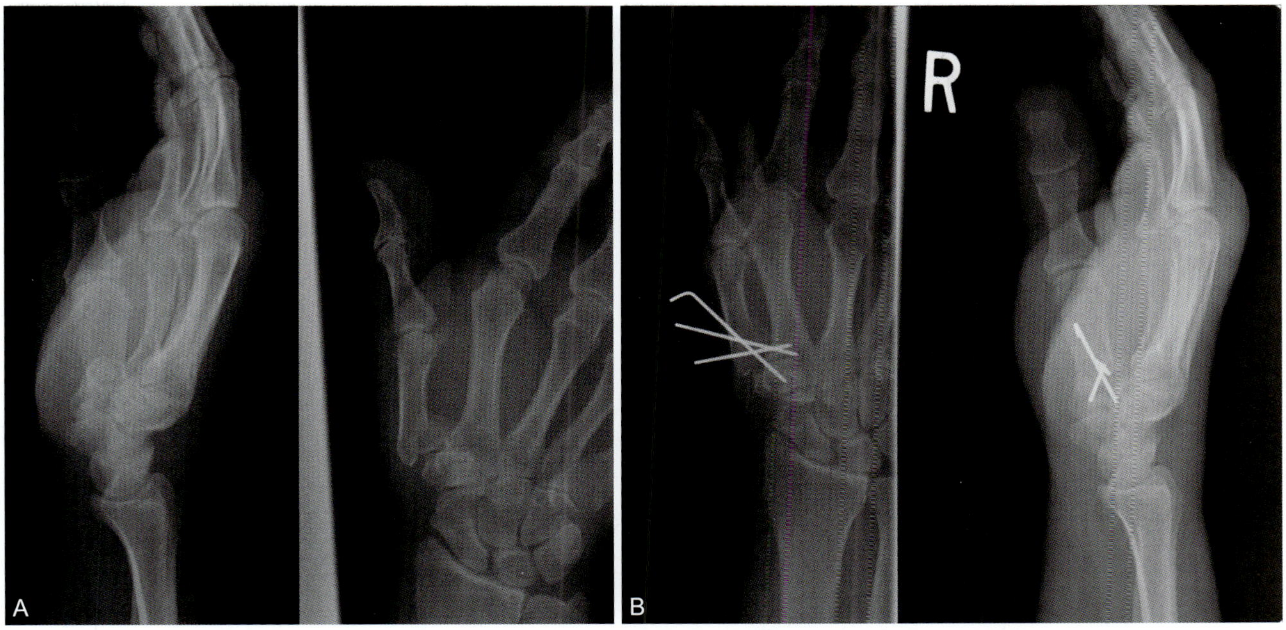

图 67-15　Rolando 骨折。A. 男性建筑工人，第一掌骨基底粉碎性骨折；B. 需要切开复位，先使用直径 0.035 英寸克氏针复位关节内骨折块，然后使用 0.062 英寸克氏针进行掌骨 - 大多角骨固定

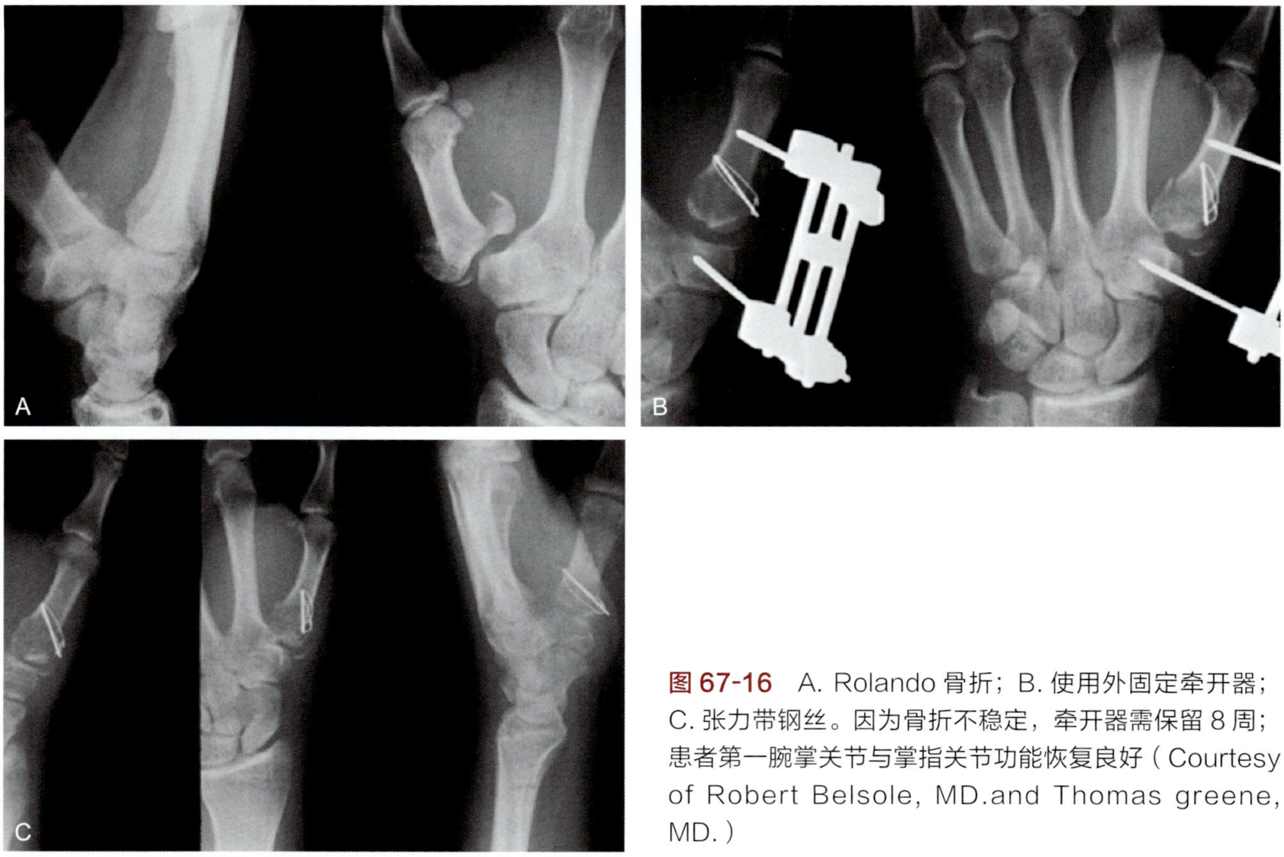

图 67-16 A. Rolando 骨折；B. 使用外固定牵开器；C. 张力带钢丝。因为骨折不稳定，牵开器需保留 8 周；患者第一腕掌关节与掌指关节功能恢复良好（Courtesy of Robert Belsole, MD.and Thomas greene, MD.）

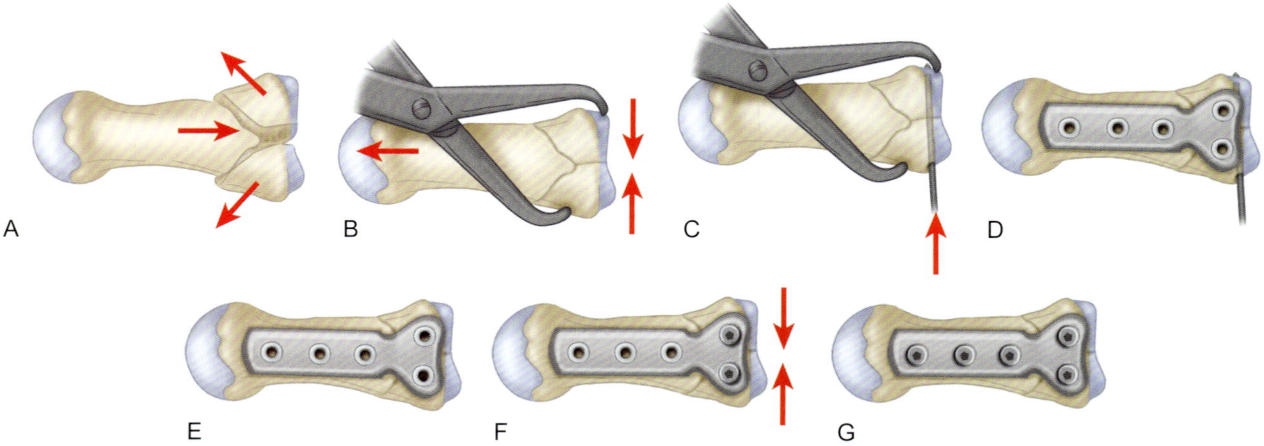

图 67-17 使用微型“T”形钢板和螺钉治疗 Rolando 骨折的切开复位与内固定技术。A. 骨折；B. 复位与牵引；C. 用克氏针临时固定；D. 钢板的置放；E.2 个近端螺丝孔的偏心钻孔；F. 拧紧 2 个近端螺丝钉，加压近端骨折块；G. 将掌骨的剩余部分固定至近端骨折片上（见手术技术 67-4）

个钢板孔，使关节面的骨折块加压。

- 将掌骨复位至已稳定的关节面骨折块上，用 2.7 mm 的螺钉将其固定于“T”形或“L”形钢板的纵向部分（图 67-17G）。
- 正确闭合切口，用松软敷料加压包扎，使用拇指人字形夹板外固定。

术后处理 5~7 天开始主动的关节活动度练习。

切开复位内固定

手术技术 67-5

（Buchler 等）

- 将 AO 微型外固定器呈四边形置于第一与第二掌骨之间。

- 通过拇指掌桡侧入路行切开复位，将鱼际肌从其腕部起始部翻开，显露拇指腕掌关节（图 67-18A）。
- 在外固定器轻微牵开的状态下，轻柔地将塌陷移位的骨软骨关节面骨折块撬起对位，用大多角骨关节面作为复位的模板（图 67-18B）。
- 根据骨折形状，在骨折块间用螺钉、克氏针或两者结合进行固定。
- 松开外固定器，调整位置，直至第一掌骨骨折远端的屈曲畸形消失。通常，这样会在近端干骺 - 骨干结合部的掌侧产生一个较大的骨缺损，需行骨移植以减少继发的骨折下沉。

术后处理　外固定保留平均 6 周（5~12 周），直至骨折达到适当的稳定。应间断拍摄手掌 X 线片以评价愈合过程。去除外固定器后，开始主动及被动的活动度练习。应继续使用可拆卸的拇指人字形支具 6~12 周。

三、第一腕掌关节脱位

第一腕掌关节脱位是一种罕见的损伤，所有报道的病例均为背侧脱位。根据尸检的研究结果，桡背韧带和掌斜韧带是防止脱位的最重要韧带。如果发生不伴有骨折的脱位，并得到早期确诊，应进行复位，将关节制动 4~6 周以防止脱位复发。复位后应立即仔细地检查关节的稳定性。损伤当天即予复位且复位后当即检查稳定性良好者，采用管型石膏制动，足以维持复位且能防止晚期的不稳定。如果复位后关节不稳定，要获得关节较好的稳定性，必须进行切开复位与克氏针内固定并修复桡背韧带。韧带修复后需要制动 6 周。如果复位延迟 3 周以上，建议进行韧带重建。

在第一掌指关节复发性脱位或半脱位中，无论是特发性的还是创伤性的，都需要进行韧带重建。如果关节不稳并疼痛，且关节面的退行性改变很轻微，手术效果最理想。若为了缓解由骨关节炎引起的症状或半脱位，则不应做这类手术。

韧带重建治疗复发性脱位

手术技术 67-6

（Eaton 与 Littler）

- 沿第一掌骨的近端 1/2 做桡背侧切口，切口近端沿鱼际隆起基底部弯向尺侧，平行于远侧腕横纹延伸。

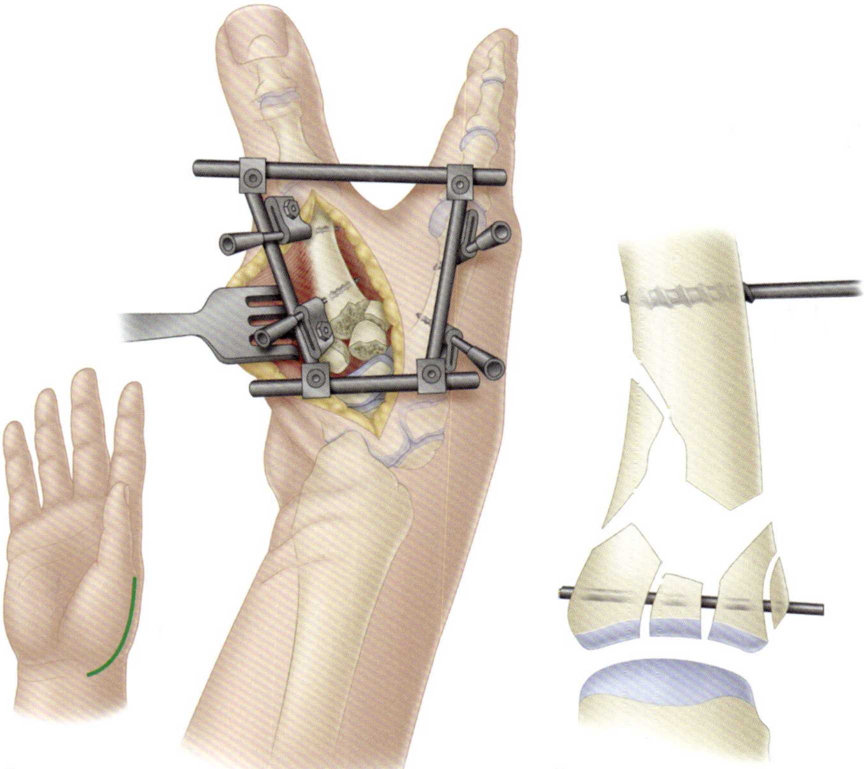

图 67-18　Buchler 技术。A. 通过掌桡侧入路显露第一腕掌关节；B. 用大多角骨关节面作为模板，进行骨移植（见手术技术 67-5）

- 骨膜下显露第一腕掌关节，骨膜外显露大多角骨掌侧。在大多角骨嵴的尺侧面，分离桡侧腕屈肌腱的远侧部。
- 在前臂远端经 1 个纵行切口显露上述肌腱，并从其桡侧劈开 1 条长 6 cm 的肌腱束；从近端切断此肌腱束，继续向远侧劈开，保留肌腱束附着于第二掌骨底的部分（图 67-19）。
- 在进一步操作之前，将第一掌骨复位于大多角骨上，用 1 根克氏针穿过此关节，将其保持在正确的位置上。放置克氏针时要小心，不要影响下一步在第一掌骨横行钻孔的部位，最终肌腱转位将通过该孔。
- 将多角骨嵴后方劈开之肌腱束转向从第二掌骨基底直接送至第一掌骨基底。
- 在第一掌骨基底横行钻孔，从拇短展肌的尺侧钻入，以关节外掌侧突部穿出。
- 将肌腱条穿过此孔，由拇长展肌腱深部绕回、拉紧，在其出口附近缝合至骨膜或者拇长屈肌止点，拇长展肌止点可提供一个良好的缝合点。
- 将肌腱束在其止点附近绕过桡侧腕屈肌，并反折将其缝合至第一掌骨基底。

术后处理 将拇指制动于伸直外展位 4~6 周。然后可在家进行功能练习 4~6 周，手功能练习时摘下支具，练习完继续佩戴支具。有时正规的康复训练需在术后 3~6 个月以后进行。

四、第一掌指关节骨折与脱位

第一掌指关节周围骨折通常累及来自尺侧副韧带撕脱伤的近节指骨的尺侧缘。当骨折片较小且移位 <2~3 mm 时，骨折不需要进行手术。在评估关节稳定性前通常需要进行正侧位影像学检测。这种类型的移位性骨折的处理与尺侧副韧带的处理相似。背侧成角少于 20° 的嵌插骨折或 <2 mm 的关节分离可以进行非手术治疗。成角骨折和移位骨折最好进行手术治疗（图 67-20）。

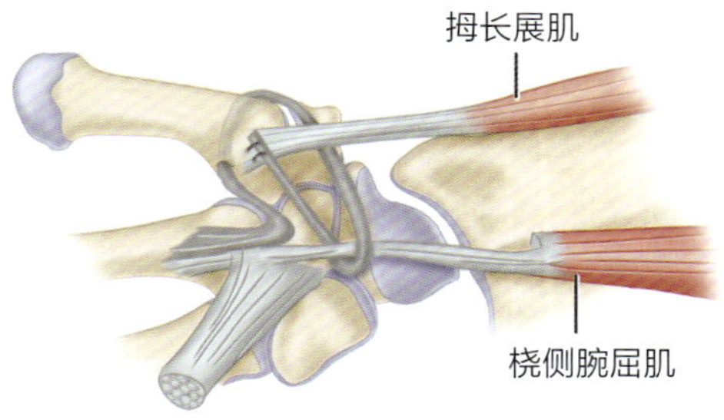

图 67-19 用桡侧腕屈肌腱的肌腱束进行掌侧与桡侧韧带重建，保留肌腱束在第二掌骨底的附着。肌腱束的走形加强了关节的掌侧、背侧与桡侧的稳定性（见手术技术 67-6）

任何掌指关节的脱位都可能由过伸型的损伤引起，但第一掌指关节的背侧脱位是掌指关节脱位的最常见类型(图 67-21)。这些损伤被分为单纯型(可通过闭合方法复位)或复杂型(通过闭合方法不能复位)。单纯型脱位表现为掌指关节存在过伸畸形，而复杂型脱位时拇指近节指骨与掌骨间则更为平行。掌板、籽骨或屈肌腱可发生嵌顿，而妨碍复位。如果将拇指维持于内收位以松弛其内在肌，则早期复位较为容易。有一种方法，尽可能减少张力，使掌指关节过伸，检查者用其拇指在掌骨头末端的上方向前推近节指骨的近端。这样可减少作用于掌骨颈的纽孔作用，而牵引则加重纽孔作用。屈曲拇指指间关节也有助于松弛拇长屈肌。复位后，应检查侧副韧带的稳定性。单纯背侧脱位者极少发现有侧副韧带不稳定。应将拇指屈曲 20° 固定 4 周。如果这种方法不成功，不宜反复尝试；应行切开复位，使掌骨头脱离前关节囊和拇短屈肌间的纽孔裂隙。可选用掌 - 桡侧或背侧入路。1876 年，Farabeuf 建议采用背侧手术入路治疗第一掌指关节的不可复位性脱位。背侧入路可显露向背侧移位的掌板，它是复位的主要障碍，被紧紧地卡在掌骨头与颈处。掌板是一个纤维软骨样结构，外观类似于关节软骨；在拇指中线劈开掌板，使它能围绕掌骨头周围滑动，允许指骨复位。术后数天内开始活动。

切开复位——掌侧入路

手术技术 67-7

- 做一切口暴露掌指关节的掌侧部分，进而显露掌骨头关节面。
- 近节指骨基底位于掌骨头与颈的背侧，掌骨头突出并穿过前关节囊。
- 分离拇短屈肌，松解掌骨头。
- 屈曲拇指，推动掌骨头使其从关节囊的裂隙脱出，完成复位。
- 屈曲关节至 20°，用 1 根克氏针固定。
- 只有在极少情况下，掌板从近节指骨撕脱，应进行手术修复。

术后处理 用石膏托将拇指固定于 20° 屈曲位。4 周后拆除石膏与克氏针，开始主动活动。

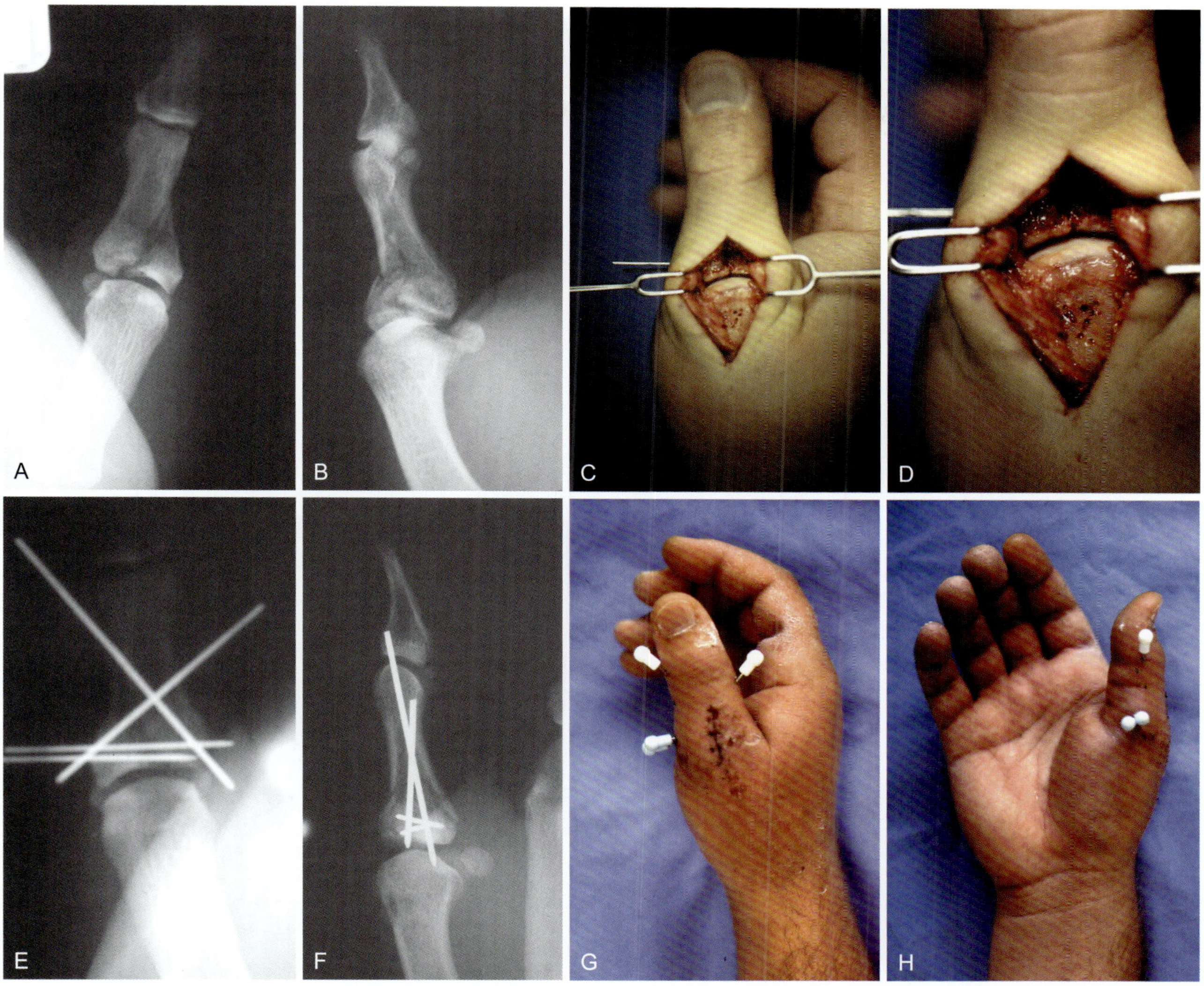

图 67-20　A 和 B. 一名年轻男性的拇指近节指骨的基底粉碎性移位骨折；C. 从拇长伸肌和拇短伸肌间暴露背侧关节；D. 直视关节可解剖学复位；E 和 F. 使用单纯克氏针固定骨折；G 和 H. 皮肤外针端盖帽以便在术后 4 周移除

拇指近节指骨的掌侧脱位极为罕见，但如果掌骨头被卡在拇长伸肌与拇短伸肌腱之间，则有时难以复位。须打开背侧腱膜，重新恢复伸肌腱的位置才能复位。

五、第一掌指关节尺侧副韧带断裂

第一掌指关节尺侧副韧带的损伤是常见的一种损伤，通常称为猎场看守人拇指（gamekeeper thumb）或滑雪者拇指（skier's thumb），尽管最初"看守人拇指"（坎贝尔，1955）的概念是指劳损性尺侧副韧带的损伤。滑雪事故和手部伸展位跌倒时，拇指在强大外力作用下，向桡侧和掌侧外展是常见的致伤原因。近年在滑雪杆设计上的改变仍然没有减少这种损伤的发生率。患者常主诉掌指关节周围疼痛、肿胀和淤血。关节的尺侧压痛最为剧烈，但不一定局限。尺侧副韧带完全与不完全断裂需要加以区别，因为不完全断裂需要非手术治疗，而完全断裂需行手术治疗。Stener 描述了 39 例拇指尺侧副韧带完全断裂的病理解剖。发现在 39 例中有 25 例的内收肌腱膜嵌在断裂的尺侧副韧带与近节指骨基底止点之间。临床检查时，可触及一个明显的团块，这表明尺侧副韧带随着内收肌腱膜向近端、浅层移位。拇指的病理性旋转也很明显。如果不加以矫正，这种损伤则阻碍正常愈合并导致慢性不稳定与继发性关节病。伴有尺侧副韧带撕裂的其他损伤包括撕脱性骨折、背侧关节囊撕裂和掌板撕裂。建议采用下列方法鉴别完全与不完全撕裂。

应拍摄 X 线平片。轻微移位（<2 mm）的撕脱性骨折意味着完全撕脱，但没有 Stener 损伤。这种情况使用管型石膏通常可以治愈。关节不应给予应力，以免形成 Stener 损伤。如果儿童存在

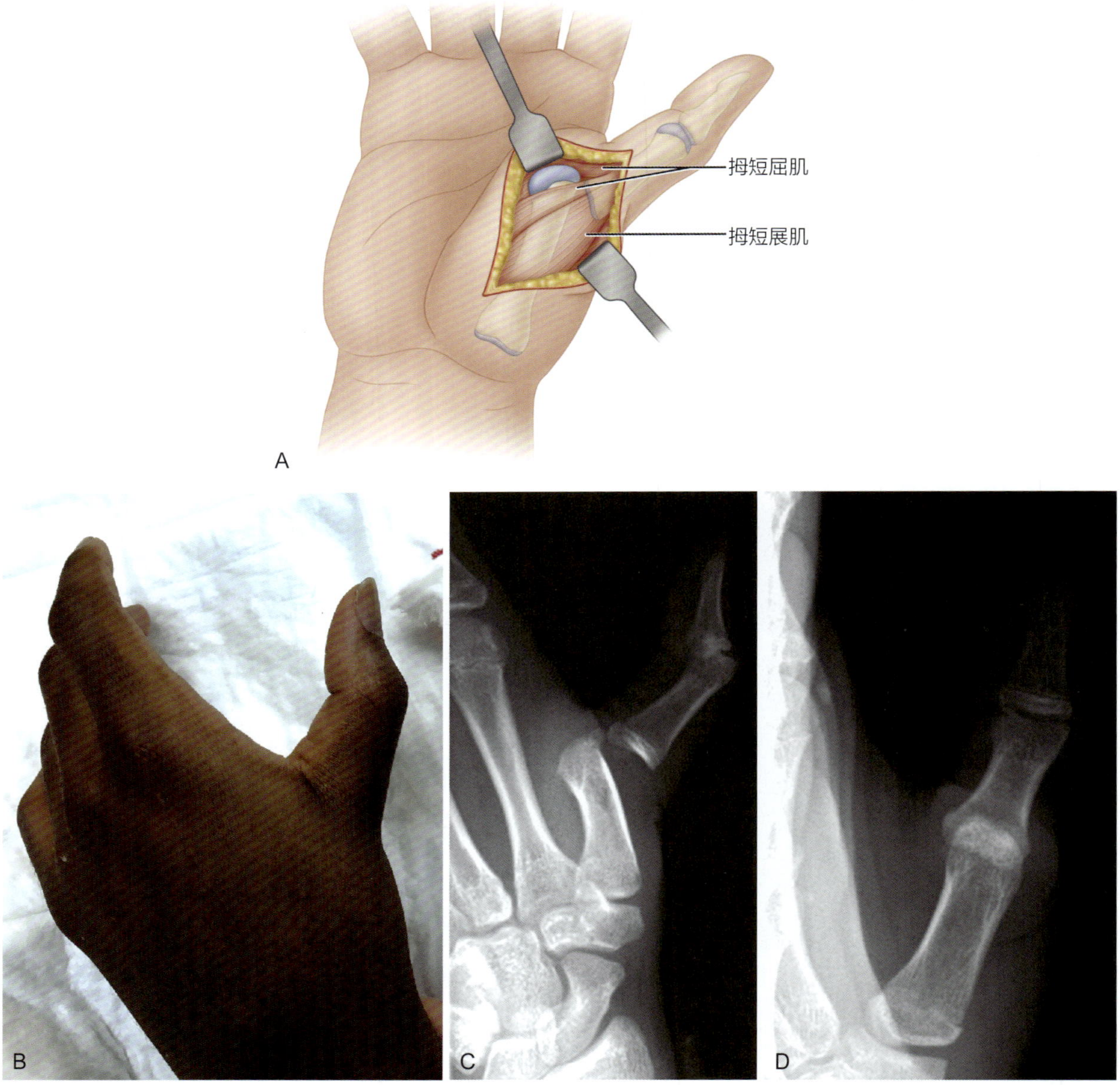

图67-21 第一掌指关节脱位。A. 掌骨头穿透关节囊;如果牵引拇指,掌骨颈将被关节囊卡住而无法复位。不要进行牵引;应内收掌骨,将脱位的关节过伸,同时屈曲指间关节以减轻拇长屈肌的张力,沿掌骨头推压近节指骨近端。B. 15 岁男性运动损伤导致第一掌指关节脱位外观。C 和 D. 掌指关节正侧位 X 线

Salter-Harris Ⅰ型或Ⅱ型骨折,禁忌拍摄 X 线应力位片。

观察 X 线平片后,应拍摄双侧拇指前后位应力 X 线片以供比较。可考虑使用局部麻醉。拍摄 X 线片时,医师可压迫关节;但这可能相当不方便,而且医师必须戴铅制手套。较为容易的方法是在拍摄前后位 X 线片时,用带子将双拇指尖捆在一起,让患者主动外展双侧拇指,并在第一掌指关节之间放置 1 卷绷带作为支点。一种替代方法是使用 1 个橡皮圈在指间关节水平固定 2 个拇指,并在患者主动分离双手时进行拍片(图 67-22)。伤侧拇指与健侧拇指对比,不稳定性超过 30° 表明完全断裂。超声波检查、关节造影和磁共振成像(MRI)也已成功地用于鉴别完全与不完全撕裂(图 67-23),影像学检查提示尺侧韧带回缩超过 3 mm 或软组织嵌顿建议手术治疗(图 67-23~ 图 67-26)。拇指尺侧副韧带的不完全断裂较为常见,尽管疼痛和肿胀可持续数月,但功能恢复只需适度的保护。建议使用拇指人字形石膏或功能性支具 4~6 周。

急性尺侧副韧带完全断裂应手术修复韧带(图 67-27)。如果诊断延误 1 个月或更长时间,虽然可以将韧带从纤维团块中分离并适当地重新固定,但纤维化使得寻找和修复韧带变得较为困难(图 67-28)。断裂的内收肌腱止点可通过移向远侧重新固定

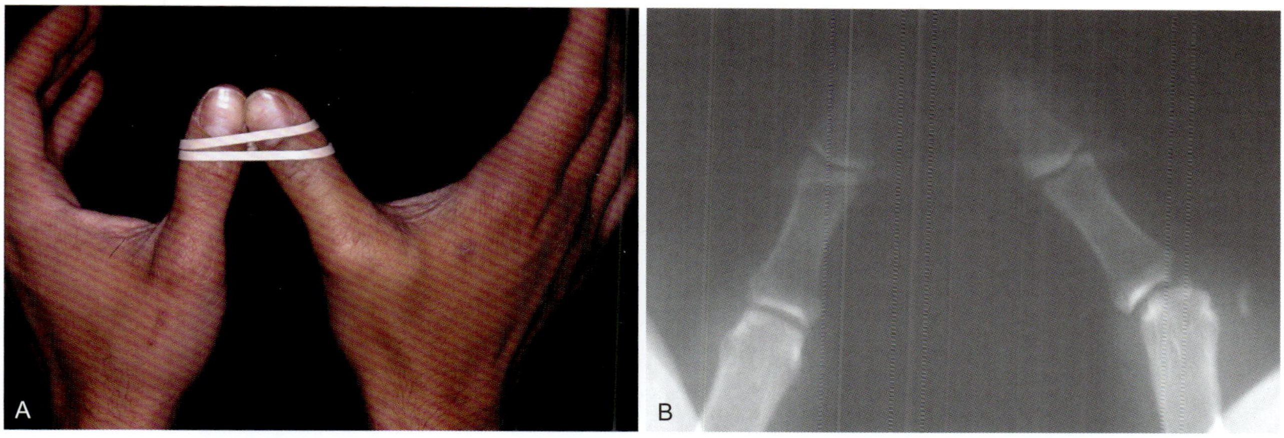

图 67-22　A. 将橡皮圈固定在指间关节，同时患者主动尝试分离两手；B. 影像学检查显示松弛度存在明显差别

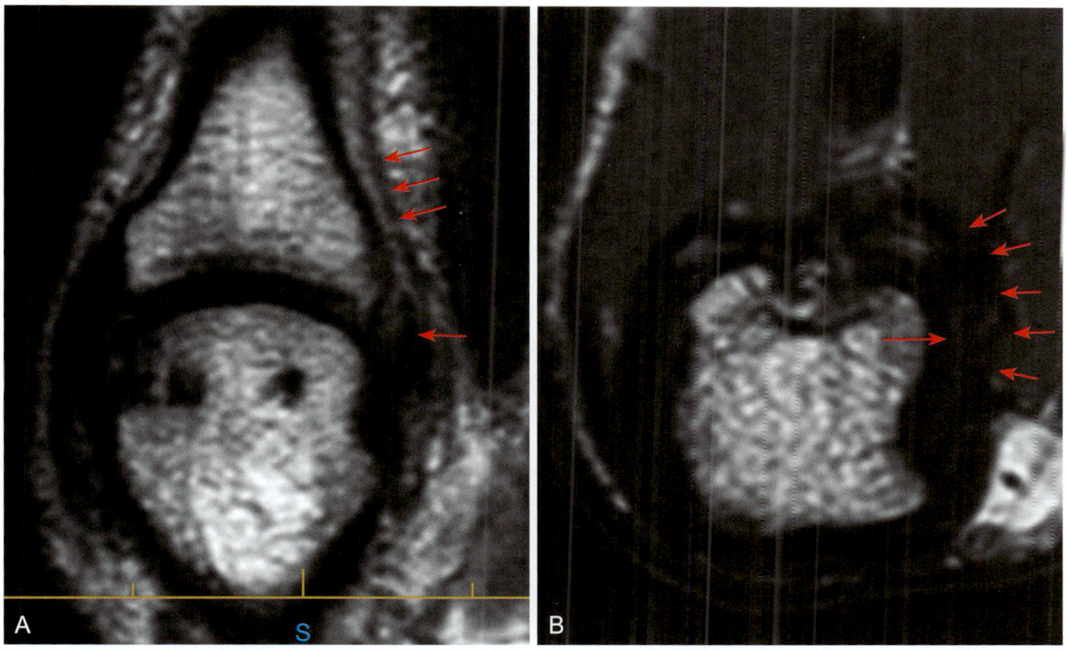

图 67-23　尺侧副韧带不完全断裂 Stener 损伤的 T_2 像 MRI 表现。A 为矢状位，B 为轴位，大箭头处显示为尺侧副韧带部分断裂，小箭头显示为内手肌腱膜 [转自 Milner CS, Manon-Matos Y, ThirkannadSM: Gamekeeper's thumb—a treatment-oriented magnetic resonance imaging classification, J Hand Surg Am 40(1): 90-95, 2015.]

来提供关节的动力性稳定。如果损伤后数月进行修复，可使用移植物来替代已损伤的韧带。移植物可为筋膜条或穿过尺侧副韧带近端与远端附着部做成盒状的掌长肌腱；或采用整个或劈开一部分拇短伸肌腱，穿过骨骼，通过抽出缝合（pull-out sutures）进行固定来重建韧带。关节内存在明显的关节炎性改变或关节存在广泛的破坏时，可行掌指关节融合术。

缝合修复

手术技术 67-8

- 可在掌指关节的尺背侧做一略带弧形的纵行切口，凸向背侧，或做一刺刀状切口，其横行部分位于掌指关节间隙水平。
- 保护桡浅神经的终末支，该神经分布于拇指指腹的外缘。在皮下脂肪深层掌指关节背外侧的两边，找到走向远端的神经。根据神经的位置，神经通常被牵向背侧，但是也可被牵向掌侧。

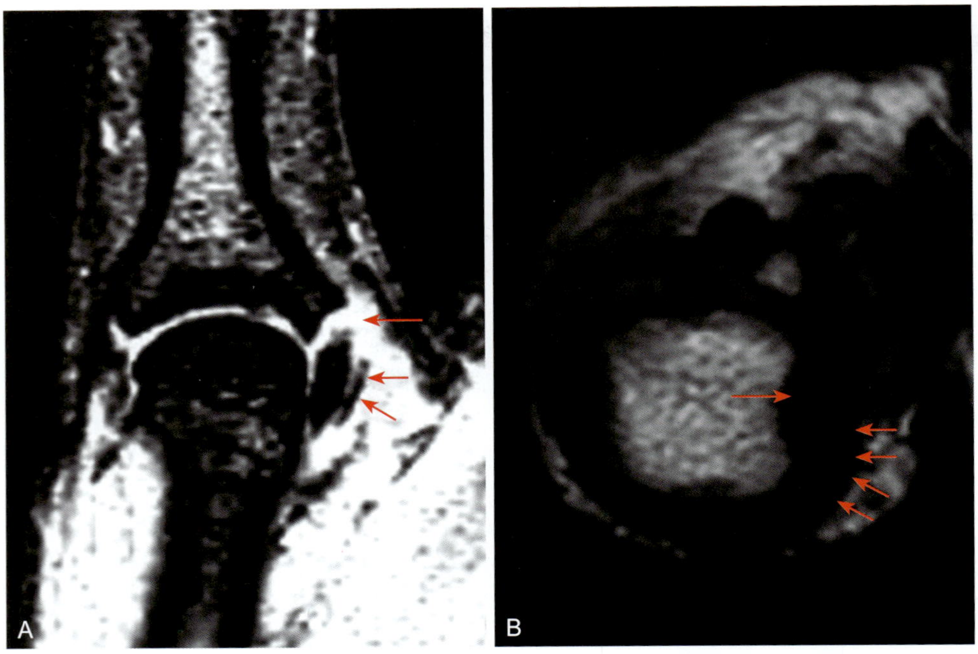

图 67-24 第一掌指关节尺侧副韧带移位小于 3 mm 的完全断裂的 T_2 像 MRI 表现。A 矢状位和 B 轴位显示完全撕裂（大箭头），止点近端保留在内收肌腱膜下的止点 [转自 MilnerCS, Manon-Matos Y, Thirkannad SM: Gamekeeper's thumb—a treatment-oriented magnetic resonance imaging classification, J Hand Surg Am 40(1): 90-95, 2015.]

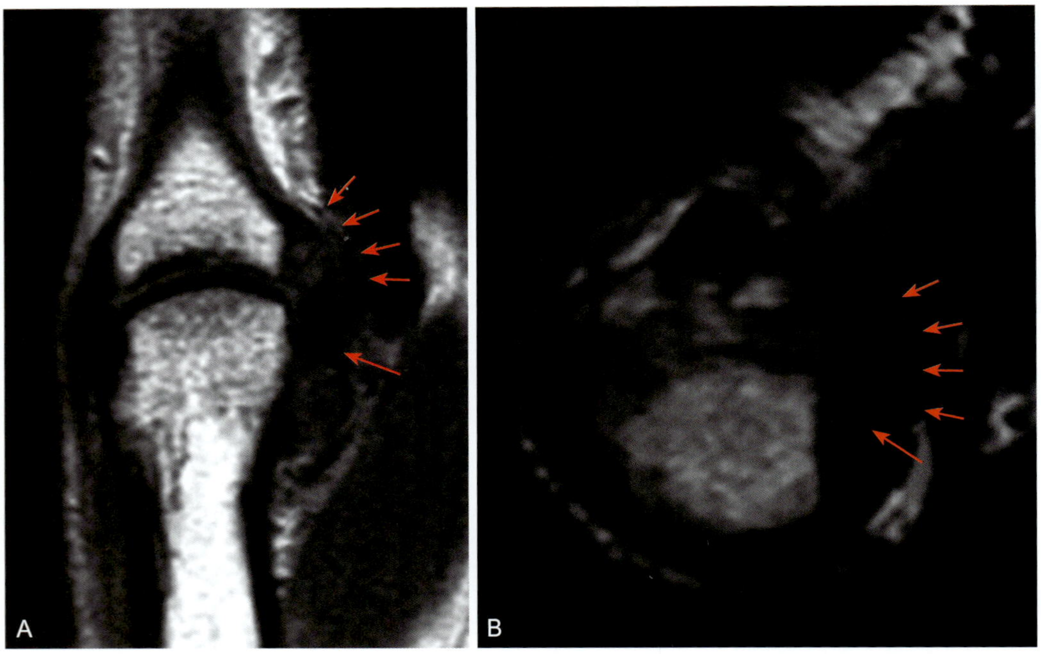

图 67-25 A 矢状位和 B 轴位显示第一掌指关节尺侧副韧带移位大于 3 mm 的完全断裂的 T_2 像 MRI 表现。矢状位图像大箭头提示近端断裂止点部分向近端返折，小箭头提示断裂后韧带仍在腱膜下（转自：Bean CHG, Tencer AF, Trumble TE: The effect of thumb metacarpophalangeal ulnar collateral ligament attachment site on joint range of motion: an in vitro study, J Hand Surg 24A: 283, 1999.）

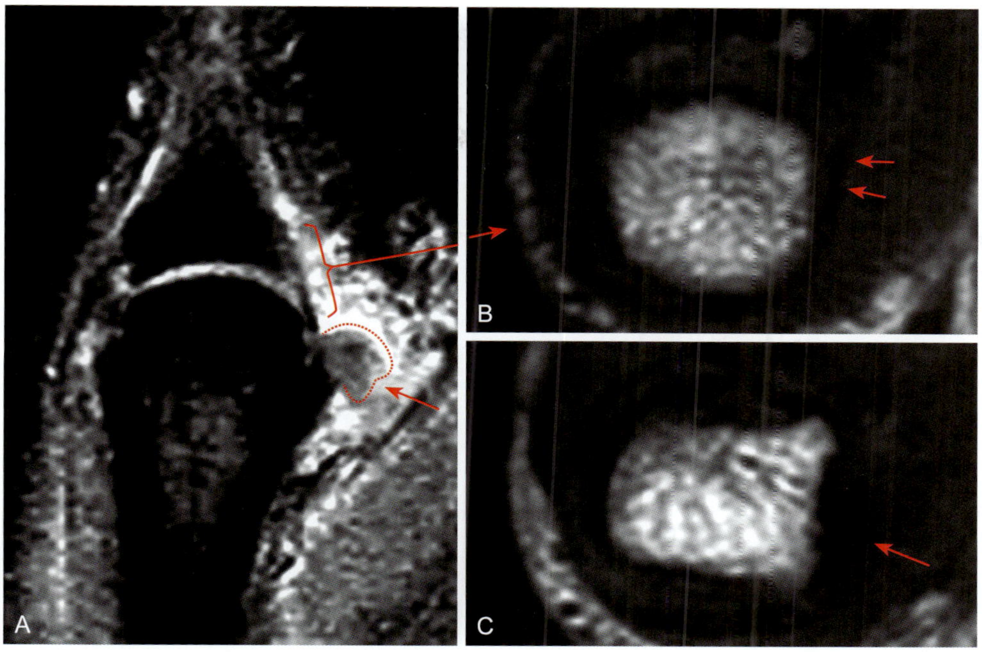

图 67-26　A 矢状位和 B 两张轴位显示第一掌指关节尺侧副韧带移位大于 3 mm 的完全断裂的 T_2 像 MRI 表现；图 B. 收肌腱膜直接贴住关节囊（小箭头）；图 C 为近端轴位图像，显示尺侧副韧带返折断端（图 A 红色虚线部分）位于内收肌腱膜游离缘近端（转自：Bean CHG, Tencer AF, Trumble TE: The effect of thumb metacarpophalangeal ulnar collateral ligament attachment site on joint range of motion: an in vitro study, J Hand Surg 24A: 283, 1999.）

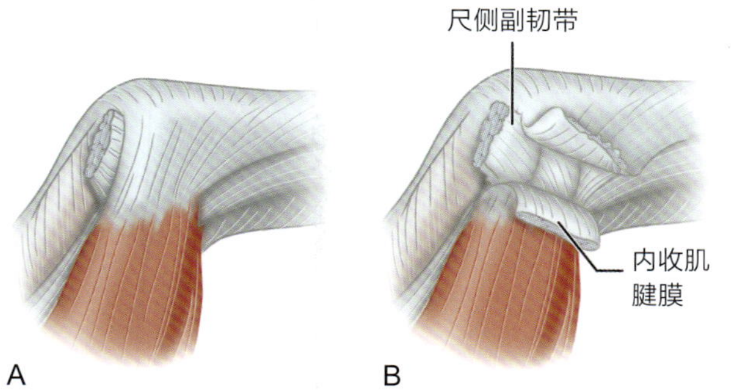

图 67-27　A. 拇指尺侧副韧带完全断裂，断端回缩返折，断端指向近端；B. 翻开内收肌腱膜显露尺侧副韧带断裂部分和掌指关节

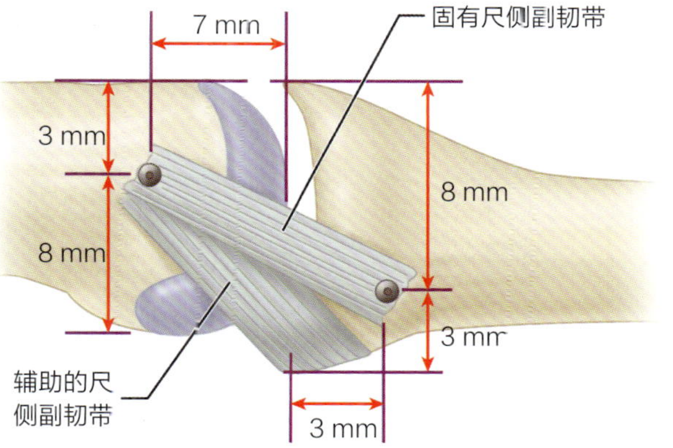

图 67-28　第一掌指关节尺侧副韧带起点和止点图示（重绘自 Bean CHG, Tencer AF, Trumble TE: The effect of thumb metacarpophalangeal ulnar collateral ligament attachment site on jointrange of motion: an in vitro study, J Hand Surg 24A: 283-287, 1999.）

- 如果存在 Stener 损伤，即可见到尺侧副韧带的远侧断端出血、翻卷在腱膜处的皮下组织内。
- 纵行切开内收肌腱膜，向尺侧和掌侧牵开内收肌扩张部以复位尺侧副韧带。
- 辨认尺侧副韧带，找到断裂点，其常从手掌尺侧近节指骨底撕脱。如果尺侧副韧带与近节指骨分离，可以通过缝线、缝合锚或抽出钢丝法重新将其固定。如果合并有较大撕脱骨折块，可使用克氏针或小螺钉固定。大多数情况下，在修复之前，用 1 根克氏针穿过掌指关节来把它固定在约 20° 屈曲位。
- 为了插入抽出钢丝，可使用克氏针或钻头近节指骨近端韧带撕脱处钻孔（图 67-29）。
- 采用 Bunnell 抽出缝合法缝合韧带的撕脱端，将缝线末端穿过指弯，同时维持关节轻度屈曲，在桡侧面的衬垫纽扣上打结系紧。
- 切口闭合前，将扭卷的抽出钢丝穿过切口附近的皮肤。

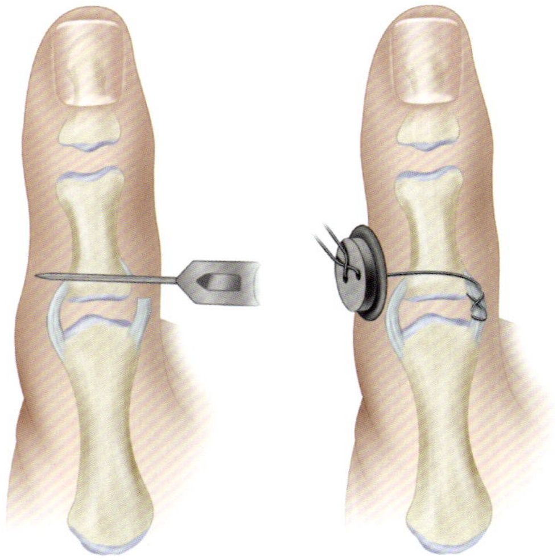

图 67-29 修复急性第一掌指关节尺侧韧带断裂，注：通常可使用直接缝合方法或缝合锚代替衬垫纽扣（见手术技术 67-8）

- 当韧带撕脱带有 1 个小骨片时，如果完全撕脱且骨片已经移位，可采用相同手术方法。如果手术医师不喜欢使用 Bunnell 抽出缝合或不能采用此缝合时，建议采用如下方法。
- 找到撕脱部位后，用一根 0.035 英寸克氏针在近节指骨底钻 2 个骨孔，从指骨底的尺侧进针、桡侧穿出。
- 用 1 根 3-0 Mersilene 缝线抓持缝合韧带，将其穿过骨孔。
- 适当地显露背侧，在近节指骨桡侧直接将缝线打结作为永久固定。
- 不管采用哪种手术方法，都应使用 1 根克氏针贯穿固定掌指关节于轻度屈曲和内收中立位。
- 修复背侧关节囊与掌板，进一步加强修复效果。
- 修复背侧腱膜。
- 支具固定拇指，维持第一指蹼间隙。

术后处理 在运动幅度和力量训练的间隙，为了舒适，使用可拆装的拇人字形支具或夹板固定拇指 3~4 周。4~6 周时去除抽出钢丝及克氏针。张力带钢丝尽管不作为常规应用，但应用张力带钢丝可以避免使用抽出钢丝。

陈旧性尺侧副韧带断裂的重建

恢复尺侧副韧带陈旧性损伤的掌指关节运动范围和稳定性的方法很多。在长期随访中我们发现手术获得的稳定性与“解剖修复”程度呈正相关，在这些病例中，都解剖重建了尺侧副韧带。我们倾向于 Glickel、Jobe 等描述的解剖型修复。锚索系统如缝合锚和固定螺钉对于提供早期的结构稳定性是最适合的；然而采用克氏针将掌指关节临时固定于屈曲 20° 在肌腱移植后恢复过程中是有效的。掌长肌腱移植也是很好的选择；如果掌长肌缺如，可选择桡侧腕屈肌、趾指伸肌腱的一部分作为替代。

解剖结构重建

手术技术 67-9

（Glickel）

- 以关节线为中心通过中线纵行切口或轻度“S”字形切口显露出第一掌指关节，注意分离和保护桡神经背侧皮支（图 67-30A）。
- 保留指伸肌腱矢状束纤维，从拇长伸肌纵向、在近侧沿矢状束垂直切开伸肌装置部斜行纤维，将其向掌侧拉开，在伸肌装置部形成 1 个三角形显露区域。
- 向近端牵开矢状束显露其近节指骨基底部及掌指关节，去除纤维化的尺侧副韧带残端。观察判断关节退变情况，如果发生明显的退行性变则不能进行重建。
- 在近节指骨远端凿出骨洞，一个口在掌侧（7 点钟位置），另一个口在背侧（11 点钟位置），紧邻关节面远端（图 67-30B）。打通 2 孔，保留骨桥。
- 在掌骨头韧带窝尺侧打孔，沿近端掌骨头直径穿透掌骨头至更近端。在这个点表面做 1 个约 5 mm 的皮肤切口以使肌腱通过。
- 取下待移植的肌腱，通过钢丝或小弯针引导肌腱一端穿过近节指骨的骨孔道。将 1 根克氏针穿过掌骨头而不妨碍掌骨头隧道，在矢状束下穿过 2 个移植肌腱束，并通过掌骨颈部骨隧道在桡侧穿出（图 67-30C）。使移植的韧带具有一定张力以使复位稍微矫枉过正，同时如果存在掌侧半脱位将其复位。
- 一旦建立了正确的张力，就将移植的肌腱通过纽扣或导管尖固定（图 67-30D 和 E）。或者，移植的肌腱可以与一个螺钉或锚钉固定于骨端或缝合到骨端固定。将克氏针缓慢前行穿过关节固定掌指关节，有任何干扰移植肌腱的情况都要重新将克氏针穿过关节。最后将已切开的伸肌腱装置扩张部的斜行腱膜修复，缝合皮肤。

术后处理 拇指人字支具保护重建韧带 5 周后拆除克氏针，开始功能练习。

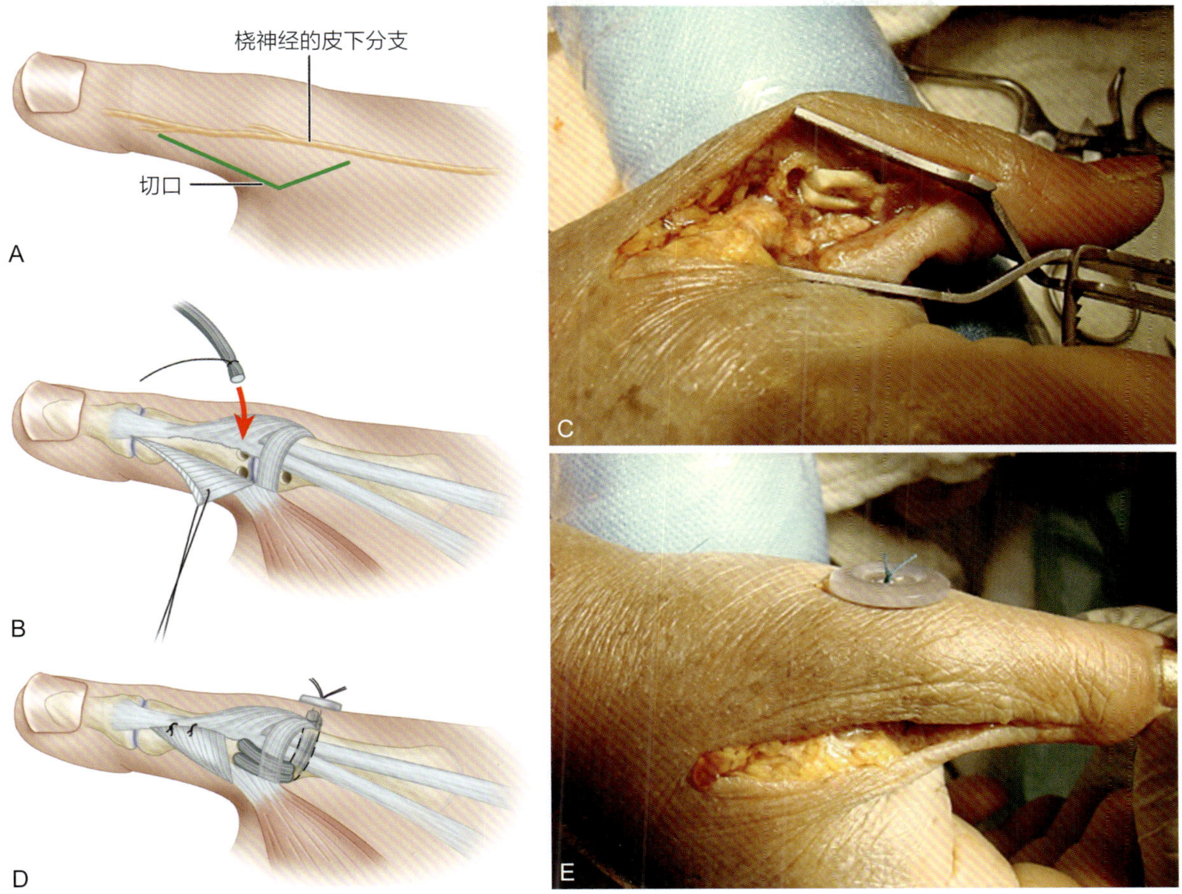

图 67-30　Glickel 等描述的尺侧副韧带重建。A. 切口。B. 在近节指骨尺侧端凿出 2 个骨洞，在掌骨远端打一贯穿掌骨颈的孔道。C~E. 穿过并固定移植的肌腱（见手术技术 67-9）（重绘自：Glickel SZ, Malerich M, Pearce SM, Littler JW: Ligament replacement for chronic instability of the ulnar collateral ligament of the metacarpophalangeal joint of the thumb, J Hand Surg 18A: 930-941, 1993.）

Jobe 四束重建

手术技术 67-10

- 显露第一掌指关节尺侧并保护浅表感觉神经（见手术技术 67-9）。
- 切开关节囊组织并切断尺侧副韧带的起点及止点彻底去除韧带。
- 按照正常的解剖位置确定韧带的位置并打孔（图 67-31A）。远端孔对应于尺侧副韧带指骨止点。使这 2 个指骨孔直径为 2.75 mm 并在指骨间保留 3~4 mm 的骨桥（图 67-28B）。用小刮匙或其他适合的器械小心打通 2 孔之间的通道。
- 在掌骨头做 2 个 3 mm 的孔，最远端的孔位于尺侧副韧带窝，另一个约在其近端 5 mm（图 67-31A 和 B）。打通 2 孔，保护骨桥。使肌腱（掌长肌腱或替代肌腱）穿过指骨孔，2 个肌腱束端经尺侧副韧带窝孔进入，随后由更近侧的孔穿出（图 67-31C）。
- 检查关节复位情况并调整 2 个游离肌腱束端的张力。向远端折叠肌腱束并用不可吸收缝线固定（图 67-31D 和 E）。
- 也可用螺钉将 2 个肌腱束端固定在尺侧副韧带窝上（图 67-32）。对于螺钉固定，可以只在尺侧副韧带窝上打 1 个穿过掌骨头的孔。拉紧穿过掌骨头孔道的肌腱的游离端。调整张力；一旦关节复位并达到合适的张力，立即将螺钉拧入掌骨头。切除掌骨头桡侧的肌腱残端和（或）缝线。如果有必要，用 1 枚克氏针贯穿关节并固定于屈曲 20° 的位置以保护重建的韧带。
- 常规方式关闭伸肌装置及创口，并用拇指人字支具固定。

术后处理　韧带重建后需固定 4~6 周，然后去除克氏针及夹板开始进行关节功能锻炼。

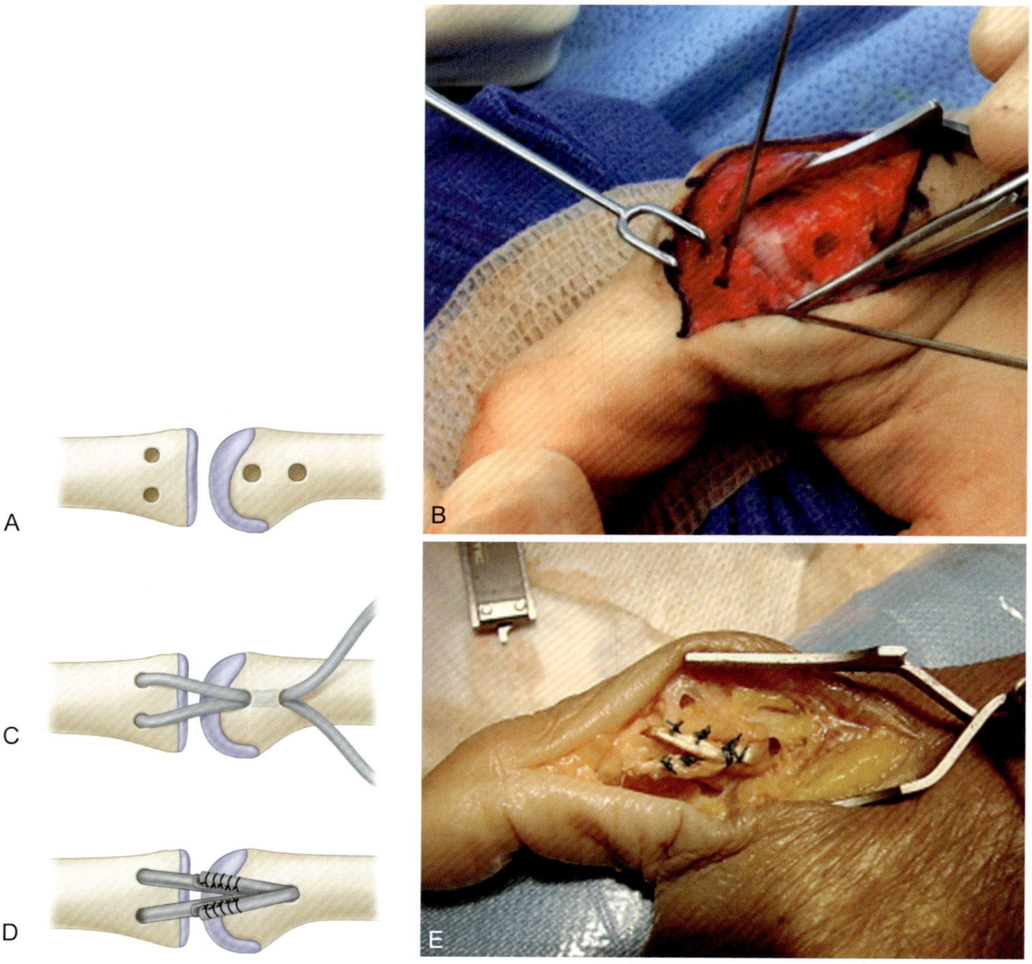

图 67-31 Jobe 四束重建尺侧副韧带技术。A 和 B. 掌骨及指骨上作为肌腱移植通道的打孔位置；C. 肌腱的穿入方法；D 和 E. 肌腱移植后用缝线缝合固定的最终位置（见手术技术 67-10）

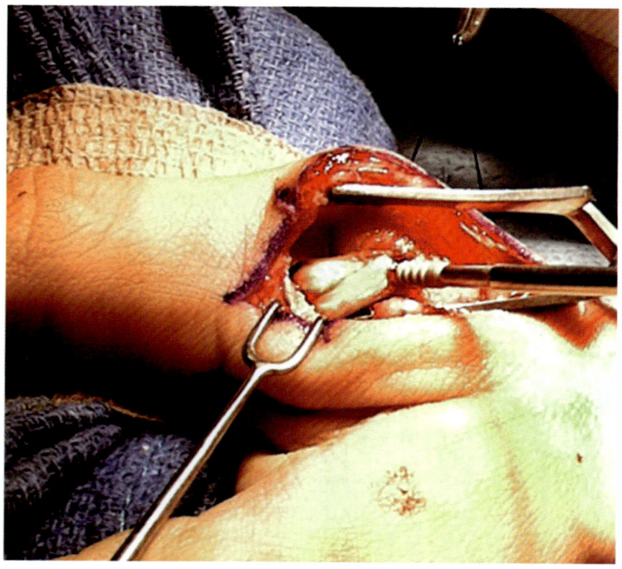

图 67-32 应用生物肌腱固定螺钉固定移植的肌腱（见手术技术 67-10）

六、桡侧副韧带损伤

尽管桡侧副韧带损伤比尺侧副韧带损伤的发生率低，但治疗不当可导致慢性疼痛、不稳定，尤其是在做“推开”（push off）动作时。不存在 Stener 所述的类似病变，因此如果提供适当的保护，韧带可以正常愈合。若为不完全撕裂和不伴有掌侧或旋转性半脱位的撕裂，采用石膏固定 4~6 周即可。完全撕裂，特别是已发生旋转或石膏固定后出现掌侧半脱位者，应手术直接修复韧带。慢性不稳定应切开修复，或使用掌长肌腱移植物修复桡侧副韧带。

第三节 指骨掌骨损伤

一、腕掌部骨折脱位

由于肿胀和 X 线侧位片上多个掌骨的影像重叠，掌骨基底部的骨折 - 脱位常难以被发现。第五掌骨基底部最常向背侧脱位，而第四掌骨也经常受累，当然 4 个掌骨均可向背侧或掌侧脱位。因为肿胀可掩盖畸形，为做出准确诊断，需拍摄真正的 X 线侧位片（图 67-33）。X 线后前位片上腕掌关节面平行排列关系的丧失提示存在这种损伤（图 67-34）。有时候 CT 扫描能帮助我们了解所累及的关节面范围，指导我们正确治疗。如能早期发现，手法复位比较容易；为防止出现再脱位，常需要克氏针固定。对闭合复位失败者，切开复位与克氏针固定十分有用。因为它既可以获得较好的复位，又避免

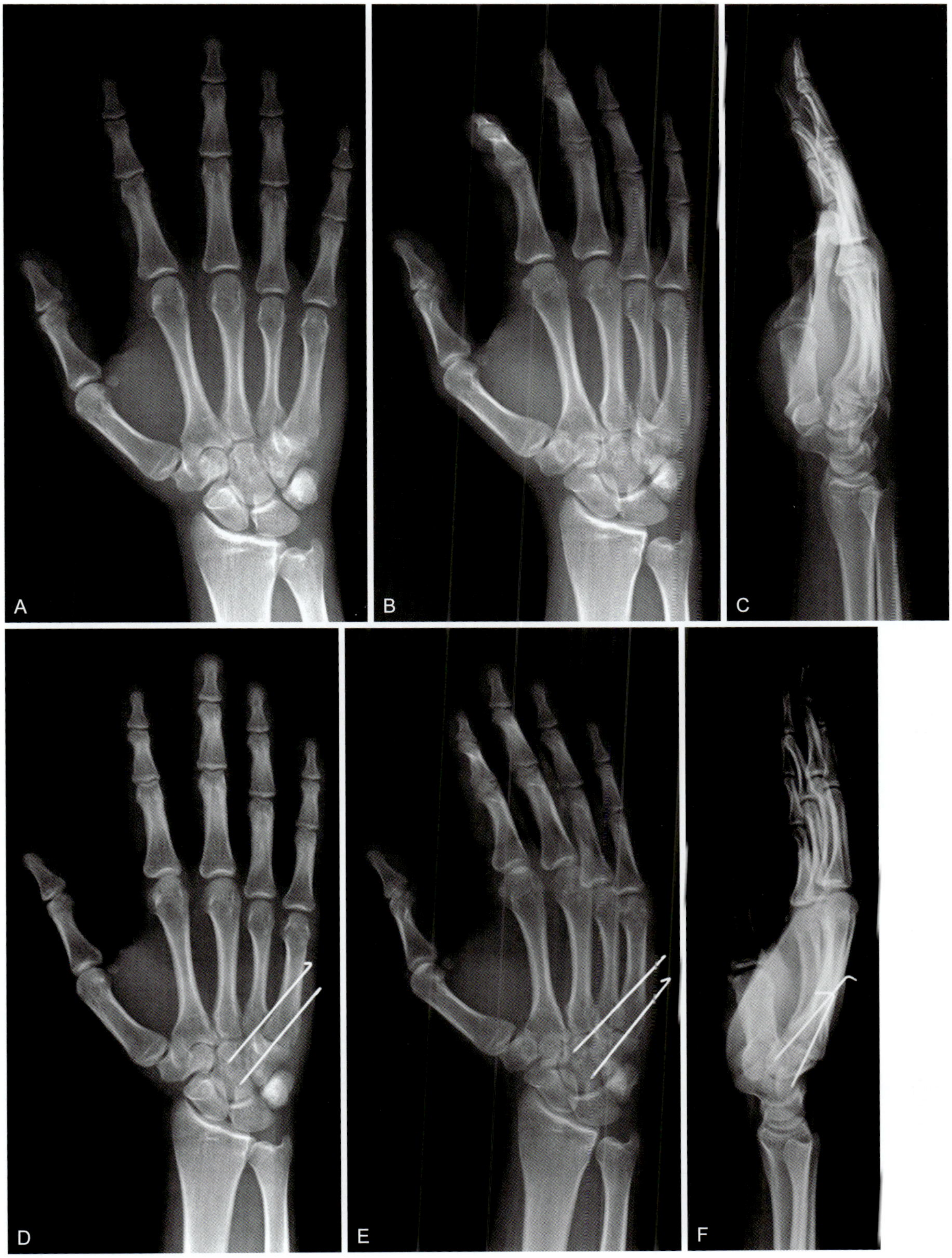

图 67-33 A~C. 34 岁男性患者，第五腕掌关节周围骨折半脱位；D~F. 第四、五腕掌关节闭合复位并用 2 根直径 0.045 英寸克氏针固定

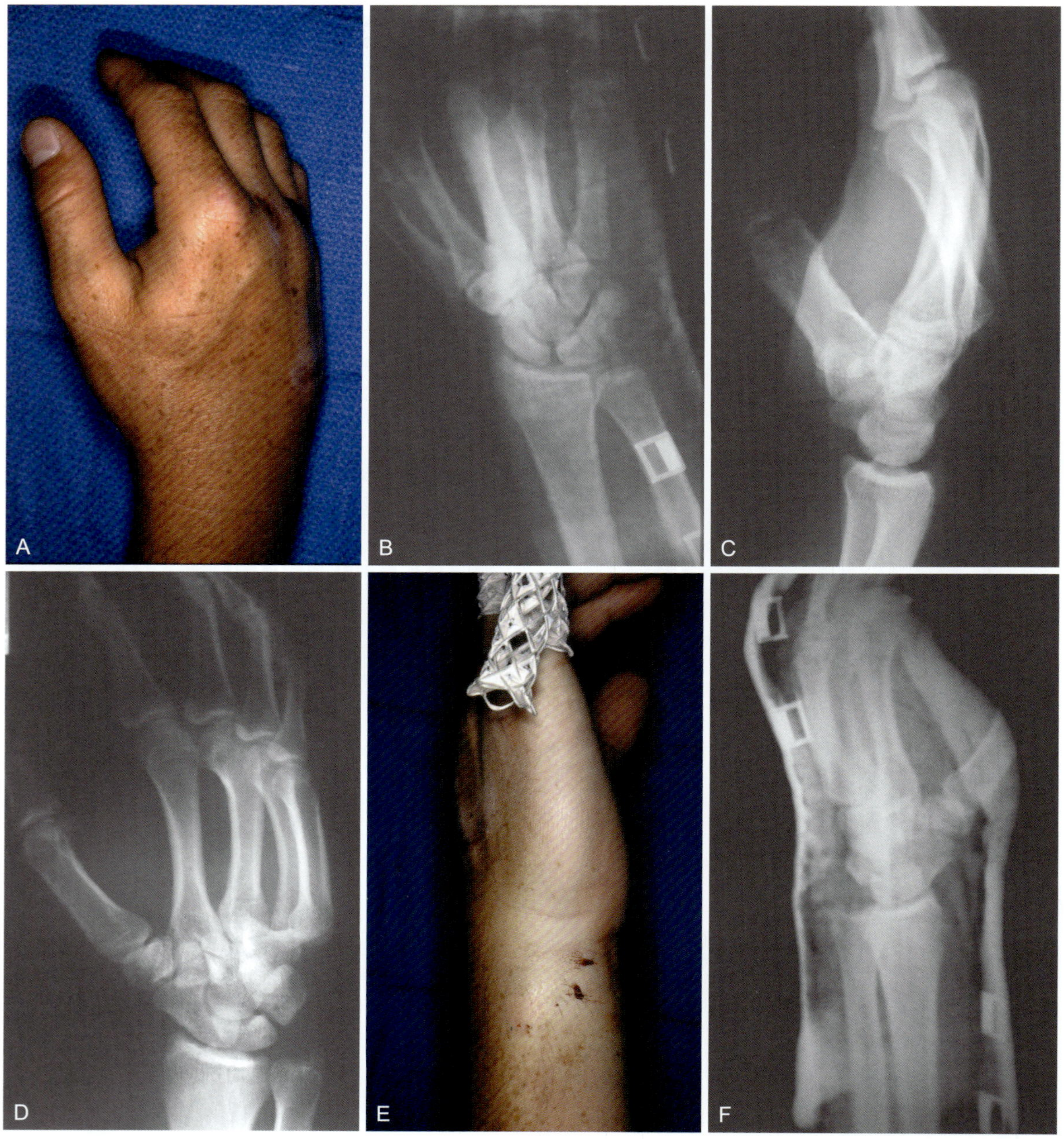

图 67-34 第四、五腕掌关节脱位。A. 复位前手部临床表现，手背尺侧肿胀与损伤一致；B. 手的 X 线正位片；C. 手的 X 线侧位片；D. 手的 X 线斜位片；E 和 F. 牵引后复位，支具外固定，效果满意

了穿过肌腱和神经，所以切开复位内固定的远期预后很好。如发现较晚，则需要切开复位，有时必须切除掌骨近端，融合腕掌关节或行关节置换术。

二、第五掌骨基底的关节内骨折

Bora 和 Didizian 提出对一种可引起功能障碍的第五掌骨基底关节内骨折应给予重视（图 67-35）。如果损伤没有得到适当的复位而发生骨折畸形愈合，可导致握力减退和关节疼痛。该处的关节由第五掌骨基底与钩骨和邻近的第四掌骨组成。尺侧腕伸肌腱附着于第五掌骨近端的背侧。该关节正常有 30° 左右的屈伸和抓握时手掌必需的旋转活动度。这种关节内骨折的移位可能与 Bennett 骨折相似，因为尺侧腕屈肌的牵拉使掌骨干向近端移位，与 Bennett 骨折中第一掌骨受拇长展肌牵拉而出现的移位类似。为了做出准确的诊断，除了拍摄常规 X 线前后位与侧位片外，还应拍摄 30° 旋前 X 线片，以便得到更好的关节面影像。这种骨折通常可牵引复位，经皮穿针固定，然后再以石膏保护。然而，对于那些未能早期发现而在移位位置愈合的骨折，应进行截骨矫形或关节成型术（图 67-36）或关节融

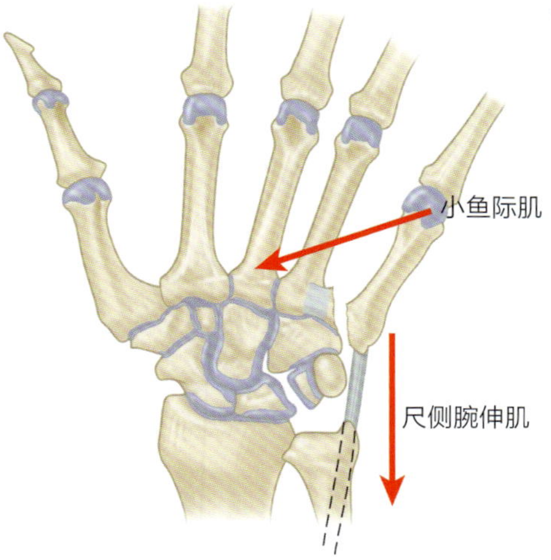

图 67-35　第五掌骨基底不稳定性骨折，可产生类似于 Bennett 骨折的掌骨干向近端移位（见正文）

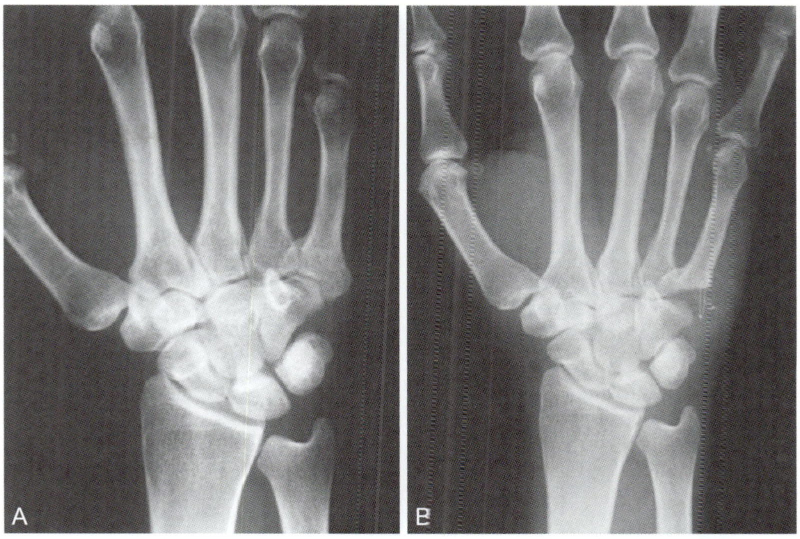

图 67-36　A. 第五掌骨基底骨折畸形愈合，患者有疼痛症状；B. 关节切除成型术效果优于截骨术。必须重新固定尺侧腕伸肌腱

合治疗。

三、手指的掌指关节脱位

掌指关节脱位比指间关节脱位少见。其中以示指最多见，Kaplan 早期即清楚地描述了这一损伤的病理机制（图 67-37）。纤维软骨板在其最薄弱的附着部，即第二掌骨掌侧的颈部撕脱；屈肌腱和腱鞘向尺侧移位，蚓状肌向桡侧移位。随后，纤维软骨板移位，经掌骨头的上方达到掌骨的背侧，在此处嵌入近节指骨底与掌骨头之间。移位的外侧副韧带将指骨卡在异常位置。在远侧，蹼间韧带（natatory ligament）和掌板位于掌骨头背侧；在近侧，浅横韧带跨过掌骨颈的掌侧走行。脱位的掌骨头位于掌腱膜的蹼间韧带与浅横韧带之间。屈肌腱及腱前带位于一侧，蚓状肌位于另一侧。与套索概念相反，Afifi 等通过尸体研究证实复位掌指关节唯一需要松解的结构是掌板。

不完全脱位时，手法复位比较容易。完全脱位时，掌骨头向掌侧移位，指骨基底向背侧移位，常需切开复位。阻止掌指关节复位的主要障碍是移位至掌骨头背侧的掌侧纤维软骨板。然而，有时单纯手法复位也能获得成功。50% 的病例可通过闭合方法复位。关节过伸，用力将近节指骨关节面压向掌骨颈，当维持这种压力的同时，屈曲关节。有时，这种方法会夹住纤维软骨板，将其带回到掌骨头前方的正常位置。

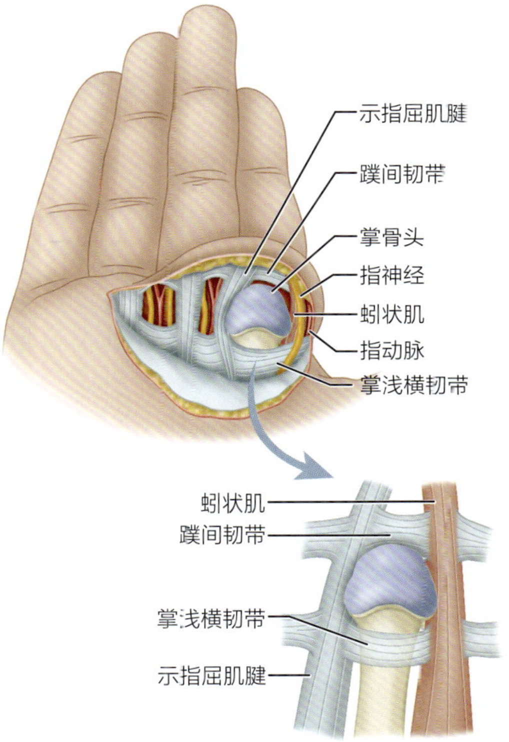

图 67-37　第二掌指关节脱位的 Kaplan 切开复位法，附图，图解显示套索掌骨头的 4 个结构（见手术技术 67-11）

切开复位

手术技术 67-11

（Kaplan）

- 从示指根部桡侧的鱼际纹开始做一切口，延伸至手的近端掌横纹，切断所有限制性束带。

- 做第 1 个切口，解除软骨板的限制（图 67-37）。
- 切开已撕裂的韧带游离缘与近节指骨骨膜的连接。切口必须穿透软骨板的全层，但是不能单纯只切开软骨板。
- 必须完全切开紧张的蹼间韧带的横行纤维；再纵行切开掌骨浅横韧带的横向纤维。
- 第 3 个切口应延伸至第一蚓状肌的尺侧，松解掌骨头下方的限制性结构。
- 近节指骨基底应能复位到掌骨头上方的正常位置。这样，第二掌骨头也可立即复位，与其他掌骨头排列在同一条直线上；然后，屈肌腱、掌板及神经与血管恢复至正常位置。
- 常规闭合伤口，将手指固定于功能位约 1 周。

切开复位——背侧入路

Becton 等认为，与掌侧入路相比，背侧入路有几个优点。背侧入路可完全显露妨碍复位的掌侧纤维软骨板。指神经通常不会被切断；如果掌骨头有隐性骨折，背侧入路也方便复位和固定。

手术技术 67-12

（Becton 等）

- 取跨掌指关节 4 cm 长的中线切口，纵行切开下方的伸肌腱和关节囊。由于纤维软骨韧带的颜色和质地与关节软骨相同，因此可能难以辨认，其撕裂缘也难以发现。
- 做一小切口，以确认该组织确实就是纤维软骨性板；然后，完成这个纵行切口（图 67-38）。
- 屈腕，以缓解屈肌腱上的张力；然后牵引手指，屈曲掌指关节，即可复位。
- 观察掌骨头是否有软骨的缺失，这些游离组织可成为关节内的游离体。
- 缝合伸肌腱与皮肤。

术后处理 开始掌指关节的早期屈曲练习，用支具保护 3 周，以防止掌指关节过伸。

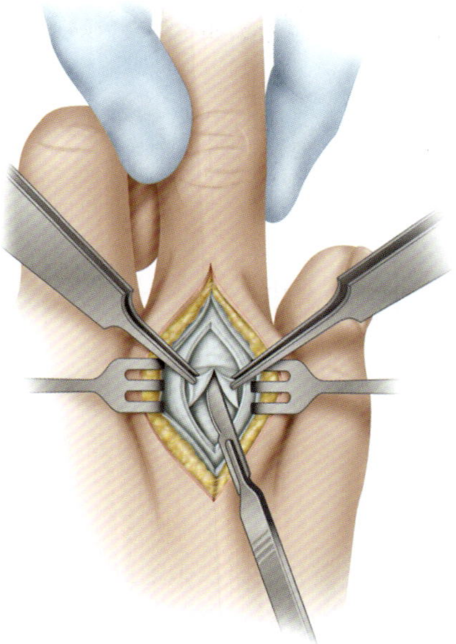

图 67-38 掌指关节脱位的背侧手术入路，纵行切开卡在掌骨头背侧的掌板，即可实现复位（重绘自：Becton JL, Christian JD Jr, Goodwin HN, et al: Asimp-lified technique for treating the complex dislocation of the index metacarpophalangeal joint, J Bone Joint Surg 57A: 698-700, 1975.）（见手术技术 67-12）

四、掌骨干或掌骨颈骨折

如果没有严重的短缩、成角或旋转移位，单发掌骨干骨折可以通过闭合方法治疗。掌骨间韧带足以稳定第三和第四掌骨，所以掌骨长度短缩（常见于斜行或粉碎性骨折）通常不会影响功能。如有多个掌骨骨折且伴有开放性软组织创伤时，建议内固定。复位时，矫正旋转移位最为重要（图 67-39，图 67-40）。掌骨中段横行骨折，如果骨折向背侧移位，可以应用髓内钉固定；而对于一些斜行骨折，可以用拉力螺钉固定。髓内钉被设计用于各种手部长管状骨折（图 67-41），del Piñal 等总结了空心无头螺钉治疗手部骨折，认为一枚螺钉即可实现手部骨折的有效固定。

掌骨干骨折的切开复位与内固定术

手术技术 67-13

- 在骨折处穿入克氏针，从掌骨基底部的皮肤钻出；钻孔时将克氏针压成凸向掌侧的弓形，保持腕关节屈曲位，以便克氏针从腕背侧穿出。
- 然后，将骨折复位，克氏针逆向钻入骨折远侧段，接近掌指关节时停止。
- 在皮下剪断克氏针近端（图 67-40）。
- 用支具将腕关节固定于伸直位。
- 掌骨颈骨折如果需要切开复位，也可采用类似的治疗方法。

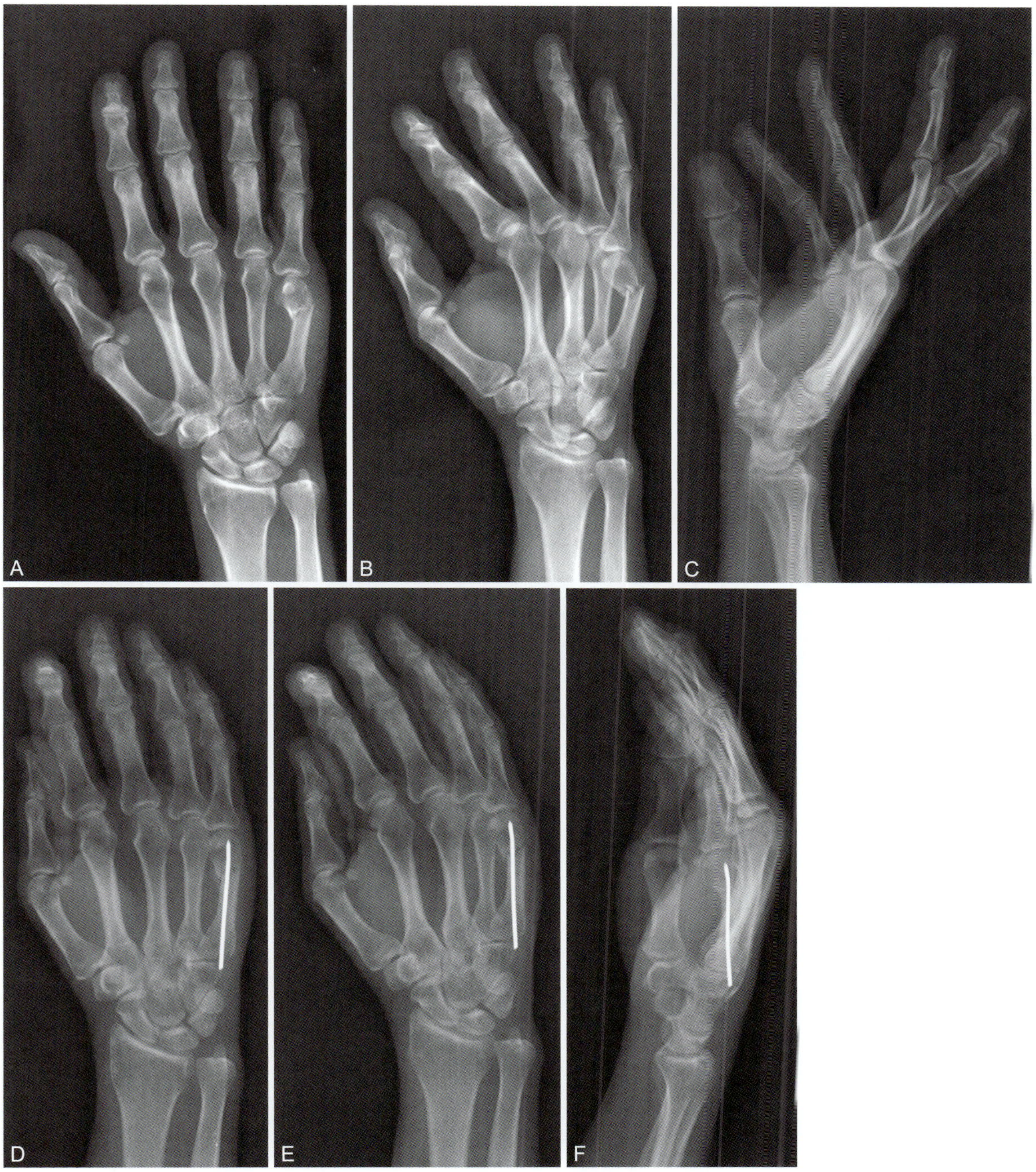

图 67-39 A~C. 第五掌骨颈骨折，伴 80° 向背侧成角畸形及旋转畸形；D~F. 将成角移位纠正到可接受的角度后，应用单针固定，并将其与相邻环指固定，以纠正旋转畸形

掌骨干骨折的经皮穿针法

手术技术 67-14

- 将掌指关节极度屈曲，用 1 根 0.062 英寸克氏针穿入掌骨头，达到骨折处。透视下，通过手压和手法调整克氏针，将骨折复位，如刚才所述将克氏针从腕背侧穿出（见手术技术 67-13）。
- 回抽克氏针，使其远端恰好位于掌指关节近侧。

掌骨干斜行骨折，如果骨折长度是掌骨干直径的 2 倍，可采用拉力螺钉固定。其优点包括剥离骨膜少和内固定凸起少。建议术后支具保护 6 周。由于骨折解剖复位，X 线片上通常看不到明显的骨痂愈合征象。

短的斜行或横行骨折伴有不可接受的成角或移位时，可以通过钢板螺钉固定或使用 1 根 0.062 英寸克氏针做髓内固定术来进行对线（图 67-42）。需要透视确定进针点位于掌骨基底中间及确保克氏针穿过骨折断端并进入远端髓腔。

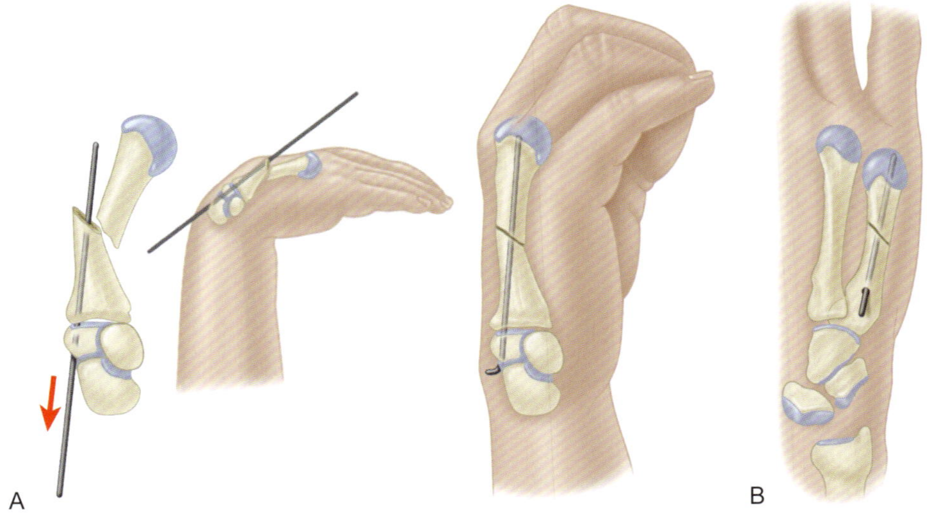

图 67-40 A 和 B. 掌骨干与颈部骨折的切开复位与髓内钉固定（见手术技术 67-13）

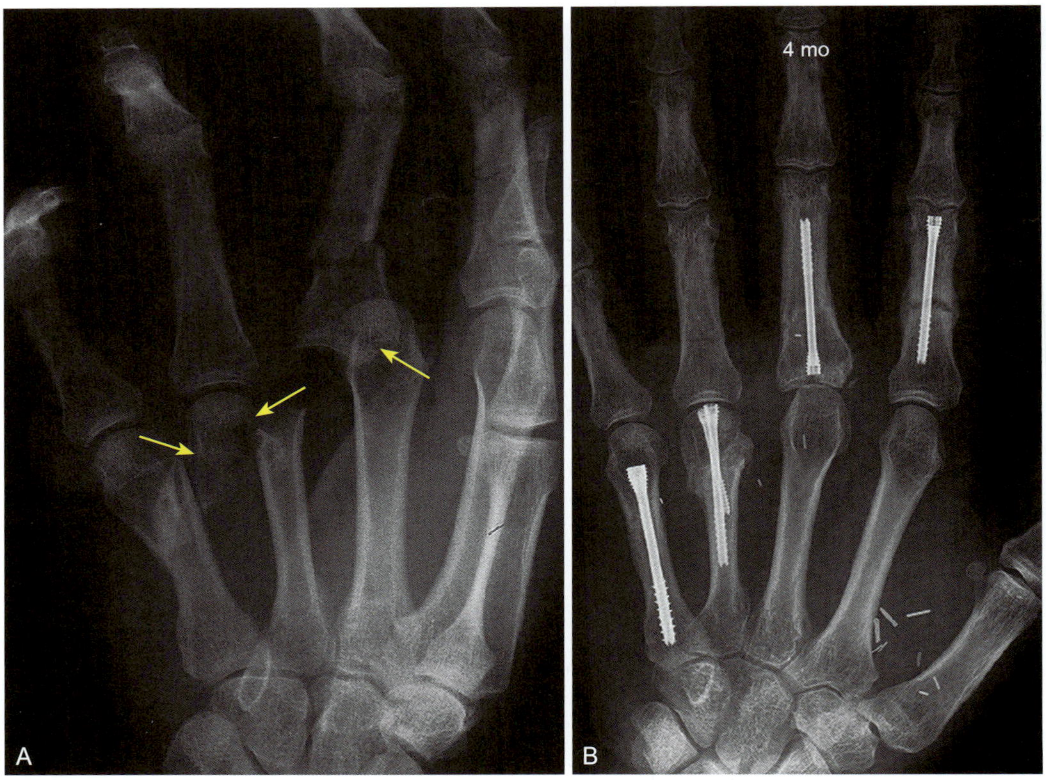

图 67-41 A. 严重的第四掌骨头下粉碎骨折，合并中指掌指关节骨折脱位（箭头）；B. 术后 4 个月第五掌骨愈合，其他骨折部位可见明显骨痂，提示二期愈合［转自：del Piñal F, Moraleda E, Rúas JS, et al: Minimally invasive fixation of fractures of the phalanges and metacarpals with intramedullary cannulated headless compression screws, J Hand Surg Am 40(4): 692-700, 2015.］

掌骨干骨折的经皮穿钉术

手术技术 67-15

- 全身麻醉或区域阻滞麻醉。
- 透视找到掌骨基底近侧和背侧的中间部位，并标记（图 67-42A）。
- 在标记处近侧 1~1.5 cm 处做一个 0.5 cm 的纵行切口。
- 向下行钝性分离，通过软组织至骨折掌骨的基底。
- 沿掌骨长轴在掌骨基底近侧做进针口（图 67-42B）。
- 剪掉 0.062 英寸克氏针的尖端，并稍微弯曲克氏针的末端以便于进入髓腔。
- 使用透视确认克氏针在髓内情况，特别是通过骨折部位时（图 67-42C）。
- 如果克氏针通过骨折部位困难，可做有限切开复位骨折。
- 骨折复位后，把克氏针的弯曲部分击入掌骨头，垂直剪断克氏针并将其埋入皮下，同时使其远离感觉神经和伸肌腱。

术后处理　应用手部支具，如果有需要可以用邻指捆绑固定以控制骨折旋转。术后 10~14 天拆除缝线，并使用可去除的手部支具。术后 6~8 周，依据临床和影像学愈合情况去除克氏针（图 67-42 E 和 F）。

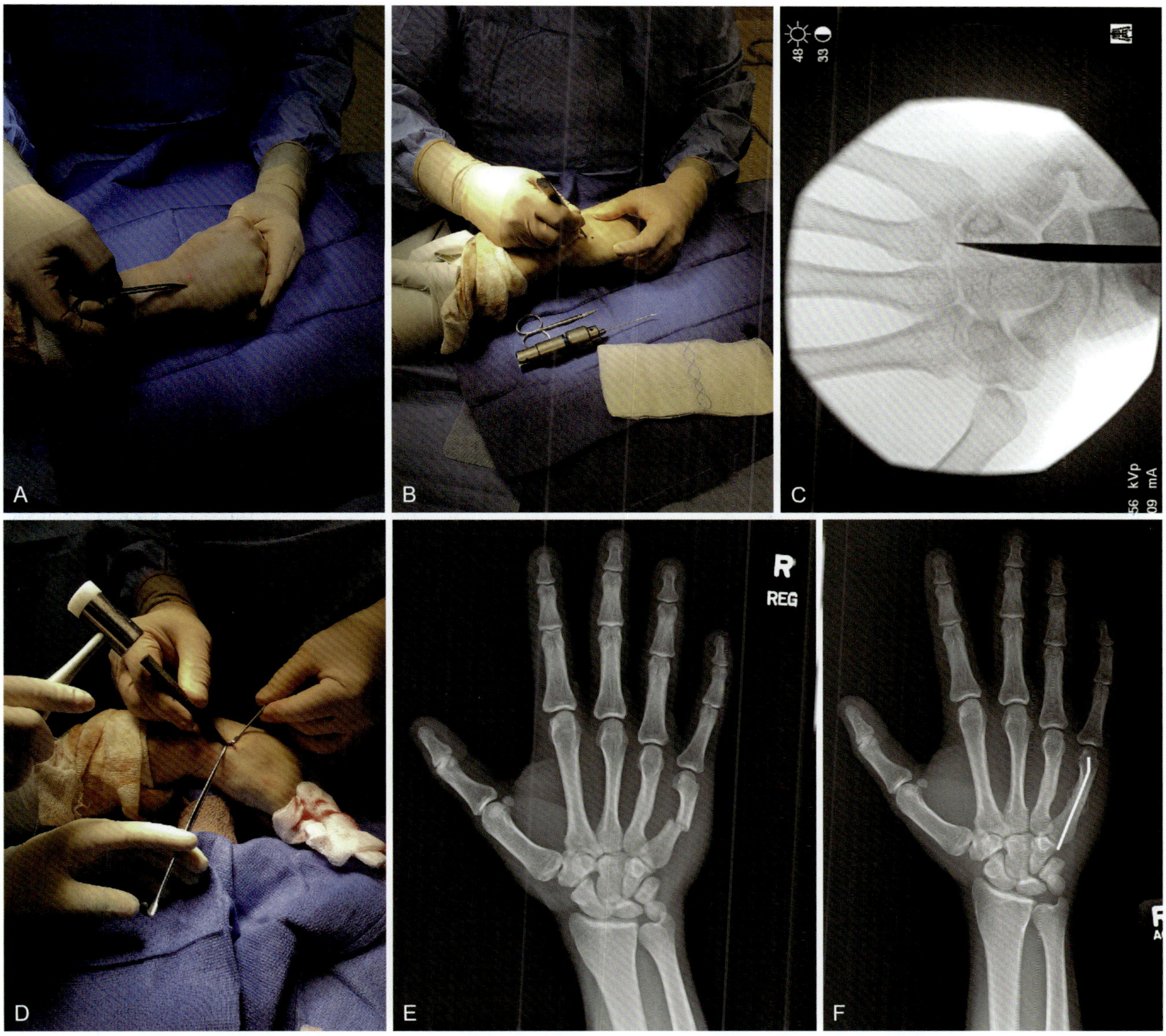

图 67-42　掌骨干骨折经皮钢针固定。A. 皮肤标记点为透视定位掌骨基底中心；B. 掌骨基底近侧切口；C. 透视确认掌骨基底进针点；D. 克氏针尖端弯曲部分被击入掌骨头；E 和 F. 掌骨干骨折术前和术后 X 线正位片（手术技术 67-15）

五、掌骨头骨折

掌骨头关节内骨折，特别是第四掌骨与第五掌骨，常是因为伤者挥拳击打对手的牙而引起。该处的复合伤几乎总是由人咬伤引起的（参阅第79章伤口护理与抗生素治疗中有关人咬伤的治疗）。许多掌骨头关节内骨折需要切开复位与内固定，特别是在关节面骨不匹配时。这些情况应该采用克氏针固定。有时，这些骨折可导致移位骨折块的缺血性坏死（图67-43）。

在急性掌骨骨折中，钢板与螺丝钉的使用虽然有限，但为了对每个具体患者的治疗做出合理的判断，医生应熟悉该项技术和相应的器械。然而，据报道这种治疗方法的并发症发生率高达42%。

切开复位与钢板固定

掌骨钢板固定的指征为：①多发性骨折，可见到明显移位或伴有软组织损伤；②移位的横行、短斜行或短螺旋形骨折；③关节内和关节周围粉碎性骨折；④粉碎性骨折伴有缩短和（或）旋转畸形；⑤伴有骨质丢失或节段性骨缺损的骨折。

手术技术 67-16

- 钢板固定需要复位，用克氏针或复位钳临时固定后，再使用钢板。
- 暴露骨折表面，以便解剖复位。
- 与较易显露边缘的第二、五掌骨相比，在第三、四掌骨用复位钳临时固定比较困难。因为在大多数情况下，现有的复位钳不适合将钢板夹持至骨折近端与远端进行临时固定。可由1位助手维持复位，选好的钢板按掌骨背侧塑型。通过靠近骨折部的1个螺丝孔固定钢板。维持复位，再在骨折对侧第1个螺丝孔固定。
- 对横行骨折来说，当掌侧皮质支撑恢复后，将钢板用做背侧张力带钢板较为理想。
- 采用2.7 mm的动力加压钢板；在稳定性骨折中，可使用1/4管状钢板，也可通过偏心置入螺丝钉获得一定的加压。用3个手指的力量转动螺丝刀，最终拧紧这2个螺丝钉。
- 若要发挥张力带的作用，钢板必须准确地与掌骨背侧弓相匹配，或者稍超过，以便恢复前皮质支撑。如果没有前部皮质的支撑，钢板将会变弯和疲劳断裂。有效地恢复前皮质支撑后，可保护钢板避免承受弯应力，而主要承受张应力。
- 短斜形和螺旋形骨折时可通过使用骨折断端间的螺丝钉予以稳定，然后使用背侧钢板中和旋转应力。
- 在使用“T”字形或斜“L”字形钢板时，应先固定钢板的侧翼，因为在侧翼中的螺丝钉将其下的骨折片向上牵拉至钢板时，可出现旋转畸形。
- 对于关节内骨折，用1根与钢板分开且垂直于骨折面的螺丝钉把2个关节骨折块拉到一起。
- 或者在钢板的“T”字形或“L”字形部分的2枚螺钉可远离骨折部偏心置入，通过最终拧紧螺丝钉使2个骨折端加压。

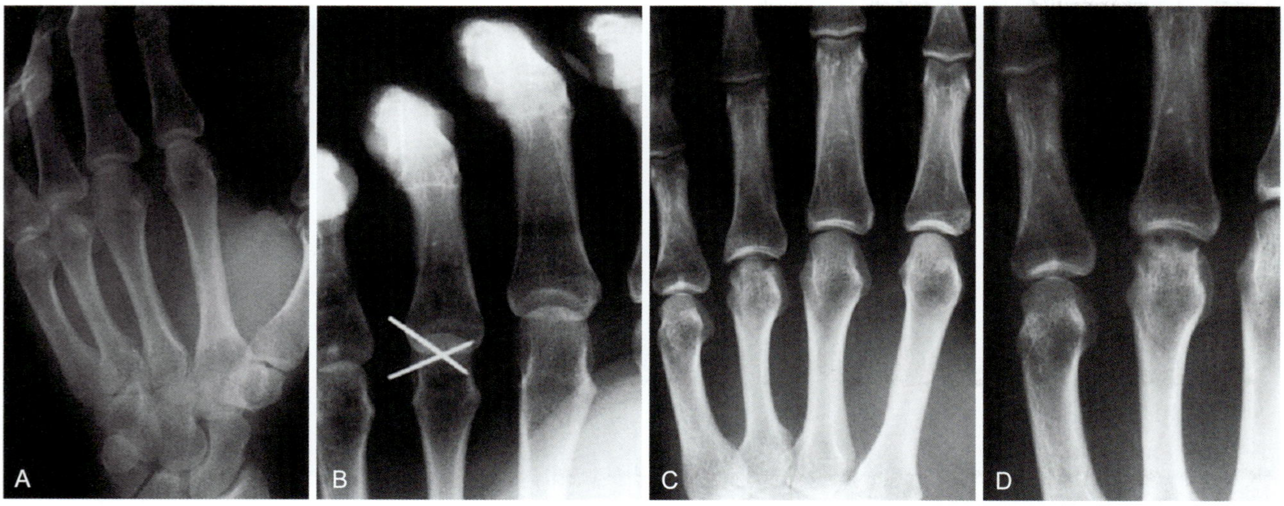

图67-43 A. 20岁男性的手部X线片，其第四掌骨头发生水平方向的骨折，掌侧骨折块骨向近侧移位；B. 骨折复位后用克氏针固定；C. 4个月后，X线片示掌骨头早期缺血性坏死；D. 2年半后，X线片示掌骨头有一定程度的重新塑形，但有明确的不匹配（转自：McElfresh EC, Dobyns JH: Intra-articular metacarpal head fractures, J Hand Surg 8A: 383-393, 1983.）

- 对于掌骨远端干骺端骨折，背侧钢板可能影响伸肌装置。使用 2 mm 髁钢板，放置于桡背侧或尺背侧，穿过副韧带起点的背侧结节，可有效地避免这种影响。
- 使用钢板固定掌骨骨折时，在骨折的远侧和近侧，螺丝钉都应至少穿过 4 层骨皮质。钢板需要塑形以适应个体情况。需要使用中和钢板固定的短斜形或螺旋形骨折，可用 1/4 管状钢板和 2.7 mm 动力加压钢板或 1/3 管状钢板固定，这种钢板需要避免轴向应力并早期植骨以保护钢板。

切开复位与螺丝钉固定

在长斜形或螺旋形骨折及移位的关节内骨折者，可行单纯螺钉固定（图 67-44）。螺钉的大小及数量根据骨折的类型而异，并不是所有的掌骨干骨折都可以应用 2 mm 的螺钉。对于一些骨折，可能应用更小直径的螺钉更为适合。

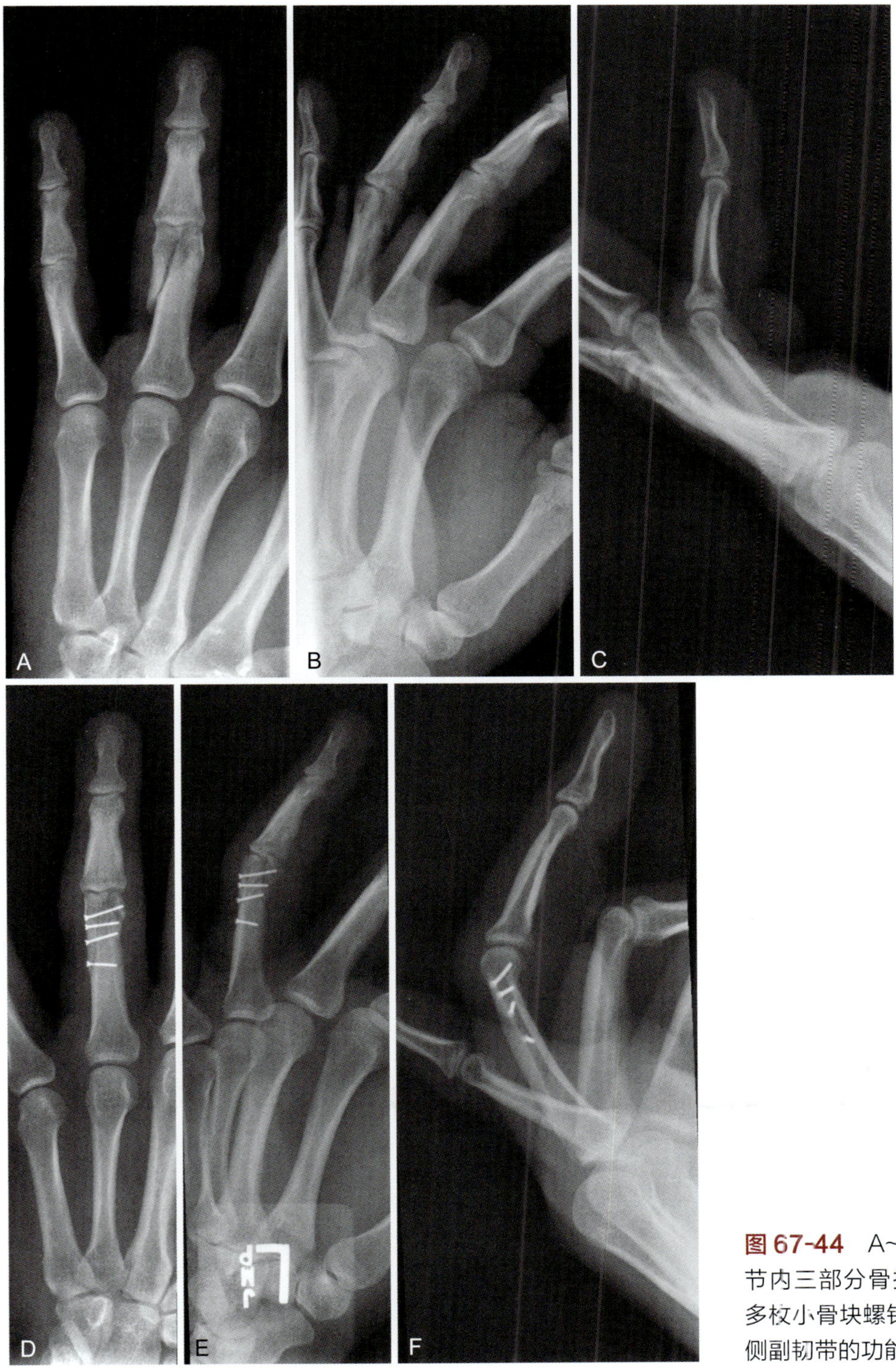

图 67-44　A~C. 27 岁男性患者，近节指骨关节内三部分骨折伴移位；D~F. 切开复位，用多枚小骨块螺钉固定。注意小螺钉头不要干扰侧副韧带的功能（见手术技术 67-17）

手术技术 67-17

- 局部血肿和软组织清创后，进行骨折复位。
- 局限性骨膜剥离 1 或 2 mm，仅保证解剖复位。
- 用复位钳或克氏针临时固定。
- 根据骨折的解剖特点决定螺钉放置的位置。
- 只有当螺丝钉与骨长轴成 90° 时才能最好地对抗使掌骨变形和缩短轴向压力。与骨折面成 90° 置放的螺丝钉可良好地对抗扭应力。抵抗轴向及扭转应力的最佳折中方法是将螺丝钉置于 1 个角的平分线上，该角的一条边与骨折面成 90°，另一条边与骨长轴成 90°。
- 确认螺钉位置，确保螺钉穿透双层皮质。
- 直径 2 mm 螺丝钉适用于掌骨干骨折，而直径 2.7 mm 螺丝钉更适用于干骺端。
- 将螺丝钉头沉入骨质不仅能更好地分布载荷，还可消除螺丝钉头的突起。
- 骨折片之间的滑动孔螺钉使骨折面加压在一起，使螺钉的扭转应力转化为轴向应力。掌骨头骨折可通过 1 枚螺丝钉固定，而干骺端和骨干的骨折至少需要 2 枚螺丝钉固定。当骨折线长度达骨干直径的 2 倍或以上时，单纯使用 2 枚或多枚螺丝钉即可达到稳固的固定。

（一）微型髁钢板固定

采用微型髁钢板治疗掌骨和指骨的关节周围损伤。手术适应证有 5 个，包括：①急性骨折伴有部分或完全性屈肌腱断裂，需要一期肌腱缝合和术后早期活动者；伴有部分或完全性伸肌腱损伤，这些肌腱的功能尚好或需要修复，以承受早期张力性载荷者；伴有关节周围的损伤，由于其伴随软组织损伤的严重性和损伤部位，很可能发生关节僵硬者。②断指再植。③指骨或掌骨的干骺端截骨，特别是伴有关节囊切开或肌腱松解术时。④手指重建（骨成形、带蒂移植、游离复合组织转移）需要稳定的骨骼固定时。⑤关节融合术。禁忌证有 3 个：①未闭合的骺板附近；②关节骨折块窄于 6 mm 时禁用 2 mm 钢板，窄于 5 mm 时禁用 1.5 mm 钢板；③髁钢板及螺丝钉插进关节内，但进入掌骨头的背侧隐窝除外。

（二）钢丝技术

张力带钢丝固定、90-90 钢丝固定、钢丝环扎固定等各种钢丝结构，临床上常被用作单独固定或辅助固定。尽管钢丝环扎技术理论上可能造成骨坏死，但在某些情况下钢丝环扎技术非常有用（图 67-45）。

第四节 指骨损伤

一、中节或近节指骨骨折

对指背的直接打击是中节和近节指骨骨折的常见原因。骨折向掌侧成角，手指呈爪形（图 67-46）。当指骨骨折为多发骨折或开放骨折时，应采用外科手术固定。治疗这些骨折时，可采用背外侧纵行切口；对于近节指骨骨折，采用指骨背侧切口。后者呈“S”字形，从掌指关节延伸至近指间关节。

切开复位

手术技术 67-18

（Pratt）

- 显露伸肌腱，在其中央纵行切开；向两侧牵开，显露骨折部位（图 67-47A 和 B）。
- 直视下将 1 枚克氏针钻入骨折远端，骨折复位后逆行钻入骨折近端（图 67-47C 和 D）。
- 应仔细矫正任何旋转畸形，但可以接受一些短缩畸形。
- 修复伸肌腱。
- 将手指固定于功能位，腕关节固定于伸直位。
- 有时可通过闭合复位及克氏针经皮穿过骨折线治疗中节或近节指骨的斜行不稳定骨折。应将克氏针从外侧正中穿入，以免损伤伸肌腱帽和屈肌腱（图 67-48）。

术后处理 用支具固定手指 2~3 周；在保护下，允许早期运动幅度练习。3~4 周时拆除克氏针。

Belsky 与 Eaton 介绍了一种治疗多发性近节指骨骨折的有效的穿针技术。指骨骨折复位后，维持位置，掌指关节屈曲至 90°，将 1 根克氏针从掌骨头背侧钻入，穿过掌指关节，沿髓腔越过骨折部位（图 67-49）。克氏针勿穿过近指间关节，应将克氏针近端暴露于皮外，以便 3~4 周时拔除。某些近节指骨底的关节内骨折可能需要切开复位和内固定。如果关节面必须解剖复位并希望早期活动，可优先选择螺钉固定（图 67-50）。

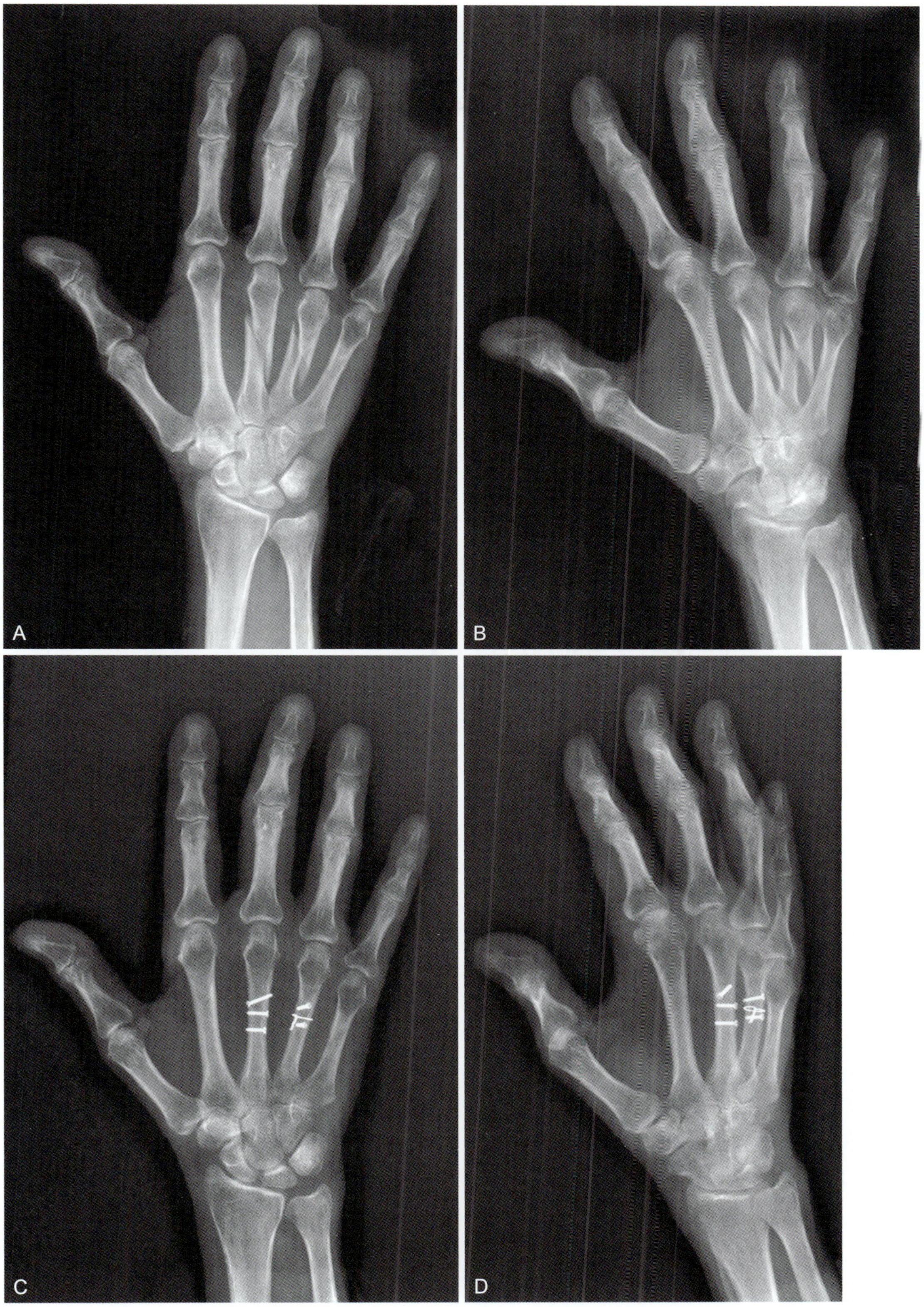

图 67-45 A 和 B.75 岁女性患者，第三、四掌骨干骨折，短缩成角畸形，适合内固定治疗；C 和 D. 术后 X 线片显示解剖复位。注意，第四掌骨通过一根 24 号钢丝环扎固定纠正其矢状位的移位

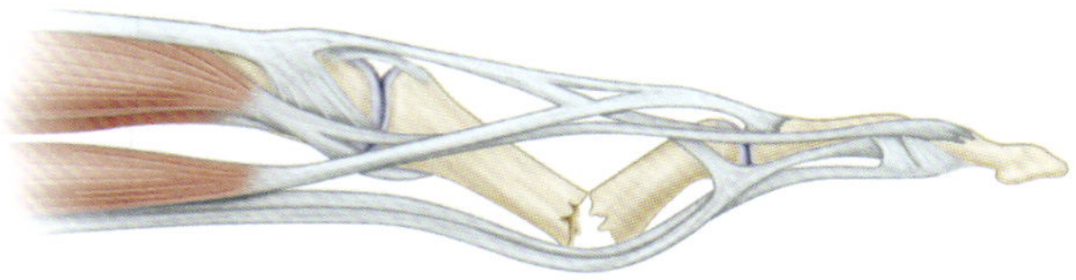

图 67-46 需将掌指关节完全屈曲以缓解造成畸形的作用力并维持复位

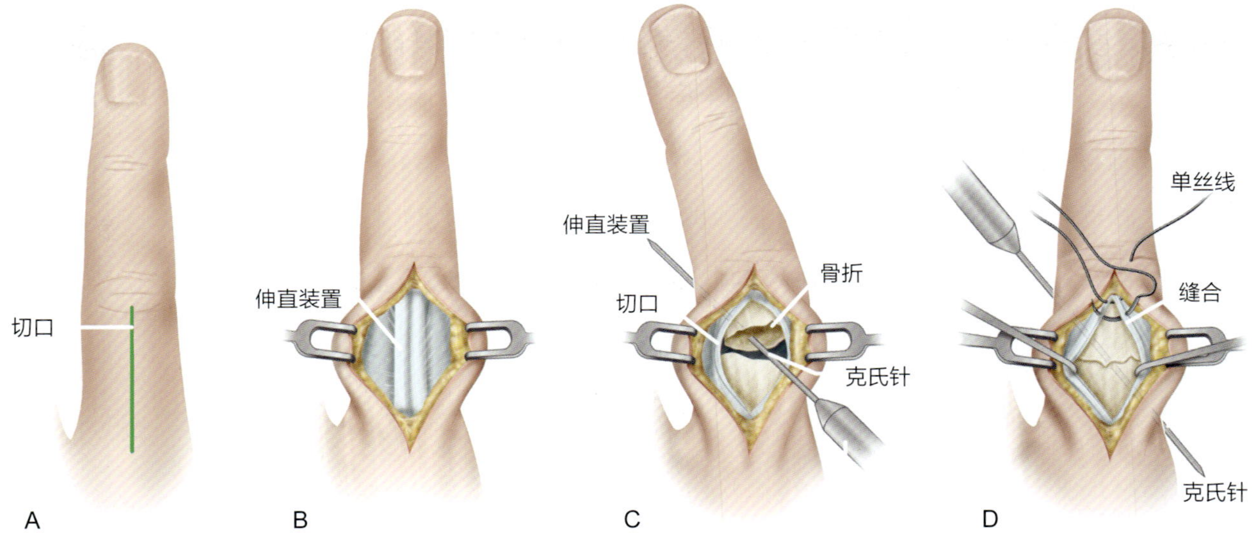

图 67-47 A~D. 一部分掌骨干骨折需要手术克氏针固定，两端均为尖头的克氏针常用于指骨顺行或逆行固定（见手术技术 67-18）

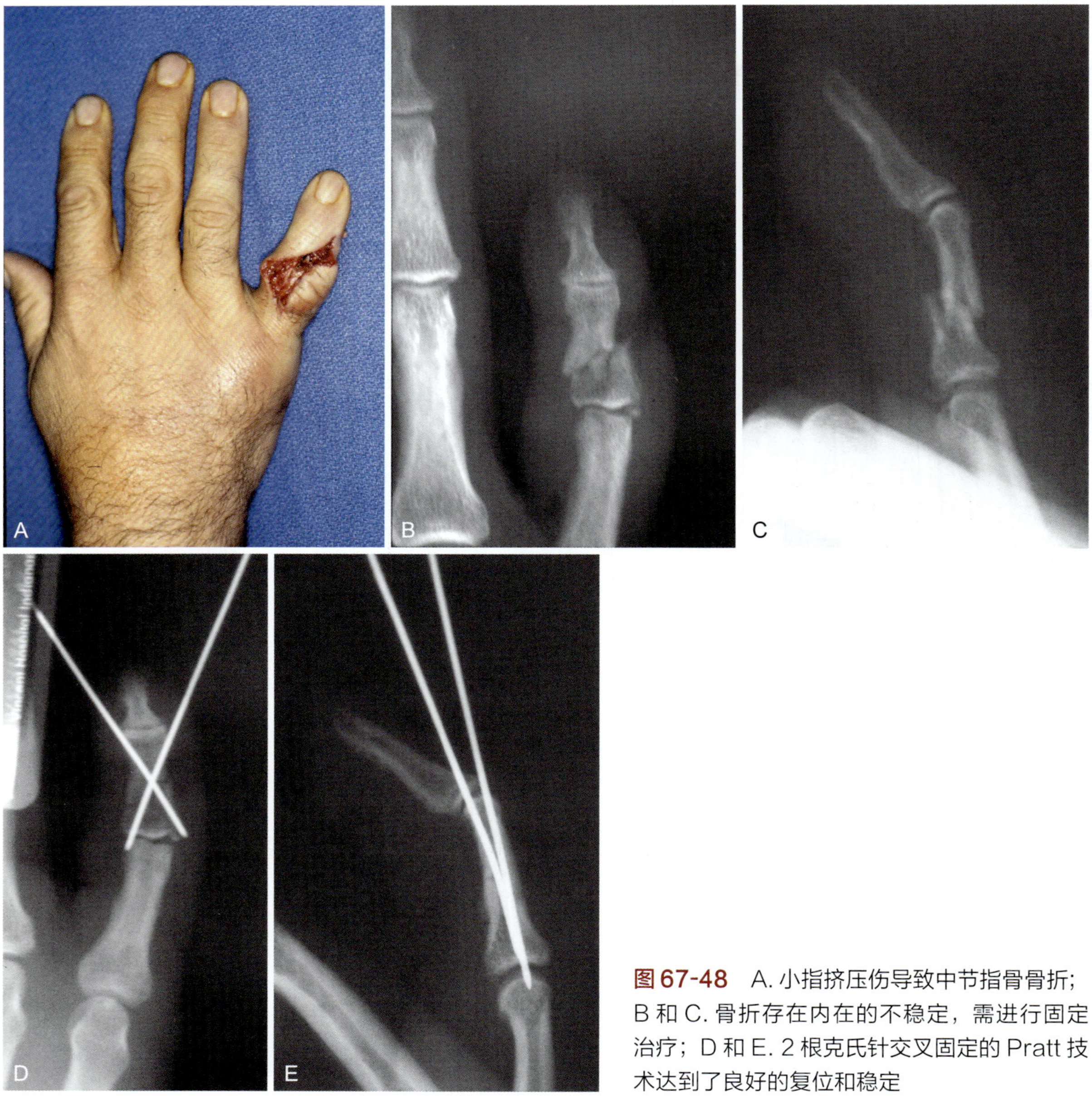

图 67-48 A. 小指挤压伤导致中节指骨骨折；B 和 C. 骨折存在内在的不稳定，需进行固定治疗；D 和 E. 2 根克氏针交叉固定的 Pratt 技术达到了良好的复位和稳定

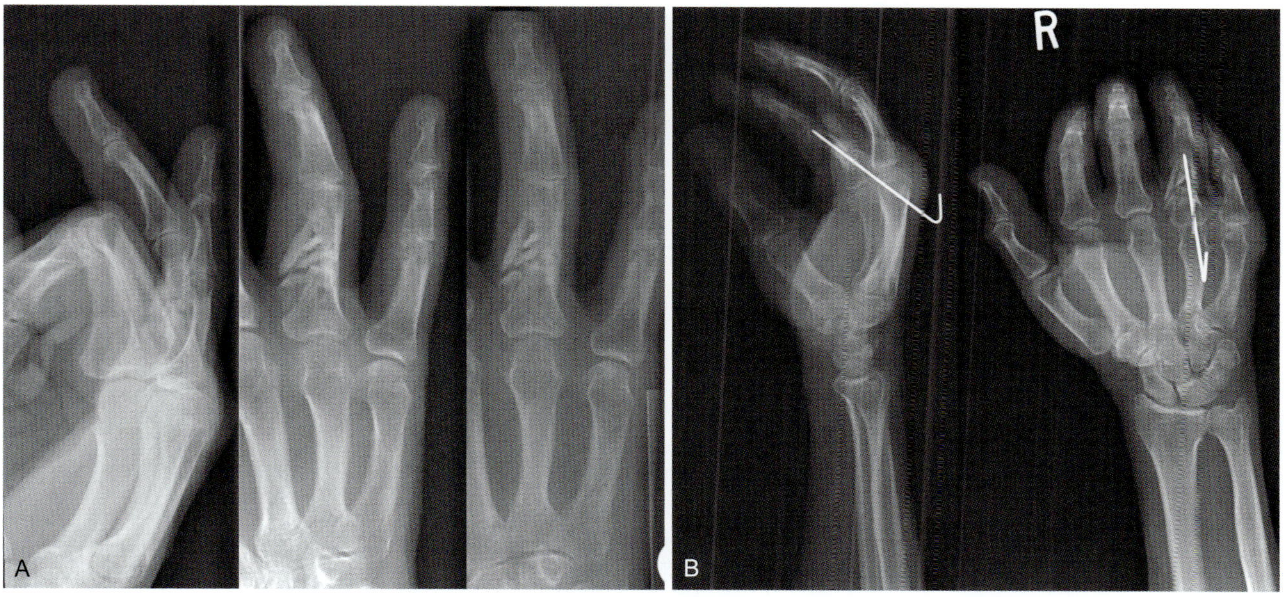

图 67-49　Belsky-Eaton 穿针技术。A. 显著不稳定的近节指骨骨折，通过经掌指关节的经皮穿针技术（B）进行处理。掌指关节应屈曲至少 60°~70°，不穿过近指间关节

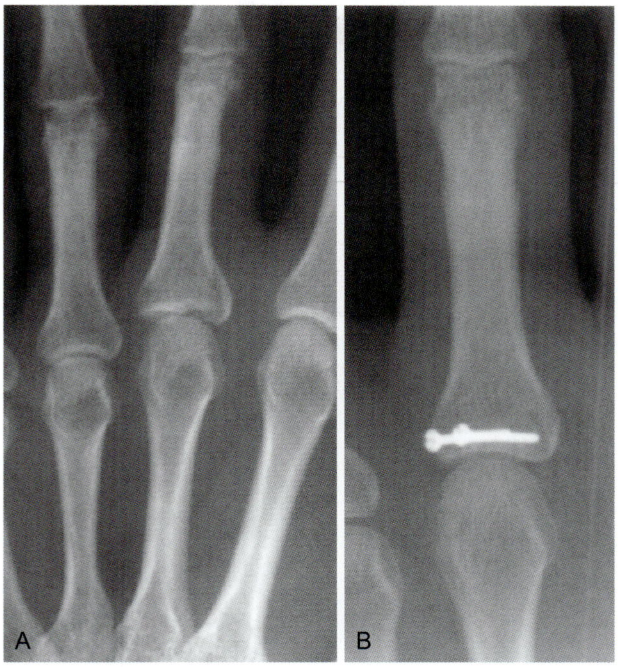

图 67-50　A 和 B. 一位网球运动员的中指近节指骨底的关节内粉碎性骨折，接受螺钉固定

指骨开放性或严重粉碎性骨折，特别是近节指骨，不适合采用传统方法进行内固定。在这些情况下，推荐采用微型外固定器进行外固定。

二、近指间关节骨折 - 脱位

近指间关节骨折 - 脱位通常造成中节指骨的不稳定性背侧移位，这种移位是由掌侧纤维软骨板附着部断裂引起的。当掌侧骨折块较大，受累部分超过关节面的 50% 时，应行切开复位并用 1 根或多根克氏针、螺钉、微型钢板或钢丝套索抽出固定。如果骨折块的关节面面积小于近指间关节活动面面积的 40% 时，将患指伸直位支具固定可获得满意效果，尤其适用于不伴关节脱位的骨折。近指间关节骨折 - 脱位多为中节指骨关节面粉碎面积超过 40%，常常有侧副韧带附着于掌侧骨折块，导致关节不稳定，发生脱位。这些患者常选手术治疗，包括闭合复位克氏针内固定、经皮复位骨折块联合背侧阻挡钉技术、静态或动态外固定架、掌板关节成形术和半钩状骨关节面自体移植。

背侧伸直位阻挡钉技术是一项可以单独应用于治疗近指间关节骨折背侧半脱位的技术，较其他复杂固定术是一项较为理想的选择。Bear 等进行的一项研究，共纳入 12 名中节指骨基底累及关节面达 75% 的患者，背侧阻挡钉手术治疗后随访 3 年，近指间关节活动度平均 84°，无明显慢性疼痛症状（图 67-51）。Maalla 等的一项研究显示获得了同样的近指间关节活动度，22 名患者中有 16 名患者的关节形态恢复正常。Vital 等进行的一项小样本临床研究显示经皮克氏针复位骨块联合背侧阻挡钉技术能够获得更好的临床效果。

关节面的保留对于关节保留与重建是必要的。Eaton 和 Malerich 报道，对于陈旧性移位骨折畸形愈合达伤后 2 年的患者仍然能够成功实施掌板成形术（图 67-52）。

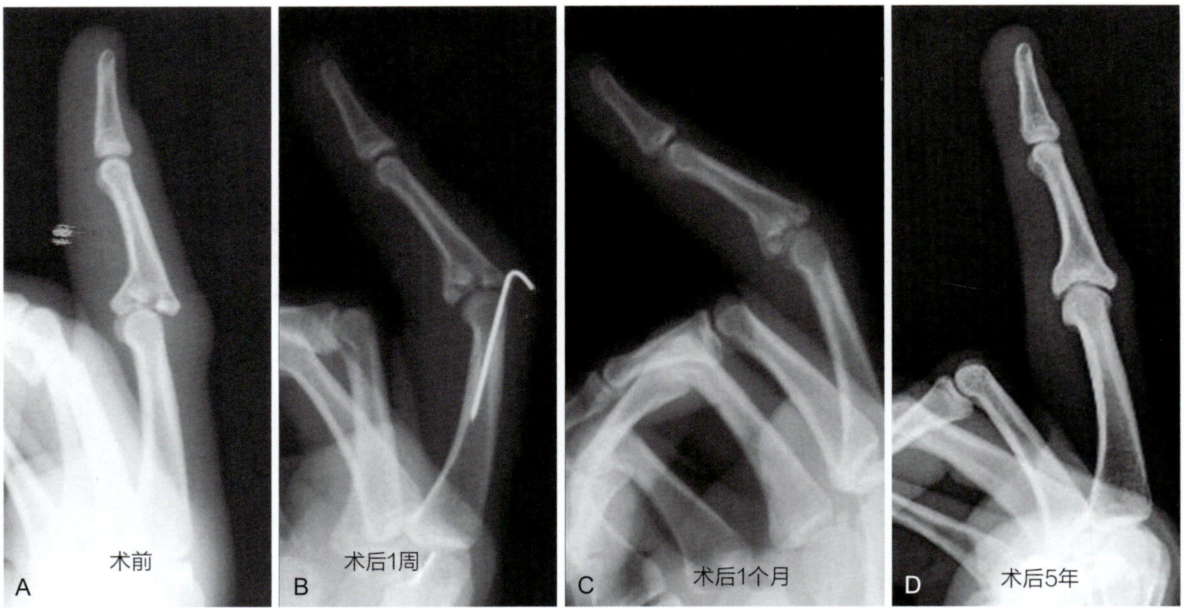

图 67-51 A. 术前和术后（B~D）伸直背侧阻挡钉治疗患者随访 X 线侧位片。第一幅图片中的“V”型征象表明关节不稳定。近指间关节面重塑后随访 5 年时的 X 线片（D）可以显示其匹配性 [引自：Bear DM, Weichbrodt MT, Huang C, et al: Unstable dorsal proximal interphalangeal fracturedislocations treated with extension-block pinning, Am J Orthop（Belle Mead NJ）44: 122-126, 2015.]

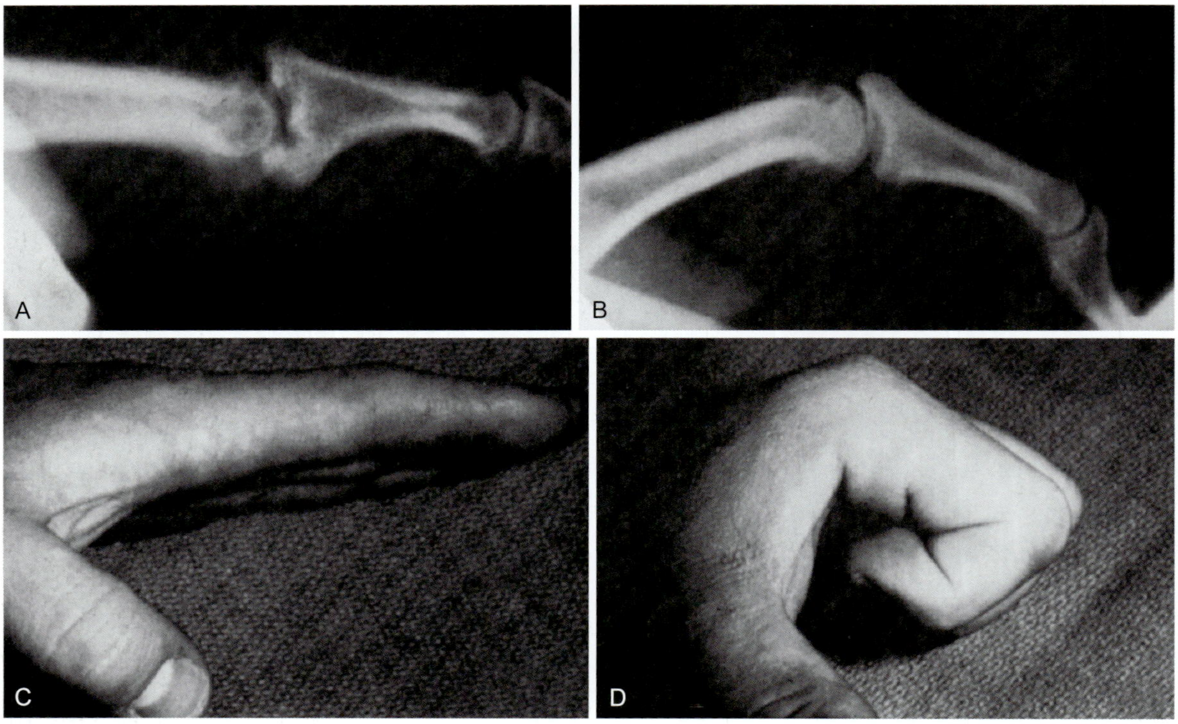

图 67-52 A. 骨折 - 脱位后 1 年的 X 线片，患者有疼痛，活动度仅有 20°；B. 关节成形术后 14 个月时的 X 线片，可见关节面弧线平滑、匹配；C. 近指间关节成形术后 14 个月时的主动伸直；D. 近指间关节成形术后 14 个月时的主动屈曲

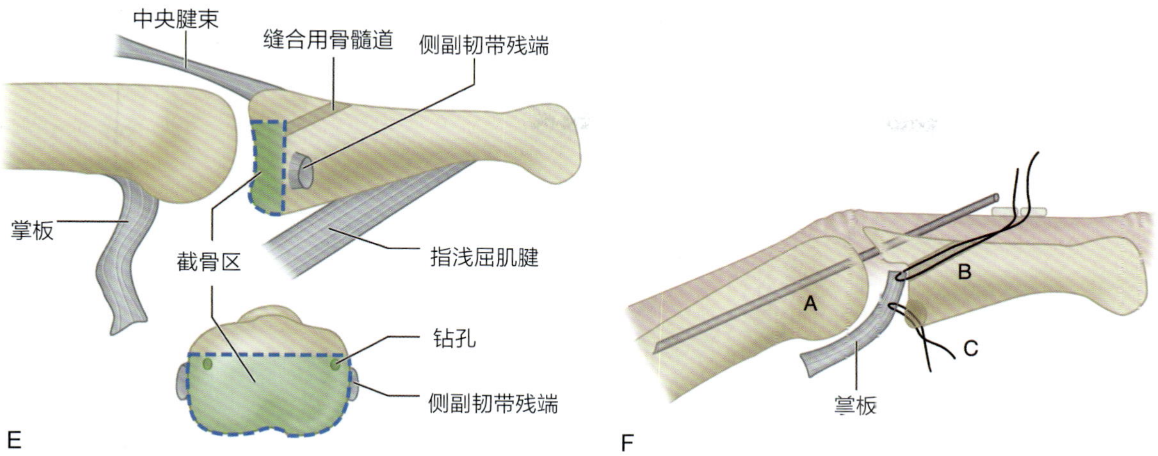

图 67-52（续） E 和 F. 掌板前移的示意图（A~D 引自：Eaton RG, Malerich MM: Volar plate arthroplasty for the proximal interphalangeal joint: a ten-year review, J Hand Surg 5A: 260-268, 1980.）

替代治疗包括通过自体骨关节移植重建中节指骨掌侧缘。当近指间关节背侧半脱位使近指间关节持续屈曲 30° 时，推荐进行自体半钩骨关节移植。小心切取 1 个大小相配的远端钩骨关节面片断以匹配中节指骨的轮廓（图 67-53）。我们发现这种方法是有用的，在一些特定患者中，比较理想的结果是经过对移植骨块的精确塑型使之罩到近端指骨头上（像杯子一样），此手术可以获得关节的足够稳定，所以术后不必要进行临时性穿针而维持复位。不理想的结果是当指间关节伸直后又出现向背侧半脱位。这种手术的适应证还包含以下情况：陈旧性的近指间关节背侧骨折半脱位与中节指骨掌侧唇骨折超过 50% 关节面者；行掌板关节成形术失败者；以及动力牵引或伸直阻挡支具固定失败者。

勾状骨移植

手术技术 67-19

（Williams 等）

- 自掌指横纹至远指间关节横纹做掌侧“V”字形切口以暴露近指间关节。
- 保护血管神经束，打开 A2~A4 滑车间的屈肌腱鞘，将肌腱的侧副韧带游离后向侧方牵开屈肌腱。
- 从掌板上切除碎骨片，将掌板向近侧牵开。显露中节指骨骨折部位及近节指骨头。
- 松解侧副韧带，留下附着在中间指骨底的一小部分韧带以便于闭合伤口时掌板的重新缝合。使近指间关节过伸呈“猎枪”状，去除残留的小骨片（图 67-54A）
- 用咬骨钳和摆锯处理中节指骨底部，小心去除妨碍移植的骨质，特别注意不要过多去除背侧的骨质，用卡尺测量骨缺损。
- 透视引导下，第四、五腕掌关节做一横行 3 cm 的皮肤切口。
- 将关节囊切开后确定钩骨远端关节面的位置，标记所需的移植中心的远端钩骨关节嵴。移植骨块体积应略大于缺损处以允许进一步的塑形。
- 用骨凿或往复锯做钩骨轴向切割（图 67-54B，线 A）和矢状切割（图 67-54B，线 B 和 C）。
- 冠状切割可用弧形骨凿，在轴向切线的近端做 1 个小骨刻痕有助于冠状切割（图 67-54B，线 A）。确保不要切得太斜，因为移植骨块必须塑形呈杯状完全包纳近节指骨头部。
- 移植骨块塑形并把它放入缺损处，如有必要，将移植骨块置于远端并做成杯形。
- 用 0.9 mm 的克氏针穿过移植骨块中心做临时固定，然后用 1~1.5 mm 螺钉从掌侧向北侧固定移植骨块。若骨块足够大，可以在临时固定的克氏针位置打入第 3 枚固定螺钉。
- 复位关节并透视下检查复位情况。请注意，钩骨关节软骨块的厚度大于指骨底软骨，只要直视下复位满意，不必担心放射影像上看起来的一些偏差。
- 塑形移植骨块远端使之与中间指骨皮质相匹配。将掌板再附着到侧副韧带残端，使屈肌腱鞘可以插入屈肌腱与掌板之间。
- 松开止血带，彻底止血，应用背侧支具固定近指间关节于屈曲 20° 的位置。

术后处理 术后 1 周，开始进行有限的关节运动练习。要进行消肿治疗，应用“8”字形支具固定于伸直 15° 位，以保证后期的稳定性。

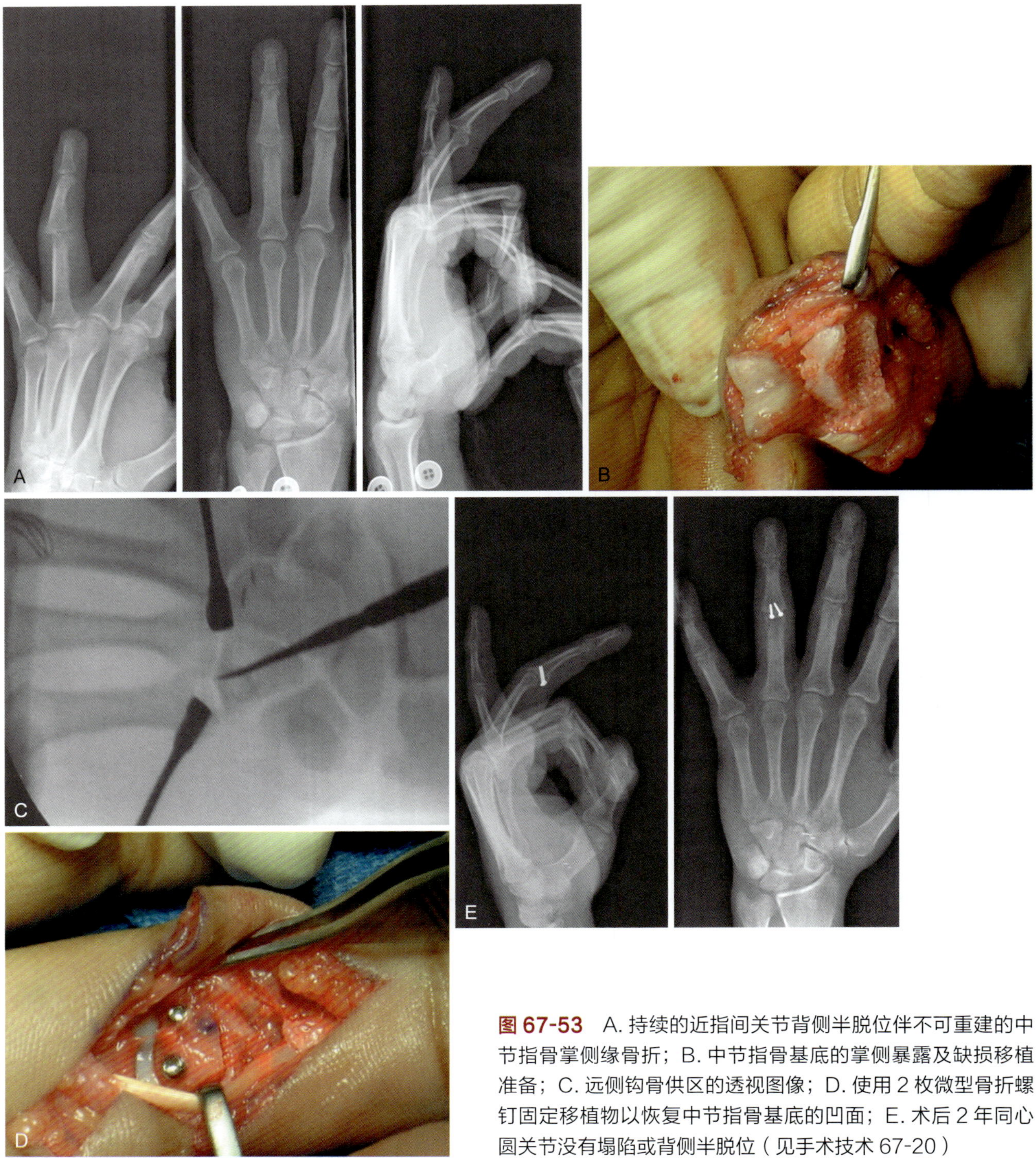

图 67-53 A. 持续的近指间关节背侧半脱位伴不可重建的中节指骨掌侧缘骨折；B. 中节指骨基底的掌侧暴露及缺损移植准备；C. 远侧钩骨供区的透视图像；D. 使用 2 枚微型骨折螺钉固定移植物以恢复中节指骨基底的凹面；E. 术后 2 年同心圆关节没有塌陷或背侧半脱位（见手术技术 67-20）

一些近指间关节周围的骨折尽管轴线复位成功，预后仍然较差（图 67-55）。不管采用何种切开复位的方法，中节指骨底的粉碎性骨折通常伴随着持续肿胀，活动受限以及关节失稳等。

（一）闭合复位与伸直限制性夹板

严重的指骨中段粉碎性骨折应用牵引比内固定治疗更适合，这些复杂的损伤不适合应用开放复位技术，保持骨折碎片周围软组织不被破坏似乎可以使其更快地愈合（图 67-56）。许多市面上可提供的设备可以用来治疗这种骨折，但多数不能允许近指间关节及远指间关节早期活动。

闭合复位后，联合应用背侧可塑性金属支具和前臂石膏，可以维持患指在近指间关节和掌指关节处于屈曲状态（图 67-57）。由于近指间关节伸直时会造成骨折不稳定，所以在应用支具前应明确允许的最大伸直角度。将近指间关节阻挡于此角度小于 15° 屈曲位。近节指骨应牢固地固定在背侧夹板以

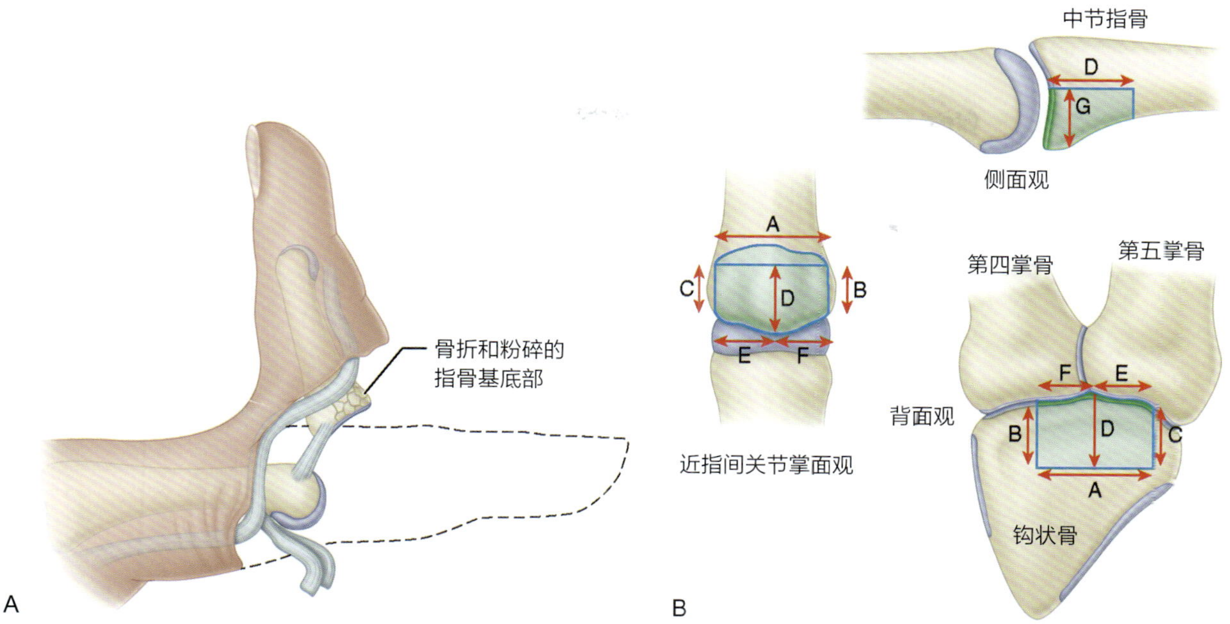

图 67-54　半钩状骨自体移植治疗不稳定的近指间关节骨折脱位。A. 近指间关节极度背伸（达 90°）后显露骨折端及中节指骨基底部的完整的关节软骨；B. 中节指骨基底部和对应的钩骨供骨部位的准备（见手术技术 67-19）

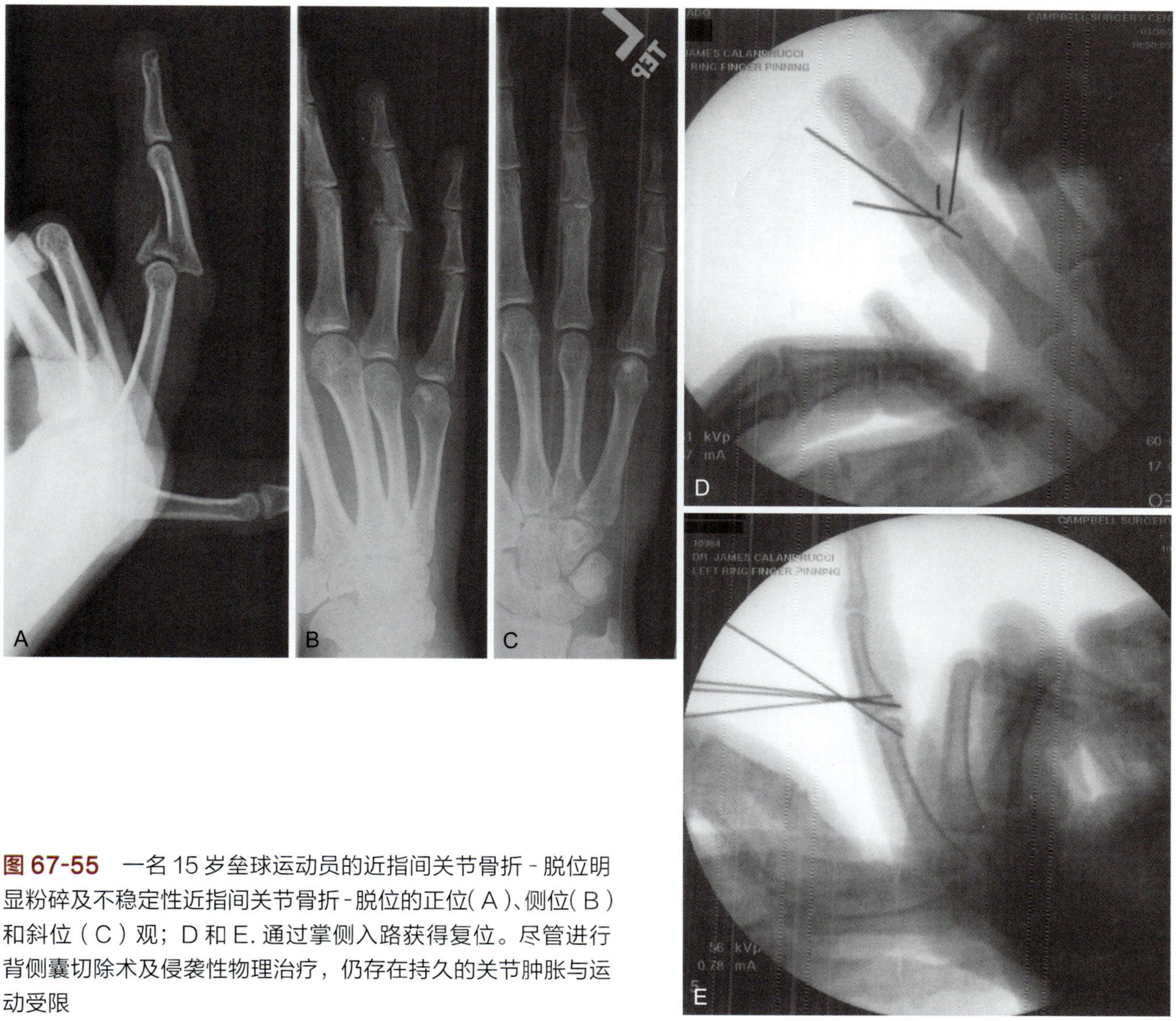

图 67-55　一名 15 岁垒球运动员的近指间关节骨折 - 脱位明显粉碎及不稳定性近指间关节骨折 - 脱位的正位（A）、侧位（B）和斜位（C）观；D 和 E. 通过掌侧入路获得复位。尽管进行背侧囊切除术及侵袭性物理治疗，仍存在持久的关节肿胀与运动受限

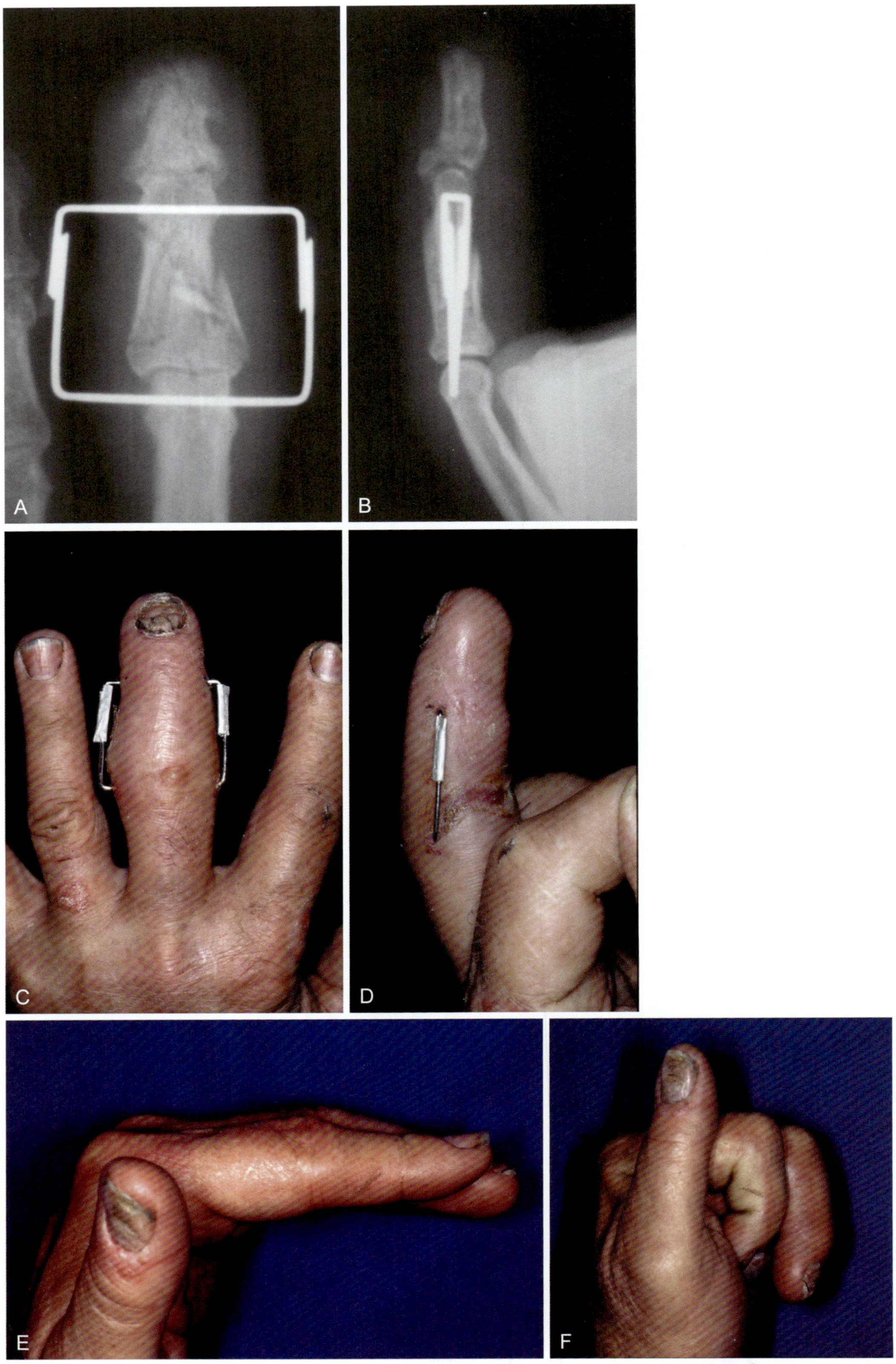

图 67-56 A~D. 由直径 0.045 英寸克氏针与一次性神经测试笔芯一部分组成的外固定架。因为轴线针通过近侧头部中心，所以可以允许早期活动；E 和 F. 术后 10 周的临床结果

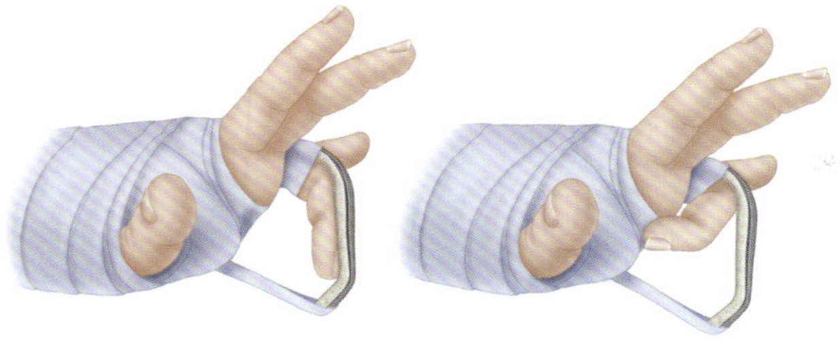

图 67-57　伸展限制性支具固定（重绘自：McElfresh EC, Dobyns JH, O'Brien ET: Manage-ment of fracture-dislocation of the proximal interphalangeal joints by extension-block splinting, J Bone Joint Surg 54A: 1705-1711, 1972.）

避免由于掌指关节的屈曲引起进一步的近指间关节伸直。术后即允许近指间关节的屈曲运动，6~12 周禁止进行过大的伸直运动；每周允许伸直幅度的增加，并鼓励患者增加屈曲角度（图 67-58）。

切开复位

手术技术 67-20

（Eaton 与 Malerich）

- 做一掌侧切口，呈延长的“V”字形，皮瓣基底部位于桡侧。
- 从近节指骨切除屈肌腱鞘，以便将肌腱牵向一侧，从而观察整个关节。
- 将关节过伸，在新鲜损伤处找到骨折部位。
- 掌板可能仍然附着于中节指骨的骨折段。从两侧剥离附属的副韧带，游离掌板。
- 在掌板的远侧边缘锐性剥离而游离骨折段。在急性损伤中不必切开副韧带和关节囊。
- 在中节指骨骨缺损造成的凹槽最边缘处钻 2 个小孔。
- 用抽出钢丝穿过掌板的每一个角，然后穿过钻孔，从背侧拉出。
- 牵引这些钢丝，使掌板服帖地进入关节缺损处，因此可有效地使关节面重新平滑。
- 关节屈曲不超过 35°，维持复位（图 67-52E）。
- 通过 X 线片检查复位后的关节面是否匹配，经关节穿 1 根克氏针以维持复位后的位置。
- 将手与手指固定于支具中。

畸形愈合骨折

- 在骨折畸形愈合的陈旧性损伤中，应尽可能向远端分开掌板。可能需要切除两侧副韧带。
- 在中节指骨近侧缘制造 1 个横向的沟槽，使其完全横跨整个指骨，以免在固定掌板时造成成角畸形。
- 近指间关节的被动活动应达到 110°，使指尖能容易地触及远端掌横纹。如果被动活动达不到 110°，需行背侧关节囊松解。然后如上所述固定掌板。

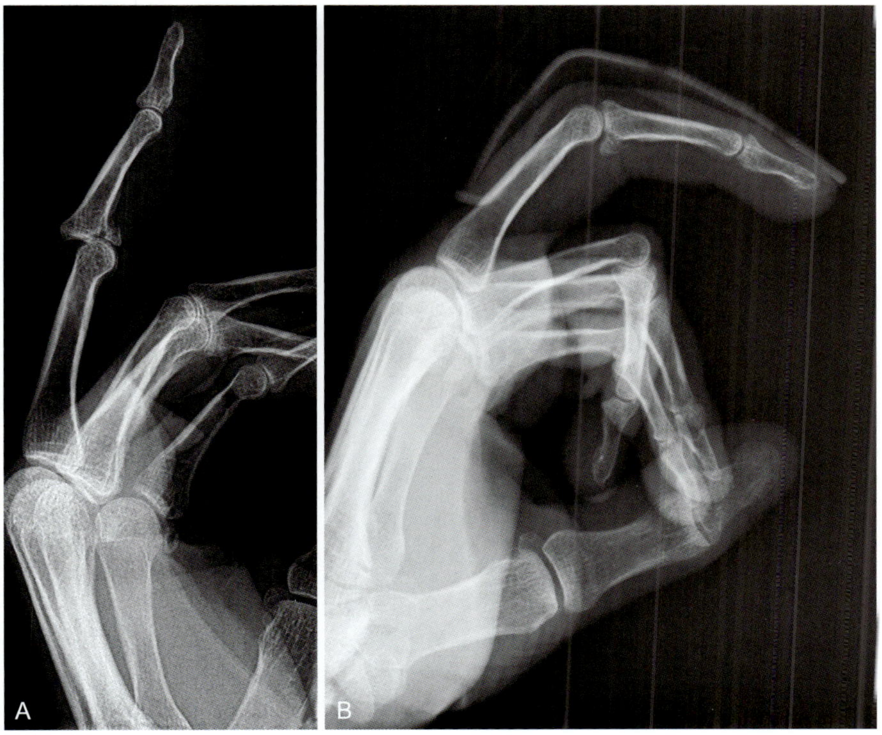

图 67-58　54 岁男性，近指间关节骨折，向背侧脱位。复位前（A）和复位后（B）背侧阻挡支具固定侧位 X 线片

术后处理 2 周后拆除克氏针，在背侧阻挡支具的保护下，开始主动屈曲运动。5 周时，应能达到完全伸直；若不能，则应使用动力性支具。钢丝可在 3 周时拆除。

（二）动态外部支具复位

用来达到近指间关节骨折及半脱位的复位通常有几种不同的方法。这些技术都依赖于联合应用牵引及作用于关节掌侧的直接应力。大部分这些设备的共同点是通过放置在近和远指间关节旋转轴上的固定针实现牵引力。根据所选择的技术，各种方法作用于掌侧方向的力是不同的。

动态外置牵引固定

手术技术 67-21

（Ruland 等）

- X 线透视引导下，尝试闭合复位。必要时可以有限地切开以达到较好的同心复位。
- 将 1 枚 0.045 in 的克氏针穿过近节指骨头部旋转轴中心。沿手指的长轴折弯克氏针末端并将其旋转至背侧以利于放置第 2 枚克氏针。
- 在中节指骨远端干 - 干骺后端结合处，平行远指间关节处放置第 2 枚克氏针。把第 3 枚克氏针放置在中节指骨的中 1/3 处，沿着前 2 枚克氏针轴线固定骨折的远端（图 67-59A）。
- 旋转第 1 枚针使之处于第 3 枚针的上面和第 2 枚针的下面，以此为近节指骨的头部提供一个向背侧的应力而在中节指骨的底部提供一个向掌侧的应力（图 67-59B）。
- 将第 1 枚针的末端做成一个向上的钩，而第 2 枚针做成向下的钩（图 67-59C、D）。两钩之间应用牙科橡胶带（通常 2 个是足够的）作为牵引近端关节的牵引线。
- 透视下使患指屈曲和伸直。若未达到轴线复位，再应用第 3 根橡胶带。
- 请注意：如果存在 Pilon 骨折，单支点的克氏针使用是没有必要的，因其可能会导致骨折成角。在这些情况下，第 3 根克氏针仅仅是用于牵引框架的控制。

术后处理 术后马上可以进行有限的运动锻炼，每周拍摄 X 线片以观察关节间隙的复位和维持情况。如果关节间隙宽度超过了邻近正常手指的关节间隙宽度，需要减少橡胶带的数量。第 6 周时或在影像学上出现愈合征象时，可以拆除外固定。当针眼处有感染可能的时候，建议应用抗生素治疗。

动态指间外固定

手术技术 67-22

- 将 2 枚平行的 0.045 in 克氏针通过近节和中节指骨头部中心。
- 在手指的任一侧将近端钢针弯曲 90° 弯向远端，然后在远端钢针以远 1 cm 处向后弯曲，然后再向前与

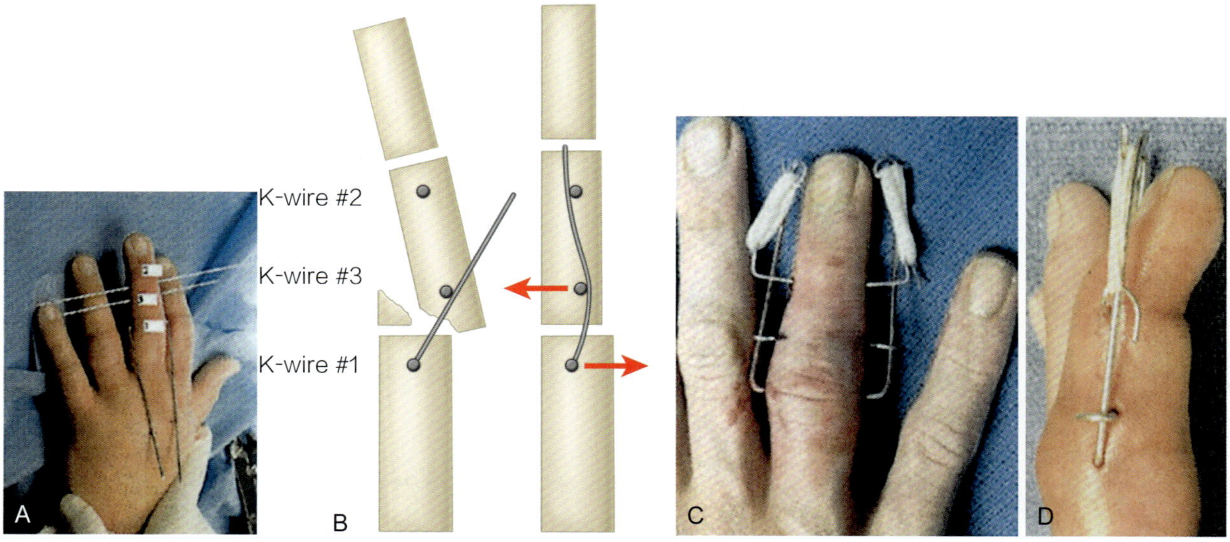

图 67-59 动态外置牵引固定。A. 克氏针的应用。B. 杠杆协助骨折 - 脱位复位。C 和 D. 外固定架的组装（引自：Ruland RT, Hogan CJ, Cannon DL, Slade JF: Use of dynamic distraction external fixation for unstable fracture-dislocations of the proximal interphalangeal joint, J Hand Surg 33A: 19-25,2008.）（见手术技术 67-21）

远端钢针交叉。

- 仅仅通过改变远端钢针的交叉角度来调整牵引的力量（图 67-60）。
- 必要时可做一侧正中切口来协助骨折复位。
- Kapur 等描述了另外一种方法进行指间关节固定牵引（图 67-61）。联合应用 Jurgan 针球和克氏针技术。他们采用这种方法治疗 20 例近节和中节指骨损伤患者，包括斜形骨折、螺旋形骨折和掌板损伤。结果显示患者活动度基本恢复正常，没有旋转畸形，握力和功能正常。

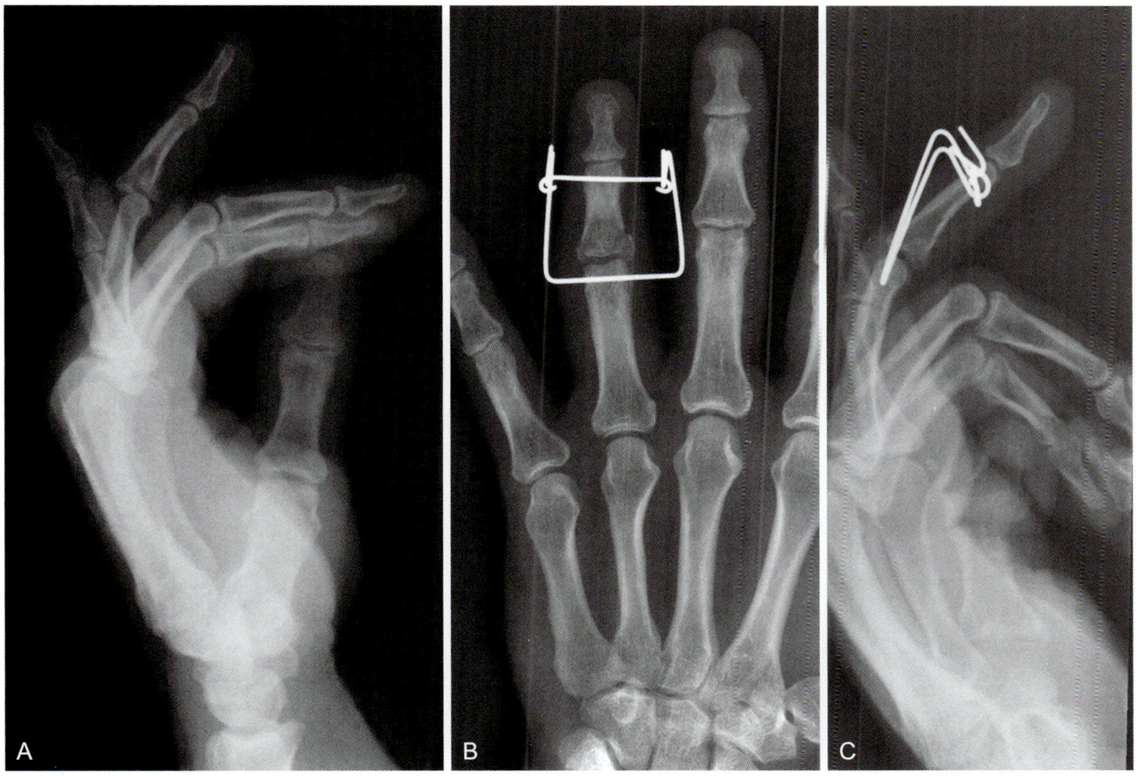

图 67-60　A. 近指间关节骨折半脱位；B 和 C. 动态外置牵引固定（见手术技术 67-22）

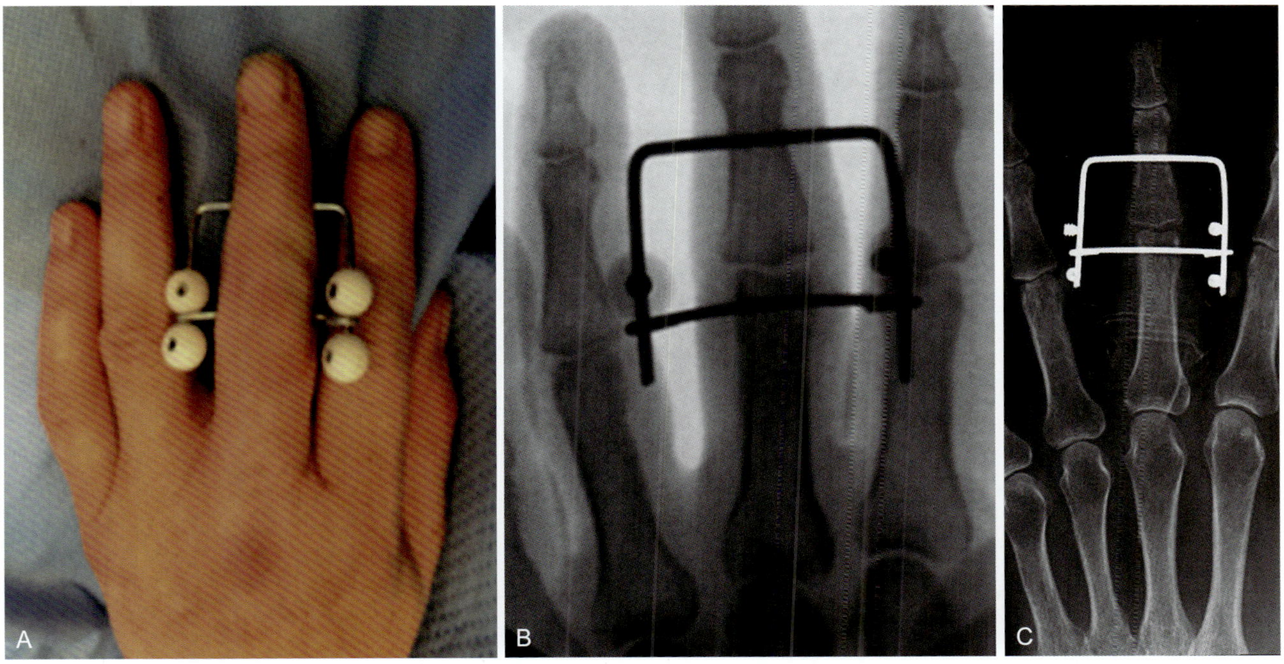

图 67-61　A. 外固定架图示；B. 术中 X 线片；C. 术后 X 线片（转自：Kapur B, Paniker J, Casaletto J: An alternative technique for external fixation of traumatic intra-articular fractures of proximal and middle phalanx, Tech Hand Surg 19: 163-167, 2015.）

三、指间关节脱位

大多数指间关节脱位为背侧脱位，通常可由患者自己或同伴即刻复位。副韧带通常不会断裂，这为闭合复位后早期保护下关节活动度锻炼提供了适当的稳定性。如果年轻患者的一侧或两侧副韧带完全断裂且关节不稳定，应给予修复，特别是韧带断裂发生在示指的桡侧者。如果关节不稳定并伴有持续性背侧半脱位，可将关节穿针固定在屈曲 20° 2~3 周；也可以仅仅将针作为背侧阻挡，允许关节早期屈曲活动。

近指间关节的掌侧脱位与背侧脱位不同，通常不能通过闭合方法复位。近节指骨头周围侧束的嵌顿可妨碍复位，因此可能需要切开复位。闭合复位后出现的不同心复位，通常是由骨与软组织嵌入引起的，也需行切开复位（图 67-62，图 67-63）。

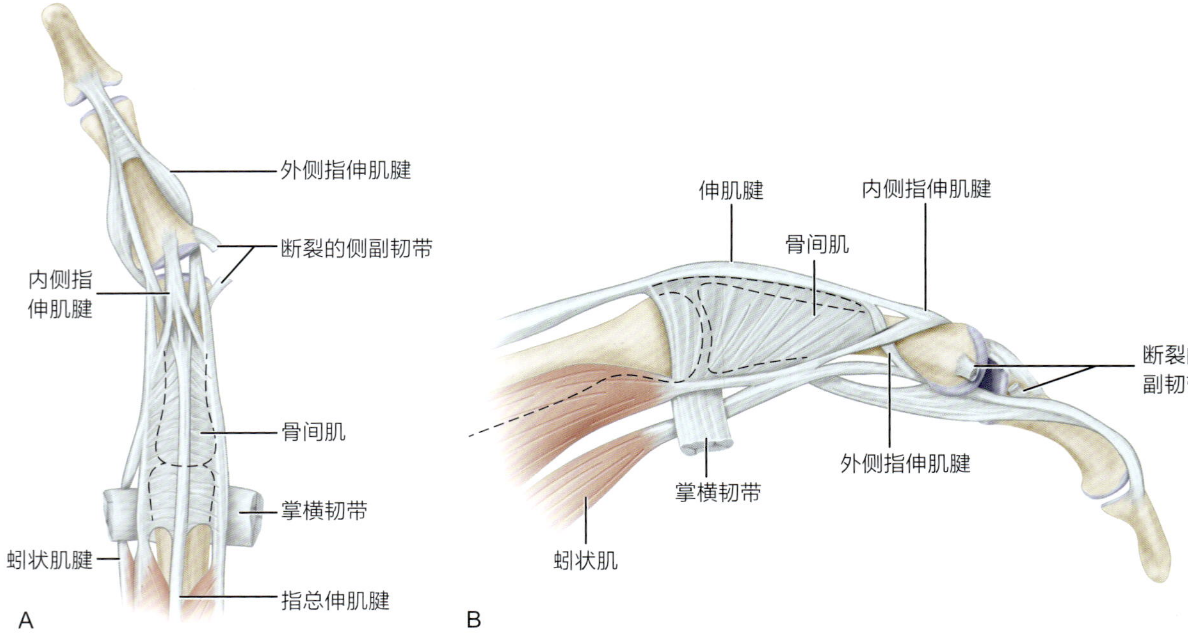

图 67-62 近指间关节的难复性脱位。侧副韧带已经断裂，伸肌腱帽的侧束嵌入关节。A. 背面观；B. 侧面观

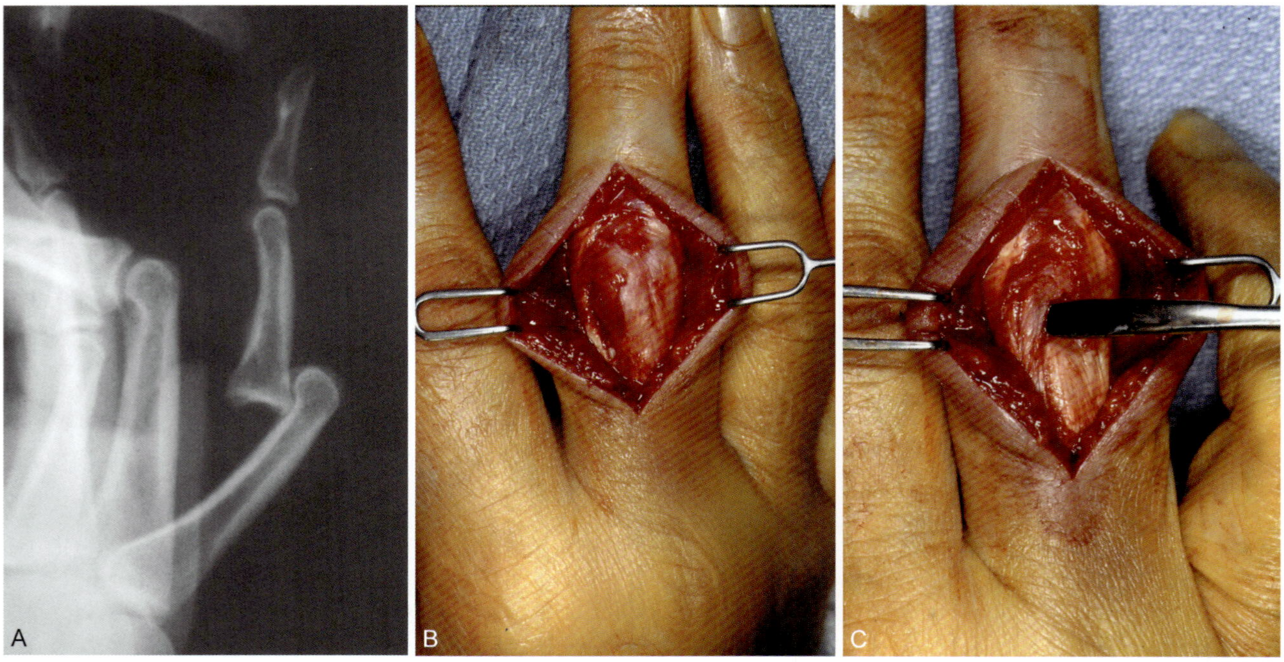

图 67-63 中指近指间关节掌侧脱位。A. 损伤提示中央腱束损伤；B. 近节指骨桡侧髁嵌入伸肌装置，侧腱束卡在掌侧；C. 侧束复位

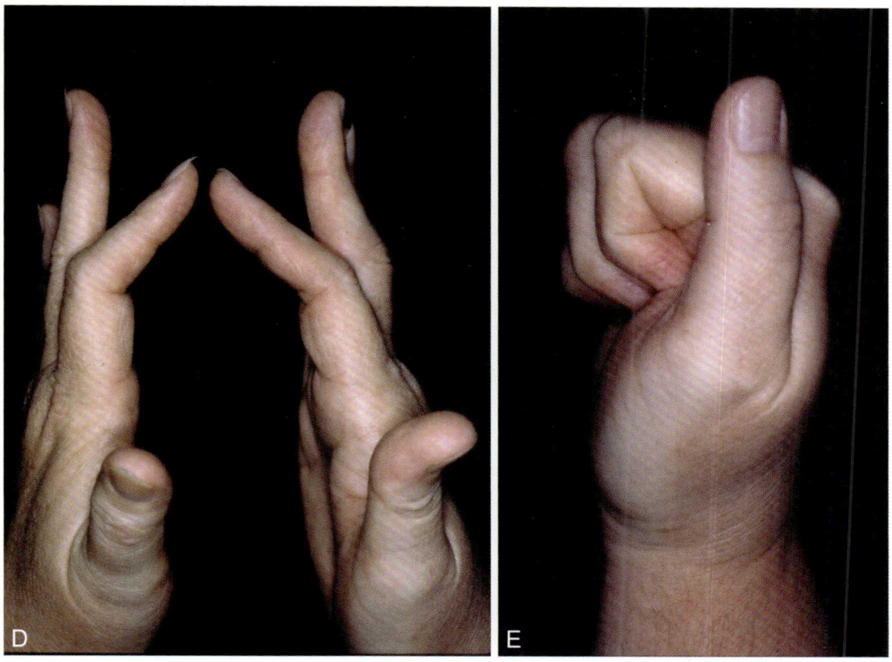

图 67-63（续）　D 和 E. 尽管进行急性解剖学修复，屈曲良好，仍存在 20° 伸直受限

由急性创伤或重建手术造成的关节不稳可采用多种小型动力外固定器治疗。这些外固定器在维持关节复位的同时允许关节早期活动。

（一）继发于陈旧性侧副韧带断裂的近指间关节不稳

在罕见的情况下，近指间关节可呈现明显的侧方不稳（松动）。可采用肌腱移植物替代侧副韧带（图 67-64）。

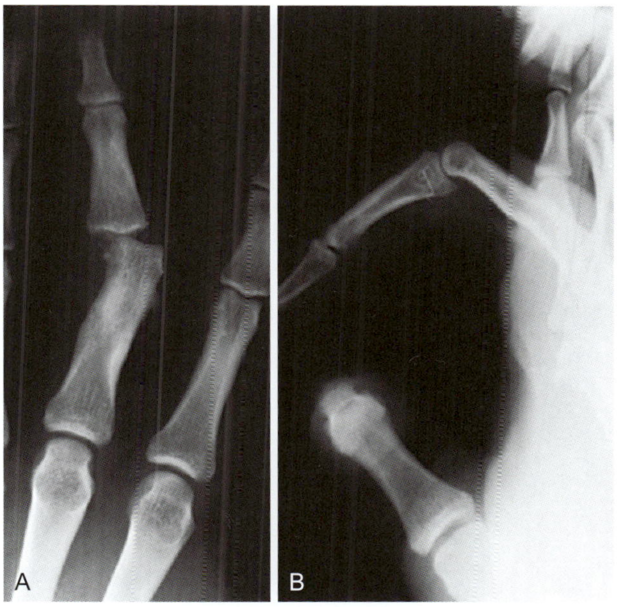

图 67-64　A. 近指间关节慢性不稳定，可出现倾斜和挤捏时疼痛；B. 通过掌长肌腱节段性移植附着于指骨，维持对线

肌腱移植物替代断裂的侧副韧带

手术技术 67-23

- 跨过近指间关节，在侧副韧带纤维束的起止点间，做一侧正中切口。
- 切开横向支持带，将伸肌装置翻向背侧。
- 切除侧副韧带纤维束起止点周围所有的瘢痕组织。
- 在关节两侧各钻一孔，穿透指骨（图 67-65）。
- 获取必需的肌腱移植材料，如掌长肌腱。
- 在移植物两端各缝 1 个 4-0 缝线或 34 号钢丝环，将其中一端从损伤对侧的 1 个骨孔拉出。
- 将移植物的另一端跨过关节，以适当方向从另一个指骨的骨孔穿出。
- 将移植物两端的每个钢丝环分别穿过 1 个垫圈，然后穿过同一颗纽扣的不同纽孔。
- 牵拉移植物，使其平整，在纽扣上方将 2 根钢丝系在一起。
- 此外，如有必要，可建立副侧副韧带。在副韧带缺损部的对侧切开一部分腱鞘，在副韧带损伤侧保持腱鞘在指骨上的附着部，将此筋膜样腱鞘反折至移植物上。在手指伸直位，将其缝合至移植物。然后用 1 根斜向克氏针贯穿关节。

术后处理　术后 3 周拆除克氏针，开始活动。4~6 周时拆除纽扣与环形钢丝。

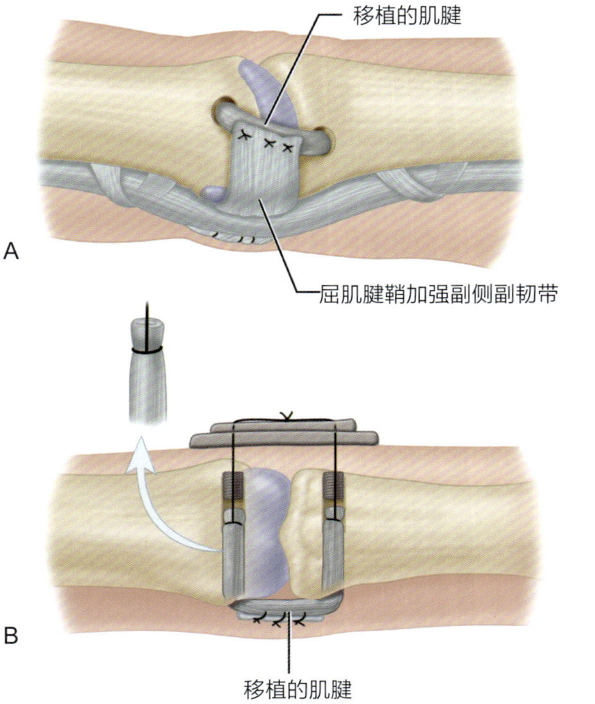

图 67-65 A 和 B. 用肌腱移植重建近指间关节的侧副韧带（见手术技术 67-23）

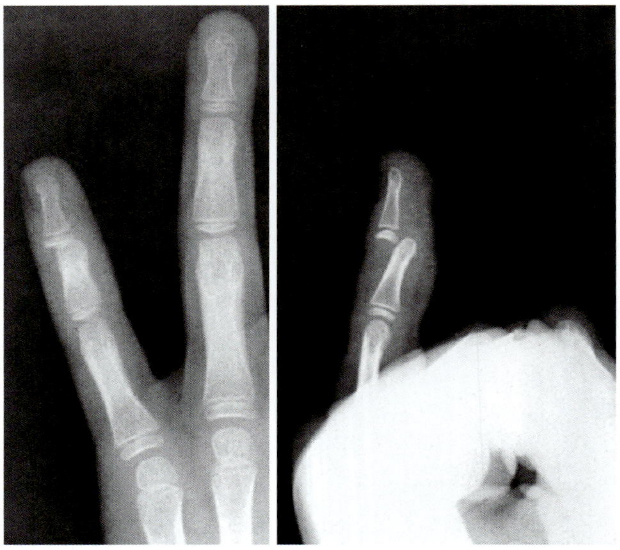

图 67-66 儿童指间关节脱位的 X 线片。由于在外观上畸形不明显，在损伤发生 1 个月后才做出诊断。切开复位后，最终可屈曲 30°

（二）漏诊的指间关节脱位

对指间关节脱位未能做出诊断的情况比较罕见，但也确实存在，因为肿胀很快掩盖了容易做出早期诊断的标志。如果第 1 周内没能诊断出脱位。关节软骨可能因受到脱位指骨的关节边缘压迫而损坏。此时通常需行切开复位（图 67-66，图 67-67）。

切开复位与克氏针内固定

手术技术 67-24

- 在受累指间关节水平，做一侧正中切口。
- 显露关节，清除肉芽组织和残余的血肿，直视下将关节复位。
- 掌板常位于关节面之间，必须切除掌板和两侧侧副韧带。
- 用斜行克氏针固定关节，以支具固定手指。
- 如果术中发现关节已被完全破坏，应该立即进行关节融合。

术后处理 2 周后可拆除克氏针，开始主动活动。

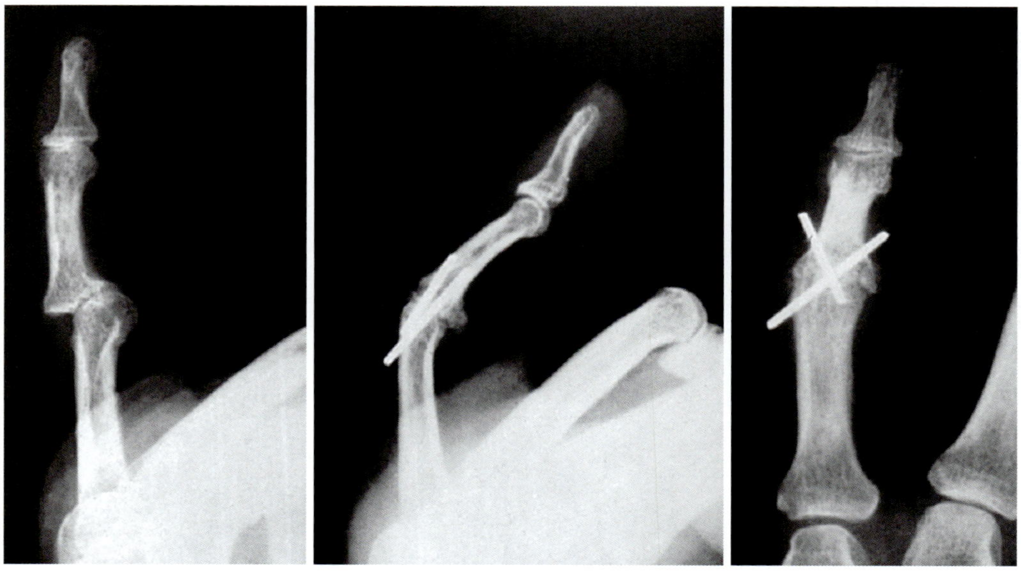

图 67-67 漏诊的成年人指间关节脱位并发伤口感染。注意骨骼已被侵蚀。损伤后 6 周，感染被控制，关节已融合

（三）远节指骨骨折

远节指骨骨折通常由挤压损伤引起，因此常呈粉碎性，仅需支具固定。治疗主要是针对伴随的软组织损伤，如甲床撕裂。若存在环形损伤使指尖几乎完全离断时，在软组织愈合过程中，克氏针或 22 号皮下注射器针头维持骨性结构稳定（图 67-68）。骨折后掌常并发长时压痛和感觉减退长达几个月。

（四）槌状指

伸肌腱末端断裂引起的远指间关节屈曲畸形常被称作槌状指。远指间关节常可保留完全的被动伸直活动度，由于掌板松弛和中心束无拮抗的牵拉，可出现近指间关节过伸，产生鹅颈畸形。常见的病因是暴力撞击指尖，引起突然屈曲；然而，伴有远节指骨背侧唇骨折的过伸性损伤也可表现为槌状指。闭合性损伤虽然更为常见，但由撕裂引起的开放性损伤与挤压性擦伤也可发生。约 40% 槌状指由轻微的损伤引起。根据伴随的软组织损伤及骨折类型，将槌状指分为 4 种类型。

Ⅰ型：闭合或钝性创伤造成肌腱的连续性丧失，伴有或不伴有小的撕脱性骨折。

Ⅱ型：在远指间关节或其近侧的切割伤，肌腱的连续性丧失。

Ⅲ型：深度擦伤，伴有皮肤、皮下组织与肌腱本身的缺损。

Ⅳ型：Ⅳ A，儿童经骺部骨折；Ⅳ B，过屈型损伤，伴 20%~50% 的关节面骨折。Ⅳ C，过伸型损伤关节面骨折通常超过 50%，并伴有远节指骨早期或晚期的掌侧半脱位。

Ⅰ型槌状指最常见。鉴别小的Ⅰ型撕脱骨折与较大的Ⅳ型骨折非常重要，因为Ⅳ型骨折的脱位或半脱位决定着治疗方法的选择。

Ⅰ型槌状指的治疗通常使用聚乙烯支具（Stack）或铝制支具将远指间关节持续固定于伸直位 6~8 周（图 67-69）。通常建议另外进行 2~6 周的夜间支具固定。建议使用掌侧支具，也可使用背侧支具；但使用支具时，必须多加小心，以防皮肤浸渍和溃疡形成。应避免远指间关节过伸，因为它可引起皮肤缺血，这可能导致骨折表面的皮肤坏死。尽管开放性Ⅱ型损伤在适当处理伤口后可行闭合复位，但支具固定治疗可能比较困难。通过肌腱缝合修复方式和克氏针远指间关节固定于完全伸直位作为伸肌腱直接修复方式。

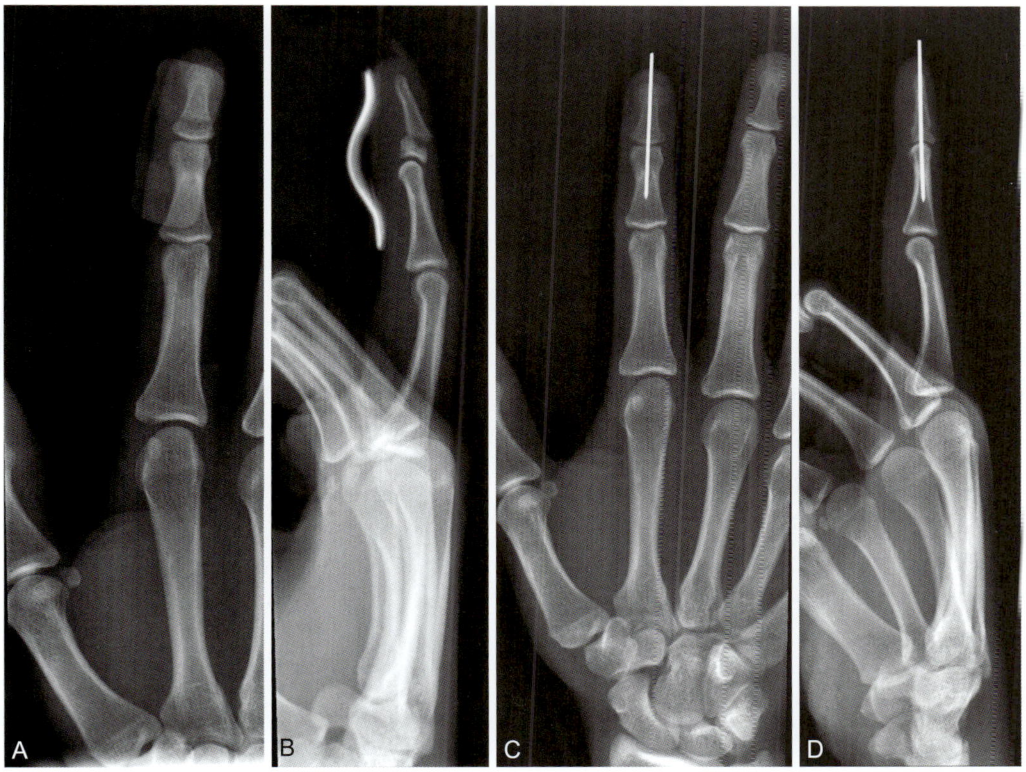

图 67-68 A 和 B.22 岁大学生，远节指骨骨折成角移位伴甲床裂伤；C 和 D. 骨折固定后，允许后续的位置调整及甲床修复

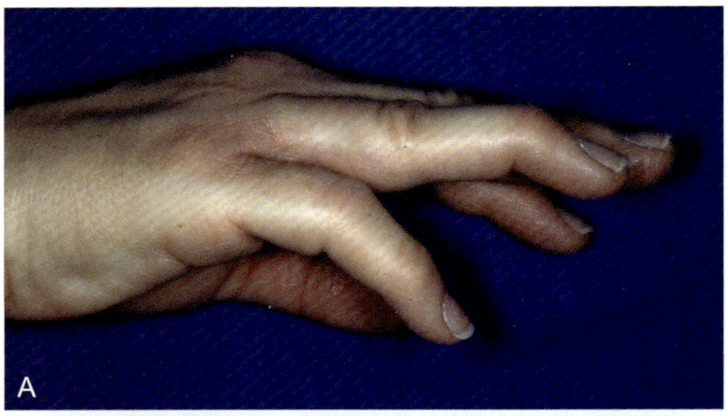

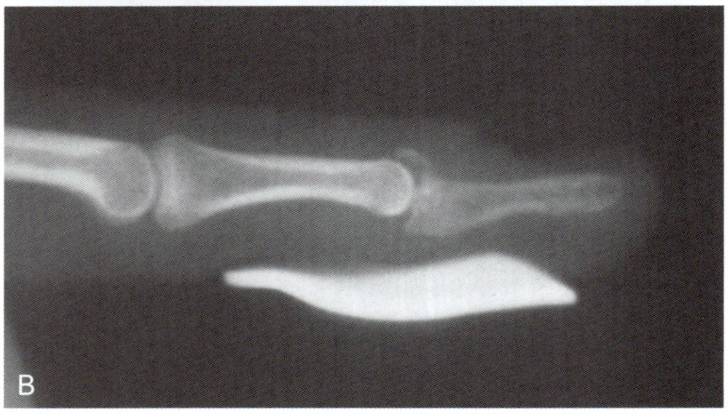

图 67-69 A. 继发于急性 I 型槌状指的近指间关节。"天鹅征"表现；B. 铝夹板可使远指间关节达到完全伸展

Ⅲ型槌状指需要软组织覆盖及远指间关节穿针固定，也可能需要一期关节融合。小儿槌状指或 Seymour 骨折的治疗应采用闭合复位，并将远指间关节用支具固定于中立位或轻度伸直位 4 周。这些骨折通常是开放性的，其表现为甲根部周围明显的持续性出血。指甲常从甲皱襞脱出，移位至皮肤的背侧。实施充分的手指局部阻滞麻醉后（手指掌侧皮褶行单到注射），应轻柔地屈曲远侧段，清理并冲洗伤口。然后将指甲置于甲皱的下方，应用支具和敷料包扎。轻微伸直远节指骨即可闭合复位移位的 Salter-Harris Ⅲ型骨折。如果闭合复位没能成功，应行骨骺骨折块的切开复位及克氏针固定。对Ⅳ B 和Ⅳ C 型槌状指的治疗尚存在争议。手术治疗有许多并发症，如感染、指甲畸形、疼痛性指腹瘢痕及复位与固定的丧失。建议采用非手术治疗，使用伸展型支具固定所有的槌状骨折，包括伴有远节指骨半脱位的过伸型损伤。关节的匹配程度不影响最终的疗效。对于累及关节面超过 1/3 并伴有半脱位和脱位的骨折，建议切开复位，并用抽出钢丝与穿关节克氏针将其固定于伸展位（图 67-70 和图 67-71）。由骨折 - 脱位引起的慢性疼痛性槌状指，采用远指间关节融合术治疗。

切开复位及抽出钢丝与穿关节克氏针固定

手术技术 67-25

（Doyle）

- 通过背侧"Z"字形切口显露关节（图 67-72A）。
- 将 1 根 0.035 in 克氏针纵向穿过远节指骨（图 67-72B）。
- 将关节及骨折片复位。
- 将克氏针穿过关节，固定关节于完全伸直位。
- 拍摄 2 个平面的 X 线片，了解复位的情况。
- 如果骨折块不能与主要骨块密切对合，应使用抽出缝合法将其固定于合适的位置（图 67-72C）。
- 切口闭合后，用支具固定，保护穿过关节的克氏针。

术后处理 术后 6 周，拆除夹板与克氏针，开始关节运动幅度练习。

第五节 关节内骨折

累及关节面 1/3 或以上的单块关节内骨折伴有半脱位或脱位者，需要进行复位并用缝线或 1 根克氏针固定（参阅"近指间关节骨折 - 脱位"）。通过屈曲手指有时可完成闭合复位，这样可将大的骨折块与小骨折片对合在一起，随后用 1 根克氏针贯穿固定关节。另一个闭合复位方法是应用一个垂直牵引环行三点骨骼牵引。然而，通常更多采用切开复位。将 1 根克氏针钻入小的骨折块，复位骨折，再将克氏针穿过大的骨折块。然后将骨钻连于克氏针的另一端，回退克氏针，直至针尖恰好位于小骨折片关节软骨的下方。通常可在术后 2 周开始活动，4 周时可拆除克氏针。作为一种替代方法，如果关节骨块的宽度是所用螺丝钉直径的 3 倍，那么可用 1 根小的 AO 螺钉（1.5 mm 或 2 mm）固定关节骨块。

在伴有粉碎性骨折的压缩骨折，当小心地橇起下沉的骨折片以后，除内固定以外，可能需要辅以骨移植。关节内骨折包括肌腱和韧带附着部的撕脱性骨折。由于肌腱和韧带的牵拉，骨折端通常移位较大，应进行复位和内固定，以恢复肌腱与韧带的功能以及关节的完整性（图 67-73）。骨折片较小（小于关节面的 1/4）时，治疗针对软组织撕脱，可包括切开复位与支具固定，或单独采用支具于功能位固定。

由侧方应力引起的半髁骨折（通常在近指间关

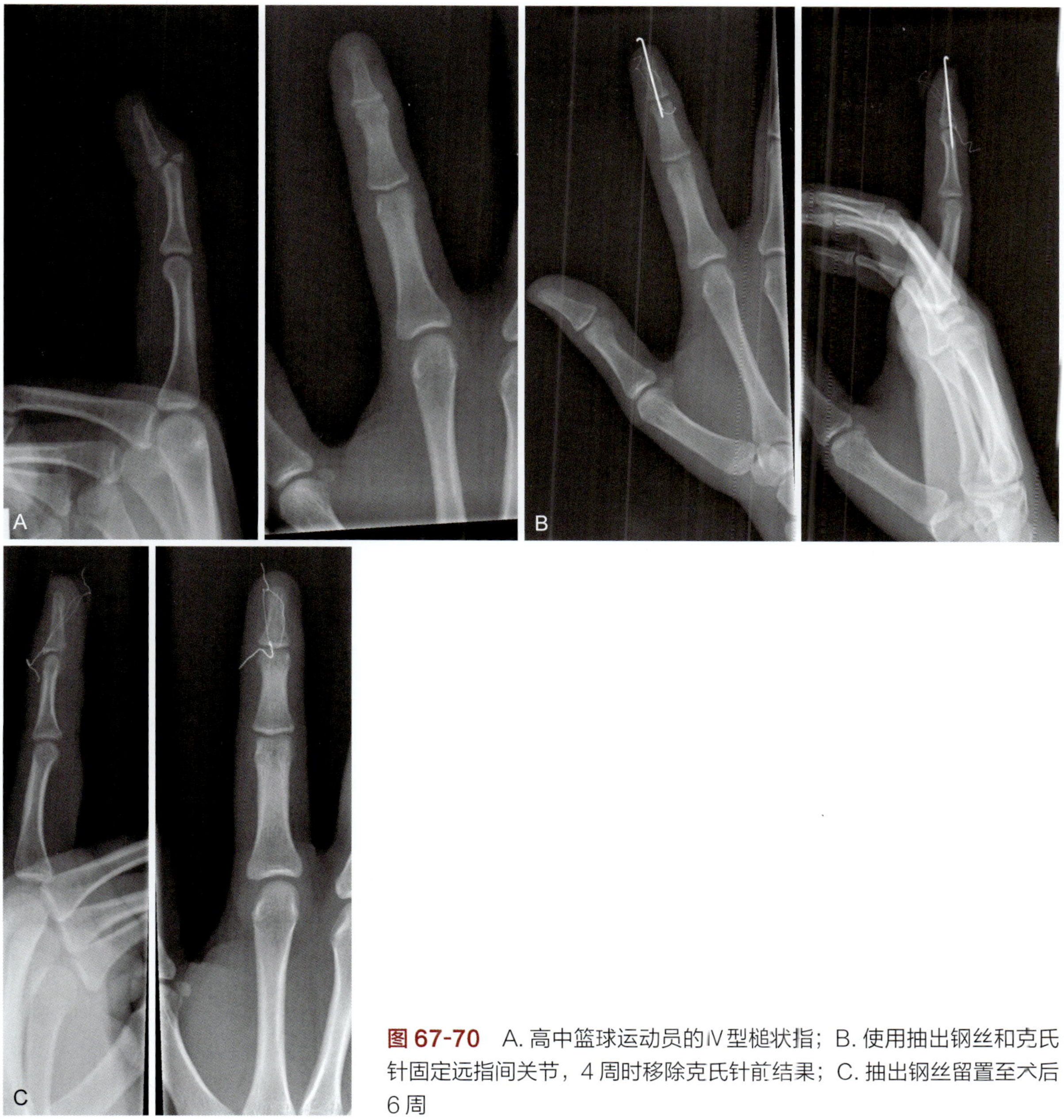

图 67-70 A. 高中篮球运动员的Ⅳ型槌状指；B. 使用抽出钢丝和克氏针固定远指间关节，4 周时移除克氏针前结果；C. 抽出钢丝留置至术后 6 周

节）如有移位，则需要内固定。通常需要切开复位，但也可尝试闭合复位与经皮穿针固定（图 67-74）。

手部指间关节关节内骨折的结果取决于患者的年龄、损伤的部位、粉碎的程度、伴随的软组织损伤、复位的准确程度和术后处理。长期随访研究表明，随着时间的推移，疼痛逐渐减轻，活动逐渐改善。根据 O'Rourke、Gour 和 Barton 报道，在他们治疗的患者中，在早期随访时只有 27% 无疼痛，但在 11 年后 66% 未诉不适。可观察到运动功能逐渐改善，但只有 60% 恢复了正常的活动范围；17% 在 X 线片上有创伤后关节炎的表现；然而，X 线表现与疼痛无关。

第六节　手部骨折的并发症

骨折并发症包括畸形愈合、骨不连、肌腱与骨折部位粘连、感染（见第 79 章）和关节活动受限。如有多种组织需要重建，骨与关节在修复的先后次序中排在第 3 位。若没有良好的皮肤覆盖，修复将会失败；手部感觉迟钝时，修复也是徒劳无益。只有在获得良好的皮肤覆盖后，并且保护性感觉至少存在或即将获得时，才有骨与关节重建的手术指征。

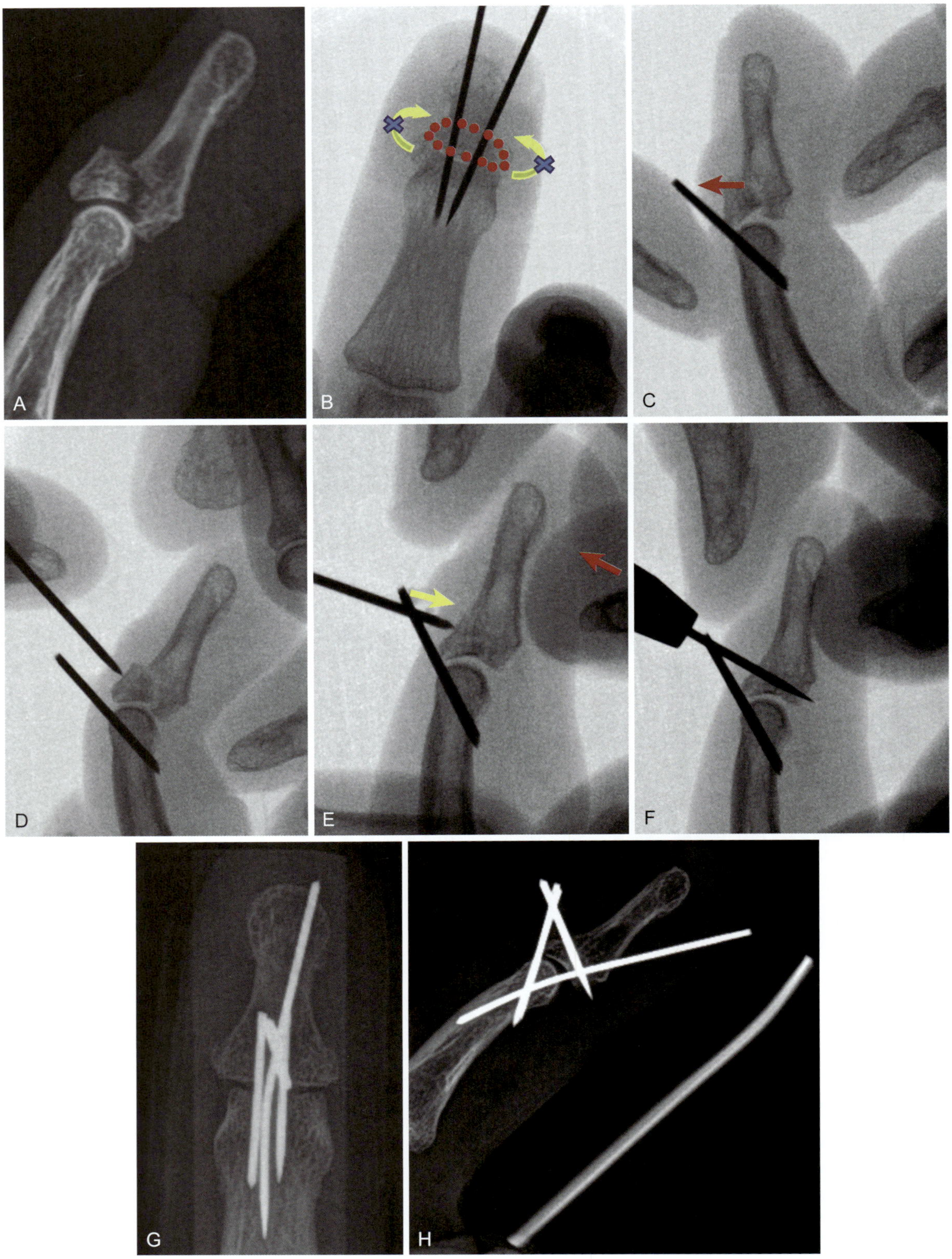

图 67-71 60 岁男性环指锤状指畸形。A. 术前影像资料显示关节面受累超过 50%；B. 术中正位透视影像，使用改良双伸直阻挡技术，2 根间隔 2 mm 的克氏针被平行置入，注意克氏针阻挡轴向阻挡骨块旋转移位（黄圈），红圈显示背侧骨块；C. 术中透视影像显示牵引复位，骨块向背侧移位，红色箭头显示背侧骨块在矢状位上向背侧旋转移位；D. 使用直径 1.1 mm 克氏针对抗移位力量复位；E. 通过牵引和克氏针的作用达到骨块解剖复位；F. 因骨块较大，用于挤压复位骨块的克氏针直接固定骨块；G. 术后正位 X 线；H. 术后侧位 X 线。金属支具保护克氏针并限制手指和伸肌腱活动 [转自：Lee SH, Lee JE, Lee KH, et al: Supplemental method for reduction of irreducible mallet finger fractures by the 2-extension block technique: the dorsal counterforce technique, J Hand Surg Am 2018 Nov. 5. Pii: S0363-5023(18)30406-4.]

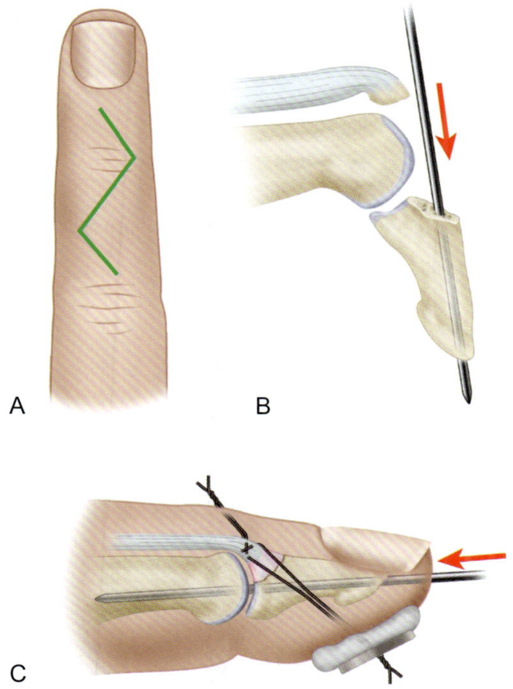

图 67-72 槌状骨折的复位与固定。A. 通过背侧“Z”字形切口显露关节；B. 克氏针纵向穿过远节指骨；C. 将关节复位，克氏针向近侧穿过关节和复位的骨折块。如果骨折块不能维持在合适的位置，则用抽出缝线穿过骨折块和远节指骨，在有衬垫的纽扣上方打结（引自：Green DP, editor: Operative hand surgery, vol 2, New York, 1993, Churchill Livingstone; redrawn after Elizabeth Roselius.）（见手术技术 67-25）

一、畸形愈合

如果一个或多个手部骨骼的骨折愈合在不良位置，可影响肌肉平衡，进而引起抓捏乏力，特别是在掌骨与近节指骨受累时。运动觉似乎也受到干扰。旋转与成角畸形引起手指偏斜，屈曲时则愈加明显。

并非每个畸形愈合都应治疗。决定是否需要治疗要依据手指与手的功能，而不是 X 线表现。错误的治疗通常不能改善功能，有时使功能变得更差。如果周围关节的运动令人满意，一般应该可以接受较轻的畸形，因为通过截骨治疗畸形不仅可引起骨不连，而且难以重建满意的关节活动。对于中年以上的患者更是如此。

大多数掌骨颈骨折的畸形愈合不需要治疗，特别是第五掌骨颈骨折。第五掌骨颈屈曲畸形 40° 或更大，因其功能良好而容易被接受。当第五掌骨头向掌侧移位时，腕掌关节使得掌骨远端向背侧移位，这样在抓硬物时，手掌发生变形；对于环指来说，在一定程度上也是如此。然而，对于第二掌骨与第三掌骨，其腕掌关节几乎没有运动；当这些掌骨头向掌侧移位时，可在手掌部遗留一个坚硬的不变形的团块，因而在抓硬物时会出现疼痛，此时常需手术治疗。掌骨头明显移位时，常出现掌指关节过伸和副韧带继发性挛缩，这时可能需要关节囊切开术甚至是截骨术。

某些畸形愈合可采用截骨矫形术治疗（图 67-75）。如果关节软骨缺损造成成角畸形、半脱位、脱位、关节濒临毁损或疼痛，进行骨关节移植可能有效（图 67-76）。复杂的畸形可通过 CT 进行畸形的个体化评估，Hirsiger 等报道通过 3D 和个体化设计实现 6 例掌骨畸形和 2 例指骨畸形正确截骨矫形手术规划。

掌骨颈畸形愈合的矫正

手术技术 67-26

- 在掌骨头近侧和侧方，做一背侧纵行切口，显露伸肌腱帽，在掌骨颈一侧用锐利手术刀将其游离。
- 为充分显露，必要时从掌骨颈侧面解剖骨间肌，从掌骨背侧解剖伸肌腱及其扩张部。
- 如果骨痂很硬，则横向钻穿陈旧骨折部，否则，用骨刀将其横断。
- 钻通近端与远端髓腔，以便能容纳一个比火柴棒稍粗的髓内骨皮质钉。此钉可从尺骨近端或胫骨近端获取。
- 向近端的掌骨干髓腔插入骨钉，然后用掌骨头将其盖住。
- 仔细检查旋转对位，然后压紧骨折部。
- 必要时，在骨折断端填塞骨松质屑。尽管使用了骨钉，如果截骨部位仍不稳定，可斜向插入 1 根克氏针穿过截骨部位（图 67-77）。
- 检查掌指关节被动屈曲的情况；如果副韧带挛缩使关节活动度很少或丧失，则有关节囊切开的手术指征。
- 用细缝线将伸肌腱帽的侧方扩张部缝合于原位。
- 使掌指关节保持 60° ~70° 屈曲，并使用保护性支具固定。

术后处理 使用背侧支具 2 周，维持掌指关节于屈曲 70°，允许指间关节有一定程度的屈曲活动。术后 2 周时拆线，更换 1 个较轻的支具，防止掌指关节伸直，但允许指间关节的屈伸运动。这种支具要再用 1~2 周。

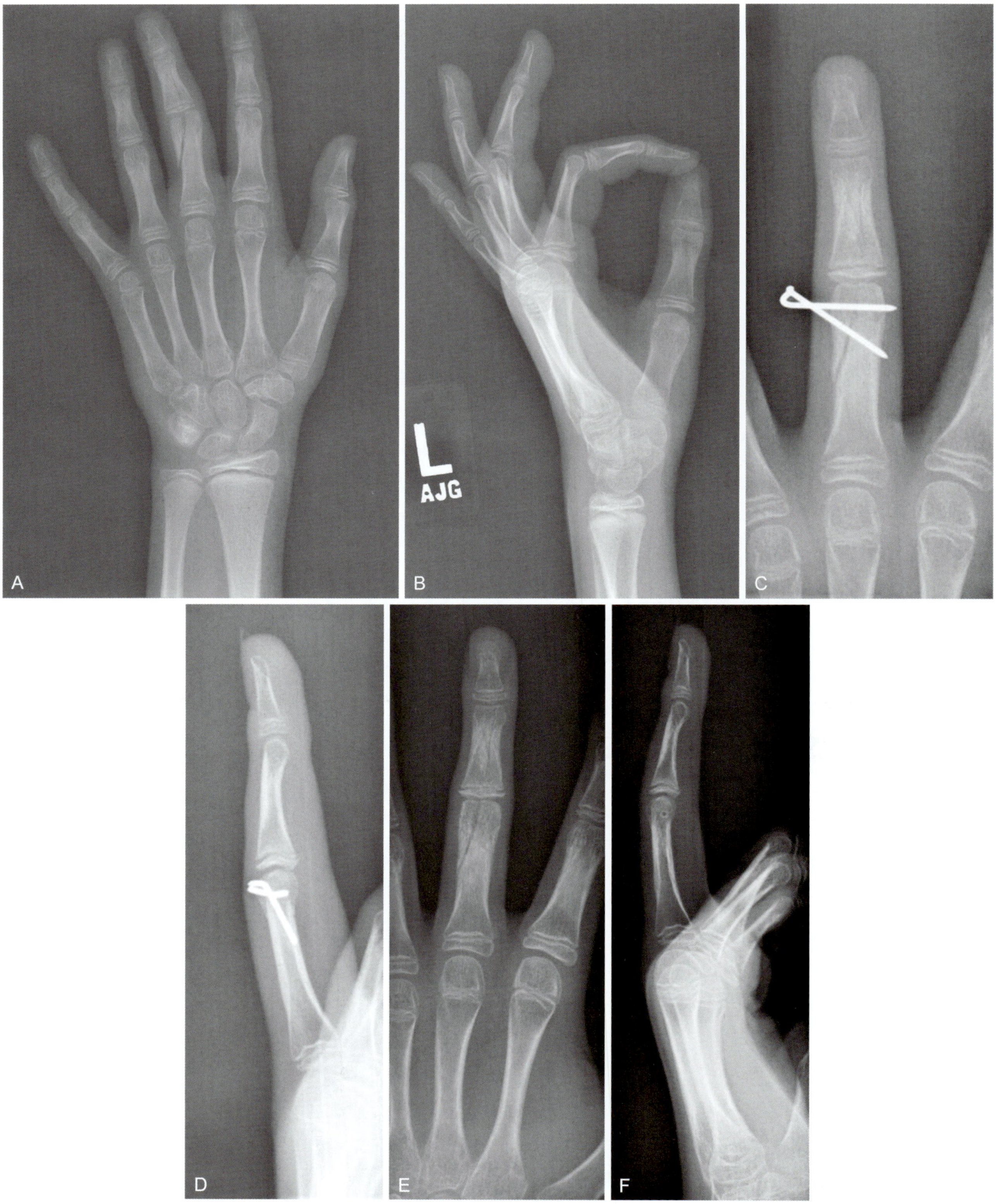

图 67-73 克氏针固定 11 岁女孩近节指骨头骨折。A 和 B. 复位前 X 线侧正位和侧位片；C 和 D. 克氏针固定；E 和 F. 随访

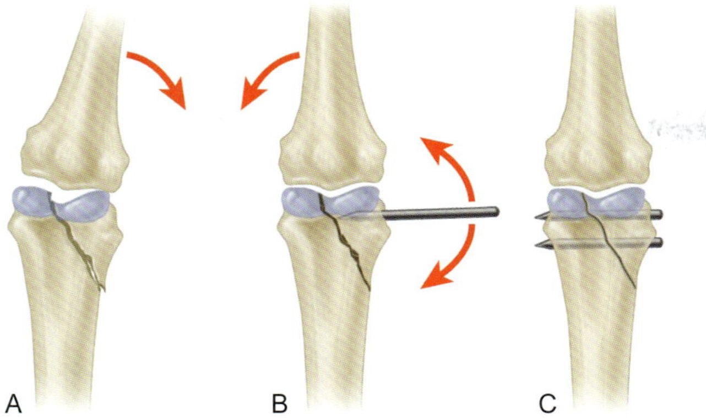

图 67-74　A. 移位的不稳定性髁部骨折通常需要切开复位与固定；B. 利用完好的侧副韧带手法整复骨折后可插入克氏针维持复位；C. 可能需要使用 2 根克氏针以防止复位后的骨折块旋转

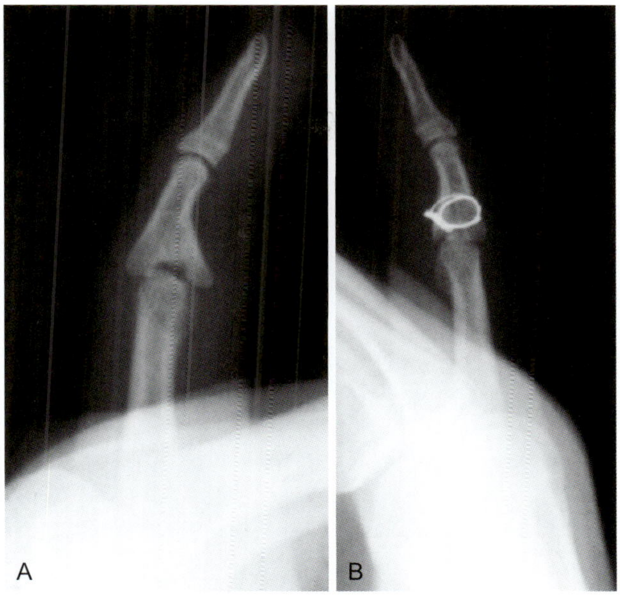

图 67-75　A. 中节指骨底骨折畸形愈合，掌侧与背侧关节面分离；B. 楔形截骨后，掌侧和背侧骨折块用钢丝环扎法牢固地固定在一起

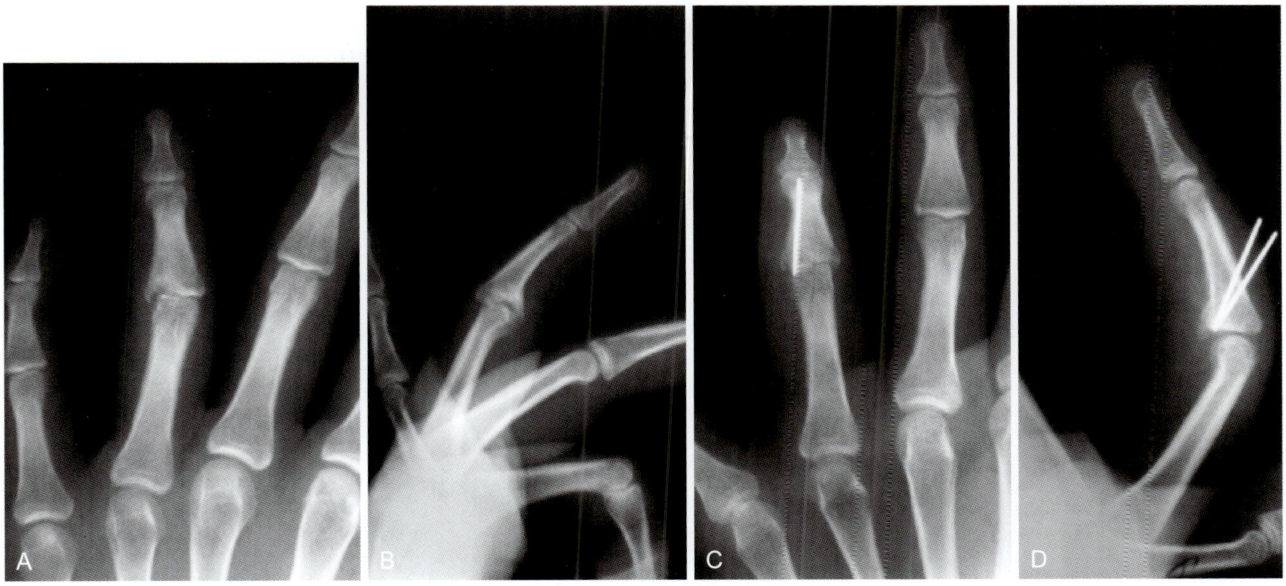

图 67-76　A 和 B. 高尔夫球手的环指中节指骨底的尺侧损伤，手指尺偏和疼痛；C 和 D. 从同侧桡骨远端切取骨关节移植物，经塑形后进行移植，达到了很好的矫正畸形效果

掌骨干或指骨的畸形愈合也可采用髓腔内骨皮质钉治疗，必须仔细地切削骨钉的形状，以便与髓腔匹配（图 67-78）。图 67-79 显示采用截骨和克氏针固定术治疗指骨骨折畸形愈合。

近节指骨任何部位的旋转畸形均可采用指骨底截骨进行治疗。指骨底愈合相当好，在此截骨比在坚硬的中 1/3 骨皮质截骨更容易。重要的是要在计划的截骨线两侧做一个方向标记，以便在矫正旋转畸形时使用这些参照点。

二、骨不连

指骨骨不连最常见的原因是牵引造成的骨折端分离；其他原因包括感染、固定不确切和骨缺损。骨不连伴有严重影响功能的神经和肌腱损伤时，必须考虑截肢，特别是仅有 1 个手指受累者。远节指骨末端粉碎性骨折的骨不连通常不需治疗，骨折块一般会愈合或最终被吸收。

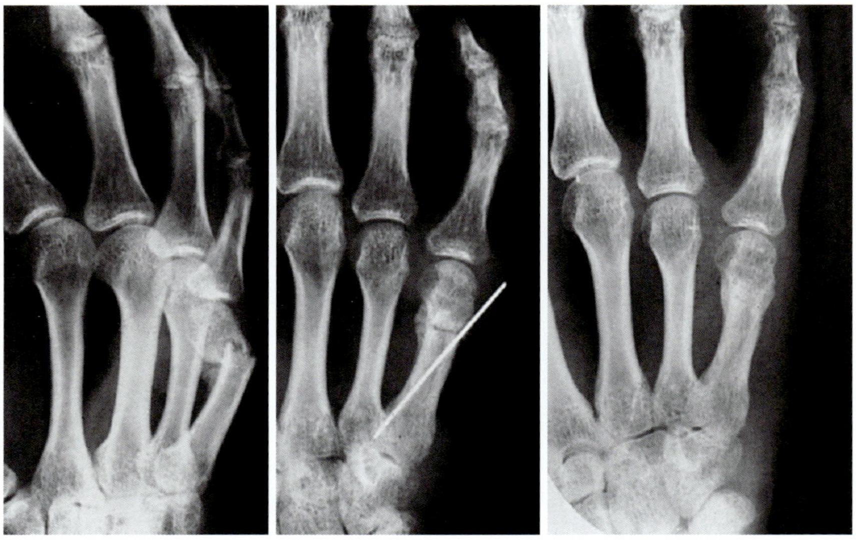

图 67-77 采用切开复位、斜向插入 1 根克氏针固定治疗，第五掌骨颈骨折畸形愈合。一般不必如此治疗，因为第五腕掌关节的正常活动使得骨折处可以接受高达 40° 或更大的成角畸形（见手术技术 67-26）

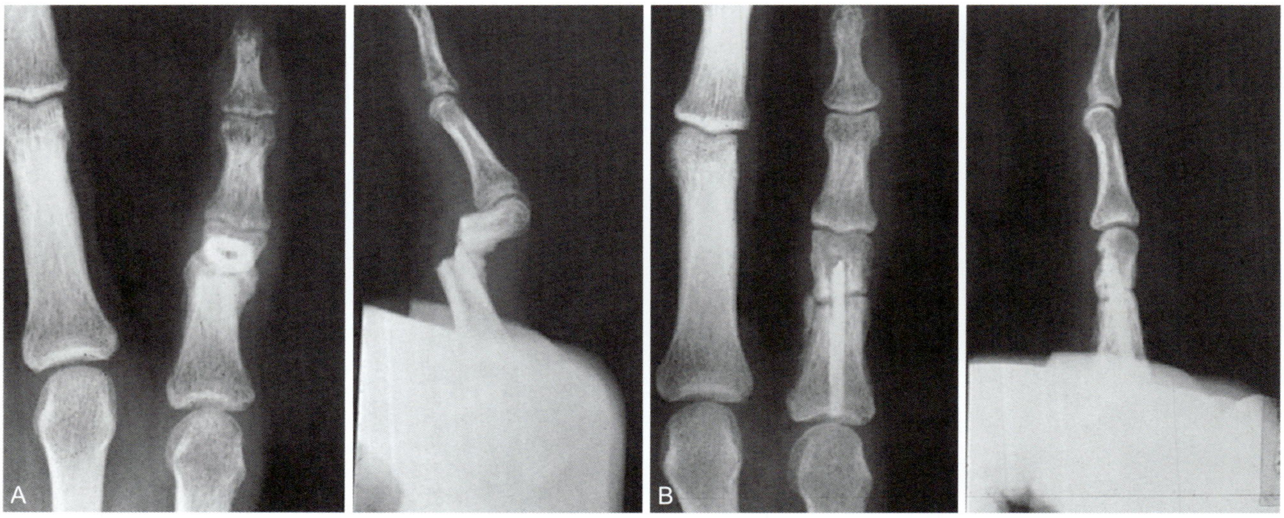

图 67-78 A. 畸形愈合的指骨骨折，骨折段严重移位；B. 经截骨和髓内固定治疗后效果满意

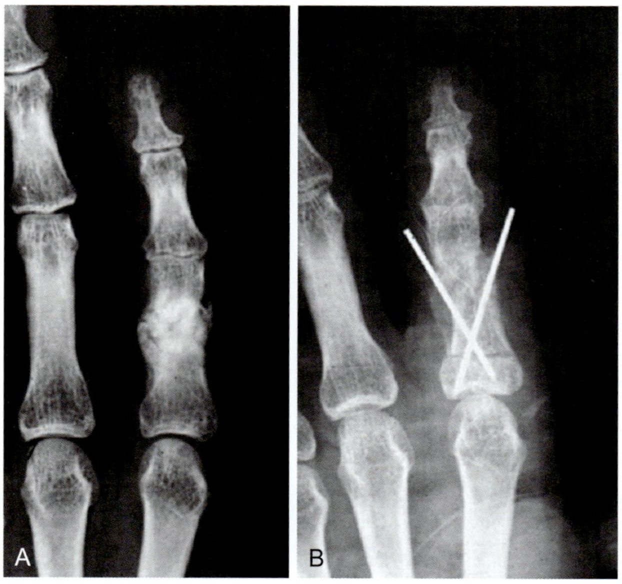

图 67-79 A. 畸形愈合的指骨骨折，遗留旋转畸形；B. 采用近节指骨干骺端截骨和 2 根克氏针固定

远节指骨横行骨折骨不连存在疼痛时，可能需要手术治疗以获得骨折愈合。显然，鉴别由骨不连引起的疼痛和由神经末梢周围瘢痕组织引起的疼痛十分重要，因为甲板通常提供足够的保护。在骨不连处施加侧方弯曲应力可引起有症状的骨不连患者出现疼痛。当神经末梢被致密的瘢痕组织紧紧包围时，单纯轻叩手指末端即可造成类似神经瘤引起的疼痛。

掌骨骨不连常由骨缺损引起。对于没有骨质缺失的掌骨骨不连，修复方法与上述畸形愈合的治疗方法相同；对于有骨缺损的骨不连，通常建议采用嵌入式松质骨移植、异体骨移植、人造骨移植，合并钢板内固定。另一种方法是，如果单纯采用骨皮质移植即可达到骨折处的稳定，则可采用 Littler 方法（图 67-80）。

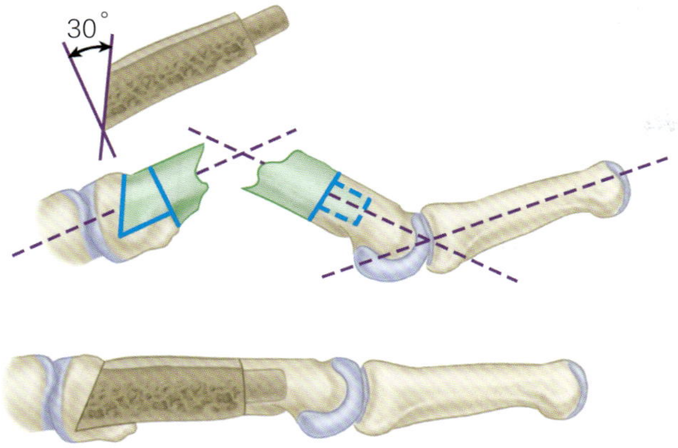

图 67-80　伴有骨缺损的掌骨骨不连，采用 Littler 方法进行骨移植（见手术技术 67-27）

掌骨骨不连的治疗

骨移植替代掌骨骨缺损并恢复正常解剖结构和功能能否成功取决于 2 个条件。第一，手背必须有良好的皮肤和皮下组织覆盖，甚至需要带蒂的腹部皮瓣（见第 65 章）。第二，Bunnell 所说的"骨木工技术"（bone carpentry）的操作细节必须精确。

手术技术 67-27

（Littler）

- 根据已有的瘢痕位置，采用纵向或弧形背侧切口显露掌骨缺损部位。
- 切除伸肌腱周围所有的瘢痕组织，但要保留完整的腱旁组织。
- 整块切除骨折端之间的纤维组织，以便在牵引下恢复手指的正常长度。
- 通常需要切除近侧骨折段至掌骨底，用骨刀以 30° 将其截除（图 67-8: ），在骨质上做 1 个槽。
- 用线锯或咬骨钳横向去除远侧骨折端，打开髓腔以接纳移植物的榫合端。
- 牵引手指，准确测量骨折端之间的缺损，从胫骨（或其他合适位置）取 1 块至少比缺损长 1.3 cm 的移植骨。
- 将移植骨块的一端修成榫形，另一端截成 30° 斜面。将榫端插入骨折远端的髓腔，将近端压入已修好的掌骨或腕骨槽。压紧 2 个骨折段间的移植物有利于保持其位置。
- 如需要可在移植骨上穿过 1 根或多根克氏针，穿入邻近未受累的掌骨以稳定移植骨。
- 用细线缝合移植骨上方的骨膜鞘（如果存在）与软组织。

术后处理　用管型石膏将手固定于功能位，石膏延至近指间关节。即刻劈开石膏以适应术后肿胀。约在术后第 12 天，换用 1 个新的石膏，仅固定接受骨移植的掌骨和近节指骨，石膏固定 2 个月。

术前或术中应考虑使用预防性抗生素，术后应该使用抗生素数天，因为产生骨缺损的损伤总是开放性的。因此，即便原发伤口已愈合，该部也可能存在潜在的感染。

三、挛缩

如果关节活动因侧副韧带继发性挛缩而受限，则可能有关节囊切开的指征。

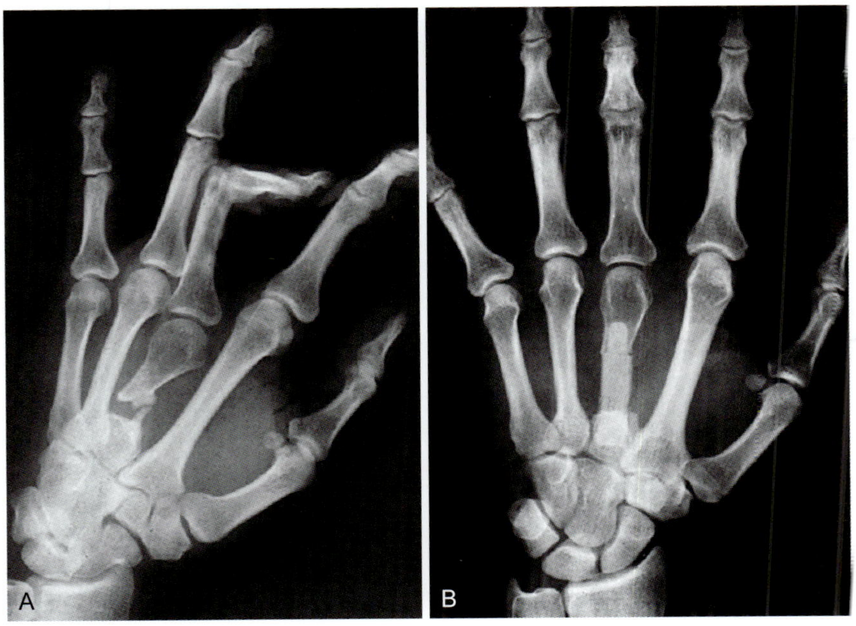

图 67-81　A. 有骨缺损的掌骨骨不连；B. 采用 Littler 方法进行移植后

掌指关节囊切开术

掌指关节的活动度达到 60° 时，禁忌关节囊切开术；因为即使关节周围的软组织正常，术后预期的关节活动幅度通常也仅有 60° ~70° 。

手术技术 67-28

- 在受累关节表面做长 2.5 cm 的纵行切口。如果单个关节受累，则在关节表面做 1 个切口。
- 如果相邻 2 个关节受累，则做 2 个切口或者在 2 个掌指关节之间做 1 个切口；如果多个掌指关节有挛缩，掌指关节之间的纵行切口可以显露邻近的关节。因此，根据需要，利用第二指蹼和第四指蹼背侧纵行切口可松解 4 个手指的全部掌指关节。
- 在关节的背内侧和背外侧面，距伸肌腱 0.5 cm 处，切开伸肌腱帽。另外，如果伸肌总腱位于掌指关节的背侧中心，通过肌腱背侧正中切口可保证更好的闭合切口以及维持缺乏实质的矢状束的完整性。示指和小指掌指关节的暴露可通过伸肌腱或固有伸肌腱，二者均有强健的肌腱结构。
- 向掌侧牵开伸肌腱帽和手内在肌腱，显露下面的背侧关节囊和侧副韧带。
- 关节囊中心做一纵行切口进入关节囊内，显露掌骨头及近端指骨基底部关节面。切断并去除背侧关节囊，然后从双侧去除部分侧副韧带以使关节可以被动屈曲。
- 注意侧副韧带只是关节囊的一个特殊部分，往往与关节囊没有明确区分，特别是当关节已经受伤的情况下。逐步去除部分韧带以获得被动屈指，尤为重要的是不要破坏关节稳定性。此外，被动的掌指关节屈曲只能在没有外在的伸肌紧张或近端肌腱粘连的情况下实现。伸肌腱紧张程度的评估与处理控制是关节松解满意的先决条件。
- 此时被动屈曲关节。
- 保持 2 个关节面完全接触并通过检查屈曲滑动流畅来检查近节指骨基底与掌骨头完全接触。有时掌侧关节囊瘢痕化，被动屈曲时近节指骨基底掌侧缘撞击，导致背侧张开。
- 若掌板粘连，可用 1 个探针或剥离器将其从掌骨头的前部剥离。松解关节囊和副韧带的附着点，以便达到完全被动屈曲。注意不要使关节失稳，尤其是示指的桡侧。
- 背侧关节囊常常增厚并挛缩，它的张力沿着部分侧副韧带分布来实现完全被动收缩和保持侧副韧带稳固。
- 术中注射长效局部麻醉药有助于减少术后疼痛。
- 用绷带结合 1 块背侧阻挡支具，保持腕关节于背伸 15° ~20° ，掌指关节处于完全屈曲位。掌指关节有时需要穿针固定于被动屈曲位达数天至 1 周。

术后处理 即刻开始掌指关节与指间关节的主动屈曲练习。如果使用了钢针，需要在 3~7 天移除，而且需要早期每日指导治疗。持续被动运动装置可能有益。后期使用动力性“指关节弯曲支具”（Knuckle-bender）有助于关节活动。我们更倾向于在 1 周内尽早进行关节活动，因为尽早进行指导下规律的物理治疗有助于术后功能康复。

近指间关节囊切开术

只有在周围组织能够变形、关节面保持完整，伸肌腱粘连、背侧关节囊紧张，以及侧副韧带是限制活动的主要障碍时，才有近指间关节关节囊切开术的指征。Curtis 将此关节活动受限的原因概括为下列因素：

下列情况可引起屈曲受限：

- 手指背侧的皮肤挛缩。
- 指长伸肌挛缩或肌腱粘连。
- 骨间肌挛缩或肌腱粘连。
- 关节囊韧带挛缩，尤其是侧副韧带。
- 骨性阻挡或外生骨疣。

下列情况可引起伸直受限：

- 手指掌面的皮肤瘢痕。
- 手指的浅筋膜挛缩。
- 手指的屈肌腱鞘挛缩。
- 屈肌挛缩或肌腱粘连。
- 掌板挛缩。
- 手指侧副韧带在屈曲位粘连。
- 骨性阻挡或外生骨疣。

除了那些涉及侧副韧带的病因外，所有这些因素都必须予以考虑，在关节囊切开术前应仔细加以排除。理想的情况是，在患者清醒与镇静的状态下进行关节囊切开术，这样患者可活动手指，医师可在术中观察活动的改善情况。在这种情况下，可使用适当的镇静药和腕部或其远侧的局部阻滞。此外，当近指间关节僵硬同时怀疑掌侧结构损伤可疑限制主动运动（如屈肌腱粘连或其他）或被动活动时，我们先行关节囊切开手术使之达到满意的关节被动屈曲，然后再行二期屈肌腱松解手术。

手术技术 67-29

（Curtis）

- 通过侧正中切口或背侧弧形切口显露指间关节。在一侧进一步游离皮下组织，显露横向支持带（图

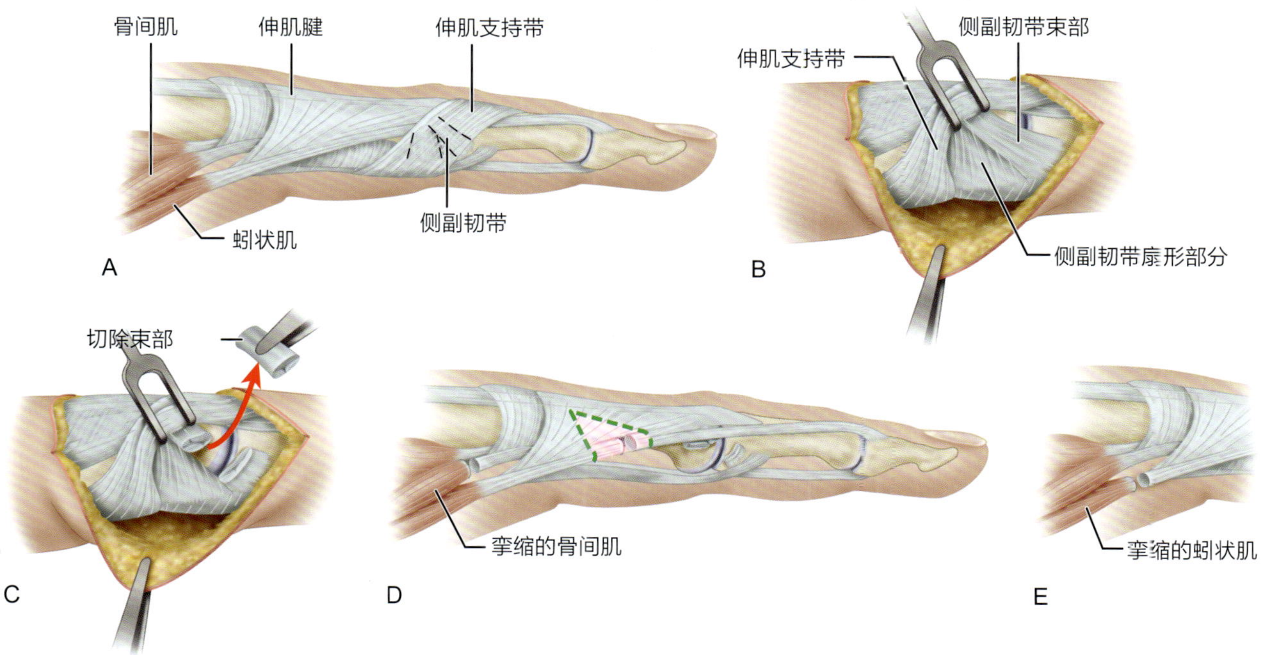

图 67-82　A~E. 近指间关节囊切开术的 Curtis 方法（重绘自：Curtis RM: Management of the stiff hand. In The practice of hand surgery, Oxford, 1981, Blackwell.）（见手术技术 67-29）

67-82A 和 B）。

- 从中节指骨底到达关节，掀起横向支持带，显露侧副韧带；保留该韧带，以便在关节囊切开后进行修复。
- 从侧副韧带远端附着部开始，尽可能多地完整切除侧副韧带（图 67-82C）。在关节对侧重复相同步骤。
- 挛缩时间较久时，掌侧滑囊隐窝可能已消失；如果这样，则用 1 个小的弯剥离器或通过压迫指骨底至屈曲位恢复其原有的形状。
- 骨间肌挛缩时，可通过肌腱切开和缝合进行肌腱延长（图 67-82D 和 E）。如有必要，在手指背侧经同一入路游离伸肌腱。
- 术中必须证实获得了满意的被动活动，因为不能期望术后能进一步改善活动度。屈肌腱不在掌部粘连也很重要，让患者尝试主动屈曲手指即可验证这一点。前臂、腕部、掌部、指部的屈肌腱粘连将限制关节主动活动，如必须行手指屈肌腱松解术来重新获得主动屈曲功能，那这个手术应在 10~12 周以后再做，以保证关节有足够的被动活动度。
- 闭合伤口。敷料包扎，用掌侧和背侧支具固定腕关节于伸直位、掌指关节于屈曲位、指间关节于伸直位。

术后处理　在监督下即刻开始活动。用支具将关节交替固定于屈曲位与伸直位。继续支具固定，直至活动范围恢复至术中所能达到的程度。至少在长达 3~4 个月的部分时间内可能需要采用支具固定。

Curtis 所建议的关节囊切开术有时并不能使关节完全伸直。Watson、Light 和 Johnson 强调了“限制”（check）韧带在维持近指间关节持久屈曲畸形中的重要性。这些正常结构由来自屈肌腱鞘背侧部分的纤维与附着于掌板外侧缘的附属韧带的反折部构成。这些韧带被 Wastson 等命名为“缰绳”（checkreins）韧带，其从掌板近侧缘的厚附着部开始延伸，然后散开，分别止于近节指骨侧前方骨膜。这些韧带性结构对限制近指间关节的伸直很重要，一些学者认为将它们切除应该是所有指间关节松解的一部分。

近指间关节囊切开术

手术技术 67-30

（Watson 等）

- 患者在适当麻醉下使用气囊止血带，通过侧正中或掌侧 V-Y 切口，显露近指间关节掌侧面。如果屈曲畸形严重且时间较长，将纵行切口转为“Z”字形切口较好。如果选择侧正中切口，那么可能需要在关节对侧做第 2 个切口。

- 切开皮下组织，保留皮下的感觉神经支。游离屈肌腱鞘和肌腱，切除与屈曲挛缩有关的部分屈肌腱鞘。如有可能，应避免损伤屈肌腱鞘重要的环状部分。
- 在放大镜下，找到供应屈肌腱的血管，将其牵开以免损伤。
- 找到掌板近侧缘，钝性剥离缰绳韧带（图 67-83A）。
- 在指间关节掌侧的两边，切除缰绳韧带，要小心以免损伤掌板（图 67-83B 和 C）。
- 用适当的压力完全伸直指间关节，以解除关节内的粘连，使关节能够完全被动伸直。
- 如果畸形呈"弹簧样"（springy）复发，则使用 1 根经关节的克氏针将关节固定于伸直位。如果将关节维持于完全伸直位时压力过大，应避免将克氏针穿过关节，可依靠支具将指间关节维持于伸直位。
- 彻底止血后，常规闭合切口。
- 用大量敷料和支具固定腕关节于伸直位、掌指关节于屈曲位、指间关节于完全伸直位。

术后处理 用大量敷料与支具将手部制动 3~7 天。然后换用少量敷料，开始关节主动活动。然后，在患者清醒状态下使用动力性支具维持最大张力至少 1 h；如能耐受，夜间可维持较小的张力。有时，可能需要使用掌侧和背侧支具，每次 2~3 天，以保持关节于完全伸直位。术后 12~14 天拆线，开始使用特殊的支具固定。Watson 等建议使用螺丝钉 - 张力 - 三点支具（screw-tension three-point splint），在患者晚上就寝前使用 1 h，每 3~5 min 增加 1 次张力，然后维持原位过夜。使用这种支具时应多加小心，因为可发生中节指骨背侧皮肤的压迫性坏死。在恢复完全伸直前，可持续在夜间使用支具。动力性支具可能需要长达 4 个月之久。

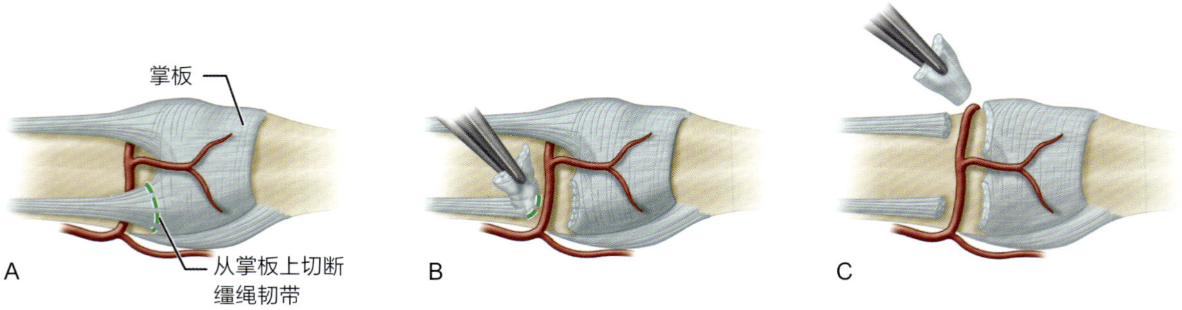

图 67-83 近指间关节囊切开术的 Watson 等方法（重绘自：Watson JK, Light TR, Johnson TR: Checkrein resection for flexion contracture of the middle joint, J Hand Surg 4A: 67, 1979.）（见手术技术 67-30）

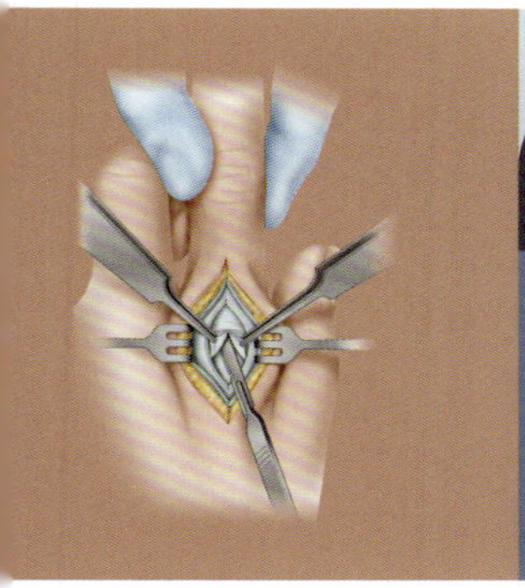

第 68 章

手和腕部神经损伤

著者： Mark T. Jobe, William J. Weller
译者： 征华勇　鹿　鹏（第 13 版：毕郑刚　吴滨奇　李　卫　尚　剑）
审校： 张树明（第 13 版：徐文东）

本章包括指、掌、腕部的神经损伤治疗要点。虽然本章所讨论的许多原则也适用于前臂及上臂损伤，但更多关于近端的神经损伤在第 62 章周围神经损伤中有更详细的讨论；神经卡压或神经压迫性病变，在第 62 章也有详细讨论；重建手术（包括肌腱转位）在第 34 章讨论；显微外科技术在第 63 章详细讨论。

第一节　病情评估

一、手术前评估

手部的神经损伤程度有时难以评估，许多因素会影响患者手部神经功能的检查，包括：其他威胁生命或肢体的损伤、患者醉酒、紧张或不合作及儿童患者等。上述因素或其他因素，如特别广泛的手外伤等，均可导致初步查体时漏诊神经损伤。如果初诊时不能进行充分查体，则应在合理时间内做补充查体，以确定手部的神经及其他结构损伤的程度。在手指损伤患者中，指神经损伤经常漏诊，因此对手外伤患者应高度警惕神经损伤，如伴有手指切割伤、指屈肌腱损伤，应考虑到可能也伴有至少一侧指神经损伤。评估手部神经损伤患者的损伤程度，至少应从 4 个方面进行评估：①损伤类型；②感觉评估；③运动功能；④出汗功能。

（一）损伤类型

平时所见的神经损伤通常由下列原因引起：直接损伤（肢体遭受打击、骨折及火器伤）、切割伤、牵拉伤、卡压或挤压伤。根据 Seddon 和 Sunderland 的神经损伤分类方法有助于确定神经损伤的治疗方法，并初步判断其预后（表 68-1），如撞击“鹰嘴突”之类的常见损伤（肘部尺神经）很容易被归为神经功能性麻痹（Ⅰ型损伤）；撕裂伤则被归为神经断裂伤（Ⅴ型损伤）；但导致部分神经功能丧失的闭合损伤则不容易归类，预后亦不确定。损伤因素在多大程度上决定Ⅰ期修复或Ⅱ期修复将在本章相关部分分别讨论。关于损伤程度的其他讨论可回溯至第 62 章。

（二）感觉功能评估

判断伤手的感觉功能时，除了了解正中、尺、桡神经的典型感觉分布外，还应该重点记住它们分别位于示指指腹、小指指腹及虎口的自主感觉区。如果是切割伤且神经完全断离，则病情比闭合伤或深度不明的切割伤更容易确定。即使神经损伤程度

表 68-1
神经损伤分类

Seddon	Sunderland（程度）	
神经失用	Ⅰ	
轴突断裂	Ⅱ	Ⅵ（同时具有Ⅰ~Ⅴ中任何两项）
	Ⅲ	
	Ⅳ	
神经撕裂	Ⅴ	

（引自：MacKinnon SF, Dellon AL: Surgery of the peripheral nerve, New York, 1988, Thieme.）

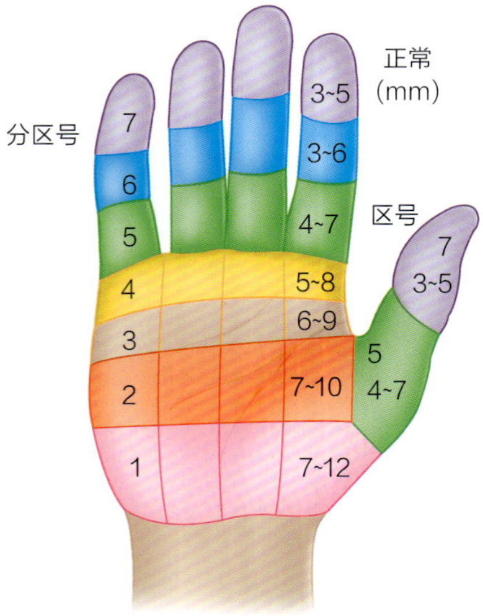

图 68-1 两点辨别觉在手掌面的分区及距离。手背面平均为远端 7 mm，近端 12 mm

需要探查后才能确定，术前详细记录对功能缺失也很有帮助。仔细地查体可以明确受伤当时的神经功能状况，尤其在闭合性损伤时可选择观察伤情进展而不是立即手术探查。手掌部的闭合性指神经部分断裂可用磁共振成像（MRI）检查及手术探查进行诊断性描述。此外，磁共振神经成像（magnetic resonance neurography，MRA）和超声也可用于明确诊断。MRA 虽然仍处于发展阶段，但据目前相关研究报道可提供神经解剖关系、神经束形态、神经水肿和神经支配区域肌肉损伤评估的详细信息。虽然上述研究成果引人注目，但笔者在此方面目前没有相关诊断经验。

目前常用的感觉神经功能损伤评价方法有：用针尖测试痛觉、棉签或指刷测试轻触觉、回形针的两端或购买的特殊器械检查两点辨别觉。正常两点辨别觉的距离为 6 mm 以下。如果神经断裂，患者将丧失轻触觉，不能感受针尖刺痛，两点辨别觉障碍。闭合性神经损伤或部分神经损伤患者可能存在散在的痛觉和轻触觉，两点辨别觉的距离会显著增大（图 68-1）。

（三）运动功能

虽然正中神经也通过支配旋前圆肌、桡侧腕屈肌、掌长肌、指浅屈肌、示中指深屈肌、拇长屈肌及旋前方肌来完成手的功能，但它所支配的手部肌肉包括第一、二蚓状肌、拇指对掌肌、拇短展肌、拇短屈肌浅头。正中神经单独支配控制的拇指尖与环指或小指指腹的对掌运动应做常规检查，检查时需同时触诊拇短展肌的表面，确定有无主动的肌肉收缩作为肉眼观察的补充。应当注意的是通常由正中神经支配的肌肉解剖变异时导致交叉神经支配。

在手部以上，由尺神经所支配的肌肉包括尺侧腕屈肌和环指、小指指深屈肌。在手部，尺神经支配肌肉包括：拇短屈肌、拇内收肌、小指展肌、小指屈肌、小指对掌肌以及所有的骨间肌。在检查手部尺神经运动功能时，通常将手置于平面，观察中指由尺侧向桡侧的外展动作。观察时必须小心排除指长屈肌和指长伸肌的作用，因为指长屈肌也倾向于使手指向中指聚拢，易于与骨间掌侧肌作用相混淆；而指长伸肌使手指分散，应与骨间背侧肌作用相鉴别。另外，拇内收功能常通过夹纸试验来检查，让患者将一张纸放在拇指、示指之间，用示指近节指骨基底与拇指指间关节将纸夹紧，如果拇收肌力减弱或麻痹，患者不能对抗阻力将纸夹住。小指展肌的功能可通过检查小指对抗阻力的外展力量及直接触诊其肌腹来确定（图 68-2）。虽然环指、小指爪形畸形在急性损伤（尺神经）时可以不出现，但有时，这一征象是存在的，仔细检查可以确定。约有 10% 的解剖变异，第一骨间背侧肌受正中神经支配。第一、二、三骨间背侧肌有时也接受来自桡神经浅支或骨间背侧神经的支配。

桡神经在近端支配的肌肉有肱三头肌、肱桡肌、

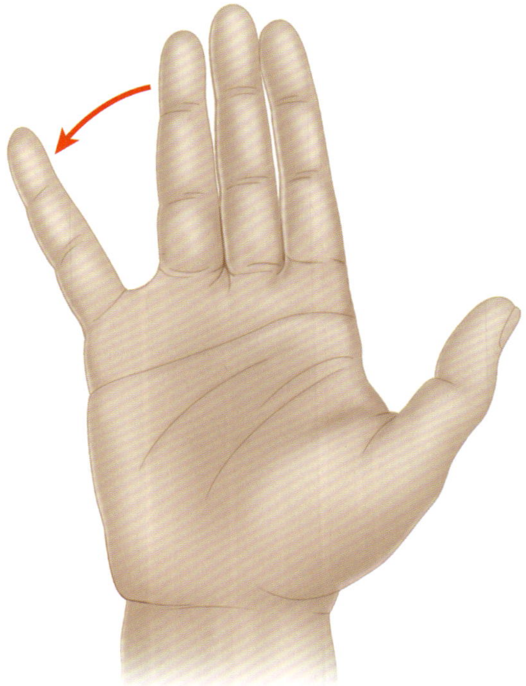

图 68-2 小指展肌功能测试。患者抗阻力外展小指，同时触诊小鱼际肌腹

旋后肌及肘肌，与手功能有关肌肉的包括桡侧腕长伸肌、桡侧腕短伸肌、尺侧腕伸肌、指总伸肌、示指固有伸肌、小指伸肌、拇长展肌、拇长伸肌及拇短伸肌。桡神经支配完成的、可借以判断其功能的手部及手腕部的动作包括腕的背屈、尺偏、桡偏和拇指的外展及背伸；桡神经支配的掌指关节的背伸应仔细检查，以避免与手内在肌控制的远、近指间关节伸直动作相混淆。

（四）出汗功能

通常在神经损伤 30 min 后，其支配区域将丧失出汗功能，以干燥的指尖触摸可疑神经伤的区域并与正常区域相比较，可帮助诊断。

二、术后功能评估

评价周围神经损伤和修复后神经功能恢复的四个重要方面：①感觉功能；②运动功能；③主观评价；④出汗功能。

（一）感觉功能

静止性与活动性两点辨别觉测试是最基本的感觉功能评价试验。

静止性与活动性两点辨别觉测试

检查技术 68-1

- 手须温暖、器械达室温。
- 将手置于桌面，手掌向上。
- 用钝性两脚规或回形针在指腹远端尺或桡侧沿纵轴试验两点辨别的距离，施加的压力应比使局部皮肤变白的压力略小。每一区域测试 3 次，从 10 mm 距离开始，逐渐减小测试距离。
- 活动性两点辨别觉测试方法与静止性两点辨别觉相似，卡尺运动轴向与手指长轴一致，由近端向远端移动卡尺进行测试。3 次测试中 2 次回答正确即证实感觉存在。

（二）运动功能

推荐 3 种运动功能评价基本试验：抓握力、侧捏力及指尖捏力的测定。应用挤压式测力器，记录 5 个位置连续 3 次测试结果，此方法不仅可检测手内、外肌功能，还反映了手的整体协调功能。

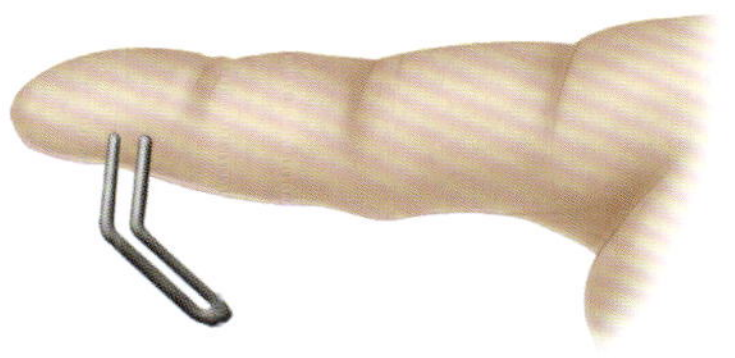

图 68-3　两点辨别觉检查（见检查技术 68-1）

捏力应用捏力计测试。测试侧捏力时拇指尖向示指中节桡侧用力，连测 3 次；对侧手也应同时测试。测试指尖捏力时，示指尖用力方向指向拇指端的尺侧，也测 3 次。

（三）主观评价

主观评价是指患者对自己当前状态的评价，包括疼痛、寒冷耐受、感觉异常、功能障碍等。

（四）出汗功能

出汗功能障碍是神经断裂、交感神经功能丧失的表现。出汗功能恢复可以不伴有两点辨别觉的恢复，但通常两者的恢复是一致的。评价内容中应包括有关出汗情况的阐述。

第二节　神经再生

神经损伤后，近端神经细胞代谢增强，并向远端增生，在 1~3 周内损伤部位出现轴突生长。远端出现 Wallerian 变性，包括髓鞘降解、吞噬，为远端接受近端轴索长入做准备。有关这一过程的详细讨论见第 62 章。

通常感觉神经修复后（指神经，纯感觉神经及运动、感觉混合神经），随再生的进展，感觉缺失区不断缩小，感觉功能不断改善。2~3 个月损伤神经支配区可出现感觉异常，对轻触觉和冷刺激感觉过敏，而压迫常不引起疼痛。随时间推移以及应用各种物理和专业治疗措施，患者的感觉过敏逐渐消失。一般在感觉过敏期之后，患者的不适感觉得到缓解。

随着再生的进展，感觉功能在 1.5~2 年显著改善，此后仍缓慢改善。在成年人，神经感觉功能（包括两点辨别觉功能）很少能够完全恢复正常。指神经损伤的功能恢复通常比近端神经、感觉运动混合神经（例如，尺神经）的恢复效果更好，但是年龄似乎对周围神经损伤后功能恢复也有影响。儿童神经损伤神经外膜修复后，可取得功能完全恢复的预期效果。20 岁以下患者两点辨别觉的功能恢复优于 20 岁以上者。40 岁以下的年轻患者感觉恢复比 40 岁以上的要好。虽然也有例外，但 50 岁以上患者的感觉恢复很少能够超过一般的保护性感觉。

修复指神经多发损伤时，也要考虑损伤神经的支配区域。虽然一般的原则是要修复所有的损伤神经，但修复支配拇指尺侧面、示指和中指的桡侧面及小指尺侧面的神经更加必要。这些区域对手的抓捏功能和尺侧触摸功能至极为重要。存在不利因素时，如多发伤患者手术时间过长、手指多发软组织问题及节段性神经缺损，应优先修复支配上述区域的神经。

第三节 Ⅰ期与延迟Ⅰ期神经修复

一、修复时机

关于神经损伤的修复时机目前仍有争议。应用于神经修复方面的术语包括Ⅰ期修复（即伤后立即，或 6~12h 内）；延迟Ⅰ期修复（通常为损伤 2~2.5 周内）；Ⅱ期修复（损伤 2.5~3 周后）。有许多实验研究支持Ⅰ期修复，提示早期修复的效果更好。支持延迟修复的证据来源于战时神经损伤治疗的临床观察。然而，一般来说，神经修复延迟越久，运动功能恢复越差。失神经肌肉的再支配可以迟至 12 个月，但超过此界限，肌细胞将发生不可逆性改变，即使重新获得神经支配，肌肉功能恢复的希望也不大。感觉神经在损伤 2 年后修复，仍观察到有功能恢复。神经损伤在伤后 3 个月内修复，可以获得满意的功能恢复。延迟修复意味着：①肌肉发生萎缩；②神经远端的神经内膜管挛缩；③神经断端可能发生回缩；④关节发生挛缩；⑤可能需要二次手术；⑥神经束的正确对合可能更加困难。选择神经修复时机时，其他需要考虑的因素包括：患者的全身状况、医师的准备情况、器械及其他人员配备等是否满足早期修复的要求。

无论何时修复，神经修复部位都应避免张力。尽管无张力的神经移植后，神经再生需要穿过 2 个吻合口，但仍比有张力的神经修复效果更佳。

二、适应证

一般来说，如果是锐器伤，伤口干净，可在伤后即刻或伤后 2~2.5 周内修复。修复延迟至伤后 2~2.5 周可由多种原因导致，如患者的一般情况，以及掌握软组织修复技能的外科医师。若伤口为清洁的锐器伤，我们通常于伤后当天或 5~7 天进行修复手术。

第四节 Ⅱ期神经修复

适应证

多种因素会导致外科医师选择延迟损伤周围神经的修复，包括：①广泛的软组织缺损和广泛的神经缺损；②伤口严重污染；③多发肢体伤，存在比神经伤更为优先处理的损伤；④广泛的挤压伤；⑤广泛的撕脱伤；⑥经其他外科医师治疗过的神经损伤，而后续接手的外科医师对神经损伤的范围和性质均不明确者。

多发软组织伤存在时，尤其是存在软组织缺损时，神经修复需Ⅱ期进行，而且必须在皮肤组织覆盖良好时才能进行。待所有的伤口完全愈合满意、皮肤及其他组织营养良好，即在伤后 3 周或更长时间，再考虑修复指总神经或指固有神经。虽然大部分文献报道Ⅱ期修复效果与Ⅰ期修复者相当，但以损伤后 3 个月内修复效果最佳。在第二次世界大战以后，有报道显示，神经损伤患者伤后长达 2 年再修复仍可获得有效的感觉。然而，这不能作为正常的预期修复时间。过度延迟修复时机，运动功能的恢复则更难预测。

严重的软组织损伤应优先恢复皮肤覆盖；而对神经损伤程度不明确者，最好等待 3~6 周，以便正常神经与瘢痕界限明确，以便在修复时能更精确地进行神经对合。

严重污染的伤口可能需要延迟神经修复，因为可能并发感染，所以不仅要延缓对神经的处理，而且也要延缓伤口闭合处理。虽然初期的清创可去除严重的伤口污染，并允许延迟Ⅰ期修复，但如果伤口的污染和组织坏死持续存在，在行确定性神经修复前继续多次进行必要的清创。

多发肢体损伤时需要优先进行伤口清创、骨折固定、血管修复及软组织覆盖。节段性神经损伤可能需要Ⅱ期修复；挤压伤和牵拉伤所致的神经内损伤在初步伤情评估时不能准确评估。当挤压伤或牵拉伤导致广泛的神经内损害或广泛的节段性神经内损伤或缺损，最好等待 3~6 周，以便瘢痕与正常神经组织分界清楚。如果神经内损害程度不清楚或神经大段缺损需神经移植，则不应进行 I 期神经修复，而应考虑Ⅱ期修复或神经移植重建。

一种特殊的情况是患者的初次诊治由别的外科医师完成，后续接手的医师通常不知道神经损伤的程度及修复的方法。有时需要神经探查，必要时考虑Ⅱ期修复。神经探查也可能证明Ⅱ期修复毫无必要，此时探查有助于确认损伤神经是否已修复，而这对能否取得良好治疗效果十分重要。

第五节 神经缝合

关于手术技术讨论详见本书的周围神经损伤章节（第 62 章）和有关显微外科的章节（第 63 章）。总的来说，适用于其他周围神经的缝合原则也适用于手部的周围神经，应考虑的重要因素包括：①确认是混合神经还是单纯的运动神经或感觉神经；②神经的内部排列；③切口的选择；④神经游离的长度及肢体摆放的位置保证神经无张力对合；⑤缝合材料的选择；⑥缝合方法的选择；⑦放大倍数；⑧术后处理。

显微技术对于最大限度地恢复或修复神经的解剖是极为重要的。根据 Mellesi 描述，手掌和手指的神经内部构造多为单束结构（图 68-4）。在腕部，正中神经与尺神经是多束或束组构成。指总神经和手指固有神经是纯感觉神经，且损伤部位与其支配的终末器距离较短，以及内部排列特点，故其修复效果较好。

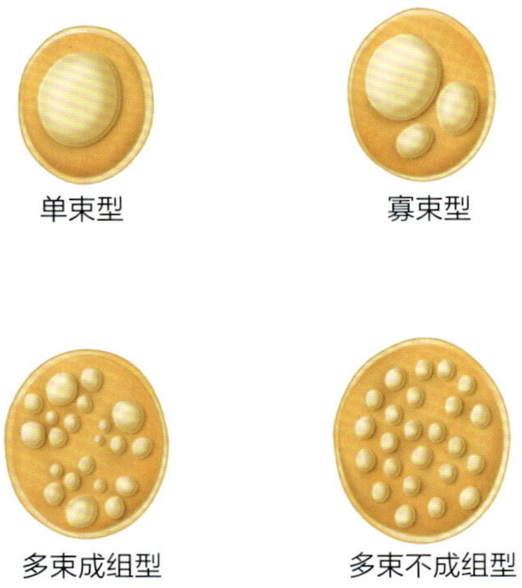

图 68-4 周围神经内神经束的典型模式

显露、游离近端和远端神经的切口须符合手部切口的一般原则，不能以直角跨过屈曲横纹，皮瓣不能无血供，延长皮肤切口时也不能造成新的神经血管损伤。以何种程度游离神经而不造成神经缺血现象目前还无标准规范。一般来说，在手指、手掌和腕部将神经与周围组织广泛游离还不足以造成神经损害。手术放大镜对精确恢复神经的解剖非常重要。在手掌和手指用 2.5~4.5 倍放大镜通常足以满足精确修复。越靠近端，手术显微镜放大更有助于实现满意的解剖修复。手术放大镜对修复远端指横纹以远的指固有神经的终末分支也非常有帮助。缝线的材料反映了神经断端维持对位所需的张力。一般在前臂、腕和手部应用 8-0 和 9-0 单股尼龙缝线。在尸体正中神经外膜缝合模型中，与 8-0 相比，9-0 口径的单股尼龙缝线在较高张力和抗拔出性失败率增加为 5%~8%。因此，该研究表明，9-0 单股尼龙缝线最适用于在腕部和手部的神经修复。在过去，神经束膜缝合技术（图 68-5）和神经外膜 - 束膜联合缝合技术（图 68-6）已应用于临床。然而，并无相关文献支持在神经功能恢复方面神经外膜 - 束膜联合缝合技术优于更简单的神经外膜缝合技术，因此我们采用神经外膜缝合以减少缝线创伤。

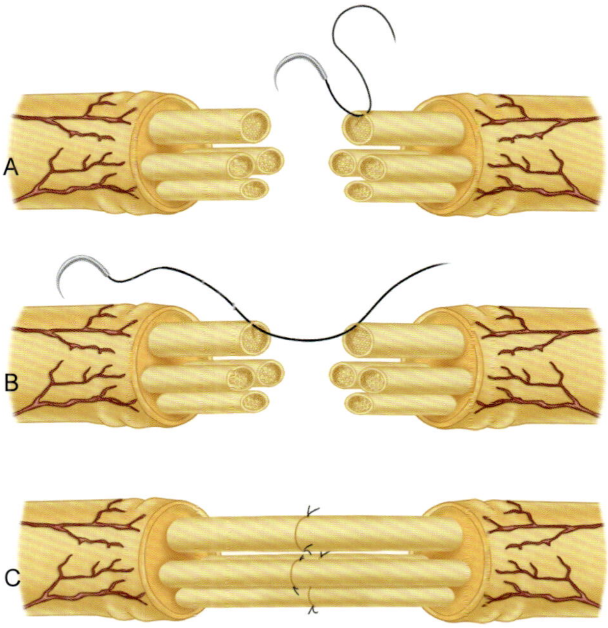

图 68-5 神经束膜缝合。A. 切除外膜，显露神经束；B. 缝线穿过神经切面两侧相应的神经束膜；C. 神经束膜吻合完成，通常每束用 10-0 尼龙缝线缝合 2 针

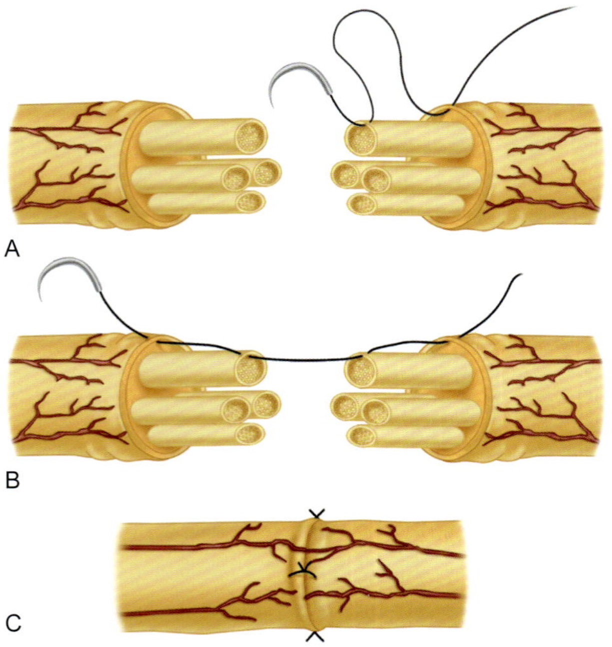

图 68-6　神经外膜 - 束膜吻合。A. 切除外膜并向两侧回缩，缝线穿过同侧的外膜，再穿过同侧较大的束膜；B. 缝线穿过对侧相应神经束的束膜，再由外膜穿出；C. 同法缝合其余对应的神经束，修复完毕

第六节　神经移植

一、适应证

有时由于广泛的破坏，造成的节段性神经缺损不能通过神经游离、关节屈曲或神经改道来修复。手部神经移植的主要适应证为，如果节段性神经缺损无法达到无张力的直接吻合，应进行桥接修复。不常见的适应证是移植神经以支配带血管的游离肌瓣和支配游离的神经血管岛状皮瓣。

神经移植前，应首先考虑试用处理小段神经缺损的其他方法，通常这样即能成功解决问题。这些方法包括向远、近端游离神经数厘米，将损伤神经附近的关节摆放于有利的位置以及改变神经断端通常的走行路径等。

二、移植神经的取材来源

上肢神经移植的供体神经包括腓肠神经、前臂外侧皮神经、前臂内侧皮神经、前后骨间神经，以及截指的指神经，也可取已断裂的、功能较次要的同一手指的一侧指神经修复对侧神经缺损。例如中指双侧指神经均断裂需神经移植，可从中指尺侧神经取材，修复中指桡侧神经缺损。解剖学研究表明，腓肠神经与指总神经最匹配。前臂外侧皮神经与指神经的远端分叉部以近最匹配。骨间背侧神经、骨间前神经、前臂内侧皮神经与指神经的远端分叉部以远最匹配。

三、神经移植替代材料

自体神经移植替代材料的应用，可避免牺牲供区感觉神经并节省手术时间。可选择的移植材料包括硅胶管或由聚乙醇酸、牛胶原蛋白、加工后的猪黏膜下层或聚己内酯制成的导管。以往经验表明神经移植导管可用于缺损≤3 cm 的神经缺损。除导管外，去抗原或处理过的同种异体神经移植物（processed nerve allograft，PNA）近年来也得到了越来越多的利用。

神经缺损≤7 cm 时，应用 PNA 修复有助于恢复手部感觉。由于缺乏严格的前瞻性随机研究，目前相关的循证指南尚未发布，但应用 PNA 和神经导管只修复纯感觉的指神经可能是最恰当的。有研究表明，指神经缺损≤10 mm 时，使用神经导管修复可恢复静态两点辨别觉至 S3+ 水平。PNA 可能更适合指神经缺损 >10 mm 者，尽管目前的文献尚未完全阐明有意义恢复的最大神经缺损长度。神经导管与 PNA 在神经损伤修复效果的前瞻性对比研究首次尝试回答了上述问题。由 AxoGen 公司第一个资助的关于 PNA 和牛Ⅰ型胶原神经导管的双盲、前瞻性、多中心、随机对照研究结果表明，修复前缺损长度为 12±4 mm（5~20 mm），术后 12 个月静态两点辨别觉（S2PD），PNA 组为 5±1 mm，神经导管组为 8±5 mm，结果良好。尽管入组样本量较小（PNA 组 n=6，神经导管组 n=9），术后随访 12 个月，根据 MRCC（medical research council classif ication）感觉评价标准，PNA 组 100% 患者至少达到 S3+ 水平，神经导管组 75% 患者达到 S3+ 水平。此外，随访 12 个月后，PNA 组有 80% 患者达到 S4 水平，神经导管组有 50% 患者达到 S4 水平，两组间差异没有统计学意义。另外，有小样本研究支持 PNA 用于神经缺损 >10 mm。其中一篇研究结果表明，PNA 修复 8 例指神经损伤患者，缺损长度均值为 21 mm（5~30 mm），所有患者两点辨别觉均恢复至 S4 水平。另一篇研究结果表明，PNA 修复 5 例指神经损伤患者，缺损长度均值为 23 mm（18~28 mm），其中 4 例患者两点辨别觉均恢复至 S4 水平，1 例患者两点辨别觉恢复至 7 mm。Taras

等的一项前瞻性研究结果为 18 例患者缺损长度均值为 11 mm（5~30 mm），由于作者开发了自己的分类系统，无法与其他研究结果做对比。但为了对比，按 MRCC 分类推断其中 12 例患者感觉功能恢复至 S3+ 水平，6 例感觉功能恢复至 S4 水平。

AxoGen 公司赞助的另一项关于周围神经损伤修复中神经移植物的应用、评价和结果的回顾性研究试图明确 PNA 应用于神经缺损长度上限的问题。第一项研究由 Cho 等于 2012 年发表，该项多中心研究观察了 71 例 PNA 修复混合神经、运动神经和感觉神经缺损，其中 35 例为指神经修复，神经缺损长度均值为 19 mm（5~50 mm），其中 31 例（89%）重建后感觉功能恢复至 S3 或 S4 水平，根据 MRCC 评分为有意义恢复。另一项研究发表于 2016 年，包括 50 例指神经损伤，缺损长度均值为 35mm（27~50 mm）。为了评估 PNA 修复更长缺损的结果，作者统计了缺损 >25 mm 的数据，结果表明 43 例（86%）感觉功能恢复达到或超过 S3 水平，32 例（64%）感觉功能恢复达到 S3+ 或 S4 水平，在缺损< 50 mm 时，结果一致。与自体神经移植相关研究相比，作者的研究结果相似，无不良事件报道。

伴或不伴有管腔内平滑肌的静脉作为替代神经移植的材料已用于神经修复与重建。在一项随机前瞻性研究中，Rinker 和 Liau 进行了自体静脉移植和聚乙醇酸导管修复 76 例急性指神经损伤的疗效分析，结果显示随访 12 个月后，在神经缺损平均长度为 10 mm 时，两组患者静态两点辨别觉均为 7 mm，自体静脉移植与聚乙醇酸导管的成本相当，但静脉移植物的并发症相对较少。

总之，与神经导管相比，PNA 修复神经损伤的最佳适应证的相关研究目前仍处于起始阶段。根据现有的数据，对于 <10 mm 的指神经缺损，神经导管或自体静脉移植均可达到有效的感觉恢复。目前的文献支持使用 PNA 用于 10 mm 以上的神经缺损修复。可修复的指神经最大缺损长度目前还不明确，然而随着进一步的研究，这个问题可能会得到明确。

聚乙醇酸导管修复指神经

手术技术 68-2

（Weber 等）

- 在神经修复前，修剪神经两端至急诊病例没有神经内出血，二期病例没有束间瘢痕形成。
- 在休息位测量神经两端距离或间隙宽。
- 将神经断端插入导管。
- 使用 8-0 尼龙缝线将近端神经至少有 5 mm 长度位于导管内与导管缝合（图 68-7）。
- 血液凝块会阻碍神经轴突再生，应用肝素（1000 U/100 ml）生理盐水进行冲管。
- 同法将远端神经与导管缝合。
- 只有 0~10 mm 的神经组织缺损时，修复神经两端的距离不超过 5 mm。
- 应在导管内注入肝素盐水，以填补任何剩余的空间。
- 应修复任何伴发损伤的骨或肌腱，并重建任何离断的血管。
- 术后缝合创口，使用敷料及支具固定手及手指于合适位置。

术后处理 术后 6 周开始手指感觉功能再训练。功能锻炼重点为定位觉和压力觉，每次 5~10 min，每日 2 次，直到指尖感觉恢复。此后开始晚期感觉功能再训练，即触觉训练，如不同等级的砂纸、有纹理的布和小物体。

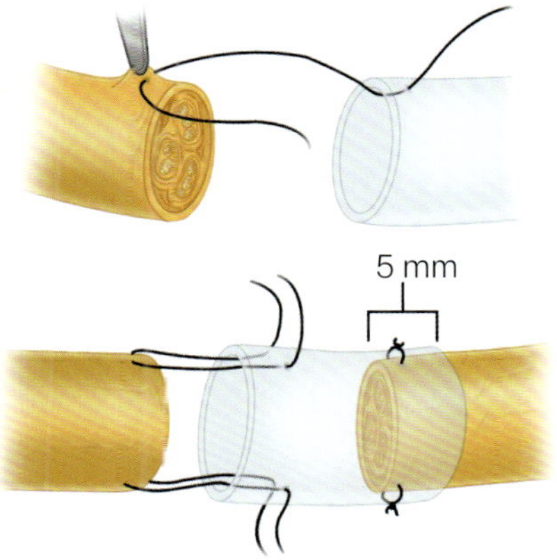

图 68-7 Weber 等导管修复技术。神经断端间最小距离为 5 mm，保持二者的无张力吻合（重绘自：Weber RA, Breidenach WC, Brown RE, et al: A rand-omized prospective study of polyglycolic acid conduits for digital nerve reconstruction in humans, Plast Reconstr Surg 106:1036, 2000.）（见手术技术 68-2）

无张力的神经移植

Millesi 和 Meissl 进行的实验和临床研究结果表明无张力的神经移植效果优于张力下的端 - 端吻合。总的来说，应用 Millesi 的神经移植方法，我们也取得了满意的结果，尤其是在感觉功能的恢复。该技术需要丰富的显微外科经验。应用此方法，可以桥接长达 20 cm 以上的神经缺损。

手术技术 68-3

(Millesi，Modified)

- 应用气囊止血带，以便游离指、手或前臂远端受损神经时术野干净、清晰。
- 做易于延长的皮肤切口，定位并显露受损神经的远端胶质瘤和近端神经瘤。
- 在近端神经瘤近侧接近正常的组织处打开神经外膜，而在远端则向远断端进行瘢痕切开。
- 在腕部和前臂远端辨认神经内的主要束组，如有神经瘢痕组织，应用显微剪刀或尖刀锐性分离，横断神经束组，使断端产生台阶样结构 (图 68-8A 和 B)。这种束的解剖方法在指固有神经和指总神经没有应用的必要，因为它们是单束的纯感觉神经。多束组成的神经如腕部尺神经和正中神经，束间解剖后，不同长度的神经束突出于神经断端外。
- 在远近断端进行同样的解剖，对于多束组的神经可将两断端束的排列画一草图，以利于根据远近端神经束的数量、大小和排列使神经束配对缝合 (图 68-8C)。这种术中的临床判断在神经缺损较短时比较容易，但遇到神经缺损较长时则较为困难。
- 选择与损伤神经在粗细和缺损长度上相适应的移植神经。一般来说，对于指总神经和指固有神经，可选用前臂皮神经。根据我们的经验，如果需要移植大量的神经组织，腓肠神经最为理想。
- 移植神经取材后，将其置于受区的神经断端之间。
- 对于由多神经束组成的神经，如腕部的正中及尺神经损伤，应尽量结合神经束组的结构图谱，以使移植神经的对位更为合理。
- 一旦移植神经的对位确定，用 10-0 单丝尼龙缝线将供体神经的外膜与受区神经断端的束膜或束间结缔组织缝合。如果移植神经与神经断端对合维持良好，可能不需要多针缝合。
- 必要时使用橡皮引流条，避免使用负压引流。
- 缝合皮肤，避免移植神经因剪力导致错位。
- 应用背侧加衬垫支具将肢体尽量固定于解剖位置。

术后处理 损伤部位固定约 10 天后，拆除支具，允许关节自由活动。如术后早期形成血肿，应给予清除；皮肤组织可疑或坏死时，应给予清创；创口坏死引起的移植神经裸露应行局部皮瓣或皮肤移植予以覆盖。2 周左右开始物理治疗，并在指导监督下进行主动及主动辅助的关节活动练习。神经再生的恢复进展根据 Tinel 征进行随访。如果移植神经的远侧端 Tinel 征阴性并持续 3~4 个月尚无进展，应适时探查，切除远侧缝合口，并行端 - 端吻合。

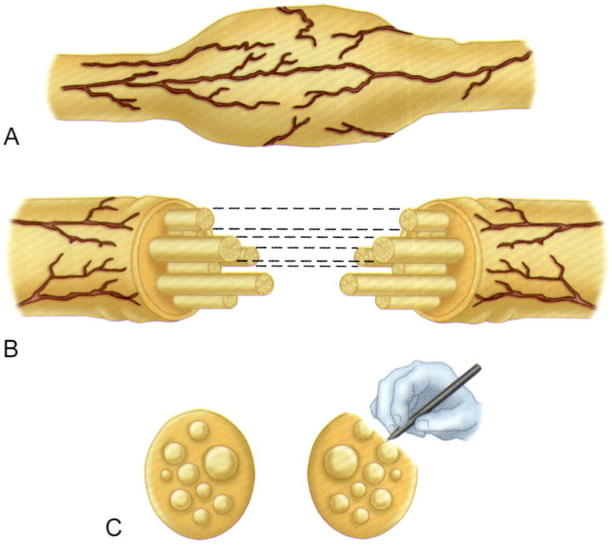

图 68-8 A~C. Millesi 法：神经束的“台阶式”切断 (见手术技术 68-3)

第七节 特定神经损伤的治疗

一、指神经

在腕部远端，指神经断裂最为常见。修复指神经是十分重要的，尤其在拇指尺侧、其余 4 指桡侧及小指尺侧的指神经损伤。掌握手背皮神经感觉支的解剖知识，也可对这些神经损伤进行修复。

在手指掌侧横纹远端区域，指神经的末梢分支仍可修复。如果指神经的修复为Ⅱ期修复，缝合部位应选在血供良好的、无瘢痕的组织中。Ⅱ期修复之前，神经的近端定位可通过回形针一类的硬物沿神经走行由近及远来确定，当触及末端神经瘤时患者出现明显的疼痛。

指神经缝合

手术技术 68-4

- 指神经位于手指掌面的尺、桡两侧；因此，如有必要可通过尺侧正中或桡侧正中切口暴露。
- 从近侧开始，从封套筋膜中 (部分 Cleland 韧带) 游离一段正常神经 (图 68-9)，向远端分离至损伤处的瘢痕。
- 从损伤部位的远端开始向近端分离至瘢痕。

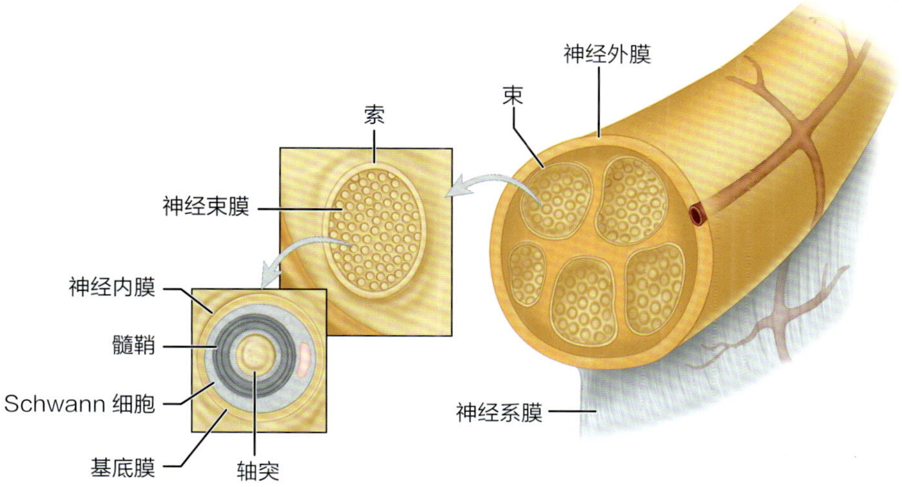

图 68-9　周围神经的基本解剖结构（见手术技术 68-4）

- 用剪刀或快刀切除神经近端的神经瘤和远端的胶质瘤。用放大镜辅助解剖及修复。
- 牢记在修复损伤神经之前先缝合所有肌腱，避免神经吻合口断裂。
- 在无张力情况下将神经断端对合，必要时轻度地屈曲指关节。如果缺损大需要极度屈曲指间关节，则考虑神经移植。
- 应用 8-0 或 9-0 单丝尼龙及无创伤弯针线修复神经损伤（图 68-10）。
- 在修复远指间关节以远的末梢神经损伤时，需用 10-0 或 11-0 的尼龙线。在缝合或打结时，如有必要可用最小号的 Bunnel 直针横穿神经断端，暂时将其固定于周围组织以克服缝合和打结时的张力。
- 缝合位置离神经断面 1 mm（边距），再以同样方法缝合神经的另一端，至少打 5 个结以防滑结或松开。
- 在第 1 针的对侧缝合第 2 针。这 2 针的缝合线要留长，以便用于牵引使神经反转 180°，显露所有缝合面。
- 1 个断端共需缝合 4 针。
- 缓慢伸直关节，同时观察缝合部位的张力，关节的理想功能位置，并在缝合皮肤后用支具保持这一角度。

术后处理　3 周后，可允许逐渐主动背伸手指超出手术时确定的理想角度；如缺损较多，则 4 周内不允许主动背伸，但这会导致近指间关节屈曲挛缩的可能。在这种情况下，最好是行神经移植术，这样才能允许手指早期的功能活动。即时的屈曲功能锻炼，必须在背伸阻挡支具固定保护范围内进行，防止神经吻合口张力过大。神经吻合口必须得到保护，但主动的手指活动也必须要尽快开始，从而避免关节僵直和神经粘连。在感觉恢复上，支具固定的患者和允许早期保护性活动的患者之间无显著差异，同样，术后支具固定与否，指神经修复的效果并无差异。

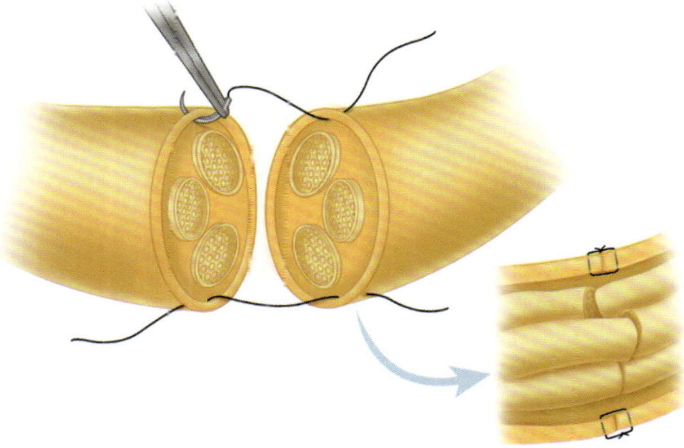

图 68-10　周围神经断裂修复的基本技术要求应是缝合端无张力、每一小束应与对侧相应神经束对合（见手术技术 68-4）

虽然在修复后主要的神经得以再生，患手仍可能因肌肉失衡而出现不正常的姿势。即使神经损伤的部位在腕部以上，手部的影响也很严重，可能在神经功能恢复之前出现固定性挛缩。因此，在此期间适当地支具固定（见第 64 章）防止挛缩发生是非常必要的。还应明确告知患者，在皮肤感觉恢复之前，无感觉的皮肤即使是轻微的损伤也可能引起感染，如不采取适当保护，也可能发生烧伤、冻伤、切割伤或因摩擦产生水疱。应指导患者定时观察无感觉区域的皮肤，避免过热、过冷或过度摩擦。

神经转位修复手指感觉功能

神经转位可以恢复手部关键和非关键的感觉功能障碍。我们只在高位神经损伤不可能恢复正常感觉时，通过神经转位修复。手部神经缺损为避免牺牲正常感觉，通常通过神经移植来修复。来自尺神经的第四掌骨间隙指总神经可转位端 - 端修复正中神经损伤导致的第一掌骨间隙指总神经支配区感觉障碍。尺神经手背支和桡神经浅支可转位修复指总神经或指掌侧固有神经。指总神经分叉水平与近指间关节水平间的指掌侧固有神经缺损，可通过该指或邻指的指掌侧固有神经背侧支转位术来修复（图 68-11）。Chen 等报道了 17 例采用该方法修复指神经缺损的患者，其效果优于腓肠神经移植。

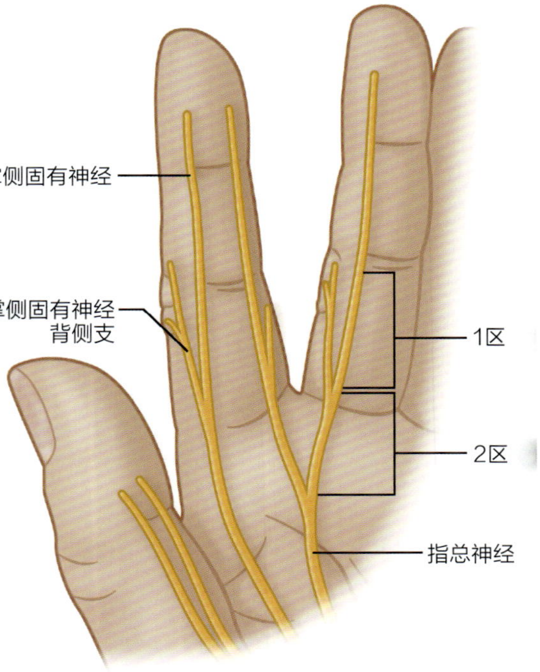

图 68-11 指掌侧固有神经缺损的解剖分区。1 区：指掌侧固有神经背侧支起始水平至近指间关节水平；2 区：指总神经分叉水平至指掌侧固有神经背侧支起始水平（重绘自：Chen C, Tang P, Zhang X: Finger sensory reconstruction with transfer of the proper digital nerve dorsal branch, J Hand Surg Am 38: 82, 2013）

指固有神经背侧支转位术

手术技术 68-5

（Chen 等）

- 腋路阻滞麻醉，上止血带，显微镜下手术，确定指固有神经缺损的部位及大小。
- 如神经缺损在 1 区，用该指未损伤的指掌侧固有神经背侧支作为供体神经（图 68-12A）。
- 解剖游离供体神经，使其长度足够达到近指间关节水平。
- 游离损伤的指掌侧固有神经远侧断端以备缝合。
- 切断作为供体神经的背侧支，使其长度足够到达指掌侧固有神经的远侧断端。为能获得最大长度的供体神经，尽可能向远端游离，在近指间关节水平切断背侧支。
- 如神经缺损在 2 区，用邻指的指掌侧固有神经背侧支作为供体神经。
- 在 2 区，神经远侧断端包括指掌侧固有神经和指掌侧固有神经背侧支。为确保供、受体神经粗细匹配，劈开神经远侧断端（图 68-12B），分离背侧支，保留指掌侧固有神经，与邻指转位来的指掌侧固有神经背侧支缝接，修复手指掌侧和指腹感觉功能。
- 手术显微镜下用 10-0 尼龙线端 - 端缝合神经。
- 用正常的软组织覆盖指掌侧固有神经近侧断端，或埋藏于骨间肌内，防止出现神经瘤刺激症状。

术后处理 伤指指间关节完全伸直，掌指关节屈曲 70°，用伸直阻挡支具固定 3 周。

二、腕部尺神经损伤

在腕部，尺动脉和尺侧腕屈肌腱离断时，尺神经通常也被损伤。此处，尺神经内既有感觉束又有运动束，因此，在缝合时良好的旋转对位是非常重要的。

尺神经的修复

手术技术 68-6

- 气囊止血带充气止血，做远、近端均可延长的皮肤切口。显露远、近端神经，但并不将其与正常组织床分离。
- 在距断端瘢痕组织一定距离的近端和远端神经段的正前方外膜上缝合 1 针作为标志。
- 从周围软组织中游离神经断端。应用小型放大镜帮助解剖分离，应用手术显微镜进行修复。

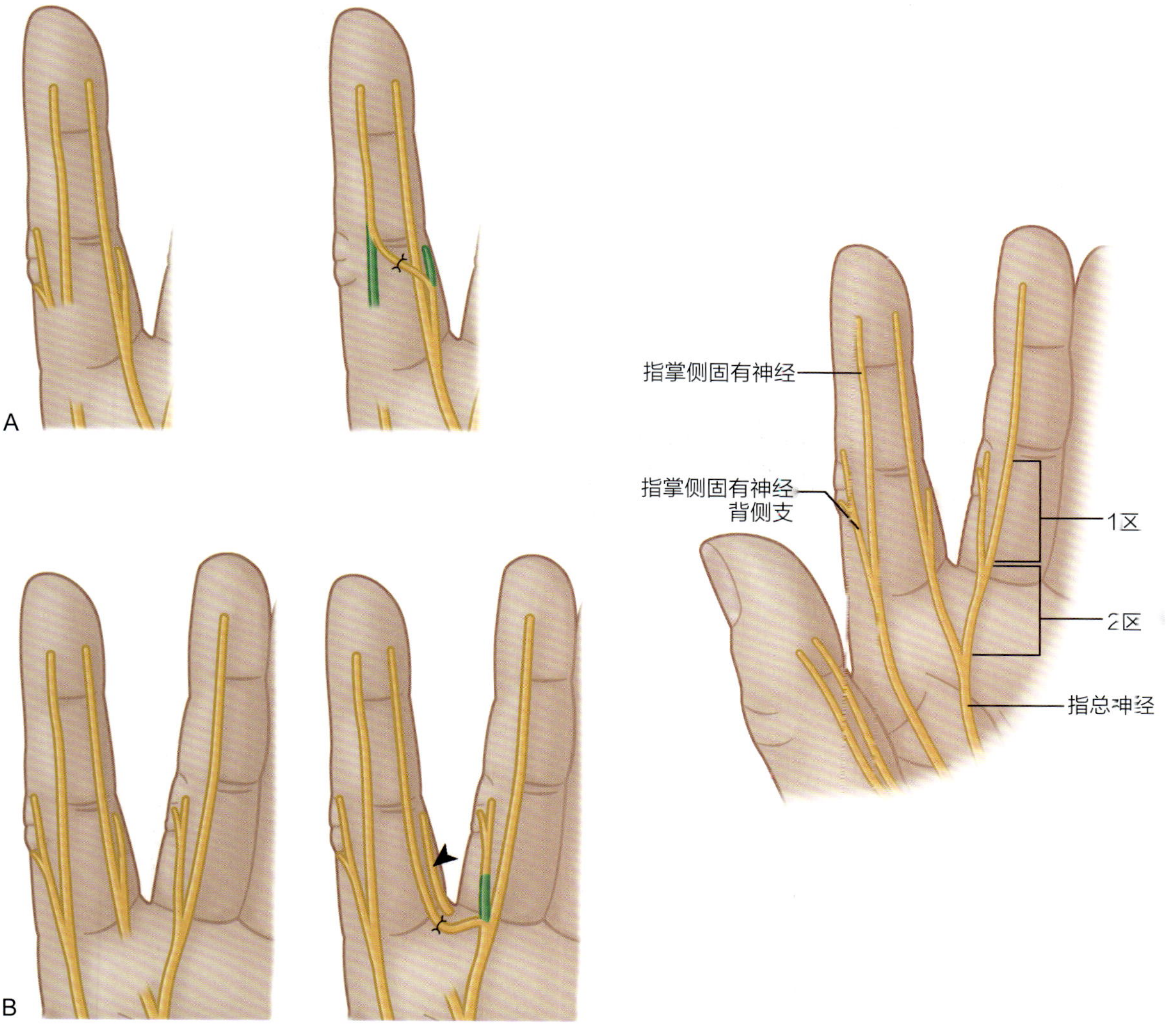

图 68-12 A. 涉及 2 区指掌侧固有神经缺损；B. 邻指的指掌侧固有神经背侧支作为供体神经。为确保供受体神经粗细上的匹配，于神经远侧断端游离背侧支（箭头所指），保留指掌侧固有神经，与供体神经缝合（重绘自：Chen C, Tang P, Zhang X: Finger sensory reconstruction with transfer of the proper digital nerve dorsal branch, J Hand Surg Am 38:82, 2013.）（见手术技术 68-5）

- 用显微剪刀或快刀整齐地切除近侧神经端的神经瘤和远侧神经端的胶质瘤。
- 观察两切割端大小神经束的分布，使之匹配并应用前述的外膜缝合标记，可以使神经断端达到正确的对合。
- 在神经的长度不足以达到无张力的缝合时，可进一步向近端游离神经，必要时可将神经自肱骨内上髁后方前移至肘前。
- 过多地游离神经可能破坏其血供。在神经向远端游离时，勿将前臂近端的肌支切断。
- 在神经内将这些分支仔细解剖可使神经游离度增大。如有必要，可屈肘减轻张力，但应避免过度屈肘。
- 在手术显微镜下操作帮助主要束组的对合。虽然四象限的 4 针减张缝合有时已经足够，但在缝合时从最深面开始，神经通过类似于合书式的由深至浅的缝合方法更易操作，采用 8-0 或 9-0 缝线外膜束膜缝合与 10-0 缝线的束膜缝合相结合，完成神经缝合修复。
- 当尺神经恰好在其分为掌浅感觉支和深侧肌支的稍远侧断裂时，需辨认近端的 2 个小分支，并向近端将两者分离，使神经游离，分别将两者缝合修复。

三、尺神经深支损伤

Boyes 指出修复尺神经重要的深部分支的可行性，此神经支配手内在肌，而不是由正中神经支配，包括内侧 2 条蚓状肌、所有骨间肌、小鱼际肌及拇内收肌。这些肌肉参与完成手指的快速、灵巧的运动。人们设计了许多肌腱转位手术来恢复尺神经损伤后的功能障碍。但如有可能，最好直接修复神经。

修复尺神经深支

手术技术 68-7

（改良 Boyes）

- 在手术放大镜下解剖分离神经，在手术显微镜下修复缝合。
- 通过起自鱼际纹远侧并与鱼际纹平行的切口自腕部尺神经主干分支处至掌中部显露尺神经深支，向近侧延长切口跨过钩骨至腕横纹，再向内侧、近侧斜行通过腕横纹至前臂远端的尺侧。
- 牵开皮肤，自止点切断掌短肌并将其牵向尺侧，这样可保留其神经支配。
- 向拇指方向牵拉尺动静脉，切断小指展肌、小指屈肌以及小指对掌肌的起点。牵开指屈肌腱。
- 这样即可显露豌豆骨至掌中部神经走行（图 68-13A）。如有必要，可通过向第二掌骨延长切口，并牵开指屈肌腱及蚓状肌，进一步向远端显露神经。当上述结构牵向尺侧时，可辨认出神经，并可追踪其穿过拇收肌的横行纤维的部位。
- 如果神经系由锐器离断，应自损伤处的远、近两侧向损伤部位轻轻游离，分离后通常有足够长度满足无张力的缝合。
- 如损伤由枪伤或其他严重损伤引起，造成神经组织丢失而出现神经缺损，应考虑行神经移植或按如下方法行神经改道（图 68-13C 和 D）。
- 向前臂远侧解剖由尺神经主干发出的运动支，切断腕掌侧韧带，游离腕管尺侧滑囊，将神经近侧断端移位至腕管内。
- 屈曲腕关节将近端神经的前端移至掌中部。在某些情况下，支配小鱼际肌的分支仍然完好，应仔细分离松解，可保留这些分支，也可使尺神经深支改道。
- 用显微外科剪刀或快刀切除陈旧的断端（图 68-13B）。
- 用 8-0 或 9-0 尼龙缝线于神经表面行神经外膜缝合或外膜束膜联合缝合，必要时在神经内用 10-0 缝线行束膜缝合，修复神经损伤。
- 最后修复腕掌侧韧带，复位掌短肌的止点，缝合切口。
- 据 Boyes 观察，治疗效果与神经对合的精确程度成正比，与瘢痕及纤维组织增生成反比。再生过程按顺序进展，神经功能的恢复可通过观察第一骨间背侧肌的自主活动来测定（图 68-14）。

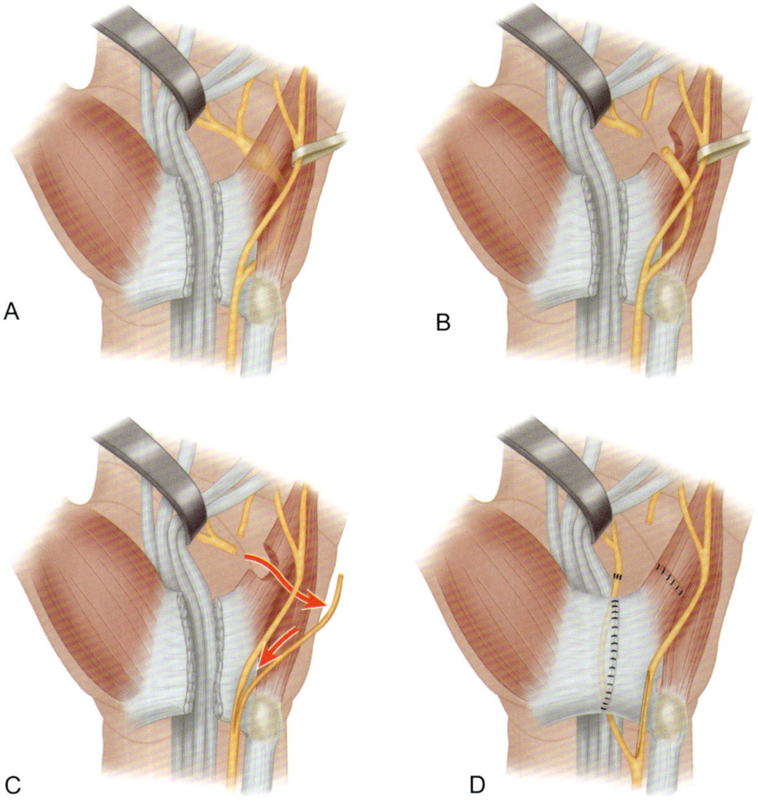

图 68-13 Boyes 方法修复尺神经深支。A. 显露尺神经的主干及深支，切断腕掌侧韧带；B. 修整深支的神经断端；C. 游离近端深支神经断端至前臂；D. 将游离的近端神经经腕管改道，并与远端断端吻合（见手术技术 68-7）

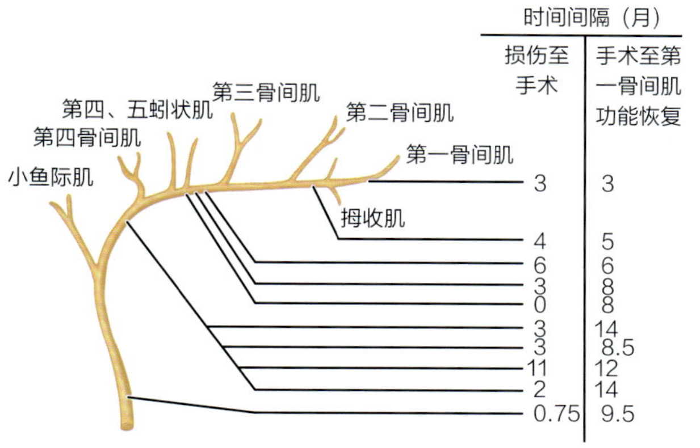

图 68-14　10 例患者尺神经深支损伤后第一骨间肌自主收缩功能恢复速度（引自：Boyd JH: Repair of the motor branch of the ulnar nerve in the palm, J Bone Joint Surg 37A: 920, 1955.）（见手术技术 68-7）

四、尺神经背侧支损伤

尺神经背侧支在腕部及腕部远侧有足够的粗细，可以按修复指神经的方法修复。背侧支跨过尺骨茎突的浅面，而该支尺神经干的起点可能在腕上 5 cm 或更近。如该部分不能满足吻合需要的长度，可通过神经内的解剖将其从主干向近端分离，然后使神经沿更直接的路径转移至手背。术后维持腕部背伸 3~4 周，然后在保护下开始逐渐活动，进行循序渐进的功能锻炼。

五、腕部正中神经损伤

腕部正中神经的离断并不少见，手部重要的感觉功能恢复有赖于神经的成功修复。强调如下几点是重要的：①神经近端的神经瘤和远端的胶质瘤必须仔细切除；②周围的瘢痕必须切除，以提供血管床；③因为此神经内既含感觉纤维又含运动纤维，修复必须精确，断端旋转对合要准确；④修复部位避免张力。

如下几点对于修复腕部正中神经损伤很有帮助：有 1 条血管通常位于正中神经正前面，沿其长轴走行；此血管可能有助于正确的旋转对位，但如修复时间较晚，它也可能已被瘢痕闭塞。修复腕部尺神经各段所用的外膜缝合方法（见手术技术 68-5）也可协助神经断端正确对位；通过游离及松解前臂近端的神经及屈腕、屈肘可以减少张力。

修复正中神经

手术技术 68-8

- 显露腕部正中神经的掌部切口与鱼际纹平行，向近端延长，向内侧斜行跨过腕屈侧横纹、再向前臂掌侧正中线向神经损伤部位近端延长切口。
- 必要时应用手术放大镜及手术显微镜辅助解剖和修复。
- 根据需要，应用 8-0、9-0 或 10-0 尼龙线的无损伤弯针缝合神经外膜和束膜。
- 如指屈肌腱与正中神经同时做Ⅱ期修复，可能需行腕横韧带松解以防瘢痕粘连。

六、掌部正中神经损伤

正中神经在手掌的分支部断裂时，偶尔可进行集束式缝合（图 68-15）。这种缝合将几个神经分支缝在一起形成类似单一的神经干，然后就能与近端神经吻合。

应尽一切可能修复正中神经返支，此支可能会因周围筋膜及瘢痕组织难以寻找，但一旦发现可根据其横向拇指根部走行的黄色纤维而很容易辨认出。它通常由主干的桡侧、浅面发出，恰好跨过腕横韧带的远侧缘，向稍后外走行，支配鱼际肌。也有几种重要的解剖变异，返支可能有 2 支而不是 1 支；它可能自主干的尺侧发出，而不是桡侧；也可能自腕横韧带穿出。采用修复指神经的方法进行缝合（见手术技术 68-4），如果仔细地按解剖结构正确修复，则预后良好。如正中神经无法修复，应进行神经血管岛状皮瓣移植。

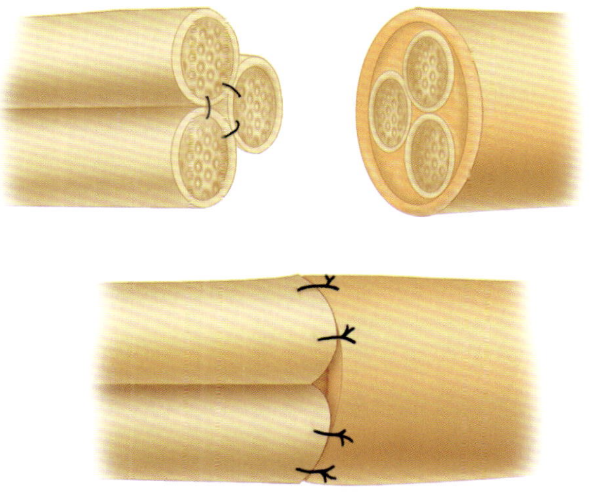

图 68-15　节段性神经缺损的集束式缝合（见正文）

七、桡神经浅支损伤

桡神经浅支在腕部损伤引起的功能障碍比掌侧感觉神经损伤引起的功能障碍要轻，通常在拇、示指背侧不同范围的区域内引起感觉缺失，有时拇指尺侧抓捏区主要由此神经支配。在手背部瘢痕中的神经瘤特别疼痛，因为它不仅会直接的因接触而受到刺激，还会在手腕和手指屈曲时因皮肤、神经、瘢痕的牵拉刺激而引起疼痛。

除非一些特殊原因需要修复此神经或其分支，应该自断裂处的近端切除小段神经使其近端处于瘢痕较少的区域。神经修复后，常常可引起痛性甚至影响功能的神经瘤，于此相较而言小面积的皮肤感觉缺失只是一种轻微的功能障碍。

修复桡神经浅支

手术技术 68-9

- 缝合方法同前述的指神经修复。自近端定位神经向远端解剖至瘢痕，近侧的一个恒定的解剖标志是神经自肱桡肌腱下穿出处，其位置约在该肌在桡骨茎突止点上方 5 cm 左右。
- 找到远端的神经，并由远端向近端解剖至瘢痕。在拇指的根部，神经通常已分为 2 条主要的分支，各支均粗于指神经，如断裂发生于此处，则能进行修复（缝合技术见手术技术 68-4）。
- 如果必须伸腕以保持断端对合，应保持此位 4~5 周，以防止修复处出现张力。
- 如无法找到远端神经或远端分支，应仔细松解瘢痕处近端神经以缓解疼痛，必要时切除部分神经。

八、创伤性神经瘤

创伤性神经瘤的治疗将在第 78 章讨论。

九、带神经血管的岛状皮瓣移植

任何人在使用手握持物品时，他们都会无意识地、选择性地避免使用无感觉功能的手指。所以通过带神经血管的岛状皮瓣移植，恢复特定手指的特定区域的感觉功能有时是很有意义的；在永久性神经损伤无法修复时，重要区域尤其是拇指或示指区的感觉功能应重建；神经血管岛状皮瓣移植是拇指再造神经支配恢复的关键（见第 19 章）。然而，皮瓣移植后的感觉功能永远不可能正常。手术后一定时间内仔细检查各皮瓣的感觉一般均不正常，50% 以上的患者会出现持续性感觉过敏。所有的患者缺乏精确的感觉定位能力。虽然获得满意的功能并不需要完全正常的定位能力，但随着时间的推移和修复部位的反复使用，定位能力似乎逐渐改善。

带神经血管的岛状皮瓣可适用于治疗其他方面正常的示指桡侧永久性感觉障碍及拇指远端尺侧抓捏区域的永久性感觉障碍。在决定手术之前，应考虑如下因素：①优势手被累及；②手掌部神经血管通道切口处是否存在瘢痕；③同侧尺神经的情况；④对侧手的状况；⑤患者年龄；⑥手术医师的经验。

有关此手术的早期记载建议仅移植环指远节尺侧的皮肤。但经验显示，供皮区手指尺侧大部分皮肤应该可供移植。扩大移植区，既增加了受皮区手指感觉区域的面积，也不加重供皮区手指的感觉障碍，而由此引起的游离植皮增加以覆盖供皮区通常不会引起任何不良后果。

通常情况下，带神经血管蒂的皮瓣移植不会发生坏死，但即使是暂时的循环障碍，也可能会引起永久性感觉障碍，导致手术部分失败。因此，在处理血管、神经束时，技术上应强调如下几点：①血管、神经束，包括所有静脉，应由近及远加以解剖，以妥善处理任何可能的血管变异。②在解剖时不应去除所有与血管、神经束相连的脂肪，尤其在手指根部，应该与部分相连组织共同移植、转位。③隧道切口应足够大，能显露整个血管、神经束，避免缠绕、扭转或牵拉。

在手术过程中，根据术中的需要来改动，以满足其他要求。对于正中神经完全麻痹的患者，若桡神经扩大支配的拇指尺侧缘指腹感觉尚可，可将该皮瓣转移到示指的近节指骨与中节指骨的桡侧。因为手指的这个区域使用频繁，尤其是捏握的动作。

带神经血管的岛状皮瓣移植

手术技术 68-10

- 用皮肤标记笔准确标出拇指感觉障碍的区域及准备切取的、与之大小相当的环指尺侧皮肤区域。可选择的供皮区还包括小指桡侧，正中神经无损伤时还包括中指的尺侧。
- 若拇指的整个掌侧面全部失去感觉，在环指上标出可供移植的最大范围供皮区，将该指尺侧的大部分区域作为供皮区，在手指的关节之间形成指向掌侧与背侧中线部的箭头样结构，如此标出的区域将包括手指固有神经背侧支支配的皮肤，而且在手指运动时可减少所形成瘢痕的张力。
- 用驱血带或抬高法肢体驱血，气囊止血带充气。
- 自近端的手掌基部至远端的第四指蹼处行“Z”字形切口（图 68-16）。
- 辨认并解剖游离至环指及小指的指掌侧总动脉及神经以及至环指尺侧的固有指动脉和神经，游离神经血管时应附带少许周围组织。在解剖时最好使用手术放大镜。
- 结扎切断小指桡侧的固有指动脉。
- 然后小心解剖，并自近端将至环指尺侧的固有神经血管加以分离。
- 继续向远端解剖并保持神经血管蒂联系，切下环指尺侧预先标记区域的皮肤，特别注意不能损伤动脉并尽可能多地保留静脉。
- 应用双极电凝切断所有必须切断的血管分支。
- 游离完整皮瓣并将岛状皮瓣跨过手掌移至拇指的受区，确定神经血管蒂有足够的长度，允许无张力转位。岛状皮瓣应可覆盖拇指掌侧指腹的大部分区域，并延伸至手指的尺侧，但不至指甲的远端。
- 自原切口的近端向拇指再做“Z”字形切口，切口与皮纹相一致穿过手掌。
- 自拇指切除原标记区的皮肤，如皮肤有足够的大小，可将其保存作为游离皮片植于手指供皮区。
- 将岛状皮瓣缝合于拇指适当的位置。
- 仔细检查整个神经血管束有无牵拉、缠绕及扭转，缝合手掌部切口。
- 用取自拇指受区的去除脂肪的全厚皮片或取自其他部位的全厚皮片覆盖手指供皮区，然后以移植片固定模覆盖包扎。
- 放松止血带，使腕部保持轻度屈曲，拇指置于利于减轻皮瓣血管蒂张力的位置。仔细观察岛状皮瓣有无恢复血供的迹象。记住血管痉挛可能引起数分钟皮瓣缺血，但皮瓣最终应变为粉红色。如无变红，应再次检查手腕及拇指的位置，必要时再次打开部分掌侧切口，探查转位的神经血管束有无缠绕。

术后处理　应用大量的敷料及背侧的支具保持腕、拇指及手指于屈曲位。术后手部抬高 4~5 天，第 10~14 天拆除缝线后开始在保护下轻柔地功能锻炼。根据拇指及供指的需要，可于术后 3~4 周拆除支具。

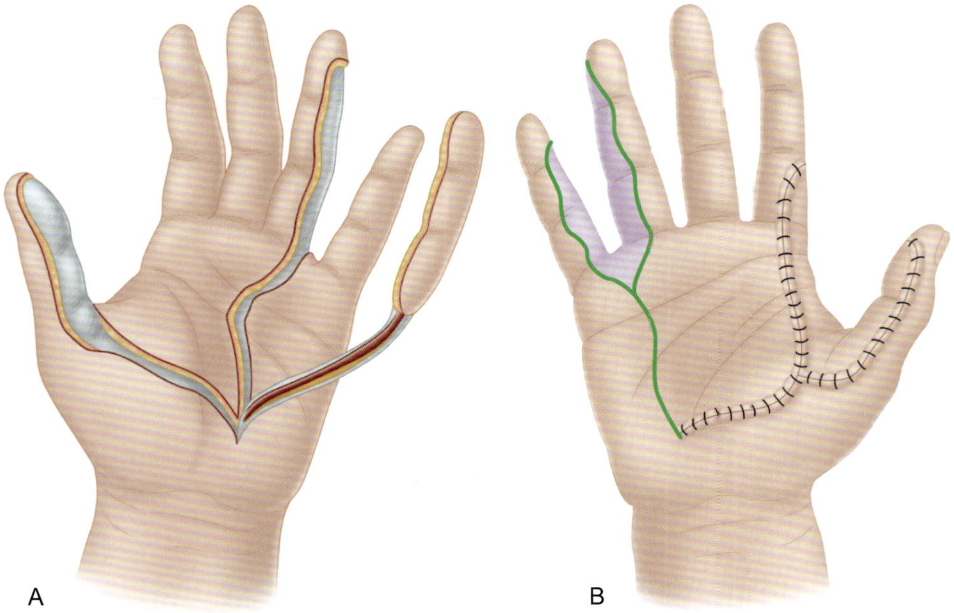

图 68-16　神经血管岛状皮瓣转移技术。A. 掌侧切口，在环指尺侧切取神经血管岛状皮瓣，向近端游离神经血管蒂，切除拇指掌侧感觉障碍的皮肤（见正文）；B. 另外一种神经血管岛状皮瓣技术，皮瓣包括环指和小指的相邻面皮肤，覆盖面积也更大（见手术技术 68-10）

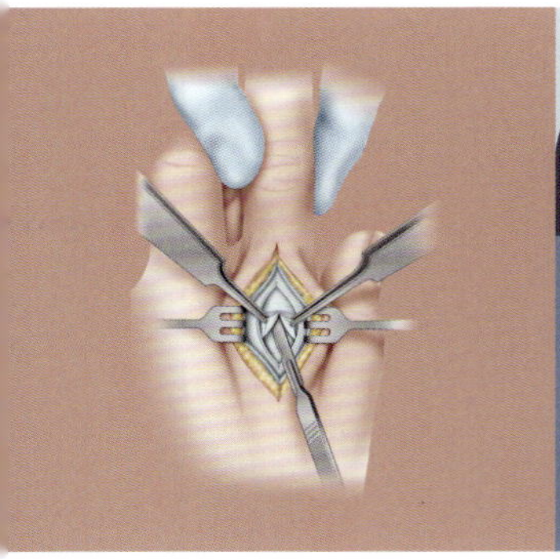

第 69 章

腕部疾病

著者：William J. Weller
译者：王晓宇（第 13 版：毕郑刚　王旭明　李福春　尚　剑）
审校：韩文兴（第 13 版：陈山林　刘　畅）

本章是关于腕关节功能的解剖学、生物力学和运动学等方面的知识及各种腕关节疾病的诊断方法、治疗方法的选择与手术方法的探讨。增加了最近几年关于腕关节的大量新信息。笔者并不打算解决所有的争论或是给予新技术和新方法以明确定义。

第一节　腕部解剖

一般认为，腕部是位于前臂和手之间的区域。为方便讨论，这里所指的腕部包括：下尺桡关节、桡腕关节和尺腕关节，还有 8 块腕骨以及腕骨间关节及其韧带。

8 块腕骨包括近排的舟骨、月骨、三角骨、豌豆骨和远排的大多角骨、小多角骨、头状骨和钩骨（图 69-1）。8 块腕骨大小相差很大，无论是较小的豌豆骨和小多角骨还是最大的头状骨，每块骨与其他腕骨形成关节的关节软骨数量差异也很大，豌豆骨仅与 1 块腕骨（三角骨）相关节，而头状骨与其他 7 块腕骨都相关节。Viegas 指出，大量的变异发生在第四腕掌关节、舟大小多角骨关节、头月骨关节、钩月骨关节。对这些变异了解后可以更好地明确腕部的正常运动机制及所碰到的各种不同的损伤方式。

桡腕关节由桡骨远端与舟骨、月骨、三角骨构成，舟骨、月骨与桡骨远侧关节面上相应的舟骨月骨窝形成关节，而三角骨与三角纤维软骨形成关节。近排腕骨远端的凹面与远排腕骨形成腕中关节。远排腕骨与掌骨之间的关节使拇指能够灵活运动，使第二、三掌骨稳定，使第四、五掌骨有一定的活动度。

尺骨远端的凸面与桡骨远端的乙状切迹相关节。乙状切迹圆弧的 2/3 容纳尺骨头。尺骨远端与桡骨相关节时有 20° 的倾斜角。尺骨茎突位于尺骨头背侧，伸向远端。三角纤维软骨附着在尺骨茎突基底部，将透明软骨覆盖的尺骨头与尺骨茎突分开（图 69-2）。

连接桡骨远端和尺侧腕骨至尺骨远端的软骨韧带支持结构，称为三角纤维软骨复合体（triangular fibrocartilage complex，TFCC）。此结构附着于桡骨月骨窝的尺侧缘，包括尺侧副韧带、背侧和掌侧桡

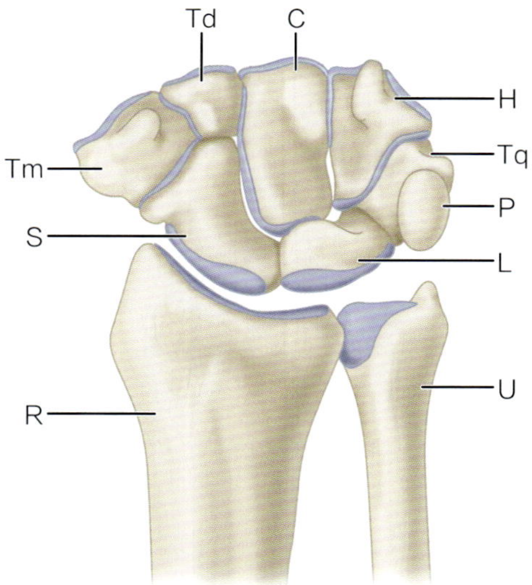

图 69-1　桡腕关节。C. 头状骨；H. 钩骨；L. 月骨；P. 豌豆骨；R. 桡骨；S. 舟骨；Td. 小多角骨；Tm. 大多角骨；Tq. 三角骨；U. 尺骨

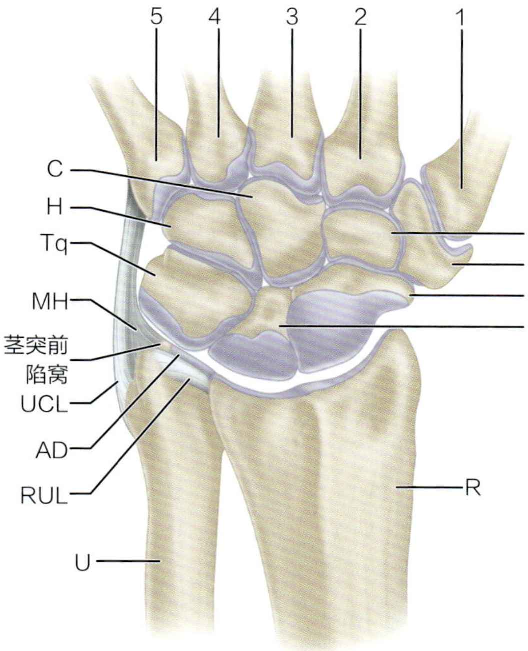

图 69-2　三角纤维软骨复合体的构成。AD. 关节盘；MH. 类半月板；RUL. 背侧和掌侧尺桡韧带；UCL. 尺侧副韧带。图示的其他结构为掌骨（1、2、3、4、5）、腕骨（C. 头状骨；H. 钩骨；L. 月骨；S. 舟骨；Td. 小多角骨；Tm. 大多角骨；Tq. 三角骨）、桡骨（R）和尺骨（U）

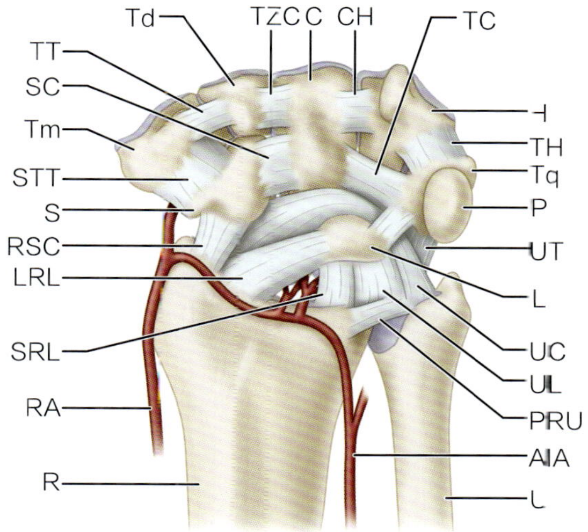

图 69-3　腕关节掌侧面观。骨：C. 头状骨；H. 钩骨；L. 月骨；P. 豌豆骨；R. 桡骨；S. 舟骨；Td. 小多角骨；Tm. 大多角骨；Tq. 三角骨；U. 尺骨。动脉：AIA. 骨间前动脉；RA. 桡动脉。韧带：CH. 头钩韧带；LRL. 长桡月韧带；PRU. 尺桡掌侧韧带；RSC. 桡舟头韧带；SC. 舟头韧带；SRL. 短桡月韧带；STT. 舟大小多角韧带；TZC. 小多角头骨间韧带；TC. 三角头韧带；TH. 三角钩韧带；TT. 大小多角韧带；UC. 尺头韧带；UL. 尺月韧带；UT. 尺三角韧带

尺韧带、关节盘、类半月板、尺侧腕伸肌腱鞘、尺月韧带及尺三角韧带。其他的韧带位于 2 处：①腕骨间韧带（骨间内在韧带）连接近排和远排的腕骨；②起自桡骨和尺骨向远端越过腕骨的韧带（外在韧带）。骨间韧带包括连接近排腕骨的舟月韧带和月三角韧带，以及连接远排腕骨的大多角骨和小多角韧带、小多角骨头状骨间韧带和头钩韧带。外在韧带或交叉韧带包括起自桡骨茎突至舟骨腰部的桡侧副韧带、起自尺骨茎突基底至豌豆骨的尺侧副韧带和腕横韧带。掌侧的外在韧带或交叉韧带还包括桡侧的桡舟头韧带、桡月三角韧带和桡舟月韧带，以及尺侧的三角纤维软骨复合体的尺月、尺三角骨部分。在腕骨的掌侧，桡月三角韧带和桡舟头韧带之间有一个相对薄弱区，即 Poirier 间隙，位于月骨掌侧面的表面（图 69-3）。

在腕关节背面，可以辨认的外在韧带包括桡腕背侧韧带和腕骨间背侧韧带。斜方形的桡腕背侧韧带附着于月骨窝的桡背侧关节缘，从 Lister 结节到乙状切迹；跨越月三角关节，止于三角骨背面。有 4 种类型的桡腕背侧韧带（图 69-4）。腕骨间背侧韧带，起于三角骨背面的远侧面，跨过腕中关节，止于舟骨腰部的背面和小多角骨。腕骨间背侧韧带在

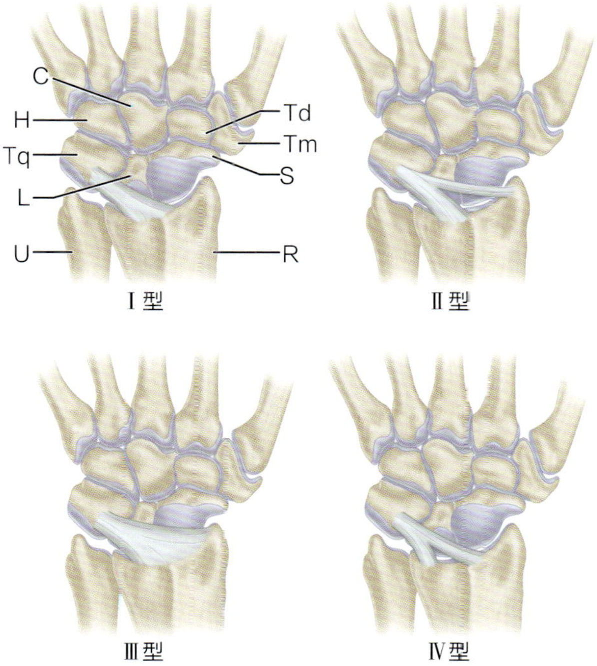

图 69-4　桡腕背侧韧带 4 种类型。C. 头状骨；H. 钩骨；L. 月骨；R. 桡骨；S. 舟骨；Td. 小多角骨；Tm. 大多角骨；Tq. 三角骨；U. 尺骨

厚度和附着点方面有变异（图 69-5）。腕骨间背侧韧带呈板层样结构，可随着腕关节的运动而变形（图 69-6）。

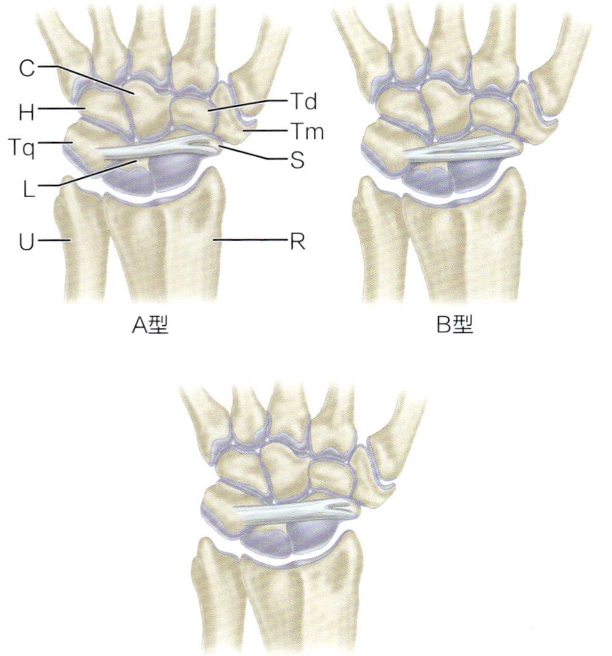

图 69-5 腕骨间背侧韧带 3 种类型。C. 头状骨；H. 钩骨；L. 月骨；R. 桡骨；S. 舟骨；Td. 小多角骨；Tm. 大多角骨；Tq. 三角骨；U. 尺骨

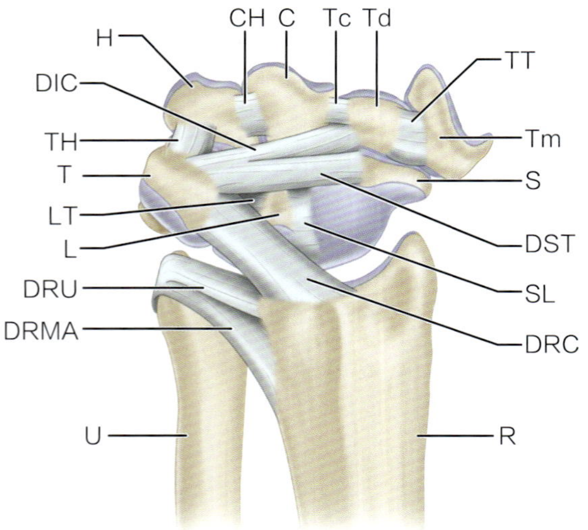

图 69-6 腕关节背面观。骨：C. 头状骨；H. 钩骨；L. 月骨；R. 桡骨；S. 舟骨；T. 三角骨；Td. 小多角骨；Tm. 大多角骨；U. 尺骨。韧带：CH. 头钩韧带；DIC. 腕骨间背侧韧带；DRC. 桡腕背侧韧带；DRMA. 桡骨干骺端背侧韧带；DRU. 尺桡背侧韧带；LT. 月三角韧带；SL. 舟月韧带；Tc. 小多角头骨间韧带；TH. 三角钩韧带；TT. 大小多角韧带

一、腕部血液循环

腕骨的骨外血液供应来源于掌侧和背侧各 3 条横向动脉弓，3 条动脉弓为尺、桡骨间动脉的终末支，动脉弓之间有纵向交通支（图 69-7）。

1. 背侧弓 包括：①位于桡腕关节的背侧桡腕弓，为月骨和三角骨供血；②背侧腕骨间动脉弓（最大），位于近远排腕骨间，为远排腕骨供血，并通过与桡腕弓的吻合向月骨和三角骨供血；③掌骨基底弓位于掌骨底（变异最大），向远排腕骨供血。

2. 掌侧弓 包括：①掌侧桡腕弓，位于桡腕关节水平，向月骨和三角骨的掌侧供血；②腕骨间动脉弓在近远排腕骨间变异最大，并不向腕骨滋养血管供血；③掌深弓，位于掌骨底水平，恒定存在，与背侧掌骨基底弓和掌侧掌骨动脉相交通。

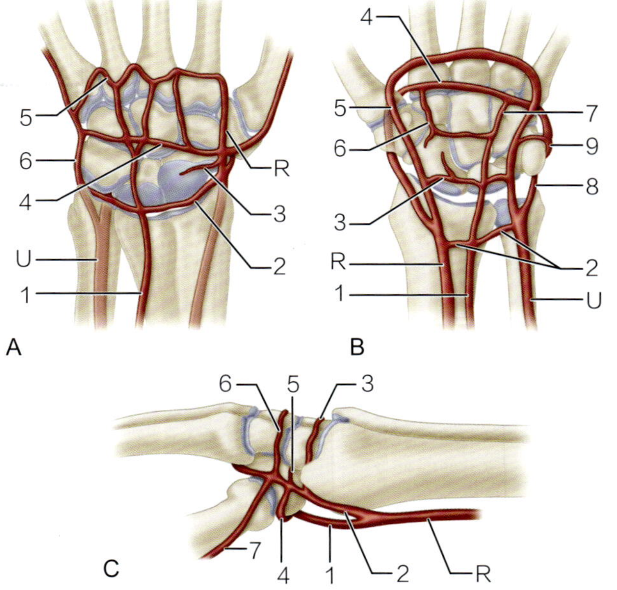

图 69-7 A. 腕关节背侧动脉供应（R. 桡动脉；U. 尺动脉；1. 骨间前动脉背侧支；2. 桡腕背侧动脉弓；3. 舟骨背侧嵴动脉分支；4. 腕骨间背侧动脉弓；5. 掌基底动脉弓；6. 尺动脉内侧支）。B. 腕关节掌侧面动脉供应（R. 桡动脉；U. 尺动脉；1. 骨间前动脉掌侧支；2. 桡腕掌侧动脉弓；3. 腕骨间掌侧动脉弓；4. 掌深弓；5. 掌浅弓；6. 桡侧返动脉；7. 尺侧返动脉；8. 尺动脉内侧支；9. 尺动脉分支汇合成腕骨间背侧动脉弓）。C. 腕关节侧面动脉供应（R. 桡动脉；1. 掌浅动脉；2. 桡腕掌侧动脉弓；3. 桡腕背侧动脉弓；4. 供应舟状结节和大多角骨动脉分支；5. 舟骨背侧嵴动脉分支；6. 腕骨间背侧动脉弓；7. 侧面大多角骨和第一掌骨动脉分支）

二、腕部生物力学和运动学

在运动和相互运动过程中，腕关节的稳定取决于关节囊韧带的完整性和腕骨间相互接触的表面轮廓。腕部大部分运动的旋转中心位于头状骨的近端。在伸屈过程中，绝大多数运动发生于桡腕关节，另外一些运动通过腕中区。使用超高速 CT 进行体内运动学研究，发现桡腕关节和腕骨间关节对腕关节的屈曲有相等的作用，腕骨间关节更有助于背伸。由桡侧向尺侧偏斜时，近排腕骨向背侧旋转，并且近排腕骨在腕中关节和桡腕关节处向桡侧移位，运动同时也发生在桡腕关节和腕骨间关节；由尺侧向桡侧偏斜时，近排腕骨向掌侧旋转，绝大多数运动发生于腕骨间关节。近排腕骨被看作在前臂和手之间连接的一个中间体，舟骨起着稳定腕关节的作用。

为了理解力的传送途径及韧带和关节面如何控制腕骨的运动和位置，Novarro 提出的腕关节由三柱组成的概念已经被广泛接受。三柱包括中间柱（承力柱）、桡侧柱和尺侧柱（控制柱）。中间柱包括桡骨远端关节面、月骨和头状骨，有些学者还加上舟骨近端 2/3、小多角骨及其与第二、三掌骨基底之间的关节。桡侧柱包括桡骨、舟骨、大多角骨、小多角骨和第一腕掌关节。尺侧柱包括三角纤维软骨（关节盘）、钩骨、三角骨及环指和小指腕掌关节。Taleisnik 建议中间柱应包括全部远排腕骨和月骨，认为舟骨包括在外侧柱内，三角骨为旋转内侧柱（图 69-8A）。Lichtman 提出了腕关节动力环的概念（图 69-8B），根据这一概念，骨间韧带稳定相对固定的近排和远排腕骨，有限的运动发生在舟骨大多角关节和三角骨钩骨关节之间。组成环的骨或韧带的断裂将造成不稳定畸形，同时月骨可以向背侧倾斜（背侧中间体不稳定，dorsal intercalated segmental instability，DISI），也可以向掌侧倾斜（掌侧中间体不稳定，volar intercalated segmental instability，VISI）。

研究显示远端腕骨列能承受作用于手指的 10 倍的力量。55%~60% 作用于远侧腕骨列的力量通过头状骨、舟骨和月骨传递。在桡腕水平，桡舟关节负担总负重的 50%~56%；桡月关节，为 29%~30%；尺月关节，为 10%~21%。

第二节　腕部疾病的诊断

一、病史

记录常规的病史信息非常重要。这些信息包括年龄、优势手、职业、嗜好、损伤或发病日期、症状、活动和影响因素（如用药、冷、热）的相互关系及既往的损伤或手术等。目前的工作状况和是否存在法律问题（如诉讼，工作赔偿或伤残赔偿）等有助于评价整体情况。

采集受伤史时，常无法知道创伤机制。不同的腕部损伤代表不同的损伤序列。损伤程度决定于：①作用于三维方向上的负荷；②负荷作用的时间和量；③受伤时手的姿势；④韧带和骨的力学特性。常见的一种损伤形式是，由腕尺偏和腕骨间旋后导致腕脱位，同时在腕关节背伸时桡骨背侧关节缘作为受力支点造成舟骨骨折（图 69-9）。另一种相反损伤类型是屈曲和旋前损伤，更易造成腕尺侧的韧

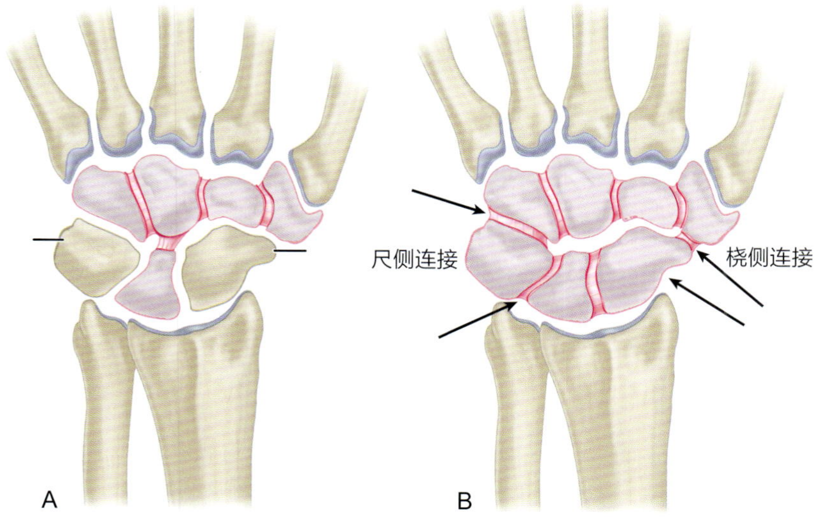

图 69-8　A.Taleisnik 的中柱（屈伸柱）概念，包括全部远排的腕骨和月骨；手舟骨为外侧（运动）柱，三角骨为旋转内侧柱；B.Lichtman 的腕动力环概念：近排的和远排的腕骨是半固定的柱，由骨间韧带稳定，正常的被控制运动发生在舟骨大多角骨关节和三角骨钩骨关节。环的任何部位中断，不论是骨还是韧带（箭头）均可导致背侧中间体不稳定和掌侧中间体不稳定

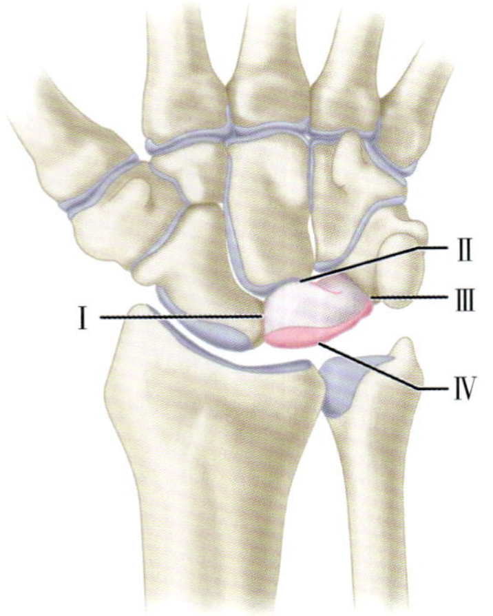

图 69-9 A. 月骨周围不稳定的分期；B. Ⅱ期的掌侧韧带损伤；C. Ⅲ期的掌侧韧带损伤；D. Ⅳ期损伤保留的连接于月骨的掌侧韧带

带损伤，尤其是月三角韧带。因此，能够记录到肿胀、淤青、疼痛的局部位置和压痛点，还有骨擦感、嘎吱音、顿挫感等很重要。

对于迁延不愈的症状，重要的是应把症状本身同导致加重或缓解的原因联系起来。症状与工作和娱乐活动之间的关系，是否存在伴有机械症状（如喀嗒声、嘎吱音、劈啪声及骨擦感）的肿胀和肿胀的部位，以及治疗对症状的作用等都非常重要。是否累及其他关节、患者或其家属是否有关节炎性皮疹均应予以考虑。

二、体格检查

无论是检查新鲜创伤还是检查慢性病变，在适当支持保护前臂和手的情况下进行认真细致的检查至关重要。除常规检查运动、感觉和循环功能外，努力将患者的主诉与深部的肌肉、肌腱、腱鞘、骨、关节、韧带和关节囊联系起来也很重要。应记录皮肤的瘢痕、挫伤和其他表现及腕部的主动和被动活动的范围，并与对侧对比。

深部的解剖结构可以与易于辨别和触及的骨性结构相联系，包括桡骨茎突、Lister 结节、尺骨茎突、豌豆骨和舟骨结节。重要的是将表浅的腱鞘炎如第一背侧间室内桡骨茎突部狭窄性腱鞘炎（de Quervain 病）与深部结构相关的疾病相鉴别，或与韧带和骨性结构引起的问题（如拇指腕掌关节炎、桡侧和尺侧腕伸肌腱腱鞘炎、腱鞘囊肿等肿物及正中神经和尺神经在各自走行的管道内的卡压病变等）相鉴别。

三、放射诊断技术

除病史和体格检查外，放射检查对腕部疾病的诊断、预后及治疗均有帮助。Gilula 等提出一套有效的流程，详细介绍了对腕关节疼痛进行放射检查的方法（图 69-10）。应该增加磁共振成像（MRI）对三角纤维软骨、尺桡远端关节、不同腕骨的血液供应、外部韧带、关节面以及周围软组织的检查来证实临床的推断，并且应该同查体相联系。最近的研究发现在正常的研究对象中，磁共振影像有很高的假阳性率。应当使用专门的腕部线圈增加对腕部结构的分辨。

腕关节疼痛的放射检查包括：①4 种投照位置的常规 X 线检查（后前位、侧位、斜位和尺偏后前位）；②观察腕骨细节的点片（腕管位）（图 69-11）；③腕关节透视下摄片（图 69-12）；④检查不稳定的系列投照方法（握拳前后位，中立位、桡偏位和尺偏位时的后前位片，中立位、完全屈曲和背伸位时的侧位片，半旋前斜 30° 的前后位片和半旋后斜 30° 的侧位片）；⑤诊断性超声；⑥动态透视；⑦骨扫描；⑧腕关节造影术（需要进行三关节穿刺造影）（图 69-13）；⑨计算机断层扫描（CT）；⑩ MRI。其他与具体疾病相关的放射诊断技术将在各自的章节内介绍。

四、其他诊断技术

确定疾病具体解剖部位的其他临床手段包括：①鉴别性局部麻醉；②腕关节镜；③其他手术方法。如果无法准确判断导致疼痛的具体结构（如尺侧腕伸肌与其下面的尺腕关节），有时在最可疑点注入少量的麻醉药（3 ml）可帮助确定疼痛的部位。注射时要无菌操作，应向患者讲明益处和危险。

第三节 腕关节镜

腕关节镜已经从主要的诊断工具发展成有效的治疗工具，可以对从关节炎到急性骨折等各种腕关节疾病进行有效的治疗。有学者已经对腕关节疾病进行关节镜分级，比如 Kienböck 病、TFCC 损伤、骨间韧带撕裂等，这有助于指导治疗。对腕骨间韧带损伤及腕部不稳定的评估，关节镜被视为“金标准”，同样也适用于检查原因不明的腕关节疼痛。

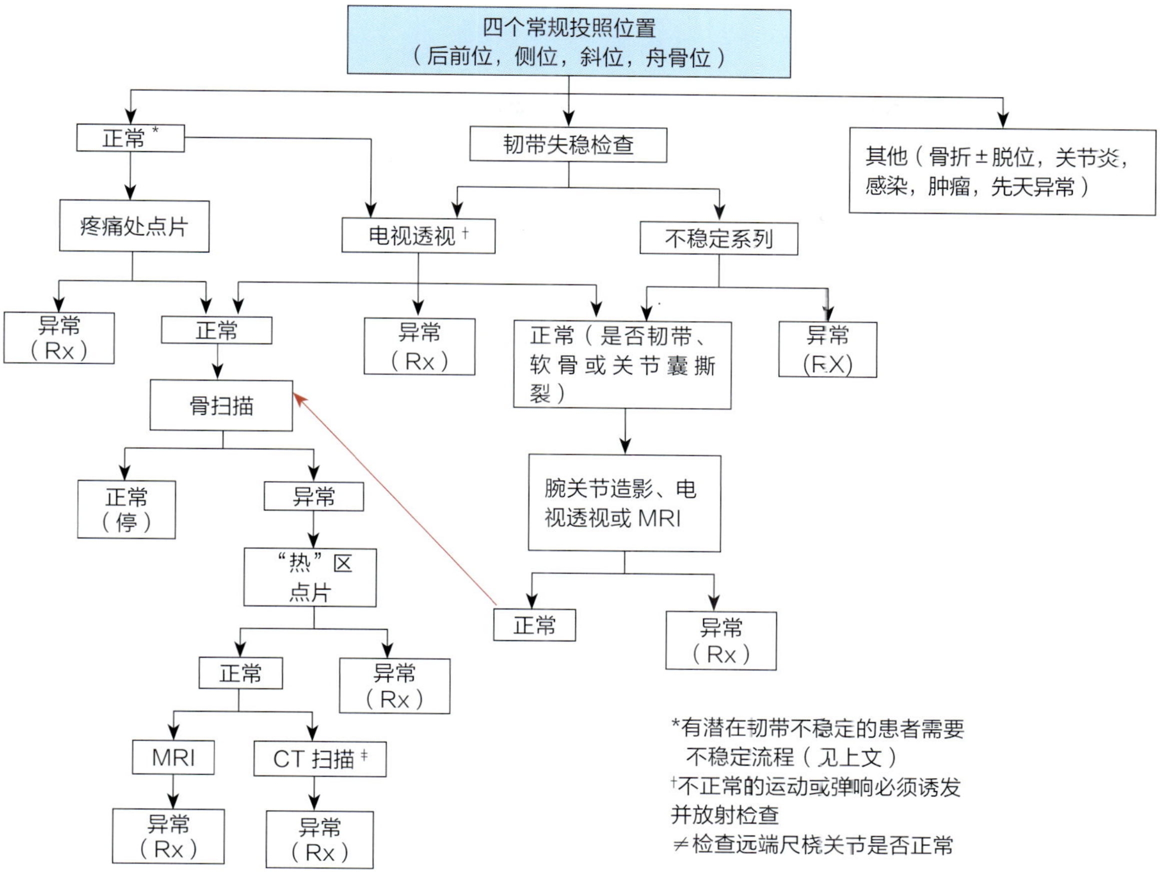

图 69-10　腕关节疼痛的影像检查程序

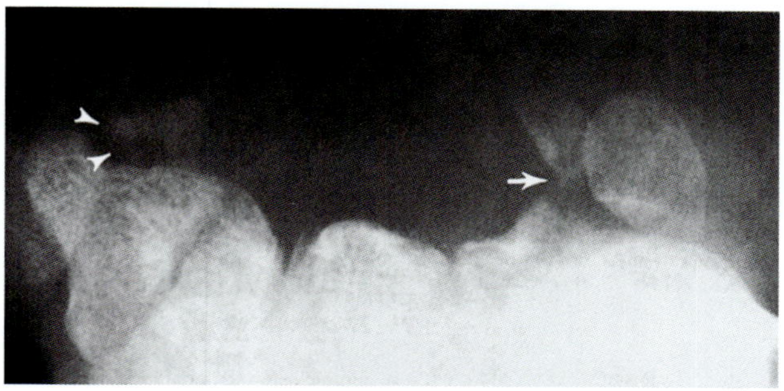

图 69-11　腕管投照位显示钩骨钩部骨折（箭）和大多角骨撕脱骨折（箭头）

一、适应证

腕关节镜检查的适应证包括：检查韧带损伤、检查关节表面、摘除游离体、滑膜的活检、关节冲洗和清创及确定和补充关节造影的检查结果。在明确三角纤维软骨及骨间韧带损伤的部位及大小方面，关节镜比关节造影更准确，在探查舟月韧带、月三角韧带及三角纤维软骨撕裂方面，关节镜比动态腕关节造影术更准确。

腕关节镜有助于诊断和治疗腕关节软骨损伤、滑膜炎、三角纤维软骨复合体损伤以及舟月和月三角韧带损伤。腕关节镜的适应证还应当包括：骨软骨炎的清创、腕骨骨折、桡骨远端的关节内骨折、月骨周围损伤的复位和固定、尺骨远端切除和腕背囊肿切除（框 69-1）。

二、并发症

腕关节镜的并发症发生率在 1.2%~5.2%。11 项研究共 895 例患者的荟萃分析显示，并发症发生率为 4.7%。关节镜技术的并发症可将其分为 4 类：①与牵引和上肢姿势有关的并发症（皮肤损伤、关节僵硬和周围神经损伤）；②入口和器械插入的并发症（皮神经、血管、屈肌腱和伸肌腱、韧带和关节软骨的损伤）；③手术相关的并发症（治疗骨折时液体外漏引起的前臂间室综合征、关节镜下修复三角纤维软骨时损伤尺神经腕背支及置入克氏针时损伤感觉神经）；④一般的关节镜并发症（器械断入和感染）。

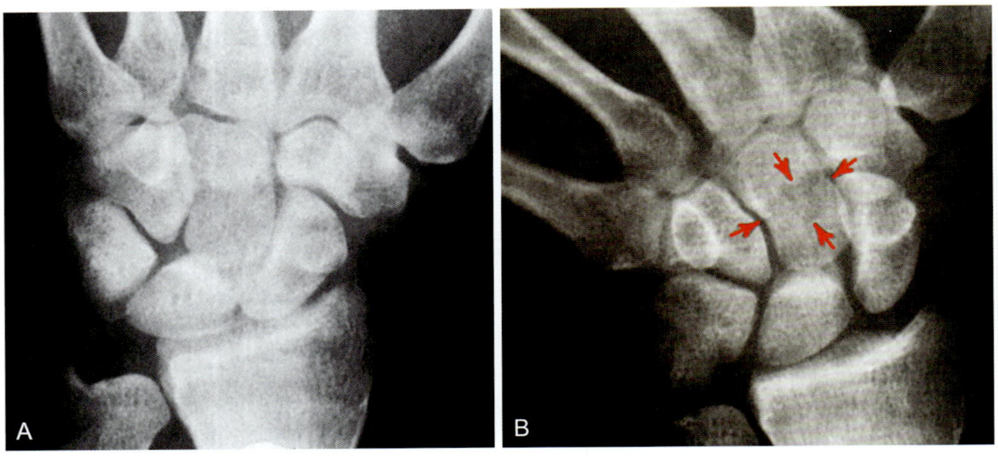

图 69-12 A．头状骨前后位显示没有明确的异常；B. 旋转一定角度投照显示头状骨腰部有囊性缺损并发骨折（箭）

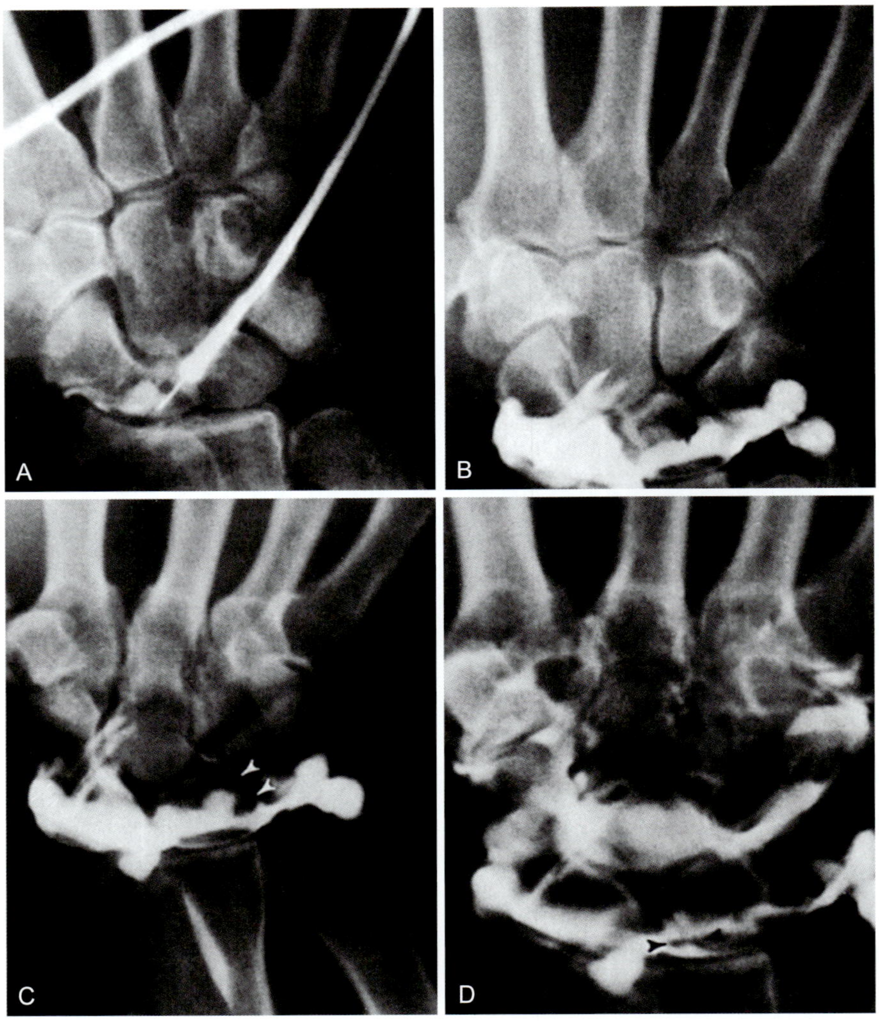

图 69-13 关节造影的荧光屏点片。A. 进针完毕，开始注射造影剂；B. 患者感到轻度不适时，停止注射，造影剂局限于桡腕关节；C. 腕关节尺偏，造影剂进入腕中关节月骨和三角骨之间（箭头），表明月三角韧带撕裂；D. 随访时的投照，造影剂由远端进入舟月关节，造影剂充填腕中关节，难以鉴别其是否是舟月和月三角韧带的撕裂造成的。舟月间隙和桡腕间隙中间有一小的造影剂缺损（箭头）表示舟月韧带完整

框 69-1

腕部关节镜手术

三角纤维软骨合体
- 修复
- 清创

腕关节不稳
- 舟月韧带与月三角韧带清创
- 舟月与月三角骨经皮钢针固定

腕部骨折
- 桡骨远端骨折
- 舟骨骨折

软骨损伤
- 腕背囊肿切除术

骨切除手术
- 桡骨茎突切除术
- 远端尺骨切除术
- 薄片式切除手术方法
- 近排腕骨切除术
- 舟骨近端骨折切除术
- Kienböck 病月骨切除术
- 游离体取出术

其他
- 滑膜切除术
- 关节内粘连松解术
- 脓性腕关节灌洗术

（引自：Gupta R, Bozentka DJ, Osterman AL: Wrist arthroscopy: principles and clinical applications, J Am Acad Orthop Surg 9: 200, 2001.）

熟悉腕部的解剖、正确的操作方法、熟悉器械及其使用方法可能有助于避免上述严重并发症。这里介绍腕关节镜诊断的基础知识。关节镜技术在各种腕部疾病治疗中的应用将在各个疾病部分予以讨论。

三、设备

腕关节镜的设备如下。

关节镜：直径为 2.5~3.0 mm 最常用，也可选择 1.7~4 mm；长度为 50~60 mm；镜头偏斜角为 30°~70°。

光源系统。

高分辨率（HD）摄像系统 / 显像显示器；液晶显示器（LCD）或发光二极管（LED）视频显示器。

图像采集系统 / 数字视频录像机。

冲洗系统：依靠重力本身常常即可满足冲洗要求；机械或手动泵冲洗效果更好，有利于抽吸及使用切削工具。18 号针头；无菌管。

肢体位置固定装置：天花板钩或过头支柱和滑轮；自动化装置（牵引塔），容易调整；指套；前臂和腕的稳定装置；牵引锤：4~7 磅（lb）（1 lb=0.453 592 kg）。

手术刀片。

关节镜器械：射频刀头；篮钳：直径 2~3 mm，长度 40~60 mm；切削工具（四齿浅探针：长 40 mm，直径 1.5~2 mm）；窄头抓持钳（直或弯）；刨刀（最好全径弧，直径为 2~3 mm）。

四、患者的体位和术前准备

患者可在区域阻滞麻醉或全身麻醉下行腕关节镜检查。如果需进行多项操作或者患者感觉不适，最好用全身麻醉。可选择使用上臂气囊止血带，在处理关节内骨折时止血带应选用。患者仰卧，肩外展置于手术台上，关节镜手术可以在肘部屈曲、手指朝上位进行。伸直肘关节（水平位）可以使前臂旋前从而有利于关节内骨折的治疗。

腕关节镜患者的体位

手术技术 69-1

- 适当的麻醉下，应用无菌指套及绳索通过过头滑轮将手吊起，利用牵引作用对抗重量，使肘稍牵离手术台（图 69-14）。可以使用关节镜塔将拇指、示指和中指套在指套内做头顶牵引。
- 肘关节保持屈曲 80°~90°，屈腕 20°。
- 如用止血带，肢体驱血后给止血带充气。
- 用一垫好的机械前臂夹具固定好前臂。
- 用 4~10 磅（1.8~4.5 kg）的重量经指套牵开腕关节。

五、一般原则

腕关节镜检查的入路通常位于腕伸肌间室之间（图 69-15）。并根据与入路相邻的间室将入路进行编号（图 69-16）。共有 11 个背侧入路，其中 9 个用于桡腕关节和腕中关节，另外 2 个用于下尺桡关节。还可以增加 1 个腕横纹近侧桡侧腕屈肌腱外侧的掌侧入路。slutsky 成功地采用 1 个经屈肌腱，尺侧神经血管束和尺侧腕屈肌之间的掌尺侧入路。最常用于检查桡腕关节和尺腕关节的入路是 3~4 入

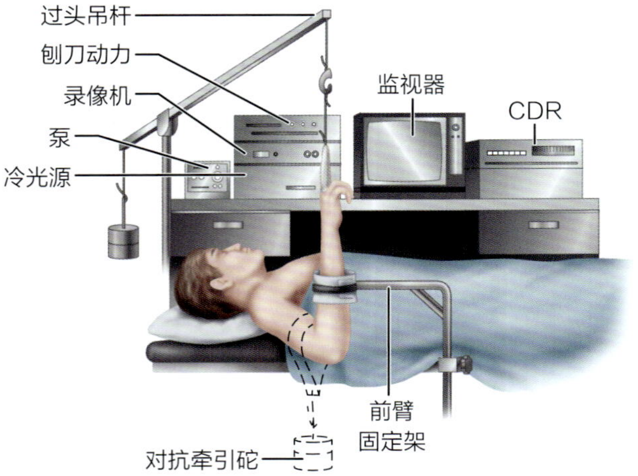

图 69-14 腕关节检查的设备和患者的体位。CDR，CD 刻录机（见手术技术 69-1）

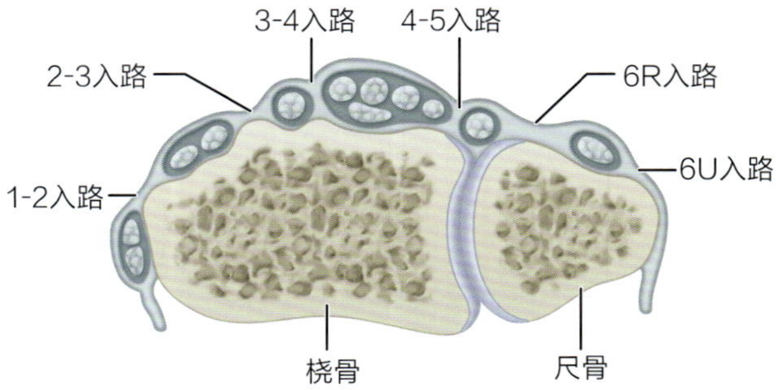

图 69-16 桡骨远端水平腕关节横断面，显示用于检查桡腕和尺腕关节的间室和入路

路（位于背侧第三、四伸肌间室之间）和 4~5 入路（位于第四、五伸肌间室之间）。腕中关节桡侧入路位于第三掌骨轴线桡侧，头状骨近端，头状骨和舟骨之间的软组织凹陷区。此入路位于 Lister 结节延长线上在舟月关节和舟头关节间（图 69-17）。腕中关节尺侧入路在 4~5 入路远端 1 cm，在第四掌骨轴线上，位于月三角骨头状骨钩骨关节上。另外 1 个 6R 入路（桡侧入路），位于第五、六伸肌间室之间，位于尺侧腕伸肌的桡背侧。6U 入路（尺侧入路）位于尺侧伸腕肌的尺侧，在 6R 入路可以看到三角纤维软骨、尺月韧带、尺三角韧带以及月三角韧带。经此入路可看到舟月韧带以及腕背囊肿的起始端。

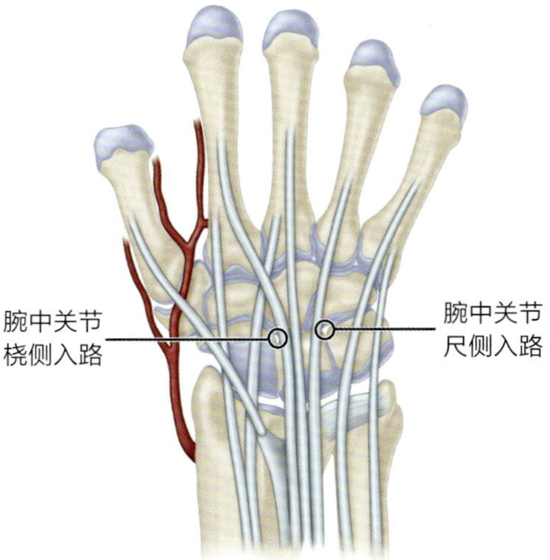

图 69-17 腕中关节镜检查的桡侧和尺侧入路，位于第三掌骨的桡侧（头状骨近端的“软点”）和尺侧（4~5 入路远端 1 cm）

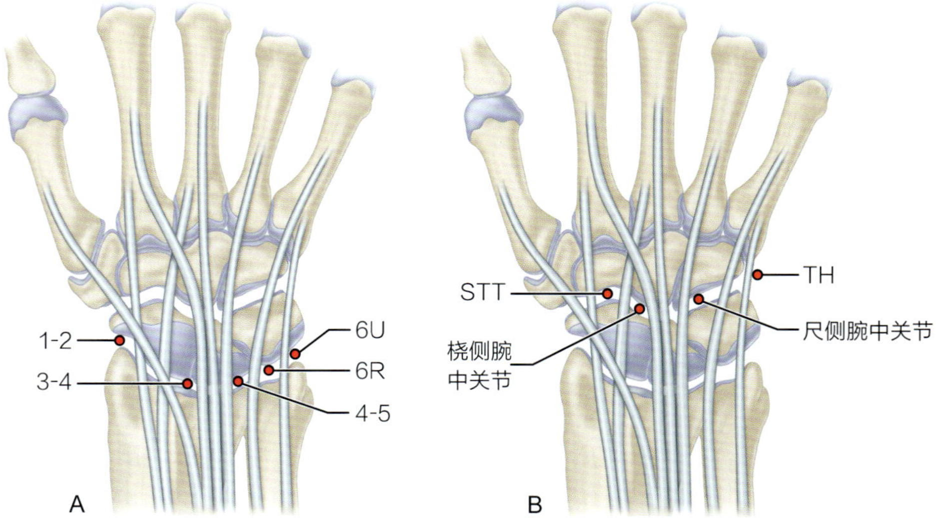

图 69-15 A. 标准桡腕入路；B. 标准腕中入路。STT，舟大小多角骨关节；TH，三角钩骨关节（引自：Gupta R, Bozentka DJ, Osterman AL:Wrist arthroscopy:principles and clinical applications, J Am Acad Orthop Surg 9:200, 2001.）

除常用的 3~4 入路和 6 入路外，其他入路可以对腕关节的其余部分进行检查。4~5 入路可以更好地检查三角纤维软骨复合体和掌侧的尺腕韧带。2~3 入路可以检查桡掌侧韧带。经第 1 入路插入探针可以协助检查桡骨远端的关节面。用 20 号和 22 号皮下注射针头插入各入路处，可在插入探针或其他器械之前确定哪一个入路最利于操作。2 个用于检查下尺桡关节的入路位于尺骨头的近端和远端。当使用近端入路时要注意避免损伤骨间背神经，在进入远端入路时可能会损伤三角纤维软骨。使用钝头穿刺锥较为安全，可以避免在插入关节镜套管时损伤关节面。

虽然大的关节镜有更好的视野，但常常因过大而难以操作。如果使用连续灌注冲洗，应使用有效的引流系统，避免液体外漏和出现前臂的并发症。具有自动监测压力并冲洗的泵有助于避免这类并发症。持续液体灌注时将关节镜摄像头朝上，可避免气泡聚集。无水关节镜也是可行的并有助于避免液体外漏引起的一些并发症。使用探针进行三角操作有利于检查韧带和软骨表面。为了很好地观察腕关节内部，可应用重量牵引保持关节牵开、用盐水扩张关节和经常冲洗。

桡腕关节检查

手术技术 69-2

- 确认并在皮肤上标记拟用的关节镜入路。标记桡骨远端关节缘和 Lister 结节的位置（图 69-18A）。
- 通过位于第三、四伸肌间室之间、拇长伸肌和 Lister 结节稍远端的入路扩张桡腕关节。沿远端背侧至近掌侧倾斜针头 12°~15°。与正常远端桡侧关节掌倾保持一致，自此入路插入 18 号针头（图 69-18B）。注入 5~10 ml 生理盐水充盈关节。
- 拔去针头，在入路处做一切口，用一个小止血钳逐层分离，穿过关节囊，插入套管和钝管芯，建立关节镜进水通路。
- 也可通过尺侧腕伸肌尺侧的 6U 入路经尺腕关节建立连续灌注系统。避免损伤尺神经的腕背支。
- 灌注的液体可以通过关节镜或导管依靠重力流出。可用灌注泵保持持续压力和灌注，注意避免外渗。
- 在 3 入路通过一小的皮肤切口将关节镜插入桡腕关节。
- 应用小止血钳钝性分离皮下软组织，将拇长伸肌腱牵向桡侧。
- 使用血管钳或 11 号刀片穿透背侧关节囊，注意不要损伤肌腱。
- 插入关节镜时稍向掌侧倾斜以适合桡骨远端掌倾斜。
- 倾斜关节镜使近端朝上可帮助消除气泡。
- 辨认腕掌侧关节囊和桡骨远端凹陷的关节面。
- 通过 4~5 入路，或小指固有伸肌和尺侧腕伸肌之间 6R 入路插入探针。这个入路可以作为检查桡腕关节时的进水或者出水通道，亦可作为检查尺腕关节时的关节镜入路。
- 有条理地辨认腕关节内的结构。将关节镜指向桡骨远端，沿舟骨月骨窝进行检查，向桡侧移动关节镜辨认桡骨远端和舟骨近侧缘。注意舟月关节，为舟骨、月骨之间与软骨面紧密融合的小褶皱样韧带。

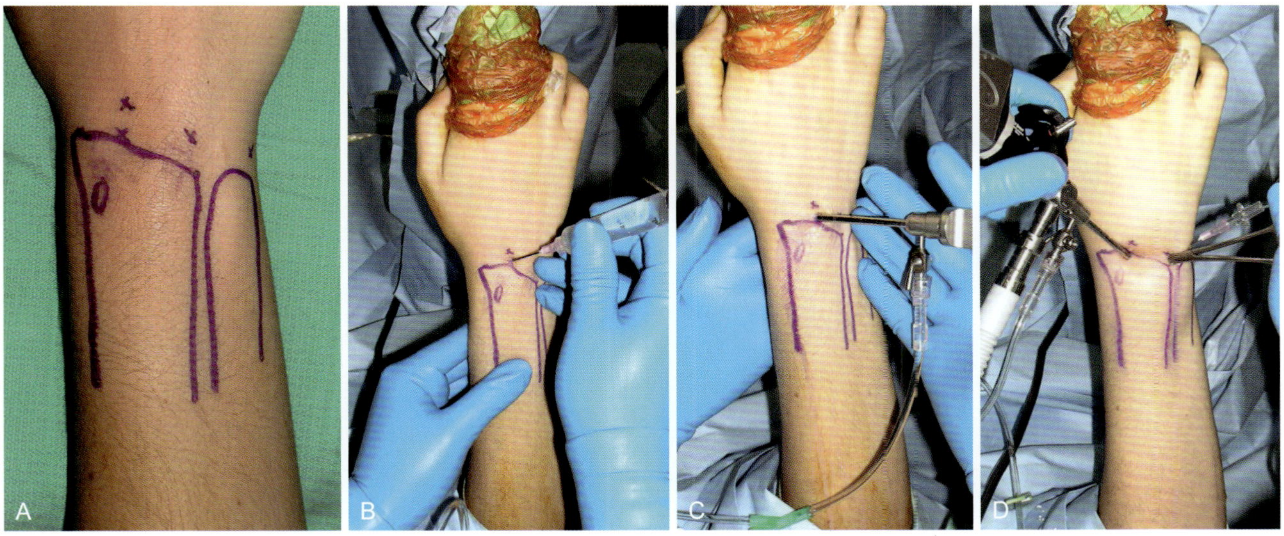

图 69-18 A. 标记尺桡骨茎突，画出尺桡骨远端轮廓；B.20 号针头平行于伸肌腱呈斜行从 3~4 入路插入；C. 拔出钝穿刺锥，插入关节镜；D. 尺侧腕伸肌稍尺侧建立 6U 入路（见手术技术 69-2）

- 背伸腕关节，显露舟骨和月骨的背侧表面，屈曲腕关节检查其掌侧表面，辨认腕掌侧韧带（图 69-19）。
- 辨认桡头韧带、桡舟月韧带和桡三角韧带（图 69-20）。用探针牵拉韧带，检查韧带是否完整。
- 将关节镜移向 4~5 入路或者 6R 入路，将灌洗和引流通道移至 3~4 入路，检查关节的尺侧部分和三角纤维软骨复合体。
- 用探针按压三角纤维软骨复合体检查其是否完整，尤其是三角纤维软骨复合体附着于桡骨尺侧缘的部位。
- 将关节镜移向腕关节尺侧检查尺腕韧带和三角骨近侧关节面。

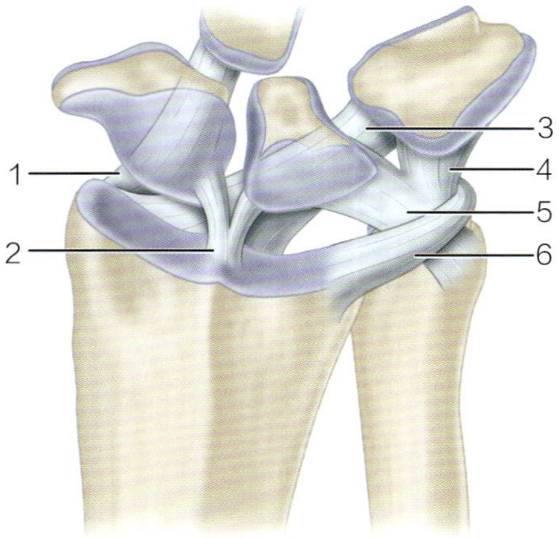

图 69-19 桡腕关节的韧带。1. 桡舟头韧带；2. 桡舟月韧带；3. 桡月三角韧带；4. 尺三角韧带；5. 尺月韧带；6. 三角纤维软骨（见手术技术 69-2）

- 自 4 入路或 5 入路插入探针检查腕掌侧韧带和舟月、月三角骨间韧带。有时需将关节镜移至更靠近桡侧的入路以检查三角纤维软骨复合体。

腕中关节检查

手术技术 69-3

- 进入腕中关节桡侧的入路位于 3~4 入路的远端约 1 cm 处，也就是位于第三掌骨桡侧近端的舟骨与头状骨间的软点。
- 自此入路插入 18 号针头，用 5~7 ml 生理盐水充盈关节，在皮肤上切一小口，钝性分离至关节囊，插入套管和钝管芯，通过关节镜灌注。
- 腕中关节尺侧入路位于第四掌骨轴线上头钩关节的近侧。将 18 号针头插入此关节，充盈关节，通过指总伸肌腱桡侧的腕中关节桡侧入路内的关节镜直视下确定针头的位置。
- 经以上入路可以检查舟头关节和头钩关节。通过腕中桡侧入路还可以检查舟骨 - 大多角 - 小多角关节。
- 经皮肤切口将关节镜置入此入路内，检查远端的头骨和近侧的舟骨。
- 沿舟头关节将关节镜向桡侧移动，检查舟骨 - 大多角 - 小多角骨关节。
- 沿舟头关节将关节镜向尺侧移动检查舟月骨、月三角骨和头钩骨关节。牵引活动腕关节以便更好地检查这些关节。
- 完成检查和手术操作后，确定关节内没有遗留的游离物，取出关节镜、工具和引流管。

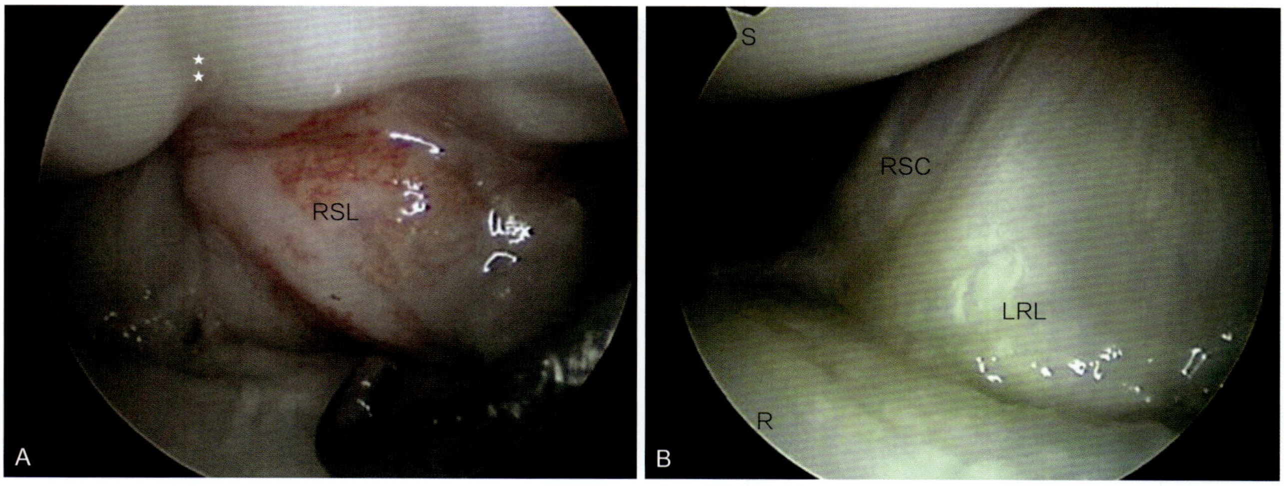

图 69-20 A. 镜下桡舟月韧带（RSL）、舟月骨间韧带（星号）。B. 镜下桡舟头韧带（RSC）和长桡月韧带（LRL）。R. 桡骨；S. 舟骨（引自：Slutsky D: Wrist arthroscopy. In Wolfe SW, editor:Green’s operative hand surgery, 6 th ed, Philadelphia, Elsevier, 2011.）（见手术技术 69-2）

- 去除止血带，止血后用皮肤钉或缝线闭合皮肤切口。关节内注入局部麻醉药以减轻术后疼痛。手部用大量敷料包扎并用支具固定。

下尺桡关节检查

手术技术 69-4

- 在紧靠尺骨头背外侧将一 18 号或 20 号针头插入尺桡关节内，并注入少量生理盐水以使关节充盈。在前臂旋后时通过触摸尺桡远端最易于确定关节的位置。
- Whipple 描述了下尺桡关节的近端和远端入路，近端入路更为安全，损伤尺骨头关节软骨和三角纤维软骨的风险小。
- 建立近侧入路时，在尺骨头背侧突起的近端做皮肤切口，中心位于尺骨远端和桡骨尺侧缘之间。
- 用止血钳钝性分离，避免损伤尺侧腕伸肌腱和尺神经腕背支。
- 将止血钳插入关节。
- 自近侧向远侧将带钝头管芯的关节镜套管插入关节。
- 拔去管芯，插入关节镜并确定其位于关节中。
- 在近侧下尺桡关节入路远端 5~10 mm 处的皮肤上做一个小切口，钝性分离并插入 18 号针头建立一操作入路。用关节镜确定针头在关节内。此入路在需要时可以用来插入止血钳和刨刀等工具。
- 在第五、六伸肌间室表面做皮肤切口可建立下尺桡关节入路，在靠近三角纤维软骨近端、纤维软骨和尺骨头之间分离并进入关节。如前所述，近端入路可以用来更安全地检查乙状切迹、尺骨头和三角纤维软骨的近侧面。
- 经关节镜全面检查后，拔除关节镜、器械和套管。
- 缝合切口，加压包扎，支具支撑固定。

术后处理　根据手术情况，在关节镜检查术后 7~10 天去除支具并开始活动。在骨折复位和韧带修复术后，固定和康复的时间可能要延长。

具体采用的关节镜手术在相应的疾病章节中描述。

第四节　腕骨骨折和脱位（包括 Kienböck 病）

有许多原因可造成腕骨骨折和脱位的诊断困难。大多数 X 线片上 8 块腕骨的轮廓线是重叠的。即使在前后位片上，也至少有一块腕骨与另一块相重叠。必须借助于对正常腕骨的形态和相互之间关系以及在腕部不同运动弧位下相互关系的变化的全面理解对所有投照位的 X 线片加以解读。

由于急性损伤时发现此区域骨折困难，因而许多骨折在初诊时都被遗漏掉了，关节和韧带损伤更难评估，后者可导致腕骨的旋转畸形和半脱位。特殊的放射学检查技术对诊断有帮助。CT 三维重建比 CT 平扫更容易发现和明确舟骨骨折移位，但仍难做出准确的诊断。腕骨的血供特点常使预后无法确定，尤其是舟骨和月骨。对舟骨骨折不愈合的评估，将 X 线平片、CT、术者手术的观感和 MRI 进行了比较，MRI 推断舟骨骨折不愈合的血运情况较其他方法更准确。

一、舟骨骨折

腕舟骨骨折是腕部最常见的骨折，而诊断却常被延误。诊断和治疗的延误可能改变骨折愈合的预后。严重的腕部扭伤须行 X 线检查，在早期应该按有舟骨骨折的可能进行处理，即使初始 X 线片为阴性，2 周后也应复查 X 线片。

（一）病因

虽然舟骨骨折最常发生于年轻人，但发病年龄为 10~70 岁，致伤机制为跌倒时手部背伸位着地导致腕关节过伸并轻度桡偏。舟骨骨折发生在腕部处于背伸位应力下，并且负荷主要集中在桡骨掌侧面。舟骨近极卡在桡骨的舟骨窝内，而远极向背侧过度运动（图 69-21）。在所有的舟骨骨折中，60%~80% 发生在舟骨腰部或者中部。17% 的患者合并有其他腕骨和前臂的骨折，包括经舟骨月骨周围脱位、大多角骨骨折、Bennett 骨折、桡骨头骨折、月骨脱位和桡骨远端骨折。当其他腕骨的损伤需要开放复位时，舟骨也应当被准确复位。

（二）舟骨解剖和血液供应

舟骨独特的解剖结构使舟骨骨折易发生延迟愈合或不愈合并导致腕关节的功能障碍。因为舟骨与桡骨远端及 7 块腕骨中的 4 块形成关节，舟骨的活动几乎与所有腕部的活动相关，尤其是在掌屈时。由骨折、脱位或半脱位所致的舟骨关节面的改变或由韧带断裂所致的舟骨不稳定均会导致全部腕骨严重的继发性改变。

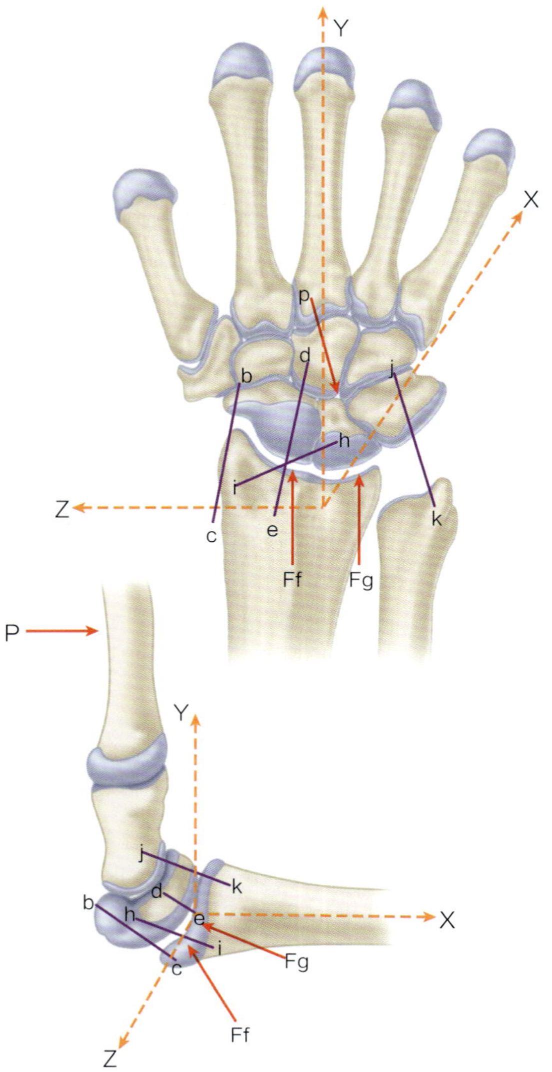

图 69-21 Weber 和 Chao 描述了包括近排腕关节在内的可能出现的应力负荷示意图。腕关节极度背屈时，4 条韧带结构（cb、ed、ih、kj）可能的应力负荷传导。分析时去除了背侧韧带结构，背屈时这些结构应处于松弛状态。桡骨与舟骨之间和桡骨与月骨之间的关节面可传递压力 Ff 和 Fg。这些力与固定的坐标系（XYZ）有关，也与承载负重（P）的矢量有关。Ff，桡舟作用力；Fg，桡月作用力；cb，桡侧副韧带复合体；ed，桡头韧带；ih，桡月韧带；kj，尺侧关节囊韧带；P，外力矢量；XYZ，笛卡尔坐标系统

舟骨的血供是不确切的。只有 67% 的舟骨在其全长分布有动脉滋养孔，包括远端、中间和近端三部分；其余的 13% 血液供应主要分布在远端 1/3；另 20% 在其腰部最多，而近端 1/3 处可能没有滋养孔即没有血液供应。这说明约 33% 的近端 1/3 舟骨骨折没有足够的血液供应，这在临床已被证实，此处骨折致缺血坏死的发生率可高达 35%。近极骨折常需要更长时间恢复且有更高的骨不连发生率。

进入舟骨的血管来源于桡动脉，包括掌外侧支、背侧支和远侧支。掌外侧支和背侧支的血液供应系统共同供应舟骨的近侧 2/3。从舟骨背侧嵴进入的桡动脉分支供应舟骨近极和 70%~80% 骨间的循环。在舟骨结节处，桡动脉掌侧支提供 20%~30% 的舟骨血供。

（三）诊断和治疗

舟骨骨折的治疗取决于骨折移位情况和骨折的稳定性。舟骨骨折分为无移位稳定性骨折和有移位不稳定性骨折（图 69-22）。虽然这个分类方法依然有用，但遇到舟骨结节、远端关节面和近极的骨折的时候可能需要特殊的处理方法。对于无移位的骨折，起初的 X 线诊断可能存在困难。腕关节尺偏并轻度背伸的后前位 X 线平片会对诊断有所帮助。石膏固定 2 周后复查 X 线片是一种公认的诊断舟骨无移位骨折的方法，锝骨扫描、MRI 和 CT 轴位片（Sanders 描述的舟骨长轴、1 mm 层厚）能更好地提供诊断的信息。虽然骨扫描被认为是最敏感的检查，但 Gaebler 等报道用 MRI 检查诊断隐匿性舟骨骨折有 100% 的敏感性和特异性，在损伤后平均 2.8 天即可见（图 69-23A）。尤其是钆增强的 MRI 也可用来评定骨折后舟骨的血液供应情况（图 69-23B）。有研究显示早期进行 MRI 或 CT 检查可缩短诊疗时间和提高处置效率。

1. 无移位，稳定性舟骨骨折 对于急性，无移位的腰部和远极的舟骨骨折，不伴有其他或副韧带损伤或者儿童舟骨骨折，非手术治疗通常都能够成功。如能早期诊断，骨折预后较好。关于腕部的位置，

舟骨骨折不愈合与骨折部位及移位程度的关系

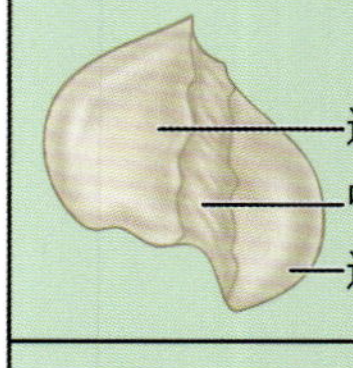

部位	骨折例数	愈合百分比
远 1/3	2	100
中 1/3	56	80
近 1/3	32	64

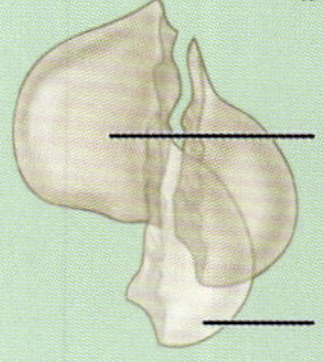

移位情况	骨折例数	愈合百分比
稳定	48	85
不稳定	42	65

图 69-22 植骨后舟骨的愈合明显地受骨折部位和移位程度的影响

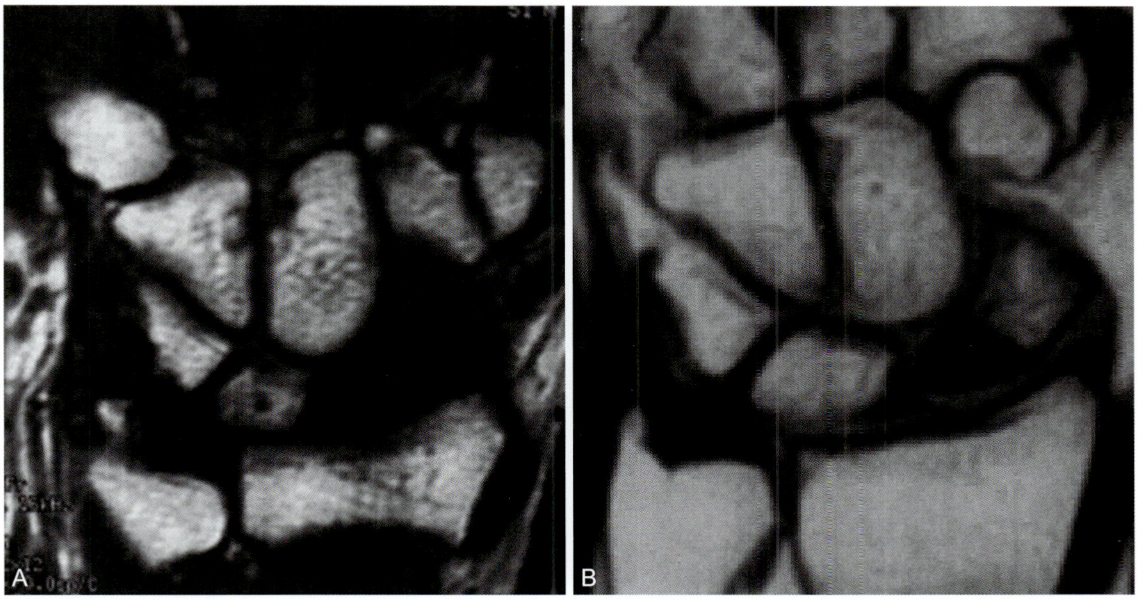

图 69-23 MRI 用于诊断“隐匿性”舟骨骨折（A），用于评价舟骨骨折后血运（B）（引自：Segalman KA, Graham TJ: Scaphoid proximal pole fractures and nonunions, J Am Soc Surg Hand 4:233, 2004.）

管型石膏近端和远端的长度，以及是否需固定肘和拇指仍然存在争论。有临床和实验室数据对这些观点进行支持。虽然一些研究发现，使用可拆卸的短臂拇指人字石膏者的不愈合率并不高于使用长臂拇指人字石膏，但其他研究发现，伤后使用长臂拇指人字石膏固定 6 周的患者愈合时间可缩短。随机对照试验 Meta 分析发现用非手术方法治疗舟骨骨折，无论是肘下石膏还是肘上石膏，是否固定拇指的石膏，还是腕关节屈曲 20° 到背伸 20° 的石膏，在愈合率、疼痛、握力、愈合时间及骨坏死方面无明显差别。在实验性的舟骨骨折模型中，使用短臂拇指人字石膏固定者旋前至旋后时骨折断端间的移动可超过 3 mm。

我们使用前臂管型石膏，近端位于肘下，远端至拇指指甲根部和近侧掌横纹（拇指人字石膏）固定；腕关节保持稍桡偏和屈伸中立位；拇指保持功能位。手指在掌侧关节远端允许自由活动。非手术的管型石膏技术，10~12 周骨折愈合率可达 90%~95%。在此期间，通过 X 线片观察骨折愈合情况。如果骨折端发生塌陷或成角，通常需要手术治疗。

在舟骨腰部及以远的骨折比在舟骨近极的骨折愈合快，如果诊断被延误或者骨折线位于近端 1/3，预后则不那么理想，起初应使用长臂拇指人字石膏固定 6 周。如果无移位的舟骨骨折的诊断被延误数周，治疗应以管型石膏固定开始。Mack 等回顾了舟骨骨折后 1~6 个月诊断的病例，发现稳定的中段舟骨骨折用管型石膏固定可以治愈，但是平均需要 19 周，而另一组急性骨折治疗平均只需要 10 周即可痊愈。在后续的手术治疗讨论中，提出对于无移位骨折应早期手术固定的趋势。若管型石膏试验性治疗 20 周左右仍没有新的愈合征象或愈合不明显，应考虑手术治疗。

由于在固定时和长时间制动后可引起关节僵硬、肌肉萎缩或手部失用，对某些患者（如年轻的体力劳动者或运动员）可考虑特殊的非手术或手术治疗方法。包括经皮空心螺钉固定的手术技术正被越来越广泛地应用。在一项前瞻性、随机研究中比较了螺钉固定组和管型石膏固定组，显示前者能更早地活动和恢复多数运动，没有发现影响骨折愈合的因素。对无移位舟骨腰部骨折进行了一项前瞻性随机研究，在 44 例患者中，采取 Herbert 螺钉固定术后无制动组中没有发现骨不愈合，而 44 例单纯使用管型石膏治疗组在第 12 周时有 10 例骨不愈合。多个研究表明采取“有限切开”固定、经皮固定及关节镜辅助经皮固定，所有骨折均愈合。支持者认为这项技术的优点在于神经血管结构和腕十韧带的损伤风险小，更早的骨愈合和早期恢复运动。对考虑手术的患者而言，必须理解对急性无移位舟骨骨折采取管型石膏固定可以有较高的愈合率，复杂的技术要求高的手术治疗可能会带来并发症。

对某些运动员，应考虑在比赛时使用衬垫的管型石膏。对每位患者，应该考虑不同治疗方法的优点和缺点。

2. 有移位，不稳定性舟骨骨折 对于移位的不稳定性舟骨骨折，如果在前后位或斜位 X 线片上骨折块错位超过 1 mm，或者月头角超过 15°，或在侧位片上舟月角超过 45°（为 30°~60°），其他判断移位的标准包括侧位舟骨内角 >45°、前后位舟骨内角 <35°（Amadio 等）和高长比 ≥0.65（Bain 等）。由于月头角骨和舟月角骨的角度范围可有变异，因此，对侧腕关节的对照 X 线片会有帮助。开始可以尝试纵向牵引和轻微向桡侧压迫腕骨进行复位，如果复位成功，经皮空心螺钉或穿针固定并应用长臂拇指人字形石膏固定即可，否则需要切开复位和内固定。

对于新鲜的舟骨移位或不稳定性骨折，最佳固定方法的选择取决于手术医师的经验和可以利用的器械。对一些骨折使用克氏针即可获得满意的内固定。AO 空心螺钉和 Herbert 螺距不等骨螺钉，以及其他最近设计的无头螺钉在治疗移位和不稳定舟骨骨折方面也各具优点。一项尸体对照研究显示，AO 螺钉、Acutrak 螺钉、Herbert-Whipple 螺钉比非空心 Herbert 螺钉能更好地对循环折弯载荷。有研究比较了 2 组舟骨骨折病例，一组采用 AO 空心螺钉治疗，另一组使用 Herbert-Whipple 空心螺钉，2 组均 100% 愈合。在透视监视下，可以沿导针准确地打入空心骨螺钉，因此空心骨螺钉具有治疗价值。螺钉的优点包括：①缩短外固定时间；②提供相对坚强的内固定；③在骨折处加压。另外，由于无头的螺钉位于骨表面下，通常不用取出螺钉。这些螺钉可以和植骨块一同应用以矫正舟骨成角畸形。

不管使用何种固定器械，术前必须仔细研究采用的固定方法手术操作细节，术中认真仔细操作，尽可能地达到或接近解剖复位和准确地置入固定装置至关重要。

急性移位的舟骨骨折的切开复位内固定及髂骨植骨——掌侧入路

手术技术 69-5

- 患者取仰卧位，区域阻滞麻醉，对手、腕和髂骨取骨区消毒铺单，将气囊止血带充气。
- 掌侧入路通常可获得舟骨腰部及以远骨折最好的显露。在腕关节的掌面，起自腕掌侧横纹近侧 3~4 cm，桡侧腕屈肌表面做纵向皮肤切口。
- 向远端延长至腕掌横纹，然后稍转向桡侧，朝向舟大多角和大多角骨掌骨关节，像曲棍球杆形。
- 保护正中神经掌皮支以及桡浅神经的终末支。
- 于前臂筋膜层掀开皮肤。
- 向远端延长至腕掌横纹，然后稍转向桡侧，朝向舟大多角和大多角骨掌骨关节。
- 切开桡侧腕屈肌腱鞘，将肌腱牵向尺侧并打开腱鞘的深面。
- 显露桡舟关节掌侧关节囊。
- 尺偏位伸展腕关节，沿舟骨长轴切开关节囊，向舟大多角关节方向斜行延长切口。
- 锐性分离，显露骨折，切开长桡月韧带和桡舟头韧带，保护这些关节囊韧带结构以备修复时使用。检查骨折情况决定是否需要植骨。
- 如果骨折没有或仅有很少的粉碎，复位固定即可。如果骨折粉碎严重，尤其是位于掌侧且舟骨骨折处有成角倾向，则应取髂骨块植骨（见手术技术 69-14~69-17，以及图 69-40）。
- 可以在远端和近端放置克氏针作为操纵杆（“撬杆”）帮助复位骨折块。
- 复位骨折并用克氏针或螺钉（如空心螺钉）固定，注意避免旋转和成角畸形。如果使用空心钉，要确保导针位于近极和远极的中心。使用 C 形臂机透视确认。
- 对腰部和远侧段的骨折，用远端的入路置入固定物，纵行切开舟大多角骨关节囊建立远端的入钉点。
- 用咬骨钳移除部分大多角骨以利于从远至近置导针。以便更好地将导针置于中心 - 中心的位置。
- 置入螺钉，直到末端与软骨下骨平齐，埋头于关节软骨下。
- 在腕背侧纹处放置布巾垫将腕关节轻轻桡偏并将舟骨置于垂直位，沿舟骨长轴穿入克氏针比较容易。拇指和示指的指套牵引也有帮助。保持腕关节在此位置，将克氏针几乎直指背侧方向置入舟骨。
- 获得稳定的复位和固定后，通过透视图像或拍摄 X 线片检查复位的位置和对线情况以及内固定的位置。
- 放松气囊止血带，止血。
- 用不吸收缝线或降解时间长的可吸收缝线缝合腕关节囊。
- 关闭皮肤切口并用敷料包扎，用拇指人字支具或拇指人字石膏固定。

急性移位的舟骨骨折的切开复位内固定——背侧入路

手术技术 69-6

- 对于没有粉碎的舟骨近端骨折，可经背侧入路显露骨折部位和放置内固定。
- 在桡腕关节远端 5~10 mm 处做背侧横行切口（图 69-24），可使用 C 形臂定位保护桡神经和尺神经的感觉支。保留、电凝或结扎并切断背侧静脉。
- 皮肤切口从桡骨茎突延伸至尺骨茎突。
- 在指总伸肌肌腱两侧平行切开伸肌支持带。保护伸肌肌腱，特别是从第三背侧伸肌间室出来的拇长伸肌肌腱。将平行切开的伸肌支持带近端切开，制成 1 个筋膜瓣，以便显露腕关节背侧关节囊。
- 用 1 根 Penrose 引流管环绕伸肌腱，将其牵向尺侧。
- 沿背侧腕骨间韧带和桡三角背侧韧带切开，制成 1 个蒂在桡侧的关节囊，打开背侧关节囊。
- 将关节囊瓣牵向桡侧，显露骨折部位。
- 平行于舟骨中轴插入 1 根克氏针进入近端骨折块，以该克氏针作为撬棍（"操纵杆"）整复近端骨折块至复位的位置。
- 骨折复位后，将第 1 根克氏针穿过骨折做骨折块之间的临时固定。根据骨折形状，插入另一根克氏针或螺钉。
- 如果使用空心螺钉，在 C 形臂透视观察下，插入 1 根导针，导针位于近极和远极的中心。
- 确定拟用螺钉的合适长度。根据使用的器械，在舟骨上钻孔和攻丝，置入合适长度的螺钉（通常为初始测量长度减 4 mm）。使用 C 形臂透视，确保导针或螺钉固定位于舟骨近极和远极的长轴中心。可将起初的克氏针作为辅助固定，也可在选择螺钉固定后将其拔除。
- 关闭关节囊瓣，修复伸肌支持带瓣。
- 闭合皮肤，使用拇指人字石膏或支具。

术后处理 2 周后拆线，更换支具或管型。一些学者提倡拆线后就直接使用可拆卸支具，然而另一些学者建议继续用短臂拇指人字形石膏固定 2~4 周。X 线检查如发现愈合征象，改用短臂拇指人字形石膏固定，直到骨折确切愈合。如果难以确定骨折是否愈合，沿舟骨长轴 1 mm 层厚的 CT 可帮助评估骨小梁连接情况。在整个康复期间，应鼓励患者活动手指、拇指和肩关节；除去管型石膏固定后，逐渐增加腕和肘关节的活动，继之进行力量训练。

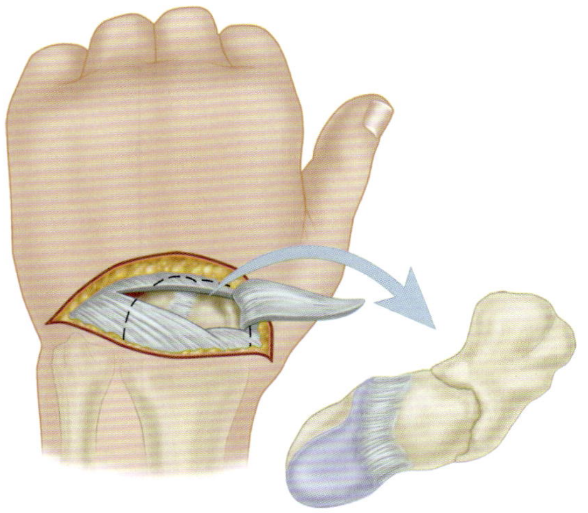

图 69-24 腕关节背侧入路，皮肤横切口，位于桡三角背侧韧带与腕骨间背侧韧带之间的桡侧为蒂的关节囊瓣（放大图显示舟骨近端 1/3 骨折）（见手术技术 69-6）

急性移位的舟骨骨折的切开复位内固定及取桡骨远端植骨——掌侧入路、桡骨植骨

手术技术 69-7

- 前臂远端桡侧腕屈肌腱与桡动脉之间做直切口，切口以曲棍球棒形通过腕横纹朝向拇指基底（图 69-25A）。
- 切开桡侧腕屈肌腱浅层及深层腱鞘并向尺侧牵拉，形成桡侧腕屈肌腱尺侧与桡动脉桡侧间的间隙。
- 从桡骨掌侧缘至大多角骨结节纵行切开关节囊（图 69-25B）。将关节囊与关节囊间韧带仔细地从舟骨上用手术刀锐性分离并加以保护，因为包含有桡舟头韧带，需要在手术结束时进行修复。
- 显露舟骨掌侧，手法或使用操纵杆技术复位骨折并置入克氏针临时固定。
- 如果舟骨掌侧粉碎性骨折或亚急性舟骨骨折需要植骨，向近端延长 2~3 cm 在旋前方肌下方桡骨掌侧面取骨或者在 Lister 结节近端另做切口，通过在桡骨皮质开窗取松质骨。
- 切开舟骨 - 大多角骨关节，放置中央导针准备最终固定（图 69-25C）。如果需要，用咬骨钳咬除少量大多角骨近端便于内固定物放入时不受阻挡。
- 应用选择的内固定物获得坚强的内固定（见手术技术 69-6）。

术后处理 术后处理同手术技术 69-6。

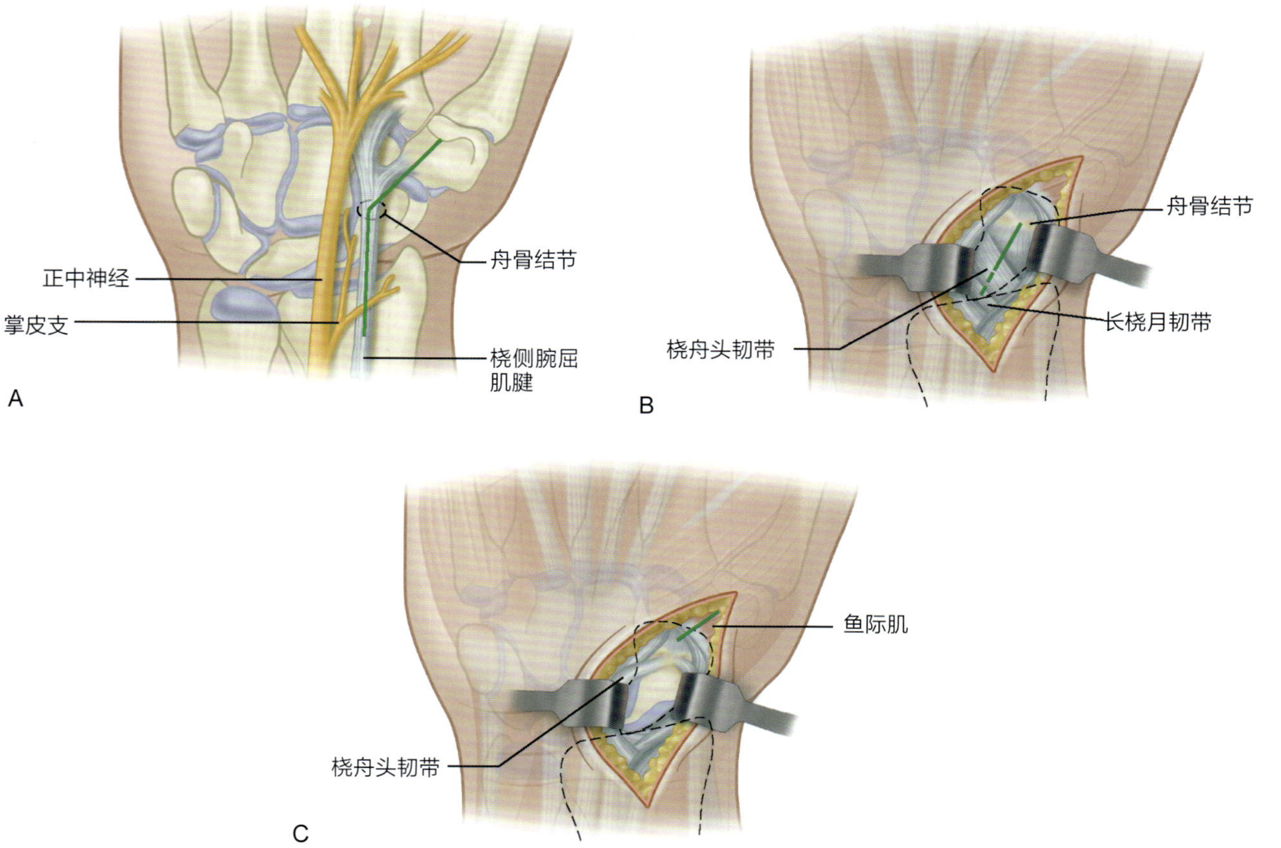

图 69-25 A. 舟骨急性骨折移位的切开复位内固定的“曲棍球棒形”掌侧切口；B. 纵行切开关节囊；C. 显露舟大多角骨关节以置入导针（见手术技术 69-7）

舟骨骨折经皮固定

手术技术 69-8

（Slade 等）

- Slade 等对于这个术式推荐使用以下手术设备：①无头空心加压螺钉（标准 Acutrak 螺钉）；②微型透视装置；③克氏针；④小的关节镜设备。
- 如果要使用关节镜检查骨折复位和内固定情况，需要让手术室准备腕关节镜。
- 患者仰卧位，上肢尽量伸展。
- 患者麻醉满意后消毒铺巾，屈肘 90°。
- 用 C 形臂或者微型 C 形臂透视检查骨折部位，对线，及判断是否有其他骨或韧带损伤。
- 用标记笔标记最佳的背侧手术切口和导针、钻头及螺钉的入点。
- 舟骨复位后，以舟骨为中心在后前位 X 线图像上确认舟骨轴线（图 69-26A）。
- 在 X 线透视下轻度旋前并屈曲腕关节直至舟骨骨折远近两端图像重叠。当它们重叠，在 X 线透视下舟骨呈现“环形”外观（图 69-26B 和 C）。圆环的中心就是舟骨的中轴线，是最佳的螺钉置入点（图 69-27）。
- 为了更容易地置入螺钉，在原来标记的地方做一切口钝性分离腕关节关节囊。
- 选双尖 0.045 in（1.14 mm）克氏针，透视下用电钻将克氏针置入舟骨近端。
- 如果担心克氏针置入不安全，在手术切口的远端和 Lister 结节内侧（尺侧），打开背侧关节囊的外侧（桡侧）至舟月骨间隙，暴露舟骨的近端。
- 导针从背侧沿舟骨的中轴线穿过舟骨，继续通过大多角骨（图 69-28A 和 B）。用 12 号的血管探针帮助导针定位。保持腕关节屈曲避免使导针弯曲。
- 导针穿过远端的掌侧面。透视线下检查导针的位置。
- 颠倒电钻，将导针向远端抽，使导针末尾离开桡腕关节间隙且使腕关节可处于全伸直位。
- C 形臂透视下确定舟骨骨折对位良好，导针在正确的位置（图 69-28C）。
- 如果用直径 0.045 in（1.1 mm）的导针不能产生正确的通路，换用直径 0.062 in（1.57 mm）导针产生正确的通路。在舟骨钻孔前更换比 0.045 in 更大的

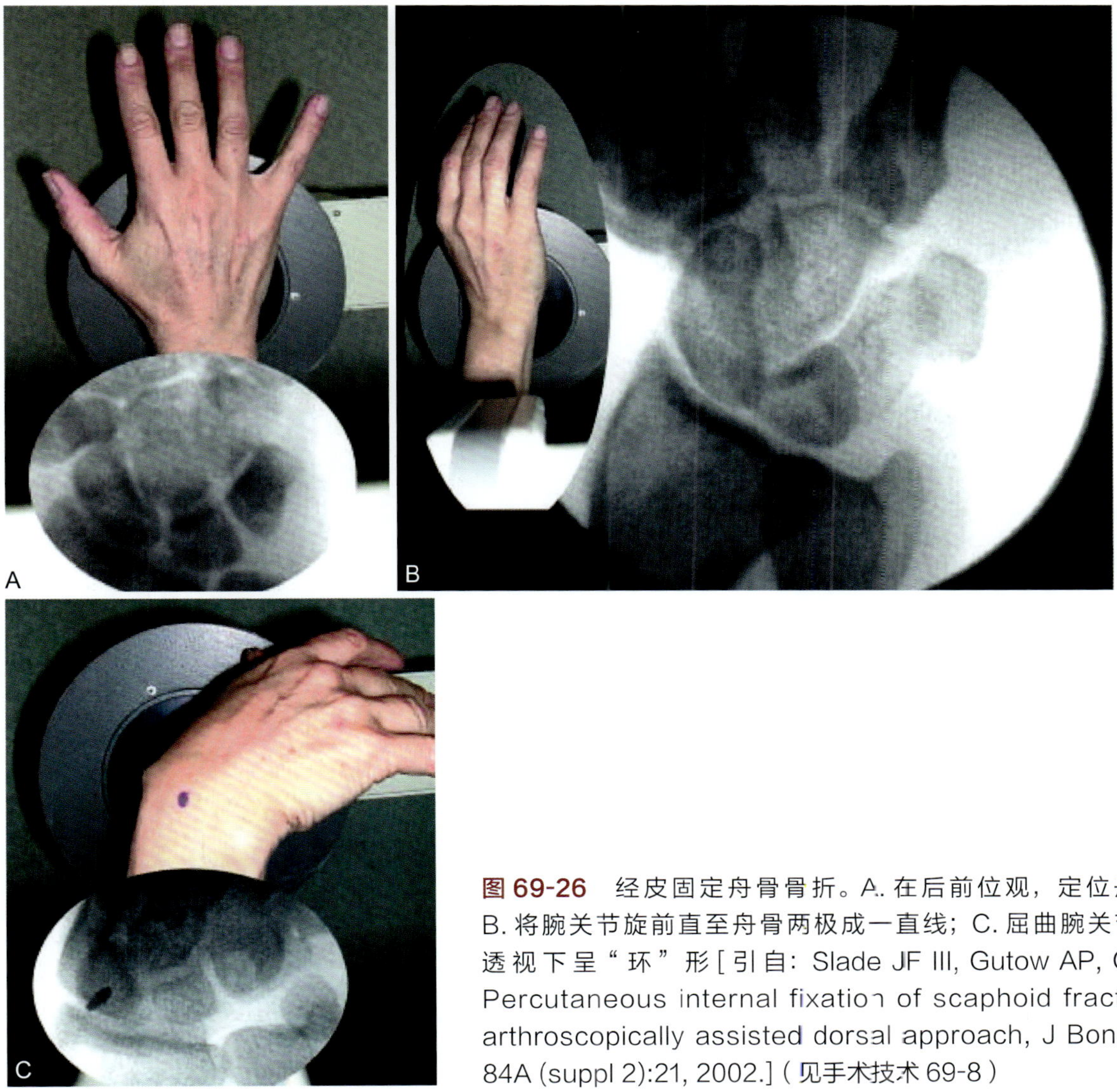

图 69-26　经皮固定舟骨骨折。A. 在后前位观，定位舟骨中心轴；B. 将腕关节旋前直至舟骨两极成一直线；C. 屈曲腕关节直至舟骨在透视下呈“环”形[引自：Slade JF III, Gutow AP, Geissler WB: Percutaneous internal fixation of scaphoid fractures via an arthroscopically assisted dorsal approach, J Bone Joint Surg 84A (suppl 2):21, 2002.]（见手术技术 69-8）

导针。

- 透视下检查导针的位置以及骨折对位情况。如果骨折复位不满意，对于移位性骨折在每一个骨折块放置 1 根 0.062 in（1.57 mm）克氏针，垂直于舟骨的轴线，作为撬杆（“操纵杆”）来操作骨折块（图 69-29）。如果需要，也可在近端撬杆克氏针置入月骨。
- 在钢针远端安装电钻，向远端回拔钢针穿过骨折处，使钢针处于远端骨折段的中轴线上。
- 用撬杆对位骨折块。
- 从远端至近端将导针穿过骨折端，固定复位。
- 为了控制旋转，保持稳定性，可沿背侧至掌侧，从舟骨的近端插入直径 0.045 in（1.1 mm）的克氏针，与第 1 根克氏针平行，控制旋转。置入螺钉时保留撬杆和抗旋转克氏针。
- 透视下确定复位情况和克氏针放置情况。
- 如果骨折很难被复位，可经皮插入小的止血钳帮助复位。

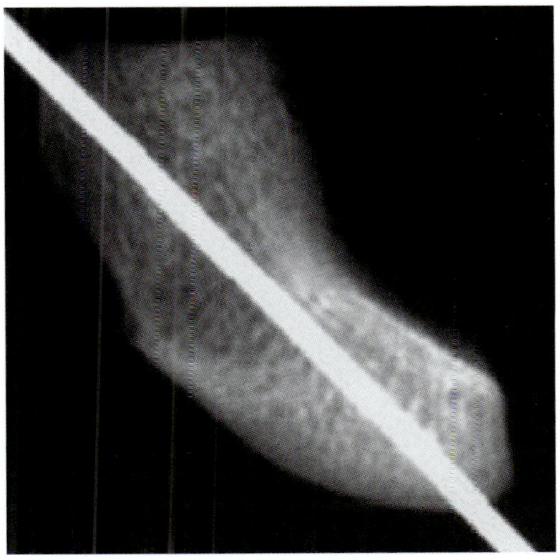

图 69-27　经皮固定舟骨骨折。将导针置于舟骨中心轴，再用螺钉固定[引自：Slade JF II, Gutow AP, Geissier WB: Percutaneous internal fixation of scaphoid fractures via an arthroscopically assisted dorsal approach, J Bone Joint Surg 84A (Suppl 2):21, 2002.]（见手术技术 69-8）

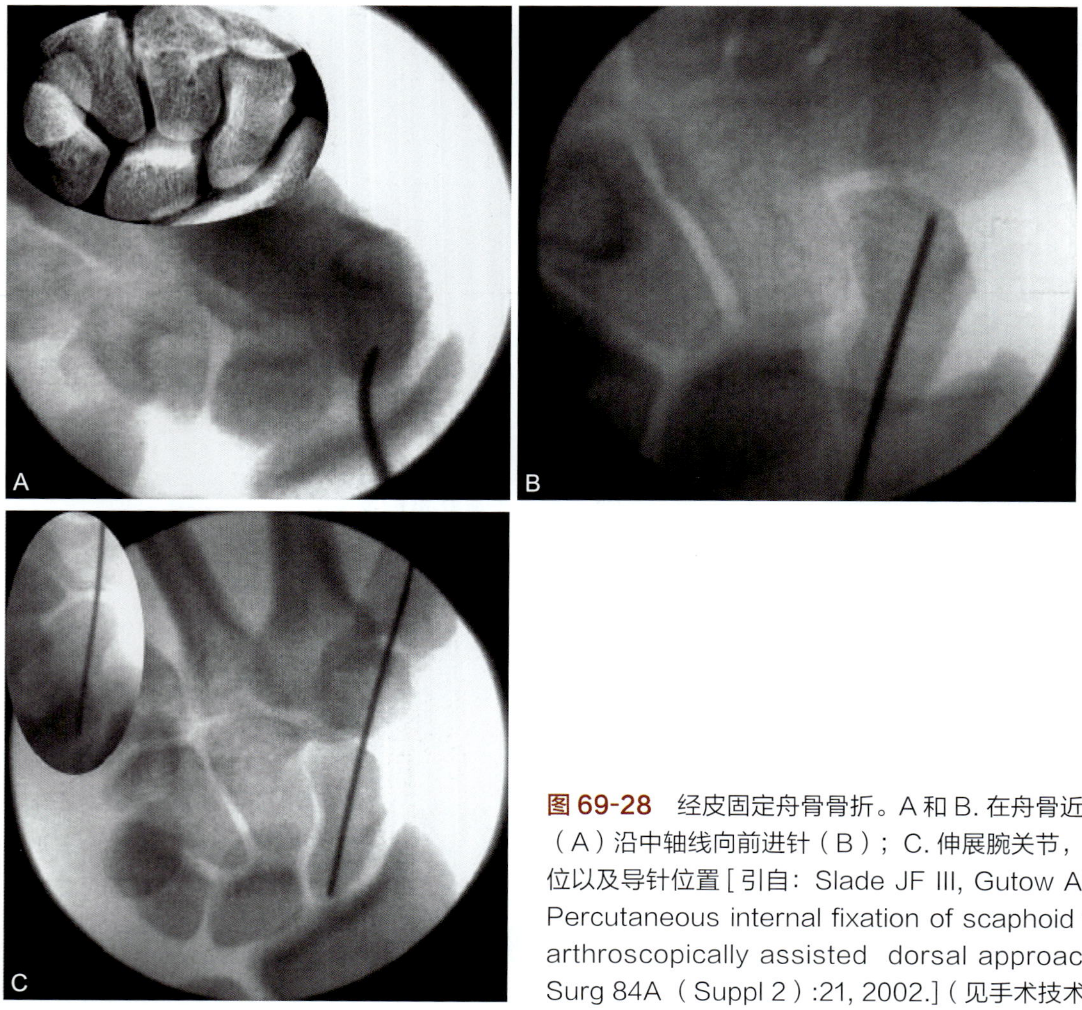

图 69-28 经皮固定舟骨骨折。A 和 B. 在舟骨近极基底部放置导针（A）沿中轴线向前进针（B）；C. 伸展腕关节，透视下确认舟骨复位以及导针位置 [引自：Slade JF III, Gutow AP, Geissler WB: Percutaneous internal fixation of scaphoid fractures via an arthroscopically assisted dorsal approach, J Bone Joint Surg 84A（Suppl 2）:21, 2002.]（见手术技术 69-8）

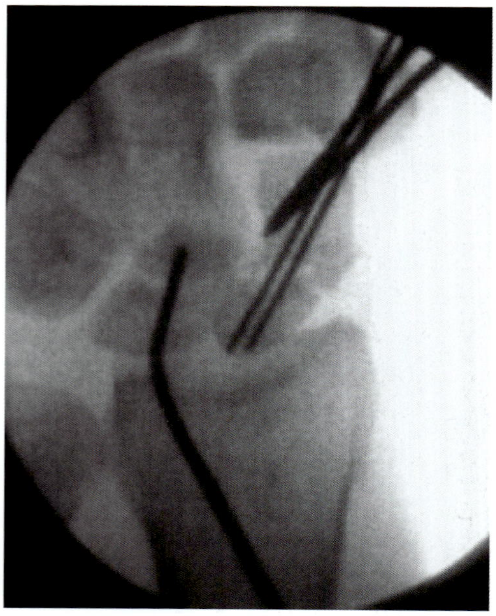

图 69-29 经皮固定舟骨骨折。采用 2 枚 0.062 in(1.6 mm）克氏针作为“操纵杆”将骨折复位 [引自：Slade JF III, Gutow AP, Geissler WB: Percutaneous internal fixation of scaphoid fractures via an arthroscopically assisted dorsal approach, J Bone Joint Surg 84A（Suppl 2）: 21, 2002.]（见手术技术 69-8）

- 如果骨折不能被复位，或不能准确放置导针，则放弃经皮固定术，使用掌侧入路或背侧入路切开复位（手术技术 69-5 和手术技术 69-6）。
- 用 2 根克氏针测量舟骨的长度。调整第 1 枚克氏针至舟骨的远端皮质，再把第 2 枚相同长度克氏针置于舟骨的近端皮质，2 枚克氏针平行。2 枚克氏针长度的差值便是舟骨的长度（图 69-30）。
- 为埋头和螺钉生长在舟骨内，选用比舟骨长度短 4 mm 的螺钉。
- 从掌侧或背侧置入螺钉主要取决于骨折的部位。近端骨折从背侧置入螺钉。腰部骨折可以从背侧或掌侧置入螺钉。远端骨折可从掌侧置入螺钉。
- 使用手动空心钻头一个距对侧骨皮质 2 mm 远的螺钉通道，要避免钻透对侧皮质（图 69-31）。
- 透视下观察钻的位置和深度。
- 使用比舟骨长度短 4 mm 的 Acutrak 螺钉。透视下拧入螺钉，拧至距对侧皮支 1~2 mm 处（图 69-32A）。
- 最后透视确认骨折复位和螺钉固定情况（图 69-32B 和 C）。

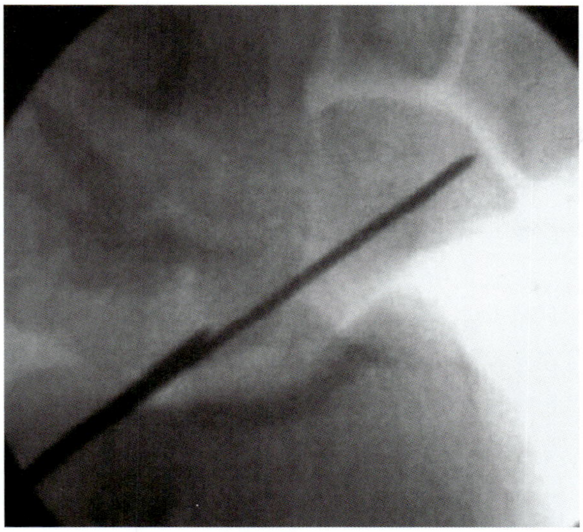

图 69-30　经皮固定舟骨骨折。测定舟骨长度[引自：Slade JF III, Gutow AP, Geissler WB: Percutaneous internal fixation of scaphoid fractures via an arthroscopically assisted dorsal approach, J Bone Joint Surg 84A（Suppl 2）:21, 2002.]（见手术技术 69-8）

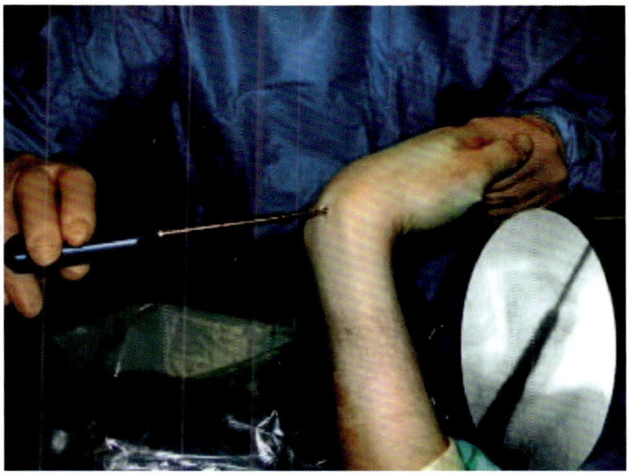

图 69-31　经皮固定舟骨骨折。在透视下采用手动空心钻头建立螺钉钉道[引自：Slade JF III, Gutow AP, Geissler WB: Percutaneous internal fixation of scaphoid fractures via an arthroscopically assisted dorsal approach, J Bone Joint Surg 84A（Suppl 2）: 21, 2002.]（见手术技术 69-8）

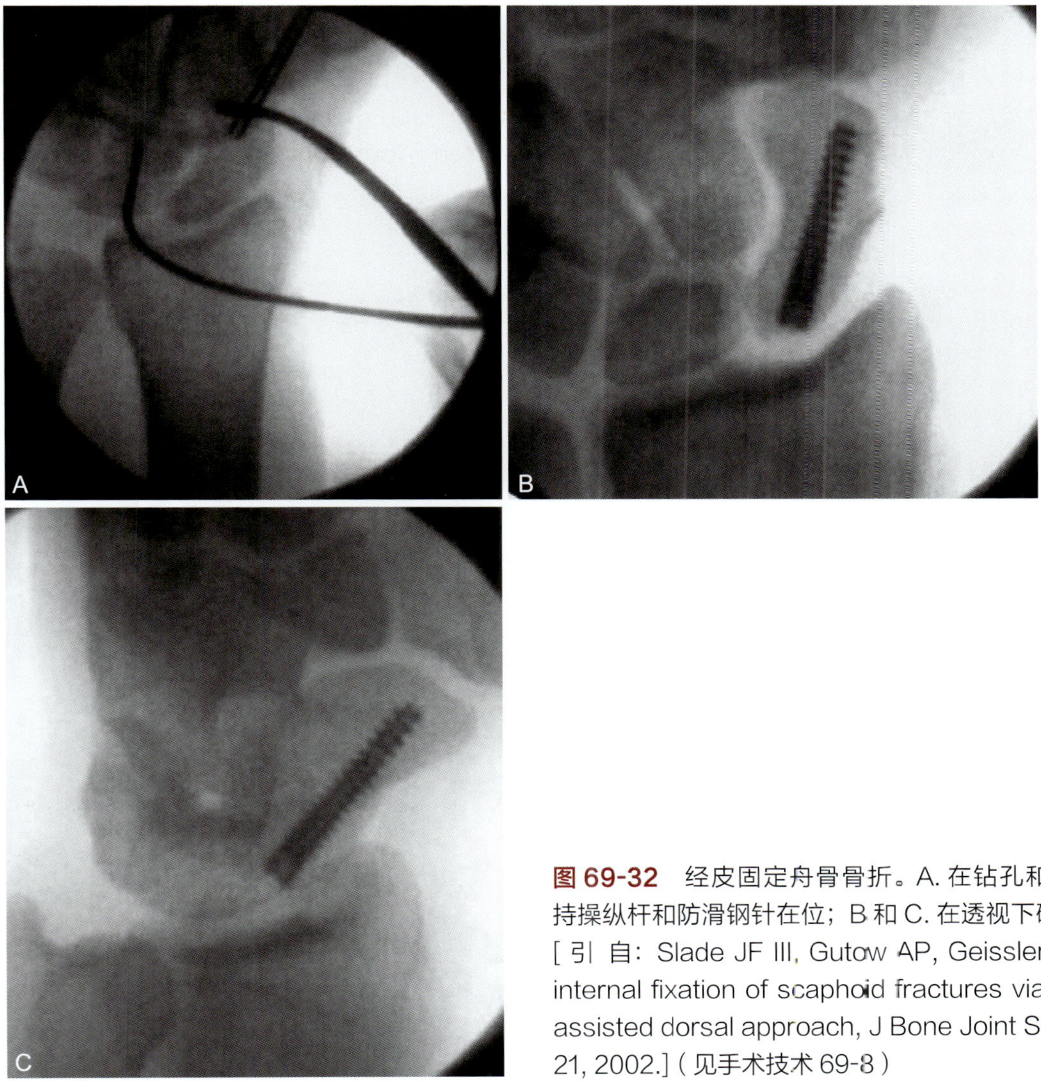

图 69-32　经皮固定舟骨骨折。A. 在钻孔和背侧螺钉置入时，维持操纵杆和防滑钢针在位；B 和 C. 在透视下确定无头加压螺钉位置[引自：Slade JF III, Gutow AP, Geissler WB: Percutaneous internal fixation of scaphoid fractures via an arthroscopically assisted dorsal approach, J Bone Joint Surg 84A（suppl 2）: 21, 2002.]（见手术技术 69-8）

- 如果怀疑韧带或其他的腕骨损伤，加用关节镜检查。
- 通过手指纵向牵引。
- 透视定位腕中和桡腕入路。
- 通过桡侧腕中关节入路插入关节镜检查骨折复位情况。
- 用全径刨刀去除血块和滑膜。
- 检查舟月和月三角韧带。
- 通过 3~4 入路检查确定螺钉在舟骨近端埋头情况。
- 若见到韧带撕裂，通过清创、腕骨间穿针或者切开背侧韧带修复。

术后处理 术后是否应用支具视软组织损伤程度而定。如果没有韧带损伤，采用拇指人字形支具。如果有韧带损伤，采用过肘“方糖铲”拇指人字形支具。2 周拆线，换用短臂拇指人字形石膏。6~8 周时取出所有固定钢针。每月更换石膏。X 线显示骨折愈合后可移除石膏或可拆除拇指人字形支具。CT 可帮助确定是否有连续骨小梁通过。骨折愈合后，理疗师监控下康复训练。

3. 舟骨骨折骨不愈合 舟骨骨折骨不愈合的影响因素包括诊断被延误、移位明显、并发其他腕骨损伤和血液供应受损。不愈合的骨折中，估计有 40% 在受伤当时未能诊断出来。有人提出移位的舟骨骨折中有 92% 为骨不愈合，缺血性坏死的发生率为 30%~40%，最常见于近 1/3 骨折。

骨折后未经治疗会发生舟骨及邻近骨的囊性变，随后发生缺血性坏死，但这并不是手术的绝对指征。如果舟骨骨折达 4 周或更长时间后才治疗，骨不愈合的概率将明显增加。延迟治疗可使骨不愈合率高达 88%。

舟骨近端骨折骨不愈合的治疗方式的选择主要看近端的血液供应和骨折块大小。如果术前行钆增强 MRI 及术中骨出血证实血供满意，可对舟骨近端 1/3 或者更多一点的骨不愈合施行非血管化骨移植。当近端血液供应较差时要行血管化骨移植。如果舟月韧带结构完整，对于小的、无血运的、不愈合的近端骨折块可切除。

电刺激和超声刺激在治疗舟骨骨折骨愈合的疗效并不是十分肯定。有报道认为骨移植治疗舟骨骨折骨不愈合比电磁刺激治疗更为有效。低强度的超声刺激在治疗舟骨骨折骨不愈合疗效目前尚未确定。尚需要更多的证据来确定这些技术在治疗骨不愈合和急性骨折方面的疗效。

许多舟骨骨折骨不愈合的临床症状轻微，久坐办公的患者多能忍受。但应告知患者有可能不可避免地发生某种程度的腕关节退行性关节炎，不过这可能需要数年的时间，其发展速度取决于腕关节所受的慢性应力和活动量。舟骨骨折骨不愈合常见的关节炎 X 线表现包括桡舟间隙变窄、头月间隙变窄、囊性变和明显的背侧嵌入节段的不稳定。这就是所谓的舟骨骨折骨不愈合进行性塌陷型（图 69-33）。桡月关节早期常无病变，但随着关节炎的发展可能会发生退行性变。Jupiter 等观察了舟骨骨折骨不愈合患者，主要根据关节炎的程度分为 3 组：不伴关节炎的骨不愈合、伴桡腕关节炎的骨不愈合及伴早期桡腕和腕骨间关节炎的骨不愈合。不伴关节炎的骨不愈合需使骨折愈合，但伴有关节炎的患者需要别的其他措施，包括补救性的手术。一些无移位舟骨骨折骨不愈合患者通过稳固的内固定而不需要骨移植即可达到愈合。Knoll 和 Trumble 等提出了一个包括骨坏死在内的舟骨骨折骨不愈合的治疗流程（图 69-34）。在伴有关节炎陈旧性骨折的患者中，在中 1/3 骨折的骨折线近侧切除桡骨茎突可以减轻症状；然而，也可能需要其他重建手术，尤其是存在严重的关节退行性变时，近排腕骨切除术或腕关节融合术的效果可能更可靠。下列手术可用于治疗舟骨骨折骨不愈合：①传统的植骨术；②带血管的骨移植；③近侧骨折

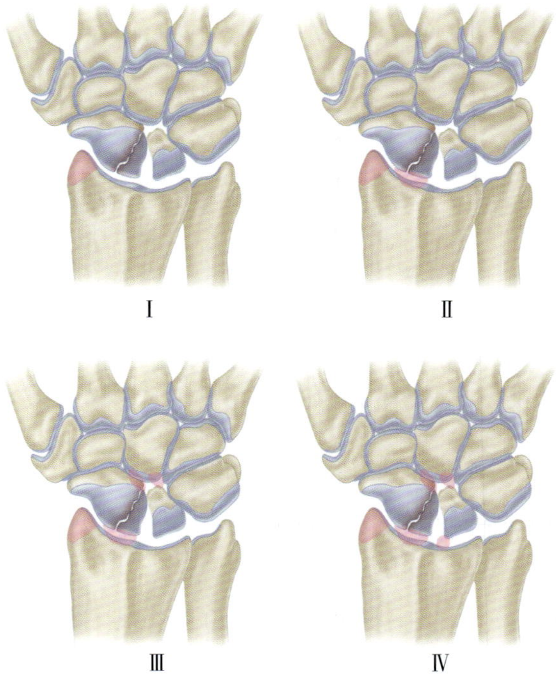

图 69-33 舟骨骨折骨不愈合进行性塌陷分期。Ⅰ期，桡骨茎突关节炎；Ⅱ期，舟骨窝关节炎；Ⅲ期，头月关节炎；Ⅳ期，广泛腕关节炎

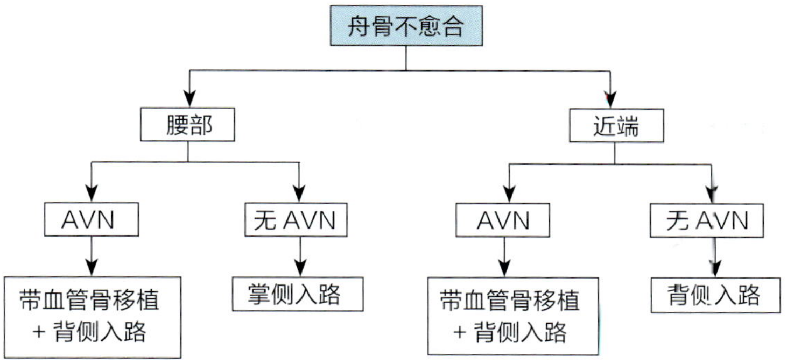

图 69-34　舟骨骨折骨不愈合治疗流程（Knoll 和 Trumble）。AVN，缺血性坏死（骨坏死）

块切除术、远侧骨折块和罕见的整个舟骨切除术；④桡骨茎突切除术；⑤近排腕骨切除术；⑥部分或全部腕关节融合术。

Preiser 病（舟骨骨坏死）通常表现为腕部疼痛。X 线，MRI 和 CT 可以帮助确定舟骨的血供及碎裂的程度。如果保守治疗不能缓解症状和功能障碍，同治疗 Kienböck 病（月骨无菌性坏死）一样，要采取再血管化技术保留舟骨的结构。如果舟骨发生严重塌陷或者桡舟关节炎，应当采取舟骨切除伴头状骨 - 月骨 - 三角骨 - 钩骨融合术或伴近排腕骨切除术。

4. 桡骨茎突切除术　单纯的桡骨茎突切除术对于治疗舟骨不愈合没有丝毫意义。但是，若关节炎改变仅波及桡腕关节的舟骨窝时，则有桡骨茎突切除术结合舟骨植骨术或舟骨尺侧块切除术的指征。

老年患者如果以桡舟关节炎表现为主而近端骨折段没有松动，单独行桡骨茎突切除术可以减轻疼痛。一项关于桡骨茎突切除多少的研究发现，当桡骨茎突切除超过 4 mm，腕骨尺侧、掌侧移位显著增加。当前推荐桡骨茎突切除不应超过 4 mm 以保持桡舟头韧带的完整性。

5. 近侧骨折块切除术　将骨折的舟骨远近段全部切除作为唯一的治疗措施是不明智的；术后即刻的效果可能很好，但最终可能发生腕关节紊乱。Soto-Hall 和 Haldeman 报道切除舟骨后，虽然在 5~7 年的时间内功能障碍并不明显，但头状骨逐渐移位至先前由舟骨占据的位置。如果考虑切除 2 个骨折块，最好附加一些其他稳定头月骨关节的手术（如头月或头月三角钩骨关节融合）。

在有适应证时，切除舟骨近侧骨折块通常结果满意；切除 1/4 或更少的舟骨通常引起极其轻微的腕部关节运动障碍。由于术后制动时间短，功能通常恢复很快。腕部力量常有一定程度的减弱。舟骨不愈合的近端骨折块切除的适应证如下：

（1）骨折块≤舟骨的 1/4，不管骨折块是否存活，因其太小，植骨常常会失败。

（2）骨折块≤舟骨的 1/4，并且有硬化、粉碎或严重的移位，粉碎的部分通常应早期切除以预防关节炎改变，严重移位的骨折块在不能准确手法复位时也应早期切除，过去应用硅橡胶置入物填充缺损，由于可能发生硅橡胶性滑膜炎，所以，我们倾向于旷置或用卷起或叠起的肌腱填充缺损。

（3）骨折块≤舟骨 1/4，并且植骨失败，当近侧段的死骨超过舟骨 1/4 时，一般选择其他的治疗方法而不是单纯的骨折段切除。

（4）桡骨茎突部位存在关节炎改变，行近端骨折段切除的同时应行桡骨茎突切除术。

近侧骨折块切除术

手术技术 69-9

- 在桡骨茎突水平，于腕关节桡背侧、以舟骨为中心做 5 cm 长的横切口。
- 保护桡神经浅支及其终末支。
- 沿背侧第一间室的桡侧缘纵行切开伸肌支持带的桡侧。
- 将伸肌支持带瓣向内侧第二、三间室掀起。
- 保护肌腱，将拇展肌腱牵向掌侧，拇长伸肌腱牵向背侧和尺侧。
- 沿背侧桡三角韧带的远端缘和背侧腕骨间韧带切开，制成蒂在桡侧的三角形背侧关节囊瓣，显露舟骨。
- 为避免切除正常的腕骨，将克氏针穿入舟骨近侧段，在前后位 X 线片进行确认。
- 用巾钳夹住待切除的骨块进行牵拉，分离与之连接的软组织，取出骨块，也可用咬骨钳取出近极。

- 如果腕关节过于松弛，头状骨可移位进入近极切除后遗留的缺损内，则进行舟头融合（手术技术 69-50）。
- 缝合关节囊瓣，用可吸收线修复支持带。
- 缝合皮肤切口，使用自手掌至肘部的前侧支具。

术后处理 术后用支具制动腕关节 2 周。10~14 天拆线。患者主动锻炼康复时，应佩戴可拆卸的支具，直至功能恢复到满意为止。如已经进行部分腕骨间融合，术后处理与腕关节部分融合术相同（见手术技术 69-51）。

6. 远侧骨折块切除 有报道对舟骨骨不愈合伴有桡舟关节炎的患者进行舟骨远折块切除效果满意。如果出现头月关节炎，在施行舟骨远侧骨折段切除时还要增加另外一个措施（如部分腕骨间融合术）。手术技术和术后处理与上文描述的舟骨近端骨折段切除相同。

7. 近排腕骨切除术 近排腕骨切除术通常是作为腕关节创伤后关节炎的一个重建性手术，尤其涉及舟骨和月骨时。有报道支持使用近排腕骨切除术替代腕关节融合术。有报道把近排腕骨切除术和部分腕骨间融合术进行了比较，均可以达到疼痛缓解、保护活动和力量的作用。对功能要求不高、希望一些腕部活动以及接受轻微的持续性疼痛可能的患者，近排腕骨切除术被认为可达到令人满意的效果（图 69-35）。如果近排腕骨切除术不能达到患者的要求，可以选择关节融合术。手工劳动者应当选择腕关节融合术。Chen 等发现骨间前、后神经切除术降低了近排腕骨切除术后再手术的风险并减少了进行融合手术的概率。

因退行性病变而行近排腕骨切除术时，桡骨的月骨窝和头状骨近侧应有健康的关节面。头月关节病变不是近排腕骨切除术的绝对禁忌证，因为可以切除头状骨的近侧极并用背侧关节囊瓣覆盖而获得满意的功能。如果在 X 线片上或术中直视下发现这些关节面的退行性变明显，应考虑其他的治疗方法，如关节融合术等。对于严重的腕骨开放性骨折脱位并发有明显的骨结构破坏、舟骨和月骨的粉碎性骨折及月骨和舟骨的血供破坏，初期行近排腕骨切除术可能有效。

通常建议切除三角骨、月骨和全部舟骨。然而，舟骨远极在其与大多角骨相关节的部分可以保留，这样可以为拇指提供更稳定的基底。如果保留舟骨远极，则应行桡骨茎突切除术，以防止舟骨远极和大多角骨撞击桡骨茎突。如果行近排腕骨切除术的同时行桡骨茎突切除，则应注意避免损伤掌侧桡舟头韧带。豌豆骨位于尺侧腕屈肌腱中，如同一块籽骨，因此，并不需要切除豌豆骨。通常要一块一块地切除腕骨；用带螺蚊的克氏针或螺钉作为“操纵杆”或把手有助于将腕骨撬离腕关节。

近排腕骨切除术适用于 35~40 岁以上的患者，四角融合适用于更年轻的患者以及重体力劳动者。Wagner 等比较了 45 岁以下行近排腕骨切除术与四

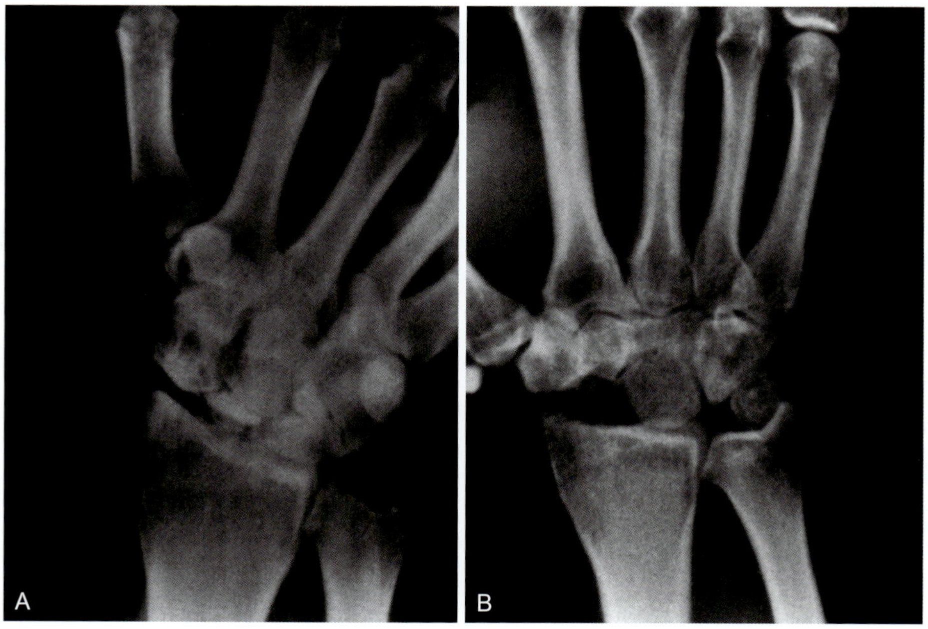

图 69-35 A. 长期的舟骨骨折不愈合合并关节炎、缺血性骨坏死、近极塌陷和头状骨下沉到近侧列腕骨中；B. 近排腕骨切除术和桡骨茎突切除术后

角融合术，平均随访 11 年，术后功能均满意。他们发现患者腕关节评分无差异（近排腕骨切除术 27，四角融合术 28），近排腕骨切除术的患者有更大的腕关节活动度，并发症更少，而四角融合术的患者具有更好的握力（四角融合术 65%，近排腕骨切除术 54%）和 DASH 评分（四角融合术 19，近排腕骨切除术 32）。

近排腕骨切除术

手术技术 69-10

- 沿第三掌骨轴线做腕背侧纵行切口，因为以后可能行腕关节融合术，纵行切口更佳。
- 向深层切至伸肌支持带，保留桡神经和尺神经的感觉支。
- 结扎并切断浅静脉。
- Z 字形切开伸肌支持带，便于缝合，注意斜向桡侧的拇长伸肌腱。
- 通过关节囊的两个纵行切口显露近排腕骨的背面，一个切口位于指总伸肌腱和尺侧腕伸肌腱之间，另一个位于桡侧腕短伸肌腱和指总伸肌腱之间。
- 如果见头状骨关节面磨损，则在桡骨远端关节面的背面附近做一个关节囊横切口，连接 2 个平行的关节囊切口，形成一个远侧蒂的关节囊瓣。
- 掀起指总伸肌腱下方的腕关节囊显露月骨，将 1 根螺纹针插入月骨，通过该针牵拉月骨并用手术刀切开附着的关节囊，将月骨切除。也可使用一小的角状腭裂刀。
- 然后将针插入三角骨，用同样的方法将其切除（图 69-36B）（先切除月骨和三角骨可以为较难的舟骨切除提供更多的空间）。

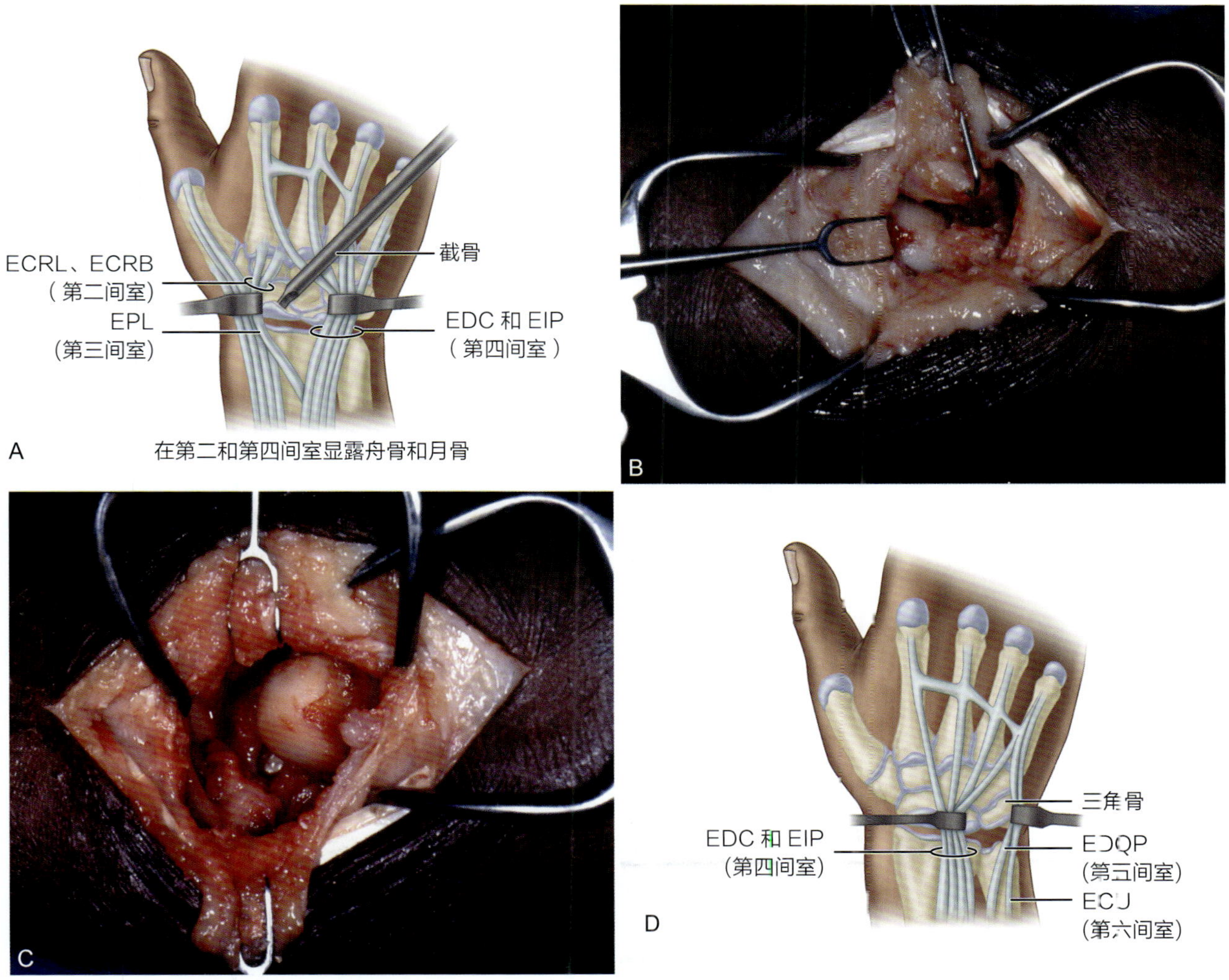

图 69-36 通过背侧入路腕骨近排腕骨切除术。A 和 B. 在第二和第四背侧间室显露以及切碎舟骨和月骨；C 和 D. 在第四和第五伸肌间室显露三角骨，切除三角骨。ECRL，桡侧腕长伸肌；ECRB，桡侧腕短伸肌；ECU，尺侧伸腕肌；EDC，指总伸肌；EPL，拇长伸肌；EDQP，小指固有伸肌；EIP，示指固有伸肌（引自：Calandruccio JH:Proximal row carpectomy, J Am Soc Surg Hand 1:112, 2001.）（见手术技术 69-10）

- 小心地用小骨剪、骨刀或锯将舟骨切碎以便于切除（图 69-36A）。也可用骨钻帮助去除舟骨远极。
- 将头状骨对位于月骨窝，需要时用施氏针固定头状骨。如果保留掌侧桡头韧带，可能不需要如此固定。
- 如果头状骨头部出现明显退变，将关节囊瓣填充头状骨头部与月骨窝之间，可用小的骨锚将关节囊瓣的近侧缘固定到桡骨远端掌侧缘。此外有报道使用异体真皮移植技术，覆盖退变的头状骨头部或者月骨窝。
- 止血，根据需要放置引流，逐层关闭切口。
- 用方糖铲形支具固定手和腕于功能位。

术后处理 在轻度腕伸位和手功能位用支具固定 2 周。如果使用了施氏针，约 4 周后取出。术后鼓励患者主动活动手指并在整个康复期间坚持进行。通常在术后制动 6 周后，软组织愈合后，腕部主动活动逐渐增加，术后 3 个月开始加强握力的主动锻炼。

关节镜下近排腕骨切除术

手术技术 69-11

（Weiss 等）

- 进行常规桡腕关节和腕骨间关节检查（见手术技术 69-2 和 69-3），根据需要使用 3~4、4~5、6R、6U、腕骨间桡侧及腕骨间尺侧入路。
- 把小关节镜刨刀或磨头通过腕骨间桡侧入路置于腕骨间关节，关节镜于腕中尺侧入路观察。
- 用刨刀或磨钻在舟月关节的舟骨内角刨削，注意不要损伤头状骨的关节软骨。
- 去除足够的舟骨角后，仔细分离扩大腕中关节桡侧入路，把 4.0 mm 的磨钻置于腕中关节，注意不要损伤头状骨的关节软骨。
- 在桡侧腕中入路的监视下，经舟大多角骨小多角骨入路，从尺侧到桡侧，从远端到近端切除舟骨（图 69-37A）。
- 舟骨切除后，关节镜置于经舟 - 大多角 - 小多角骨入路或桡侧腕中入路，磨钻置于扩大的腕中桡侧或尺侧入路，依次切除月骨（由远至近）和三角骨（由远至近）（图 69-37B）。
- 在关节镜下，使用一个精细的咬骨钳去除附着在关节囊的小的骨或软骨碎片。
- X 线透视确定完全切除了近排腕骨。
- 释放牵引，用关节镜和 X 线透视确定头状骨头已位于月骨窝内（图 69-37C）。
- 腕关节桡偏，若有桡腕关节撞击，可把刨刀置于 1~2 入路，关节镜置于 3~4 入路，镜下行桡骨茎突切除。

术后处理 使用厚的敷料包扎和掌侧支具固定，术后即可进行手指运动。术后 2 天，去除绷带，为使患者更舒适，可换成可拆卸掌侧支具。鼓励患者早期进行腕关节和手指的主动及被动活动，允许在舒适的活动范围内恢复正常运动，根据个体需要可以进行正规的理疗。

植骨术

由 Matti 最先介绍并由 Russe 改良的松质骨植骨治疗舟骨骨折不愈合的方法已证明效果可靠的，骨性愈合率 80%~97%。这种方法。Cohen 等报道了成功用于舟骨骨折不愈合“驼背”畸形的治疗。

手术技术 69-12

（Matti-Russe）

- 患者仰卧位，全身麻醉，消毒伤肢和一侧髂嵴以备需要时取骨。
- 在充气止血带的控制下，在腕关节掌侧做长 3~4 cm 的纵行切口，切口靠近桡侧腕屈肌腱的桡侧缘。
- 保护正中神经的掌侧皮支和桡神经浅支的终末支。
- 将桡侧腕屈肌腱牵向尺侧。切开关节囊，将桡腕韧带切成内侧和外侧瓣齐翻开，以待修复。
- 找到舟骨，显露不愈合处，将腕关节尺偏和背伸可以使显露更清楚。
- 用小圆凿凿除硬化骨端，显露出新鲜骨面，并在相邻两端骨折块上形成空腔。制造骨腔时可使用高速磨钻，但是可能产生骨的热损伤。另一个方法是，先用钻孔形成矩形骨槽的轮廓，再用薄骨刀或动力薄锯片（Linscheid 和 Weber）连接钻孔。
- 从髂嵴切取 1 块松质骨，修成与骨腔匹配的菱形骨栓，用骨栓固定两骨折端（图 69-38）。如果已经形成矩形骨槽，修整移植骨，使其松质骨部分适合骨槽。
- 在骨栓周围置入碎骨屑。术中用 C 形臂透视确定骨腔已完全被填满。
- 虽然带皮质松质骨移植可用固定骨折块，但由远而近地穿过骨折端置入克氏针能够加强固定。克氏针可留在皮下，也可从掌侧皮肤穿出。
- 去除止血带，缝合关节囊，关闭皮肤切口。
- 用带拇指人字伸展方糖铲形支具固定，范围自肘上至手掌，腕关节处于中立位。

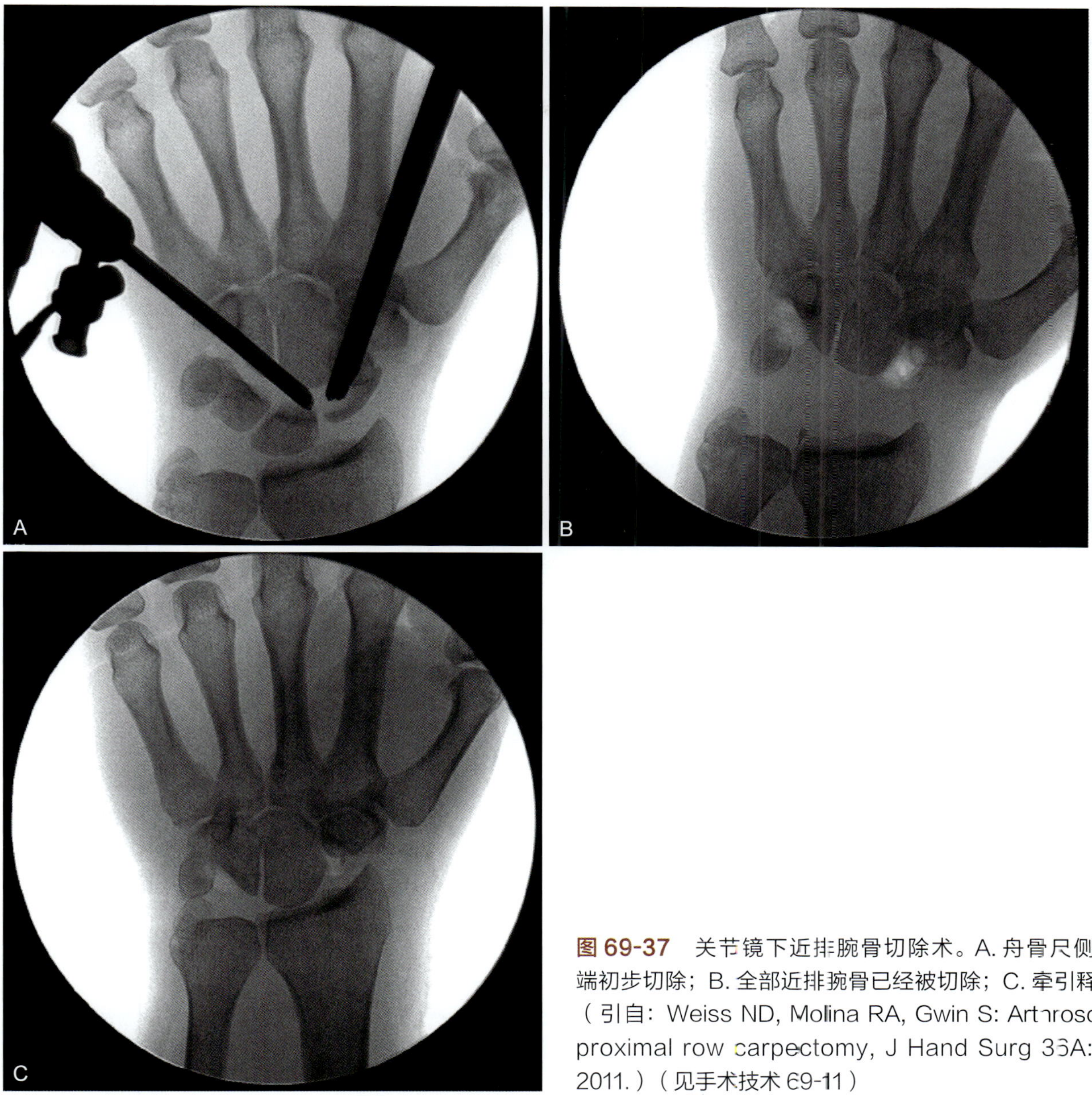

图 69-37 关节镜下近排腕骨切除术。A. 舟骨尺侧极远端初步切除；B. 全部近排腕骨已经被切除；C. 牵引释放后（引自：Weiss ND, Molina RA, Gwin S: Arthroscopic proximal row carpectomy, J Hand Surg 36A:577, 2011.）（见手术技术 69-11）

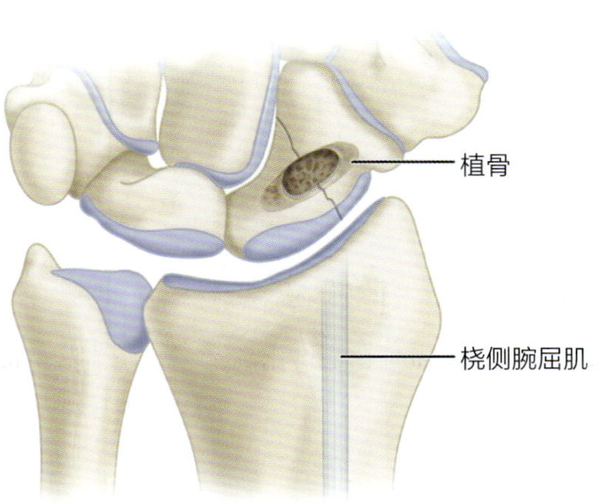

图 69-38 腕舟骨骨折不愈合 Matti-Russe 植骨手术方法（见手术技术 69-12）

术后处理 10~14 天拆线，更换新的管型石膏固定。如果使用了克氏针，则在 4~6 周拔除。管型石膏直至 X 线出现骨愈合，一般在术后 10~12 周可拆除。

8. 舟骨骨折的畸形骨不愈合（“驼背”畸形） 已经确诊的舟骨骨折骨不愈合，通过其术前 X 线片可以看到骨吸收或碎裂以及由此引起的短缩和成角，凸向桡背侧（“驼背”畸形）。术前矢状面和冠状面 CT 在与舟骨长轴平行时能最好地显示该畸形。正确的 CT 扫描方向可以在腕定位像上确定，前臂与图像框大概成 45°，扫描层面与舟骨长轴一致（图 69-39）。该畸形包括舟骨近端伸展和由

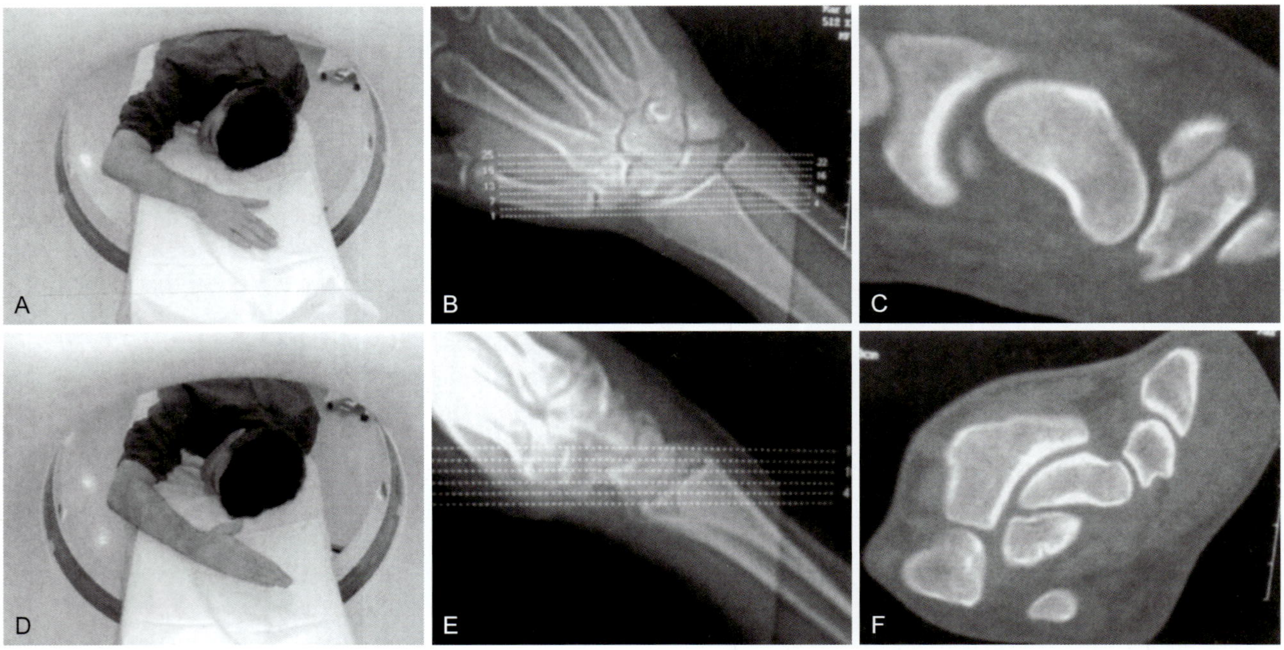

图 69-39 A. 矢状面图像，前臂旋前，手平放于台面上，前臂与扫描机架约成 45°（大致与外展拇指的掌骨平行）；B. 获取定位像，确认方向是否合适，确保能够扫描整个舟骨，层厚 1 mm；C. 矢状位图像最适于测量舟骨；D. 扫描冠状位图像，前臂处于旋转中立位；E. 定位图像显示通过扫描机架的腕骨排列；F. 冠状位图像更直观（Copyright 1999 by Jesse B. Jupiter，MD.）

此引起的月骨伸展，在 X 线侧位片上显示为背侧中间体不稳。Fisk 强调嵌入植骨可以恢复长度和矫正畸形。Amadio 等和 Cooney 等提出对成舟月角 >60° 或舟骨角 >45° 的畸形应用前侧楔形植骨治疗。Fernandez 改良法强调应进行认真的术前规划、未损伤侧的对照 X 线片、使用适合缺损的移植骨块和克氏针固定。Tomaino 等在矫正舟骨“驼背”畸形前通过桡月穿针固定月骨于中立位来治疗舟骨嵌入植骨后的顽固性月骨伸展。Herbert-Whipple 空心螺钉是一种有效的固定方法。根据 Manske、McCarthy 和 Strecker 的观点，用双螺距的 Herbert 螺钉治疗合并有缺血性坏死的骨折不愈合、近端 1/3 骨折或植骨失败的骨折效果最好。Stark 等建议对所有骨折不愈合进行髂骨块植骨时均采用克氏针固定，因为，单独植骨的稳定性很难判断，克氏针固定简单易行，几乎不增加手术时间。他们用这种方法治疗 151 例陈旧性舟骨骨折不愈合，97% 获得了愈合。近期有报道显示应用 2 枚 Herbert 螺钉联合骨移植治疗 19 例舟骨骨不愈合患者，愈合率达 100%。Daly 等采用了掌侧楔形植骨及 Herbert 螺钉固定治疗 26 例舟骨骨不愈合患者，愈合率达到 95%。Barton 报道经过使用 5 种手术方法，愈合率可达 74%，其中使用楔形植骨结合 Herbert 螺钉固定可达到最佳疗效。Merrell、Wolfe 和 slade 对 1121 篇文献进行 Meta 分析，包括 36 篇合格的报道均显示植骨结合螺钉固定（94%）可以比克氏针结合楔形植骨（74%）有更好的愈合率。舟骨近端骨坏死的患者带血管植骨（88%）比楔形植骨结合螺钉固定（47%）有更好的愈合率。

骨移植术

手术技术 69-13

（Fernandez）

- 术前，将健侧腕关节的 X 线片作为模板，在透明纸上描图，计算切除骨质的量、移植骨的大小和成角畸形（图 69-40）。
- 按照经典的 Russe 手术在桡侧腕屈肌与桡动脉之间显露舟骨。
- 沿切口纵行切开腕关节掌侧关节囊，延伸至舟骨结节，以显露骨不连处、远近骨折段以及舟月关节。
- 按照术前计划，用摆锯截骨。
- 如果近端骨折段有明显的缺血性坏死，则在硬化的松质骨内钻多个 1 mm 钻孔。
- 用 2 个骨钩或撑开器牵开掌桡侧面的截骨处，矫正屈曲畸形和短缩。与此同时，由 1 名助手用 1 把细骨锥推压掌侧至桡骨，矫正月骨的背侧旋转。

- 用锯、咬骨钳或骨剪修整取自髂嵴的骨块使其与缺损匹配。如果需要延长较大，则需要梯形的移植骨以桥接舟骨背面出现的缺损（图 69-40）。调整移植骨的方向，使其皮质部分朝向掌侧。
- 嵌入移植骨后，修整突起的边缘，使其与近端和远端平齐。
- 在透视下矫正月骨的旋转。
- 用 2 或 3 枚 0.05 in（1.2 mm）克氏针固定舟骨，克氏针用电钻经皮从远侧骨折端的掌面置入，穿过移植骨进入近侧骨折端的背面（图 69-29）。再次使用透视，确保内固定物的正确置入。
- 仔细缝合掌侧关节囊，剪短克氏针，使之位于鱼际区掌侧皮肤下 3 mm。

术后处理 应用包括拇指的掌侧支具固定 2 周，届时拆线。用短舟骨管形石膏固定腕部和拇指 6 周。8 周后停止制动，再使用热塑可拆卸的掌侧支具，患者可进行腕关节主动锻炼，每日 3 次，1 次 15 min。12 周后投照舟骨 CT，如果已证实骨性愈合。在局部麻醉下经小切口去除内固定。

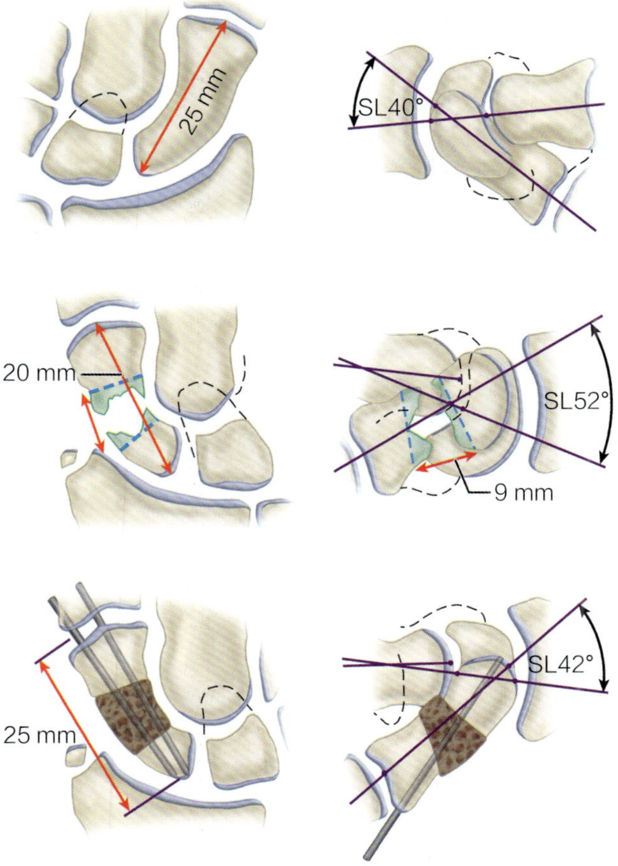

图 69-40 术前计划。上图，在未损伤侧腕关节描图，计算舟骨长度和舟骨月骨（SL）角；中间图，计算切除部位的大小和移植骨的形状；底部图，确定的手术示意图（见手术技术 69-15）

CT 确定骨愈合是有争议的。50%~75% 骨小梁连续时就确定为骨折愈合。Sommerkamp 等描述了舟骨骨折不愈合的横断面骨小梁评分。在沿舟骨长轴 1 mm 层厚的系列图像上计算骨折部位骨小梁连续的图像比例，同时计算冠状位和矢状位图像上的比例，二者的平均为总的横断面骨小梁评分。生物力学模型证实 50% 舟骨愈合已足够，悬臂梁弯曲试验显示舟骨固有破坏强度为 610 N，而加压螺钉固定舟骨并在舟骨腰部切除一半的破坏力为 666 N。

骨移植术

手术技术 69-14

（Tomaino 等）

- 患者仰卧，应用适当的麻醉，消毒皮肤和一侧髂嵴后，用弹性驱血带驱血，气囊止血带充气。
- 在桡侧腕屈肌与桡动脉之间做掌侧切口，从桡骨茎突近端约 2 cm 延伸至舟骨结节远端约 1 cm。
- 沿切口纵行切开掌侧关节囊和桡舟头韧带。向远端延长切口，显露大多角骨和舟大多角骨关节。
- 最大限度地屈曲腕关节，使背伸的月骨去旋转，矫正月骨背伸（图 69-41A）。
- 从桡骨外侧面经皮穿入 1.1 mm（0.045 in）的克氏针，进入桡骨关节面的月骨窝，固定月骨于屈曲位（图 69-41A 和图 69-42A、B）。
- 穿针过程中要保护桡神经浅支。
- 用 C 臂透视侧位，确保月骨处于中立位（图 69-42C）。
- 前臂旋后，极度伸腕，张开舟骨不愈合处（图 69-41B）。
- 用小摆锯或咬骨钳切除骨不愈合处两端骨质至可见出血。
- 测量舟骨的缺损（长、宽、深），确定楔形骨块的尺寸。
- 在远端，用咬骨钳咬除部分大多角骨以便置入空心螺钉（Herbert-Whipple）。
- 用小摆锯从髂嵴切取三皮质的皮质松质骨块，取骨时用生理盐水冲洗以免骨的热损伤（图 69-41C）。
- 修整骨块使之与缺损匹配。
- 轻轻敲击植入骨块，骨块内面（松质骨）朝向头状骨（图 69-41D）。要避免背侧面和尺侧面的凸起。
- 用单根直径 0.045 in（1.1 mm）的克氏针沿舟骨纵轴偏心置入固定舟骨和植骨块。
- 拔除桡月克氏针，允许腕关节活动，获得导针置入的满意图像。
- 使用 C 臂透视，置入 Herbert-Whipple 螺钉的导针。

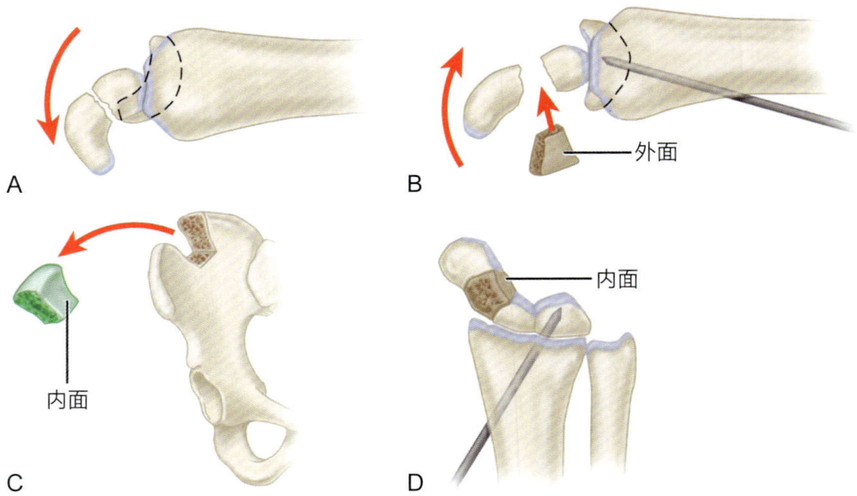

图 69-41 A. 月骨伸展位（背侧中间体不稳定畸形）并发舟骨骨不愈合以及因腕骨塌陷造成的驼背畸形；B. 桡月关节复位穿针固定后腕关节背伸，穿针固定桡月关节，舟骨的骨不愈合部位即可张开，使用小摆锯修整骨不愈合两断端使其平整；C. 切取三皮质的髂嵴骨块；D. 置入 Herbert-Whipple 螺钉前，穿针固定就位的骨块，置入螺钉前拔除月骨固定针，便于准确透视舟骨和导针的位置（重绘自：Tomaino MM, King J, Pizillo M: Correction of lunate malalignment when bone grafting scaphoid nonunion with humpback deformity:rationale and resultsof a technique revisited, J Hand Surg 25A:322, 2000.）（见手术技术 69-14）

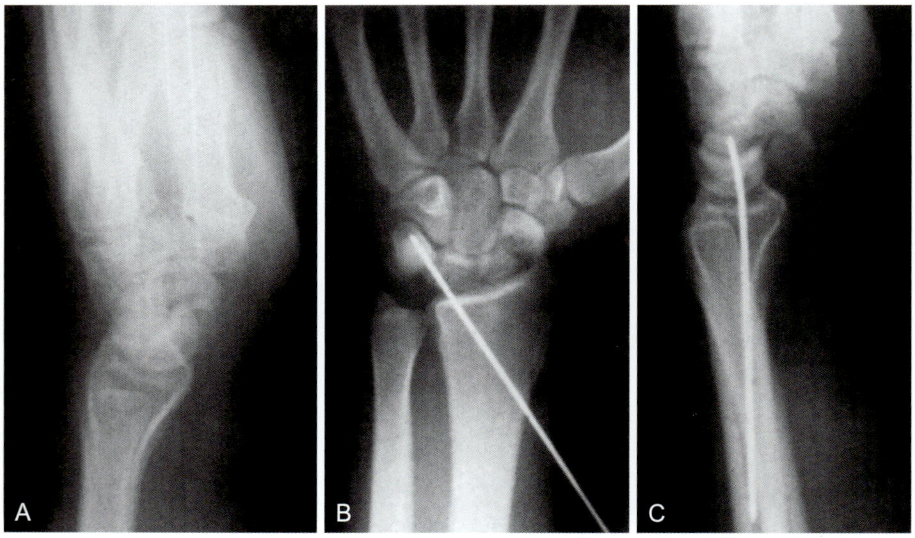

图 69-42 A. 舟骨骨不愈合和驼背畸形的腕关节 X 线侧位像，显示因腕骨塌陷引起月骨背伸；B. 后前位 X 线片显示矫正月骨背伸后，经皮穿过桡骨桡侧面进入月骨的克氏针；C. 恢复正常的桡月角（引自：Tomaino MM, King J, Pizillo M: Correction of lunate malalignment when bone grafting scaphoid nonunion with humpback deformity: rationale and results of a technique revisited, J Hand Surg 25A:322, 2000.）（见手术技术 69-14）

透视确认导针位于中心。
- 拧入 1 枚长度合适的螺钉，估计螺钉的长度需从导针测量的长度减去 4~6 mm。
- 透视确认导针和螺钉位于中央。
- 用小磨钻去除骨块桡侧面和掌侧面的突出部分。
- 检查腕关节的屈伸和尺偏桡偏，确认骨块没有撞击桡骨远端。如有撞击，进行有限的桡骨茎突切除。
- 修复掌侧关节囊、桡舟头韧带和桡侧腕屈肌腱鞘。
- 气囊止血带放气，止血，缝合皮肤。
- 使用短臂拇指人字形支具。

术后处理 术后 2 周去除支具和缝线。然后佩戴可拆卸的短臂拇指人字形支具。骨折愈合前继续固定，通常为 10~12 周。

骨移植术

手术技术 69-15

（Stark 等）

- 用掌侧直切口或“Z”字形切口显露舟骨。
- 纵行切开腕关节囊后，将腕关节背伸就可以清楚地看到两部分舟骨及桡骨的关节面。
- 在舟骨远侧骨折块紧靠骨折处的掌侧开一小的长方形骨窗，通过骨窗用低速动力磨钻或刮匙清除两骨折端内的纤维组织和死骨。
- 在舟骨近端和远端骨折端内凿出足够大的空腔。
- 用 Chandler 牵开器保护桡舟关节的关节面（图 69-43A），此牵开器还可以帮助矫正骨折端的成角、旋转畸形和移位。
- 舟骨掌侧的骨皮质通常缺损，易出现远侧骨折段向掌侧倾斜，造成所谓的“驼背”畸形。
- 骨折重新对线和复位及恢复舟骨的正常长度是手术中困难的步骤，通常需要术中透视。
- 用 2 根直径 0.035 in（0.9 mm）的克氏针由舟骨远侧端穿入近侧端固定舟骨，用牵开器保护舟骨和桡骨的关节软骨，通过掌侧骨窗观察克氏针的位置是否正确。
- 将取自髂骨的松质骨填入骨腔中（图 69-43B）。
- 可以在填入松质骨后再穿入克氏针，但是在植骨之前容易确定克氏针的位置。
- 常再用 1 块修成合适形状的皮质骨嵌入骨窗；用另 1 枚直径 0.028 in（0.7 mm）的克氏针固定皮质骨块（图 69-43C）。
- 于皮下剪断克氏针。
- 用可吸收缝线缝合关节囊，缝合皮肤。长臂拇指人字形石膏支具将上肢固定于前臂旋后位、腕中立位和拇指外展位。

术后处理　2 周后拆线，换用长臂拇指人字形管型石膏再固定 6 周。骨折愈合后，取出克氏针。拆石膏后，即可允许患者进行轻微的腕部和手部活动，2 个月后再鼓励患者进行用力活动。

9. 带血管蒂的骨移植术　带血管蒂的骨移植术已经被证明是一种治疗舟骨骨不连的有效方法，尤其是伴发近端缺血的和手术后的骨不愈合。从 1983 年 Braun 报道成功地切取旋前方肌蒂桡骨远端骨瓣进行移植后，从其他部位骨瓣移植也有报道，包括尺桡骨远端和掌骨的带蒂骨瓣、吻合血管的髂身、桡骨远端背外侧的带血管蒂的骨瓣及 1、2 间室间支持带浅层动脉为蒂桡骨瓣移植术。虽然带血管蒂的骨移植术可以促进愈合，但已经存在的桡腕关节炎会影响功能效果。有研究报道股骨内髁骨软骨瓣游离移植治疗舟骨骨折不愈合获得成功，16 周时骨折愈合率报道为 89%。

旋前方肌蒂骨瓣移植

手术技术 69-16

（Kawai 和 Yamamoto）

- 做经过舟骨结节和桡骨远端的掌侧“Z”字形切口，显露骨折不愈合处。
- 切开桡舟头韧带复合体，保留此结构以便修复到肌蒂上。

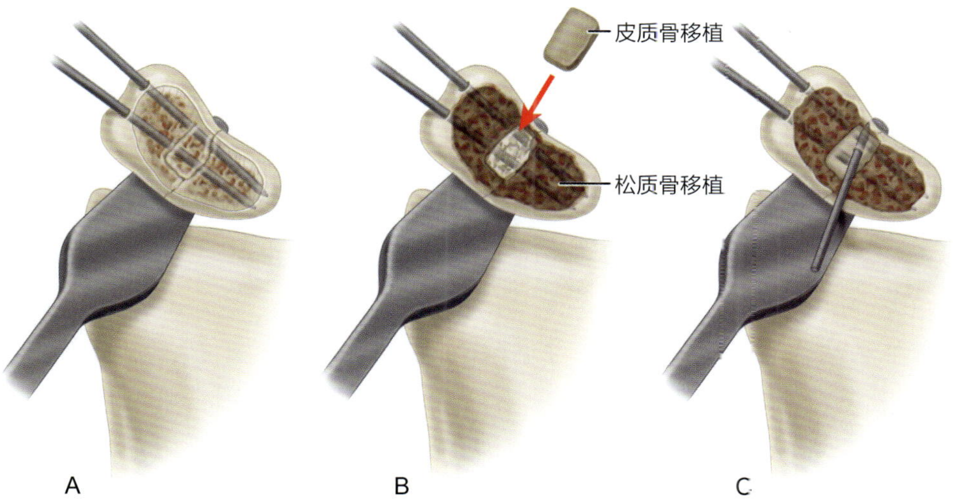

图 69-43　治疗舟骨不愈合的手术方法（Stark 等）。A. 清理舟骨，置入克氏针，用 Chandler 牵开器保护桡舟关节的关节软骨；B. 皮质骨块植入缺损；C. 置入克氏针固定植骨块（见手术技术 69-15）

- 用磨钻切除硬化骨端，至新鲜骨面，沿舟骨长轴做长 10~20 mm 的椭圆形骨洞。
- 找到旋前方肌，在旋前方肌靠近拇长展肌腱的桡骨止点处描出 15~20 mm 长的骨块（图 69-44）。用克氏针钻孔标出取骨轮廓，便于用小骨刀取骨。
- 注意不要使旋前方肌与截取的骨块分离。向尺骨方向分离出宽 20 mm 的肌蒂。不必显露骨间前血管。
- 如果肌肉过紧，带蒂骨瓣不能转移到位，可在尺骨远端另做切口，将旋前方肌的尺骨起点做骨膜下剥离。
- 牵引拇指并仔细对合舟骨近端和远端，这可以纠正任何中间体的不稳定并能使植骨块紧密地嵌入舟骨的骨洞中。
- 用 2 枚直径 0.045 in（1.16 mm）的克氏针固定舟骨远近侧骨折段及植骨块。克氏针自舟骨结节穿入，避免克氏针穿过桡腕关节。
- 缝合皮肤，用长臂拇指人字形管型石膏固定。

术后处理 短臂管型石膏固定至骨折愈合，通常需要 10~12 周。当确定已经获得稳定的骨折愈合后，将克氏针取出，通常在术后 3~4 个月。

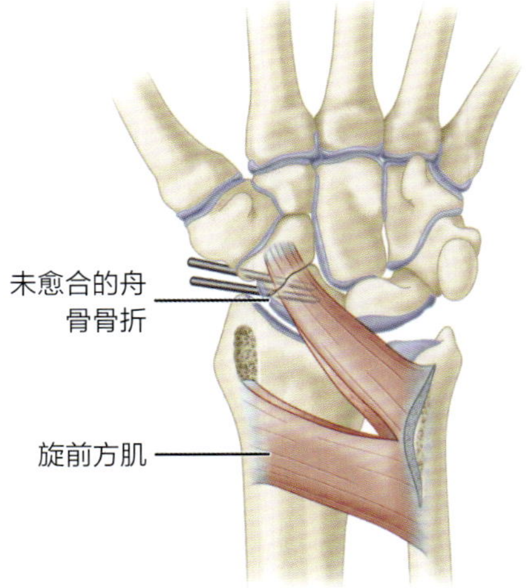

图 69-44 旋前方肌蒂骨瓣治疗舟骨不愈合，用骨瓣填塞不愈合处的骨洞并用克氏针固定（见手术技术 69-16）

带血管蒂的骨移植第一、二间室动脉为蒂（1，2 ICSRA）

手术技术 69-17

（Zaidemberg 等）

- 患者仰卧位，手部旋前位放于手术桌上。上臂上气囊止血带。
- 消毒铺单后，驱血，将止血带充气，前臂旋前，在腕桡背侧做皮肤斜行切口，中心位于桡腕关节，避免损伤桡神经浅支。
- 切开背侧第一指伸肌间室的伸肌支持带。
- 将拇短伸肌和拇长展肌牵向掌侧。
- 将指伸肌和伸腕肌腱牵向尺侧。
- 在桡骨远端的骨膜表面找到纵向走行的桡动脉升支营养支（图 69-45A）。设计以纵行血管为中心的骨瓣。
- 辨认并保护桡神经的浅支（图 69-45B）。
- 显露舟骨骨折不愈合处。用磨钻或刮匙清除硬化的骨端，显露出新鲜骨。
- 将骨折复位，可用克氏针做“操纵杆”。
- 如果骨折无法复位，在掌侧于桡侧腕屈肌远端表面另做一切口显露舟骨，牵开桡侧腕屈肌腱，切开掌侧关节囊进入腕关节。
- 沿舟骨长轴做 15~20 mm 长的骨槽。
- 用窄骨刀或骨圆凿于桡骨远端在骨膜血管下切取骨瓣（图 69-45C）。注意避免骨皮质粉碎和损伤血管。将骨瓣修成舟骨缺损大小并将其置入缺损内（图 69-45D）。
- 用克氏针固定骨瓣。
- 如果需要，可自桡骨同一供骨区取松质骨。
- 放松止血带，仔细止血，关闭关节囊，注意不要绞窄血管。
- 缝合皮肤并用大量敷料包扎，长臂拇指人字形管型石膏固定。

术后处理 2 周拆线，用短臂拇指人字形管型石膏固定至 X 线显示骨愈合。骨折愈合后，开始腕关节活动和前臂的康复锻炼。

带血管蒂的骨移植 - 近端桡腕动脉移为蒂（PRCA）

手术技术 69-18

（Sommerkamp 等）

- 如前描述（手术技术 69-17）经桡侧腕屈肌入路显露腕关节掌侧，但更向近端延长形成约 8 cm 切口。
- 在近端和桡骨远端时注意不要向桡侧方向游离，以保护近端桡腕动脉蒂。小心游离显露桡骨远端掌侧缘和旋前方肌远侧半。
- 清理舟骨不愈合处硬化的骨端，放松止血带，评估缺血的近极出血情况。
- 使用 0.0625 in（1.5 mm）克氏针做操纵杆纠正驼背畸形，测量需要植入带血运骨块（最大能获得尺寸：

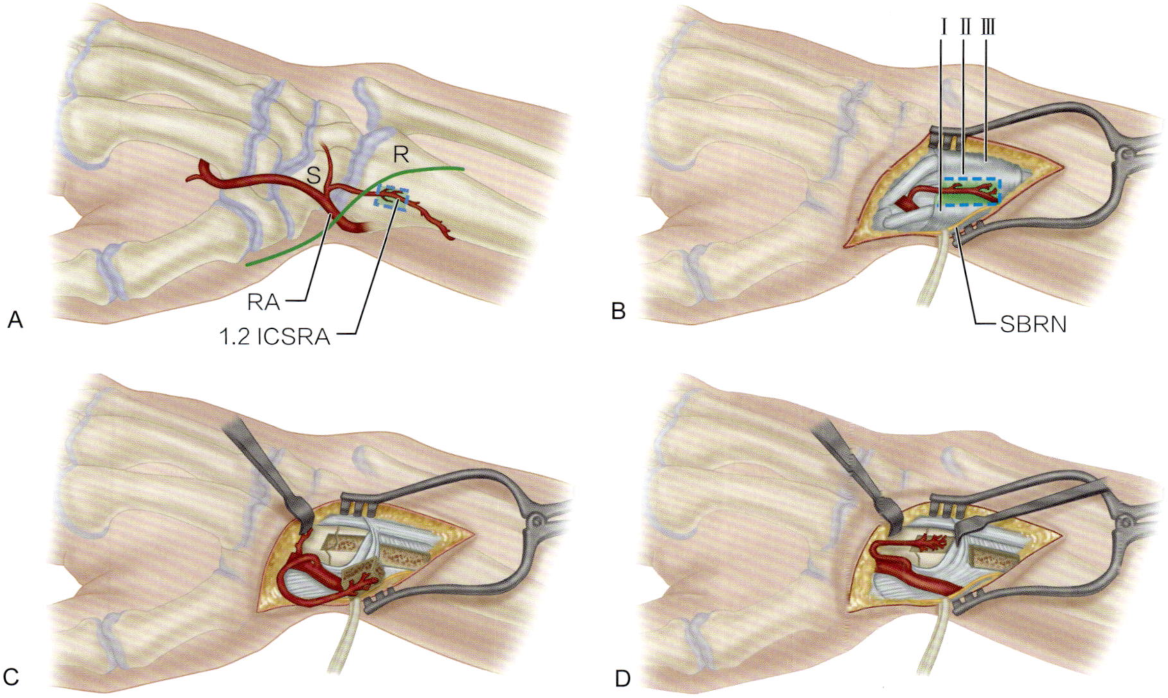

图 69-45　带血管蒂的骨移植术治疗舟骨不愈合。A. 切口（绿实线）显露舟骨和骨移植供骨位置。从伸肌支持带掀起皮下组织，并辨认第一、二指伸肌腱鞘间血管（ICSRA）。R. 桡骨；RA. 桡动脉；S. 舟骨。B 辨认并保护桡神经浅支（SBRN）（Ⅰ，Ⅱ，Ⅲ）。虚线提示第一、二指伸肌间室切口。C. 骨块取出后，松止血带，并检查带血管的骨移植块的血运。D. 将骨移植块压入舟骨不愈合部位。并此时采用克氏针辅助固定或舟骨螺钉固定（重绘自：Shin AY, Bishop AT. Pedicled vascularized bone grafts for disorders of the carpus: nonunion and Kienböck's disease, J Am Acad Orthop Surg 10: 210, 2002. Adapted with permission from the Mayo Foundation, Rochester, MN.）（见手术技术 69-17）

长 12 mm，宽 10 mm，厚 13 mm）的缺损区太小。

- 在桡侧腕屈肌尺侧显露拟切取移植骨瓣，用粗的 Panrose 引流管向尺侧牵拉正中神经和屈肌腱，略微屈腕可放松肌腱扩大视野，为了更好地显露供区及血管蒂，Panrose 引流管可根据需要向桡侧或尺侧牵拉腕管内容物。
- 在旋前方肌远侧缘可以看见近端桡腕动脉（proximal radiocarpal artery，PRCA）蒂，通常被脂肪组织包绕。
- 确认月骨窝，沿关节面的掌倾置入克氏针，以免在获取骨移植物时穿入关节。
- 沿桡骨尺侧缘从 PRCA 蒂上小心游离旋前方肌，注意避免在桡骨远端的中部和桡侧剥光动脉蒂。
- 以血管蒂为中心，在桡骨远端掌尺侧标记所需植骨块的尺寸。在近端桡腕动脉经下尺桡关节向尺侧延续处，结扎动脉。
- 持续冲洗下，使用 7 mm 摆锯沿着植骨块的标记完成远端、尺侧和近端的截骨，避免穿入月骨窝和下尺桡关节。
- 在蒂的任意一边使用 2 mm 骨刀完成桡侧截骨切取骨瓣。使用 Freer 骨撬撬起骨块。
- 以骨膜下剥离的方式保留宽的组织袖，向桡侧游离 PRCA。
- 旋转血管蒂 30°~40°，将骨瓣植入舟骨骨不连缺损处。骨瓣大小应与缺损完全一致。
- 根据术者习惯，用克氏针或空心加压螺钉进行完成固定。
- 进行桡舟头韧带修复时，注意不要压迫血管蒂。

术后处理　2 周拆线，使用短臂拇指人字形管型石膏固定，直到 X 线显示骨愈合，通常在术后 3 个月行 CT 扫描确认。骨折愈合后，开始腕关节活动和前臂的康复锻炼。

10. 腕关节融合术　关节融合术是治疗伴有桡腕关节创伤性关节炎的舟骨陈旧性不愈合和畸形愈合时的挽救措施。关节融合术的方法将在本章稍后讨论。

腕关节去神经支配

腕关节去神经支配可用于治疗多种病因引起的慢性腕关节疼痛。据报道全腕关节去神经支配后 12%~95% 患者效果良好。为了避免多个切口和广泛性剥离，可采用部分神经切断术，但是疗效并不一致。据 Berger 等报道了通过一个背侧切口进行骨间掌侧神经和背侧神经去神经支配，并且 Berger 和 Weinstein 报道术后慢性腕关节疼痛改善率达 76%。

手术技术 69-19

- 以尺桡骨中间为中心，在下尺桡关节近侧缘做背侧 3~4 cm 纵行切口（图 69-46A）。
- 暴露第四间室底部和骨间背神经，切除 1 cm 骨间背神经（图 69-46B）。
- 切开骨间膜，找到骨间前神经远端感觉支，切除 1cm 长（图 69-46C）。
- 缝合皮肤，大量敷料包扎，掌侧支具固定。

术后处理 戴短臂石膏 2 周，10~14 天拆线。制动 2 周后，进行关节活动度与肌力练习。

二、舟头骨骨折综合征和头状骨骨折

虽然舟头骨骨折综合征很少见，但在舟骨骨折伴发的其他损伤时应考虑到这种疾病的可能性。轴向压力致使背神经的腕关节进一步背伸，舟骨发生骨折后，桡骨的背侧缘强烈撞击头状骨头部，造成头状骨骨折。舟骨和头状骨骨折后，如果腕关节继续背伸，头状骨的头部会旋转 90°。当手恢复中立位后，头状骨近侧骨折端出现 180° 旋转（图 69-47）。这种损伤可以和月骨周围背侧脱位（图 69-89B）或桡骨远端骨折同时发生。旋转的头状骨骨折端需要切开复位，有些医生将骨折块切除，另外一些医生行舟骨和头状骨骨折负位，用内固定或管型

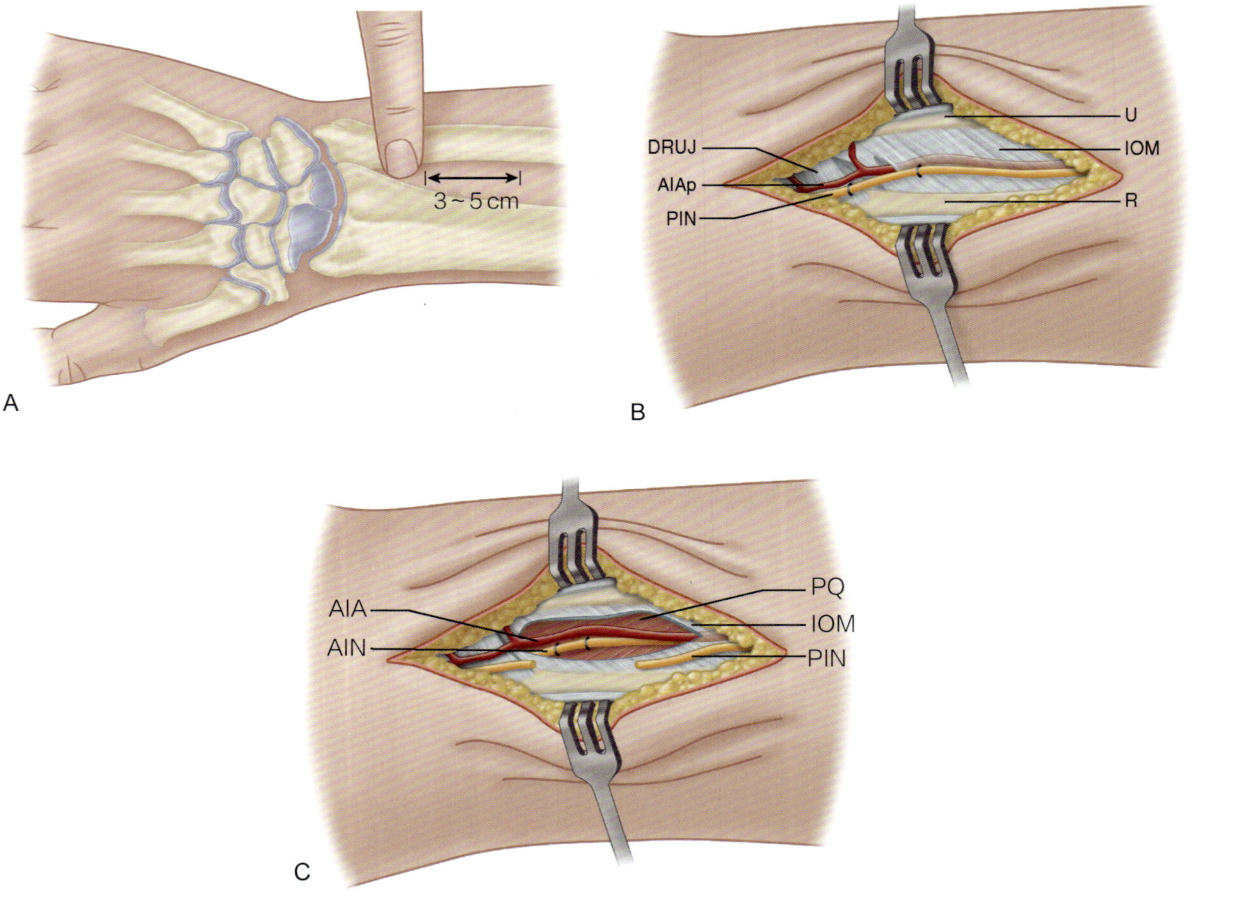

图 69-46 腕关节去神经支配。A. 切口；B. 切除 1cm 长骨间背神经；C. 切除 1cm 长骨间前神经；AIA, 骨间前动脉；AIAp, 骨间前动脉背侧分支；AIN, 骨间前神经；DRUJ, 下尺桡关节；IOM，骨间膜；PIN，骨间背神经；PQ, 旋前方肌；U，尺骨；R，桡骨（重绘自：Hofmeister EP, Moran SL, Shin AY: Anterior and posterior interosseous neurectomy for the treatment of chronic dynamic instability of the wrist, Hand 1:63, 2006.）（见手术技术 69-19）

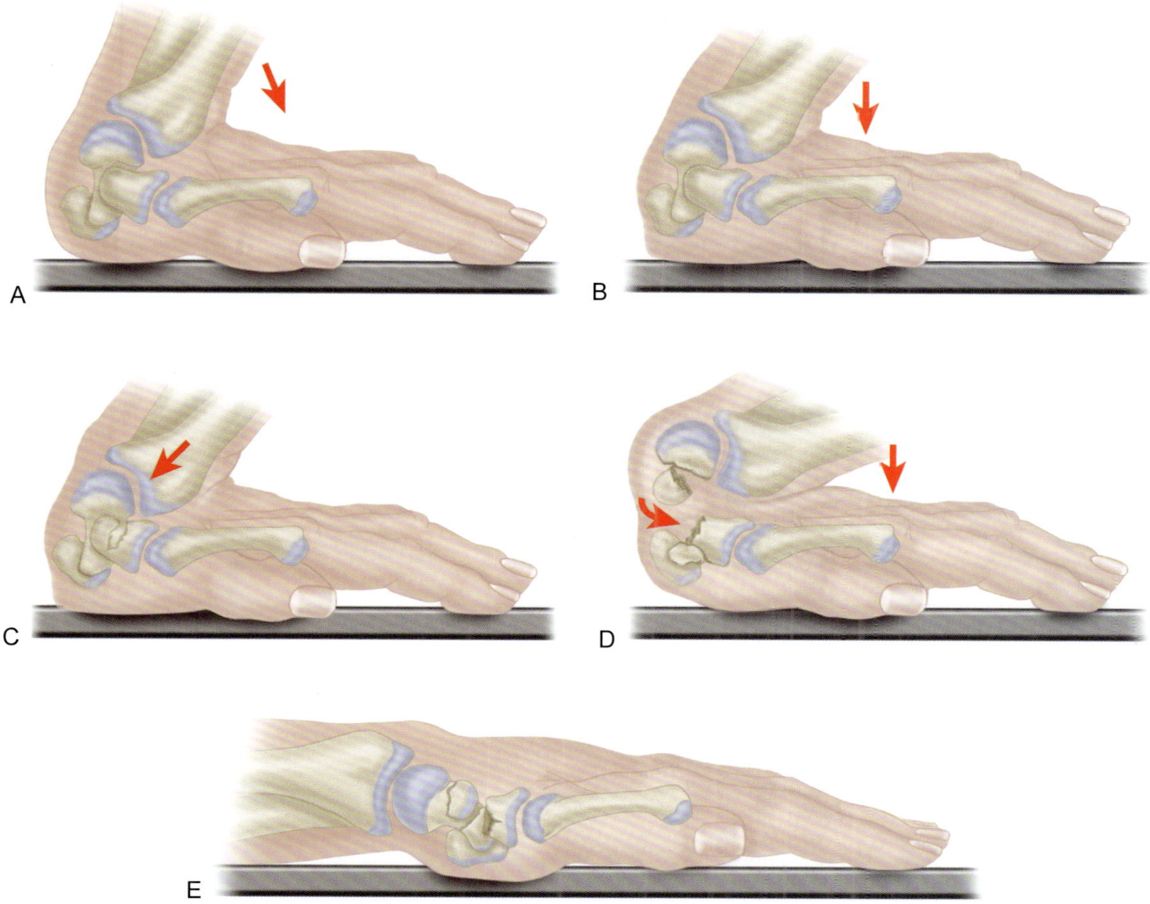

图 69-47　手背伸跌倒腕关节极度背屈造成腕骨骨折的机制。A. 腕关节极度背屈，头状骨和桡骨呈 90°；B. 腕中关节继续背屈造成舟骨骨折；C. 桡骨背侧缘撞击头状骨，造成头状骨骨折；D. 头状骨近端骨折块发生 90° 旋转；E. 腕关节恢复中立位，头状骨近骨折段继续旋转至 180°

石膏固定。这种损伤常继发头状骨骨坏死。如果症状明显，可以采取切除腕中关节成形术或者腕中关节融合术或者头 - 钩融合术。单独的头状骨骨折不常见。没有移位的头状骨体部骨折采取非手术治疗。移位的骨折，尤其是在关节内骨折者，通常需要切开复位和克氏针或螺钉内固定。

三、其他腕骨骨折

Putman 和 Meyer 列举了除舟骨以外其他腕骨骨折的分类，常见的治疗方法，伴随损伤及治疗要点（表 69-1）。

四、钩骨骨折

钩骨骨折可累及钩部、体部和各关节面。钩部骨折时，可行管型石膏固定、切开复位或钩部切除等治疗。除非移位明显，体部骨折通常采用管型石膏固定。关节面骨折，如果移位≥ 1mm，则需要切开复位和内固定。

钩骨钩部骨折有时很难发现。握紧拳并压迫紧靠豌豆骨的外侧和其稍远侧的钩骨突起处可以诱发手掌根部疼痛。腕管位像（图 69-48A）或桡位像（与腕管面垂直 90°）可显示骨折，某些骨折用 CT 检查更易发现（图 69-48B）。CT 检查时，将患者的两手以祈祷的姿势放在一起，这可排除钩骨的先天性变异（后者通常为双侧性），使诊断更加容易。钩骨体部骨折少见，这种骨折很少需要手术治疗。

某些重复动作，如打高尔夫球，会造成钩骨钩部的应力骨折，早期诊断比较困难。未被诊断的钩骨钩部应力骨折有可能导致尺神经运动支的暂时性瘫痪。绝大多数的骨折，如果没有延误诊断，经外固定制动后容易愈合；对于骨折不愈合、持续性疼痛或尺神经瘫痪，则可能需要切除骨折段。

表 69-1

腕骨骨折分类

骨（标准右侧后前位和侧位观）	骨折类型	常用治疗方法	常见的合并伤	治疗要点
月骨 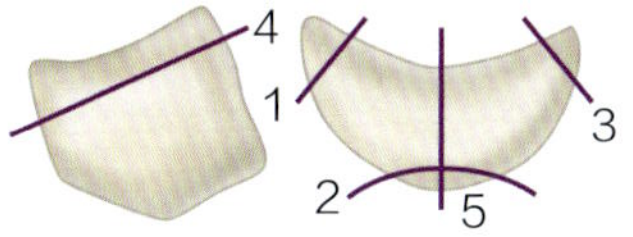 	1. 掌侧极 2. 骨软骨（薄片） 3. 背侧极	1. 如果骨折移位较小或骨折块小，采用闭合治疗石膏固定 4~6 周 2. 对于关节内骨折关节面不整或合并不稳定者，采用 ORIF	1. 月三角韧带或桡月韧带撕裂 2. Kienböck 病	1. 若没有明显的创伤造成骨折注意 Kienböck 病 2. 可考虑采用 MRI 检测血供 3. 损伤可提示腕骨不稳定类型
三角骨 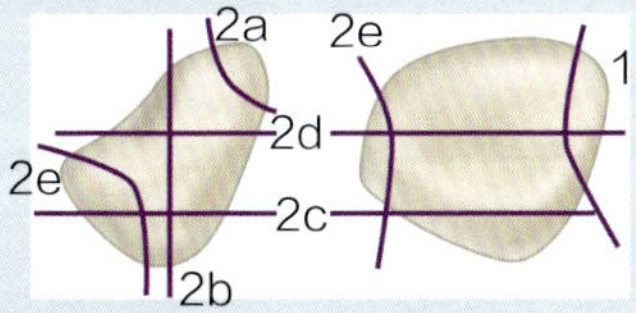 	1. 背侧边缘薄片骨折 2. 体部骨折： a. 内侧结节 b. 矢状面 c. 横行近极 d. 横行体部 e. 掌桡侧 f. 粉碎性	1. 如果骨折移位较小或骨折块小，采用闭合治疗石膏固定 4~6 周 2. 如果大面积 I 型或明显移位体部骨折，则需要 ORIF	1. 背侧撕脱性骨折意味着腕和腕骨间裂脱撕 2. 如果出现 DRC 韧带撕裂，可继发三角骨和月骨屈曲 3. 尺侧撞击 /TFCC 损伤可伴有体部骨折	1. 若存在大面积背侧撕裂，需要固定 DRC 和 DIC 韧带 2. 体部骨折愈合后，采用关节镜可检测尺骨或 TFCC 损伤
大多角骨 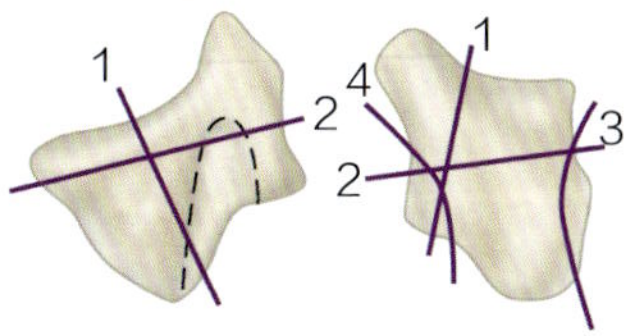 	1. 垂直穿关节型 2. 水平型 3. 桡背粗隆 4. 前内侧嵴 5. 粉碎性	1. 对于移位轻微骨折，采用拇指人字形石膏固定 4~6 周 2. 若为粉碎性，则需跨关节外固定 3. 对于移位性关节内骨折，可采用 ORIF 和克氏针固定 4. 对于有症状 4 型，可切除嵴 5. 对于后期关节炎，切除大多角骨或进行腕掌融合术	1. 第一腕掌关节骨折最常见 2. 嵴部骨折可以导致腕管综合征的发生 3. 关节内损伤可以导致后期第一腕掌关节炎 4. 若内侧不平稳，可能导致 FCR 或 FPL 肌腱断裂	1. 解剖复位关节内骨折 2. 如大多角骨合并第一腕掌关节内骨折可考虑一期融合
小多角骨 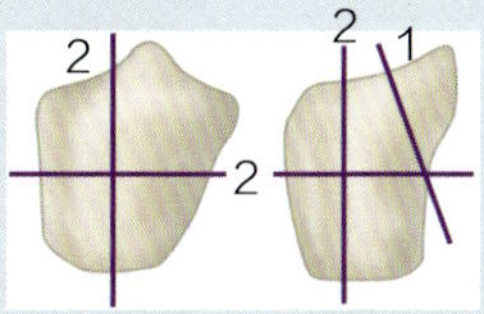 	1. 背侧嵴 2. 体部	1. 骨折块移位小，采用石膏固定 4~6 周 2. 可闭合复位骨折或对第二掌腕指钢针固定 3. 很少采用 ORIF	1. 罕见单独损伤 2. 常伴随第二腕掌关节背侧脱位	1. 诊断常用 CT 和 MRI 2. 应仔细随访防止第二腕掌关节负发性半脱位 3. 对于晚期关节炎和疼痛，可行第二腕掌关节融合术

表 69-1（续）

腕骨骨折分类

骨(标准右侧后前位和侧位观）	骨折类型	最常采用的手术方法	常见的合并伤	治疗经验
头状骨 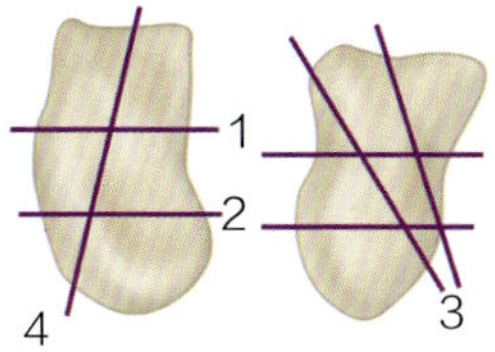 	1. 横行（轴向）体部骨折 2. 横向近极骨折 3. 冠状面斜行骨折	1. 骨折块移位小，采用石膏固定 4~6 周 2. 对于关节外可复位性骨折，采用闭合复位克氏针固定 3. 对于不可复位移位性，关节内或近极骨折，采用切开复位内固定治疗	1. 舟头综合征，包括舟骨骨折和月三角骨韧带损伤 2. 头状骨近端缺血性坏死	1. 头状骨近端骨折大部分为关节内骨折——导致血供差 2. 对于移位或近极旋转骨折采用急诊 ORIF 3. 注意合并（但不明显）舟状骨骨折、月三角骨韧带损伤或其他月骨周围性损伤
钩骨 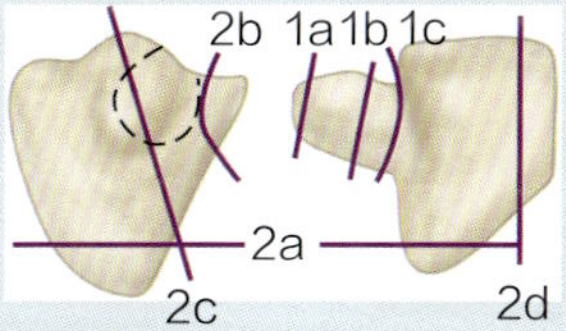 	1. 钩部 a. 撕脱伤（尖部） b. 腰部 c. 基底部 2. 体部 a. 近极 b. 内侧粗隆 c. 矢状面斜行 d. 背侧冠状面骨折	1. 骨折块移位小，采用石膏固定 4~6 周 2. 如果固定期结束后仍持续性疼痛，切除钩骨钩部 3. 对应力和疲劳骨折需要休息康复和制动 4. 对于移位体部骨折或关节内骨折，采用切开复位内固定（ORIF）	1. 移位的钩部骨折常伴发尺侧指屈肌的刺激及其最终断裂 2. 可合并第四或第五腕掌关节脱位 3. 可合并 FCU 韧带撕裂	1. 石膏固定于稍偏桡侧位以减小尺侧指屈肌的致畸力 2. 钩骨钩部可对尺侧指屈肌产生机械效益 3. 钩悬腰部作为血供分水岭，腰部通过尖部和基底部血管供应 4. 考虑钩骨钩部骨折采用侧位片或腕管位 X 片观察
豌豆骨 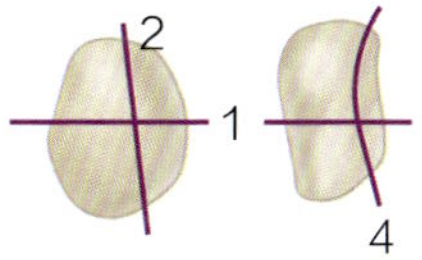 	1. 横行（常见） 2. 旁矢状面	1. 对于移位小或粉碎性骨折,固定 2~4 周 2. 如 FCU 断裂行 ORIF 或切除术及肌腱重建 3. 对于愈合(或不愈合)骨折后关节炎，可采用切除和肌腱重建	1. FCU 撕裂（部分或完全）	1. 在 X 线侧位片显示最佳

DIC，背侧腕骨间；DRC，背侧桡腕；FCR，桡侧腕屈肌；FCU，尺侧腕屈肌；FPL，拇长屈肌；ORIF，切开复位内固定；TFCC，三角纤维软骨复合体

（引自．Putnam MD, Meyer NJ: Carpal fractures excluding the scaphoid. In Trumble TE, ed: Hand Surgery Update 3, American Society for Surgery of the Hand, 2003.）

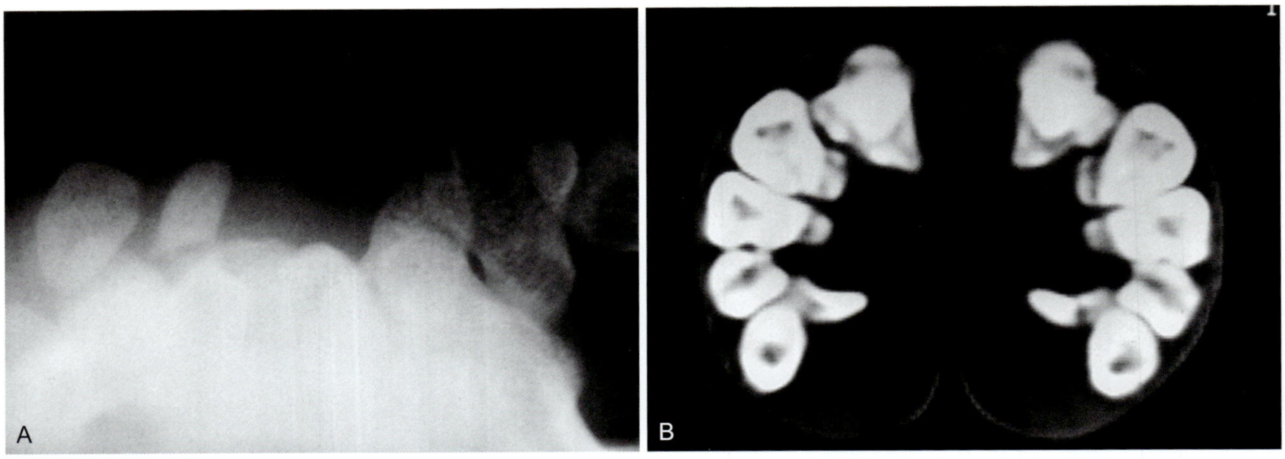

图 69-48 钩骨钩部骨折的腕管位图像（A）和 CT 图像（B），患者打橄榄球掷界外球时左手受伤（引自：Egawa M, Asai T: Fracture of the hook of the hamate:report of six cases and the suitability of computerized tomography, J Hand Surg 8A: 393, 1983.）

钩骨钩的切除或复位与固定

手术技术 69-20

- 患者仰卧位，使用合适的麻醉，消毒皮肤，驱血气囊止血带充气。
- 平行于鱼际纹做切口，向远端延长进入手掌，向近端斜向内侧越过腕横纹，在腕管远侧缘内侧显露钩骨钩。纵行切开掌筋膜，显露深面覆盖腕管的腕横韧带。如果钩骨钩切除，则不必打开腕管。
- 用器械尖端触摸钩骨钩。
- 切开钩骨钩表面的韧带和骨膜。
- 骨膜下显露钩部，“剥去”覆盖钩部的软组织，直至看到骨折线。
- 用 Kocher 钳夹持钩部的尖端，游离骨折处。不愈合的钩骨钩基底部的纤维组织使钩部难以游离。切开钩部基底不愈合处的纤维组织附着。
- 注意不要损伤从内侧绕过钩部行向远端和外侧的尺神经。
- 切除钩部，用咬骨钳修平基底的粗糙面。
- 如可能，用韧带和骨膜瓣覆盖显露的骨折面。
- 松开止血带，充分止血，用不可吸收缝线缝合皮肤。
- 如选择切开复位内固定，则按上述方法显露钩骨钩。此时，切开腕横韧带可更容易地显露骨折处。

五、大多角骨和小多角骨骨折

大多角骨和小多角骨的骨折极少见，如并发于桡骨骨折 - 脱位和其他腕骨骨折时则可能呈粉碎性骨折。这种骨折通常在 X 线腕管位和 CT 上才能发现。大多角骨的典型骨折发生在体或嵴。发生在体部的骨折常发生第一腕掌关节骨折伴脱位。Palmer 将大多角骨骨嵴骨折分为 2 型：Ⅰ型为大多角骨骨嵴基底部骨折，石膏固定治疗可以愈合（图 69-49，图 69-50）；Ⅱ型为大多角骨骨嵴尖部撕脱骨折，制动治疗通常不能愈合。

移位的大多角骨骨折常需要切开复位。体部的骨折可以用第一掌骨背侧“J”字形切口，在腕横纹水平向内弯曲。对于未愈合的大多角骨嵴部骨折可用“J”字形切口的近侧部分或者腕管入路的鱼际纹纵行切口切除。应当注意避免损伤正中神经的掌侧皮支。

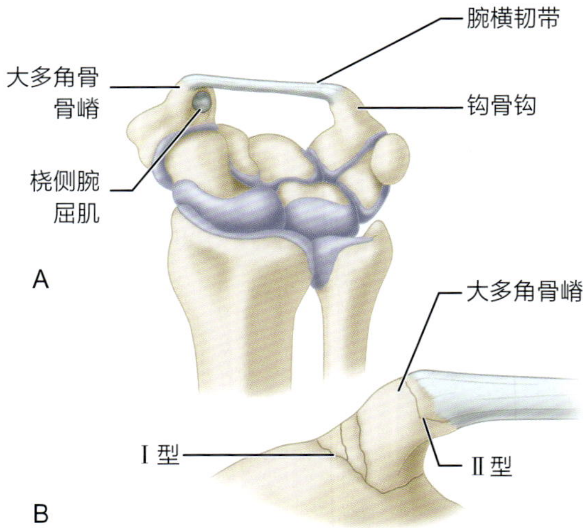

图 69-49 A. 腕管位显示桡侧腕屈肌被大多角骨掌侧嵴包绕。B. Ⅰ型骨折位于大多角骨掌侧嵴的基底（直接受力），Ⅱ型骨折位于尖部（撕脱）

小多角骨骨折是腕骨骨折中最少发生的，通常继发于其他腕掌损伤，尤其是第二掌骨损伤时。移位骨折常需要复位固定。

六、月骨骨折和 Kienböck 病

月骨骨折可能难以在 X 线平片上发现，观察骨折可能需要 CT 或 MRI（图 69-51）。月骨骨折可以是没有移位的、有移位但骨折块较大的、撕脱性的（尤其是背侧极）或粉碎性的。没有移位的骨折和没有移位的粉碎性骨折可用管型石膏制动治疗。移位超过 1 mm 的骨折和撕脱骨折通常需要切开复位。内固定方法取决于每位患者的具体情况，可以采用克氏针、小空心螺钉和锚钉。月骨遭受的创伤可能足以破坏其血运，导致月骨缺血性坏死。Gelberman 等描述了血管进入月骨的 3 种方式（图 69-52）。其中 20% 月骨为单一血管或者一面接受血液供应，此类型发生骨坏死的危险性最大。

Kienböck 病是一种病因不明的腕部疼痛性疾病，X 线片表现为月骨的缺血性坏死。本病好发于 15~40 岁和男性手工劳动者的优势手腕。Armistead 等通过 CT 证明，一些患者有月骨的隐匿性骨折（图 69-53A）。不治疗，该病常导致月骨碎裂、塌陷伴腕骨短缩（图 69-53B）和近排腕骨出现继发性关节

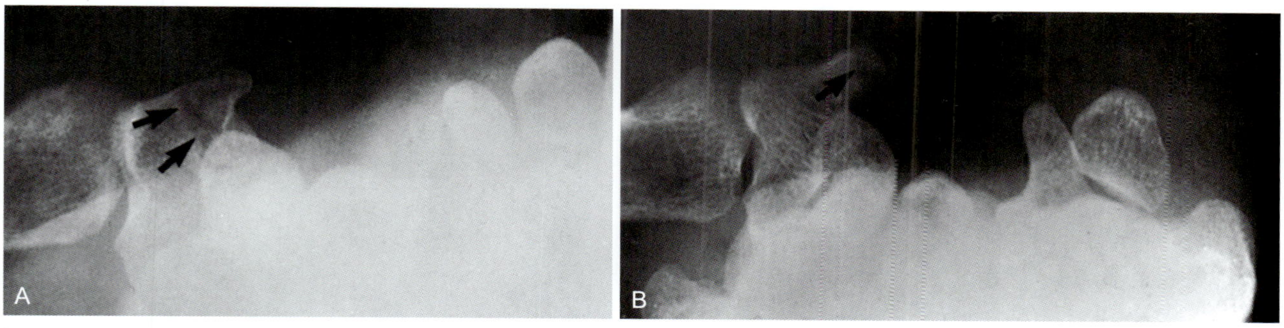

图 69-50　A. 腕管位显示大多角骨掌侧嵴基底骨折（箭头），此为 I 型大多角骨嵴骨折；B. II 型骨折为大多角骨掌侧嵴尖部骨折（箭头），由跌倒时腕背屈损伤所致（引自：Palmer AK:Trapezial ridge fractures, J Hand Surg 6A:561, 1981.）

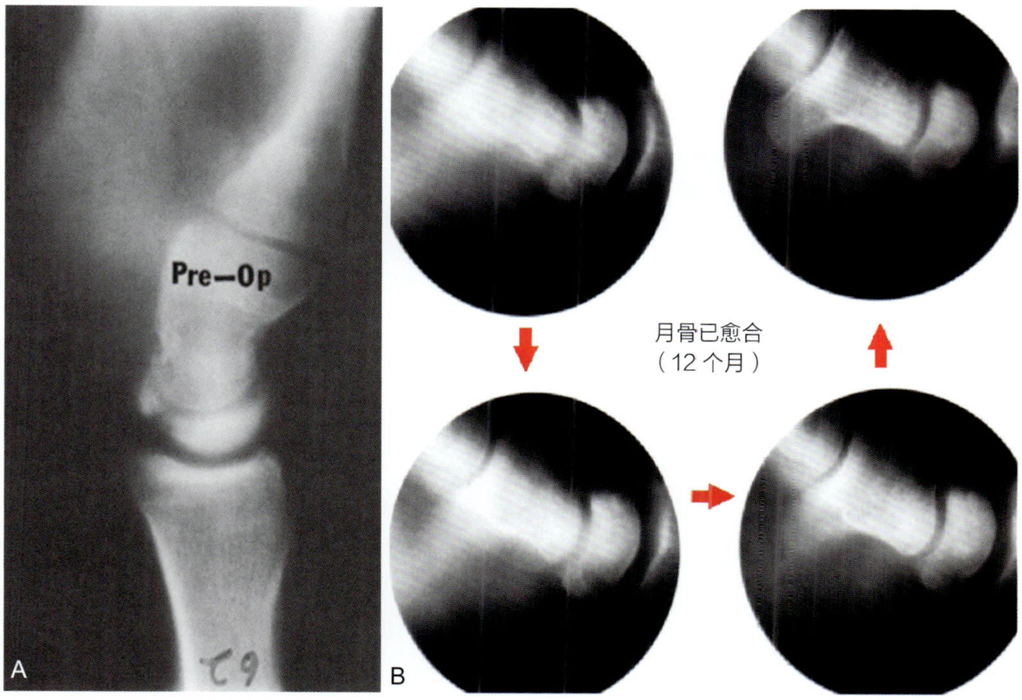

图 69-51　A. 腕关节的侧位片，显示典型的前极骨折；B. 尺骨延长术后 12 个月，月骨没有进一步的塌陷，提示有骨折早期愈合（引自：Armistead RB, Linscheid RL, Dobyns JH, et al. Ulnar lengthening in the treatment of Kienböck's disease, J Bone Joint Surg 64A:170, 1982. By permission of Mayo Foundation.）

炎改变。在 X 线片出现改变前 18 个月即可出现症状。MRI 检查有助于早期诊断月骨缺血改变。结合临床表现、X 线结果和 MRI 检查，有助于鉴别 Kienböck 病和尺腕撞击（见后续章节尺腕撞击与下尺桡关节炎）。

Lichtman 等对 Kienböck 病的分期，对制订治疗方案很有帮助（图 69-54 和表 69-2）。近期 Bain 和 Beggs 根据关节镜下受累关节面的功能状态对 Kienböck 病进行分类（表 69-3 和图 69-55）。

由于 Kienböck 病的进展无法预测，故不能准确地制定关于 Kienböck 病的治疗规范。有学者建议对早期的病例（Ⅰ期或Ⅱ期，即在出现硬化、碎裂或塌陷之前），进行管型石膏固定。这种治疗包括用管型石膏固定数周；如果有必要，随后复查 X 线片，寻找后期可能变明显的隐匿性骨折或月骨缺血性改变或是其他异常，包括以前漏诊的腕舟骨骨折。这种治疗方法一般需要制动 4 个月以上，且效果还不确定，所以通常令人无法接受。由于在诊断时分期不能确定，因此对报道的非手术治疗的疗效很难评定。

Hultén 描述了一种称为“尺骨负变异”的现象，他发现 78% 的 Kienböck 病患者在桡骨远端关节处尺骨比桡骨短，而正常腕关节只有 23% 出现这种现象。Kienböck 病患者在尺桡远端关节处无尺骨比桡骨长现象，但对照组中有 16% 出现了所谓“尺骨正变异”。与此相反，Ring 等最近的一项研究将 166 例患有 Kienböck 病的腕关节与正常组对照，测量尺骨变异，发现尺骨负变异发生率在患病组和对照组都高。作者得出结论，尺骨负变异在 Kienböck 病中的确切作用尚不清楚，因为患病者可能尺骨变异的阳性或阴性。此外，正常人群有很多人尺骨负变异，

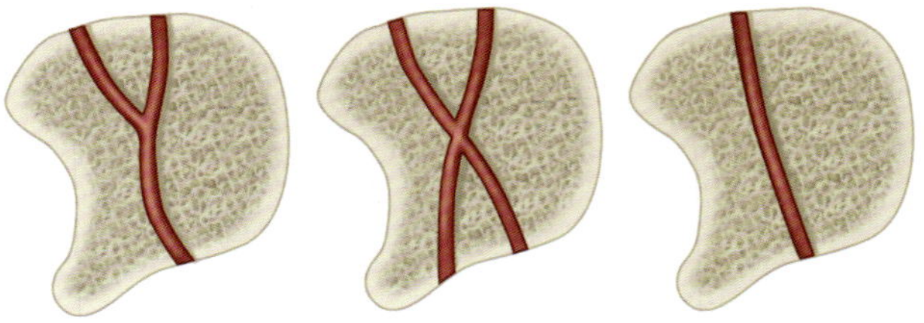

图 69-52 血管进入月骨的 3 种形式。单一血管或者单侧面血供的类型（接近 20%）发生缺血性骨坏死危险性最高

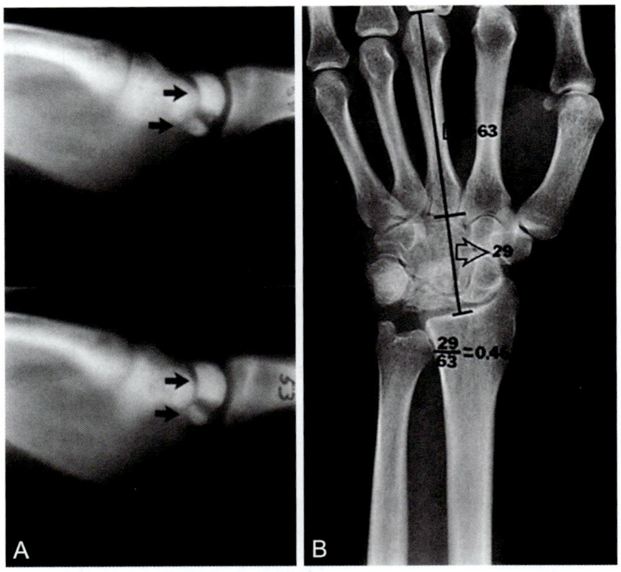

图 69-53 A.Kienböck 病常见的骨折，称为前极型，月骨前极与骨的其他部分分离。头状骨的压力使骨折分离，影响骨折愈合。由于桡骨茎突的遮盖，在普通 X 线片上通常无法看到骨折线。随着月骨背侧部分的塌陷继续发展，月骨前极会突向掌侧。B. 本例 Kienböck 病患者的腕骨与第三掌骨高度比减小。此比值正常为 0.54 ± 0.03，比值明显减小，表明腕骨出现严重塌陷（引自：Armistead RB, Linscheid RL, Dobyns JH, et al. Ulnar lengthening in the treatment of Kienböck's disease, J Bone Joint Surg 64A:170, 1982. By permission of Mayo Foundation.）

表 69-2

Lichtman 分类和推荐治疗

分期	表现	治疗
Ⅰ	X 线片未见异常，MRI 可见异常	制动并用 NSAIDs，如果无效，参照Ⅱ期治疗
Ⅱ	月骨硬化	关节平衡术，尺骨负变异的患者行桡骨短缩或尺骨延长
ⅢA	月骨碎裂	尺骨中性变异的患者行桡骨楔形截骨或 STT 融合术 桡骨中心减压来建立局部血管愈合反应 再血管化手术有前景，但无远期随访结果
ⅢB	舟骨发生固定旋转	近排腕骨切除术或 STT 融合术，必须处理内在塌陷
Ⅳ	邻近腕骨间关节退变	腕关节融合术，近排腕骨切除术，有限的腕骨间融合术，必须切除关节炎波及的部分关节

MRI，磁共振成像；NSAIDs，非甾体抗炎药；STT，舟骨，小多角骨，大多角骨

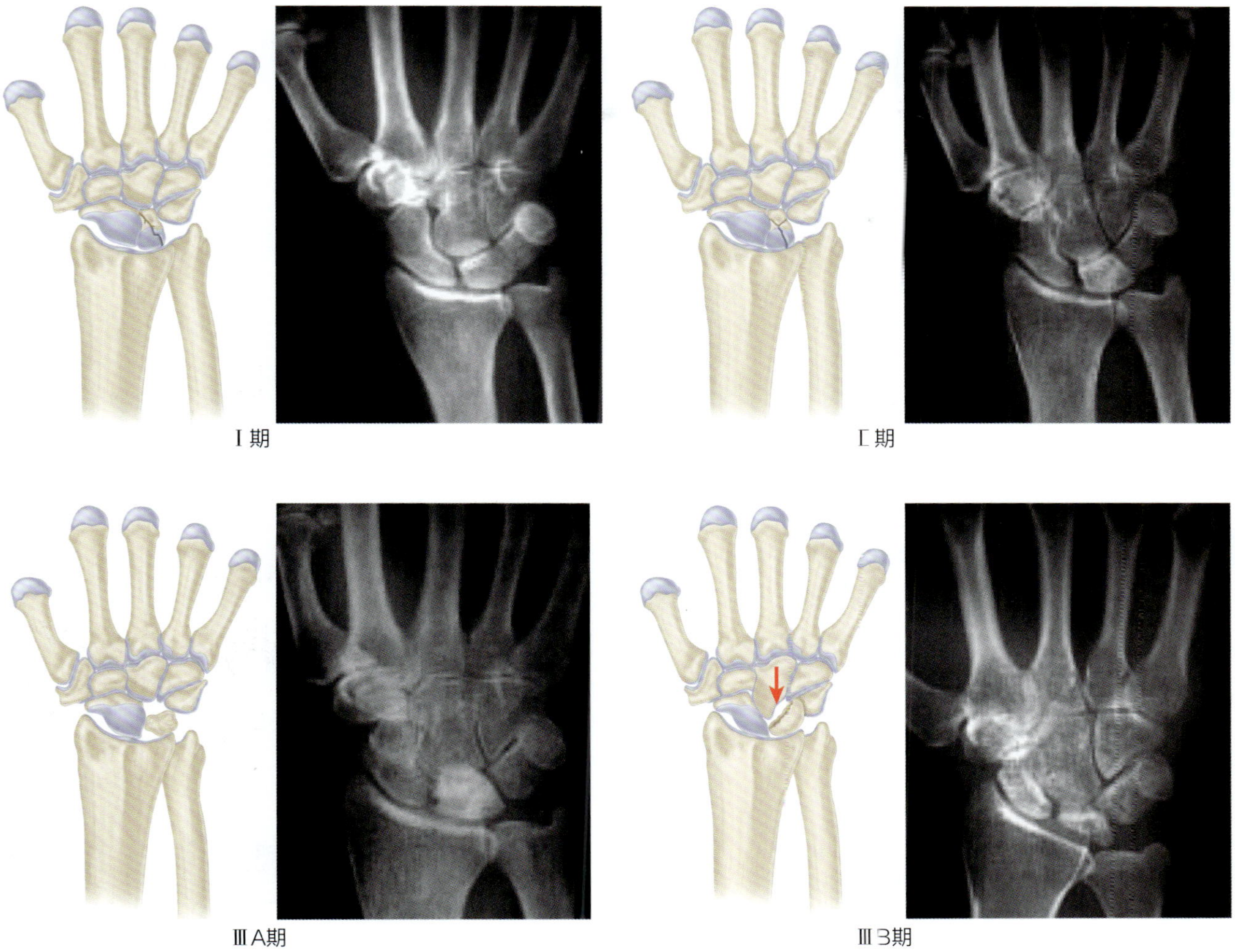

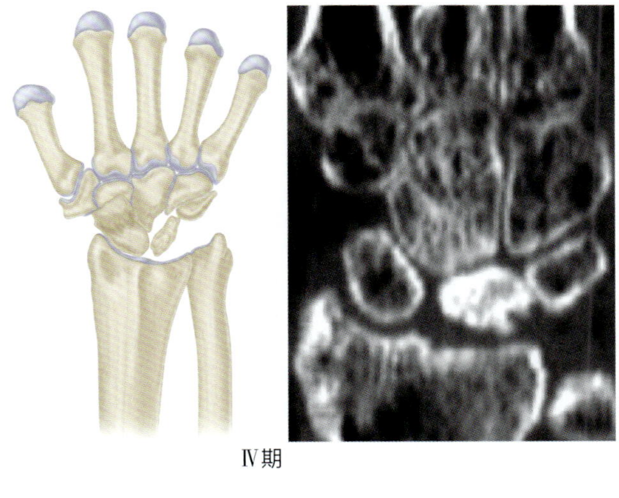

图 69-54　根据 Lichtman 分类系统对 Kienböck 病进行分期（引自：Allan CH, Joshi A, Lichtman DM: Kienböck's disease:diagnosis and treatment, J Am Acad Orthop Surg 9: 128, 2001.）（表 69-2）

然而普通人群中，Kienböck 病是罕见的。

治疗 Kienböck 病有很多种手术方案。关节平衡术包括尺骨延长术和桡骨短缩术，适用于Ⅰ期至ⅢA 期 Kienböck 病伴尺骨负变异的患者，且无桡月关节或者头月关节退行性变。楔形截骨术通过减少桡骨远端尺桡倾斜来减少月骨的载荷。头状骨短缩术伴或不伴头状 - 钩融合术用于降低无尺骨变异的月骨的载荷。Mansour 等通过病例系列回顾研究发现头状骨远端短缩与第三掌骨基底融合改善了Ⅱ期患者的视觉模拟评分、腕关节功能以及握力。他们还发现，对ⅢA 期进行相同的治疗并不能预防腕塌陷，也不能显著改善疼痛评分、握力或功能结果。他们建议对ⅢA 期不要进行头状骨短缩术。各种带血管蒂骨移植的月骨血运重建术在保持月骨结构方

表 69-3

Kienböck 病的 Bain 和 Begg 分类

分类	表现	推荐治疗
0	所有的关节面是有功能的	关节外手术；尺骨负变异行桡骨短缩；尺骨中性或正性变异行头状骨短缩术；再血管化术
1	1 个无功能的关节面，通常月骨近端关节面	近排腕骨切除术或桡舟月融合术
2	2 个无功能的关节面。2A 期：近端月骨和桡骨的月骨面。2B 期：月骨近端关节面，月骨远端关节面	2A：桡舟月融合术 2B：近排腕骨切除术
3	3 个无功能的关节面：桡骨的月骨面，近端和远端的月骨面；头状骨是保留的	半关节置换术，全腕关节融合术或置换术
4	所有的 4 个关节面是没有功能的	全腕关节融合术或置换术

（改编自：Bain GI, Begg M: Arthroscopic assessment and classification of Kienbock's disease, Tech Hand Up Extrem Surg 10:8, 2006.）

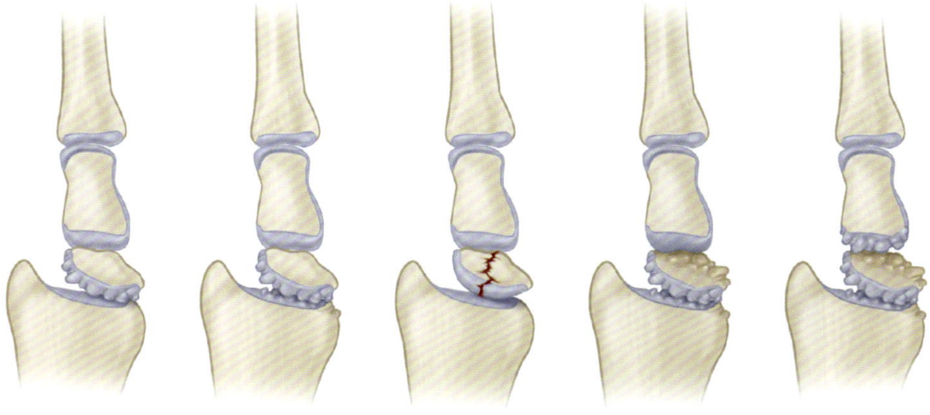

图 69-55 Bain 和 Begg 根据无功能关节面数量对 Kienböck 病进行分类（表 69-3）（重绘自：Bain GI, Begg M: Arthroscopic assessment and classifi cation of Kienböck disease, Tech Hand Up Extrem Surg 10:8, 2006.）

面是有效的。这手术通常需要在舟 - 头关节或者舟 - 大 - 小多角骨关节置入钢针或者使用外固定架来保护月骨。切除月骨可以短期缓解症状。月骨假体置换也可以缓解症状。部分腕骨间融合术可以在月骨切除后防止近排腕骨移位，同时帮助减少月骨假体所承受的压力。当腕关节出现广泛继发性关节炎改变后（Ⅳ期），治疗方法通常为近排腕骨切除术或腕关节融合术。

（一）关节平衡术

1945 年，Persson 报道了 1 组用尺骨延长术治疗 Kienböck 病的病例，由 Axelsson 和 Moberg 随访数年，发现 20 年前手术的 16 例患者中，除 1 例外，15 例术后都能继续从事手工劳动，即使是有疼痛的这 1 例患者，病情似乎也未进展。此后，1982 年 Armistead 等报道了 20 例采用尺骨延长术治疗 Kienböck 病，其中有 3 例骨不愈合，需要 2 次手术钢板固定和植骨，18 例疼痛减轻。

为了减少尺骨不愈合、髂骨取骨及取出内固定物，许多医师还喜欢使用桡骨短缩术平衡关节。桡骨缩短术的操作包括：在桡骨远端关节面近侧 3 in（7.6 cm）处横行截骨、将桡骨缩短 2 mm 和用加压钢板固定。

头状骨短缩术 Almquist 第一个报道了头状骨

短缩术，有 83% 的月骨血运重建率。这项技术结合头 - 钩融合和其远端腕掌关节融合来降低腕关节尺骨中性变异的月骨的载荷。Afshar 报道有 9 例患者平均在接近 5 个月时月骨开始部分再血管化，他认为这是血运重建过程的开始。Hegazy 等发现头状骨短缩术对于Ⅱ期患者效果最好，改善了视觉模拟评分、关节活动度和握力；而对于ⅢA 期，没有明显的改善同时也不能预防腕骨塌陷。

结合头 - 钩融合的头状骨短缩术

手术技术 69-21

- 做第三掌骨基底至 Lister 结节的背侧切口。
- 切开第五伸肌间室，牵开小指固有伸肌腱。
- 向桡侧牵开第四伸肌间室内容物，切开背侧关节囊，注意不要掀起第四间室和破坏血供。
- 由近端向远端切开头钩关节，显露头状骨的腰部，该水平应对应于舟骨的远端。
- 用一个锋利的、薄的骨刀截骨以避免损伤掌侧关节囊的血供
- 于头月关节小心插入一个小的、弯曲的骨撬，避免损伤关节面。使用骨撬顶住头状骨头部使其与远端部分对合，用 2 枚 0.062 in（1.6 mm）克氏针交叉固定截骨端。
- 如果进行头 - 钩融合，应去除头钩关节表面所有软骨下骨。从截骨中取骨或采用桡骨远端取骨，然后将其植入融合部位。
- 从钩骨至头状骨的两截骨段经皮置入克氏针或无头空心加压螺钉固定。
- 如果钩骨尖在近端凸起，妨碍了头状骨短缩术的减压作用，可去除钩骨尖部以达到减压目的。
- 或者，行头状骨和钩骨双处截骨短缩，用克氏针或埋头钉从近端至远端稳定。

术后处理 石膏固定 6 周，接下来支具固定。当 X 线片显示骨性融合后，进行关节活动度与力量练习。

（二）桡骨远端截骨术

对于腕关节中性变异的Ⅱ期或Ⅲ期 Kienböck 患者，可通过桡骨楔形闭合截骨减少尺桡倾斜来改变月骨的载荷。有研究证明可以有效缓解症状，也可以用于治疗ⅢB 期和Ⅳ期患者，但疗效没有得到广泛的认可。桡骨楔形闭合截骨的生物力学分析显示头月关节载荷减少（23%），桡月关节（10%）和尺月关节（36%）载荷都减少，然而另一个生物力学分析显示外侧开放或内侧闭合的桡骨楔形截骨术可以减轻桡骨月骨窝的载荷。还有一个生物力学分析，发现桡骨开放楔形截骨术对月骨的负重减少，而桡骨闭合楔状截骨术对月骨的负重增加。

（三）中心减压术

2001 年，Illarramendi 等介绍了尺桡骨干骺端中心减压的概念，并把它作为对 Kienböck 病的微创治疗。减压包括尺桡骨远端皮质小开窗刮除术。作者注意到无移位桡骨远端骨折后，患者的 Kienböck 病症状自行缓解，之后开发了该方法，认为减压后的愈合反应归功于创伤后局部血运环境的变化。Sherman 等的生物力学研究发现桡骨中心减压并没有改变桡骨月骨窝的载荷，并假想此手术观察到的临床效果可能是由于月骨区域血运增加，而不像关节平衡术样改变了关节面生物力学载荷。干骺端中心减压的优点包括手术简便、不进入腕关节及无须任何内固定。Illarramendi 等之后的研究表明单纯桡骨的减压不影响预后结果，他们报道在 48 例患者中，有 43 例（90%）获得满意疗效，并且无并发症。DeCarli 等最近报道中心减压治疗 15 例ⅢA 期 Kienböck 病，平均随访 13 年，仅有 2 例月骨出现 X 线上的进展。Mehrpour 等进行月骨中心减压，像股骨头坏死减压术一样，可降低月骨骨内压，治疗 20 例患者，18 例获得好的疗效。Bain 等描述了对 2 例患者进行关节镜辅助的月骨中心减压术。

桡骨减压术治疗 Kienböck 病

手术技术 69-22

（Illarramendi 和 DE Carli）

- 患者仰卧位，上肢置于外科手术桌上，使用充气止血带。
- 取桡侧入路，从桡骨茎突近端 1 cm 开始，沿桡骨远端干骺端桡侧缘纵行切开 3~4 cm。
- 找到并保护桡神经浅支。
- 钝性分开伸肌腱。
- 切开骨膜并做广泛剥离暴露骨质，激发一个反应性愈合反应。
- 用骨刀或小骨锯在桡骨茎突近端 2 cm 开 1 个 2.0 cm × 0.5 cm 的骨窗（图 69-56A）。

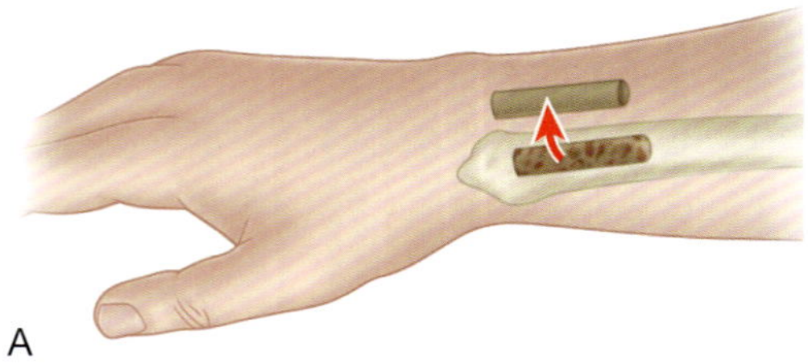

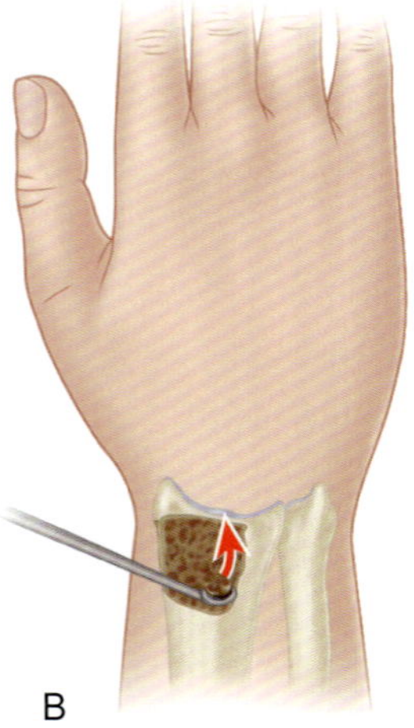

图 69-56 中心减压治疗 Kienböck 病。A. 皮质开窗；B. 在干骺端挤压松质骨（引自：Redrawn from Illarramendi AA, De Carli P: Radius decompression for treatment of Kienböck disease, Tech Hand Up Extrem Surg 7:110, 2003.）（见手术技术 69-22）

- 通过骨窗，在远侧干骺端搔刮并挤压松质骨，注意不要清除松质骨，仅在干骺端挤压松质骨，不要破坏桡骨的对侧皮质。
- 把去除的骨皮质分成 5 mm^2 骨片或保持原样使之嵌入干骺端（图 69-56B）。
- 不缝合骨膜，常规缝合皮肤。

术后处理 前臂石膏固定 2 周，并鼓励主动活动范围运动，3 个月内避免用力活动。

（四）月骨再血管化手术

在正常和缺血骨中植入血管蒂后可以产生新骨。其他来源的带血管骨移植包括旋前方肌桡骨远端骨瓣，带蒂豌豆骨，其他不同蒂的桡骨远端骨瓣，第二掌骨瓣和豌豆骨。第四、五伸肌间室动脉蒂的桡侧远端瓣移植也可重建自身血运（图 69-57）。采用再血管化技术治疗，月骨有 60%~95% 恢复了正常结构和血液供应。90% 的患者可以有效缓解疼痛和改善功能。许多报道显示早期 X 线片良好的表现并不会持续存在，许多患者在 X 线片和临床上都有进一步的加重。

（五）月骨假体置换术

如果骨的形状没有明显变化，推荐使用手工塑形的硅橡胶假体进行月骨置换（图 69-58）。也可使

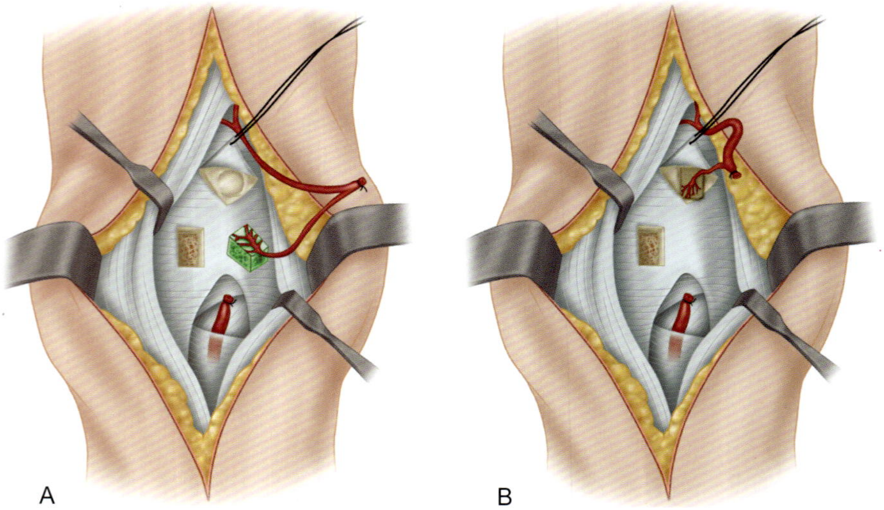

图 69-57 带血管蒂的骨移植块治疗 Kienböck 病。A. 骨间前动脉在第四、五伸肌间室动脉近端结扎，移植骨块已掀起，验证血运后，修整骨移植块以适合月骨背侧骨洞。B. 松质骨填塞于月骨中。带蒂移植骨块垂直置入月骨，其皮质朝向为近-远端（引自：Shin AY, Bishop AT: Pedicled vascularized bone grafts for disorders of the carpus: nonunion and Kienböck's disease, J Am Acad Orthop Surg 10:210, 2002.）

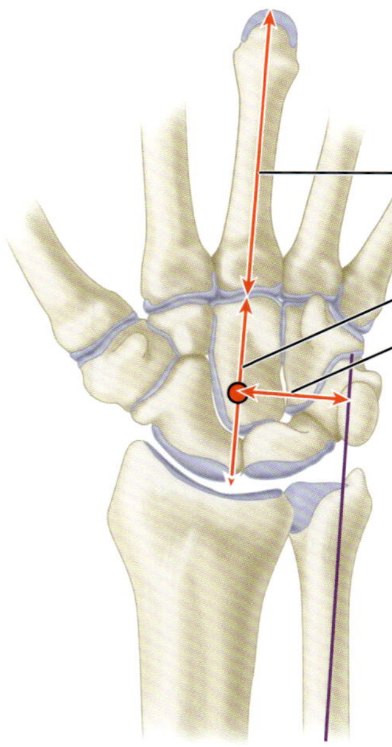

图 69-58 3 个运动学指数：旋转中心、腕骨高度（L2）和腕尺距离（L3）。L1: 第三掌骨高度；腕骨高度比是 L2/L1，腕尺距离比是 L3/L1.

用预制成形的月骨状的硅橡胶假体，然后仔细修复关节囊以防硅橡胶假体脱位，许多学者都强调，韧带和关节囊的重建非常重要。

月骨假体置换有发生硅橡胶滑膜炎和形成异物囊肿等令人头痛的并发症。如果假体过大或位置不良、腕关节不稳定、腕关节活动过度或腕部职业性应力过大时，更易发生这些并发症。因此，一些医师放弃或限制这种技术的使用，并建议进行腕骨间融合（舟头、头钩或钩三角），稍后在本章描述。

单纯月骨切除虽然仍有争议，但研究表明，经过平均 12 年的随访，获得了疼痛持续缓解的满意结果。18 例腕骨自动重新排列，头状骨和三角骨向近端移位，舟骨掌屈，但是腕关节保留了良好的活动范围，退行性改变比预想的轻，但是这种方法不能用于从事重体力劳动的患者。

最新出现的 Kienböck 病治疗技术是股骨内侧髁游离骨软骨瓣移植。Pet 等描述了该技术在ⅢA 和ⅢB 期治疗中的效果，在短期随访中（不到 2 年），腕部停止了进一步塌陷。

桡骨缩短术

手术技术 69-23

- 患者麻醉成功后置于仰卧位，上肢驱血并止血带充气，在前臂远端掌面做纵行切口，远端至腕横纹。
- 保护桡动脉，切开桡侧腕屈肌腱鞘浅层，将桡侧腕屈肌牵向桡侧并切开腱鞘的深层，将桡动脉小心地牵向外侧，找到旋前方肌的桡骨止点。
- 向近端解剖并辨认拇长屈肌。
- 骨膜下将旋前方肌和拇长屈肌向近端剥离，直至可以清晰地显露桡骨干远端和干 - 干骺端结合处。
- 根据术前 X 线片和尺骨的负变量，在桡骨干骺端交界处截骨。Almquist 和 Burns 建议在骨干截骨，以使远侧骨段的长度能放 2~3 枚螺钉。尽管桡骨干骺端截骨愈合更可靠，但因为此处向掌侧膨隆，在骨干和干骺结合处用钢板固定更困难。
- 截骨靠近近侧使远侧骨段可以放 3 枚螺钉。
- 测量术前 X 线片确定短缩的长度。
- 截骨前置入远侧的 2 枚螺钉。
- 去除钢板和螺钉，用薄刃摆锯截骨，将桡骨缩短合适的长度，通常为 2~3 mm。
- 重新用螺钉将钢板与桡骨远侧骨段固定。
- 在放置近侧螺钉之前，将截骨处加压，并用复位钳固定。
- 用 C 臂透视检查尺桡骨的长度。
- 用加压钢板技术固定桡骨。放松止血带，彻底止血，根据需要，放置引流。
- 将旋前方肌覆盖钢板重新修复，将前臂筋膜敞开以减少筋膜间室综合征的发生机会。缝合皮下组织和皮肤。
- 用方糖铲形支具固定前臂。

术后处理 1~2 天后拔除引流，鼓励患者活动手指和腕关节。约 10 天后去除方糖铲形支具，检查切口，10~14 天拆线。坚固的前臂石膏继续固定 4 周。8~10 周以后，根据截骨部位的 X 线片上愈合情况决定是否继续用石膏固定。康复期间应鼓励患者进行手部的功能锻炼和轻度使用手。

第五节 下尺桡关节和尺腕关节损伤

一、解剖学

引起腕关节尺侧疼痛的结构包括：下尺桡关节（distal radioulnar joint，DRUJ）和远侧尺腕关节，以及将尺骨远端连接到桡骨远端及腕骨尺侧的韧带和软骨结构，该结构被称作 Werner 和 Palmer 三角纤维软骨复合体（triangular fibrocartilage complex，TFCC）。TFCC 包括背侧和掌侧尺桡韧带、尺侧副韧带、类半月板、关节盘、尺月韧带、尺三角韧带和尺侧腕伸肌腱鞘。TFCC 的深、浅层纤维起自桡骨月骨窝的尺侧缘，深层纤维止于尺骨头的尺侧，称之为“小凹”，浅层纤维止于尺骨茎突，与尺副韧带汇合。尺骨头与桡骨较浅的乙状切迹相接触的关节面的骨性稳定占 DRUJ 稳定性的 20%，可使其在前臂中立位时沿掌背侧平移约 1 cm。在前臂旋转过程中，尺骨头在桡骨乙状切迹由完全旋前位的远背侧移动到完全旋后位的近掌侧。其余的 DRUJ 稳定是由附着于背侧缘和掌侧缘及下尺桡关节的韧带提供。尺侧腕伸肌腱鞘和部分下尺桡韧带附着在尺骨茎突上，尺骨茎突由尺骨头向远端延伸 2~6 mm。大多数下尺桡韧带和尺头韧带附着在尺骨茎突基底部的凹。关节盘附着于下尺桡韧带，跨越乙状切迹的远侧缘，止于尺骨茎突基底凹。关节盘的厚度与尺骨变异成反比。Palmer 等尸体研究表明，加载于桡腕和尺腕关节的载荷约有 80% 分布到桡骨远端，20% 分布到尺骨。

二、诊断与治疗

诊断腕关节疼痛时，重要的是定位疼痛的解剖来源。病史、查体、X 线检查、关节造影检查和 CT 检查非常重要；对于下尺桡关节病变 CT 检查尤其有用。可用“中立位”后前位平片来确实下尺桡关节变异，即肩关节外展 90°，肘屈曲 90°，腕关节屈伸和尺桡偏均处于中立位，将前臂和手平置于暗盒上。标准侧位是上肢置于体侧，肘屈曲 90°，腕关节处于中立位。关节造影发现 TFCC 的穿孔与临床并不相符。如果腕关节 X 线片和造影正常，没有确定的阳性体征通常认为正常，不需进一步治疗。CT 可以明确乙状切迹骨折和评估 DRUJ 稳定性。骨扫描对于 DRUJ 无价值。影像技术的发展提高了利用 MRI 对 DRUJ 进行评估的价值，尤其是对 TFCC 撕裂。关节镜更容易看到损伤从而得到准确的诊断，如纤维软骨盘中间部分的损伤，腕骨骨软骨的损伤，但一些外周韧带和软骨损伤不易被发现。虽然某些患者会有持续性疼痛，但在手术指征明确前，应综合治疗。

DRJU 疾病分为急性和慢性两类。急性病变包括尺骨头、茎突、桡骨和腕骨的骨折，还有下尺桡关节、腕骨和三角 TFCC 的脱位或半脱位以及尺侧腕伸肌的半脱位。慢性病变包括骨折不愈合和畸形愈合，腕关节不匹配，包括 DRUJ、尺腕关节区、各个腕骨和三角纤维软骨复合体的脱位和半脱位，还有豌豆骨三角骨间、月骨三角骨间和下尺桡关节间的局限性关节炎以及与关节炎有关的尺侧腕伸肌半脱位。治疗这些疾病的手术包括关节镜下清创修复、部分尺骨头切除、尺骨短缩、尺骨假关节伴下尺桡关节融合术和远端尺骨切除术（Darach）。

三角纤维软骨复合体损伤，包括创伤性的下尺桡关节不稳

1. 体格检查 TFCC 损伤的患者通常有跌倒或其他腕部外伤史，导致腕尺侧疼痛和机械性症状（如喀喇音），休息减轻、活动后加重，并有抓握无力。腕关节活动高需求运动员，如网球运动员或体操运动员，也是 TFCC 损伤的高危人群。体格检查腕关节正常活动范围内活动出现疼痛伴摩擦感或弹响。前臂中立位腕关节尺偏产生尺侧腕关节疼痛和偶发弹响，握拳和腕关节尺偏，然后反复旋前旋后，可引出疼痛性弹响。相反，令患者握拳从尺偏到桡偏活动伴有疼痛和弹响，表明有舟月不稳。尺骨撞击试验即给患者腕关节轴向压迫，过伸和尺偏腕关节引发疼痛，则尺骨撞击试验阳性。“压力试验”是另一种有效的激发试验：患者取坐位，用受累的腕关节支撑身体重量脱离座椅，产生尺侧轴向载荷，如果引出疼痛，则试验阳性；然而，缺乏特异性，还可能提示 DRUJ 不稳或尺骨撞击。腕关节旋前时，不稳的尺骨远端可能向背侧移位，检查者用拇指按压背侧可使其复位（“琴键试验”）。当对尺骨窝外部施压时，可产生压痛和疼痛（小窝征），可提示有尺腕韧带损伤。TFCC 不稳可通过“冲击试验”检查，即固定腕关节桡侧，在腕关节尺侧前后向施加压力，如过度活动即为阳性。

2. X 线检查 应拍摄腕关节前后位、侧位和握拳旋前位片以确定是否存在尺骨变异。对于 TFCC 撕裂 MRI 检查敏感性和特异性接近 100%；许多无症状性腕关节具有 MRI 阳性表现；CT 关节造影对于检查中央性 TFCC 撕裂具有高度敏感性，但对周围撕裂诊断不准确。如果临床表现和 X 线检查提示 TFCC 损伤，则推荐直接行腕关节镜检查 TFCC。

3. 关节镜检查 DRUJ 和桡腕关节的关节镜检查可以分别检查 TFCC 的近端和远端。经标准 3~4 入路置入关节镜（图 69-15），通过 6R（或 4~5）入路插入 1 枚探针，通过压力负荷（蹦床试验）检查 TFCC 弹性（图 69-59A）。尽管该试验在观察者

间及观察者自己只有 67% 的可信度，缺乏正常弹性仍提示 TFCC 撕裂。拉钩试验是经 6R 入路插入探针进入茎突前凹，从多个方向牵拉 TFCC（图 69-59B）。拉钩试验在观察者中有大约 90% 的一致性。只有当 TFCC 近端撕裂或自小凹部撕脱时，TFCC 才可向桡腕关节中央部移位。根据 Atzei 和 Luchetti 的研究，单纯 TFCC 远端撕裂者蹦床试验阳性而拉钩试验阴性。近端撕裂或完全撕裂者，两者均为阳性。

4. 分类 Palmer 将 TFCC 损伤分为创伤性（1 型）和退行性（2 型），又根据损伤的部位和损伤的严重程度分为各亚型（框 69-2）。1 型损伤是继发于被迫强力旋前或旋后引起的 DRUJ 损伤，也常继发于桡骨远端骨折，尤其是当有明显的桡骨短缩时。在大多数损伤中，保护 DRUJ 的结构（月三角韧带，尺侧月三角韧带，尺侧腕伸肌鞘深层，骨间膜）仍然保持完整。这些结构的破裂可能预示着更为严重的损伤。

骨折复位和愈合后仍然存在不稳的情况很少见。桡骨远端骨折和 TFCC 撕裂的年轻患者更容易

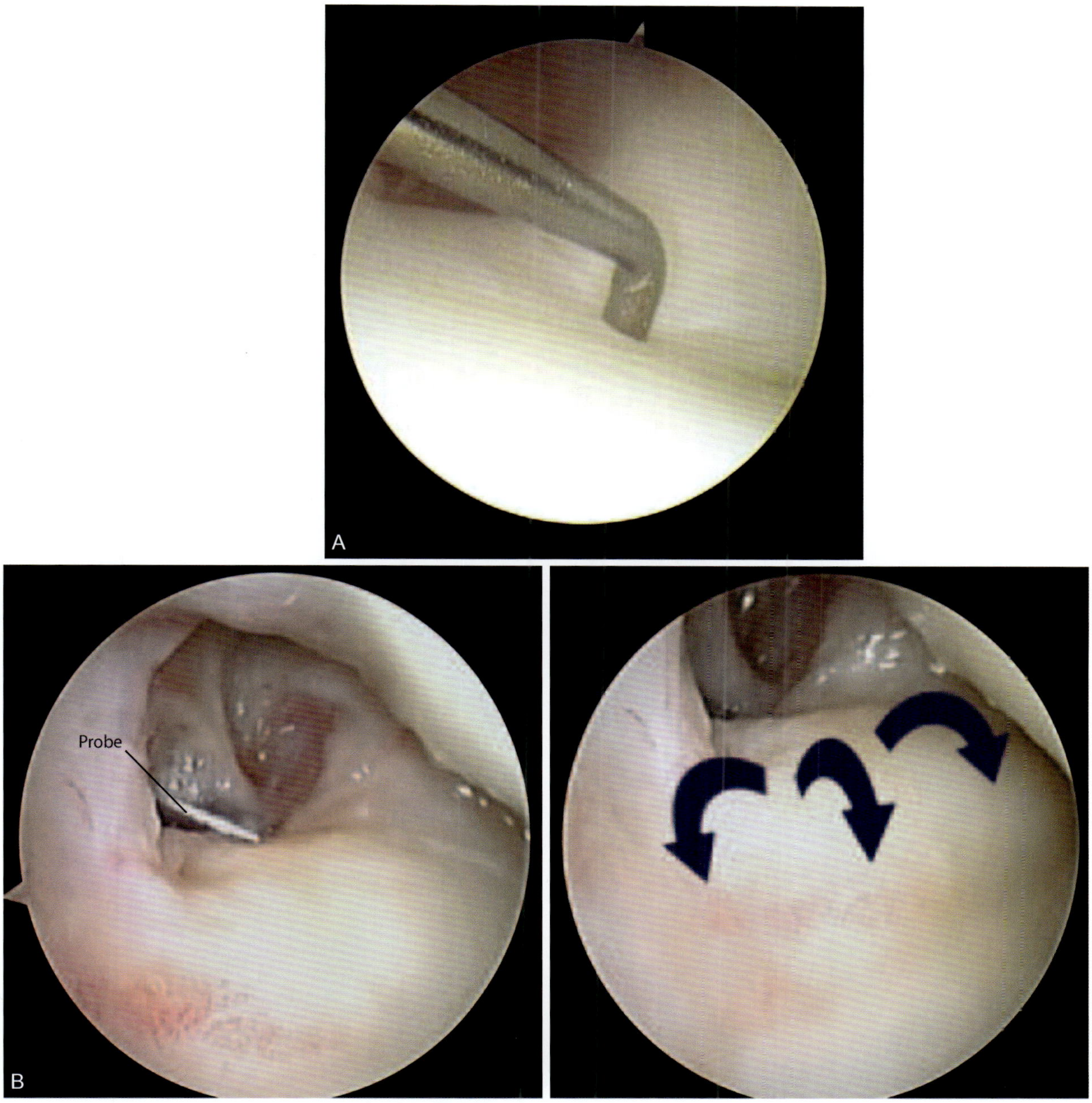

图 69-59 检查三角纤维软骨复合体弹性。A. 压力负荷（蹦床试验）；B. 向多个方向牵拉 TFCC（拉钩试验）（A. 引自：Carlsen BT, Rizzo M, Moran SL:Soft-tissue injuries associated with distal radius fractures, Oper Tech Orthop 19:107, 2009; B. 引自：Atzei A:New trends in arthroscopic management of type 1-B TFCC injuries with DRUJ instability, J Hand Surg Eur Vol 34:582, 2009.）（见手术技术 69-25）

框 69-2

三角纤维软骨复合体异常

1 型：创伤性
- A. 中心穿孔
- B. 尺侧撕裂，伴或不伴远侧尺骨骨折
- C. 远侧撕裂
- D. 桡侧撕裂，伴或不伴桡骨 C 形关节切迹骨折

2 型：退变性（尺腕撞击综合征）
- A. TFCC 磨损
- B. TFCC 磨损 + 月骨和（或）尺骨软骨软化
- C. TFCC 穿孔 + 月骨和（或）尺骨软骨软化
- D. TFCC 穿孔 + 月骨和（或）尺骨软骨软化 + 月三角骨韧带穿孔
- E. TFCC 穿孔 + 月骨和（或）尺骨软骨软化 + 月三角骨韧带穿孔 + 尺腕关节炎

（引自：Palmer AK, Werner FW: Triangular fibrocartilage of the wrist: anatomy and function, J Hand Surg 6A:153, 1981.）TFCC，三角纤维软骨复合体

有严重的晚期 DRUJ 不稳。其他可导致 DRUJ 不稳的损伤还包括移位的尺骨茎突骨折，桡骨乙状切迹骨折，尺骨头骨折及桡骨远端的盖氏骨折伴脱位。如果有可能，闭合复位非手术治疗可获得 DRUJ 稳定。如果出现严重的不稳，早期治疗包括钢针固定 DRUJ 并同时恰当治疗伴发骨折。DRUJ 不稳伴有桡骨头粉碎性骨折脱位（Essex-Lopresti）治疗起来非常困难。如果 DRUJ 不稳持续存在，要采取下述适当的手术治疗。若慢性不稳加重，需要 DRUJ 韧带重建。

当前，对 1A 型 TFCC 损伤（中央穿孔）早期采取非手术治疗。如果严重症状持续存在，关节镜下清理可缓解症状。对于 1B 型损伤（尺侧撕裂，伴或不伴尺骨茎突骨折），制动 6 周后康复锻炼一般足够。年轻患者有进一步加重周边撕脱的趋势以致晚期关节不稳。如果症状持续，伴 DRUJ 不稳，采用关节镜 inside-out 技术或 outside-in 技术修复，可有效地缓解疼痛及改善握力和腕关节的活动。1C 型损伤（尺腕韧带远侧撕裂）会导致掌尺侧腕骨“下垂”，开放或关节镜修复可改善疼痛和不稳。1D 型损伤（桡侧撕裂，伴或不伴桡骨乙状切迹骨折）可能会伴发桡骨和尺骨远端骨折。若并发骨折复位后韧带损伤仍然不稳，或桡骨乙状切迹骨折要进一步处理，同时用开放或关节镜修复从桡骨上撕脱的韧带。

2 型退变性损伤常无症状。对平均年龄为 75 岁的尸体腕骨间韧带和三角纤维软骨关节盘进行研究，发现 60% 的标本有三角纤维软骨破裂。最常见的是靠近关节盘桡侧附着点线形缺损和中央椭圆形缺损。64% 三角纤维软骨损伤的标本无关节炎。

Palmer 根据三角纤维软骨、月骨、三角骨、月三角韧带和尺腕关节的退行性变的范围和严重性进行分类（2 型 A~E）。“尺骨撞击综合征”或“尺骨冗长综合征”通常包括这些退变。Palmer 和 Werner 通过尸体解剖研究发现与尺骨撞击相关的三角纤维软骨穿孔在尺骨正变异腕和尺骨中性变异中发生率为 73%，而在尺骨负变异中发生率为 17%。尺骨正变异中关节盘更为薄弱，易发生磨损。与尺骨撞击综合征相关的后天性尺骨正变异原因很多，包括桡骨远端骺损伤，桡骨远端骨折后桡骨短缩，以及桡骨头和肘损伤后发生的短缩（Essex-Lopresti）。尺骨撞击综合征的症状包括腕关节尺侧疼痛，尺偏伴旋前、旋后时疼痛加重，有时有肿胀和活动受限。体检时被动尺偏以及固定腕关节按压尺骨头时均有疼痛。局部麻醉注射可以帮助确定疼痛的部位。如前所述，X 线片技术也可以帮助确定尺骨正变异和尺月骨关系的变化。当支具固定、药物治疗及封闭治疗无效时可考虑手术治疗。可采用关节内的开放手术或关节镜手术和关节外技术，如尺骨短缩术来减少尺腕关节载荷。

5. 创伤性 TFCC 的治疗（Palmer 1 型） 1A 型损伤是 TFCC 中央创伤性撕裂，无不稳。早期治疗是采取非手术治疗 4 周。持续性疼痛通过关节镜清除撕裂部分即可缓解。切除不应该超过关节盘中央的 2/3，应该保存 TFCC 外周 2 mm 避免发生 DRUJ 不稳。术前评估应当考虑尺骨正变异的存在。有尺骨正变异时，应考虑到尺腕关节可能有退行性改变，此时可通过关节镜薄层切除尺骨头（见手术技术 69-3）或尺骨短缩术来治疗（见手术技术 69-32）。

三角纤维软骨撕裂关节镜下清理术

手术技术 69-24

- 手术准备，麻醉，桡腕关节、尺腕关节和腕中关节检查如手术技术 69-1~69-4 所列。
- 根据需要上气囊止血带，尤其是需要刨削或磨削骨

及软组织时。
- 再次检查捻发音、"弹响"、尺侧腕伸肌腱异常和下尺桡关节不稳。
- 通过 3~4 入路，检查桡腕和尺腕关节。
- 用 6R 和 6U 入路进一步检查尺腕关节。
- 检查腕中关节。
- 腕中关节检查完毕后，插入 18 号针头以确定最佳工作通道。
- 自 6R 入路插入全直径刨刀（2~3 mm），根据需要清除滑膜以观察关节。
- 用探针检查 TFCC 中央和周围结构。检查并探查尺侧月三角韧带和背侧及掌侧尺桡韧带。
- 用全直径刨刀、负压吸引或小刀片切除撕裂瓣。仔细修整撕裂部边缘，保留 TFCC 周围 2 mm 的边缘部。
- 用 4-0 或 5-0 尼龙缝线缝合入口。
- 掌侧短臂支具固定。

术后处理　10~14 天时拆线，开始进行保护性全范围运动锻炼。根据症状支具固定 4 周。在 4 周内避免用力旋转及抓握活动。并根据需要进行康复师指导下的康复运动。

1B 型损伤为 TFCC 自尺骨的外伤性撕脱，可伴有或不伴有尺骨茎突骨折。尺桡韧带的深部纤维附着于尺骨茎突基底的尺骨窝处。基底部的骨折比在茎突尖部骨折更加提示 TFCC 撕脱。如果尺骨茎突骨折，进行切开复位内固定术或切除小骨折块为常规治疗方法。在尺骨茎突固定时可同时修复 TFCC 损伤。明显的尺侧腕伸肌腱鞘损伤通常也会伴发外伤性 TFCC 损伤。尺侧腕伸肌半脱位可以作为此类伴随损伤的术前提示。如果遇到此类联合损伤，则需要进行关节镜下 TFCC 修复和开放性尺侧腕伸肌腱鞘重建。

关节镜下修复 1B 型自尺骨撕裂的 TFCC

手术技术 69-25

- 手术准备，麻醉，桡腕关节、尺腕关节和腕中关节检查如手术技术 69-1~69-4 所列。
- 根据需要上气囊止血带，尤其是需要刨削或磨削骨及软组织时。
- 腕关节常规检查后，自 3-4 入路评估 TFCC。建立 4-5 和 6R 入路，去除所有阻碍视线的滑膜。检查背侧和掌侧尺桡韧带，尺侧月三角韧带，月骨和三角骨，并且如果视野允许还应检查尺骨关节面和尺骨窝部三角纤维软骨附着处。
- 通过 6R 入路置入探针检查三角纤维软骨的紧张度（图 69-59A）。正常的三角纤维软骨的紧张度如同蹦床。尺侧窝部撕裂可出现正常张力丧失。
- 在尺骨远端尺侧做一直切口，直达骨面。在透视引导下，通过 6R 通道使用前十字韧带型导向器，或采用徒手技术，以 45° 向尺骨窝部平行钻孔 2 个骨隧道。使用 0.0787 in（2 mm）克氏针或钻头进行钻孔。
- 将 2-0 聚乙烯编织缝线装入 Arthrex 微型过线器；取下镍钛合金并拉紧载缝线。
- 在关节镜下，将 2-0 聚乙烯编织线通过其中一个骨隧道并刺穿 TFCC。从 3~4 通道观察，6R 通过进入器械抓住缝线并将其从 6R 通道拉出。
- 把镍钛合金装回微型过线器然后穿过对面的骨隧道。在之前放置的缝合线附近刺穿 TFCC。在两缝合线之间留出一定间距，以很好地把持 TFCC。
- 从 3~4 通道观察，将镍钛合金套索拉出 6 通道；在关节外，通过镍钛合金将聚乙烯编织缝线套起来，然后将镍钛诺合金索拉出骨隧道，同时带着缝线。形成水平褥式缝合的修复 TFCC。
- 在骨桥上将两个聚乙烯编织缝线尾打结。检查修复情况，如果担心修复强度或患者依从性，用 0.0625 in 克氏针固定下尺桡关节于旋后位 4 周。或者在旋后位用支具固定 4~6 周。

术后处理　10~14 天拆线并更换石膏。术后 4 周时，去除钢针，更换石膏。4~6 周时去除石膏。并在 6 周时进行康复师指导下的康复锻炼。10~12 周内避免用力旋转和抓握动作。

Nakamura 等描述了一种关节镜技术，使用与上述相似的经骨缝合修复 TFCC 的尺骨窝附着点撕裂。他们建议这种技术用于尺骨中性或负变异的腕关节 TFCC 完全或部分尺侧窝部撕裂；尺骨正变异时，尺骨头与 TFCC 缝线部位的剪切力可致缝线断裂。这种修复方法的理念是基于 TFCC 的解剖学特征。在尺骨茎突尖近侧 15 mm 的尺骨干皮质上一点与三角纤维软骨尺侧中心点之间连线，此线穿过窝部止点。应用"outside-in pull-out"技术，将缝线置于这一区域可使 TFCC 缝合附着于窝部。

切开修复 1B 型损伤

手术技术 69-26

- 采用合适麻醉诱导成功后，患者取仰卧位，患手置于手术桌上。用弹力驱血带进行上肢驱血，并上气囊止血带。
- 在小指固有伸肌（第五伸肌间室）和尺侧腕伸肌（第六伸肌间室）之间，行 L 形皮肤切口。切口中心位于尺骨头，长 5~6 cm。在尺骨远端向桡侧方向倾斜，避免损伤尺神经背侧。
- 切开第五伸肌间室，牵开小指固有伸肌腱。
- 穿过第五间室的深层，保护尺侧腕伸肌桡侧边缘，在 TFCC 纤维近侧和尺骨头关节面远侧横行切开关节囊，显露下尺桡关节。保留 TFCC 在桡骨远端背尺侧角的附着点。
- 在横切口的远端做一个倒 T 切口，可以显露三角骨和关节盘 TFCC 远侧面，现在可以在两个切口之间看到 TFCC。
- 在尺骨远端关节面向尺骨方向插入 Freer 撬，如果没有阻力或阻力很小就能从关节面到达尺骨茎突，说明 TFCC 尺骨窝部附着点已断裂。用刮勺搔刮尺骨凹骨面，使骨表面出血。
- 如果有尺骨茎突骨不愈合，则去除未愈合的尺骨茎突的残端。
- 在尺骨窝内放置骨锚或缝线锚；经常使用 G2 Mitek/Dupuy 锚。或者，可以使用类似于上述关节镜技术的骨隧道技术；这样就可以避免关节内打结。
- 将锚钉上的针由近端向远端分别穿过 TFCC，在前臂中立位系紧。
- 缝合关节囊的纵行切口，修复伸肌支持带。小指固有深肌腱置于移位状态。
- 为保护修复，尤其对于不配合的患者，在乙状切迹近端用 2 枚 0.0625 in（1.6 mm）克氏针交叉固定尺桡骨于旋后位。
- 缝合皮肤切口。
- 使用方糖铲支具固定。

术后处理 术后 2 周拆线，更换支具。在第 4 周时去除尺桡固定克氏针。术后 6 周去除支具。去除短臂石膏后进行康复师指导下的康复。避免用力旋转和抓握活动直至达到舒适、满意的运动和力量。

切开修复 1C 型损伤

1C 型损伤主要表现为尺腕韧带实质部出现撕裂或其远端在月骨和三角骨附着点撕裂。伴发伤包括月三角韧带和 1B 型撕裂。1C 型损伤可能诊断比较困难，但愈合好，除非存在明显不稳，通常不需要手术治疗。腕关节旋后时有尺侧腕骨“下沉”是其不稳的体征。

手术技术 69-27

（Culp、Osterman 和 Kaufmann 改良）

- 手术准备，麻醉，依据手术技术 69-1~69-4 检查桡腕、尺腕和腕中关节。
- 必要时可使用气囊止血带，尤其是需要刨削或磨削骨及软组织时。
- 如果关节镜下检查可以清楚显露豆三角骨关节，则尺腕韧带可能发生明显的撕裂。如果镜下观察韧带可修复，可自尺骨头远端和尺侧腕伸肌掌侧行 1 cm 或 1 cm 以上的切口。避免损伤尺神经腕背支和尺神经、动脉。
- 在关节镜下将 2 枚针穿过掌侧关节囊及尺腕韧带。
- 用 2-0 或 3-0 PDS 缝线通过 1 枚缝针进入关节。
- 将 1 根尼龙缝线或钢丝线圈穿过第 2 枚缝针。
- 调整第 1 枚缝针以便于其可以被第 2 枚缝针上线圈抓住。
- 去除缝针，带回缝线末端，穿出关节囊打结，形成通过韧带级水平褥式缝合。
- 如果存在 1B 型损伤，或者存在尺背侧松弛，则依据 1B 型损伤的方式，将三角纤维软骨固定于尺骨窝。
- 对于大韧带缺损，采用切开方法；采用掌侧显露尺腕关节，重叠缝合尺腕韧带，用远端为蒂的尺侧腕屈肌腱条固定于尺腕关节囊背侧来增强。
- 缝合切口，超肘石膏固定。

术后处理 10~14 天拆线并更换石膏。超肘石膏需要佩戴 4 周，再改为短臂石膏固定 3~4 周。其后佩戴可拆卸式支具 2~4 周，在 6~8 周时开始康复师指导下的康复计划。

关节镜下修复 1D 型损伤

1D 型损伤是三角纤维软骨从桡骨乙状切迹远端撕裂。撕裂通常是在前后，可能包括背侧和掌侧的尺桡韧带，经常伴发桡骨远端骨折并延伸至桡骨乙状切迹。桡骨骨折的良好复位常会使 DRUJ 愈合稳定。如果骨折复位后仍有不稳，要行切开或者关节镜修复。桡骨乙状切迹移位骨折常可导致不稳而需要切开修复。有尺骨正变异和慢性回缩的三角纤维软骨的患者中，修复的同时短缩尺骨可以获得更好的预后。对尺骨正变异的患者行三角纤维软骨关节镜修复时需谨慎，因为三角纤维软骨可能太薄不能修复。如果三角纤维软骨回缩超过 5 mm，切开修复三角纤维软骨可能更为妥当。将伸肌支持带瓣置于尺骨和三角骨之间，并缝合至桡骨和掌背侧腕关节囊。

手术技术 69-28

（Sagerman 和 Short；Trumble；Jantea 改良）

- 手术准备，麻醉，依据手术技术桡腕、尺腕和腕中关节检查（如手术技术 69-1~69-4）。
- 必要时应用气囊止血带，尤其是需要刨削或磨削骨及软组织时。
- 将关节镜置于 3~4 入路，探针置于 6R 入路，检查确认三角纤维软骨从桡骨乙状切迹边缘撕裂。
- 如需要，则通过 6R 入路用全径刨刀去除滑膜。
- 通过 6R 入路插入磨钻或刨刀清理桡骨乙状切迹远侧缘至出血骨面（图 69-60A）。
- 如果背侧和掌侧尺桡韧带完好，要避免损伤它们。
- 在腕关节尺侧三角骨近端插入 20 号皮下针头，确定缝线的最佳位置。通过关节镜探查三角纤维软骨，确定最佳的钻孔和固定缝线的位置。
- 在尺侧腕伸肌和尺侧腕屈肌之间做一小的皮肤切口，要注意避免损伤尺神经的腕背支、尺神经和尺动脉。
- 使用电钻，并采用 6R 入路或者 6U 入路，用直径 0.045 in（1.2 mm）克氏针在桡骨远端做 2 个平行的通道，与桡骨乙状切迹的远端并列，沿尺骨至桡骨方向贯穿（图 69-60B）。此为使用 1 根缝线的方法。如果放置 2 根缝线，要贯穿 3 个通道。
- 穿过 1 根克氏针后，留置，再通过第 2 根克氏针。针出口在桡骨远侧干骺端，第一、二伸肌间室之间。
- 在出针点处做一个 1~2 cm 的皮肤切口，钝性剥离显露出针点。避免损伤桡神经浅支和第一、二伸肌间室的肌腱。
- 移除克氏针。
- 采用以下方式之一穿过缝线。
- 当钻孔之后用长的半月板修复针经关节镜的套管从尺侧穿，穿过三角纤维软骨、通过桡骨、从桡骨的桡侧穿出。如果关节镜检查修复的张力满意（图 69-60C，D），在桡骨侧打结。
- 沿桡侧至尺侧将 18 号腰穿刺针穿过第 1 个通道。当针穿过通道后移去针芯。当针穿过桡骨和三角纤维软骨的近端表面以后，插入 1 个 2-0 或 0 号 PDS 进入穿刺针。在关节镜下控制穿刺针引导缝线穿过三角纤维骨游离缘，留置第 1 根针。再将第 2 根 18 号

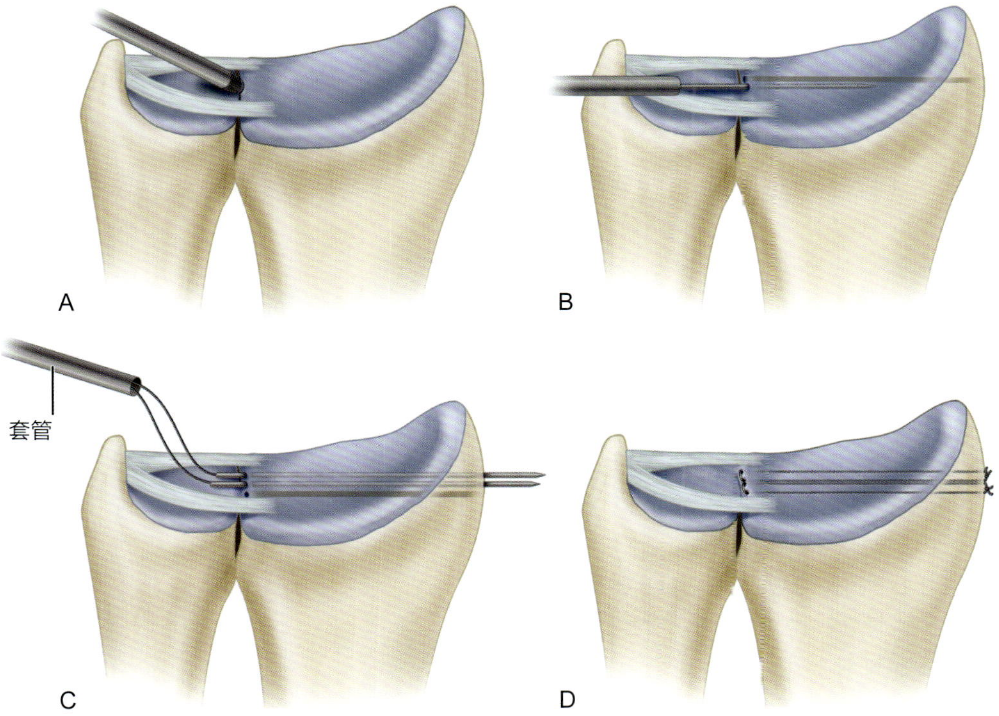

图 69-60　关节镜下修复 1D 型三角纤维软骨复合体损伤。A. 磨钻修整乙状切迹边缘；B. 用克氏针在桡骨钻孔；C. 用长半月板修复针将缝线穿过三角纤维软骨复合体并通过钻孔；D. 在桡骨表面打结（重绘自：Sagerman SD, Short W: Arthroscopic repair of radial-sided triangular fibrocartilage complex tears, Arthroscopy 12:339, 1996.）（见手术技术 69-28）

穿刺针穿过第 2 条通道，并通过三角纤维软骨的近端表面，紧邻缝线。拔除针芯。穿入线圈将第 1 根导针的线尾穿入线圈。牵出第 2 根针内缝线。牵拉缝线确定三角纤维软骨在桡骨远端的张力。如果张力合适，在桡骨的桡侧面打结。如果张力和对合不满意，需要再次钻孔，重新穿入缝线。如果可能的话，在穿入缝线前确定再次缝合的必要性。

- Trumble 等描述了下述的过线技术。
- 在 6R 入路或者 6U 入路插入 1 个直的 12 号吸引套管。
- 将 2-0 Maxon（Davis 和 Geck）线通过套管穿过三角纤维软骨，从尺侧向桡侧在桡骨乙状切迹远侧面钻孔（图 69-61）。如果桡骨事先已钻孔，导针很容易通过，不需要再次钻孔。
- 在桡骨上打结缝线。
- Jantea 等描述了另外一种过线方法。可采用有软组织保护的导向器，便于导针置入，同时可更精确定位缝线穿过的骨通道（图 69-62）。
- 腕关节尺侧穿入第 1 枚直径 0.045 in（2 mm）的克氏针，于尺侧腕伸肌和尺侧腕屈肌之间穿过。
- 在关节镜下，采用克氏针标记位于乙状切迹远端末尾的三角纤维软骨附着点。
- 在第 1 枚钢针上滑动安置导引环，并置于腕关节背侧，第 2 个导引环可置于第一和第二伸肌间室间的桡骨远端干骺端。
- 在此区域做 1 个小的皮肤切口，在第一、二伸肌间室之间钝性分离直至骨皮质。
- 保护桡神经浅支、桡动脉、拇长展肌、拇长伸肌以及拇短伸肌腱。
- 将第 2 根 1.2 mm 的克氏针插入导向器套管，钻入桡骨。此枚克氏针可在关节镜下观察，在桡骨乙状切迹远端尺侧和第 1 根针的尾部穿出。
- 充分回拔位于导向器套管上第 1 根克氏针，将其靠近三角纤维软骨，钻另一通道便于其他钢针穿过。
- 在导引套管上穿另 1 根导针，从桡骨桡侧钻入，穿过桡骨，从桡骨乙状切迹的远端钻出与先前骨道邻近。
- 移去克氏针和导向器。
- 预钻之后，用带套芯的 18 号的腰穿刺针从桡侧至尺侧穿过桡骨的第 1 个通道，从三角纤维软骨附着点穿出，并经过三角纤维软骨的近端表面下。
- 将另 1 根 18 号脊髓穿刺针穿过前述的平行骨通道。
- 从桡骨乙状切迹的远端穿出第 2 个骨通道。
- 使第 2 根穿刺针也穿过三角纤维软骨。
- 移去腰穿刺针的套芯。
- 确保针穿过三角纤维软骨。
- 穿入 1 根 2-0 或者 0 号 PDS 线并自三角纤维软骨穿出。

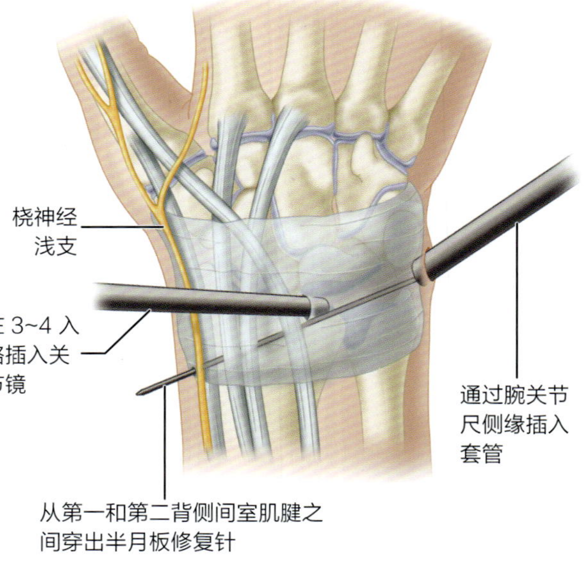

图 69-61 腕关节尺侧面，尺侧腕屈肌和尺侧腕伸肌之间，紧邻三角骨近侧通过套管将缝线穿入（重绘自：Division of Hand and Microvascular Surgery, University of Washington, School of Medicine, Seattle, WA.）（见手术技术 69-28）

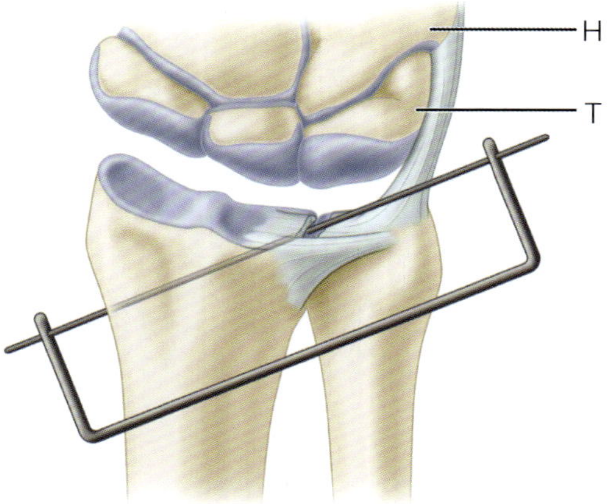

图 69-62 使用带软组织保护的导向器置入导针并精确定位穿过缝线的骨通道。H. 钩骨；T. 三角骨（引自：Jantea CL, Baltzer A, Rüther W:Arthroscopic repair of radial-sided lesions of the fibrocartilage complex, Hand Clin 11:31, 1995. ）（见手术技术 69-28）

- 从第 2 个腰穿针穿入线圈并穿出三角纤维软骨。
- 调整第 1 个腰穿针的尾端和缝线的尾端，便于缝线通过线圈。
- 小心移除腰穿刺针。
- 拉回缝线的尾端，在第一、二伸肌间室之间的桡骨表面打结。
- 验证固定在乙状切迹远侧缘骨的三角纤维软骨复合体张力满意。

- 用 1 枚直径 2 mm（0.062 in）的克氏针从尺侧向桡侧将尺桡骨固定于旋转中立位。
- 缝合关节镜入口和皮肤切口。
- 长臂石膏固定。

术后处理 10~14 天移除缝线，同时更换石膏。在 6~8 周去除尺桡骨固定针。前臂和腕部用可拆卸支具再固定 1 个月。之后开始主动地活动和在康复师指导下康复训练。在活动的力量恢复前要尽量避免强力的抓握和旋转活动。

切开修复 1D 型损伤

手术技术 69-29

（Cooney 等）

- 患者取仰卧位并采取相应麻醉，上臂上气囊止血带。将患手置于手术桌上。皮肤消毒铺巾，上肢驱血，止血带充气。
- 在第四、五伸肌间室之间行一直行尺背侧直切口。切口要足够长以便显露下尺桡关节和尺腕关节，通常为 8~10 cm。
- Z 字形切开伸肌支持带以便于修复支持带或三角纤维软骨重建。
- 向外侧（桡侧）牵开尺侧腕伸肌腱。
- 纵行切开尺桡关节囊，自 DRUJ 近端开始，延伸至尺桡背侧韧带，然后沿背侧尺桡韧带近侧缘将切口转向内侧（尺侧）来做“L”字形关节囊瓣。
- 从背侧尺桡韧带远端开始，横向延伸关节囊切口，显露尺腕关节、月骨窝、月骨、三角骨、尺侧月三角韧带复合体和三角纤维软骨。
- 用小骨膜起子和探针来确定三角纤维软骨损伤范围。
- 自桡骨远端背侧面分离尺桡背侧韧带。
- 自桡骨远端月骨窝近端掀起骨膜，显露桡骨远端尺背侧皮质（图 69-63A）。
- 检查三角纤维软骨和桡腕关节其他损伤。
- 用 0.045 in（1.2 mm）克氏针或同尺寸钻头并排钻 4 个孔，自桡骨远端背侧面开始，采用桡背侧至掌尺侧方向，在月骨窝尺侧（内侧）边缘乙状切迹远侧边穿出。
- 清理乙状切迹远侧缘，用咬骨钳或动力磨钻修整边缘至骨质出血。
- 植入小锥板拉钩增加显露，如果不能满意显露三角纤维软骨，尤其伴有尺骨正变异，Cooney 等建议进行尺骨截骨术，并后移和钢板固定。

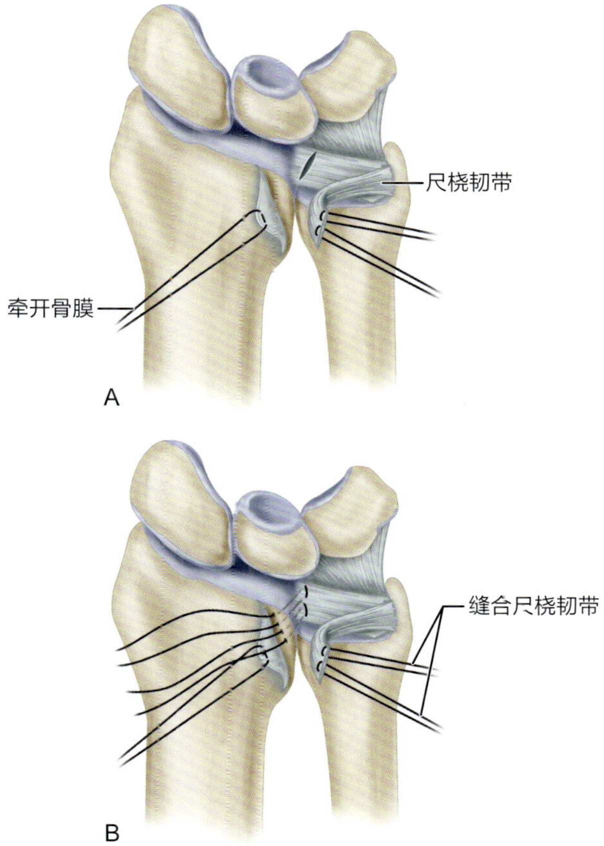

图 69-63 切开修复 1D 型三角纤维软骨复合体（TFCC）损伤。A. 暴露 TFCC，牵开尺桡背侧韧带和月骨窝上骨膜。B. 在桡骨远端尺背侧缘，缝线通过预先钻好的骨洞穿入并固定 TFCC，缝线为掌尺方向，在月骨窝和桡月切迹边缘穿出。采用水平褥式缝合 TFCC（重绘自：Cooney WP, Linscheid RL, Dobyns JH: Triangular fibrocartilage tears, J Hand Surg 19A:143, 1994. Copyright of the Mayo Clinic.）（见手术技术 69-29）

- 使用带小圆针的 2-0 或 3-0 羟基乳酸聚合物 910 缝线（Vicryl）或 PDS 缝线及水平褥式缝合三角纤维软骨，自三角纤维软骨近端穿入，远端穿出（图 69-63B）。
- 去除小针。采用一直针不带缝线，逆行进入骨洞并带回各缝线。其他带回缝线的方法包括使用钢丝套圈或过线器。
- 屈曲肘关节并维持前臂于旋转中立位至轻微旋后位之间以复位 DRUJ。
- 用 1 枚 0.045 in、0.062 in 或 2 mm 的克氏针在乙状切迹的近端自尺骨向桡骨穿入固定 DRUJ。
- 拉紧修复缝线，在桡骨远端背侧面上打结，其位于月骨窝的近端。
- 重新将三角纤维软骨背侧边（尺桡背侧韧带）固定

至桡骨远端尺背侧，用 3-0 或更大的可吸收线将其缝合至掀起的骨膜上。

- 如果尺桡背侧韧带已变薄弱，用以尺侧腕伸肌腱鞘桡侧边缘为蒂的伸肌支持带的瓣加强修复。
- 依次缝合尺腕关节囊，伸肌支持带和皮肤。
- 长臂石膏固定。

术后处理 约 2 周时更换石膏并检查皮肤缝线和针眼。在 4~6 周时去除尺桡钢针。自术后佩戴长臂石膏 8 周。在 8 周时，佩戴长臂热塑支具，并开始进行由康复师监控下的康复训练，开始时进行轻柔主动前臂旋前旋后功能锻炼。长臂支具可以再佩戴 6 周。随着活动恢复，可以开始力量型锻炼，通常在修复术后 10 周时开始。恢复工作和运动则需要推迟至抓握力恢复到健侧 80% 时。

6. 慢性下尺桡关节不稳 有症状的慢性 DRUJ 不稳定可以发生在单纯性 DRUJ 创伤后，桡骨和尺骨远端骨折之后，TFCC 修复不成功和有炎症性关节炎后，尸体研究发现，桡骨远端骨折向掌侧成角大于 20° 或 30°，则会引起 DRUJ 不匹配。桡骨短缩可使尺桡运动紊乱，超过 5 mm 桡骨短缩提示 TFCC 严重损伤。由 May 等报道 166 例桡骨远端骨折的临床研究显示，通过尺骨茎突基底部的移位性骨折可引起 DRUJ 不稳。大部分急性损伤采取恰当治疗可以获得稳定的 DRUJ。有症状的 DRUJ 不稳定的患者通常伴有与尺骨远端背侧移位相关症状。

三、稳定下尺桡关节的手术方法

由于桡骨远端骨折畸形愈合造成的 DRUJ 不稳定可以采用桡骨远端截骨和骨移植治疗，以纠正短缩和成角畸形。伴有不愈合及移位的尺骨茎突骨折可以采用切开复位内固定治疗。

很多软组织技术可用来稳定 DRUJ 和尺骨远端不稳定。Bowers 着重强调修复和重建 TFCC 的重要性。可延期修复 TFCC，若没有修复 TFCC，但关节面无退变，乙状切迹匹配，重建 DRUJ 周围韧带可有效地稳定下尺桡关节。Adams 将治疗慢性 DRUJ 不稳的软组织技术分为 3 类：①用尺侧腕伸肌或尺侧腕屈肌尺骨远端肌腱固定术；②尺腕捆绑固定术；③尺桡捆绑固定术。尽管由 Hui、Linscheid 和 Boyes、Bunnell 描述的尺腕手术方法可能有效，但 Gupta 等进行尸体研究表明所有 DRUJ 不稳定的患者并不需要进行尺腕韧带重建。重建腕骨间平滑的对合，尺桡关节灵活旋转连接，悬吊于桡骨的尺腕、尺腕缓冲和尺骨干至尺腕的连接等这些都是公认的治疗难点。目前报道了很多的位于尺桡关节近端复杂的尺桡捆绑技术。Hermansdorfer 和 Kleinman 发现对于轻微的半脱位采用 TFCC 重行固定术非常有效。Bach 等和 Scheker 等报道认为，联合尺侧腕伸肌腱固定术（Bach）或移植肌腱通过尺桡钻孔重建（Scheker）术加强 TFCC 修复有利于稳定 DRUJ。Adams 强调重建下尺桡韧带对恢复 DRUJ 稳定性和保持下尺桡关节运动的重要性。在一项 95 例 Adams-Berger 重建术的回顾性研究中，平均随访 65 个月，90% 的患者有稳定的 DRUJ。握力增加，旋前旋后减少，76% 的患者疼痛程度为零或轻微，86% 的患者认为手术是“成功的”，虽然手术复杂，但它为一个非常困难的问题提供了解决方案。对尸体模型的进一步研究发现，骨间膜远端斜束的重建具有类似于 Adams-Berger 重建的稳定性。作者认为远端斜束重建的并发症较少。

下尺桡远侧韧带解剖重建术

手术技术 69-30

（Adams 和 Berger）

- 在麻醉诱导之前，检查双侧上肢是否存在掌长肌。准备相应肢体。如果掌长肌不存在，可考虑取其他肌腱或采用同种异体肌腱作为肌腱移植物。
- 患者仰卧位并采用合适的麻醉，在上臂上气囊止血带、消毒、铺巾并将手置于手术桌上。
- 在第五、六伸肌间室之间行 1 个长约 4 cm 纵行切口，起自尺骨茎突并向近端延长。
- 切开第五间室保留覆盖于尺腕关节表面的远端支持带。
- 向外侧（桡侧）拉开小指固有伸肌腱。
- 采用 L 字形切口切开 DRUJ 关节囊。使关节囊切口纵向沿着乙状切迹背侧缘，然后横向平行于尺桡背侧韧带并位于其近端。
- 向近端及内侧（尺侧方向）牵开关节囊瓣，显露下尺桡关节面和 TFCC 残留部分的近端表面（图 69-64A）。
- 决定 TFCC 是否可以修复。如果 TFCC 韧带不能修复或者不能用于稳定 DRUJ，可重建尺桡韧带。
- 清除尺骨头窝部肉芽组织。保留任何有功能的

TFCC，包括仍完整的尺桡掌侧韧带和尺腕韧带。

- 清理三角纤维软骨盘中央撕裂以使其边缘光滑。
- 在操作过程中保证尺侧腕伸肌腱鞘保持完整。不要在术中切开尺侧腕伸肌腱鞘或将腱鞘从尺骨上剥离。
- 如果遇到尺骨茎突不愈合，在骨膜下锐性剥离去除茎突骨块。
- 如果存在，在同侧取掌长肌用于肌腱移植。在侧屈腕横纹处行 1~2 cm 横行切口找到掌长肌，钝性分离。保护正中神经。保留掌长肌远端附着。
- 在前臂中近段，在掌长肌肌肉肌腱联合处另行 1~2 cm 长纵行切口，在此近端切口横断肌腱。避免损伤正中神经。
- 在切口远端取出肌腱，切断肌腱，妥善保护肌腱。缝合供区切口。
- 在乙状切迹边缘掀起骨膜，准备桡骨通道区域。
- C 臂透视下，采用 2~4mm 空心钻的导针自背侧至掌侧钻入桡骨，在月骨窝最近端和乙状切迹外侧（桡侧）关节面处开始钻孔，建立直径约 5 mm 骨通道。术中避免造成月骨窝或乙状切迹骨折。
- 后前位和侧位透视确定导针安全并准确置入，不完全穿过掌侧皮质（图 69-64B）。
- 用 2 mm 或 3 mm 空心钻头钻引导通道。然后用实心钻头逐渐扩大桡骨通道，至肌腱移植物顺利通过（图 69-64C）。
- 在尺桡韧带重建时，如果计划进行桡骨截骨术来纠正畸形愈合，在截骨术前先向桡骨通道以便于钻孔。若有桡骨畸形愈合，可在透视下钻通道并避免穿透月骨窝，以便于其平行于已畸形的月骨窝。
- 自尺骨远端的尺骨窝至尺骨颈造一斜行方向骨通道，采用与桡骨通道建立时同样的导针、空心钻、实心钻的顺序。
- 通过屈曲腕关节和向远端牵开 TFCC 残端，显露尺骨茎突基底的尺骨窝。
- 自尺骨窝穿入导针，向内侧从尺骨颈穿出。其恰好在尺侧腕伸肌掌侧（图 69-64D）。为了避免尺骨颈骨折和腕骨损伤，自尺骨颈内侧皮质沿导针用 2 mm 或 3 mm 空心钻，逆行朝尺骨窝钻骨隧道。
- 用实心钻头仔细扩大骨通道，能使移植肌腱的两端均可顺利通过（图 69-64C，E）。
- 在腕关节掌侧尺血管神经束和指屈肌腱之间行 3 cm 长纵行切口。切口起自腕关节屈侧横纹近端。
- 将尺神经血管束向内侧（尺侧）牵开，指屈肌腱向外侧（桡侧）牵开。以便于显露通道掌侧。
- 自背侧至掌侧通过骨通道穿入缝线回牵器。将移植肌腱一端从掌侧向背侧拉出。
- 在尺骨头表面和残余 TFCC 近端之间，用一把直血管钳自背侧至掌侧穿过下尺桡关节掌侧关节囊，夹住移植物掌侧端并将其拉入尺腕关节，位于 TFCC 残留部分近端。肌腱自掌侧至背侧穿过的过程中，避免勾住肌腱和血管、神经束。
- 使用缝线回牵器将肌腱移植物的两端，从远端尺骨窝穿过尺骨通道至近端尺骨颈皮质穿出。
- 在尺骨颈背侧，尺侧腕伸肌腱鞘下自桡侧至尺侧穿过 1 把止血钳。夹住移植物一端，在尺侧腕伸肌腱鞘下，拉出至背侧切口。
- 于背侧切口，尺桡骨之间，绕过尺骨颈，尺侧腕屈肌深面，穿过 1 把中号直角钳至尺骨颈掌面内侧（尺侧）牵回肌腱另一端。将肌腱自掌侧至背侧环绕尺骨颈，避免勾住尺侧神经血管束和屈肌腱。
- 将肌腱拉至背侧切口。肌腱的两端此时都在背侧切口尺骨颈处。
- 将前臂置于旋转中立位。
- 拉紧肌腱两端，并用手压紧 DRUJ。将肌腱在尺骨颈打一半结。保持最大张力，用 3-0 不可吸收线在半结部位缝合肌腱两端（图 69-64F，G）。
- 用 3-0 缝线逐层缝合 DRUJ 背侧关节囊和伸肌支持带。保留小指固有伸肌位于 DRUJ 表面的皮下组织。逐层缝合掌侧皮肤。
- 如果担心修复的强度或患者依从性，采用合适大小的钢针自尺骨至桡骨固定 DRUJ 并最大限度减少断针概率。为避免造成尺骨骨隧道骨折，至少在尺骨隧道近端 2 cm 处置入钢针。要预料到可能发生断针的情况，钢针应通过外侧（桡侧）皮质和外侧（桡侧）皮肤，并剪断皮外的钢针部分。在前臂内侧（尺侧）的皮肤下剪断钢针的尾部。
- 前臂旋转中立位长臂石膏固定，控制旋转并保护修复。

术后处理　如果采用不可吸收线缝合支肤切口，在 10~14 天拆线或拆钉并更换石膏。如果钢针激惹桡神经浅支，可以回拔钢针以减轻激惹。长臂石膏固定 6 周。6 周时去除钢针。采用塑型好、尺侧管型的腕关节支具，可以防止前臂旋转和腕关节偏移。在佩带可拆卸支具的 4 周内，主动活动腕关节，轻柔地手部力量锻炼，并开始主动前臂旋转活动，但应避免被动活动锻炼。腕关节旋后和旋前可在 4~6 个月可逐渐恢复。如果握力和腕关节活动已经恢复，4 个月以后可允许大部分活动，但在 6 个月内避免提重物和推挤腕关节。

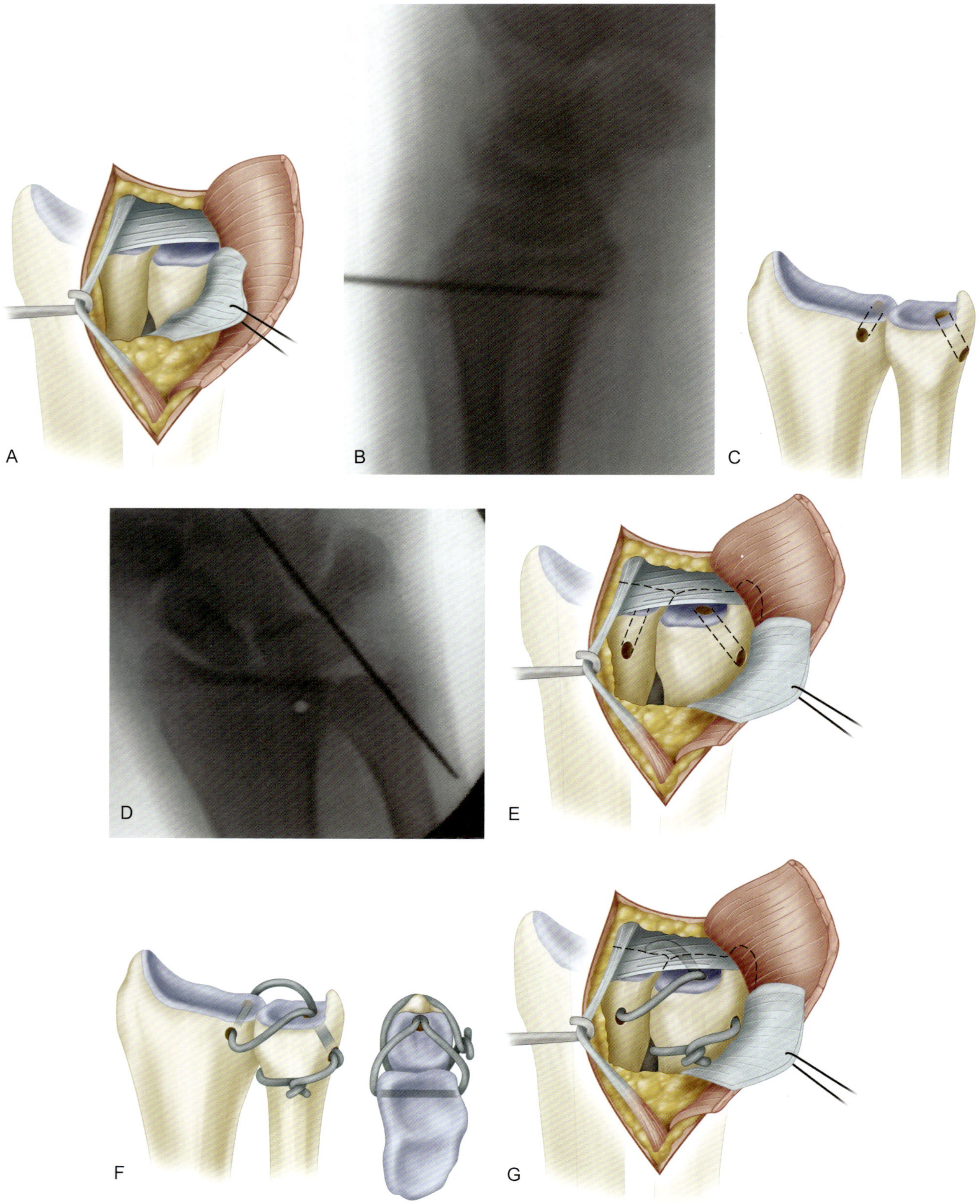

图 69-64 尺桡韧带远端解剖重建。A. 牵拉关节囊瓣显露下尺桡关节表面和三角纤维软骨复合体近端表面；B. 建立桡侧通道的导针位置；C. 桡骨和尺骨通道的位置；D. 建立通过尺骨头和颈通道的导针位置（也可见桡侧通道）；E. 深部显露并定位骨通道以进行肌腱移植；F. 移植肌腱通过骨通道和下尺桡关节掌侧关节囊；G. 完成肌腱移植（A、C、E-G 重绘自以及 B 和 D 引自：Adams BD, Berger RA: An anatomic reconstruction of the distal radioulnar ligaments for posttraumatic distal radioulnar joint instability, J Hand Surg 27A:243, 2002.)(见手术技术 69-30)

三角纤维软骨复合体背侧韧带重建术

手术技术 69-31

（Scheker 等）

- 上肢近端上气囊止血带并充气，前臂处于旋前位，在第四、五伸肌间室之间做一弧形切口。
- 切开位于伸肌支持带近端的指伸肌和桡侧腕短伸肌腱间深筋膜。
- 牵开肌腱联合，暴露桡骨远端尺背侧，其位于拇短伸肌的远端。
- 在第四、五间室之间行关节囊切开术，显露乙状切迹背侧角（图 69-65）。
- 用粗克氏针在桡骨远端钻一骨洞，自乙状切迹背侧缘开始，朝近端、掌侧、桡侧方向进入髓腔（图 69-65 a-a^1）。
- 在桡骨干骺端再造一骨洞，自乙状切迹边缘的近端 3 cm 和桡侧处开始，并向桡骨远侧和掌侧方向钻孔，以与之前的骨洞在髓腔内相遇（图 69-65 b-a^1）。在桡骨远端造一个成角骨洞，用 3 mm 手持钻扩大骨洞（图 69-65 a-a^1-b）。
- 在桡骨干骺端做 2 个直径为 3~3.5 mm，间距为 1 cm 的单皮质骨洞（图 69-65 c 和 d）。用大肌腱拉钩在骨髓内连接这 2 个骨洞，并将骨洞修整光滑以便于肌腱通过。
- 切开第五、六间室肌肉并牵开软组织，显露尺骨远端桡侧面。
- 在尺侧腕伸肌腱桡侧切开尺骨茎突水平的关节囊。
- 用粗克氏针自尺骨窝处进入骨髓腔，至尺骨桡背侧造一骨通道（图 69-65 e 和 f）。用 3 mm 钻头扩大通道。
- 沿尺骨远端间距 1cm 再造 2 个与髓腔内通道相通的骨道（图 69-65 g 和 h）。
- 用小成角蚊式止血钳穿“O”字形钢丝圈自关节囊桡侧切口处进入，经过下尺桡关节，并自关节囊尺侧切口处穿出。用钢丝圈牵拉掌长肌通过（图 69-66A）。
- 采用钢丝套圈技术，将肌腱的桡侧端从骨洞 a 穿入，骨洞 b 穿出。将肌腱尺侧端从骨洞 e 穿入骨洞 f 穿出（图 69-66B）。引导肌腱进入骨洞 g 进入髓腔穿出骨洞 h（图 69-66C）。
- 用 3-0 编织 Ticron 线将肌腱尺侧端行自身缝合（图 69-66D）。先缝合尺侧，因为当手处于旋后位，尺侧通道向掌侧面旋转，视野中不能显露。同样的方式，将肌腱桡侧断端牵拉进入骨洞 c 从骨洞 d 穿出（图 69-66E）。
- 将前臂完全旋后（图 69-66F）。拉紧肌腱桡侧端，判断下尺桡关节在旋前和旋后位的稳定性。在旋后位拉紧肌腱桡侧端并自身缝合（图 69-66G）。在缝合切口过程中，要保持前臂旋后位。

术后处理 长臂石膏旋转中立位固定 3 周。3 周后拆线，并在前臂旋前 20° ~30° 位更换新石膏再固定 3 周。在 6 周时进行活动范围功能锻炼，在 10 周时进行被动活动。

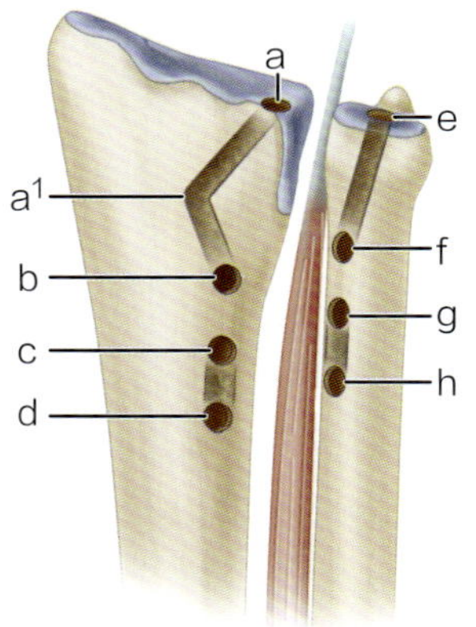

图 69-65 Scheker 手术方法。在桡骨和无骨各造两条水通道（见正文）（引自：Christine M. Kleinert Institute for Hand and Microsurgery, Inc.）（见手术技术 69-31）

尺骨撞击综合征和下尺桡关节炎

腕关节尺侧疼痛，并在腕尺偏前臂旋转时症状加重，可能是由尺腕撞击引起。尺骨正变异为 2.5 mm 时，尺腕部载荷可以增加 42%，若桡骨远端背侧倾斜 45° 载荷可增加 65%。罹患获得性或发育性尺骨正变异的患者可引起三角纤维软骨、尺骨头、月骨和三角骨关节面和月三角骨间韧带退行性变。

尺腕关节撞击应与尺骨茎突撞击鉴别。尺骨茎突撞击在尺偏位前臂旋后疼痛，然而尺腕关节撞击患者有尺偏时前臂旋前或前臂中立位疼痛。陈旧性茎突不愈合是一个常见原因。尺骨茎突撞击的手术治疗为茎突切除术．而对于尺腕撞击，应行关节镜下 TFCC 清理术和尺骨薄层切除术。

尺骨正变异可以是正常表现或发育性畸形的一部分，如马德隆畸形（Madelung）（见第 80 章）。骨折后桡骨短缩、桡骨头骨折脱位伴有骨间膜损伤

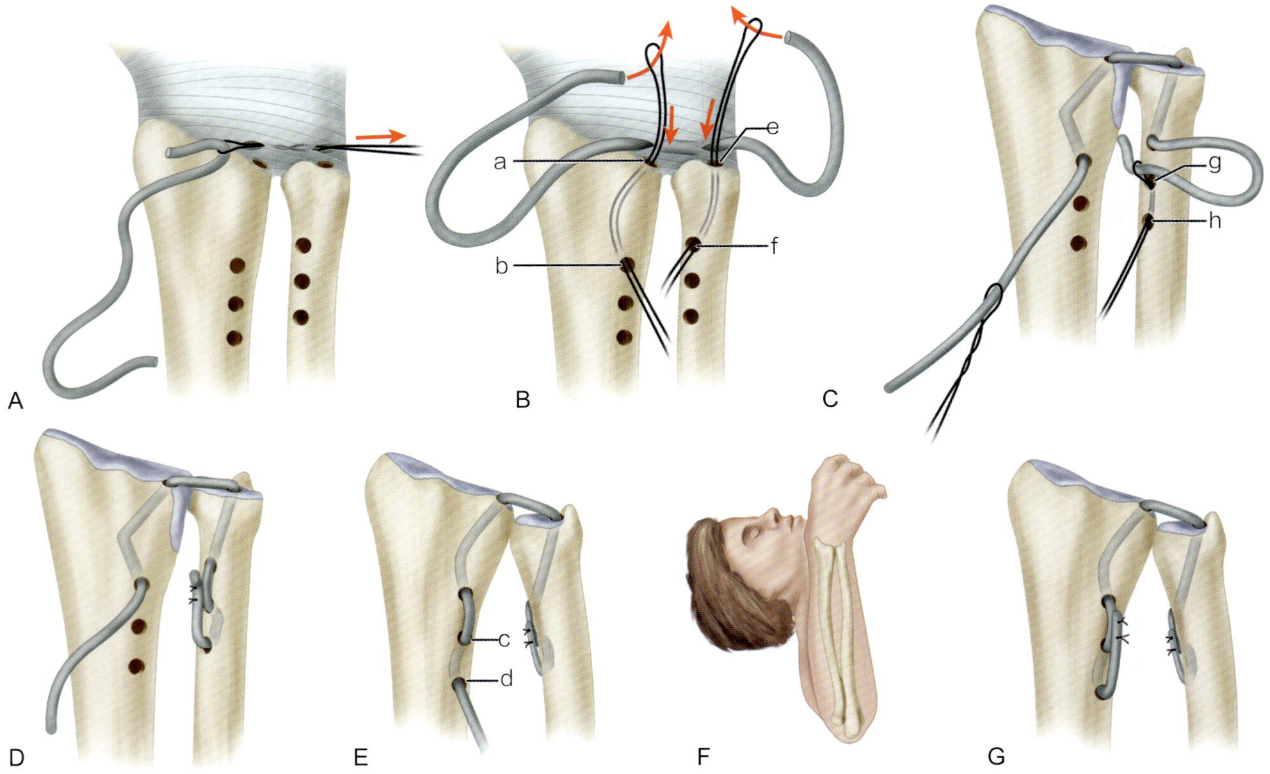

图 69-66 Scheker 手术方法。A. 牵引移植肌腱穿过关节囊的 2 个切口；B. 移植肌腱的两端套入从尺骨窝和乙状切迹背侧缘隧道中引出的钢丝圈；C. 穿过远侧的 2 个隧道拉出移植肌腱；D. 移植肌腱的尺骨端穿过第 2 个隧道，并与自身缝合；E. 在桡骨干骺端的中间和远侧 2 个钻孔之间拉紧移植肌腱，并确保尺骨窝和乙状切迹处达到最大张力；F. 前臂旋后时维持移植肌腱的张力，测试全范围运动时关节的稳定性；G. 在桡侧缘，前臂保持旋后位时，桡侧移植肌腱自身缝合，完成背侧韧带重建（引自：Christine M.Kleinert Institute for Hand and Microsurgery, Inc.）（见手术技术 69-31）

（Essex-Lopresti）和桡骨远段创伤性生长停滞是造成获得性尺骨正变异的原因。体格检查包括被动腕关节尺偏时，尺腕关节疼痛加重；以及将尺骨远端固定，由掌侧向背侧推压豌豆骨使尺侧腕骨被动向背侧移位时产生疼痛。DRUJ 和豆三角骨关节炎可以同时存在并产生相似的症状和体征。

在没有应力作用下，常规旋转中立位 X 线片也可显示出尺骨正变异。Tomaino 报道旋前握拳位显示尺骨正变异平均增加 2.5 mm，提示对于普通平片无法确诊的有症状的患者来说，是此种动态改变产生的症状。X 线片表现，除了尺骨正变异，还包括月骨和尺骨头囊性变，下尺桡关节炎可见关节间隙变窄和骨赘形成。

若限制活动、支具固定、口服用药和局部注射皮质类固醇症状无改善则需手术治疗。关节镜下行关节清理术、切开或关节镜下尺骨远端切除和尺骨短缩术可有效地减轻尺腕关节撞击症状。尤其是不伴有下尺桡关节炎的病例。对于尺骨中性变异或轻度正变异，关节镜下关节清理术则足够。如果存在明显的尺骨正变异则疼痛将持续。对于由骨折后桡侧短缩造成的尺骨正变异，切开或关节镜下尺骨远端切除可以得到满意的效果，而且不增加不愈合和置入物并发症的危险。尺骨短缩截骨术也可以恢复关节匹配，应用现代固定技术可获得较高的骨愈合率。

DRUJ 关节炎可分为骨关节炎、骨折或不稳定继发的创伤后关节炎和类风湿关节炎。DRUJ 关节炎的手术治疗方法包括切除或假体置换术和改良关节融合术。没有一种手术方法可成功治疗任何疾病。对于截骨术后尺骨残端疼痛，补救性手术包括肌腱固定、尺骨进一步切除和尺桡融合形成“单骨”前臂。

尺骨短缩截骨术

手术技术 69-32

（Chun 和 Palmer）

- 术前计划包括 X 线片估测尺骨正变异，设计达到最终尺骨正变异 0 或 -1 mm。
- 麻醉诱导成功后，取仰卧位并将上肢置于手术桌上，上肢上气囊止血带，消毒，铺巾。进行上肢驱血，止血带充气。采用术中 C 臂来确定尺骨短缩效果及钢板螺钉安放位置。
- 自尺骨颈开始，在前臂远端尺侧（内侧）做一纵行切口，切开皮下组织，切口要足够以便进行截骨，处理骨折块，放置 6 孔钢板。保护尺神经腕背。
- 切开尺侧腕伸肌和尺侧腕屈肌之间筋膜。
- 骨膜显露下尺骨的背侧。避免向远端广泛剥离骨膜。
- 放置 6 孔 3.5 mm 动力加压钢板置于尺骨远段背侧面，钢板的最远端约处于尺骨颈及乙状切迹近端的位置。塑型钢板以附贴尺骨，用持骨钳将钢板贴附于尺骨背侧面。
- 置入钢板远端 2 枚螺钉。
- 在钢板的中部定位截骨位置。在截骨处，用电刀在尺骨做 1 个纵轴标记以指引旋转定位。拧松远端螺钉，去除第 2 枚螺钉。以远端螺钉为旋转点，旋转钢板避开截骨部位（图 69-67A）。
- 用摆锯通过 70% 尺骨做斜行截骨（图 69-67B）。自内侧（尺侧）至远外侧方向截骨，使截骨处足够倾斜，以便 1 枚螺钉可以有效穿越截骨处。测量截除尺骨的厚度。
- 将锯片置于第 1 个截骨处。平行于第 1 截骨面进行再次截骨（图 69-67B）。
- 移除截断骨块并复位尺骨截骨。
- 将钢板旋回尺骨上，拧紧第 1 枚螺钉，替换并拧紧第 2 枚螺钉。用持骨钳将钢板固定在近端骨段。透视评估尺骨长度，采用动力加压技术，拧紧剩余螺钉将钢板固定于尺骨。
- 置入 1 枚与钢板成 90°，单独的骨折块间螺钉（图 69-67C）。
- 短臂石膏固定。

术后处理 2 周后拆线并更换石膏。石膏固定最少 4 周。于第 4 周时开始活动范围的功能锻炼。上肢采用可拆卸支具固定，限制用力活动直至到骨愈合（图 69-68）。

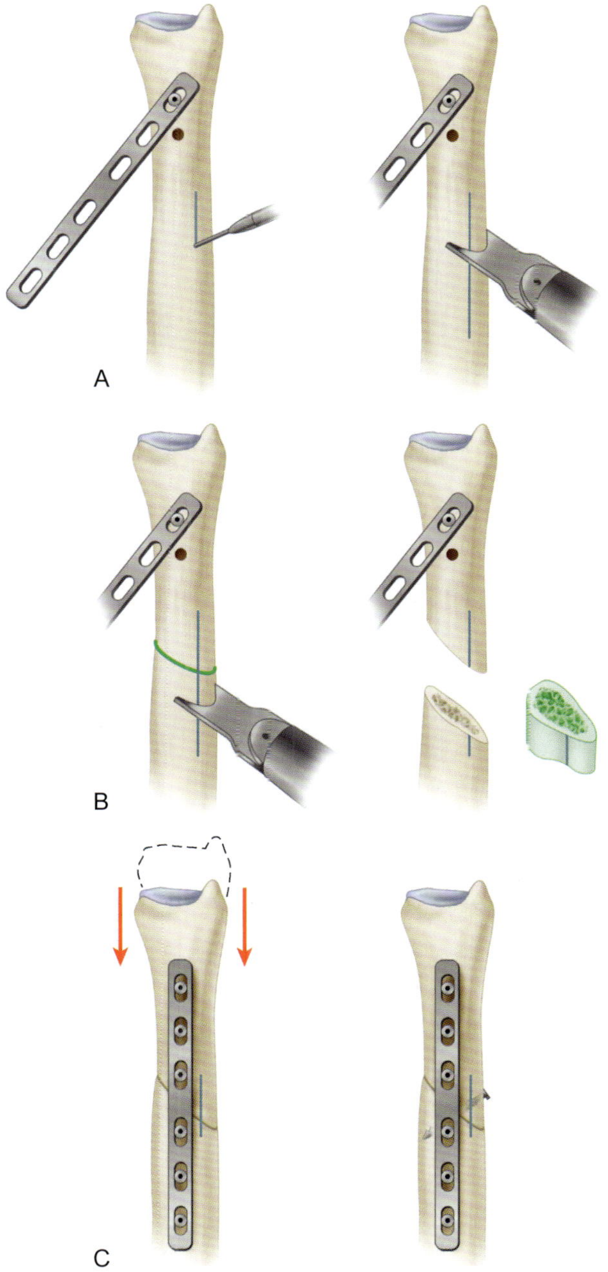

图 69-67 尺骨短缩术。A. 6 孔 3.5 mmAO 钢板置于尺骨背侧面，2 枚最远端螺钉固定。采用电刀做纵向标记用来旋转定位。B. 使用摆锯做 70% 尺骨斜向截骨。C. 应用动力加压技术将钢板固定于尺骨（见手术技术 69-32）

尺骨头部分切除：半切除间置式关节成形术

TFCC 作用：①稳定尺桡连接；②稳定尺腕连接；③传导手部应力；④从桡骨到尺侧腕骨的悬吊韧带功能；⑤扩大近排腕骨与前臂骨性末端的分界面。Bowers 设计了将尺骨头部分切除的下尺桡关节成形术，保留了三角纤维软骨的功能。此手术的适应证包括：①无法重建的

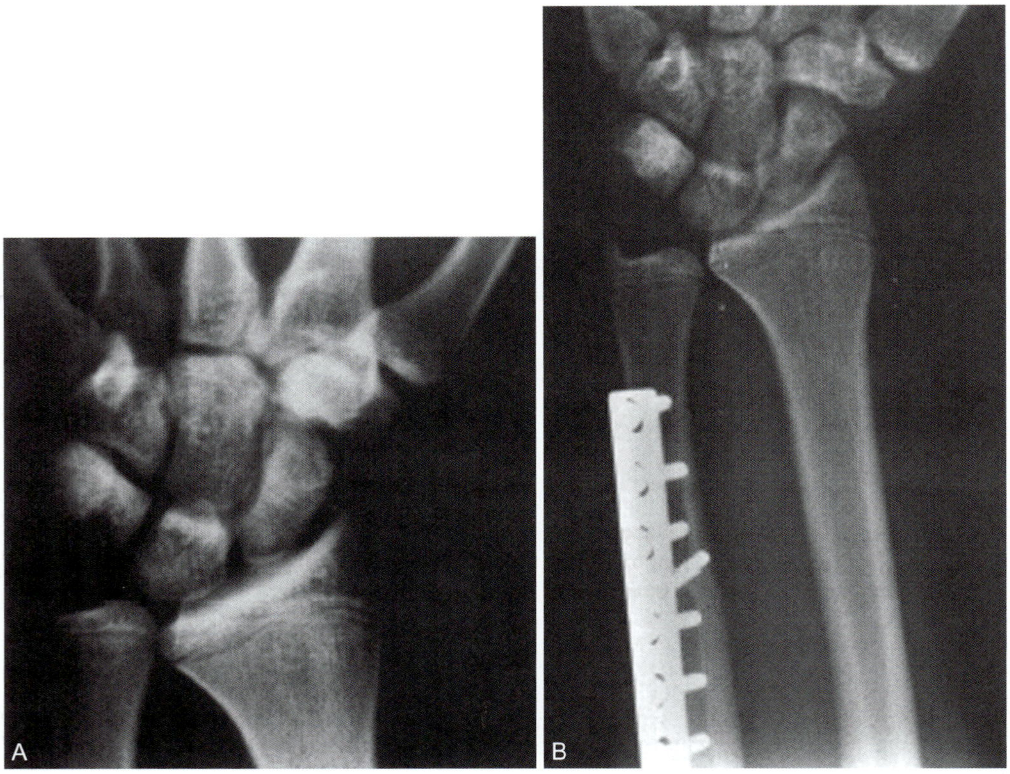

图 69-68 尺骨短缩术。A.16 岁男性摔跤运动员双侧腕关节尺侧疼痛并尺骨正变异 2 mm；B. 术后 4 周，腕关节为尺骨中性变异，截骨处已愈合（引自：Chun S, Palmer AK: The ulnar impaction syndrome: follow-up of ulnar shortening osteotomy, J Hand Surg 18A:46, 1993.）（见手术技术 69-32）

尺骨头骨折；②尺腕撞击综合征并发下尺桡关节不匹配；③下尺桡关节类风湿关节炎；④下尺桡关节的创伤后关节炎和骨关节炎；⑤慢性疼痛性三角纤维软骨撕裂。如果 TFCC 无法重建，此术或为禁忌术式。没有 TFCC，半切除间置式关节成形术并不明显优于尺骨短缩术。

手术技术 69-33

（Bowers）

- 切口起自尺骨远端背侧尺腕关节近端 5~7 cm 处。将切口向远侧延长，在尺腕关节水平弧向掌侧 1~2 cm。
- 仔细保护皮神经，显露伸肌支持带和尺腕远侧区域的筋膜。
- 切开并掀起伸肌支持带，做成 1 个基底在外侧的近侧瓣和 1 个基底在内侧的远侧瓣。制作这些瓣的目的既是为了便于显露，又可用作稳定尺侧腕伸肌和加固三角纤维软骨。如果不需要，则术毕再缝合该组织瓣，将其覆盖成形的关节或者将其切除。
- 如果尺侧腕伸肌稳定，骨膜下剥离将其向外侧牵开，暴露远端尺骨。
- 如果尺侧腕伸肌不稳定，向远端游离肌腱至其在第五掌骨的止点，用近侧瓣做成 1 个吊索，穿过尺侧腕伸肌，缝在第四伸肌间室上（图 69-69）。
- 掀起支持带瓣后，从远侧、外侧（桡侧）和近侧切开尺桡关节囊，将其牵向内侧（尺侧方向），显露关节面。
- 用骨刀和咬骨钳切除滑膜、尺骨头关节面和软骨下骨。
- 切除乙状切迹周围的骨赘和尺骨头的全部软骨下骨。使尺骨茎突和尺骨干形成 1 cm 长的锥形（图 69-70）
- 仔细检查三角纤维软骨，中央穿孔不需修复。
- 将腕关节尺偏，加压下旋转尺桡骨干，如果有尺腕撞击，应考虑尺骨短缩；如果术前或术中无法确定是否有撞击，则只用肌腱或肌肉团填充尺桡之间的间隙，并将其缝合在掌侧和背侧关节囊上以保持其稳定。肌腱可以取自掌长肌、尺侧腕伸肌或尺侧腕屈肌。间置物可以防止尺桡骨干靠拢和茎突与腕骨的互相撞击。
- 先将尺侧腕伸肌腱复位至间室或用上述伸肌支持带瓣稳定，然后闭合切口。如果未短缩尺骨，用厚敷料包扎前臂，掌侧和背侧支具固定。如果尺骨被短缩，用方糖铲样支具固定，控制旋转。

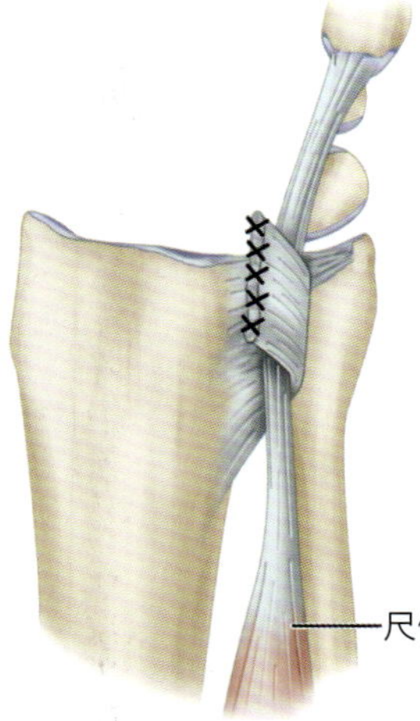

图 69-69　用伸肌支持悬带稳定尺侧腕伸肌。支持带瓣的基底位于第四、五间室之间的纤维壁上（见手术技术 69-33）

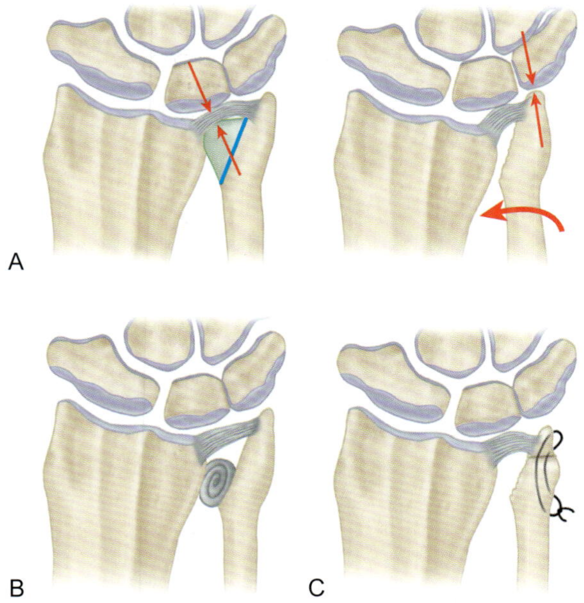

图 69-70　Bowers 半切除关节成形术的手术方法。A. 由于尺骨过长导致与茎突腕韧带撞击，可以通过尺桡骨之间填充间置物（B）或短缩尺骨（C）解决（见手术技术 69-33）

术后处理　2 周后去除支具，拆线。腕关节支具再固定 2 周，鼓励手指运动。如果尺骨已经短缩，用短臂石膏再固定 2 周，然后用短臂腕关节支具固定直到骨愈合。如果在尺骨干进行短缩，用支具或石膏固定 8~12 周。

四、尺骨短缩手术

尺骨短缩有多种方法，包括 Darach 尺骨远端切除术（见第 59 章）、“匹配式”切除（Watson 等）、“薄片式”切除（Feldon 等）以及联合应用下尺桡关节融合术（Baldwin）和尺骨远段假关节形成术（Sauve-Kapandji 和 Laiemstein）。

尺骨远端“匹配式”切除术

Watson 等描述了“匹配式”尺骨成形术，用于治疗由创伤和类风湿关节炎导致的下尺桡病变。将尺骨远端切成与桡骨远端相匹配的形状，并根据介绍能使完全旋前和旋后时不产生撞击，并使尺骨远端连接在尺侧“悬吊”结构上。

手术技术 69-34

（Watson 等）

- 患者处仰卧位，上肢驱血后上止血带，进行前臂和手部皮肤消毒，铺巾。前臂处于完全旋前位放置于手术桌上。
- 在尺骨背侧距末端 2.5 cm 处做横行切口或“Z”字形切口。
- 切开伸肌支持带的近侧缘。

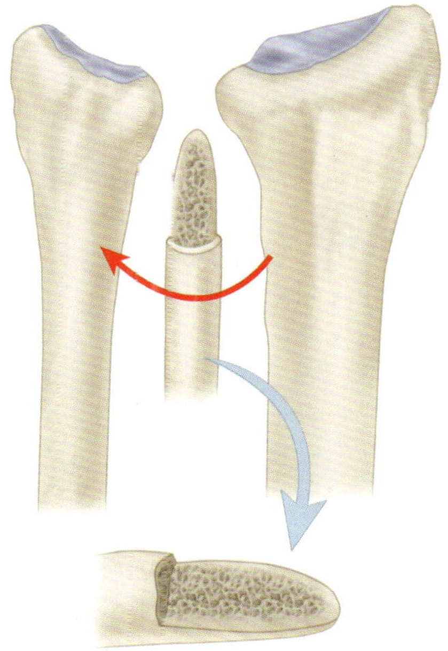

图 69-71　尺骨远端匹配式切除。尺骨切除 5~6 cm，并修成在完全旋前和旋后时与桡骨匹配的形状。切除后尺骨远端应在桡骨关节面水平，大的松质骨面可与尺侧悬吊结构粘连（见手术技术 69-35）

- 用咬骨钳将尺骨远端修整成 5~6 cm 长的斜坡状，形似偏心削尖的铅笔（图 69-71）。
- 将前臂旋后，触摸尺桡骨之间，确定两骨形成平行匹配的界面。
- 通常切除尺骨茎突，使尺骨末端恰在桡骨关节面水平或稍靠近侧。
- 保留尺侧腕伸肌腱鞘的深层筋膜与尺骨骨膜的连接，在愈合过程中可以协助稳定尺骨。但不要嵌入软组织，因尺骨远端会与尺侧悬吊结构粘连。
- 如果尺骨与桡骨远端的关节切迹撞击，则切除足够的桡骨以便关节无阻碍地活动。
- 确定前臂可自由旋转。
- 松止血带，彻底止血，闭合皮肤切口。
- 厚敷料包扎，用支具制动。

术后处理 术后约 7 天去除支具，开始进行康复锻炼，目的在于获得完全的运动功能。10~14 天拆线，大部分功能活动在 4~6 周时可以得到恢复，但恢复重体力活动仍需要很长时间，而且部分活动可能永久性受限。

尺骨远端“薄片式”切除术

尺骨远端部分（“薄片式”）切除的方法，可用于治疗有症状的 TFCC 撕裂和（或）尺骨撞击综合征的患者。与尺骨短缩截骨术相比，采用此种手术操作可同样更好地重建功能并减轻患处疼痛。关节镜下可切除足够的尺骨以减轻尺腕关节载荷。TFCC 撕裂合并尺骨正变异时，采用关节镜下 TFCC 清理术及尺骨远端“薄片式”切除可有效地缓解疼痛。该手术保留尺骨茎突及附着的韧带，它不适用于下尺桡远不稳、下尺桡关节退行性关节炎或腕关节不稳。

手术技术 69-35

（Feldon、Terrono 和 Belsky）

- 患者仰卧位。上气囊止血带，前臂和手部消毒铺单。将前臂旋前放于手术桌上，采用 Bowers 手术入路进入 DRUJ（见手术技术 69-33）。
- 皮肤切口从尺腕关节远端背侧向近端延长 5~7 cm，保护尺神经的腕背支，保留尺侧腕伸肌腱鞘完整性。
- 在 DRUJ 的关节囊做 1 个“U”字形切口，保留关节囊在桡骨附着。
- 显露 DRUJ、TFCC、月骨和三角骨近侧关节面。检查显露的结构，确定损害的范围。
- 用窄骨刀或小咬骨钳将尺骨头远端去除 2~4 mm，包括关节软骨和软骨下骨（图 69-72）。

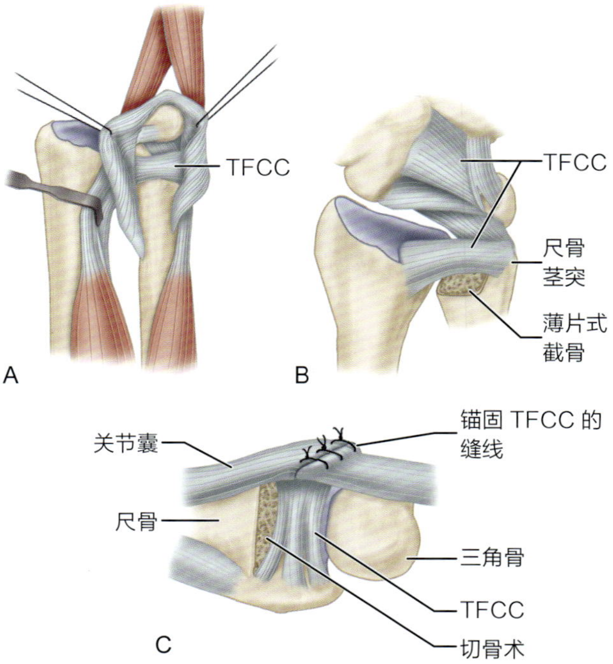

图 69-72 尺骨远端“薄片式”切除术。A. 切除尺骨远端 2~4 mm，减轻对三角纤维软骨复合体（TFCC）、月骨和三角骨的压迫，保留茎突和韧带止点；B. 在左腕，薄片式切除后，容易看到穿过 TFCC 撕裂处的探针；C. 尺腕连接的矢状面观，显示三角骨在右侧，尺骨远端在左侧。三角纤维软骨为两骨间的垂直结构，用一排缝线将其缝在背侧关节囊上，使 TFCC 以正常张力悬吊于关节囊上（见手术技术 69-35）

- 保留尺骨茎突和三角纤维软骨附着以及尺骨与桡骨乙状切迹相关节的关节面。
- 清除三角纤维软骨近侧面撕裂和磨损的组织。
- 松止血带，彻底止血。
- 仔细关闭关节囊，间断缝合悬吊三角纤维软骨复合体的背侧缘。严密缝合下尺桡关节的关节囊。
- 闭合伸肌支持带和皮肤。
- 大量敷料加压包扎，超肘关节的方糖铲支具制动在前臂中度旋后位以放松关节囊。

术后处理 10~14 天拆线，旋后位支具固定 3 周。3 周后开始进行轻柔的活动练习，逐渐增加，6 周后鼓励患者开始手正常使用和活动。3~6 个月以后才能获得最大的恢复。

关节镜下尺骨远端“薄片式”切除联合 TFCC 清理术

手术技术 69-36

（Tomaino 和 Weiser）

- 完成术前准备，如手术技术 69-1~69-3 所列进行关节镜检查后，通过示指和中指套维持 4.5~5.5 kg（10~12 lb）牵引。

- 向腕关节注射 5~10 ml 无菌生理盐水使其扩张。
- 在腕关节通过 3-4 入路插入 2.7 mm 关节镜。在桡骨茎突舟骨关节采用 18G 针头建立流出通道。
- 采用 6R 和 4-5 入路置入器械。
- 切除足量的三角纤维软骨中央盘以显露尺骨头。避免损伤背侧和掌侧尺桡韧带以及这些韧带在尺骨茎突附着部（图 69-73A，B）。
- 通过 6R 入路，插入 2 mm 磨钻清除尺骨头的软骨和关节软骨下骨。自尺骨头的桡侧边开始，清除与 2 mm 磨钻同样厚度的尺骨头的桡侧部，位于桡骨月骨窝内侧（尺侧）边乙状切迹下方。
- 将磨钻向内侧移动，移向尺骨茎突基底部，小心同样清除尺骨头尺侧部分。
- 将磨钻置于三角纤维软骨下，以去除位于三角纤维软骨近端（下面）的尺骨头，至尺骨茎突基底部凹处，但不要清除窝。
- 将前臂被动旋前，显露尺骨头旋前位时最突出部分。采用 C 臂透视确定器械和骨切除的位置。
- 将腕关节置于旋转中立位，将关节镜移至 6R 入路来确定尺骨切除已经完成，从背侧至掌侧均位于桡骨月骨窝缘近端约 2 mm 的水平上（图 69-73C）。
- 采用 2 mm 关节镜探针来评价骨清除厚度。通常，骨清除长度不超过 4 mm，并用 C 臂进行确定。
- 采用 5-0 不可吸收线闭合切口。
- 加压包扎并短臂腕关节支具固定。

术后处理　约 2 周时拆线并去除腕关节支具。采用可拆式腕关节支具固定，开始进行腕关节活动锻炼和康复师指导下的康复计划。

尺桡远侧关节融合术结合尺骨远段假关节成形术（Baldwin、Sauvé-Kapandji 和 Lauenstein）

Sauvé、Kapandji 和 Goncalves 都发现 DRUJ 融合结合尺骨远段假关节成形术可以有效地治疗许多 DRUJ 的疾病。此方法成功地挽救了由手术、创伤关节炎、类风湿关节炎造成的腕关节疼痛。此方法对类风湿关节炎造成的 DRUJ 严重破坏可以提供有效的腕关节尺侧支撑。虽然通过尺侧支撑可以获得稳定的 DRUJ，但却存在尺骨近侧不稳定的可能，目前尚无补救措施可以满意地解决引起症状的尺骨近侧端不稳定。为了降低尺骨近侧痛性不稳定的可能性，Lamey 和 Fernandez 改良此项技术，使用以尺侧腕屈肌远侧为蒂的肌腱条穿过尺骨近段的远端

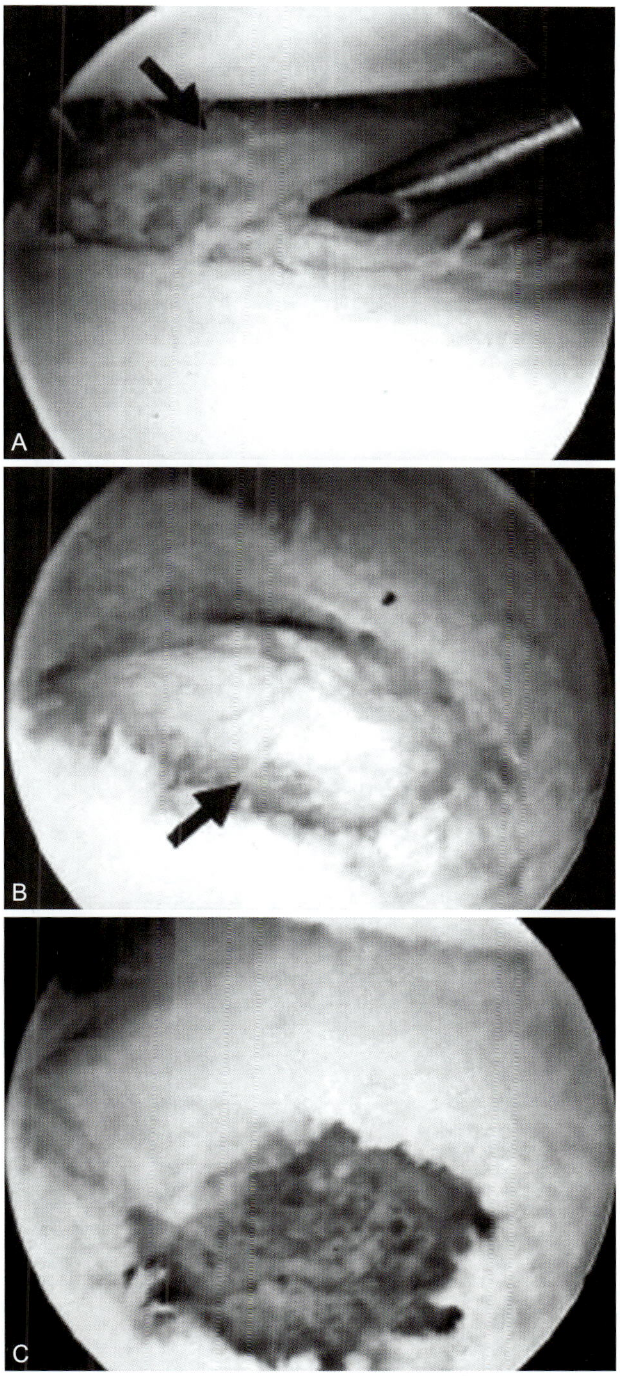

图 69-73　关节镜下“薄片式”远端尺骨切除术联合三角纤维软骨复合体（TFCC）清理术。A.TFCC 中央穿孔（箭）；B. 切除中央盘后，薄片式切除尺骨头 2mm（箭）；C. 完成 TFCC 清创及薄片式切除术后（引自：Tomaino MM, Weiser RW: Combined arthroscopic debridement and wafer resection of the distal ulna with triangular fibrocartilage complex tears and positive variance. J Hand Surg 26A:1047, 2001.）（见手术技术 69-36）

钻孔做肌腱固定，将旋前方肌置于截骨部位（“不愈合”），并将其缝合至尺侧腕伸肌腱鞘上（图 69-74）。Johnson 和 Ruby 等报道，将旋前方肌尺侧部固定在尺骨近侧的孔内是有效的方法。另外，除可发生假关节疼痛外，还可能发生假关节的强直和愈合，导致手术失败。

手术技术 69-37

（Sanders 等，Vincent 等，Lamey 和 Fernandez）

- 患者取仰卧位，上止血带，将上肢放在手术桌上，消毒，铺单时显露肘关节、前臂和手。上肢用橡胶带驱血，止血带充气。
- 类风湿关节炎合并伸肌腱鞘炎的患者皮肤切口略有不同。对于类风湿患者，做背侧纵行切口，以便能够进行伸肌腱鞘切除和对断裂的肌腱进行修复、移植或肌腱转位等手术。
- 对于非类风湿患者，则做以尺骨头为中心的尺背侧切口。注意避免损伤尺神经腕背支。
- 辨认尺侧腕伸肌和小指固有伸肌之间的间隙。
- 切开伸肌支持带，形成基底在外侧（桡侧）的近侧瓣和基底在内侧（尺侧）的远侧瓣。以后可以用这些瓣加强伸肌支持带和关节囊，也可以将这些瓣切除。
- 用窄骨凿或小咬骨钳去除下尺桡关节的关节面。
- 用 1 枚 0.045 in 的克氏针暂时固定下尺桡关节。
- 在紧靠尺骨颈和 DRUJ 近侧，用摆锯做尺骨截骨。
- 尺骨负变异或中性变异时，连同骨膜去除一段 15 mm 长的尺骨。尺骨正变异时，去除尺骨更长以保证下尺桡关节在无变异的长度融合。为达到旋转无痛可使截骨间隙为 15 mm，并可用旋前方肌稳定。
- 去除下尺桡关节临时固定，用 3.5 mm 的螺钉采用拉力钉技术做永久固定（图 69-75）。如果骨质不好，可加用垫圈，或用克氏针做永久固定。
- 用从尺骨切除的骨块在关节融合处植骨。
- 在尺骨干近侧断端钻孔，将尺骨干切除段的旋前方肌固定于钻孔处以稳定近侧段。
- Lamey 和 Fernandez 进行了改良，行以下操作。
- 去除尺骨远端 10 mm 骨块或足量尺骨来建立一个中性尺骨变异，并在尺骨间产生足够大的不愈合间隙。
- 清除所有的骨碎片。
- 为能更靠远端切除骨段，留下一更小头 - 颈骨段，用 1 枚 3.5 mm 皮质螺钉作为拉力螺钉从尺骨头进入乙状切迹，用 1 枚 2.7 mm 皮质螺钉固定更近端。
- 制作一尺侧腕屈肌腱条，保留其远端附着在豌豆骨上，肌腱条宽度为肌腱一半长 8~10 cm。
- 在尺骨近端截骨处近侧约 1 cm 掌侧皮质钻 1 个

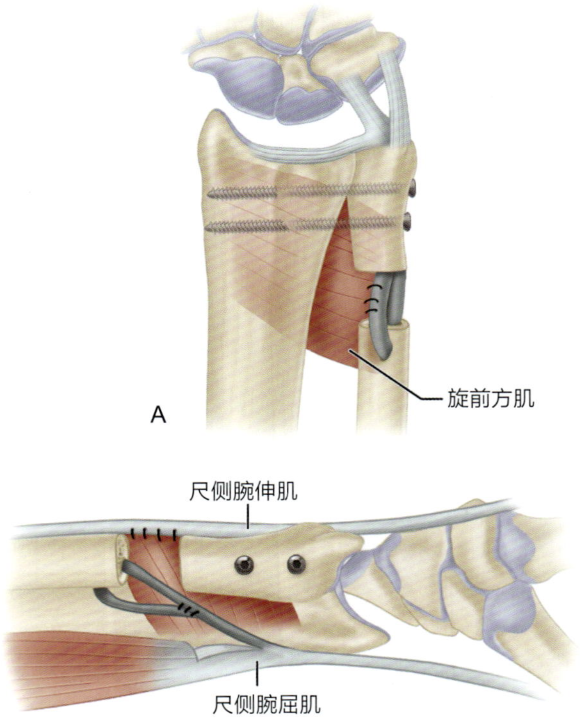

图 69-74 下尺桡关节融合伴尺骨远端假关节形成术（Sauvé-Kapandji 改良手术操作）。A. 腕背侧位观采用 2 枚螺钉将尺骨头固定至乙状切迹；切除后，有 10 mm 间隙，用旋前方肌填塞。B. 腕关节侧位观，显示用远端蒂的尺侧腕屈肌（FCU）腱条固定尺骨近端骨段，骨不愈合间隙用旋前方肌填塞，后者缝合至尺侧腕伸肌（ECU）腱鞘（引自：Lamey DM, Fernandez DL: Results of the modified Sauvé-Kapandji procedure in the treatment of chronic posttraumatic derangement of the distal radioulnar joint, J Bone Joint Surg 80A:1758, 1998）

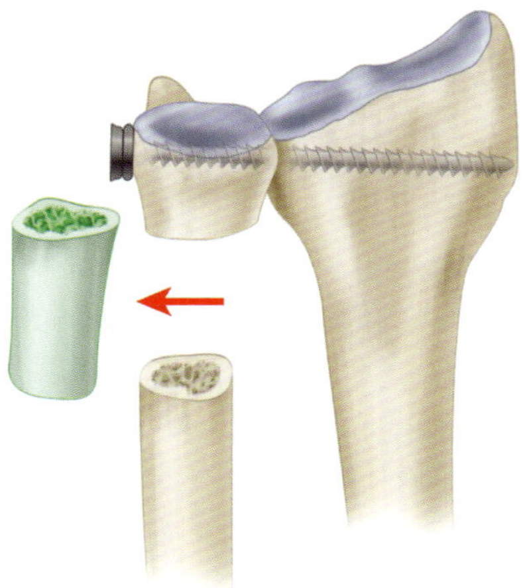

图 69-75 Sauvé-Kapandji 手术。下尺桡关节融合和尺骨远段造成假关节（见手术技术 69-37）

4~4.5 mm 孔，在髓腔内从背侧至掌侧，从远侧至近侧斜行钻孔。

- 将尺侧腕屈肌腱条从尺骨近段钻孔外进入髓腔，再从髓腔拉出断端外。
- 前臂在旋转中立位，且腕关节在屈伸中立位，采用不可吸收线将肌腱条自身缝合（图 69-74B）。
- 从尺骨远侧端游离旋前方肌，将其拉入截骨间隙，并将其缝合至尺侧腕伸肌腱鞘掌侧面。
- 用支持带瓣稳定尺侧腕伸肌，加强关节囊，尤其是在类风湿病患者更应如此。
- 放松止血带，彻底止血，关闭皮肤切口。
- 厚敷料加压包扎，用肘上或肘下的支具或石膏固定。如果是类风湿病的患者且同时做了其他手术，如肌腱移植等，则需要更大范围制动。

术后处理　10~14 天拆线，支具或石膏继续固定 4 周。为舒适，腕关节再用可拆卸支具固定 3~4 周或直到关节融合愈合为止。手和前臂逐渐进行活动和力量锻炼。

尺骨远端切除后近端尺骨不稳定的固定方法

尺骨远端切除后近端不稳定可能会造成患者不舒适，抓握和前臂旋转无力。目前有多种结构，多种组合方式来稳定尺骨近段的远端，包括将掌侧远端基底关节囊瓣固定于尺骨近端；将背侧的尺侧腕伸肌置于伸肌支持带瓣下；尺侧腕伸肌中一腱条，以近端或远端为基底，穿越尺骨上的钻孔，或缠绕在尺骨周围；旋前方肌作为填充和固定结构；尺侧腕屈肌中一腱束，通常固定于远端并穿过尺骨上骨洞，也可以联合尺侧腕伸肌固定及旋前方肌背侧移位的方法（图 69-76）。Breen 和 Jupiter 描述了由前述 3 种方法组合。包含远端蒂的尺侧腕屈肌腱束、近端蒂的尺侧腕伸肌腱束及在背侧用伸肌支持带瓣固定尺侧腕伸肌。

Sotereanos 等描述了尺骨切除术（Darrach）后，在尺骨残端与桡骨内侧面之间植入同种异体跟腱。用锚钉将跟腱固定在尺桡骨之间（见手术技术 69-5）取得成功。Sotereanos 等在回顾性研究中发现，在平均 79 个月的随访中，抓握力增加 72%，旋前、旋后角度增加，改善疼痛评分，没有出现并发症。

由 Masaoka 等设计 2 种尺骨头假体，经过实验室分析得出：与尺骨远端切除术相比，此类假体置换功能满意并维持"接近正常"DRUJ 力学。有报道尺骨远端切除术（Darrach）后失败的病例，尺骨远端假体置换术是一种有效的解决方法。更多病例长期随访的研究可以帮助更合理使用先进的尺骨远端假体置换术。已发现硅橡胶尺骨头假体耐久性不是承受尺腕关节和尺桡关节大量应力。

尺侧腕伸肌腱固定术和旋前方肌移位术

手术技术 69-38

（Kleinman 和 Greenberg）

- 患者取仰卧位，上止血带，消毒、铺单，上肢放在手术桌上，术者位于头侧，将前臂旋前，这样更容易显露前臂及腕的尺侧。驱血后将止血带充气。
- 做腕关节的尺背侧弧形切口。沿尺骨干远段向近侧延长切口，注意避免损伤尺神经腕背支。在尺侧腕伸肌和尺侧腕屈肌之间显露尺骨。
- 找到并显露已行 Darrach 手术的尺骨远端。
- 必要时用磨钻或咬骨钳打磨尺骨远端。
- 从尺骨上游离旋前方肌掌内侧的附着点（图 69-76A），连同其尺侧缘的肌腱向桡侧游离，使其能够由掌侧经骨间隙穿至尺骨背内侧（图 69-76B）。
- 用电动磨钻修整尺骨髓腔，便于将尺侧腕伸肌腱穿入髓腔。
- 在尺骨末端近侧 1.5 cm 处钻 1 个肌腱穿出孔。
- 自肌肉和肌腱结合处向远侧游离尺侧腕伸肌，游离至但不要进入第六背侧间室。纵向劈开肌腱，自肌肉上切断其中的 1/2，保留第五掌骨的附着和第六背侧间室的完整（图 69-76C）。
- 将远端蒂的 1/2 尺侧腕伸肌腱穿过尺骨上的骨洞。
- 用椎板牵开器保持尺骨和桡骨的骨间间隙。
- 肘关节屈曲 90°，将前臂置于旋转中立位，手指向上。
- 由尺骨内侧穿至桡骨，将 2 根交叉的 0.062 in 的克氏针经皮穿入。克氏针交叉可以防止术后尺骨和桡骨的移位，将克氏针放置于旋前方肌的近侧以允许旋前方肌的转位。
- 在前臂两骨之间将旋前方肌向背侧穿出，并固定在尺骨内侧的骨膜上。
- 将手和前臂置于 10° 的尺偏位，拉紧尺侧腕伸肌来维持尺桡骨间间隙。
- 放松气囊止血带，彻底止血，闭合皮肤切口。
- 用厚敷料包扎，长臂支具固定。

术后处理　术后 2 周去除敷料并拆线。用长臂管型石膏固定 4 周。6 周后取出克氏针，开始腕关节主动、主动 - 辅助和被动康复锻炼腕、肘关节活动。为了患

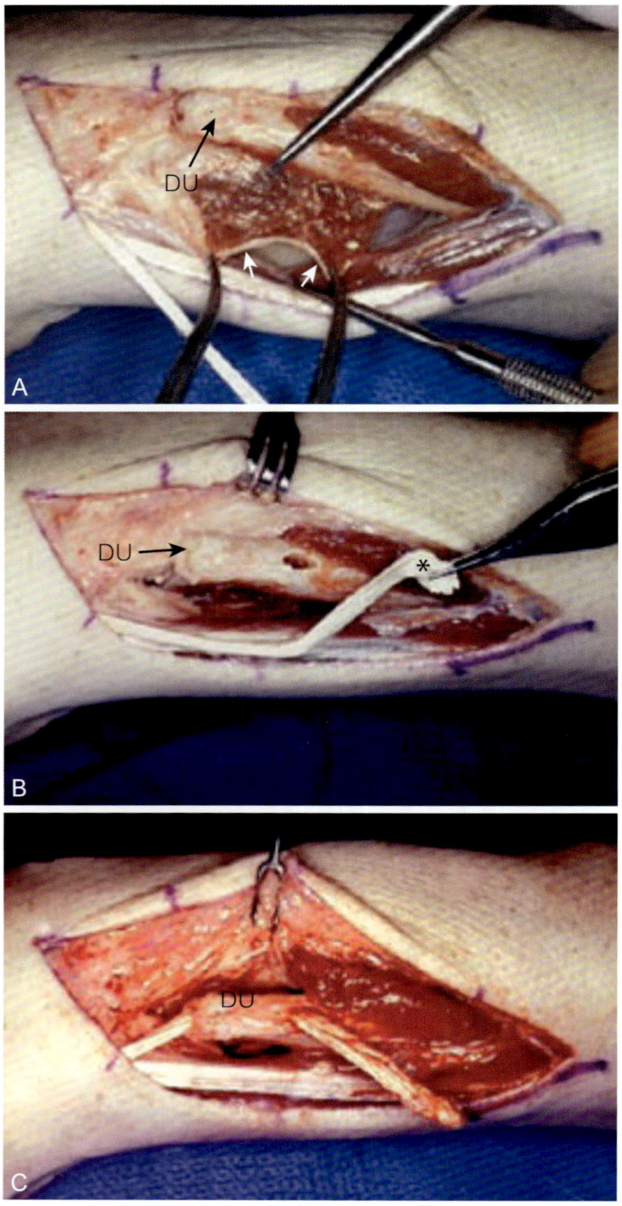

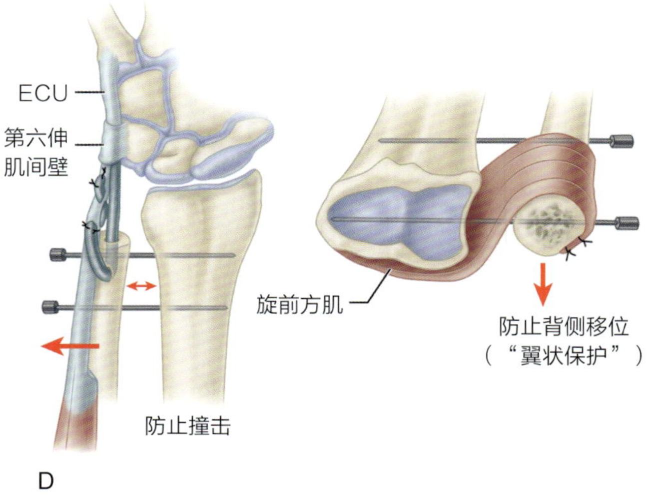

图 69-76 Darrach 手术失败后的重建挽救手术。A. 止血钳夹持的旋前方肌（白色箭），位于尺骨掌内侧的肌肉止点已经游离，准备穿过骨间至尺骨背内侧面；B. 在尺骨远端近侧 1.5 cm 处钻孔，将切取的尺侧腕伸肌（extensor carpi ulnaris，ECU）腱条穿过骨洞（星号）准备进行纵向肌腱固定；C. 切取的 1/2 ECU 准备用于尺骨远端（distal ulna，DU）的纵向肌腱固定；旋前方肌转移之前，将伸肌腱条游离端向远侧翻转并在适当的张力下与自身缝合固定；D. 重建手术的简图：ECU 纵向肌腱固定术可以阻止尺桡撞击，旋前方肌转位可以阻止背侧移位。经皮穿针临时固定尺桡远侧关节，6 周后软组织完全愈合，取出无内固定也可以保持稳定（A~C 引自：Kleinman WB: Salvage procedures for the distal end of the ulna: there is no magic, Am J Orthop 38:172, 2009；D 重绘自：Kleinman WB, Greenberg JA: Salvage of the failed Darrach procedure, J Hand Surg 20A:951, 1995.）（见手术技术 69-38）

者舒适，必要时可继续使用支具固定直至获得满意的活动范围和力量。

尺侧腕屈肌和尺侧腕伸肌联合肌腱固定术

手术技术 69-39

（Jupiter 和 Breen 改良）

- 患者取仰卧位，麻醉起效后，将患肢置于手术桌上，垫好止血带，消毒，铺巾，显露肢体远端。驱血，止血带充气。
- 采用背侧和掌侧 2 个切口（图 69-77A 和 B）。取长 10 cm “S” 形背侧切口，远端起自腕背横纹处的腕骨表面，沿尺骨向近端延伸。操作应小心，避免损伤尺神经腕背支。
- 显露伸肌支持带并做 1 个 “Z” 字形切口，保留伸肌支持带瓣以便建立尺侧腕伸肌稳定悬带（图 69-76C）。
- 如果尺骨头存在，行尺骨远端切除，需要在骨膜下或骨膜外显露远端尺骨。
- 采用牵引器保护尺侧腕屈肌和尺侧腕伸肌。
- 在尺骨颈部或乙状切迹近端水平行横向截骨术。根据患者尺骨尺寸截骨，长度 1.5~2 cm。
- 用骨刀标记尺骨，采用 2 种截骨术中的任意一种进行截骨术。第一种，在尺骨颈部水平采用窄摆锯切割尺骨。第二种，横向钻骨洞成线并穿越尺骨颈部，用骨剪完成截骨术。

- 显露尺侧腕伸肌，并做长 9~10 cm 近端蒂的肌腱条（图 69-78）。
- 将上肢旋后，在前臂掌尺侧行长约 10 cm 弧形切口，从豌豆骨开始，向近端延伸（图 69-77B）。
- 保护尺侧血管神经束，显露尺侧腕屈肌。保留附着于豌豆骨的远端蒂，做 1 个长 8~10 cm 尺侧腕屈肌腱条。
- 在尺骨截骨端近侧 1.5~2 cm 处，用 6~7 mm（0.25 in）钻头自尺骨背侧骨皮质钻横行骨隧道，穿过骨髓腔，在掌侧骨皮质穿出，方向自近端背侧向远端掌侧轻微偏斜。
- 在尺骨截骨端，做另一骨隧道，向近端钻孔，向上穿尺骨骨髓腔与第 1 个横行骨隧道相连接（图 69-78）。
- 用过线器或 20 号钢丝套圈辅助尺侧腕屈肌腱条至尺骨截骨端，进入尺骨骨髓腔隧道，并在尺骨背侧骨隧道穿出。
- 用相似的方法，将尺侧腕伸肌腱束穿过背侧至掌侧的隧道，从尺骨背侧进入，从尺骨掌侧穿出（图 69-79A 和 B）。
- 将前臂旋后，拉紧两条肌腱条，用不可吸收线互相缝合两肌腱束（图 69-80）。
- 做伸肌支持带瓣向背侧悬吊固定尺侧腕伸肌（图 69-77C）。
- 闭合切口，屈肘 90° 并前臂旋后位长臂石膏或支具固定。

术后处理 如果采用不可吸收缝线或“U”形钉，在术后 10~14 天去除，并更换长臂石膏或支具。继续固定至术后 6 周。开始指导下康复，逐渐增加关节活动度、肌力训练，直至无限制活动。

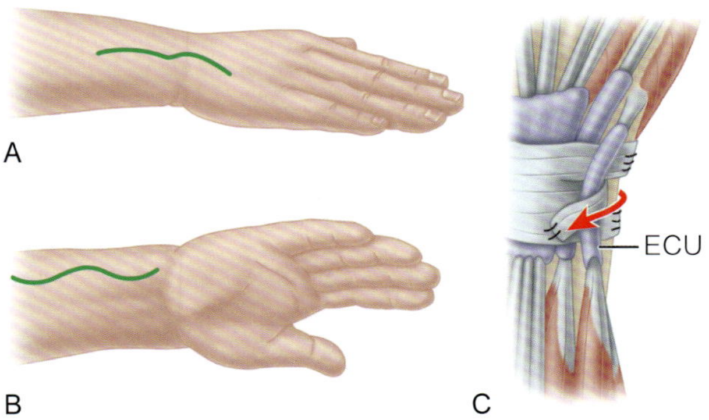

图 69-77 A. 背侧皮肤切口；B. 掌侧皮肤切口；C. 用支持带瓣悬带固定尺侧腕伸肌（ECU）（见手术技术 69-39）

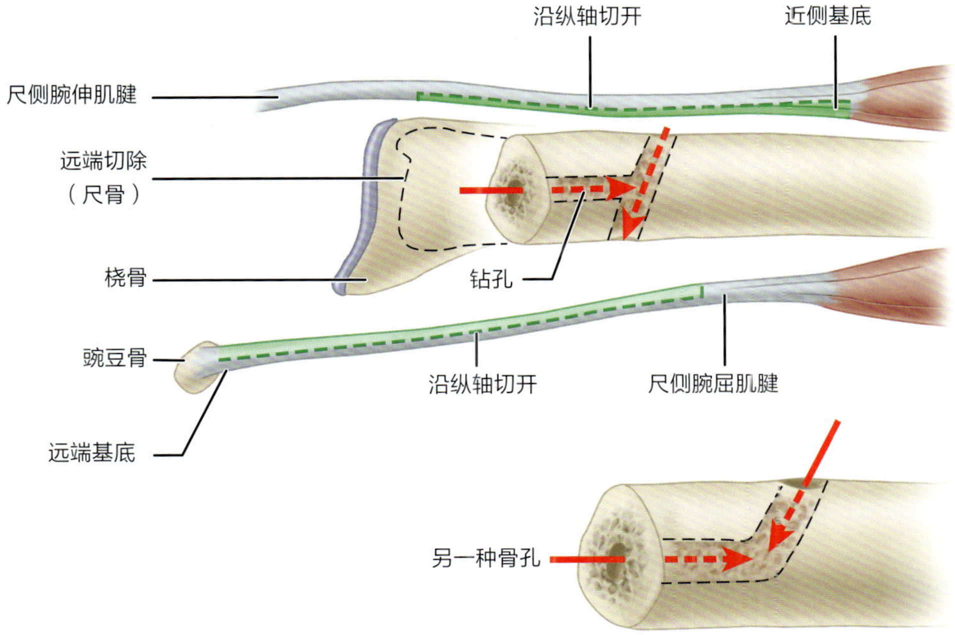

图 69-78 尺侧腕屈肌（FCU）和尺侧腕伸肌（ECU）联合肌腱固定术（FCU 通过在尺骨骨髓腔钻孔隧道）（重绘自：Breen TF, Jupiter JB: Extensor carpi ulnaris and flexor carpi ulnaris tenodesis of the unstable distal ulna, J Hand Surg 14A:612, 1989.）（见手术技术 69-39）

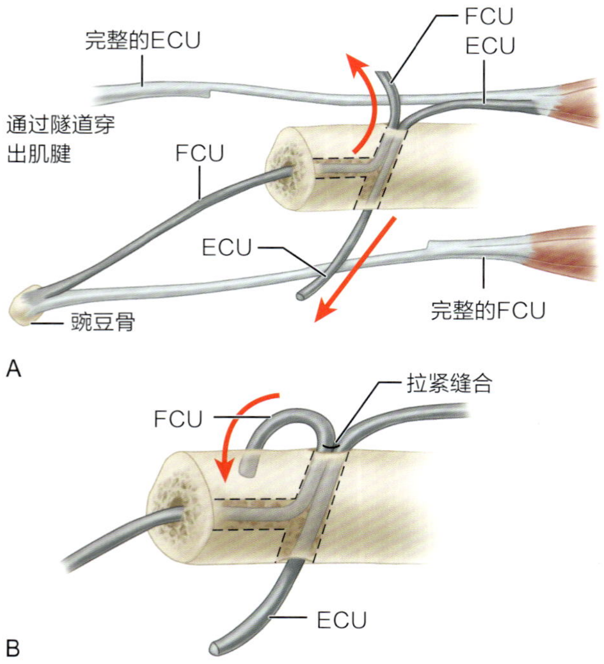

图 69-79 尺侧腕屈肌（FCU）和尺侧腕伸肌（ECU）联合肌腱固定术。A 和 B. 带线肌腱通过隧道，以便开始肌腱编织固定（重绘自：Breen TF, Jupiter JB: Extensor carpi ulnaris and flexor carpi ulnaris tenodesis of the unstable distal ulna, J Hand Surg 14A:612, 1989.）（见手术技术 69-39）

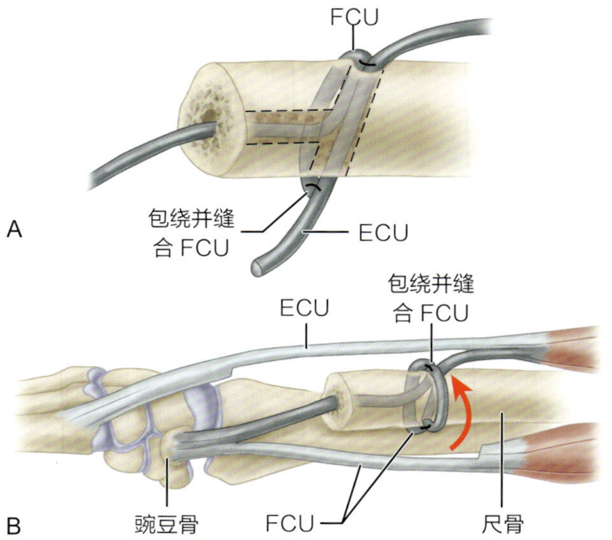

图 69-80 尺侧腕屈肌（FCU）和尺侧腕伸肌（ECU）联合肌腱固定术。A 和 B. 完成编织缝合 ECU 和 FCU 肌腱（见手术技术 69-39）

- 前臂旋转中立位长臂支具固定。

术后处理 术后 10~14 天拆线。长臂管型石膏固定至术后 6 周。继续间断应用支具固定和活动锻炼 6 周以上。

尺侧腕屈肌和尺侧腕伸肌联合肌腱固定术

手术技术 69-40

（Sotereanos 等）

- 患者取仰卧位，麻醉起效后，将患肢置于手术桌上，垫好止血带，消毒，铺巾，显露肢体远端。驱血，止血带充气。
- 利用先前切口或者切开第五间室显露尺桡骨远端。
- 显露尺骨远端残端与桡骨尺侧缘，尽可能地保留尺骨残端长度。
- 从乙状切迹近端开始间隔 1cm 在桡骨内侧面植入 3~4 个缝合锚。
- 在尺骨上钻与缝合锚相对应数量的骨洞。
- 用异体跟腱，将其折叠成 5 cm × 3 cm 的矩形，并缝合成这种形状。
- 将移植跟腱放在桡骨和尺骨之间，将锚钉的缝线穿过移植物，然后穿过先前在尺骨上的孔。在尺桡骨之间移植物作为缓冲垫子，拉紧尺骨上的缝线，固定重建结构。
- 如可能缝合关节囊，关闭皮肤切口。

五、腕关节融合术

腕关节融合术最常用于治疗并发桡腕创伤性关节炎的腕舟骨骨折不愈合和畸形愈合，以及桡骨远端严重的粉碎性骨折，也可用于治疗类风湿关节炎、矫正 Volkmann 缺血性肌挛缩后腕关节的位置、稳定脊髓灰质炎和痉挛型脑瘫患者的腕关节，以及治疗结核。腕关节应融合于不易疲劳并具有最大握力的位置，这一位置通常为 10° ~20° 伸展位，第三掌骨的长轴与桡骨干的长轴位于同一轴线上。在临床上，这一位置需要根据用力握拳时腕关节的位置来确定。

Bach 等报道，对于腕中关节没有受累，仅有桡腕关节炎的患者进行近排腕骨融合后（桡舟月融合），31 例患者中有 29 例获得疼痛缓解。而对于类风湿关节炎引起腕关节尺侧移位，进行桡月关节融合，是预防移位进展的有效方法。

腕关节融合有许多方法，但大多需要植骨。一些方法是从桡骨向近排腕骨搭建骨桥，另外一些方法则将骨桥向远侧延长到第三掌骨基底。腕掌关节可以保留，以保留一小部分“腕关节”的活动。然而，Haddad 和 Riordan 认为必须将第二、三腕掌关节融合，以防止这些部位在活动时出现疼痛。另外，病变常扩展至这些关节，因此，完全融合很有必要。

由于桡骨远端的骨骺直至大约 17 岁才会闭合，所以对于年龄 <17 岁的患者应注意避免将其损伤。如果疾病或创伤造成骨骺部分破坏，应将剩余部分切除，防止出现不均衡生长，因为儿童关节有大量的软骨，所以关节的融合很难保证。如果有可能，应将手术推迟到 10~12 岁。

除其他许多种治疗上肢类风湿关节炎有效的手术方法外，Smith-Petersen 报道了一种腕关节融合的方法，建议通过尺骨远端切除后显露腕关节，因为此方法将尺骨远端作为植骨块植入桡骨和腕骨之间，除非有 DRUJ 的病变或排列紊乱，否则，不能用此方法。这种入路的缺点是桡腕关节显露有限。

尽管腕关节融合术后总的假关节形成率在 8%~29%，加用钢板和螺钉，如 AO/ASIF 技术（Heim 和 Pfeiffer），融合率可达 93%~100%。改良后的钢板（Weiss 和 Hastings）绝大多数不需要取出。

Haddad 和 Riordan 描述了通过桡侧或外侧入路腕关节融合的方法，有如下的优点：不进入下尺桡关节，不干扰指伸肌腱，由于避免了背侧的增厚，腕关节的外观没有改变。他们报道用这种方法治疗 24 个腕关节，仅有 1 例失败。

腕关节融合术

手术技术 69-41

（Haddad 和 Riordan）

- 在前臂外侧中线上，桡骨茎突近侧 2.5~3.8 cm 处开始做“J”字形皮肤切口，向远端延长，越过桡骨茎突，然后弯向背侧，止于第二掌骨基底。
- 游离并牵开桡神经浅支。辨认第一、二背侧间室之间的间隙，切开间隙内的腕背侧韧带，保留韧带与桡骨掌面的附着。
- 骨膜下游离并牵开拇长展肌、拇短伸肌、腕和手指伸肌。
- 然后在第二掌骨基底处切断桡侧腕长伸肌的附着处，远侧保留一段肌腱便于以后缝合。
- 切除桡腕、腕中和第二腕掌关节的关节囊。
- 显露桡动脉腕背支，给予结扎并切断至腕背侧弓的背侧支。
- 剥除桡腕关节的关节软骨和软骨下骨。
- 用摆锯和骨刀从髂骨翼内面取 3.8 cm × 2.5 cm 大的骨块。
- 将腕关节背屈 15°，在桡骨末端、腕骨及第二、三掌骨基底，用摆锯切 1 个骨槽。骨槽不要穿透桡骨内侧的骨皮质进入下尺桡关节。然后将骨块植入预先做好的骨槽内（图 69-81）。
- 如果腕关节不稳定，则斜向或纵向穿入 1 根光滑的克氏针，穿过第二掌骨基底和桡骨远端，在掌侧皮下剪断克氏针（6~8 周取出）。
- 将腕背侧韧带在拇长展肌、拇短伸肌深面缝合。
- 桡侧腕长伸肌重新缝合，关闭切口。
- 用方糖夹样支具固定。

术后处理 10~14 天更换敷料，拆线。用坚固的方糖铲石膏再固定 4 周。然后换用短臂管型石膏固定，直至临床和 X 线片显示骨愈合为止。愈合过程中鼓励患者进行功能锻炼。

加压钢板技术可以获得良好的内固定，并避免了长期的制动。Zachary 和 Stem 对 AO/ASIF 腕关节融合术的并发症进行综述，他们强调，术前通过临床和 X 线片对 DRUJ 情况进行分析，对减少术后尺桡和尺腕关节并发症的发生非常重要。下面介绍用标准钢板和特殊形状的腕关节融合钢板行腕关节融合术的方法。

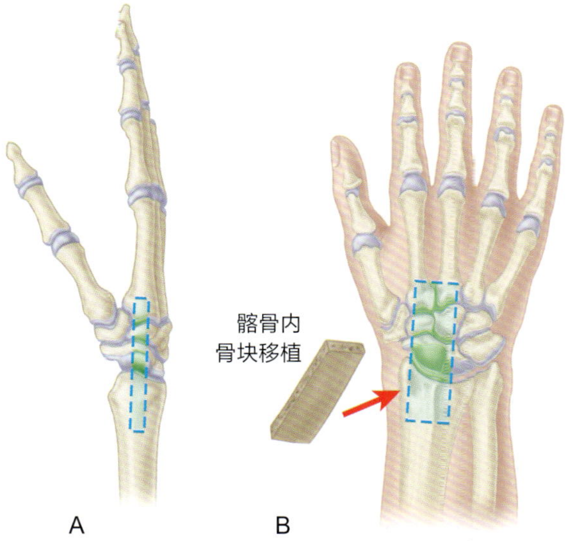

图 69-81 腕关节的 Haddad 和 Riordan 关节融合术。A. 桡侧位示桡骨远端，腕骨和第二掌骨及第三掌骨基底的骨槽；B. 背侧面显示的骨块的形状和在骨槽内的最终位置（虚线）（见手术技术 69-41）

加压钢板技术

手术技术 69-42

- 在第三间室和第四间室之间做以桡腕关节为中心的长 10~15 cm 的背侧纵行切口。
- 显露伸肌腱及其支持带，将指伸肌腱牵向内侧。
- “H”形切开腕关节囊，显露桡腕和腕中关节。
- 剥除桡腕和腕中关节表面的关节软骨和软骨下骨，用取自髂骨的松质骨填充间隙。
- 自桡骨茎突向头状骨拧入 1 枚 3.5 mm 皮质骨拉力螺钉，以将腕骨牵向桡骨茎突方向，避免发生 DRUJ 撞击。
- 在掌骨基底和桡骨远端之间预先处理好的骨床内镶嵌 1 块取自髂骨的长方形骨块。
- 将 1 块 7 孔或 8 孔 3.5 mm 动力加压钢板放置在骨块上。
- 将 1 枚螺钉置于头状骨上，另一枚置于植骨块近侧桡骨处，将桡腕关节加压。
- 用 2~3 枚螺钉将钢板与第三掌骨（有时候为第二掌骨）固定，用 3~4 枚螺钉将钢板与桡骨固定（图 69-82）。
- 需要时放置引流，关闭切口，加压包扎，用方糖铲样支具支撑固定。

术后处理 将患手抬高，术后第 1 天鼓励患者开始活动手指。10~14 天更换敷料，去除支具，拆线。超肘制动 4~6 周。然后换用短臂管石膏固定，直至临床和 X 线片显示骨愈合。钢板取出与否由患者决定。

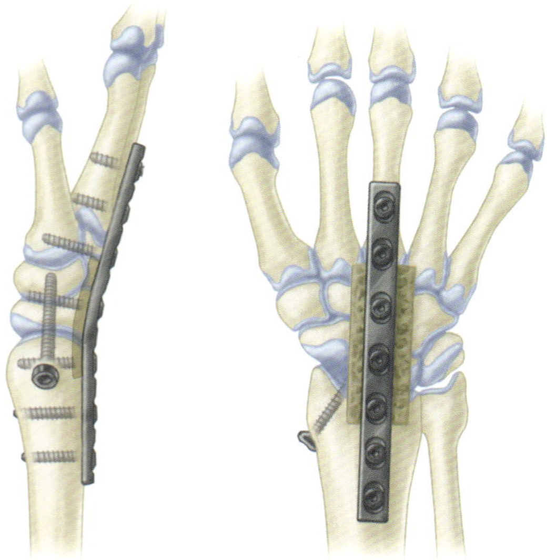

图 69-82 动力加压钢板和拉力螺钉行腕关节融合术（见手术技术 69-42）

腕关节融合术

手术技术 69-43

（Weiss 和 Hastings）

- 以桡腕关节为中心做 10~15cm 长的背侧纵行切口。锐性切开皮下组织，保护感觉神经。在第三、四伸肌间室之间切开腕伸肌支持带。骨膜下显露桡骨远端、腕骨和第三掌骨背侧。
- 用骨刀切去桡骨远端的 Lister 结节，去除舟骨、月骨、头状骨和第三腕掌关节背侧 1/4 的骨质（图 69-83）。不包括尺侧腕中关节和第二（示指）腕掌关节，除非这些关节有关节炎改变。
- 用大刮匙（6 mm）在桡骨远端 Lister 结节偏外侧（桡侧）取松质骨。
- 用塑形的动力加压钢板将第三掌骨 - 腕骨 - 桡骨固定在一起。选择长度足够的钢板，使远侧掌骨部分和近侧桡骨远端部分均应有 6 处皮质固定（3 枚螺钉以上），中间部分用 1~2 枚松质骨拉力螺钉固定在选定的腕骨上，如头状骨。
- 钢板植入后，先将固定掌骨上的远端螺钉。
- 将取自桡骨远端的松质骨填入剥去皮质的骨面之间。
- 将钢板固定于桡骨远端，然后用松质骨螺钉将钢板固定在头状骨上。除非下尺桡关节有症状，否则手术过程中不要波及。
- 术中拍 X 线片，确保钢板将腕关节固定在 10°~15° 的伸展位。
- 放松止血带，彻底止血，必要时放置引流。
- 在钢板表面间断缝合关节囊，缝合伸肌支持带，关闭皮肤切口。
- 用厚敷料加压包扎，短臂支具固定。

术后处理 抬高患肢，术后立即开始活动手指、肘关节和肩关节。2 周后去除支具，拆线。换用塑形的塑料支具固定，除洗澡和锻炼时外，其余时间都应用支具固定。对依从性差的患者，用短臂石膏再固定 1 个月更可靠。2 周后开始手部的理疗。如 X 线片证实已经愈合，则不再需要保护性制动，通常为 6~8 周。

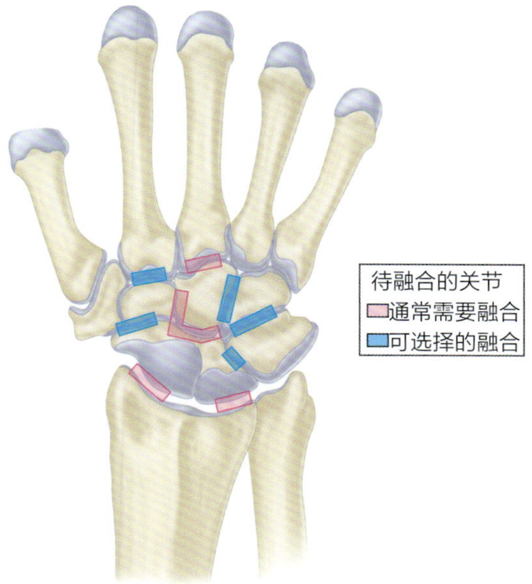

A

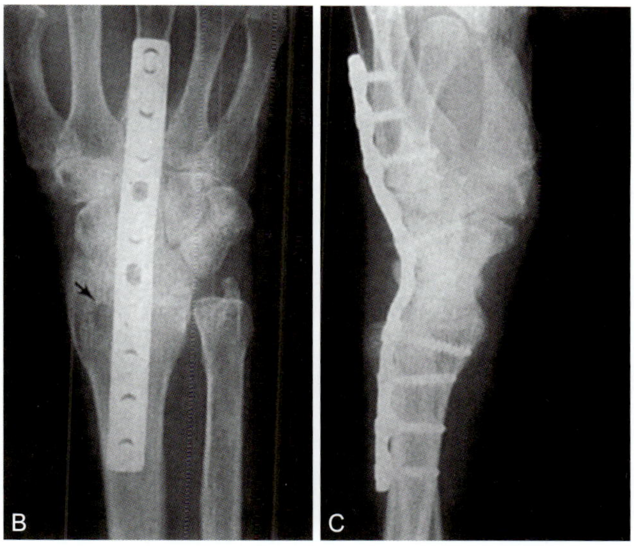

B　C

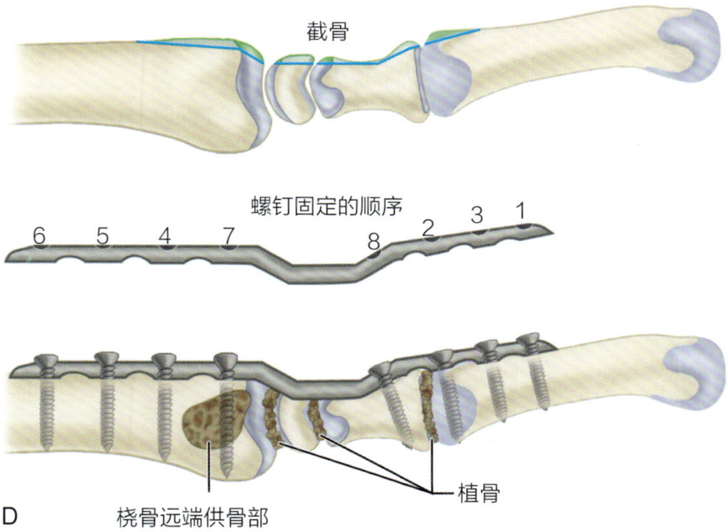

D

图 69-83　采用植骨和钢板固定的方法进行腕关节融合。A. 从腕关节至掌骨牢固的融合柱必须与钢板的位置一致。钢板直接跨过的关节应融合；附近的关节视需要融合。B 和 C. 放置 3.5mm 的动力加压钢板，注意桡骨远端取骨的入口（箭）和钢板远侧的厚度。D. 剥除背侧的软骨，钢板由远侧向近侧固定，跨过桡骨植骨局部加强的区域（引自 Weiss APC, Hastings H II: Wrist arthrodesis for traumatic conditions: a study of plate and local bone graft application, J Hand Surg 20A: 50, 1995.）（见手术技术 69-43）

第六节　腕部韧带损伤和不稳定类型

Linscheid 等描述了创伤后的腕骨排列紊乱，并将腕关节不稳定分为 4 型：①背屈不稳定；②掌屈不稳定；③尺侧移位；④背侧半脱位。随后，人们发现有些腕关节不稳定，若 X 线片显示其腕骨间的关系不随腕关节的活动而变化，称之为静力性不稳定；有些腕骨间的关系随腕关节的活动及按压而变化的，则称之为动力性不稳定。Linscheid 等强调用侧位 X 线片评价近排腕骨，桡骨、月骨、头状骨和第三掌骨存在共线关系，误差在 15° 以下。在侧位片上，腕关节塌陷形式常表现为：①月骨远侧关节面向背侧倾斜，即背侧中间体不稳定（dosal intercalated segment instability，DISI）②月骨远侧关节面向掌侧倾斜，即掌侧中间体不稳定（volar intercalated segment instability，VISI）。另外，Linscheid 等提出腕关节分离不稳定和非分离不稳定的概念。腕骨分离不稳定是指近排腕骨间因内在骨间韧带撕裂造成；非分离不稳定是指桡腕外在韧带撕裂造成，但腕骨间内在韧带仍保持完整。

一、腕骨不稳定的分类

基于解剖、生物力学和运动学提出了多种腕骨不稳定的分类。Dobyns 和 Cooney 提出的分类体系，见表 69-4。

表 69-4

腕部不稳定分类

类型、部位和名称	X 线片
Ⅰ. 分离型腕关节不稳定（carpal instability-dissociative，CID）	
1.1 近排腕骨 CID	
a. 舟骨不稳定性骨折	DISI
b. 舟月关节分离	DISI
c. 月三角关节分离	VISI
1.2 远排腕骨 CID	
a. 桡侧柱破坏（AR）断裂	RT 或 PT
b. 尺侧柱破坏（AU）断裂	UT 或 PT
c. 复合型 AR 和 AU 断裂	
1.3 复合型近侧和远侧 CID	
Ⅱ. 无分离型腕关节不稳定（carpal instability-nondissociative，CIND）	
2.1 桡腕 CIND	
a. 掌侧韧带断裂	DISI，整个近侧列腕骨 UT UT 伴有 SL 间隙增大 PT（实际是一种复合腕关节不稳）
b. 背侧韧带断裂	VISI，DT
c. “桡骨畸形愈合”，Madelung 畸形，舟骨畸形愈合，月骨畸形愈合（见下述“适应性腕关节”）	
2.2 腕中关节 CIND	
a. 掌侧韧带断裂导致尺侧腕中关节不稳定	VISI
b. 掌侧韧带断裂导致桡侧腕中关节不稳定	VISI
c. 掌侧韧带断裂导致桡、尺侧腕中关节同时不稳定	VISI
d. 背侧韧带损伤导致腕中关节不稳定	DISI
2.3 复合型桡腕、腕中关节 CIND	
a. 头月关节不稳定（capitolunate instability pattern，CLIP）	VISI，DISI，交替出现
b. 桡侧和中央韧带断裂	UT 伴有或不伴有 VISI 或 DISI
Ⅲ. 复合型或复杂型腕关节不稳定——分离型和不分离型（carpal Instability combined or complex——dissociative and nondissociative，CIC）	
a. 月骨周围不稳定伴有桡腕关节不稳定	DISI 和 UT
b. 月骨周围不稳定伴有轴向不稳定	AxUI 和 UT
c. 桡腕关节不稳定伴有轴向不稳定	AxRI 和 UT
d. 舟月分离伴有 UT	DISI 和 UT
Ⅳ. “适应性腕骨”	
a. 腕骨错位伴有桡骨远端畸形愈合	DISI 或 DT
b. 腕骨错位伴有舟骨骨不愈合	DISI
c. 腕骨错位伴有月骨畸形愈合	DISI 或 VISI
d. 腕骨错位伴有 Madelung 畸形	UT，DISI，PT

AxRI，轴向桡侧不稳定；AxUI，轴向尺侧不稳定；DISI，背侧中间体不稳定；DT，远侧移位；PT，近侧移位；RT，桡侧移位；UT，尺侧移位；VISI，掌侧中间体不稳定；SL，舟月骨

引自：Dobyns JH, Cooney JP: Classification of carpal instability. In Cooney WP, Linscheid RL, Dobyns JH, editors: The wrist, St. Louis, Mosby, 1998.

二、进行性月骨周围不稳定

Mayfield、Johnson 和 Kilcoyne 将由于腕关节强力背伸造成的月骨周围附着的韧带解剖关系改变描述成 4 个阶段(图 69-9)。Ⅰ期,舟月韧带断裂;Ⅱ期,头月韧带断裂;Ⅲ期,月三角韧带断裂;Ⅳ期,桡腕背侧韧带断裂,以至月骨脱位。

三、舟骨旋转性半脱位

舟月掌侧和背侧骨间韧带(图 69-84)、长桡月韧带和桡舟头韧带(图 69-3)的损伤导致舟骨近极向背侧旋转,舟骨的位置变得更为垂直,最终使舟骨和月骨分离(舟月分离)。Watson 和 Black 将舟骨旋转半脱位分为 4 种类型:①动力性;②静力性;③伴有退行性关节炎;④继发于其他疾病,如 Kienböck 骨软骨病。虽然患者可能不记得特定损伤,但腕背伸位跌倒是常见的原因。最初损伤的严重程度可能没有引起重视,从而被误诊为一般的腕关节扭伤。其他原因包括腕关节骨折 - 脱位、类风湿关节炎和韧带的退行性改变。通常患者主诉活动后疼痛。查体见疼痛和压痛沿舟月部位的桡腕背侧分布,可出现水肿,伴有腕关节运动受限,特别是屈曲受限。下列手法检查有助于判断舟骨旋转性不稳定:Watson 和 Black 描述了“舟骨试验”的检查方法,检查者将 4 个手指放在桡骨背侧,拇指放在舟骨结节上,用右手检查患者右腕,左手检查左腕。将腕关节尺偏,使舟骨长轴与前臂的长轴一致,拇指按压舟骨结节,将腕关节恢复桡偏,保持拇指对舟骨结节的压迫,如果舟骨存在一定程度的不稳定,近极则被推向背侧并出现疼痛。

Watson 还发现了“归位弹响”(catch-up clunk)对确定手舟骨旋转不稳定有帮助。当腕关节在外力作用下由桡偏变为尺偏时,正常情况下舟骨平滑地移动到伸展位,并与前臂轴线一致。如果存在舟骨旋转性半脱位,月骨仍旧保持掌屈,并位于背侧,直到形成足够的压力,它才会突然由掌屈的位置滑动到与手舟骨互相对合的位置,同时伴有弹响感。舟骨动力旋转性半脱位通常不能在 X 线片上显示,舟骨静力旋转性半脱位可以在前后位 X 线片得出诊断,若位于舟骨与月骨之间的空隙超过 2 mm 则可以诊断。当握紧拳头时,此间隙在前后位 X 线片上增大。在此位片上,还可以发现明显舟骨变短和所谓的皮质环,由于舟骨轴线投影所致。

舟月关节分离 2 mm 有时并不出现症状,应将患者腕关节与对侧正常腕关节做对比。在腕关节侧位片上,舟骨因旋转而显得更垂直。舟月角正常为 30°~80°(平均 47°),头月角正常 <20°(图 69-85A)。舟骨旋转导致背侧中间体不稳定(DISI),此时舟月角超过 60°,头月角超过 20°(图 69-85B)。偶尔会发生头状骨向近侧移位,进入舟骨和月骨分

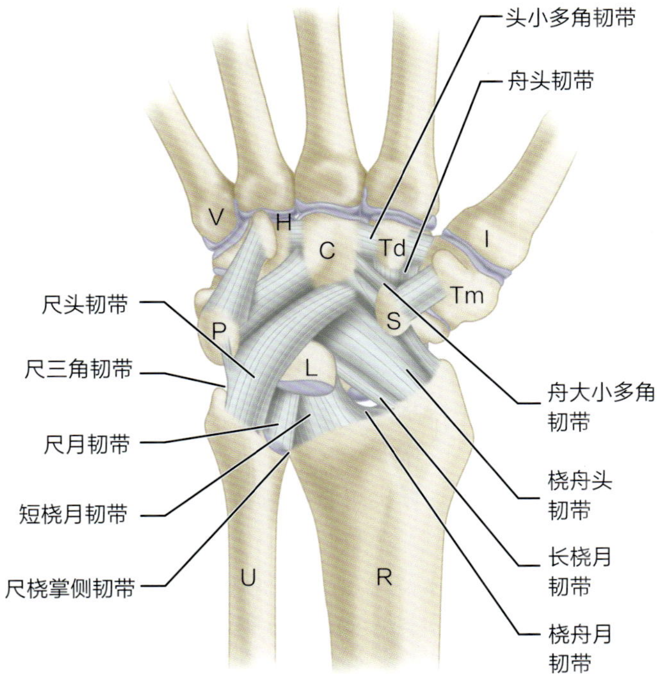

图 69-84 腕骨间韧带和掌侧桡腕韧带。主要韧带为桡舟头韧带,长桡月韧带和短桡月韧带以及尺腕韧带(尺月韧带,尺三角韧带和尺头韧带);C. 头状骨;H. 钩骨;I. 第一掌骨;L. 月骨;P. 豌豆骨;R. 桡骨;S. 舟骨;Td. 小多角骨;Tm. 大多角骨;U. 尺骨;V. 第五掌骨(引自:Mayo Foundation.)

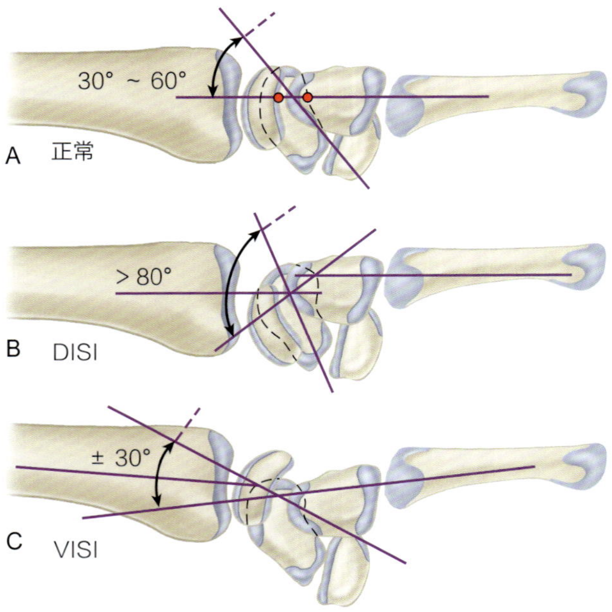

图 69-85 A. 正常舟月骨和头月骨。B. 腕关节的背侧中间体不稳定（DISI）畸形；月骨的凹面朝向背侧，舟月角 > 80°，头月角 > 20°；C. 腕关节的掌侧中间体不稳定（VISI）畸形；月骨的凹面朝向掌侧，舟月角 < 30°

离形成的间隙，在轴向外力作用于头状骨时（如握拳），这种情况更易发生。最终可发生退行性关节炎改变。急性舟骨旋转半脱位的闭合治疗包括通过将手腕置于中立位轻度尺骨偏斜来尝试复位。经皮穿入克氏针，1 根 0.045 in（1.16 mm）的克氏针经舟骨穿入头状骨，另一根经舟骨穿入月骨。如果闭合复位不成功，可尝试关节镜下复位和经皮穿针固定；通常也可进行背侧入路切开复位同时闭合舟月间隙，用克氏针固定月骨和舟骨并修复韧带。治疗陈旧性舟骨旋转性半脱位可能需要重建舟月骨间韧带，用一段桡侧腕短伸肌腱穿过舟骨进入邻近的月骨，然后用克氏针固定。在现有的文献报道中，还没有足够的经验和资料来比较这一手术与未行治疗的效果。

四、月骨前脱位

最常见的腕骨脱位是月骨前脱位。正常腕关节侧位片上，月骨呈半月形，近侧与杯状的桡骨远端相关节，远侧与圆形的头状骨近端相关节。腕关节前后位片上，正常月骨呈长方形；脱位时，由于月骨倾斜而变为三角形。月骨前脱位可造成正中神经急性卡压(图 69-86A)，长时间的正中神经压迫会造成永久性神经功能障碍。如果患者的状况许可，而且肿胀不太严重，

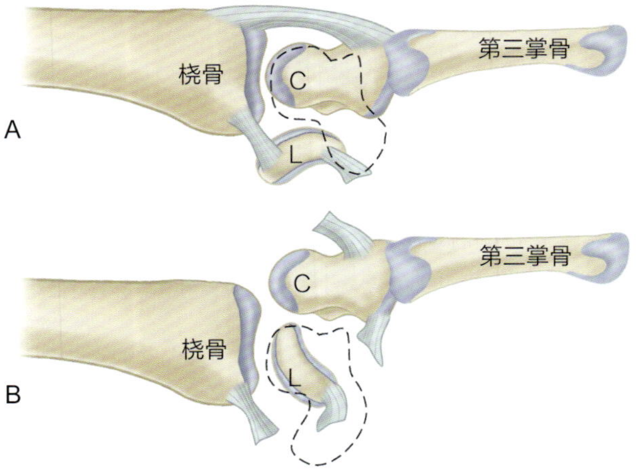

图 69-86 月骨前脱位和月骨周围脱位。A. 月骨（L）前脱位；B. 腕骨（C）的月骨周围背侧脱位

应迅速复位月骨。由于需要腕横韧带切开松解，应尽最大努力进行减轻和控制肿胀，以利于伤口闭合。如果治疗较早，手法复位通常可行。随后通过背侧入路开放修复舟月韧带和月三角韧带。对舟头、舟月、月三角和单头关节进行加强穿针固定，形成菱形结构，以稳定修复的韧带。受伤 3 周后可能难以手法复位，因此需要切开复位，建议采用背侧入路清理月骨间隙以便接纳月骨，而掌侧入路，复位月骨后，同时行正中神经减压。有时，需要联合使用掌侧和背侧入路。当切开也无法将月骨复位时，需行腕关节重建手术，如近排腕骨切除术或关节融合术。

五、经舟骨月骨周围掌侧脱位

经舟骨月骨周围掌侧脱位极其罕见。跌倒时腕关节掌屈，腕背侧着地造成这种损伤，这与月骨周围背侧脱位的损伤机制正好相反（图 69-86B）。

六、经舟骨月骨周围背侧脱位

同单纯的舟骨骨折一样，这种损伤的诊断可被漏诊和延误。这种损伤可能并发上肢其他损伤，早期闭合手法复位是最佳的治疗方法。如果舟骨无法准确复位，则应切开复位、内固定，并在必要时进行植骨。

伤后长达 3 周仍可进行闭合复位。除非患者不适合手术，否则大多数此类损伤需要切开复位并克氏针内固定以保持稳定。虽然 Boyes 报道迟至伤后 6 周切开复位仍能获得成功，但如果伤后时间超过 2 个月，切开复位可能难以成功，可能需要行近排

腕骨切除术或腕关节融合术。

七、月三角关节和腕中关节不稳定

轴向应力作用在腕关节旋前过伸位时，可导致月三角关节和腕中关节的支持韧带损伤。月三角关节、腕中背侧韧带和桡三角韧带的断裂导致腕关节尺侧松弛。月三角关节不稳定的患者通常诉说腕关节尺侧疼痛，在桡偏和尺偏时伴或不伴腕关节的弹响，通常有外伤史，查体可以发现腕关节尺侧月三角关节区域有压痛，腕关节桡偏及尺偏通常可以诱发弹响。月三角关节的冲击触诊可以帮助诊断这种关节不稳定。用一只手的拇指和示指稳定月骨，用另一只手试着将三角骨和豌豆骨向掌侧和背侧移位，如果出现过度松弛、疼痛和骨擦感，则为试验阳性。如果月三角关节的损伤为撕裂伤或者拉伤，静态 X 线片通常表现为正常；如果月三角关节分离，前后位片上可以发现三角骨向近侧移位，尺偏时可加重这种现象，造成月骨和三角骨重叠。虽然关节造影可能有助于诊断月三角关节韧带损伤，但关节镜检查可确诊。

Lichtman 等认为腕中区（头月）掌侧不稳定是弓状韧带尺侧松弛的表现，这种松弛使近排腕骨出现掌屈 [掌侧中间体不稳定（VISI）]。背侧腕骨间韧带和桡三角韧带的缺损表现为静态的错误排列。许多患者在腕关节尺偏和旋前时有痛性“弹响”感，查体常可发现腕中关节水平向掌侧下陷。由放松的中立位向尺偏位被动活动手部时，常可重复引起弹响。当腕关节达到最大尺偏位时，可触及“弹响感”，此时掌侧下陷可以得到矫正。X 线检查可以显示出 VISI。腕关节位于中立位且没有支撑时，侧位像显示舟月角减少到 30° 以下（图 69-85C）。动态透视或者 X 线摄影可能有助于评估腕关节不稳定。

八、其他不稳定类型

其他不稳定类型也有报道，也可能需要治疗。这些不稳定包括：与桡骨远端骨折畸形愈合或韧带松弛（非分离型）有关的背侧不稳定型、头月不稳定型 [“CLIP”（capitolunate instability patterns）腕关节]、与三角钩韧带松弛有关的掌侧不稳定、由严重创伤或炎症（类风湿）造成背侧和掌侧桡腕韧带断裂引发的腕骨尺侧移位、舟月进行性塌陷（scapholunate advanced collapse，SLAC）以及舟骨不愈合之后的进行性塌陷（SNAC）。三角钩不稳定常并发腕关节其他韧带的严重损伤。腕骨尺侧移位，常见于类风湿关节炎的患者，也可在腕部主要韧带断裂之后出现。SLAC 通常在导致舟骨旋转性半脱位的病变之后出现。引起桡舟关节和头月关节的软骨缺损和退行性改变，但不累及桡月关节。

九、腕部韧带损伤和不稳定的治疗选择

对于急性腕部韧带损伤，可选择的治疗方法包括闭合的或关节镜下整复和经皮穿针固定。如果闭合方法不成功，则需要切开修复或重建韧带。对于就诊较晚但没有明显的关节病变的不稳定类型，则考虑韧带重建，关节囊重叠和部分腕骨间融合。可附加背侧关节囊固定术以限制舟骨屈曲。如果存在固定畸形、关节病变、疼痛或功能障碍，切除式关节成形术（如近排腕骨切除）、部分腕中关节融合术和腕关节融合可保留功能和缓解疼痛。Geissler 等根据关节镜下观察提出腕部不稳定分类和治疗选择（表 69-5）。

表 69-5

腕关节不稳分类

分期	表现	治疗
Ⅰ型	自桡腕间隙可见骨间韧带变薄或出血。在腕骨间间隙无腕骨排列不齐	采用石膏固定
Ⅱ型	自桡腕间隙可见骨间韧带变薄或出血。在腕中间隙见腕骨排列不匹配或台阶或者继发性腕骨排列不齐，在腕骨间可见微小裂隙（小于探针的宽度）	采用关节镜下钢针固定
Ⅲ型	自桡腕和腕骨间间隙可见腕骨排列不齐或继发性腕骨排列不匹配或台阶。探针可通过腕骨间间隙	采用关节镜下钢针固定或切开修复
Ⅳ型	自桡腕和腕骨间间隙可见腕骨排列不齐或继发性腕骨排列不匹配或台阶。操纵下腕骨严重不稳，2.7 mm 关节镜可通过腕骨间间隙	切开修复

（引自：Geissler WB, Freeland AE, Weiss A－P, et al: Techniques of wrist arthroscopy, Instr Course Lect 49:225, 2000.）

韧带修复

如果舟骨旋转性半脱位和其他类型腕关节不稳定不能满意地闭合复位，即可能需要进行韧带修复。早期的舟骨旋转性半脱位和其他腕关节不稳定，关节镜下可成功地闭合复位后穿针固定（表 69-5）。Taleisnik 建议舟骨旋转性半脱位在腕关节背屈下复位，然后用 3 枚 0.045 in（1.16 mm）的克氏针将舟骨固定在头状骨和月骨上。舟骨稳定后，将腕关节掌屈，使腕掌侧韧带对合以利于愈合。Yao 还报道了 9 例接受关节镜治疗 Ⅰ、Ⅱ 和 Ⅲ 期 Geissler 患者的病例，5 年随访，在握力、运动范围、VAS 评分和快速 DASH 方面取得了良好效果。

手术技术 69-44

- 如果需要切开复位，Lister 结节内侧（尺侧）腕关节背侧行纵行切口，掌侧切口平行于鱼际纹，向近侧延长，斜向内侧经过腕掌侧横纹。
- 牵开指屈肌腱显露腕关节的桡侧掌面，显露掌侧腕关节囊。
- 仔细切开掌侧桡舟头韧带和桡月韧带，以便于闭合时修复。
- 通过以指伸肌为中心的纵向皮肤切口显露腕关节背侧。避免损伤桡神经浅支，以及在掌侧应注意避免损伤正中神经和屈肌腱。
- 切开伸肌支持带远侧半，掀起蒂在第四伸肌间室尺侧或桡侧边的支持带瓣。
- 将指伸肌牵向尺侧、拇长伸肌牵向桡侧。采用近端暴露关节背侧边缘，内侧为桡腕背侧韧带，远端为背侧腕骨间韧带的切口，掀起以桡侧为蒂的关节囊瓣，可广泛显露腕骨背面（图 69-87）。
- 复位移位的舟月，采用 3 枚 0.045 in 的克氏针由舟骨穿入月骨和头状骨固定。
- 虽然背侧舟月骨间韧带修复困难，但是应尽量修复。如果有 1 小块撕脱的骨软骨块，修复会较为容易，此时可用细克氏针、非常小的钢针或者穿过舟骨上的钻孔进行固定。
- 闭合切口，患肢用拇指人字形支具固定。

术后处理 10~14 天拆除缝线，更换管型石膏。8~10 周后，取出克氏针，开始腕关节活动范围的锻炼，逐渐增加锻炼的强度。

韧带重建

韧带重建可以通过游离肌腱移植或采用延长的腕伸、屈肌腱条行肌腱固定术来完成。韧带重建有并发症的可能，有的患者结果满意，有的则难以预料。肌腱作为置换替代，可以拉紧也可以松弛。钻骨道用来肌腱条通过固定可能会导致骨折和缺血改变。Taleisnik 曾经指出肌腱重建可以获得满意的结果，但对手术技巧要求较高，患者对结果是否满意也无法预料，为保持骨的位置需要有一定的张力，但这又限制了腕关节的活动。Palmer、Dobyns 和 Linscheid 报道用保留远侧附着点的桡侧腕屈肌腱条获得了满意的效果（图 69-88）。他们认为韧带重建手术适合于闭合复位后无法维持位置或损伤后 1 个月才确诊的患者。伴有关节退行性改变则不宜行韧带重建，应考虑做其他手术，如桡骨茎突切除术、腕关节融合术或腕关节成形术。介绍和推荐的针对这些问题的韧带重建术大多会造成腕关节活动范围的部分丧失。Almquist 等用桡侧腕短伸肌腱行 4- 骨韧带编织重建治疗 36 例慢性舟月骨分离的患者获得了成功（图 69-89），平均随访 4.8 年，86%

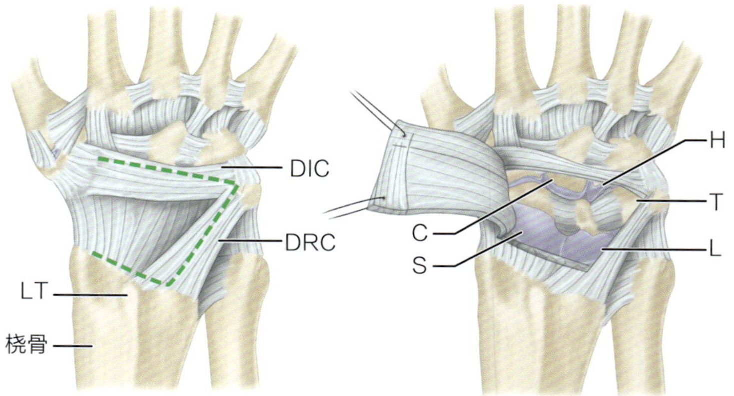

图 69-87 关节囊切开的可用方法。在背侧腕骨间韧带和背侧桡三角韧带之间形成蒂在桡侧的切口。C，头状骨；DIC，背侧腕骨间韧带；DRC，桡腕背侧韧带；H，钩骨；L，月骨；LT，Lister 结节；S，舟骨；T，三角骨（见手术技术 69-44）

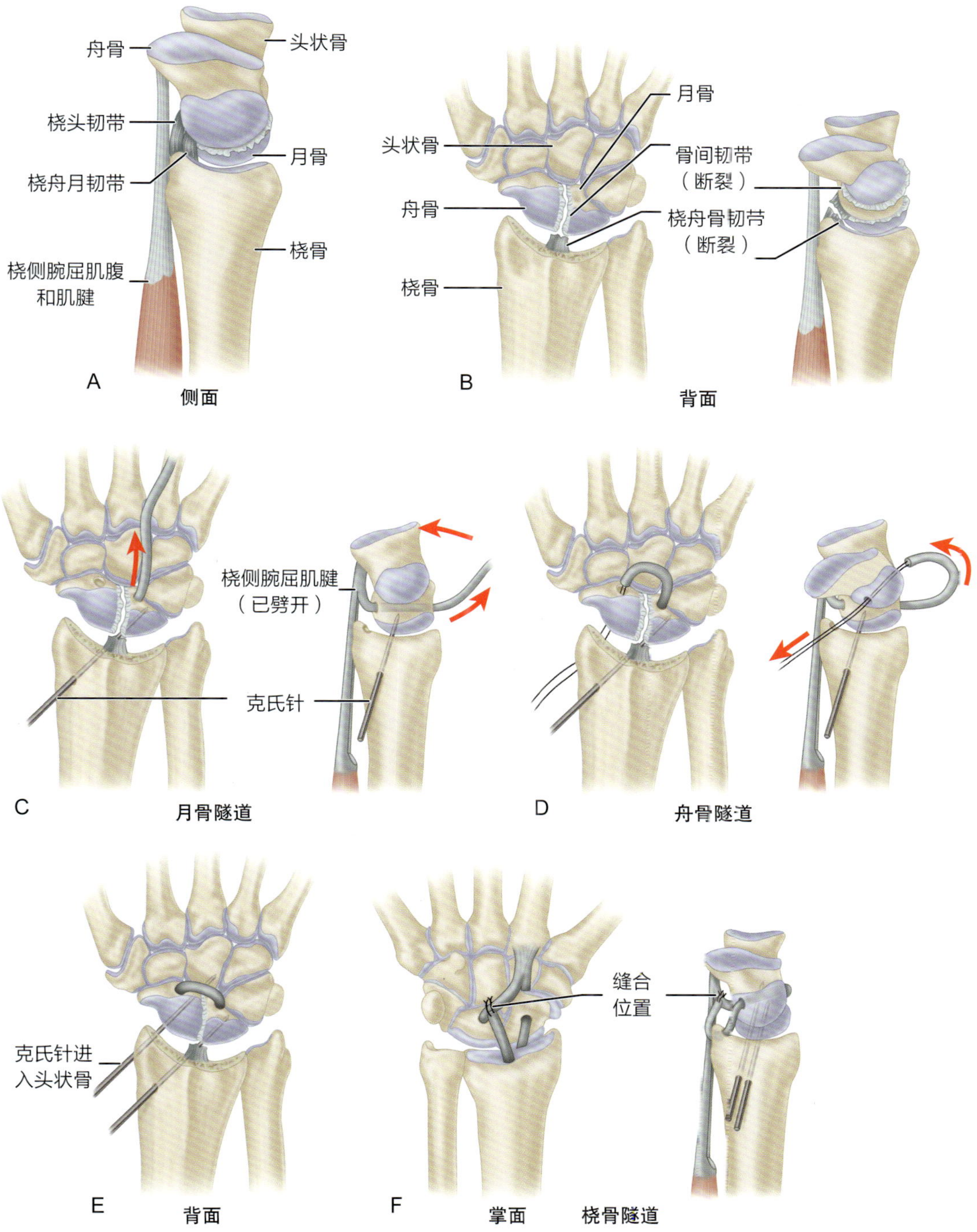

图 69-88　Palmer、Dobyns 和 Linscheid 描述的舟月分离的修复方法。A. 腕关节桡侧观显示桡侧腕屈肌肌肉 - 肌腱单元；B. 桡骨突出部切除后腕关节背侧观，示桡舟月韧带撕裂和舟骨月骨分离；C. 两位置均显示舟骨和月骨用来穿过腱条的骨隧道，桡侧腕屈肌腱条首先穿过月骨隧道（掌侧至背侧），然后用第 1 枚克氏针将月骨固定于桡骨；D. 桡侧腕屈肌腱条穿过舟骨隧道（由背侧至掌侧）；E. 腕骨之间及腕骨与桡骨轻度过度复位，克氏针经桡骨穿入舟骨和头状骨以固定舟骨；F. 掌面和侧面观示，腱条穿过桡骨隧道（由掌侧关节内穿至掌侧关节外）并与自身缝合（见手术技术 69-45）

的患者恢复了损伤前的活动。此手术的适应证是舟骨和月骨完全分离（没有完整的韧带、分离很宽、舟月关节可自由活动）但没有关节炎征象。Brunelli 和 Brunelli 用附着在远侧的桡侧腕屈肌腱条固定舟骨旋转半脱位，治疗 13 例患者获得了满意的效果（图 69-90 和图 69-91）。

Kakar 等描述了一种 360° 肌腱固定术，用于重建可复位畸形患者的舟月骨间隔。用切取的掌长肌腱通过骨隧道和双掌 / 背侧入路重建舟月骨背侧和掌侧韧带。此外，用缝线加固内部结构。本研究的作者建议避免使用克氏针，以期早期康复锻炼。

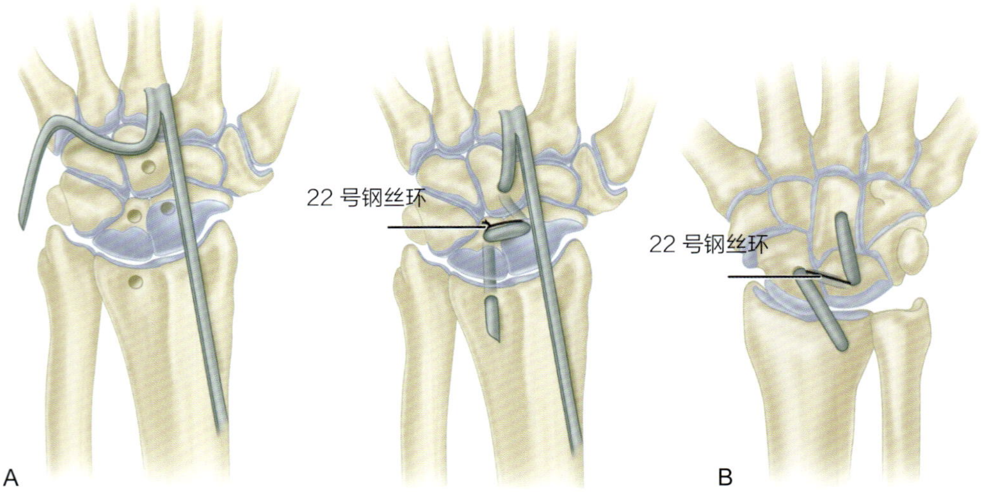

图 69-89 A.4- 骨韧带修复。桡侧腕短伸肌的一半用于修复韧带。在头状骨、月骨、舟骨和桡骨上由背侧至掌侧在非关节面区钻孔；B. 用 22 号钢丝捆绑复位舟月分离，这是唯一的内固定（见手术技术 69-46）

手术技术 69-45

（Palmer、Dobyns 和 Linscheid）

- 麻醉诱导成功后，患者仰卧位安放止血带，消毒，铺巾，经背侧和掌侧切口进入腕关节，显露应充分以便在掌侧和背侧显露舟月关节（图 69-88A 和 B）。
- 在背侧，腕伸肌和指伸肌之间的间隙常可满足显露要求，有时需将肌腱牵向桡侧或尺侧以便于显露。在掌侧，经桡侧腕屈肌腱鞘显露腕关节掌面桡侧关节囊，或将该肌腱牵向桡侧，在其尺侧显露舟月间隙关节囊。
- 仔细切开掌侧桡舟头韧带和桡月韧带，以便于关节囊闭合时修复。
- 用克氏针撬拨舟骨和月骨复位后，在两骨钻孔以便肌腱通过，注意避免造成经过舟骨和月骨钻孔之间的骨皮质面的骨折（图 69-88B 和 C）。先用细钻头钻孔，然后用粗钻头和刮匙逐渐扩大。
- 纵行切开桡侧腕屈肌，保留其远端的附着点，由近向远劈开 1 条 2~4 mm 宽的腱条。
- 将腱条先由掌侧向背侧穿过月骨（图 69-88C）。
- 将腕关节复位，采用 0.062 in（1.59 mm）的克氏针自桡骨干骺端经过桡骨远端的关节面穿入月骨（图 69-88C）将其固定。肌腱穿过后再完成克氏针固定。
- 采用钢丝套圈和缝线，预先在舟骨钻孔，将肌腱条自背侧至掌侧穿过舟骨钻孔（图 69-88D）。设法将腕骨间及与桡骨间紧密复位。
- 采用 0.062 in 克氏针自桡骨干骺端至舟骨穿入固定（图 69-88E）。
- 在桡骨远端桡舟月骨韧带位置钻孔，将肌腱自掌侧面关节内至背侧面关节外穿过（图 69-88F）。再将桡侧腕屈肌条翻转与其自身缝合。
- Palmer、Dobyns 和 Linscheid 描述的另一种方法是将桡侧腕屈肌腱条先向背侧穿过舟骨，然后由背侧向掌侧穿过月骨，再穿过桡骨远端的骨洞，最后将肌腱条在其止点附近与自身缝合。
- 用长臂拇指人字形管型石膏固定。

术后处理 10 天 ~2 周拆线，更换管型石膏，再固定 6 周，然后换短臂石膏，再固定 4 周。8~10 周取出克氏针，开始活动范围锻炼和肌力锻炼。

韧带重建

手术技术 69-46

（Almquist 等）

- 患者仰卧位，前臂置于手术桌上，上止血带，在第四伸肌间室表面做背侧纵向直切口。
- 从第五伸肌间室向第三伸肌间室将伸肌支持带牵向桡侧，保留支持带桡侧的连接。
- 在腕关节的近侧切断骨间背侧神经远端。
- 纵行切开关节囊，显露舟骨、月骨和头状骨。
- 平行于鱼际纹做掌侧切口，“Z”字形延长至腕屈侧横纹近侧数厘米。
- 在头状骨颈部近侧、月骨非关节面部分、舟骨非关节的近极部分、距近侧关节面 5~7 mm 处，从背侧向掌侧钻孔。
- 穿透掌侧关节囊，但不要将关节囊剥离，在穿透掌侧关节囊之前先将舟骨的旋转性半脱位复位。

- 为避免无法确定骨洞的位置，用克氏针导针，用粗钻头、磨钻或刮匙将小孔扩大到 3.5 mm。将孔扩到足够大以使肌腱通过时不致劈开或肌腱撕裂。
- 沿桡侧腕伸肌腱走行将背侧切口向近侧延长。
- 从肌肉和肌腱移行处开始将桡侧腕短伸肌腱劈为两半，至肌腱的止点（图 69-89A）。如果肌肉和肌腱移行处过于靠近远侧，则改用桡侧腕长伸肌腱。
- 在肌腱末端“Z”字形交锁缝合 1 根缝线，将缝线两端保留在肌腱末端。
- 用 1 根 22 号不锈钢丝穿过舟骨和月骨的钻孔，用钢丝钳在背侧将钢丝襻拧紧，复位舟骨的旋转，并将舟骨和月骨紧紧地固定在一起。
- 用另一根 22 号钢丝襻做穿肌腱的引导，先从掌侧向背侧穿过头状骨的骨洞，带回桡侧腕短伸肌腱末端的缝线。
- 钢丝襻引导腱条从背侧到掌侧穿过头状骨，再经掌侧关节囊穿出至腕管。
- 腱条自月骨掌面穿入，从背侧穿出，再到舟骨上，从背侧穿入，掌侧穿出，再穿出舟骨关节囊，注意不要撕脱关节囊。
- 从桡骨掌侧面向舟骨穿出孔的尺侧进行显露，将舟骨近极向尺侧系紧。
- 在桡骨掌面钻孔，从第 4 背侧肌间室穿出。将骨孔扩大，允许流畅地穿过肌腱。
- 将肌腱从掌侧向背侧穿过桡骨的骨孔，尽可能地拉紧肌腱。用不吸收缝线在背侧将肌腱缝在骨膜、关节囊或两者之上，掌侧缝在关节囊上（图 69-89B）。
- 缝合背侧关节囊和支持带，然后关闭皮肤切口。
- 用不粘敷料包扎，并用长臂支具固定。

术后处理　7~10 天去除长臂支具，拆线。长臂石膏再固定 7 周。8 周左右去除石膏，然后用可拆卸的长臂支具固定，除锻炼时外其余的时间都应佩戴。去除管型后，即开始活动范围的锻炼。12 周后换用短臂支具。16 周后开始抗阻力锻炼，并逐渐进行力量锻炼。

Taleisnik 和 Linscheid 报道了另一种利用桡侧腕屈肌的简化掌侧修复技术。通过掌、背侧切口，在舟骨、月骨和桡骨远端做骨通道，穿过远端蒂的纵向劈开的桡侧腕屈肌腱条固定（图 69-90）。

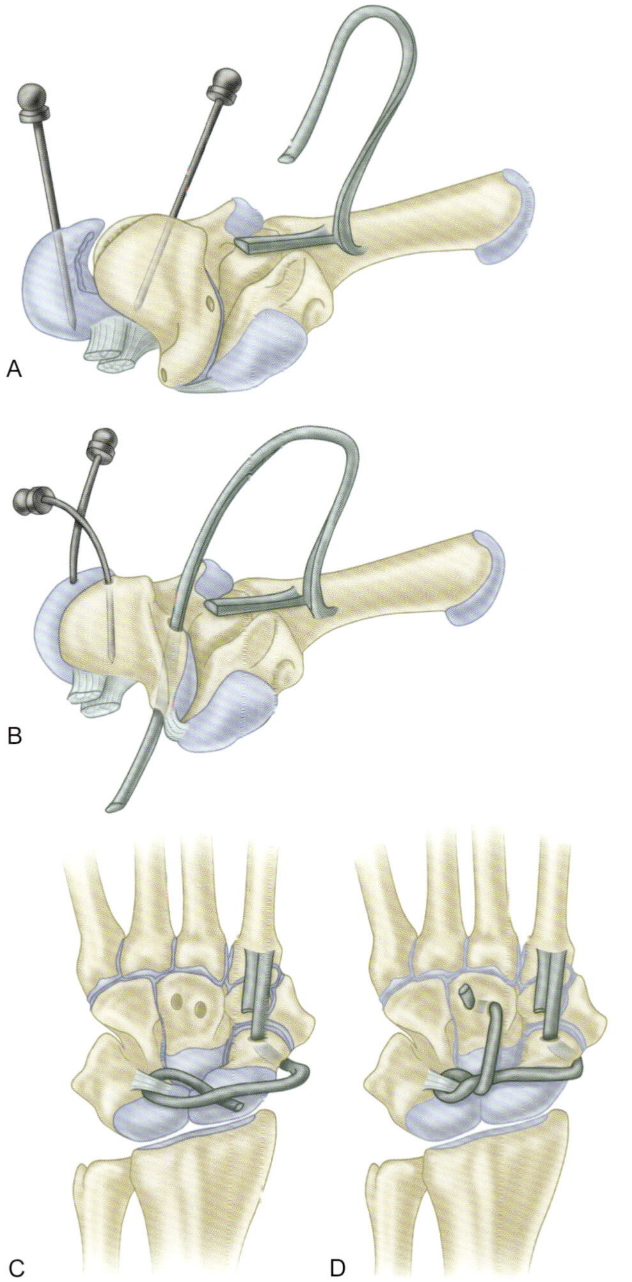

图 69-90　A. 韧带增强，舟大多角关节明显存在一定程度的松弛，桡侧腕长伸肌腱条可穿过至向舟骨结节的钻孔；B. 牵引肌腱穿过钻孔，进入舟骨腰部的关节囊；C. 将肌腱从舟骨腰部引向背侧腱穿过器在背侧月三角韧带下穿过，将肌腱引出；D. 从腱条自身下方绕过，将肌腱向远端穿过头状骨的孔。复位和固定舟骨和月骨，拉紧肌腱并自身缝合。牵拉的力线压低舟骨近极，抬高远极以矫正旋转性半脱位，还使月三角关节旋转向屈曲位。如果不能修复舟骨与月骨之间的韧带，可直接经舟骨和月骨斜行钻孔，使钻孔穿过两者相邻关节面的中部。用 20 号钢丝环穿过舟骨和月骨的平行背掌侧骨孔，捆绑固定，从而为这种修复术式提供稳定性

韧带重建

手术技术 69-47

（Brunelli 和 Brunelli）

- 患者仰卧位，患肢置于手术桌上，上止血带并充气，做背侧纵行 4 cm 长的直切口。切开并牵开伸肌支持带。
- 经桡侧腕短伸肌和拇长伸肌之间纵行切开关节囊，进入腕关节。
- 切开舟骨和月骨之间的关节囊韧带结构。清除舟骨和月骨之间的瘢痕组织，保留关节软骨。
- 找到舟骨远侧的舟骨 - 大多角骨 - 小多角骨关节。切除此处的瘢痕或增厚的关节囊，便于将舟骨复位。
- 在桡侧腕屈肌腱表面做掌侧皮肤切口。为避免损伤桡动脉、正中神经和正中神经掌侧皮支，经桡侧腕屈肌腱鞘进入腕关节。清除舟骨和月骨之间的瘢痕组织，直到可以清楚地从背侧至掌侧看清两骨之间的间隙。
- 切开大多角骨和小多角骨上的桡侧腕屈肌腱鞘，保留其深部的止点。纵行劈开桡侧腕屈肌腱，游离出连接于第二掌骨掌侧基底的长 7 cm 的肌腱条。
- 平行于舟骨远侧关节面在舟骨远极钻 1 个小孔，将孔扩大到直径为 2.5 mm。
- 将桡侧腕屈肌腱条从掌侧向背侧穿过准备好的通道。将肌腱条拉向背侧，这样可以将舟骨复位、矫正舟骨近极的半脱位和舟月分离。
- 用 1 根克氏针经舟骨远侧穿入头状骨，临时固定舟骨。
- 将肌腱条缝在残留的月骨韧带和桡骨背侧尺侧缘的纤维组织上。
- 闭合关节囊和皮肤切口。
- 用非黏附性的敷料包扎，方糖铲支具固定。

术后处理 7~10 天去除夹板，检查伤口，拆线。用坚固的方糖铲样石膏固定 4 周。4 周后去除石膏，取出克氏针。开始腕关节的主动活动，换用短臂塑料支具。8~9 周开始抗阻力锻炼，10~12 周开始力量锻炼。

三角月骨不稳定（静力性 VISI 塌陷和动力性 DISI 塌陷）的患者，月骨不稳定造成腕关节内侧不稳定。Taleisnik 建议，远端蒂的尺侧腕屈肌的外侧半肌腱条治疗 VISI 畸形，将肌腱条从掌侧向背侧穿过月骨，固定于桡骨远端的背侧（图 69-91A）。对于动力性 DISI 畸形，采用远端蒂的桡侧腕短伸肌内侧半肌腱条，从背侧向掌侧穿过月骨，固定于桡骨远端前面，旋前方肌下面（图 69-91B）。

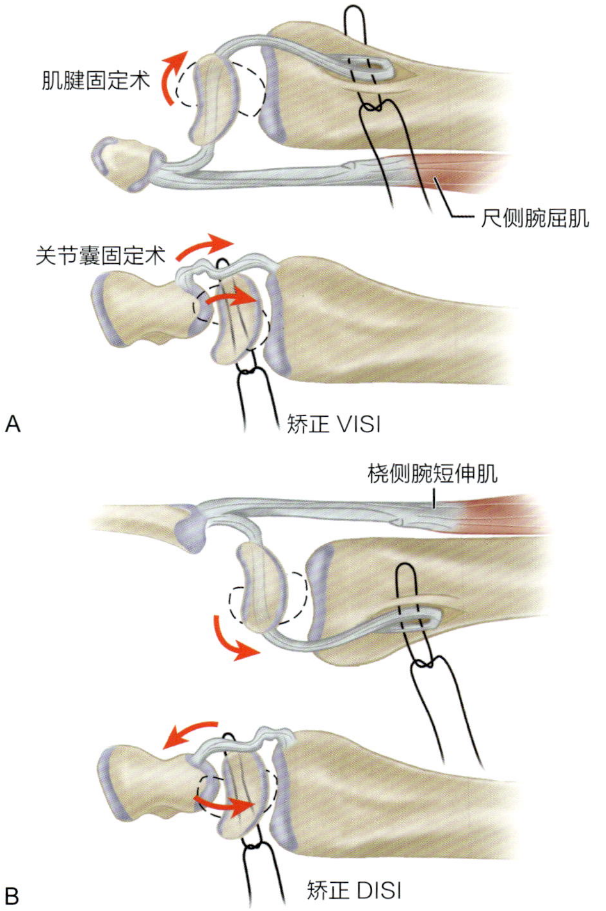

图 69-91 治疗掌侧中间体不稳定（VISI）（A）和背侧中间体不稳定（DISI）（B）的肌腱固定术和关节囊固定术（见正文）

（一）关节囊固定术

Blatt 发现关节囊固定术对导致腕关节功能受损的 2 种病变有效：舟月分离和由 DRUJ 不匹配造成的尺骨头综合征。Blatt 发现这种手术对于有症状的动力性不稳定和静力性畸形更有效，并对所有可复位的舟月分离使用这种方法治疗。

背侧关节囊固定术

手术技术 69-48

（Blatt、Berger 改良）

- 术前全面仔细地阅读 X 线以确定舟月骨分离和舟骨旋转半脱位的性质和程度。Blatt 声称："判断是否能做此手术的唯一标准是在手术当中是否可以将舟骨解剖复位。"
- 麻醉成功后，皮肤消毒，铺巾，上止血带并充气，做背侧纵行切口。

- 将腕伸肌和指伸肌分别牵向外侧（腕）和内侧（指）。
- 沿舟骨轴纵行切开关节囊，显露舟骨全长。
- 从关节囊切口尺侧形成 1 cm 宽的腕背侧关节囊瓣（图 69-92A）。将瓣远侧游离，保留在桡骨远端背侧的近端起点。
- 检查骨间和背侧舟月韧带，证实其撕裂且无法修复。
- 用拇指压迫舟骨结节掌侧，将舟骨复位，腕关节轻度尺偏，从舟骨远极穿入 2 枚 0.045 in（1.16 mm）的克氏针，分别至头状骨和第三掌骨基底将舟骨固定。
- 在舟骨远极的背面、远侧关节面的近侧、舟骨旋转中轴的远侧，用窄骨刀或小咬骨钳做一切迹。
- 修整背侧关节囊韧带瓣，将其附着于舟骨远极，用 4-0 的不锈钢丝做拉出式缝合。将钢丝两端分别穿过至舟骨结节掌侧的钻孔，在皮肤垫和纽扣上系紧（图 69-92B）。
- 松止血带，止血，关闭皮肤切口。
- Berger 改良的手术技术可以替代前述的手术方法。切断腕骨间背侧韧带近侧半，沿韧带条长切开，保留外侧（舟骨）附着点，切断韧带内侧（三角骨）附着点，复位舟骨至伸展位，并缝合韧带的游离端至远端桡骨远端背侧嵴。使其附着于骨或至桡腕背侧韧带（图 69-93）。拇指人字形石膏固定。

术后处理 10~14 天更换石膏，拆线，换用另 1 组石膏再固定 6 周。2 个月后，去除石膏，拔除固定的钢丝，保留克氏针。换用可拆卸的支具固定，开始活动范围锻炼。术后 3 个月取出克氏针，4 个月后在不用力的情况下加大锻炼活动范围。

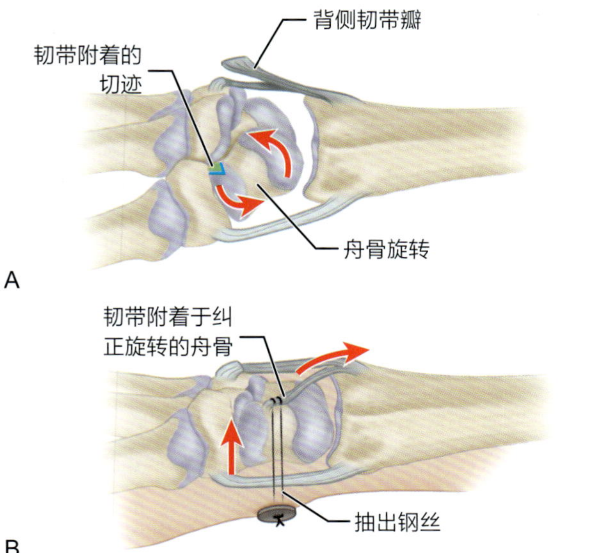

图 69-92 背侧关节囊固定术（Blatt）。A. 自腕背侧关节囊做出基底在近侧的韧带瓣，在舟骨远极背侧皮质上做韧带附着的切迹；B. 舟骨已旋转纠正，韧带止点重建并用拉出钢丝固定（见手术技术 69-48）

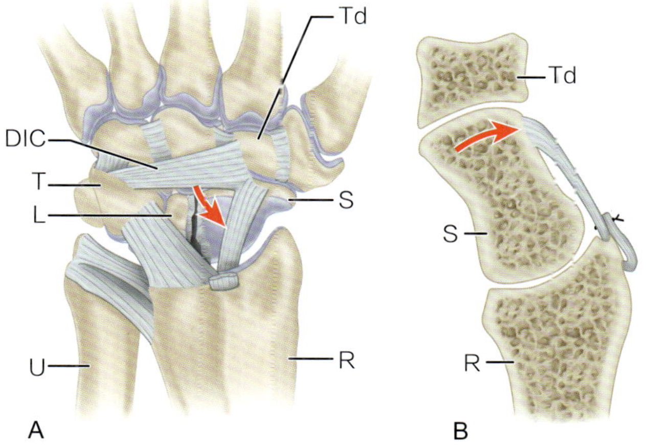

图 69-93 A. 背侧关节囊固定术，从三角骨（T）背面切取近侧半背侧骨间韧带（DIC），向桡侧解剖至舟骨远端（S）该韧带的牢固止点，然后伸展舟骨至中立位，将背侧骨间韧带穿过骨质或缝合在背侧桡腕韧带的起点而固定在桡骨远端（R）的背侧缘。L，月骨；Td，小多角骨；U，尺骨；B，侧面观显示应用 DIC 做背侧关节囊固定术，恢复舟骨的伸展位（见手术技术 69-48）

（二）腕关节部分融合术

腕关节部分融合术自 20 世纪 50 年代开始用于治疗不同类型的舟骨旋转性半脱位。Peterson 和 Lipscomb 于 1967 年成功地融合了舟骨、大多角骨和小多角骨。随后 Watson 和 Hempton 发现舟骨三关节融合术有效地对抗使舟骨与前臂垂直的运动力。Kleinman 全面总结了舟骨 - 大多角骨 - 小多角骨融合治疗舟骨旋转性半脱位的结果，发现融合后由于舟骨和月骨之间的滑移关系丧失而扰乱了腕部力学特性，腕关节保留了 70%~75% 的背伸 - 掌屈活动功能。41 例患者中 11 例出现较重的手术并发症。回顾性的研究表明术后关节病变的出现似乎与舟骨复位不佳有关；该手术可以使疼痛缓解，保留功能性运动弧。其他部分腕关节融合术都属于零星报道，这些手术包括头状骨和月骨的融合术，舟骨、月骨和头状骨的融合术，头状骨、钩骨、月骨和大多角骨的融合术以及桡月关节融合术。

1. 舟骨三关节融合术的适应证 最初 Watson 提出舟骨三关节融合术的 3 个适应证：①舟骨 - 大多角骨 - 小多角骨关节的退行性关节炎，第一腕掌关节正常；②手的桡侧脱位；③舟骨旋转性半脱位。随后，他又增加了出现月骨掌侧连接韧带断裂的 DISI 类型，断裂造成了舟骨静力性旋转不稳定。他还建议用这种融合术结合植骨治疗顽固性舟骨不愈合。Kleinman 认为融合的临床适应证为：运动弧末端疼痛，尤其是桡偏疼痛；近排腕骨在舟月关节不稳定导致力量减弱；疼痛引起活动范围丧失。X 线标准包括：舟骨和月骨分离超过 2 mm；侧位片上舟骨超过 60°；以及前后位片上舟骨短缩，其远极的下缘到桡舟关节近极距离减少到 7 mm 以下。

2. 舟骨三关节融合术的禁忌证 桡舟关节炎或早期腕关节退行性改变逐渐发展为舟月塌陷的是舟骨 - 大多角骨 - 小多角骨关节融合术的禁忌证。

舟骨 - 大多角 - 小多角骨融合术

手术技术 69-49

（Watson）

- 麻醉诱导满意后，手、腕和前臂消毒，常规铺巾。
- 在融合区做腕背侧横行切口。
- 牵开桡神经浅支和静脉。
- 沿拇长伸肌腱切开伸肌支持带。
- 在桡侧腕长伸肌腱和桡侧腕短伸肌腱之间进入腕关节，或如 Kleinman 所建议的在第一、二伸肌间室显露腕关节囊，牵开桡动脉，显露舟骨 - 大多角骨 - 小多角骨关节的邻近面。
- 打开舟骨 - 大多角骨 - 小多角骨关节和腕关节囊，显露舟骨近侧的关节面。如果存在明显的桡舟关节炎，禁忌做舟骨三关节融合术，而应行舟月进行性塌陷（SLAC）腕的重建手术。Watson 建议应遵循下述原则：①仔细做好计划是关键；②融合必要的最少的关节；③应填满足量的松质骨进行融合；④融合后骨单元的大小应与正常状态下一致；⑤固定针仅穿过被融合的关节。
- 仔细复位舟骨，应避免将舟骨固定在过度背屈的位置。Kleinman 推荐一种弯曲的器械，放在旋转的舟骨远端颈部掌面，用它将舟骨远端背屈。这样可以将舟骨解剖复位，使舟骨近端嵌入桡骨的舟骨窝内。
- 经舟骨向腕骨穿入 1 根 0.045 in（1.11 mm）的克氏针以保持复位后的位置，观察复位后舟骨近极的背侧面和月骨的背侧面，检查复位情况。手舟骨的纵轴应≥30°，避免过分呈纵向方向，以防止引起桡舟撞击。
- 去除大多角骨、小多角骨和舟骨的关节面，显露出松质骨。Kleinman 的改良方法是仅去除背侧 2/3 的关节面，这样可以维持腕骨的高度，保留掌侧 1/3 的接触面。
- 拍摄前后位和侧位 X 线片确定舟骨复位满意，同时术前舟月之间的分离已经闭合。
- 通常用 3 枚 0.045 in（1.11 mm）克氏针固定舟骨、大多角骨和小多角骨（图 69-94A）。2 枚由小多角骨穿向舟骨，1 枚穿过大多角骨 - 小多角骨关节。去除所有的透明软骨和软骨下骨。
- 移植骨可以从桡侧远端或髂骨获取。如果选择桡骨远端，向近侧牵开皮肤在桡骨远侧干骺端做第 2 个横行切口，在桡侧腕长伸肌和拇短伸肌之间显露桡骨。切开骨膜，在间室之间剥离，显露桡骨远侧干骺端背侧的骨皮质平整区。用小圆凿取皮质骨松质，再用刮匙取松质骨。控制出血后，关闭供骨区的切口，将获取的松质骨填入舟骨 - 大多角骨 - 小多角骨关节的缺损内（图 69-94B）。
- Watson 建议穿克氏针时先将 0.045 in（1.11 mm）的克氏针逆行穿出粗糙骨面，将舟骨、大多角骨和小多角骨摆好融合的位置后，再将克氏针顺行穿过融合面。为保持舟骨正确的位置，将舟骨近极向下压入桡骨关节面，而远极抬高，用 2 枚克氏针将舟骨固定在头状骨上，暂时保持复位位置。避免将针由腕骨间融合区穿入桡骨或尺骨，确保骨间隙填满骨

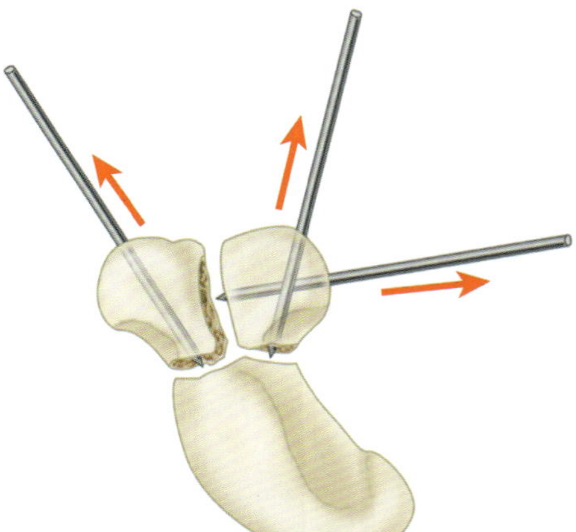

A

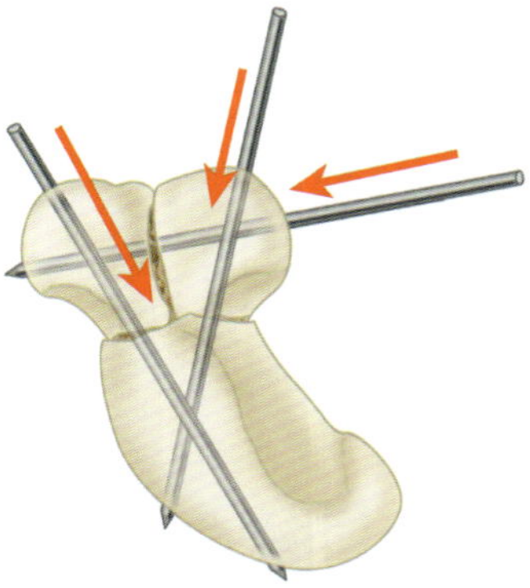

B

图 69-94 部分腕关节（舟骨三关节）融合术。A. 关节面已清除，3 枚克氏针逆行置于各腕骨内；B. 松质骨植入，保持融合单元的外形，克氏针穿过融合区域（见手术技术 69-49）

移植物，以及使融合后腕骨单元外观尺寸与正常的一样。

- 作为补充固定，可以在背侧用骨皮质植骨桥接融合区，要求用榫或嵌入的方法固定植骨。仍以克氏针穿过骨界面固定。检查腕关节的活动，确定固定用的克氏针不阻碍关节的活动，在皮下剪断克氏针。
- 松止血带，彻底止血，需要时放置引流，关闭切口。
- 用厚敷料包扎，长臂塑料支具固定。

术后处理 术后保持加压包扎 7~10 天，其后更换敷料，拆线，换用长臂管型石膏固定 4~6 周。Watson 建议将石膏掌侧延长，将示指和中指固定于内在肌阳性位。但 Kleinman 发现无此必要，在拆线后换用人字形管型石膏固定即可。第 2 次石膏管型固定维持 4~6 周。6~8 周时去除克氏针，拍摄 X 线片确定骨愈合情况。根据 X 线片和患者的依从性，在 8 周后可能需要用短臂管型石膏或短臂支具再固定 1~2 周。一旦获得满意的愈合，手和腕关节即开始活动并逐渐增加至全范围。虽然一开始活动受限，但术后 1 年内会有所增加。注意密切观察患者以避免发生僵硬或萎缩等并发症，如果出现复杂的区域疼痛综合征等并发症，应立即进行物理治疗。

（三）其他腕关节部分融合术

舟骨、头状骨和月骨之间，头状骨、钩骨、月骨和三角骨之间，钩骨和三角骨之间，桡骨和月骨之间以及桡骨和舟骨之间的关节融合可用上述手术相似的方法进行。McAuliffe 等发现，50 例经不同腕关节部分融合术治疗的患者中有 36 例出现并发症，其中最多的是不愈合。Fortin 和 Louis 报道 14 例舟骨 - 大多角骨 - 小多角骨融合的患者，11 例出现并发症。其中严重的并发症包括：桡腕关节病变、第一腕掌关节病变和不愈合。下面介绍舟头关节融合术（Sennwald 和 Ufenast）、舟头月关节融合术（Rotman 等）和月三角关节融合术（Kirschenbaum 等，Nelson 等）。

舟头关节融合术

手术技术 69-50

（Sennwald 和 Ufenast）

- 患者仰卧位，手置于手术桌上，止血带充气，做腕关节背侧纵行直切口。切开并翻转伸肌支持带，牵开第四伸肌间室内的肌腱。
- 在腕关节囊背侧做纵行切口，向桡侧和远端解剖，找到舟头关节。
- 用磨钻去除舟骨和头状骨之间的关节软骨。
- 从桡骨远端干骺端桡背侧切取 1 块皮质松质骨，游离皮肤，显露桡骨桡背侧面，在第一、二伸肌间室之间取桡骨植骨块。
- 将植骨块置于手舟骨和头状骨之间的间隙中。
- 用 2 枚拉力螺钉将舟头关节融合于桡舟角 50° 的位置。拍摄 X 线片确定骨和螺钉位置满意。
- 闭合背侧关节囊和伸肌支持带，然后关闭皮肤切口。
- 用不粘敷料包扎，短臂石膏固定。

术后处理 2 周后去除管型石膏，拆线。更换短臂管型石膏再固定 8 周。然后换用可拆卸的保护性支具再固定 2 周。逐渐开始功能锻炼。

舟头月关节融合术

手术技术 69-51

（Rotman 等）

- 患者仰卧位，患肢置于手术桌上，上肢驱血后止血带充气。
- 做腕背侧斜切口，起自桡骨远端尺侧至舟骨远极（图 69-95A）。
- 在第三、四伸肌间室之间腕关节囊，倒“T”字形切开关节囊。
- 显露舟骨、头状骨和月骨相邻的关节面（图 69-95B）。用咬骨钳和刮匙清除关节软骨和软骨下骨，保留关节结构并用取自桡骨远端或髂嵴的松质骨填塞（图 69-95C）。
- 复位任何可能存在的不稳定。
- 4~5 枚克氏针三角形固定融合的腕骨间关节（图 69-95D）。避免克氏针穿过桡腕关节，皮下剪断克氏针。
- 拍摄 X 线片确定骨和内固定位置满意。
- 然后关闭腕关节囊和皮肤切口，外用不粘敷料包扎，长臂拇指人字形石膏固定。

术后处理 2 周后去除管型石膏，拆线。更换长臂拇指人字形管型石膏固定，再固定 4 周。4 周后换用短臂拇指人字形石膏固定，直到 X 线片显示愈合为止（4~6 周）。再用可拆卸塑料拇指人字形支具固定并开始轻柔的活动，逐渐进行力量锻炼。约 3 个月取出克氏针。

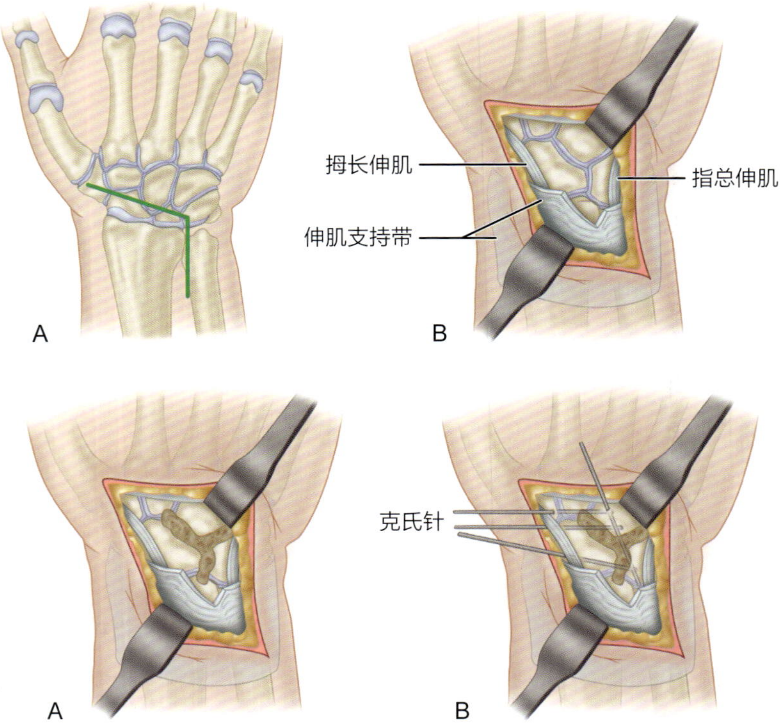

图 69-95 舟头月关节融合术。A. 皮肤切口（粗线）起自桡骨远端尺侧，至舟骨远极；B. 在第三、四背侧间室之间显露舟头月关节，倒“T”字形切开关节囊并用牵开器牵开；C. 舟头月关节修出松质骨面后用松质骨移植填塞；D. 克氏针固定，注意固定针的三角关系（见手术技术 69-51）

月三角关节融合术

手术技术 69-52

（Kirschenbaum 等；Nelson 等）

- 患者仰卧位，患肢置于手术桌上，橡胶带驱血后将气囊止血带充气。
- 在月三角关节区的背侧做横行切口或弧形纵行切口。
- 在第四、五伸肌间室之间切开并翻转伸肌支持带。
- 纵行切开关节囊进入腕关节，找到月三角关节。
- 用咬骨钳或刮匙将关节软骨和软骨下骨清除，显露两侧的松质骨，保留关节掌侧大部分结构的完整以保持关节的对线和稳定移植骨（图 69-96A）。
- 从桡骨远端取松质骨，如果此前曾经取过骨，则从髂骨取骨。
- 用多枚克氏针固定月三角关节（图 69-96B），将松质骨紧密填入月三角间隙（图 69-96C）。也可用 Herbert 螺钉或其他类型的拉力螺钉固定，这需要在三角骨尺侧缘做切口置入螺钉。
- 固定并填入移植骨后，拍摄 X 线片确定骨和固定的位置满意。
- 闭合关节囊、支持带和皮肤切口。
- 用不黏敷料包扎，短臂掌侧支具固定。

术后处理 2 周后拆线，保护性支具继续固定 12 周，约 8 周后开始在保护下活动锻炼。X 线片证明骨已愈合后取出克氏针，通常为 8~12 周。3 个月后开始力量锻炼。至少 4 个月内应避免体育运动和提重物。

三角钩关节融合术 三角钩关节融合术可以通过前述的月三角关节融合术的切口来完成。去除关节面、植骨和克氏针固定技术及术后处理与其他腕骨之间的关节融合术相似。

第七节 腕关节炎

腕关节的退行性关节炎（SLAC 腕）通常与舟骨的不稳定有关。虽然看到的是早期关节退变，但不稳定通常是创伤的结果。最终的结果为舟桡关节变窄，舟月间隙增宽，头月关节变窄；从不累及桡月关节（图 69-97）。对这种病变的外科治疗包括：头钩或三角月之间的腕关节部分融合术，或全腕融合。报道显示，保留活动功能的手术方法，如神经切除术、近排腕骨切除术或头状 - 钩 - 三角 - 月骨（四角）融合并手舟骨切除术，是治疗这种棘手病变的满意手段。

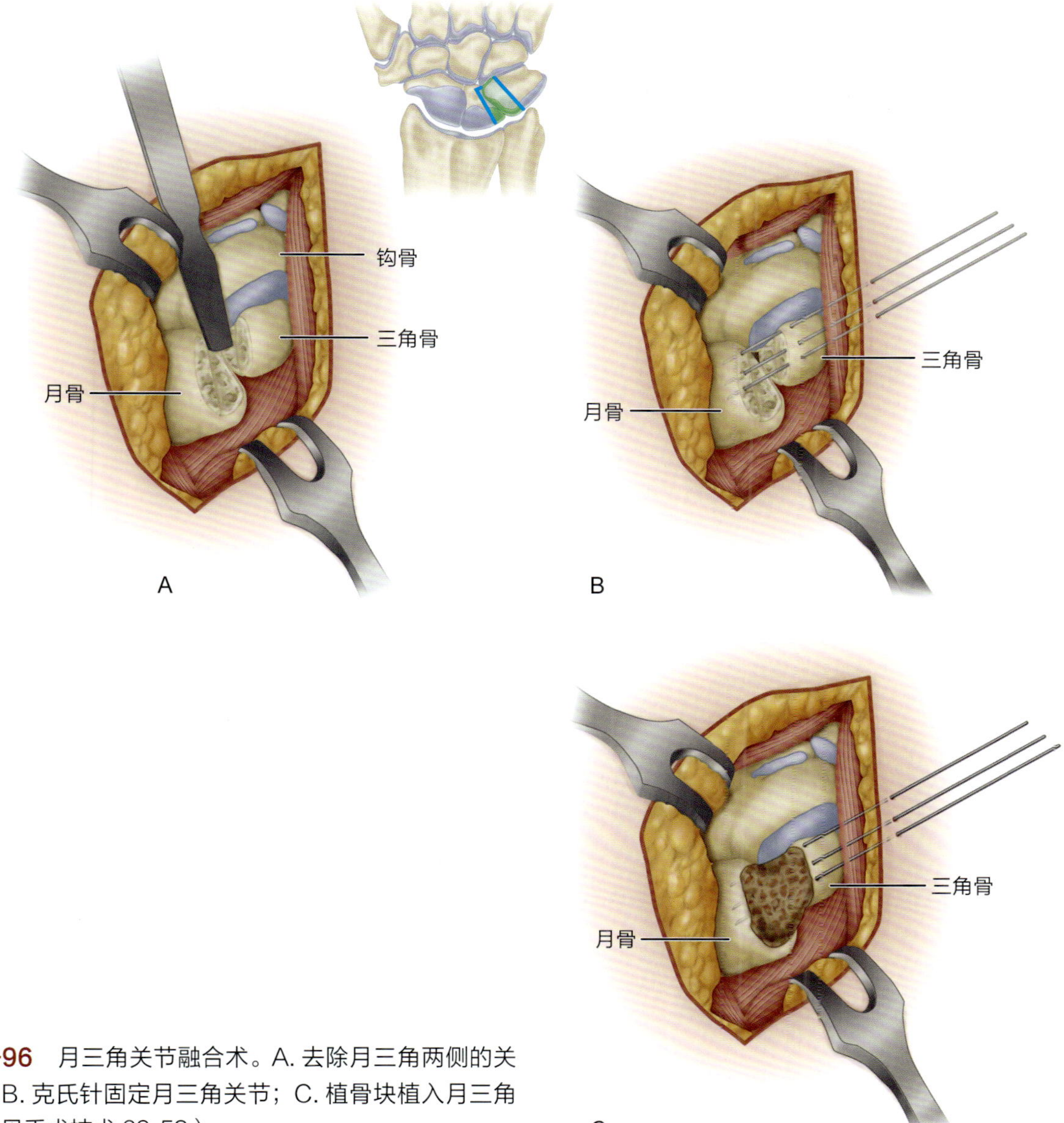

图 69-96　月三角关节融合术。A. 去除月三角两侧的关节面；B. 克氏针固定月三角关节；C. 植骨块植入月三角间隙（见手术技术 69-52）

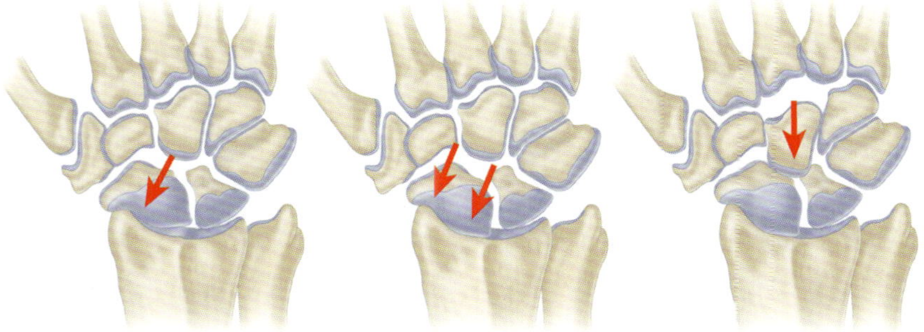

图 69-97　Ⅰ期、Ⅱ期和Ⅲ期 SLAC 腕关节。Ⅰ期改变局限于桡骨茎突；Ⅱ期波及舟骨窝；Ⅲ期还出现头月关节的狭窄和硬化

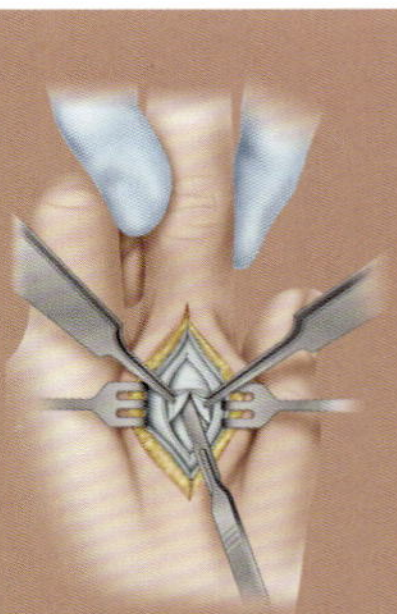

第 70 章

手部特殊疾患

著者：Mark T. Jobe
译者：韩　力　耿　硕　王晓宇　尚　剑（第 13 版：毕郑刚　耿　硕　王晓宇　尚　剑
审校：周　密（第 13 版：王彦生）

第一节　桡动脉、尺动脉和指动脉的动脉瘤、血栓形成和栓塞

桡动脉在手部延续，形成掌深弓；尺动脉在手部延续，形成掌浅弓。为手指提供了丰富的血液循环。因此，在许多疾病和损伤情况下，仍能维持手指活力。约 80% 的手具有完整的掌浅弓，约 20% 不完整。98% 的手具有完整的掌深弓。在 57% 的手桡动脉可供给 3 个或更多手指的血流，而尺动脉只在 22% 的手供给 3 个或更多手指的血流。22% 的手桡动脉和尺动脉的供血量相等。

桡动脉、尺动脉和指动脉的动脉瘤、血栓形成和栓塞可引起局部缺血性疾病。直接外力、血管造影器械和血管介入操作引起的创伤，以及系统性疾病，如动脉粥样硬化和各种胶原性血管疾病，与动脉闭塞性缺血有关。

缺血的症状如疼痛、感觉异常、皮肤变色、溃疡和坏死，可因吸烟、运动和暴露于寒冷环境中而加重。体征包括手或手指出现苍白或发绀、皮肤溃疡、动脉闭塞处远端区域的组织坏死、受累神经感觉和运动功能异常、皮温降低、动脉瘤或血栓表面压痛、动脉瘤可触及震颤感和受累动脉的血流量减少等，后一点可通过 Allen 试验得到验证（图 70-1 和图 70-2）。由于远端血管发生痉挛，可与其他情况如雷诺病等相混淆。X 线平片、多普勒血流测定、超声检查、脉搏血流量记录（pulse volume recording）、节段性动脉测量、皮肤温度测量、放射性核素扫描、磁共振血管造影以及血管造影术都有助于诊断。血管造影术可明确上肢主要病变的位置和严重程度，以及是否存在其他血管病变，此方法为检查是否缺血首选。如果没有缺血表现，那么多普勒超声、CT 血管造影、MR 血管造影是很有帮助的。

虽然动脉瘤可由动脉粥样硬化、真菌、代谢性和先天性疾病等因素引起，但手或腕部的动脉瘤通常由创伤所致。钝性创伤可以造成真性和假性动脉瘤（图 76-12），而穿透性创伤通常引起假性动脉瘤。患者通常可出现搏动性或疼痛性包块，以及不耐冷。

术前和术中对手掌血管弓的解剖和远侧循环情况的评估，对于决定是行单纯的动脉瘤切除还是在切除的同时行动脉端 - 端修复或用倒置静脉移植进行动脉重建非常重要。如果手掌动脉弓完整，放松止血带后远端皮肤变红或根据每搏血流量测定指臂指数（digital-brachial index，DBI）超过 0.7，表明远端循环良好，通常不必进行修复或重建；相反，如果手掌动脉弓不完整或远端循环情况不佳，则需要修复动脉或用倒置静脉进行重建（图 70-3）。

尽管腕、掌和手指的动脉血栓形成通常与职业或运动性创伤有关，但也可能因前臂的动脉插管导致。创伤性血栓最易影响尺动脉，可能原因是尺动脉在腕部相对缺乏保护并易受到反复的冲击暴力作用，比如腕部尺侧常被当做锤头用来击打。此类损伤可能出现在以下职业：汽车修理工、机械师、矿工、屠夫以及使用枪械的警察。动脉血栓时手的尺神经支配区域有时出现剧烈的疼痛并伴有感觉丧失。动脉走行区有压痛，偶尔腕或手有憋胀感。尽管可能存在，但很少出现手指缺血。虽然 Allen 试验（图 70-1 和图 70-2）有助于诊断血栓形成，但是确诊需

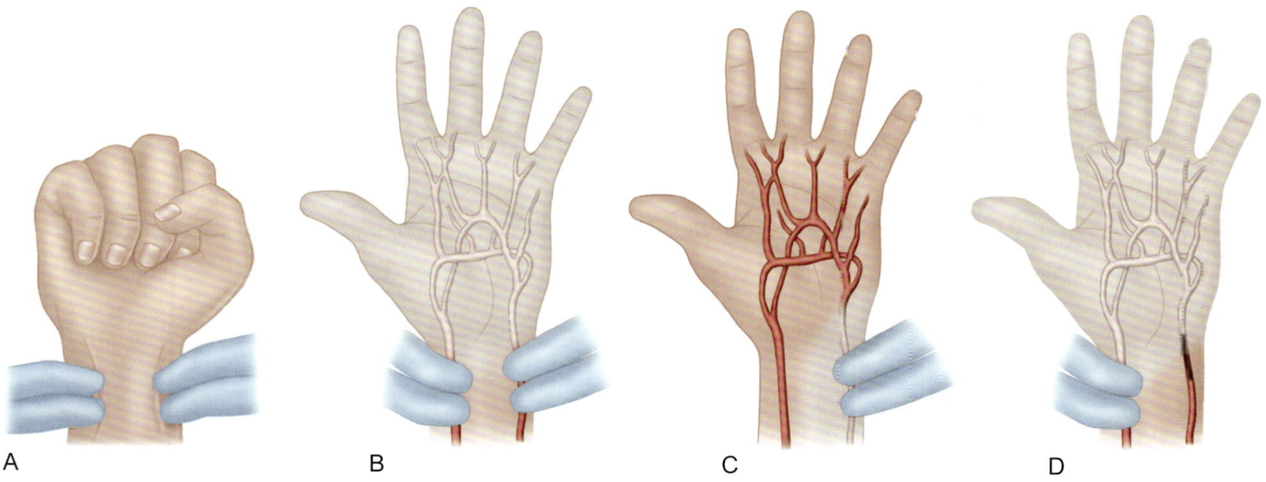

图 70-1　检查尺桡动脉的 Allen 试验。A. 患者抬高手部，紧握拳，检查者同时阻断尺桡动脉；B. 患者伸直手指，此时手掌苍白；C. 单独放松桡动脉，手掌颜色变为正常；D. 如果尺动脉有血栓形成，在单独放松尺动脉时试验为阳性（手掌仍然呈苍白色）

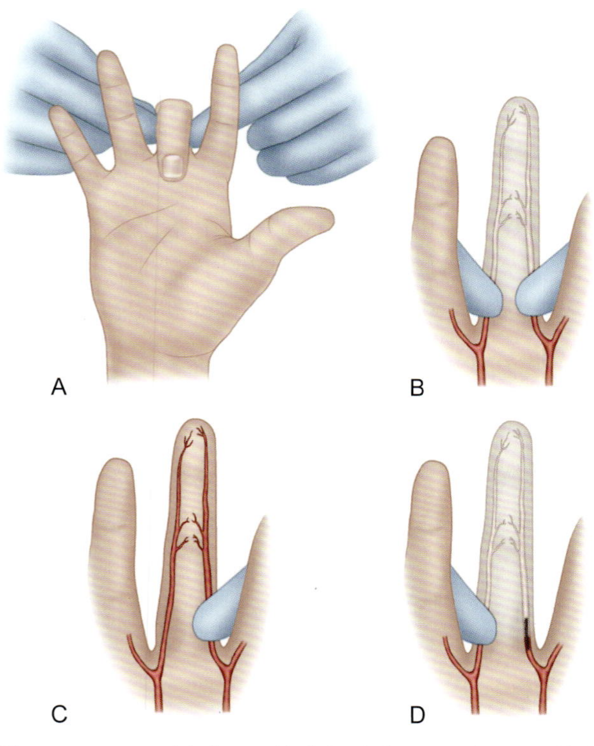

图 70-2　Allen 试验用于检查指动脉是否通畅。A. 检查者阻断双侧指动脉，患者屈指；B. 患者伸开手指，手指呈苍白色；C. 任何一侧血管正常时，单独放松该侧血管，手指颜色恢复正常；D. 任何一侧血管有血栓形成时，单独放松该侧血管，手指仍呈苍白色（引自：Ashbell TS, Kutz JE, Kleinert HE. The digital Allen test. Plast Reconstr Surg, 39: 311, 1967.）

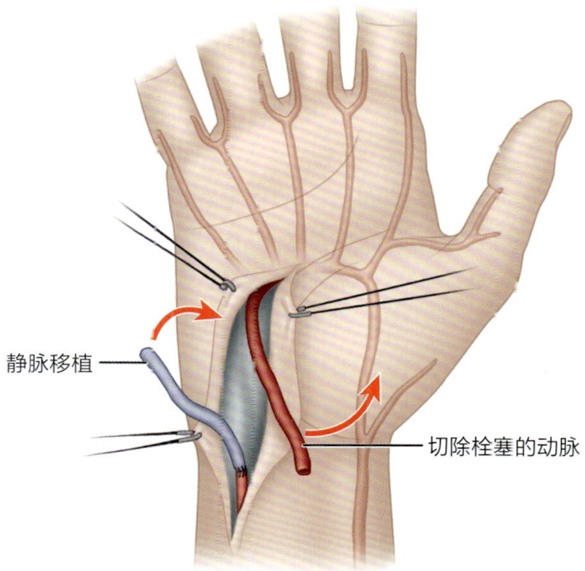

图 70-3　切除血栓形成的节段并移植倒置的静脉段（引自：Koman LA, Urbaniak JR. Thrombosis of ulnar artery at the wrist. In American Academy of Orthopaedic Surgeons: Symposium on microsurgery: practical use in orthopaedics, St. Louis, Mosby, 1979.）

要依靠动脉造影。

治疗措施包括动脉探查和血栓段完整切除，用倒置静脉进行动脉重建，局部和区域性交感神经切除，药物和心理性镇静疗法等。通过病史、体格检查和 Allen 试验确定初步诊断。如果 Allen 试验阳性，则通过热成像、皮温记录、多普勒检查和脉搏容积测定量测定确定诊断。如果星状神经节或臂丛阻滞可以缓解症状，则进行观察。星状神经节或臂丛阻滞在急性血栓形成危及手指的存活时可以缓解血管痉挛。如果症状没有缓解，则行血管造影，同时经动脉给药（利血平或妥拉唑林）。血管造影可确定诊断、明确血栓形成和血管病变的范围，并判断手术成功的可能性。如果血管病变广泛，则应进行对症治疗。如血管造影后症状缓解，可以继续进行观察。如症状持续存在并且手指的存活有危险时，则应进行手术。切除形成血栓的节段后，将血管近端夹闭，放松止血带。如果回流良好并且尺侧手指的脉搏容积测定正常，则结扎血管，关闭切口。如果回流差，手指体积扫描计上没有搏动血流，应考虑应用静脉移植。静脉移植的禁忌证包括红细胞增多症、患者拒绝改变致病环境和患者拒绝戒烟。如有静脉移植的适应证，则切除全部形成血栓的节段，直至在手术显微镜下可以见到正常内膜。植入一段取自前臂的翻转的静脉（图 70-3）。如果动脉造影显示向外周的“径流”不足，则不适于进行静脉移植。术后症状持续存在可以通过戒烟、生物反馈技术和间歇性动脉内注射药物等非手术疗法治疗。交感神经切断术是最后的选择。

在前臂，血栓体会向近端发展，很少向远端越过掌弓波及更远的血管。如出现后一种情况，完全切除血栓是不可能的，足量的切除血管可以缓解远端血管的痉挛，症状通常会改善，此时手的循环若完全依靠桡动脉，通常血供是充足的。

置管后桡动脉血栓形成的发生率约为 10%~18%，但其仅有 5% 左右会出现相应症状。据报道，35% 的患者发生了自发性血管再通。如果出现严重的缺血，需要行手术取栓、静脉补片或移植手术。

极少数情况下未闭锁的正中动脉血栓形成，可因正中神经在腕管内受压迫而引发疼痛。当手部急性疼痛局限于正中神经分布区时，应考虑此诊断。

腕和手的动脉撕裂伤在第 63 章和第 65 章中讨论。上肢动脉的栓子占全部血栓栓子的 15%~20%。上肢的栓子约 70% 为心源性的（如源于心房颤动或心肌梗死后的附壁血栓），余下的则源于锁骨下动脉。通常急性动脉栓塞表现为苍白、寒冷感、缺血性疼痛、感觉异常，偶尔有麻痹、脉搏消失或多普勒搏动信号消失。治疗包括静脉注射肝素、Fogarty 导管栓子清除术和华法林治疗。如果栓子严重阻塞血流并且无法移除，在血栓形成 36 h 内且没有禁忌证时，静脉注射链激酶有效。新的血栓溶解剂，如瑞替普酶，在处理此类问题时有效。

第二节 热烧伤

80% 严重烧伤涉及手部，但危及生命的创伤和大面积身体烧伤应优先于手部烧伤处理。吸入性损伤的评价非常重要，因为合并吸入性损伤的烧伤接近 35%，而烧伤后无合并吸入性损伤的病死率仅约 4%。烧伤最好在专门的烧伤治疗中心进行救治和处理，转运到烧伤治疗中心的具体适应证包括：烧伤面积超过全身体表面积的 20%，吸入性损伤，涉及颜面部、手、足、会阴、生殖器和主要关节受累。九分法原则通常被用来估计烧伤面积，手掌和手指的表面积约占全身体表面积的 1%。其他早期处理要点是拍摄 X 线片、建立静脉通路、注射破伤风抗毒素和抗生素，准备输血和细致的全身检查。在手部烧伤处理时要重点考虑保护存活组织、防止感染、控制纤维变性和避免手部挛缩畸形。

疼痛和其他创伤可能使初步检查很困难，但必须进行烧伤深度的判断。Wilhelm Fabry 在 1607 年将烧伤分为仅累及表皮的一级烧伤、累及真皮层的二级烧伤和累及全层皮肤的三级烧伤。组织深度分型将二度烧伤分为浅二度累及乳头层和深二度累及网状层。四度烧伤累及肌肉、肌腱和（或）骨骼（图 70-4）。通常根据医师的判断估计烧伤深度。浅层烧伤（一度）不形成水疱，虽然形成红斑，但毛细血管再充盈良好，感觉功能良好，真皮未受损伤。治疗的方法是使用缓解症状的舒缓乳液，烧伤创面通常在 2~3 天内自动愈合，并且没有瘢痕。在浅二度分烧伤中，部分真皮保持完整，可形成水疱，毛细血管再充盈和感觉通常存在。因为涉及真皮层的神经末梢，所以感觉剧痛。然而，形成的水泡通过再上皮化在 10~14 天内自发愈合。深二度烧伤通常累及整个真皮层，保留的上皮细胞成分极少。可能有毛细血管充盈，也可能没有，但针刺时有出血；通常伴有感觉缺失；同时可见静脉血栓形成。这些烧伤可以自行愈合，但非常缓慢，并有相当大的瘢痕。

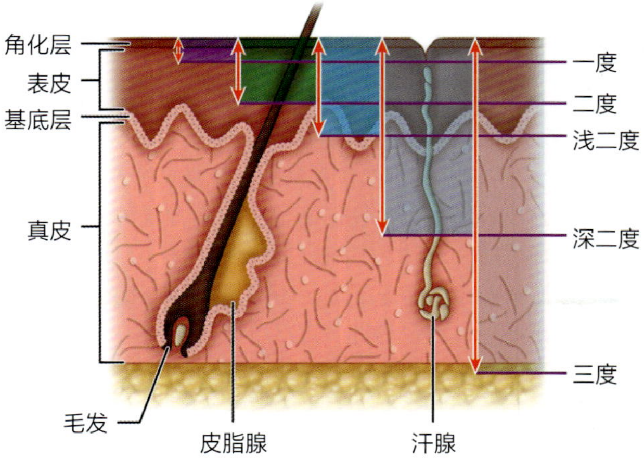

图 70-4 根据解剖深度对烧伤进行分类（引自：Baux S. Thermal and chemical burns in Tubiana R, editor: The hand,vol 3, Philadelphia, Saunders, 1988.）

深度烧伤（三度和四度）存在真皮和皮下组织坏死，皮肤呈皮革状，从褐色到黑色，皮肤的感觉和循环均消失。这种情况不能自行愈合。

明确远端是否有足够的血液循环对肢体的存活是最重要的，尤其是在烧伤创面环绕肢体时。需要跨学科的参与，包括烧伤团队、小儿外科医师、整形外科医师和手外科医师。

如果手掌和手指毛细血管再充盈迅速，为粉红色、温暖、柔软，并且通过多普勒探头可以证实手掌和手指的血流搏动存在时，可以认为上肢血液循环良好。如果环绕肢体的烧伤致远侧灌注减少（手掌和手指苍白，毛细血管再充盈减少，手掌和手指僵硬、皮温降低，多普勒探测证明血流减少），应考虑立即切痂。也应测量间室内压力，如升高，须行筋膜切开术。在评价灌注情况的同时，患者应给予足够的液体并监测排尿量。

烧伤的深度、感染和早期处理是决定手部烧伤后功能和外形的关键因素。其他重要的因素包括烧伤的部位、患者的年龄和患者对康复计划的配合程度。目前对于手部浅层烧伤、全层烧伤及更深的烧伤的处理看法一致。浅二度烧伤，如果没有附加损伤和感染，将在 10~14 天愈合，且不会对手部功能和外观造成显著损害。此类患者在门诊治疗即可。对于部分厚度烧伤（真皮深层，浅全厚）有两种治疗措施：①“等待和观察”的方案，用非手术治疗，包括水疗、局部化学治疗和物理治疗；②“手术”方案（在烧伤后 3~5 天尽早施行）切除烧伤的浅层或全层并早期进行植皮（图 70-5）。提倡非手术治疗的依据是密切随访及患者良好合作的情况下，经局部应用抗菌药（硝酸银、磺胺嘧啶银、醋酸磺胺米隆、聚维酮碘）、水疗及有计划地进行康复治疗的患者，其远期功能和外观预后与经早期手术治疗的患者相似。而非手术治疗可以避免手术带来的危险和不适。Faclone 和 Edstrom 推荐一套手部烧伤治疗的原则，该原则根据烧伤的深度、愈合趋势采取灵活的方法进行正确、及时的治疗（图 70-6）。

对手部分厚度烧伤采取手术治疗有如下优点：①可以早期准确判断烧伤深度；②通过彻底清创、闭合创口、皮肤移植可以早期获得生理愈合；③获得早期和迅速的康复；④避免因非手术治疗失败所

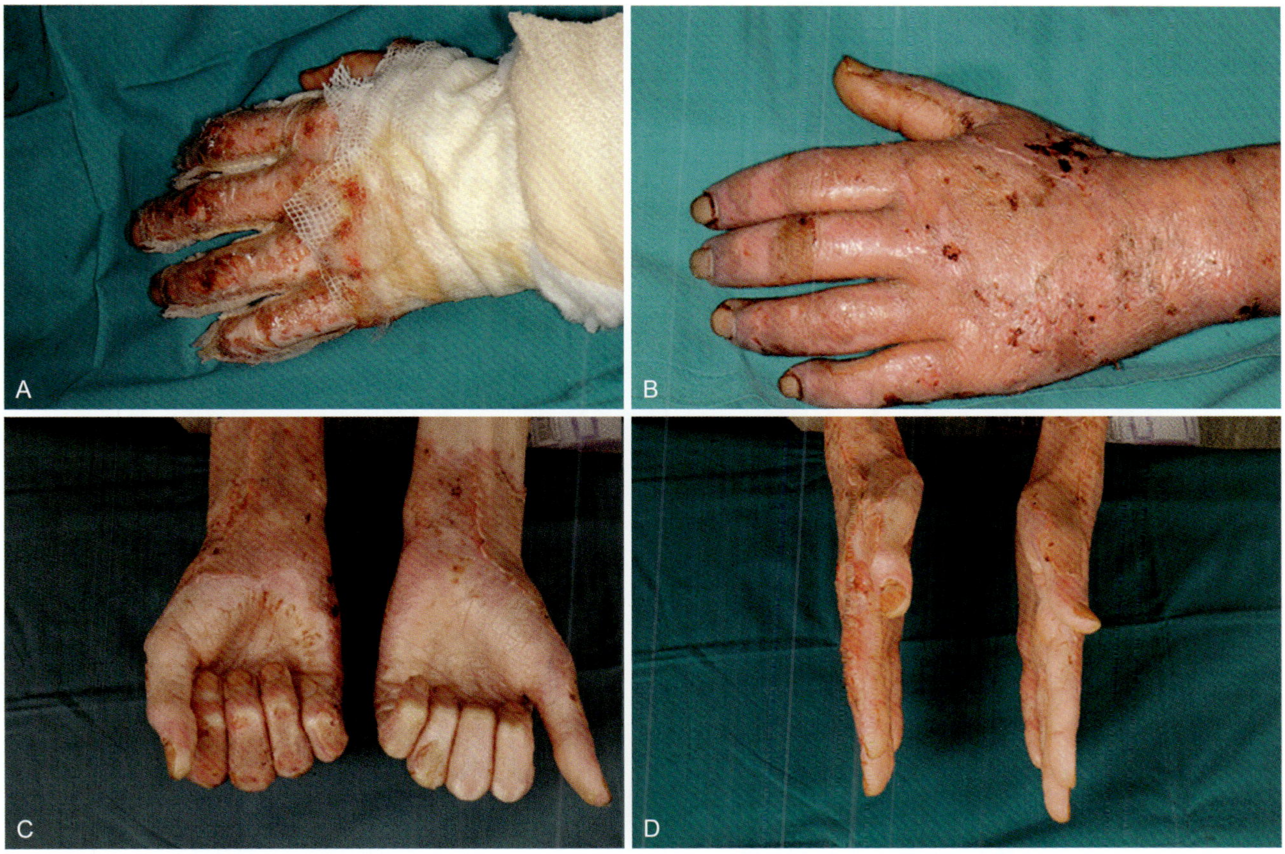

图 70-5　A. 临时性手套样皮肤替代品（Smith and Nephew, New Zealand）覆盖烧伤手表面；B~D. 自然愈合后优良的外观和良好的功能（引自：Germann G, Weigel G. The burned hand. In Wolfe SW, editor: Green's operative hand surgery, ed 6, Philadelphia, 2011, Elsevier.）

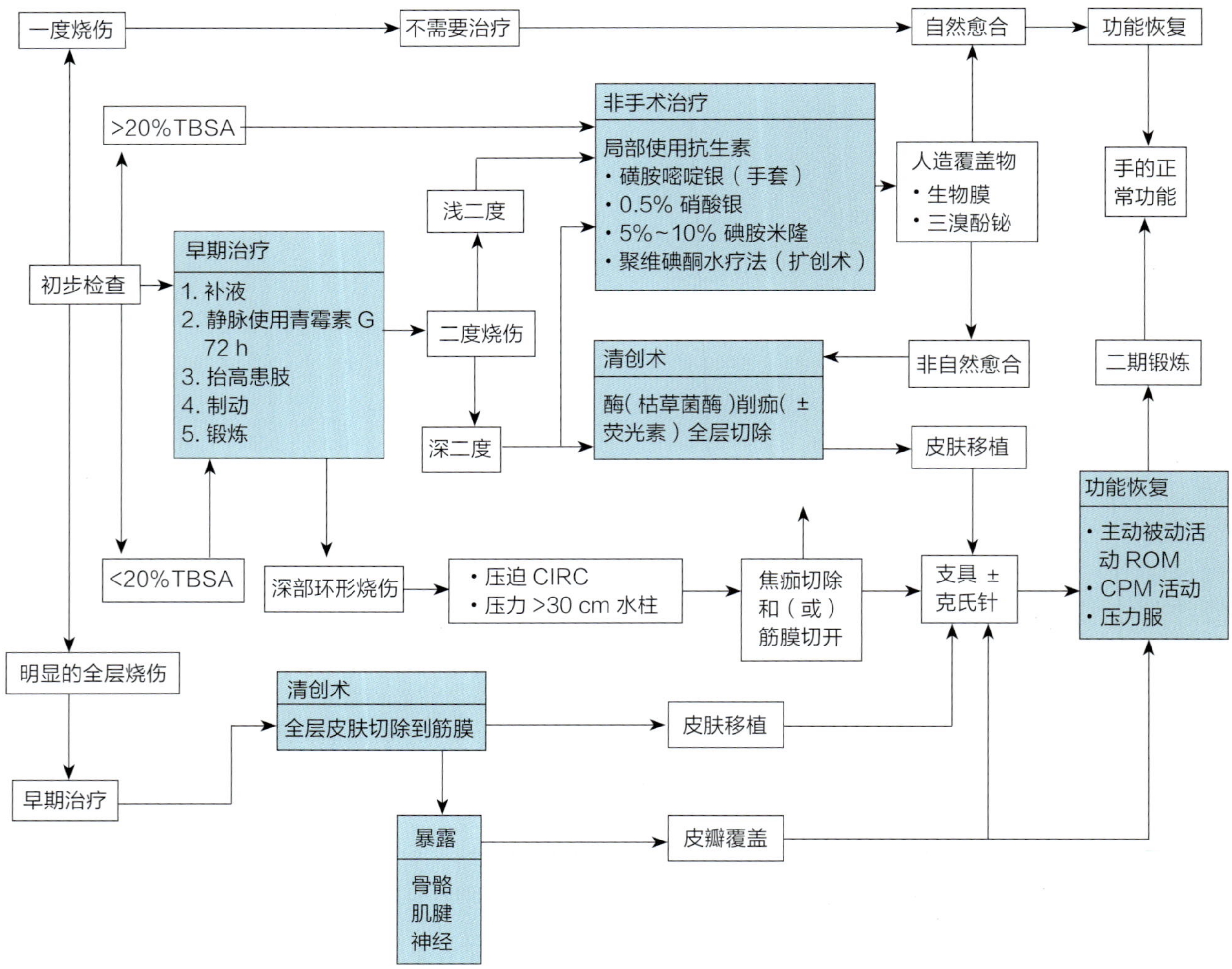

图 70-6 手部烧伤的治疗原则。TBSA，总体表面积；PCN，青霉素；CIRC，血液循环；ROM，关节活动度；CPM，持续被动运动（引自：Falcone PA, Edstrom LE. Decision making in the acute thermal hand burn: an algorithm for treatment. Hand Clin, 6:233, 1990）

造成的大面积结痂和挛缩。表层切痂并植皮和全层切痂并植皮是治疗部分厚度烧伤的两种方法。无论应用皮肤替代品与否，闭式负压引流（vacuum-assisted closure，VAC）现已成为早期外科处置的较好选择。

根据手部软组织结构特点，在处理手的部分厚度烧伤时应考虑采用综合方法。在手背部烧伤时，早期切痂（在 14 天内）可提供保护性覆盖，并能使表浅的指伸肌腱及指间关节早期活动，避免伸直位挛缩毁损手的功能。而手屈侧的烧伤，由于屈肌装置和关节位置较深并受到相对较好的保护，可等待 3 周后处理，其结构较伸侧保持得好。

对于深度全层烧伤（三度和四度），适宜的治疗方法是在早期进行烧伤部位的全层切除和植皮（图 70-7）。对于手掌部的烧伤，全厚皮片比中厚皮片具有更好的耐磨性和弹性，瘢痕挛缩更少，小儿手掌部烧伤可用足底无毛发的皮肤移植覆盖。对于手背的皮肤覆盖，首选 1∶1 网格的中厚皮片移植。当肌腱、神经、血管、韧带、骨和关节被烧伤时，除清创和断层植皮外，尚须对这些损伤进行其他治疗。可用皮肤替代物，如 Integra2~4 周后进行植皮，已经证明是有用的。用克氏针固定骨和关节，对损伤的关节行关节固定术，行局部或远隔部位的带蒂皮瓣转移，有时还须行游离组织移植，以维持手的存活和保存手的功能（其他相关信息，骨折见第 67 章，关节固定术见第 73 章，皮瓣见第 65 章，显微血管皮瓣见第 63 章）。

合理的康复治疗计划对成功治疗手部烧伤很重要。急性早期的康复要点是保护伤口、控制水肿和限制运动。烧伤创面闭合后，康复程序包括使用静力或动力性支具、主动和被动训练及控制结痂和水肿。由于瘢痕挛缩会使手的功能严重受损，所以应

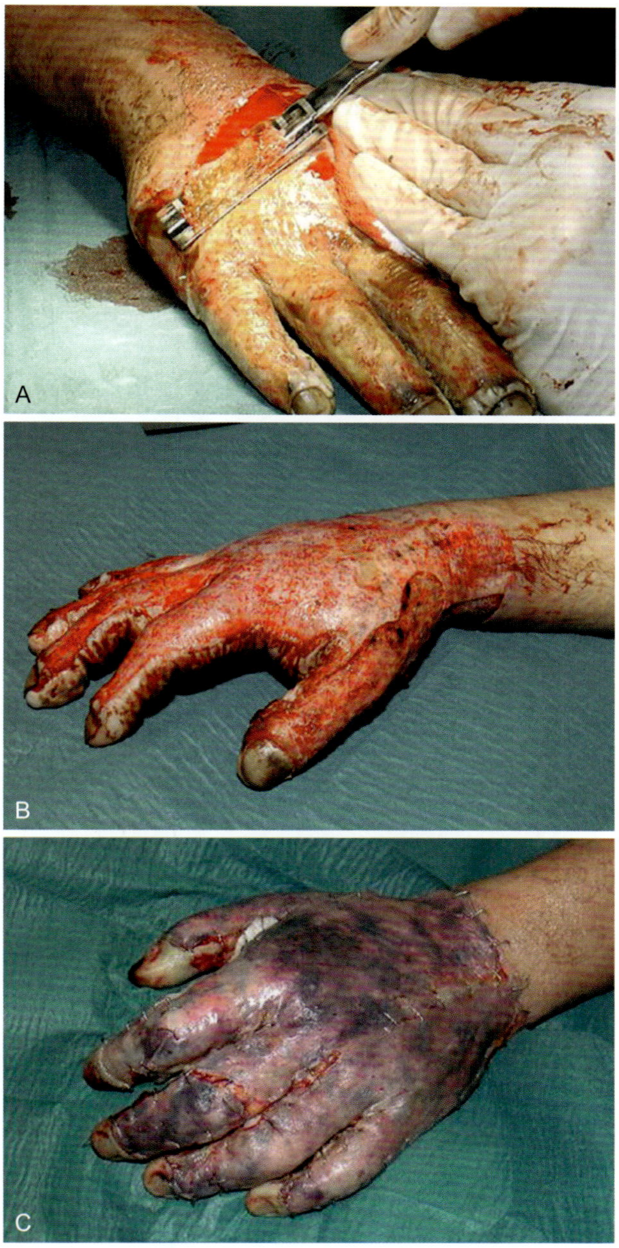

图 70-7　A. 手背深二度烧伤切痂；B. 切痂区植皮；C. 术后短期效果（引自：Germann G, Weigel G. The burned hand. In Wolfe SW, editor: Green's operative hand surgery, ed 6,. Philadelphia, 2011, Elsevier.）

在康复过程中预防此种情况发生。对于一些伴有热烧伤后组织挛缩的患者，Puri 等推荐在术前即应用夹板治疗。康复计划符合患者个性化需求，且要求手部专科医师、职业理疗医师和物理医学顾问的参与。很多烧伤严重和毁容患者需要精神和心理医生对其情绪上的支持。

焦痂切开术（切痂术）

手术技术 70-1

（Sheridan 等）

- 患者术前做好输血准备。
- 取仰卧位，常用全身麻醉，将上肢伸展放于手台上，彻底消毒、铺单。
- 用电刀做内侧和外侧中轴线切口，纵行切开痂皮。在肘部内侧切口应行经内侧髁的前方，以避开尺神经。切口终止于掌指关节。
- 如果肌间隔紧张或间室内压力升高，则行手和前臂的筋膜切开术（见第 74 章和第 75 章）。
- 判断远端灌注是否充足（皮肤颜色、温度、多普勒探测手和手指的血流搏动）。如果手指的灌注不足，行患指切痂术，在手指远节至指蹼之间，于尺侧用尖头电刀切开。
- 在指神经血管束和指伸肌腱之间做纵行切口。
- 拇指切痂术的切口沿拇指的桡侧，起自远节，至指根部，注意避免损伤拇指神经血管束。
- 如需要可以行第二、三掌骨间及第四、五掌骨间的纵行切口以松解骨间筋膜。
- 电烧仔细止血。
- 用多普勒探测远端的血流运行。
- 用不粘创面的药物纱布加厚包扎。

术后处理　抬高患肢，监测循环情况。鼓励手指的活动。切痂以后的治疗根据烧伤的范围和深度决定。如果烧伤广泛并且很深，需要行切痂术，可能需要加清创术和皮瓣移植覆盖创面。

表层切痂

表层切痂可以去除失活组织，保留有活力的真皮深层和浅层皮下组织。表层切痂和移植通常在烧伤后 3~5 天进行。

手术技术 70-2

（改良的 Ruosso、Wexler、Brcic 手术）

- 全身麻醉后，患者取仰卧位，上肢放在手部手术台上。应用垫好的充气止血带。用消毒肥皂溶液彻底清洗上肢，注意指甲的清洗，并除去水疱和脱落的皮肤。间断使用止血带，这样可以在控制出血的同时观察切除过程中血供的情况。
- 在前臂和上臂的切痂过程中，如需要，可用滑轮将手悬吊于头上方。在手部切痂时通常不需要如此。
- 上肢驱血后将止血带充气。
- 用有安全刀片或取皮刀将烧伤区表层削去约 0.010 in（2.54 mm），直至放松止血带后出现点状出血。削去有血栓形成的真皮和皮下组织，到正常出血的组织为止。
- 放松止血带，电灼止血。
- 局部应用凝血酶，并用温盐水纱布包裹手部。
- 如果止血彻底并且没有可疑的坏死区域，移植中厚皮片，用整片或闭式网状植皮均可。
- 注意在虎口、指蹼的皮肤皱褶处放置修尖的皮片。
- 将皮片原位缝合固定。
- 用不粘创面的纱布覆盖创面，再用盐水或甘油浸湿的人造弹性敷料（Acrilan）包扎。
- 用玻璃纤维夹板、石膏夹板固定肢体于腕关节伸展、掌指关节屈曲、指间关节轻度屈曲、拇指在掌面外展位。
- 如果渗血过多或对组织的存活有疑问的话，则用盐水湿润的敷料或生物敷料（Biobrane，异种皮瓣，异体皮瓣）覆盖并用夹板固定手。每隔 24~48 h 重复进行。

术后处理 抬高手部，术后第 1 天鼓励患者进行主动的肌肉等长功能训练。3~4 天及 7~10 天检查伤口。如果 7~10 天皮片成活，开始手部康复治疗，包括轻柔地水浴、弹性加压、应用静力或动力性夹板以及主动和被动训练等。10~14 天拆线。大面积的植皮坏死需要再次植皮。小面积的坏死可以局部应用抗菌药(磺胺嘧啶银、醋酸磺胺米隆）直至表皮将其覆盖。夹板固定等治疗需要数月，直到功能满意为止。

全层切痂

全层切痂切除的范围包括：在背侧，背侧静脉和指伸肌腱腱鞘浅层的全部坏死组织；在掌侧，指屈肌腱腱鞘和指神经血管束浅层的全部坏死组织。

手术技术 70-3

- 患者体位及术前准备与表层切痂相同。在切痂开始时将气囊止血带充气，切痂完成时将其放松。用消毒肥皂水清洗上肢，包括指甲。
- 上肢放在手外科台上，辨认应该切除的烧伤创面的界限，画出边界，方向尽量与皮肤皱褶一致，避免皮肤和皮片及皮片和皮片结合处形成张力线。在虎口等指蹼用同样的方式切痂，预防瘢痕性并指和虎口挛缩的发生。
- 驱血后将止血带充气。
- 在标记好的烧伤创面边缘切至皮下组织。辨认并切除背侧的背侧静脉、指伸肌腱腱周组织、掌侧的指屈肌腱腱鞘及神经血管束浅层的水肿组织。
- 清除全部坏死皮肤后，创面局部应用凝血酶，并用温盐水纱布将手包好。
- 放松止血带并从上臂将其去除，防止静脉止血带效应的发生。
- 压迫创面的同时将手抬高足够长的时间以获得止血或减少明显出血，通常为 10~15 min 或更长时间。
- 去掉包裹的敷料并用电灼止血。
- 如果能够获得满意的止血，用经关节的克氏针将掌指关节固定于屈曲位，背侧烧伤时如必要可用断层皮片片状或网状植皮（1∶1 或 1∶1.5）完整覆盖手背。用 5-0 的铬制肠线间断缝合皮片，或用小的皮肤钉固定。
- 如果是掌侧烧伤，用夹板将掌指关节固定于伸直位以避免屈曲挛缩。
- 用不粘创面纱布覆盖并用合成材料（Acrilan）制成的软弹力绷带包扎。
- 用石膏或玻璃纤维夹板支撑手部，如果条件允许，用预制的热成形塑料将手固定于腕关节伸直、掌指关节屈曲（背侧烧伤）、指间关节轻度屈曲及拇指掌侧外展位。
- 如果不能满意控制出血，用盐水浸湿的敷料或生物敷料（生物绒布，异种皮片，异体皮片）包扎，24~48 h 再进行植皮。

术后处理 抬高患肢 3~5 天。在术后 2~3 天，如需要，在手术室去掉外层绷带，检查植皮，并清除积液。手部小面积烧伤，可以在病房内更换敷料。手和前臂的大面积烧伤通常需要镇静或麻醉。虽然皮片可以敞开暴露，但是用少量不粘创面的纱布绷带包扎并外缚纱布卷可以保护皮片避免碰伤及擦伤。10~14 天除去“U”字形钉或克氏针。7 天后，如果皮片情况良好，可以开始手部康复治疗，包括：轻柔地洗手、应用动力或静力性夹板、弹性压迫及主动或辅助下主动锻炼。大面积的植皮坏死需要再植皮；小面积坏死可局部应用抗菌药（磺胺嘧啶银、醋酸磺胺米隆）直至表皮覆盖为止。夹板固定等治疗需要数月，直到最终功能满意。

第三节　电烧伤

电烧伤常常波及上肢，95% 为成年男性。优势手常常受累，50% 损伤造成截肢。组织损伤可能是热、电和细胞代谢因子综合作用的结果。创伤的范围由致伤电流的特性，包括电压、电流强度和组织电阻、电流接触的时间及患者的敏感性决定（图 70-8）。受到 1~2 mA 电流刺激会引起刺痛感，8~12 mA 会引起肌肉收缩，大于 20 mA 会引起强直性收缩，超过放开阈值，并长时间暴露，会导致脱位和骨折。虽然由电损伤造成的皮肤损害可能在就诊时最明显，但应想到严重深部损伤的可能。最大的损伤发生在狭窄的解剖区域，如肘、腕和手指，这被称为扼流点。电损伤可波及中枢和周围神经系统、心肺及周围血管、骨骼肌肉系统以及肾和皮肤。初期处理的内容是复苏。恰当的诊断措施包括：拍摄潜在骨折和脱位的 X 线平片，心电图，评价电解质和肝、肾、心和骨骼肌损伤的生化检查。另外，还须测定尿肌红蛋白水平和动脉血气分析。因为电烧伤患者的复苏可能需要比按全身体表面积计算更多的液体，故应对所有系统的损伤范围进行判断，确

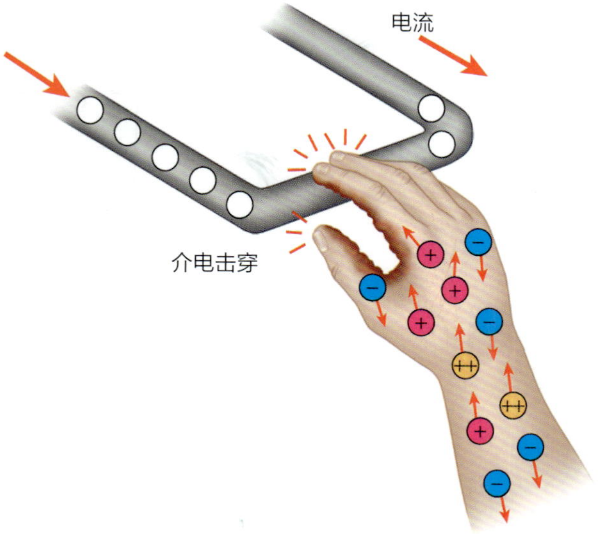

图 70-8　触电。与高能量电击有关的各种伤害；电压在 1000 V 以上时，电接触（电弧介导）先于机械接触。在接触点的高温可产生深部烧伤。通过肢体导入的电流可击穿肌肉和神经膜。数秒钟的接触即可造成深部组织的烧伤。高能量电弧产生的冲击波还可引起钝性损伤（引自：Danielson JR, Capelli-Schellpfeffer M, Lee RC. Upper extremity electrical injury. Hand Clin, 16: 225, 2000.）

保满意的入量和尿量。尿量要维持在 50~100 ml/h。同样重要的是诊断、稳定和逆转心脏损害及肌红蛋白尿和血红蛋白尿造成的肾损害。由于损伤的血管有出血的可能，患者床旁应备有止血带。

在手和上肢，初期判断应包括对皮肤和神经肌肉损伤的检查。对循环状况的评价应包括检查皮肤的颜色和温度、周围脉搏的搏动情况及应用多普勒探头检查血流。皮肤烧伤可能是接触、火焰、火花、电弧，或者以上所有因素综合作用的结果。接触烧伤中央表现为烧焦区，周围为红斑区。火焰和火花烧伤属于热损伤，与其他热烧伤表现相同。电弧烧伤常见于腋窝、肘前窝和前臂远端。皮肤烧伤的大小与实际损伤的程度之间没有直接关系。

肌肉损伤情况在临床上通常通过肌肉触诊、主动活动的评价及组织间室压力的测量加以判断。严重的肌肉损伤在临床检查时可能无法发现，而肌红蛋白尿可能是估计肌肉损伤程度的一个线索。其他正在研究的技术包括锝 ^{99m} 扫描、动脉造影和氙 ^{133} 清除技术。深部损伤也可以通过钆加强的磁共振成像显示。

相对较轻的电烧伤患者不必行外科治疗。对于上肢较严重电烧伤的处理，推荐两种治疗方法。一种是立即进行切痂、筋膜切开和坏死组织清创，然后反复进行清创，直至伤口可以用皮片、远位皮瓣或游离组织瓣闭合为止。在治疗初始过程中进行包括腕管处的正中神经在内的外周神经的减压。由于损伤后 24~48 h 可能无法确切判断组织坏死，一些人愿意选择另一种方法，即将减压手术推迟到灌注明确减少或间室内压力明确增高时。损伤范围大和程度严重时可能须截肢。Mann 等报道，伤后 24 h 内减压的患者截肢率为 45%，推迟进行减压和清创的患者截肢率为 10%。处理严重损伤应采取渐进的方式。必要时行切痂术和筋膜切开术进行减压，然后对坏死区组织进行清除，再后用皮肤移植、远位组织瓣技术或游离组织移植覆盖创面，通常先后连续进行。经过愈合和康复阶段后，电烧伤患者通常需要另外的重建手术（图 70-9）。

第四节　放射线烧伤

放射线烧伤或过度暴露于 X 线导致皮炎时，皮肤变得苍白、干燥、萎缩、皱褶并出现散在的角化，指甲出现纵裂。暴露数周内，出现发痒、红斑和水疱。以后会发展为疼痛性溃疡。皮肤疼痛逐渐加重，最

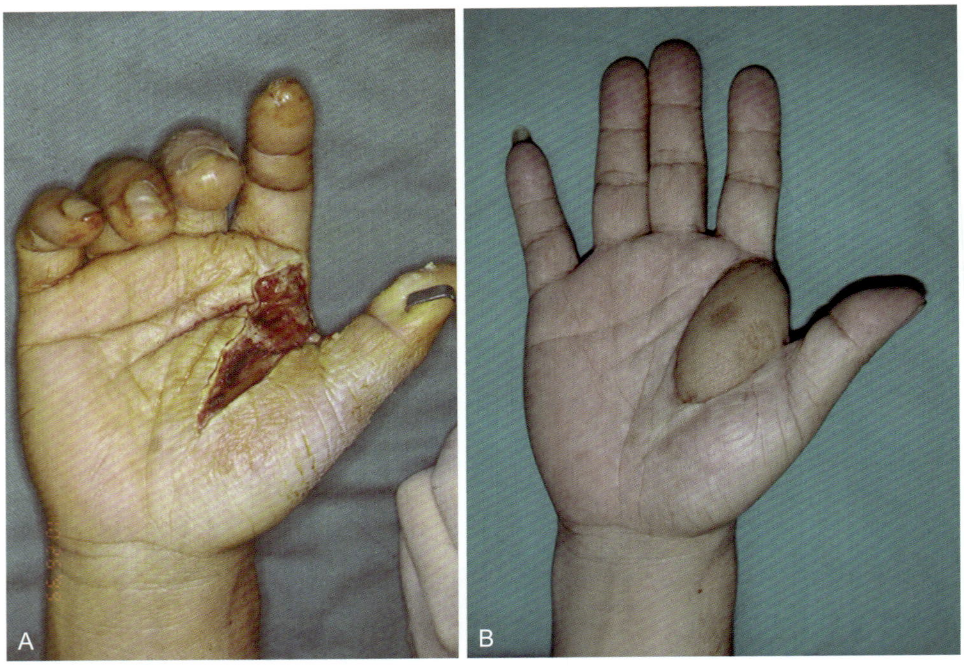

图 70-9 A. 电烧伤后导致虎口挛缩；B. 将挛缩松解后使用上臂外侧游离皮瓣覆盖（引自：Fufa DT, Chuang SS, Yang JY: Postburn contractures of the hand, J Hand Surg Am 39: 1869, 2014.）

后可能需要麻醉药镇痛。可能会发生多发性鳞状细胞癌并导致溃疡。有的医生和其他医务工作者因此种烧伤失去了手指。典型的放射线烧伤发生于左手指背，推测是由于医疗工作中，在没有保护的情况下用手把持 X 线片盒或使用荧光屏透视所致。当出现组织坏死、疼痛或恶性变而需要手部植皮时，应切除受损的皮肤，同时用游离皮片覆盖。切除的范围应广泛，包括可疑波及的皮肤。通常腕部以远的背侧皮肤都应置换。手的恶性变可能需要截肢。

第五节 化学烧伤

手部化学烧伤通常是由于溢出、飞溅和浸入所致。大部分手部化学烧伤非常表浅，仅需初期救治处理即可，预后良好。切记，某些化学品可能会导致全身毒性反应，甚至会导致死亡。环形烧伤在手部不常见。硫酸或碱烧伤是最常见的化学烧伤。酸烧伤通常持续到被损组织中和完酸为止，或者进行灌洗或中和处理将酸性物质中和。碱性物质的损伤持续更长时间，导致广泛深层组织溶解坏死。Jelenko、Teilly 和 Garner 综述了引起烧伤的化学制品及对每种制品烧伤推荐的急诊处理方法（图 70-10）。对大多数化学烧伤用水长时间清洗是最好的方法，避免用碱性或酸性溶液中和，应在烧伤时立即进行，并持续 20~30 min，使皮肤的 pH 接近中性。严重的酸烧伤和碱烧伤需要的清洗时间更长。一些试剂引起的化学损伤需特殊处理（表 70-1）。暴露于水中的元素锂、钾和钠易燃。早期处理包括用矿物油，然后用水洗去存留在皮肤内的颗粒。由于氟离子可与组织中的钙和镁结合，因此用于玻璃蚀刻和石油化工精炼的氢氟酸可引起持续组织损害。如果涉及超过 2.5% 总体表面积，可能导致低钙血症。早期用水冲洗后，应用 2.5% 葡萄糖酸钙或硫酸镁可能有效，如果不能立刻缓解疼痛，在损伤的深部注射 10% 葡萄糖酸钙或硫酸镁可能有作用。若持续疼痛，可考虑在 40 ml 的生理盐水中加入 10 ml 的 10% 葡萄糖酸钙作为 Bier 阻滞或动脉内给药，持续 4 h 或者持续到疼痛消失。因为苯酚是非水溶性的，建议使用甘油或聚乙二醇清除。白磷颗粒只要暴露在空气中就会持续冒烟。早期用 1%~3% 的硫酸铜溶液冲洗，使磷颗粒变成黑色，以便于在淋浴时被水冲掉。如果磷颗粒首次用硫酸铜未能洗去，与水接触后可燃烧。焦油烧伤最好用乳化剂治疗，如新孢菌素乳膏。就诊较晚的严重化学烧伤需要收住院，并用多普勒探头和手指血氧含量测定手和手指的血液循环。如果环形烧伤危及血液循环，应行减压手术。深部化学烧伤需要清创和植皮、带蒂皮瓣或游离组织移植。经外科治疗并结合有计划的康复治疗，会迅速恢复。

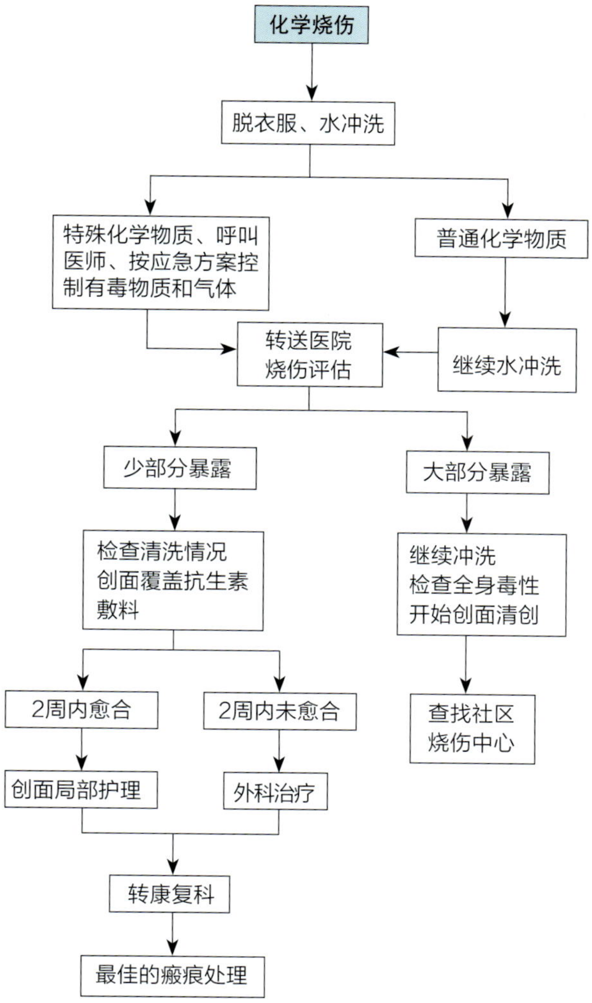

图 70-10　治疗化学烧伤的标准途径（引自：Reilly DA, Garner WL: Management of chemical injuries to the upper extremity, Hand Clin 16: 215, 2000.）

第六节　冻伤

发生在手和足的冻伤占冻伤病例的 90%。冻伤组织的损害是直接起源于冷冻和缺氧引起的细胞死亡，早期引起缺氧的原因是血管收缩，晚期是血管内血栓的形成。Heggers 等研究发现在冻伤水疱积液中血栓素和前列腺素代谢物水平升高。随着损害程度的加重，顺序出现下列情况：红斑、水肿、水疱形成、皮肤坏死、深部软组织坏死及骨坏死（图 70-11）。浅表冻伤导致水疱相对清晰，深部损伤解冻后可能出现麻木，形成出血性水疱。将冻伤分为 4 度的传统分类不如分为**浅层和深层损伤**的分类，后者更有助于确定治疗结果（框 70-1）。

不论损伤的深度如何，早期处理都是一样的。在发生冻伤的现场不应试图复温，因为这样做会冒再冻伤的风险，其结果是更严重的损伤。建议冻伤后用夹板固定，并保持患者受伤部位的固定体位，迅速送入院治疗。对冻伤做基本的紧急处理，不论组织出现水疱还是颜色改变，首先都是用水清洗复温，然后做最小限度的清创，并观察坏死的发展。一个广泛应用的治疗方案包括晚期处理的改良方案（图 70-12）。复温应逐步进行。将患者放入浴盆或旋流池中，温度在 38℃左右，将温度逐渐增至 40℃。这一步的目的是在 15~20 min 将支肢温度升至正常。注意静脉输液确保循环及减轻可能发生的全身酸中毒，必要时给予碳酸氢钠。复温后要每日

表 70-1
常见化学物质

种类	化学成分	治疗
电池	硫酸，Li^{2+}	水冲洗
洁厕剂	HClOHCl（盐酸）	水冲洗
游泳池清洁剂	HCl	氧化镁，肥皂液
除锈剂	HFl（H^+/Fl），铬酸	水冲洗，钙 / 镁（$Ca^{2+}Mg^{2+}$ 浆液）
石油溶剂	有机物	稀释肥皂液，水冲洗
漂白剂	次氯酸钠	水冲洗
油烟管清洗剂，炉灶清洁剂	次氯酸钠，NaOH	水冲洗
瓷砖清洁剂 *	氯化铵（碱）	水冲洗
黏合剂	次氯酸钠	水冲洗

*. 商标命名的公司常制造多种产品，包括酸类和碱类。仅让患者提供所接触的化学物质的商标名是不够的，为了有效治疗，必须知道确切的产品名

（引自：Reilly DA, Garner WL: Management of chemical injuries to the upper extremity, Hand Clin 16:215,2000.）

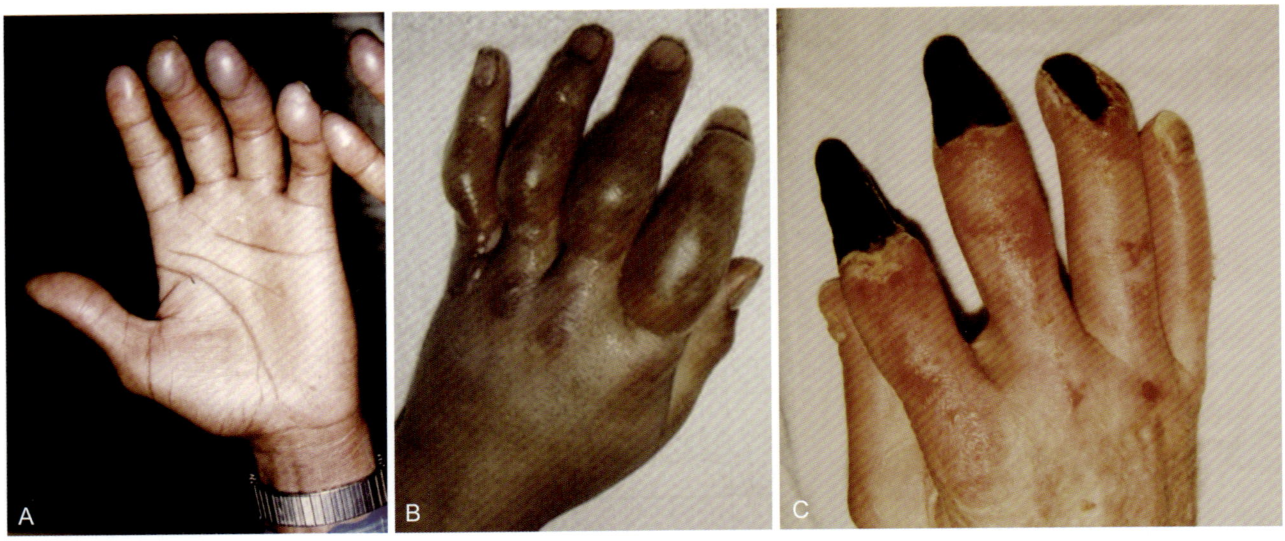

图 70-11 冻伤。A 和 B. 浅层冻伤（一度和二度冻伤）；C. 深层冻伤，伤后 3 周（引自：Hutchison RL: Frostbite of the hand, J Hand Surg Am 39:1863, 2014.）

框 70-1

按冻伤的严重程度分类

浅层
一度
- 部分皮肤冻伤
- 红斑、水肿和充血
- 无水疱和坏死
- 偶见皮肤脱皮（5～10 d）

二度
- 皮肤全层冻结
- 红斑，明显水肿
- 清亮液体的小疱
- 大水疱脱皮和黑痂形成

深层
三度
- 皮肤全层及皮下组织冻结
- 紫色 / 出血性水疱
- 皮肤坏死
- 蓝灰色改变

四度
- 皮肤全层、皮下组织、肌肉、肌腱和骨冻结
- 极少水肿
- 初始为花斑色、深红色或发绀色
- 最后为干燥、黑色和干性坏疽

（引自：McAdams TR, Swenson DR, Miler RA:Frostbite: an orthopedic perspective, Am J Orthop 28:23, 1999.）

进行手的水浴，练力浴池（Hubbard 水池）适合于水浴。自发性破溃、张力过大及引起不适或感染的水疱应进行清创，否则不要处理。鼓励主动活动和继续经常水浴。截肢应推迟至界限明确后，这可能需要数周至几个月。影像学技术包括 ^{99m} 锝标记的亚甲基二磷酸盐骨扫描和 MRI 造影有助于确定坏死组织的边界。为帮助患者完全康复，需要夹板固定及有计划的手部理疗。与热烧伤不同的是，治疗冻伤无法应用早期清创和皮肤移植的方法。如果存在广泛的组织缺损，需要植皮、带蒂皮瓣和游离组织进行移植。

曾报道数例严重冻伤儿童出现骨骺早闭（图 70-13），示指和小指最常发生，其次是中指和环指，拇指最少。对生长发育的影响是逐渐发生的。将来可能需要行矫形手术以纠正成角畸形。这种手术应尽可能推迟以获得最大生长长度。

第七节 高压注射性损伤

高压注射性损伤可以带来灾难性的后果，常会导致手功能丧失甚至截肢。低至 100 psi 的喷射压力可以穿透皮肤，一些材料的喷射压力高达 10 000 psi。决定预后的主要因素包括注射的位置、注射的压力、注射的液体性质，以及进行外科清创的时间。偶尔通过高压枪会将液体注入手内，包括：水润滑剂、柴油、刹车剂、干洗剂、杀虫剂、油漆、松节油、水泥、熔化金属及塑料。油类物质有特殊的危害。油漆比润滑油具有更强的毒性，油性油漆比乳胶漆具有更大的危害性。干燥清洁溶剂（烃类、美素茶碱、双氯氟甲烷）有时因局部毒性作用引起组织坏死，导致截指。

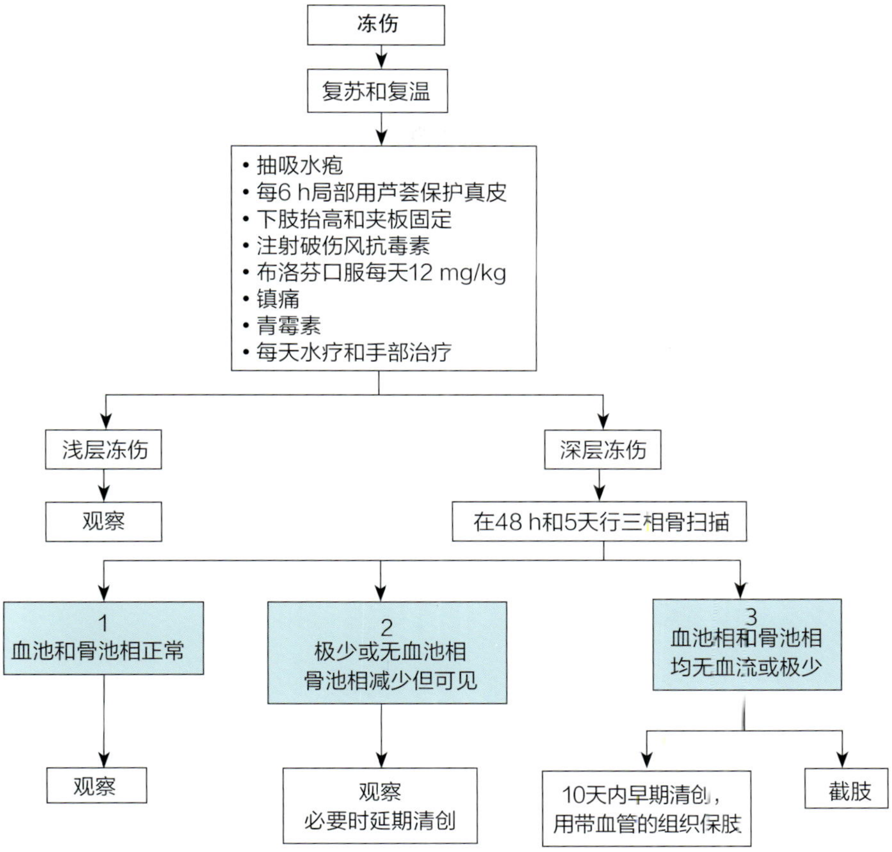

图 70-12　上肢冻伤的治疗。在初步复苏和复温后，对损伤的严重程度进行临床评估。在深部损伤 48 h 行三相骨扫描，在 72 h 后重复进行。如果患者具有保留肢体的条件，可行带血管的组织移植（引自：Su CW, Lohman R, Gottlieb LJ: Forstbite of the upper extremity, Hand Clin 16: 235, 2000.）

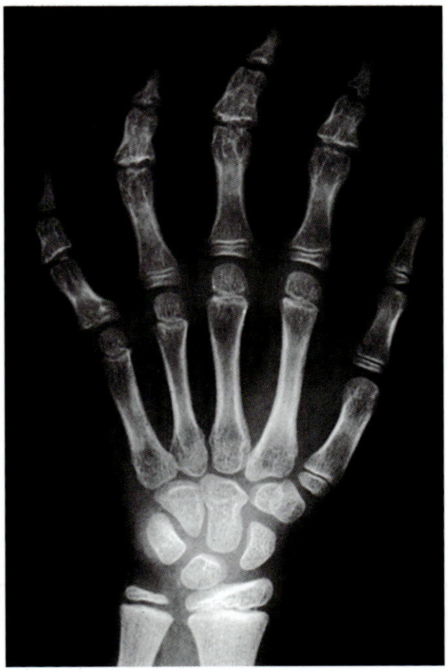

图 70-13　12 岁女孩，由于 2 岁时冻伤造成手部畸形。注意：所有手指的中节和远节指骨的骨骺均破坏，小指近节指骨的骨骺出现畸形；右手的骨性改变与左手的相同（引自：Bigelow DR, Ritchie GW: The effects of frostbite in childhood, J Bone Joint Surg 45B: 122, 1963.）

油漆喷枪嘴的压力可以达到 5 000 psi。油漆喷枪伤常常是由于示指指尖擦洗喷嘴所致。油漆流有极高的压力，会穿透皮肤并通过其深面的筋膜和腱鞘而广泛扩散。引起的组织膨胀和炎症反应，造成明显的组织缺血，随后发生组织坏死、发热和白细胞增多。应立即在全身麻醉下行受伤部切开和引流、减压，并尽可能地清除异物，延误这些治疗将造成受伤肢体的丧失。据报道，注射性损伤的截肢率达 16%~49%。当注射物为有机物或腐蚀性液体时，会导致更高的截肢率。

注油枪损伤（图 70-14）与油漆喷枪损伤类似，是由于高压的油脂或柴油穿透组织造成的。油脂或燃油先使软组织呈气球状膨胀，然后沿阻力最小的间隙扩散，造成缺血和化学刺激，但炎症反应没有油漆所致的严重。治疗包括减压缓解缺血及预防感染。膨胀的组织应立即切开，按照手部切口设计原则（见第 64 章）选用大切口；异物应清除，如有可能将切口松松地缝合；应用抗生素，将手制动并抬高。

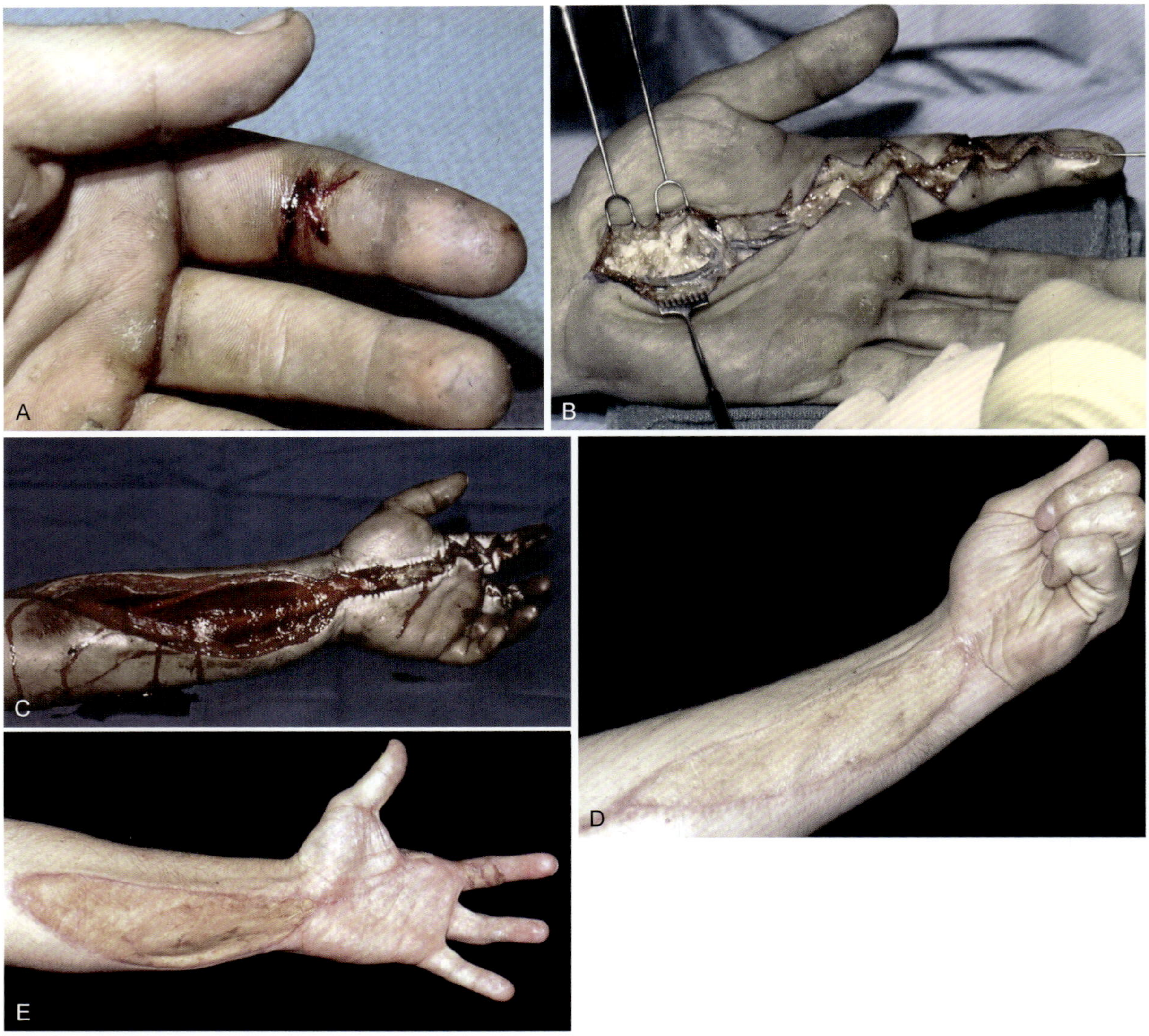

图 70-14 A. 不明物质的高压注射点，患者主诉疼痛、手指和手掌麻木；B. 通过改良的 Brunner 切口做扩大清创术；C. 术后 2 天，因骨筋膜室综合征而行筋膜切开术，须反复清除失活组织，包括左手示指截肢；D 和 E. 伤后 7 个月手的功能

第八节 霰弹枪伤

霰弹枪伤是一种低速投射伤，有多处伤口，伤口常被诸如衣服和弹壳填料等异物污染。填料常为纸或塑料制品，其污染伤口并成为危险的异物。在上肢这种损伤通常为近距离伤，聚集的霰弹造成多种组织的破坏，伤口旁的皮肤常被火药灼伤（图 70-15）。

应彻底清除伤口内的异物及失活的肌肉、脂肪和皮肤；神经即使受到损害也不应切除；清除所有的霰弹并非必要，但存在于关节内的霰弹应努力清除；紧贴皮肤下的弹珠通常会侵蚀皮肤，产生疼痛，以后应当摘除；所有的游离骨片都应去除，骨的节段性缺损应当用克氏针来连接支持，以防止骨结构的破坏。如果骨缺损大，需要用外固定维持骨骼对线。如果患者情况允许，当关节、神经和肌腱暴露时，可以一期缝合或移植皮肤闭合创口，有时可能需要远位带蒂皮瓣或游离组织移植。可利用存在骨质缺失的手指的皮肤、软组织移植。可以将伤口开放数天，但不能任其慢慢地由肉芽组织填充并自行愈合。在行重建手术之前，伤口必须已经愈合、稳定。

第九节 绞伤

“绞伤”（wringer injury）这一术语由 MacCollum 于 1938 年首先使用，定义为上肢绞入电动洗衣机的滚筒之间而造成的挤压伤。同样的损伤也发生于产业工人。早期检查仅表现为擦伤或皮肤撕裂，偶尔

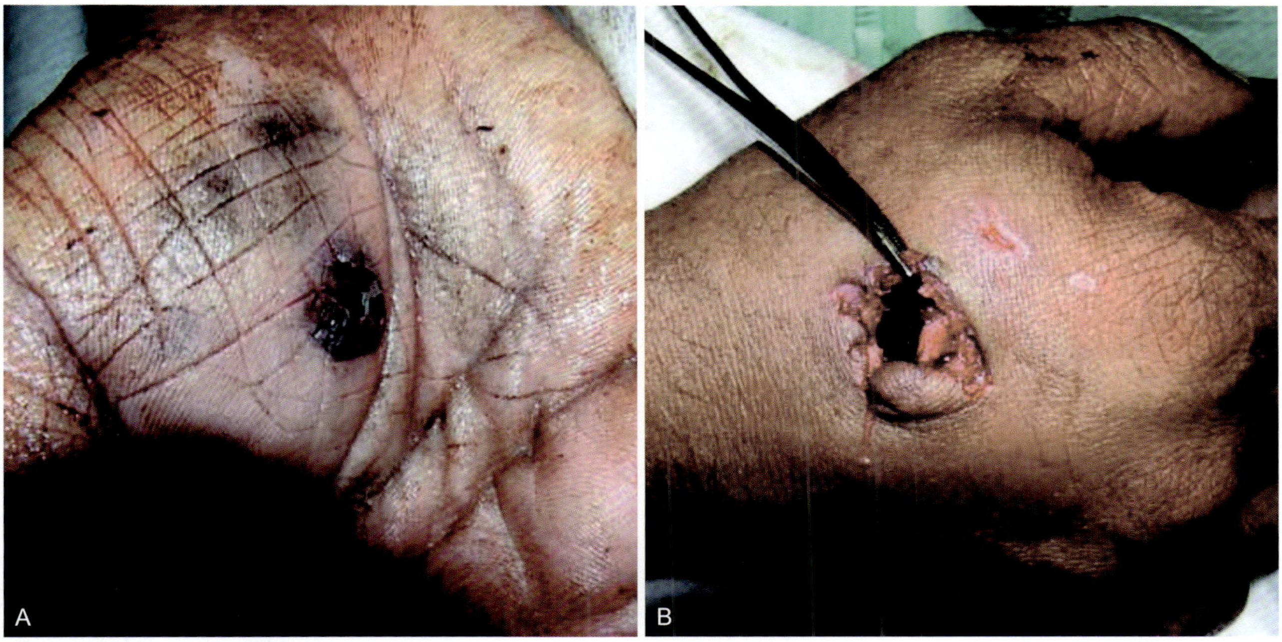

图 70-15　在火药入口（A）和出口（B）显示的近距离枪伤创面（引自：Eardley WGP, Stewart MPM: Early management of ballistic hand trauma, J Am Acad Orthop Surg 18:118, 2010.）

会有骨折。然而这种早期检查结果常常导致误诊，因为数小时后会发生因出血和水肿导致的严重肿胀。若损伤严重时，皮肤和深部组织可能被滚筒烧伤，这常常发生于阻挡上肢继续绞入滚筒的部位，通常在拇指基底部、肘前窝或腋窝。一些皮肤撕裂伤可能是由于患者试图努力将肢体从继续滚动着的滚筒中挣脱出来时造成的。这种损伤的典型表现包括：皮肤在虎口处破裂，鱼际肌从破口中穿出。患者通常需要住院治疗。用肥皂和水清洗伤肢，对所有的开放伤口进行清创并松松地缝合，或继续敞开留待二期闭合或移植皮肤。术后立即用弹性绷带加压包扎全手，注意压力分布要均匀。首先用细软的、不粘创面纱布及平整的纱垫覆盖，然后用大量的棉花和弹性绷带均匀地包裹。在整个治疗过程中都要抬高患肢。24 h 后去掉敷料，检查伤口有无水疱、血肿和组织坏死，然后更换敷料重新包扎，这一过程每 24 h 重复进行，直至伤口稳定为止。然后，如果需要，切除失活的组织，将伤口适当地缝合。

第十节　药物溢出性损伤

许多静脉注射药物的溢出会造成深部组织坏死和病变。最近几年中，由化疗药物和放射造影剂溢出引起的病变经常见诸报道。一些外渗物质的作用效应很低，而另外一些能引起广泛的组织坏死。这类物质可以分为糜烂剂和刺激剂。糜烂剂能导致全层组织坏死、疼痛和发红。刺激剂能引起疼痛，但无炎性物质。

化疗药物溢出的发生率为 0.5%~6% 或更多，是造成组织损伤的一个主要原因。致伤药物包括：多柔比星（阿霉素）、博来霉素、氮芥、卡介苗和 5-氟尿嘧啶。这些药物溢出所致的损伤程度从深部组织坏死到周围静脉过度色素沉积不等。溢出后坏死由几个因素决定，即溢出的药物、溢出的部位、宿主的反应、诊断和治疗的延误及治疗的方法。框 70-2 列出了药物溢出性损伤的高危因素。外渗物损伤的病理生理机制包括：缺血性坏死、细胞毒性、机械性压迫、渗透性损害和焦痂下细菌增殖。在 1 例多柔比星溢出损伤的报道中，Linder 等发现造成溢出的因素包括：加压注射、未去除近端扎止血带、选取的静脉不合适、近端静脉血栓、以前注射的部位发生痉挛、活动性血栓性静脉炎及静脉在注射点附近存在多个小孔等。

大多数学者建议立即进行处理。关于药物治疗没有统一的标准，报道的解毒药物包括：氢化可的松、透明质酸酶、普萘洛尔（心得安）、碳酸氢钠、异丙肾上腺素、局部应用二甲亚砜、维生素 E，也可采用热敷。临床研究支持早期清创、引流、冲洗、反复清创和晚期闭合创口的治疗方法，这样可获得最佳结果。有学者发现紫外线照射有助于含有多柔比星荧光的组织的定位和清除。清除溢出的液体后，静脉注射荧光素确定活组织和需要清除的失活组织

框 70-2

导致药物溢出性损伤的高危因素

患者因素

- 高龄患者更易发生持续性药物溢出性损伤，这主要是因为：
  皮肤和血管的脆性增加
  皮下组织及肌肉萎缩
  对注射区的疼痛不敏感
- 血管对损伤的耐受力减弱导致血管易于损伤
- 外周神经病变导致患者难以发觉药物溢出性损伤所产生的疼痛

注射穿刺以及输液部位因素

- 输液时使用的是硬针而不是柔软的留置针
- 由于关节具有活动度，因此将注射部位选择在关节附近更易造成药物溢出性损伤
- 将留置针穿刺部位选择在肌腱或者神经附近可能会导致严重的并发症
- 沿着同一条静脉进行多次穿刺会损伤静脉壁

注射药物因素

- 注射药物的体积和浓度
- 细胞毒性
  发疱剂（DNA 结合和非 DNA 结合）
  去角质膏
  刺激物
  炎性因子
  中性液
- 酸性或碱性液（pH 在 5.5～8.5 以外的都是有害的）
- 高渗液或者低渗液（高渗液会使细胞损伤从而导致组织损伤，低渗液会导致细胞裂解从而导致组织损伤）
  葡萄糖注射液（浓度> 10%）
  碳酸氢钠注射液（浓度> 1.8%）
  氯化钾 / 氯化钠注射液，葡萄糖酸钙注射液，硫酸镁注射液
  甘露醇注射液
  胃肠外营养制剂（650 mOsm/L）
  离子液，高渗性造影剂
- 血管收缩剂
  肾上腺素
  去甲肾上腺素

之间的界限。在小鼠身上对比早期手术和应用不同解毒剂的效果，发现早期手术清创在减小水疱性溃疡和加速溃疡愈合方面最有效。在治疗手部苯妥英钠溢出时，抬高患肢并用弹性敷料支撑固定，在没有蜂窝织炎、脓肿、皮肤缺损或间室压力增高时有效。对于上肢药物性损伤的病例，经过立即停止药物的静脉注射、抬高患肢、不应用解毒药、晚期清创和覆盖及早期进行康复治疗获得了最佳的结果。有 86%~96% 的患者应用脂肪抽吸和盐水冲洗的方法除去溢出的药物，创口愈合，未遗留软组织损伤，皮肤得以保留。

虽然造影剂溢出的发生可能比文献报道的要多，但据报道皮肤坏死作为一种并发症的发生率为 0.5%。随着自动电动注射器的引入，发病率增加，这使得技术人员受到的辐射更少。组织反应取决于是否使用碘化高渗对比剂和非碘化低渗对比剂。非碘化造影剂更常用，如果外渗，造成的组织损伤要小得多。小量造影剂的溢出可能仅表现为局部炎症反应。大量造影剂的溢出会导致皮肤坏死，造成不易愈合的痛性溃疡。历史上，Loth 和 Jones 报道早期清创、伤口冲洗和延迟闭合获得非常好的功能和外观。他们根据溶液溢出的量决定处理方案。拍 X 线片估计溢出的量和范围。小量溢出（<5 ml）时用热敷料加压包扎，并抬高患肢。大量溢出（>20 ml）时急诊行手术引流和创口冲洗，最好在溢出后 6 h 内进行。术中拍 X 线片用于确定是否已将造影剂全部清除干净。当发现组织坏死时，延迟 3~5 天闭合伤口。对 5~20 ml 的溢出根据临床情况决定治疗措施，严重的组织反应、肿胀和疼痛是手术的指征。微创外科技术目前用于大面积（>50ml）外渗。Tsai 等在 2007 年描述了人工挤压技术，其中创造了多个穿刺或刺伤切口，用挤压或挤奶手法将造影剂挤出。Kim 等在 2017 年报道了 23 名患者成功使用这种挤压技术治疗了大量外渗。

第十一节　局灶性肌张力障碍手

特发性局灶性肌张力障碍手的特点是伴随完成特定动作的肌肉痉挛。这些动作性肌张力障碍的表现如同作家、音乐家、键盘使用者、职业劳动者或高尔夫球手的手部痉挛性功能障碍。不幸的是，1%~2% 的专业音乐家受到影响，可能被迫改变他们的职业生涯。尽管已报道在肌肉骨骼损伤或椎旁及中枢神经损伤后出现这样的情况，但大多数学者认为其与基底神经节、丘脑和躯体感觉运动皮质的整合或传导通路的功能障碍有关。详细地询问病史及体格检查有助于局灶性肌张力障碍的鉴别诊断，如周围神经病变、神经根型颈椎病、神经丛病变、胸廓出口综合征、重复过度损伤、局灶性发作、药物影响、心因性运动障碍等。治疗上通常采用肉毒杆菌毒素注射，但不能彻底治愈，只能改善症状。因

为该病是一种神经系统病变，建议着重于感觉、运动的恢复和本体感觉活动的功能锻炼。

第十二节 精神性屈曲手和精神性伸直手（失功能位）

至少有 2 种手部典型姿势与精神疾病有关。第一种是精神性屈曲手或握拳综合征（图 70-16 和图 70-17），全部或仅尺侧的 3 个手指严重屈曲和挛缩。Simmons 和 Vasile 在 1980 年最早描述了握拳综合征，Frykman 等在 1983 年描述了精神性屈曲手，这些被认为是同一疾病的不同表现。它通常被认为是一种转化障碍，在这种障碍中，它是无意识地被激发和产生的。通常这种紊乱与抑郁症、精神分裂症或强迫症有关。这种姿势几乎终身都无法纠正。由于手部无法进行清洁，常产生难闻的气味和手掌皮肤浸泡。另外，由于指甲压迫手掌，可以发生继发感染。优势手与非优势手病情没有区别。手部精神性屈曲时，应仔细地与掌挛缩病（Dupuytren contracture）、先天性多发性关节挛缩及继发于卒中和脑瘫的手部痉挛畸形相鉴别。广泛的检查可能是必要的，包括肌电图和磁共振成像，以排除其他疾病。有经验的医生通常能容易地区别。

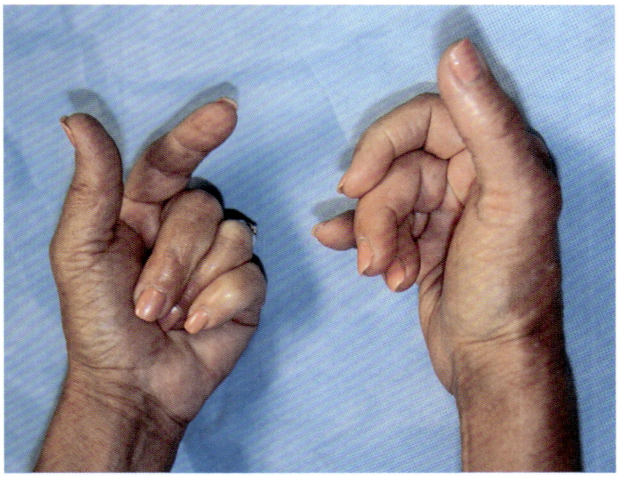

图 70-16 精神性屈曲手。患者双手尺侧 3 个手指屈曲挛缩，手掌浸渍

第二种姿势为精神性伸直手。这种姿势除尺侧 3 个手指的近指间关节表现为僵硬性过伸、掌指关节屈曲外，与精神性屈曲手相似。这种畸形看起来保留了包括拇、示指捏合在内的手的部分功能。示指掌指关节固定在屈曲位，但近指间关节的主动屈伸功能仍保留，可以与拇指指腹对合。有时可以被动伸直患者的掌指关节，屈曲近指间关节，但放松后姿势迅速恢复。持续地牵引最终可能导致近指间关节过伸增加。这些患者很少为他们的姿势问题苦恼，也很少要求治疗以矫正姿势异常。他们可能允许进行手术，但应该避免。治疗应该包括物理治疗和心理治疗，尽管这些可能不成功。

第十三节 伪装性手部障碍综合征

临床各科医师和骨科专家可能面临伪装性淋巴水肿、Secretan 综合征、伪装性溃疡、皮下气肿、伤口伪装、厚皮指症、自残和自发性指甲营养不良等疾病。通过详细地询问病史和体格检查，可基本明确诊断，重要的是认识到疾病的特征性表现。不同于握拳综合征是无意识的动机和产生的，伪装性手部综合征是无意识激发和有意识地产生的。此外，相比之下，装病是有意识的动机和产生的。

Grunert 等根据体征将伪装性手部综合征分为 3 种类型：①自残，②水肿，③手指和手的畸形。这类患者有两种不同的心理诊断，有身体症状的伪装性疾病和转换性疾患。根据 Minnesota 多相人格调查表可以将患者分为两种人格类型，情绪依赖型患者行为治疗有效，而愤怒、敌意和自残型患者治疗

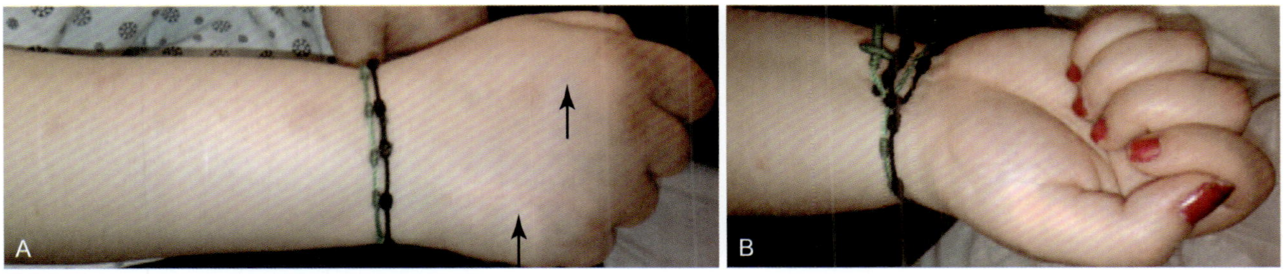

图 70-17 握拳综合征。握拳综合征手的背面（A）和掌面（B），28 岁女患者，以头痛和臂痛为主诉入院（引自：Birman MV, Lee DH: Factitious disorders of the upper extremity, J Am Acad Orthop Surg 20: 78, 2012.）

的效果最差。

当有长期的水肿、创口不愈合或没有合理的理由可以解释的畸形存在时，应当怀疑有自我损伤。如果患者提供曾看过数个能胜任的医生，经过多种检查后仍无法确诊有器质性疾病的病史，应进一步怀疑有自伤行为存在。在水肿或受伤部位用石膏固定足够长的时间直至伤口愈合或水肿消退的方法有诊断意义，当去除石膏后伤口或水肿重新出现有助于建立诊断。大部分患者不能把石膏带到足以产生鉴别诊断的时间（图 70-18）。

这种带有秘密性的疾病曾在 1901 年作为掌部背侧的一个水肿过程被报道过。曾经也被称作腱鞘周围纤维化和伪装性淋巴水肿。虽然原因有争议，但是曾被认为是自身损伤，其目的是再次获得赔偿或作为一种转换反应。这些患者最好的治疗方式是非手术治疗结合精神科咨询。

通常需要检查整个上肢以发现绑在近端的各种束带。水肿的严重程度取决于受勒的时间长短和频率以及最近一次绑扎的时间。勒带通常在患者独处时扎上。无论对任何患者，排除器质性的、有解剖基础的病变都是非常重要的。当然，外科手术对这些患者通常没有意义。心理帮助应在诊断和治疗的早期就开始进行。

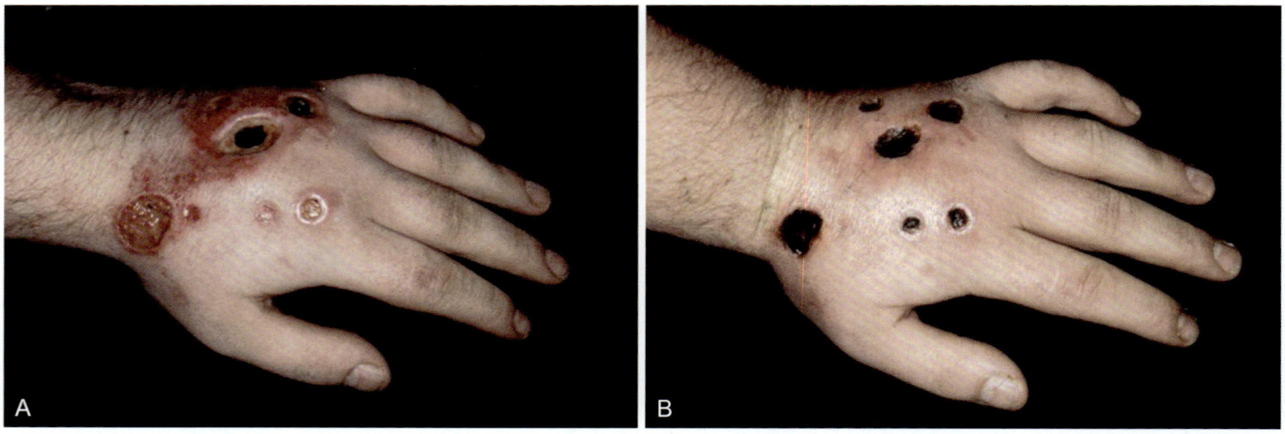

图 70-18 A. 22 岁的男性患者，工作中轻微外伤所造成的损害长久不愈合；B. 石膏固定后消退，去除石膏后重新出现，怀疑为烟头烧伤（引自：Louis DS, Kasdan ML: Factitious disorders.In Wolfe SW, editor: Green's operative hand surgery, ed 6, Philadelphia, Elsevier, 2011.）

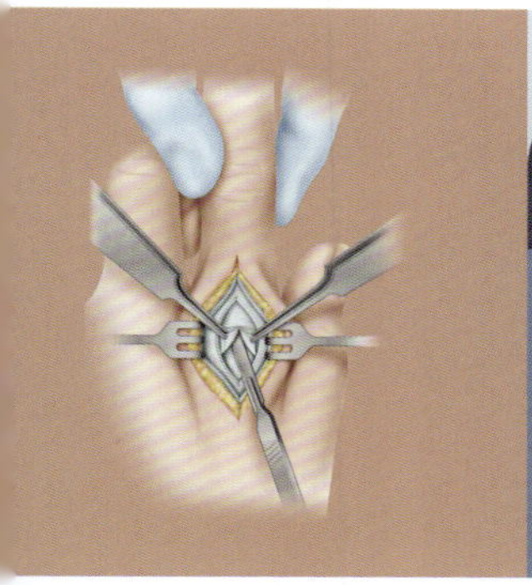

第71章

瘫痪手

著者： Norfleet Thompson
译者： 杨　林　刘春生　秦本刚　何雯婷（第13版：顾立强　秦本刚　何雯婷）
审校： 张建政（第13版：徐　雷　蒋军健）

手有感觉、能活动以及有力量是完成捏、握、勾等高度进化功能所必需的。通过手、腕和前臂的29块骨骼组成的许多关节以及作为动力、稳定作用的50块肌肉使手能够改变姿势并完成一些精细的动作。为此，手的运动必须具有可控性，跨越运动肌腱的关节必须有起平衡作用的拮抗肌来稳定。

正常的上肢，可通过不同的内在肌和外在肌的协调活动有规律地调整手的位置。肌肉运动在无意识和有意识的状态下均可控制，重复的活动形成了固定的模式。一些肌群的活动总是互相协调的，称为协同作用，或共同作用（图71-1），腕伸肌、指屈肌及指内收肌易于共同发挥作用，因此是协同肌；同样，腕屈肌、指伸肌和指外展肌也是协同肌。例如，在腕关节屈曲，手指伸直外展位时，可伸展腕关节同时手指屈曲，以这个姿势回复到原来的姿势也非常容易。但在腕关节及手指均伸展时，屈曲腕关节及手指以及恢复到原来的姿势，其动作缓慢、迟滞，并且还需主观意识支配。

当手部一个主要的肌肉瘫痪，手的平衡就会遭到破坏，无对抗的肌肉收缩往往发展成挛缩。挛缩虽然可以增加手的稳定性，但也增进了手的残疾程度。

低位尺神经瘫痪造成的爪形手畸形就是一个常见的肌力失衡造成可预见挛缩结果（图71-2）。这是掌指关节屈曲及指间关节伸展的手内在肌（骨间肌和蚓状肌）发生瘫痪导致手指、腕和拇指出现的特征性畸形。在爪形手中，指伸肌和指屈肌无拮抗，出现指掌指关节伸展，指间关节屈曲的畸形。因强壮的指屈肌牵拉的腱固定效应导致腕关节屈曲、掌

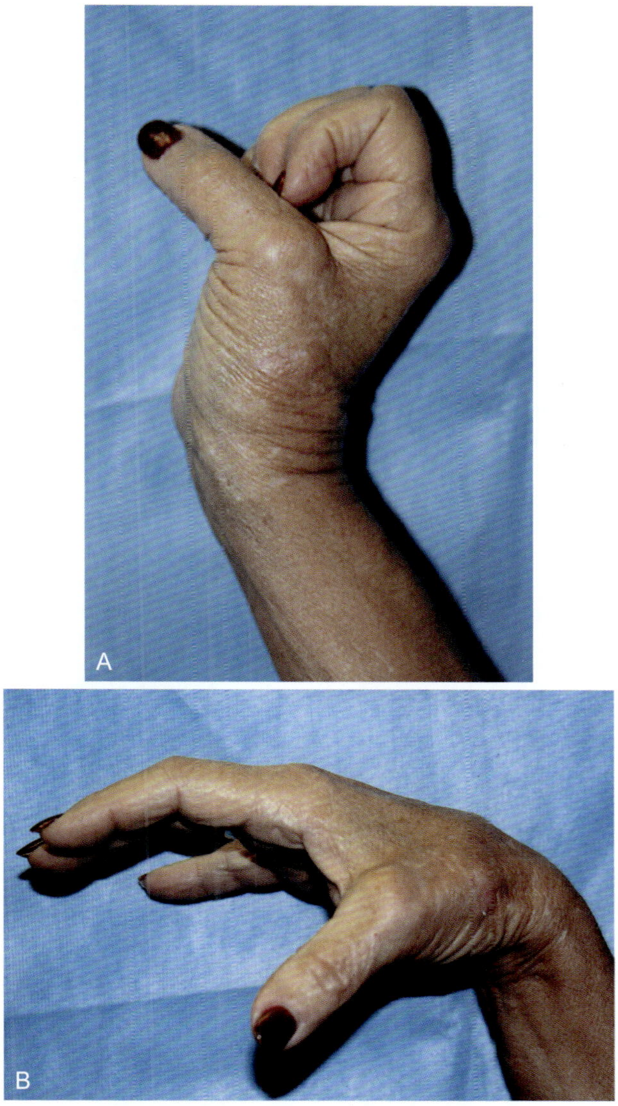

图71-1　手的协同运动（见正文）

指关节的过伸加重，甚至拇指也可能出现典型的畸形。

如果无内在肌的对掌和外展的拮抗作用，拇指也可因拇长肌作用而出现内收。这种内收的姿势通常伴随着腕关节的过伸以及指间关节的屈曲畸形。

上述手的位置称为内在肌阴性手或爪形手畸形。无论是疾病引起或外伤引起内在肌功能丧失，动力不平衡的结果是一样的。爪形手的感觉由于肌力失衡的病因不同而情况各异。脊髓灰质炎患者手的感觉正常；在周围神经病变中，不同损伤平面和不同的受累神经导致不同的感觉障碍；麻风患者会出现感觉缺失，有时表现为手套样的缺失；而脊髓空洞症患者感觉为部分缺失。

肌肉痉挛也可破坏手的平衡。正常的拮抗肌不能有效地控制和平衡肌张力。这种状况有时见于脑瘫患者，可引起肌肉的过度牵拉和关节脱位。

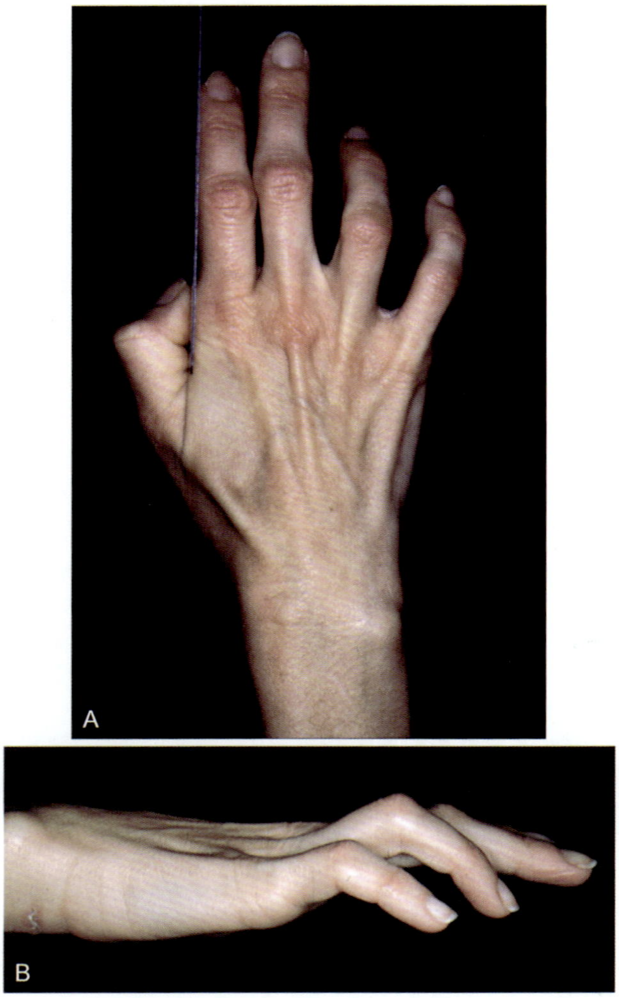

图 71-2　手内在肌瘫痪引起的爪形手畸形。A. 由于掌指关节过伸，指长伸肌腱不能伸展指间关节；B. 阻止掌指关节过伸后，指长伸肌腱可以伸直指间关节

第一节　肌腱移位术的原则

肌腱移位术用于重建手及上肢的功能。为使手术成功、防止肌力不平衡和畸形加剧，必须遵循一些基本原则。本节首先探讨移位的原则，再讨论治疗一些功能丧失的具体的肌腱移位术。

一、肌腱移位术的设计

无论造成肌肉不平衡的原因是外伤性、先天性、感染性还是血管性的，必须对肢体已缺失的功能、还保留的功能以及通过重建可能恢复的功能进行评估。用来转位的肌肉不会对供区造成损害，并且要有足够的肌力和合适的滑动幅度。此外，该肌肉应是协同肌、力线合适，可执行一种功能。肌腱移位的理想时机应考虑软组织状况和邻近关节被动活动正常时行肌腱转位。也许做一个表格能够有所帮助，一列写入所需功能，另一列写入可供转位的肌肉，将两列对照可使肌腱移位术的设计更方便、准确。

（一）肌腱移位术时对肌肉的评估

评估用于移位的肌肉有两点最为重要：一是其可牺牲性；二是肌肉的肌力。重建一个主要功能时，禁忌丧失另一个主要功能。如修复伸指功能时，禁忌丧失屈指功能。肌力分为 0~5 级：

0 级——肌肉无收缩动作；

1 级——只能触及肌肉的收缩；

2 级——肌肉能产生关节活动但不能对抗重力；

3 级——可抗重力，肌肉产生关节活动；

4 级——抗重力和抗阻力下，肌肉产生关节活动；

5 级——正常肌力。

肌肉移位后，肌力通常要下降一个等级。因此，要得到满意的效果，被移位的肌肉要有 4 或 5 级的肌力。除了可牺牲性及肌力外，还应考虑被移位肌肉是否同属协同肌群，以及肌腱的滑动幅度。移位的肌肉如果是协同肌，肌肉康复的困难较少（如用腕屈肌重建手指的伸直功能）。为了获得满意的功能，移位的肌腱必须有足够的滑动幅度，尽管可能不需像其所替代的肌腱那样大。比如，肱桡肌是一个可牺牲用做移位的肌肉，但其牵拉滑动的幅度小，如无理想的转移肌肉，有时也可使用，如替代拇长屈肌，因为即使是有限的拇指指间关节的屈曲也有用。

通过向近端分离肌腱并松解所有的筋膜附着面可以增加肱桡肌的滑动幅度，但它的滑动幅度仍不足，因而不能移位重建手指屈肌功能。

（二）肌腱移位术的时机

肌腱移位术是手部康复的最后一个步骤。手术应在瘢痕组织被很好地替代后进行，因为肌腱移位后其周围要有足够的脂肪包绕，以防止肌腱与粗糙的骨面和皮下瘢痕粘连；所以需要用带脂肪的皮瓣置换瘢痕。在肌腱移位术前，关节还必须有良好的被动活动范围；必要时应进行适当的动力支具康复或行韧带松解术。单行肌腱移位术不能矫正关节的僵直和挛缩，如未矫正，术后肌腱不能适时进行活动，将与周围的组织产生永久性粘连。在肌腱移位术前，必须通过截骨术矫正骨的对位不良，并完成必需的骨移植术。重建感觉的手术也应当在肌腱移位术前完成。

脊髓灰质炎患者，在急性期后 18 个月内都可能有肌力恢复，因此必须等够这段时间才可能得到正确的检查结果，此后，即便肌力有恢复，最多也不会超过一个等级。在这个观察阶段，必须适当地用支具保护肢体，以改善残留的肌肉功能，并防止固定畸形的发生。先天性畸形患者，其相关肌肉的力量不会变化。而脊髓空洞症患者，在肌腱移位术后肌肉无力可能加重。周围神经损伤依情况而定：如桡神经在肱骨中段断裂，应待神经缝合术后 6 个月或更长时间再行肌腱移位术，以重建伸指、伸拇和拇外展功能。某些神经转位也可能单独或者协同肌腱转移，一同对功能重建起到作用（见第 62 章）。早期施行肌腱移位术重建伸腕功能，应该被认定为对腕关节有“内夹板”支撑作用，并可迅速改善手的功能。推荐施行旋前圆肌移位到桡侧伸腕短肌的手术。高位正中神经损伤时，最近侧的肌肉在 4 个月内应能恢复部分功能（低位正中神经损伤时则为 3 个月内恢复部分功能），否则，应考虑行神经探查或肌腱移位术。

二、肌腱移位术的技术操作

尽管手术前已经对肌肉的力量进行了临床评估，但术中根据肌肉的颜色可进一步评估肌肉。适合做移位术的肌肉为暗红或红色，表明营养充足肌纤维正常。肌力弱或瘫痪的肌肉颜色苍白，体积比正常肌肉小，术中测试会发现其滑动幅度（表 71-1）小于正常肌肉，不适合做移位术（图 71-3）。肌肉对刺激（捏或是电刀）无收缩可能是无功能的表现，不应被选做有效的供体肌肉。

从肌肉在止点处被切断到转位时的一段时间里，肌肉会发生收缩，固定肌腱时由于要将其拉伸，恢复一定的滑动幅度，因而张力比通常要高。肌肉和它的肌腱在起点和新的附着点不应成锐角。肌肉越直，其活动越有效。如果一定需要有成角，必须造一个滑车；但由于滑车处存在摩擦，故而会降低肌肉的功效。游离肌肉时，必须避免牵拉，否则会导致血管神经束损伤。通常情况下，血管神经束在肌腹的近侧 1/3 进入肌肉。当移位的肌腱行于粗糙骨面，埋植于瘢痕组织中或其穿经筋膜的开窗不够大时，不能期望肌腱能够正常滑动。除少数情况外，移位的肌腱一段应走行于皮下。如移位肌腱需要劈开固定至两个或多个止点时，肌肉将主要作用于张力最大的肌腱并促其滑动，因此应特别注意各个肌腱束固定时张力一定要相同。

肌腱的固定点离所作用的关节越远，肌肉作用于关节的力量越大，但是为实现正常活动而需要的肌腱滑动幅度也越大。肌腱附着于骨上所成角度越大，那么肌肉作用于骨和关节的力量就越大，大多数肌肉几乎平行于构成它们所作用关节的骨骼，极少数以直角止于骨骼，不过旋前方肌和旋后肌是明显的例外。

表 71-1

肌腱的滑动幅度

肌腱	滑动幅度 (mm)
腕肌腱	33
指深屈肌	70
指浅屈肌	64
指总伸肌	50
拇长屈肌	52
拇长伸肌	58
拇短伸肌	28
拇长展肌	28

（引自 Curtis RM: Fundamental principles of tendon transfer, Orthop Clin North Am 2: 231, 1974.）

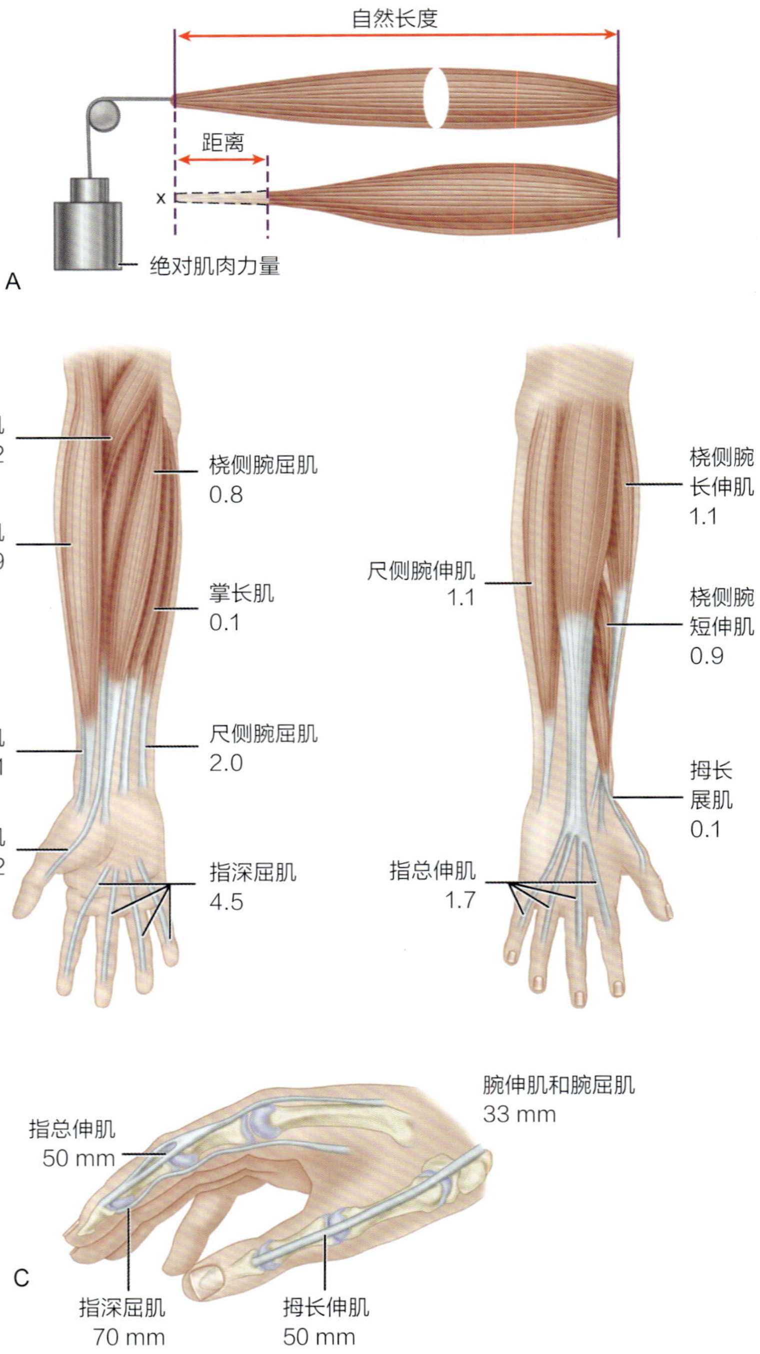

图 71-3 肌肉传递功率。A. 肌肉功率 W=F×d，其中 F（力）= 绝对肌力，3.65×cm^2 生理横截面，d（距离）= 振幅或位移；B. 肌肉功率（mkg）；C. 毫米肌振幅（重绘自：Curtis RM:Fundamental principles of tendon transfer, Orthop Clin North Am 2: 231,1974.）

第二节 手指捏持功能的重建

一、拇指对掌功能的重建

拇指捏持功能必须通过对掌动作来完成。脊髓灰质炎或正中神经麻痹其对掌功能经常部分或全部丧失。对掌功能主要取决于拇指内在肌的功能，特别是拇短展肌的功能。当然，拇指掌指关节和指间关节的动力性稳定也需要拇指外在肌，否则需要对这些关节施行关节融合术或肌腱固定术进行稳定。同时拇指腕掌关节一定要活动自如，不被关节囊或拇指指蹼其他结构的挛缩所限制。

拇指对掌是一个复合动作，由以下几个方面协调完成：①拇指自示指掌面外展；②拇指掌指关节屈曲；③拇指内旋或旋前；④拇指近节指骨在掌骨上向桡侧偏斜；⑤拇指向各手指运动（图 71-13）。

虽然对掌功能是作用于拇指的诸多长短肌肉协调活动的结果，但在这一复合运动中，拇短展肌是最重要的一条肌肉，它使拇指内旋、外展而远离第二掌骨，使拇指近节指骨在第一掌骨上内旋和外展，同时协同拇长伸肌伸直拇指指间关节。根据以上原因，在肌腱移位重建拇指对掌功能时，移位的肌腱要固定于拇短展肌的肌腱上。

（一）拇指畸形的矫正

为了较好地重建拇指的功能，在重建对掌功能的手术前或手术中，常需先行矫正手指的其他畸形和残障，患者常会利用拇长伸肌引起拇指内收来替代对掌功能，并渐成习惯。此时，拇指的内收和伸展会作为一个单独功能活动出现，其中由于拇长伸肌向 Lister 结节方向的牵拉，屈曲的拇指尖部会被牵至与示指近节指骨基底部相对。这样捏持动作在手指基底部完成而不是指尖，进而当拣东西时，必须通过腕关节的旋前、肘关节的上抬以及肩关节的外展来使拇指和其他手指的接触点转向下方，以方便拾取，随着拇指内在肌瘫痪后功能替代方式的进一步强化，作为内收动力的拇长伸肌会渐渐移向拇指与示指间的指蹼间隙。

所有固定拇指内收及外旋畸形都必须矫正，可以切断第一、二掌骨间的指蹼筋膜，并在第一掌骨尺侧进行骨膜下剥离。如果畸形严重，必要时可行虎口“Z”字成形术（见拇指内收的讨论）。如果畸形非常严重，以至于旋转截骨术及虎口松解术都无法矫正，可以行第一腕掌关节融合术。腕掌关节融合术后，因为更近侧关节还有一些活动，重建对掌功能的肌腱移位术仍有用。但是，如果对关节活动能力的需要更甚于稳定性的话，通过施行大多角骨切除术可获得足够的软组织松解，而不必施行关节融合术。

为使肌腱移位术重建的对掌功能满意，还需要将肌腱移位到拇长屈肌、拇长伸肌或拇长展肌，对拇指进行动力性稳定。如果可用的肌力不足以保持拇指掌指关节的动力性稳定，或由于关节韧带或关节囊松弛造成掌指关节不稳定，则需要行拇指掌指关节融合术（重建对掌功能的肌腱移位术后，如果肌腱固定位置不当，引起掌指关节过伸或过屈，也是关节融合术的指征）。掌指关节融合于屈曲 15°，轻度内旋位以便拇示指指尖捏持。拇指指间关节出现固定性屈曲挛缩时，有时也需行指间关节融合术，将其融合于屈曲 20° 位。

（二）重建对掌功能的肌腱移位术

重建瘫痪手的捏持功能的方法有很多。所有方法的共同点在于选择一个可切取的健康的肌肉 - 肌腱装置手外在动力肌，以合适的角度固定于拇指上，牵拉拇指到对掌位。移位肌腱通常从腕或掌部的尺侧走向拇指，为此，有时需将肌腱绕过一个滑车。我们经常需要构建滑车，一些人主张在尺侧腕屈肌腱末端做一环形静态滑车，而另一些人主张将移位的肌腱环绕尺侧腕屈肌腱形成动态滑车。

仔细评估多块肌肉的肌力后再选出合适的动力肌肉。环指的指浅屈肌是首选，如果该肌肌力能满足移位的要求，同时伴行的指深屈肌肌力良好，单独即可满足屈曲环指。其次可选择中指的指浅屈肌。如果上述屈肌腱不适宜转位的话，则可选择示指固有伸肌。接下来可选择尺侧腕伸肌，再次是掌长肌或桡侧腕长伸肌，但这些肌肉需行肌腱移植术才能固定至拇指上的止点。只有在其他腕伸肌足够强大，未被移位而且将来也不会被移位至他处的情况下才可行上述腕伸肌的移位术。

指浅屈肌腱移位术

手术技术 71-1

（Riordan）

- 取环指近指间关节尺侧旁正中切口，显露环指指浅屈肌腱，在近指间关节平面或稍近侧切断肌腱。
- 切开指浅屈肌腱的腱交叉，在关节平面分开两条腱束，使它能够滑过指深屈肌腱在腕部被顺利抽出。
- 行“L”字形切口显露尺侧腕屈肌腱，切口近段沿该肌腱表面延伸，远端转向桡侧，与腕横纹平行。接着做滑车，在豌豆骨的近端 6.0 cm 处将尺侧腕屈肌腱切断一半（图 71-4）。
- 将桡侧半肌腱向远侧剥离至豌豆骨附近，做一个大小足够指浅屈肌腱轻松通过的套环，将其末端穿过尺侧腕屈肌剩下的半条肌腱上切开的一个裂缝，然后反折缝合到剩余的半条肌腱上。
- 用如下方法在拇指上做宽“C”字形切口，即从拇指背侧指间关节的近侧开始，向近侧和掌侧延伸到拇指的桡侧，行至掌指关节的近侧时，切口沿大鱼际的皮纹转向背侧。在拇指的桡背侧注意保护桡神经浅支发出的纤细感觉支。显露和确认行于近节指骨上的拇长伸肌腱、掌指关节表面的伸肌腱帽和拇短展肌腱。

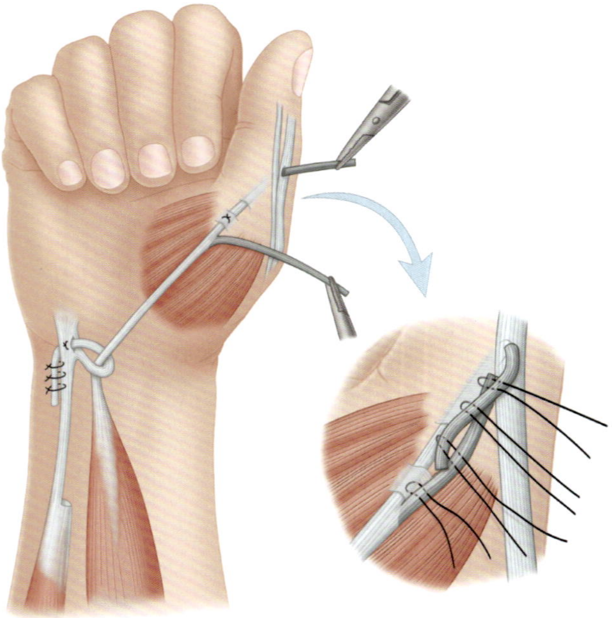

图 71-4 重建对掌功能的 Riordan 肌腱移位术（见正文）（见手术技术 71-1）

- 在腕部确认环指的指浅屈肌腱，将它由前臂切口抽出，穿过尺侧腕屈肌做成的滑车。
- 然后用小止血钳（最好是肌腱引导器），将肌腱沿拇短展肌纤维的方向，自前臂切口通过大鱼际部的皮下组织引至拇指切口。
- 贯通拇短展肌腱上的两个平行的小切口做 1 个小的隧道，以便重建移位的肌腱止点。
- 将环指浅屈肌腱末端向近端劈开 2.5 cm 或更多，将其一半穿过隧道。
- 从拇指近节指骨骨膜上分离开伸肌腱帽，距第一个隧道远端 6 mm 处于伸肌腱帽上做 1 个小切口，穿入同一屈指浅肌腱束。距离指间关节近侧 3 mm 处于拇长展肌上切开一纵行切口，将上述指浅屈肌腱束从此口中伸肌腱深面抽出。
- 确定移位肌腱的张力。用小止血钳夹住屈指浅肌腱的两腱束并交叉。拇指完全对掌、腕关节伸直位上，在一定张力下重叠指浅屈肌腱的两个腱束。放松拇指、被动屈曲腕关节时，移位肌腱应该完全放松，使拇指能够完全伸直和外展；当腕关节处于背伸 45° 位时，移位肌腱应该有足够的张力使拇指处于完全对掌，拇指末端处于完全伸直位。
- 如果张力不足，要增加张力，重复测试。
- 获得合适的张力后，用末端埋藏法缝合指浅屈肌腱的两个束（图 71-4）。
- 用尼龙线或丝线将移位肌腱和拇短展肌腱固定于关节囊，保证移位肌腱确实通过掌骨头的中央；这样可预防远期对掌时移位肌腱向关节掌侧脱位。
- 用非吸收缝线缝合伤口，加压包扎固定手部。用背侧石膏托将腕关节固定于屈曲 30°，手指功能位，拇指完全对掌位，远节拇指伸直位。在手指中间放置几层纱布，防止皮肤浸渍。

术后处理 4 周时，去掉敷料和夹板，开始主动活动，但拇指要用对掌夹板再保护 6 周。许多患者去除夹板后，马上可以行对掌活动。如果采用环指指浅屈肌腱做移位肌，如 Riordan 手术，为促进其训练，可嘱咐患者将拇指尖对向环指。这个训练方法可使环指屈曲，同时主动地使用指浅屈肌腱进行拇指对掌活动。对股四头肌乏力而从坐位站起时习惯用手掌支撑的患者或扶拐杖的患者，移位肌腱一定要保护 3 个月或更长时间，否则移位肌腱将过度拉伸而失去功能。

指浅屈肌腱移位术

手术技术 71-2

（Brand）

- 环指指浅屈肌腱的显露、切断及拇指切口均与 Riordan 方法相同。
- 在屈侧腕横纹近侧 5 cm 处做 1 个小横行切口，抽出环指指浅屈肌腱。
- 在豌豆骨的桡侧距其约 6 mm 处做 1 个小纵行切口。向深层分离，当切口内的脂肪由浅表层的纤维样变为柔软、疏松可游离并膨入切口内时，表明可以在此层，向近侧做皮下隧道，注意此层中走行有尺神经的一个分支。
- 于此切口向近侧在疏松的脂肪层中做 1 个皮下隧道至前臂切口，夹持指浅屈肌腱的末端，将其自隧道拉入掌侧切口。隧道位于钩骨钩的浅面，脂肪层中的纤维隔构成了滑车。
- 将移位肌腱引向拇掌指关节，其末端劈开，分别固定到拇指掌指关节的远近端；近端的肌腱束固定于关节的尺侧，远端的肌腱束固定于拇短展肌腱和拇长伸肌腱上（图 71-5）。肌腱双止点固定法可以防止肌腱跨越掌指关节时移位。（如果肌腱没有劈开，单股固定，若其滑移至掌指关节的背侧面，将会使关节过伸，若其经掌指关节桡侧滑移至关节的掌侧面，将会使关节屈曲）。

术后处理 术后处理与 Riordan 方法相似（见手术技术 71-1）。

当环指或中指指浅屈肌腱不能移位时，可按 Burkhalter 等所述方法（见手术技术 71-3）将示指

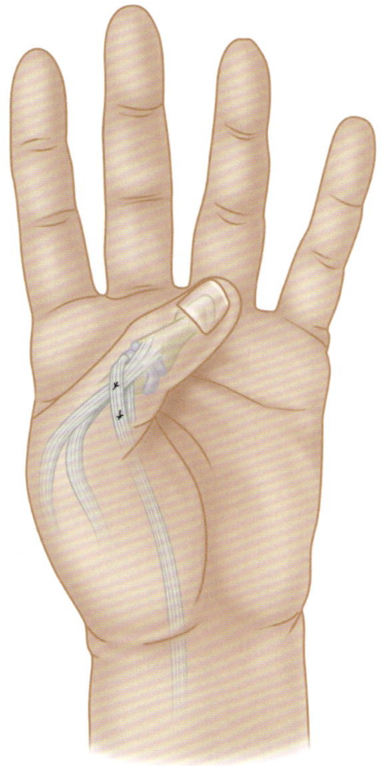

图 71-5　Brand 肌腱移位术重建对掌功能（重绘自：White WL: Restoration of function and balance of the wrist and hand by tendon transfers, Surg Clin North Am 40: 427, 1960.）（见手术技术 71-2）

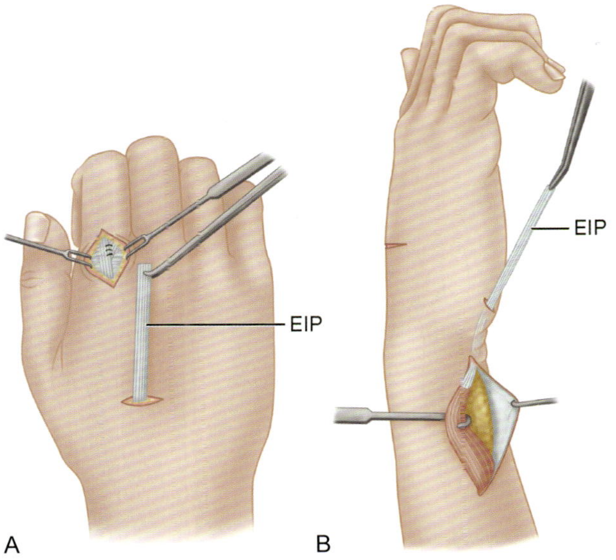

图 71-6　A. 从伸肌腱帽上切下示指固有伸肌腱（EIP），仔细修补腱帽；B. 通过前臂尺侧的切口，可广泛切除筋膜组织，示指固有伸肌腱经皮下组织在尺侧腕伸肌的浅面转位（引自：Burkhalter WE, Christensen RJ, Brown P: Extensor indicis proprius opponensplasty, J Bone Joint Surg 55A: 725, 1973.）（见手术技术 71-3）

固有伸肌腱绕过腕关节尺侧来重建对掌功能。对高位正中神经麻痹或臂丛神经麻痹，可按 Groves 和 Goldner 所述方法（见手术技术 71-4），将尺侧腕屈肌作为移位的浅屈肌腱的动力肌。

示指固有伸肌腱移位术

手术技术 71-3

（Burkhalter 等）

- 于示指掌指关节背面桡侧做一短弧形切口，找到示指固有伸肌腱。
- 锐性切断肌腱的止点和小部分腱帽，单纯间断缝合修复腱帽（图 71-6A）。
- 必要时还可于手背中部做 1 个小切口，以帮助拉出伸肌腱。
- 于腕横纹近侧、前臂的尺侧面上做 1 个约 2 cm 纵行切口，拉出肌腱（图 71-6B）。
- 必要时还可切除筋膜以帮助肌肉改向。
- 在豌豆骨区另做 1 个小的切口，将肌腱于其中抽出，注意肌腱自前臂的背侧到此点形成的转折要呈平滑的弧形。再将肌腱从豌豆骨区自皮下穿至掌指关节近侧的拇短展肌腱处（图 71-7A）。
- 在掌指关节桡掌侧做另 1 个切口，显露肌腱固定点。
- 可以劈开肌腱，按 Riordan 法固定肌腱上点，也可以简单地将其穿至拇短展肌腱性部分，间断缝合（图 71-7B）。
- 缝合肌腱时，要维持最大张力，拇指最大外展，腕关节轻度掌屈。

术后处理　腕关节掌屈位夹板固定至少 4 周。

尺侧腕屈肌腱联合指浅屈肌腱移位术

手术技术 71-4

（Groves 和 Goldner）

- 如图 71-8A~C 所示在腕部掌侧和尺侧做切口。掌侧切口显露环指指浅屈肌和尺侧腕屈肌，尺侧切口显露尺侧腕伸肌。
- 在环指中节指骨上切断环指指浅屈肌腱附着点，并从腕部拉出。
- 切断尺侧腕屈肌腱，留下足够长的远段包绕尺侧伸腕肌腱缝合形成一个滑车。
- 将环指指浅屈肌腱穿过滑车，经皮下到达拇指近节指骨的基底。固定肌腱时，将指浅屈肌腱的一半用不锈钢丝拉出的方法埋入近节指骨，另一半直接固

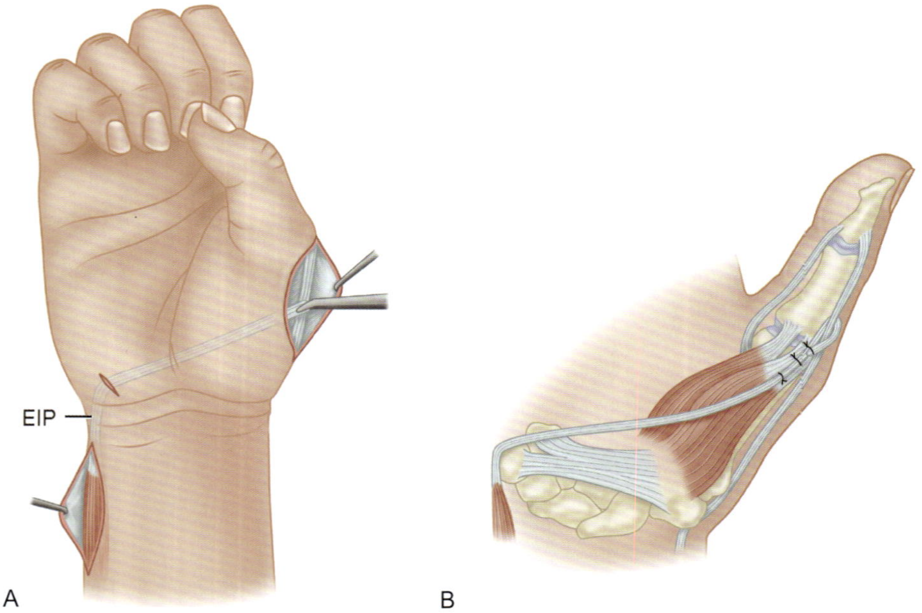

图 71-7 A. 示指固有伸肌腱从豌豆骨附近拉出，再经手掌的皮下隧道到达拇指；B. 将此肌腱固定于拇短展肌腱、掌指关节囊和近节指骨上的拇长伸肌腱（引自：Burkhalter WE,Christensen RJ, Brown P: Extensor indicis proprius opponensplasty, J Bone Joint Surg 55A: 725, 1973.）（见手术技术 71-3）

定到指骨上（图 71-8D）。

- 将尺侧腕屈肌近段肌腱与环指指浅屈肌腱缝合，要有足够的张力，使得腕关节背屈时可使拇指充分对掌（图 71-8E）。

掌长肌腱移位增强拇指对掌功能

人们开始关注使用掌长肌腱移位术来增强对掌功能。对于部分正中神经麻痹引起拇短展肌无力萎缩并伴随严重的肘管综合征的患者可以采用此术式。其优点之一是术区与正中神经毗邻，可在同一手术中对正中神经进行修复或松解，而不需另行手术。移位的掌长肌不能产生真正的对掌功能，而是使拇指屈曲和外展。术前必须确认掌长肌的功能，这种转位对于高位正中神经麻痹不适合。

手术技术 71-5

（Camitz）

- 平行于鱼际纹基底做弧形切口，向近端前臂延伸 4 cm。
- 在前臂远端游离掌长肌腱，保留肌腱在掌深腱膜上的止点。
- 于掌长肌腱上切开掌腱膜纤维，如此在掌长肌腱远端延长了一掌腱膜条，增加了长度，使之能够到达拇短展肌腱的远部。
- 延长的肌腱穿过拇指掌骨部小的皮肤切口，保持拇指完全对掌、腕关节中立位下调整张肌力，将延长的掌长肌缝合到拇短展肌腱上。

肌肉移位（小指展肌）重建对掌功能

当其他动力肌肉不适用或因其被移位到别处时，可按 Huber、Littler 和 Cooley 描述的方法利用小指展肌重建对掌功能。小指展肌的形态和滑动幅度与拇短展肌类似，所以它是最好的替代品。从美学观点上看，小指展肌移位刚好充填了大鱼际萎缩留下的空间，显得饱满，而且这种方法不需重建滑车。

手术技术 71-6

（Littler 和 Cooley）

- 沿小指展肌肌腹的桡侧缘做弧形切口，近端在豌豆骨的近侧，远端到小指的尺侧缘（图 71-9A）.
- 游离肌肉的 2 个腱性止点，一个位于伸肌扩张部，另一个位于近节指骨的基底。
- 从筋膜间隔分离出该肌，仔细显露其血管神经束并将其游离。注意勿损伤静脉血管。
- 从豌豆骨上游离肌肉的起点，但是保留在尺侧腕屈肌腱上的起点，这时，肌肉可充分移位到达拇指上的止点（图 71-9B）。
- 在拇指的大鱼际肌桡侧缘另做弧形切口，横过掌部做一皮下腔隙容纳移位肌。

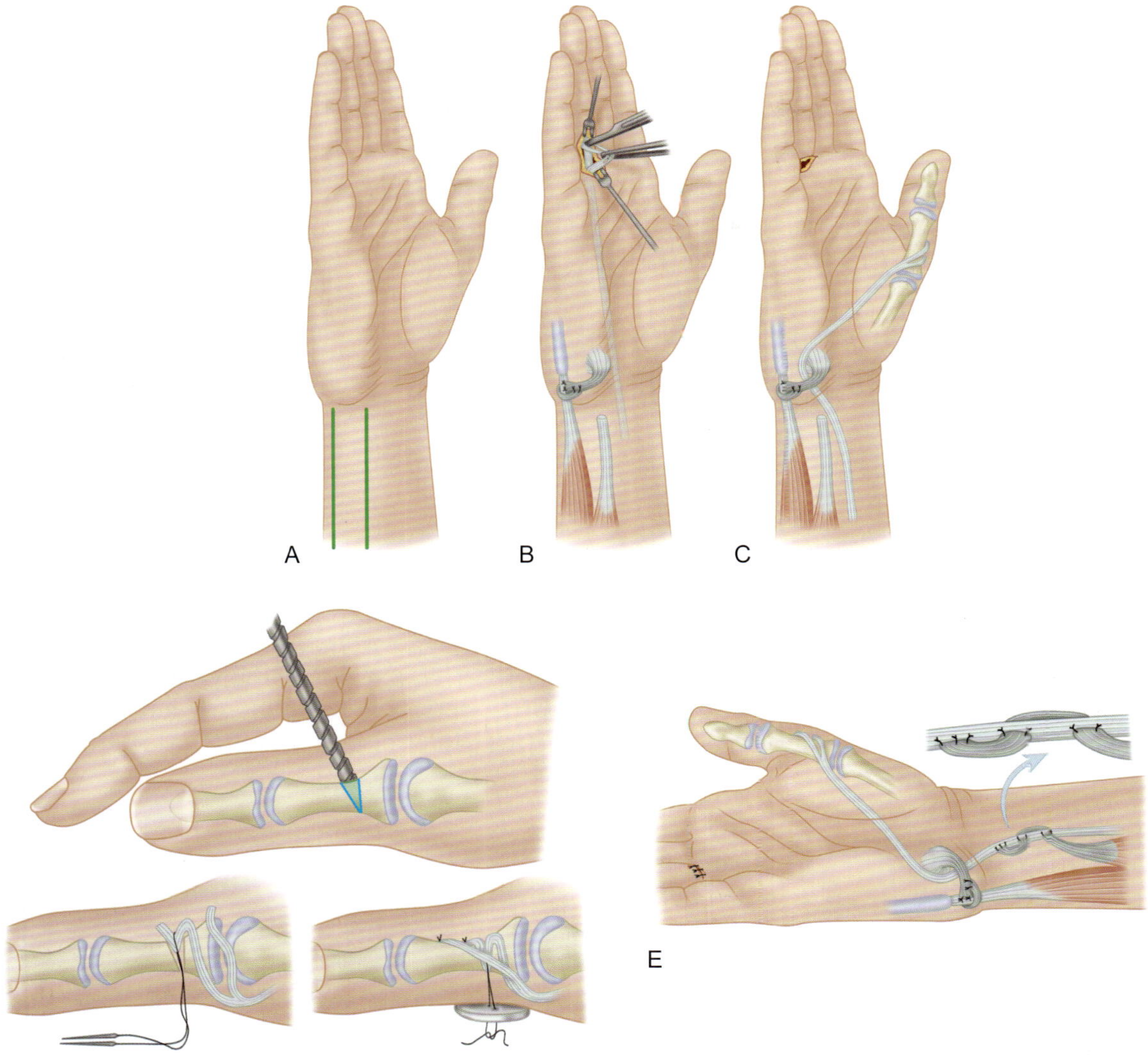

图 71-8 A. 腕部的两个切口；B. 通过掌侧切口，显露环指指浅屈肌腱和尺侧腕屈肌腱。通过尺侧切口，显露尺侧腕伸肌腱。尺侧腕屈肌腱在距其止点 4 cm 处切断，远侧的游离端包绕尺侧腕伸肌腱缝合。通过环指近指间关节皮纹横切口显露指浅屈肌腱，切断其两个腱束；C. 环指指浅屈肌腱通过腕部的掌侧切口拉出，穿过滑车，经皮下组织到达拇指的掌指关节；D. 将移位肌腱的两条肌腱束固定于近节指骨的基底。在近节指骨的基底从尺侧向桡侧钻孔，将孔的尺侧部分扩大，以容纳一条腱束的重叠，该腱束用拉出缝合法固定；E. 移位肌腱固定到拇指指骨后，调整肌腱张力（见正文），尺侧腕屈肌腱的近侧部分缝合到移位肌腱上（重绘自：Groves RJ,Goldner JL: Restoration of strong opposition after median-nerve or brachial plexus paralysis,J Bone Joint Surg 57A: 112,1975.）（见手术技术 71-4）

- 将小指展肌翻转 170°（如同翻一页书），经皮下腔隙到达拇指（图 71-9C）。
- 将其腱性止点缝合于拇短展肌的止点上。整个操作过程要避免压迫和过度牵拉肌肉和血管神经束。
- 术后用塑形良好的敷料轻轻加压包扎，掌侧石膏托固定拇指于对掌位和腕关节轻度屈曲位。

二、拇指内收功能的重建

强大的手部捏持功能需要拇指的内收和对掌。对掌功能是拇指独特的、精细的运动方式，以这种运动方式活动拇指，使指尖能和其他手指通过它们的屈曲实现对掌动作。当指尖相对时，尤其是拇指和示指，拇指内收功能就成为了稳定拇指示指对掌功能的主要力量。拇内收肌瘫痪 - 如尺神经麻痹时，示指和中指指腹之间的牢固捏持功能就会丧失；而且拇指不能跨越手掌与环指、小指对指。当拇指处于轻度的内收位时，拇长屈肌腱可提供一定的内收肌力，此时拇长屈肌通过一个与手掌平面平行的弓屈曲拇指。最终因拇长屈肌试图产生拿捏的动作，拇指的指间关节变得过屈（Froment 征），继发的伸

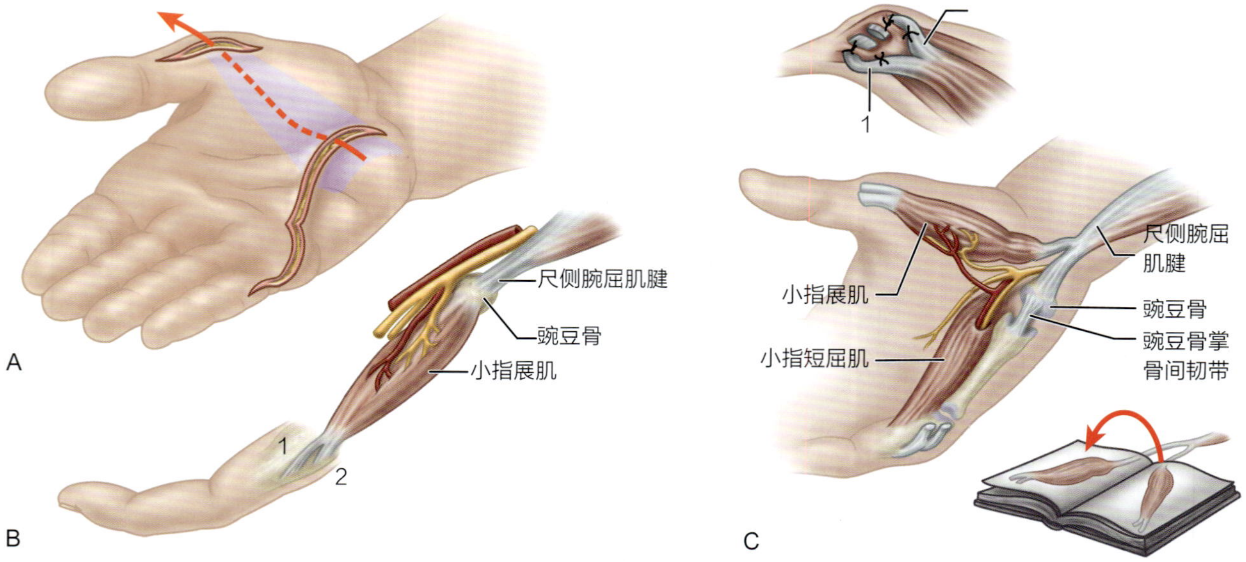

图 71-9 Littler 方法移位小指展肌重建对掌功能。A. 两个皮肤切口，阴影区为潜行分离区，形成腔隙容纳移位肌腱；B. 小指展肌的解剖，神经血管束位于肌肉近端的深面。肌肉止于小指近节指骨的基底（1）和小指伸肌腱（2）；C. 小指展肌豌豆骨上的起点被切断，但尺侧腕屈肌腱起点仍保留。肌肉翻转 170°，经皮下到达大鱼际区，它的两个止点（1 和 2）缝合到拇短展肌上（引自：Littler JW,Cooley SGE: Opposition of the thumb and its restoration by abductor digiti quinti transfer, J Bone Joint Surg 45A: 1389, 1963.）（见手术技术 71-6）

指肌力失衡导致掌指关节出现过伸（Jeanne 征）（图 71-10）。

已经有几种重建拇指内收功能的肌腱移位方法，如果仅是内收功能受损，可采用肱桡肌或 1 条桡侧腕伸肌进行修复，行肌腱移植术延长后，经过第三掌骨间隙走向手掌面。横过手掌，固定到拇指内收肌腱上。这样的移位方法只能在正常拇收肌的方向上提供内收功能。这种方法最适用于尺神经麻痹，因为此时不需要重建拇指的外展功能，但需要结合其他一些手术，重建示指的外展功能。如果拇指的内收和对掌功能均缺失，除非有其他方法重建内收功能，否则用单条肌腱移位重建对掌功能时，肌腱滑车要尽量靠远端而不要置于豌豆骨附近，这样可以同时重建一些内收功能。Royle-Thompson 移位术便符合此手术要求，在该术式中，环指浅屈肌腱以腕横韧带为滑车，横穿手掌后缝合至拇收肌肌腱上。为了重建示指的外展和拇指的内收功能，可劈开指浅屈肌腱，一束固定于拇收肌肌腱，另一束固定于第一背侧骨间肌止点。

由于拇指的外展和旋前功能仍有限，Royle-Thompson 移位术只能部分重建拇指的对掌功能。Brand 想出了纠正这些缺陷的另一种方法，那就是使用环指的指浅屈肌腱作为动力肌（图 71-11）。于掌筋膜的浅面经过手掌固定于拇指桡侧。通过 1 个

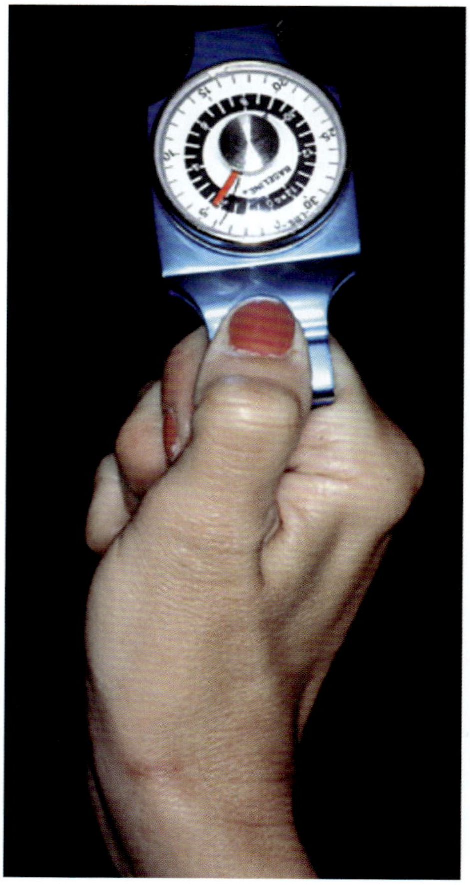

图 71-10 Jeanne 征（见正文）

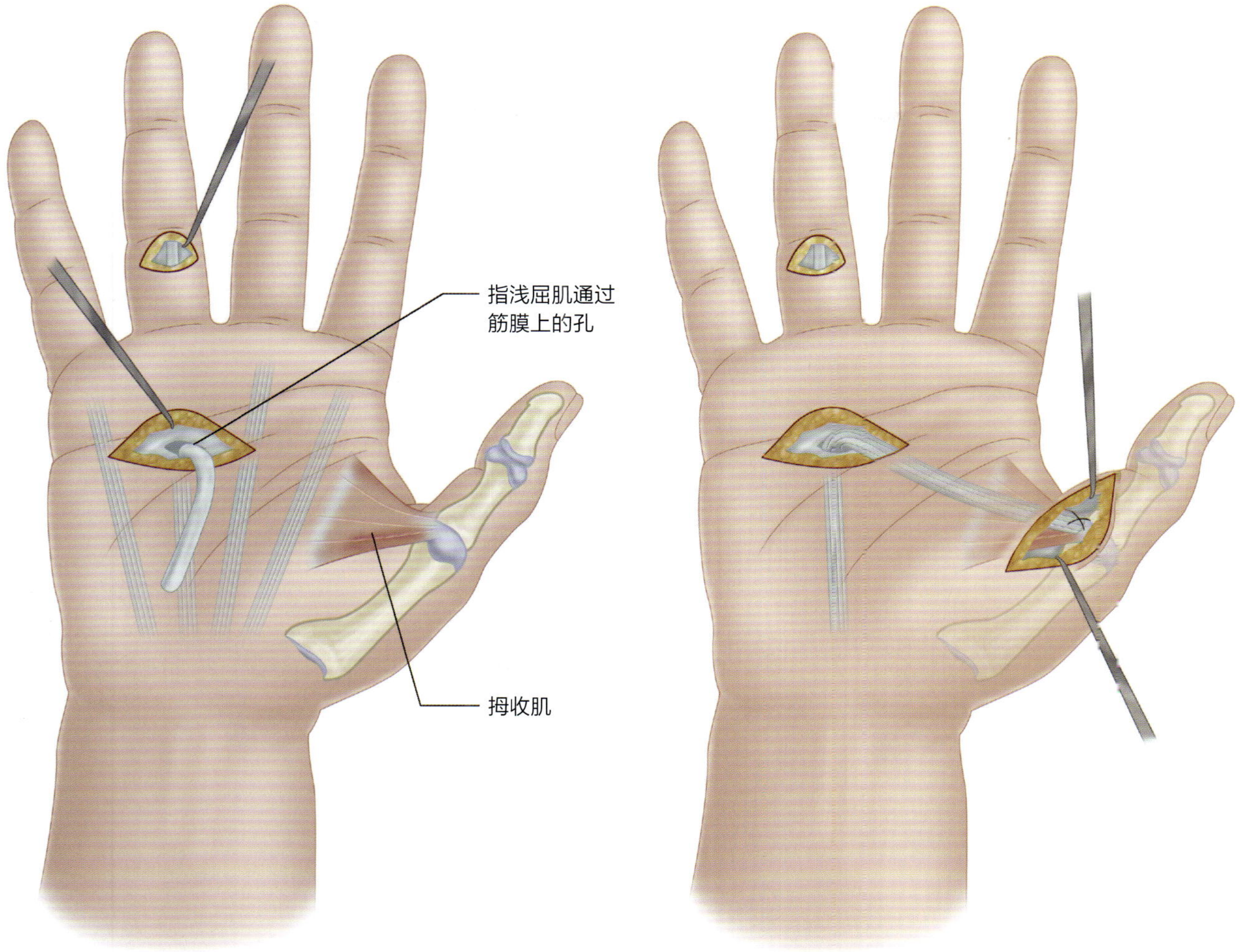

图 71-11　Brand 移位术（见正文）

小的切口在近节指骨切断指浅屈肌腱，从掌中部鱼际纹尺侧一个小切口中拉出。穿经掌远侧 1/3 环指和中指掌筋膜的一个自然间隙，经皮下固定于掌指关节远端水平的桡侧。这样可以旋前拇指并重建内收功能。

肱桡肌或桡侧腕伸肌移位术重建拇指内收功能

手术技术 71-7

（Boyes）

- 在桡骨茎突部位切断肱桡肌腱，并向近侧仔细游离，清除肌腱上附着的筋膜，以增加其活动度。
- 切取 1 根移植肌腱（跖肌腱或掌长肌腱），用钢丝拉出法固定到拇指的内收肌结节或缝合到拇收肌的肌腱止点上。
- 移植肌腱沿内收肌的肌腹走行，然后穿过第三掌骨间隙到达手背（图 71-12）。
- 再经皮下隧道向近侧和桡侧方向走行，与肱桡肌腱断端缝合。当采用桡侧伸腕肌时，移植肌腱要置于指总伸肌腱深面，与桡侧伸腕肌缝合。在拇指桡侧掌侧外展位及腕关节中立位时保持肌腱最大的紧张度缝合。
- 术后石膏管型固定拇指于内收位，腕关节于背伸位。

术后处理　术后 4 周，拆石膏，开始进行主动功能锻炼。在拆除石膏后的 2 周内用前臂可拆卸拇指人字形绷带固定，防止拇指过伸。

桡侧腕短伸肌腱转移术重建拇内收功能

Smith 认为桡侧腕短伸肌移位可以提供强有力的拇指内收功能。他通过肌腱移植术延长肌腱，使其穿过第二掌骨间隙。移位术后，捏持力平均增加 1 倍（图 71-13 和图 71-14）。

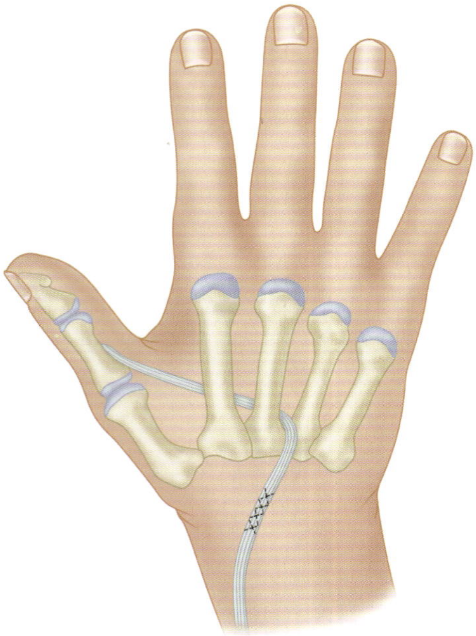

图 71-12 Boyes 肱桡肌或桡侧腕伸肌移位术重建拇指内收功能（见正文）（见手术技术 71-7）

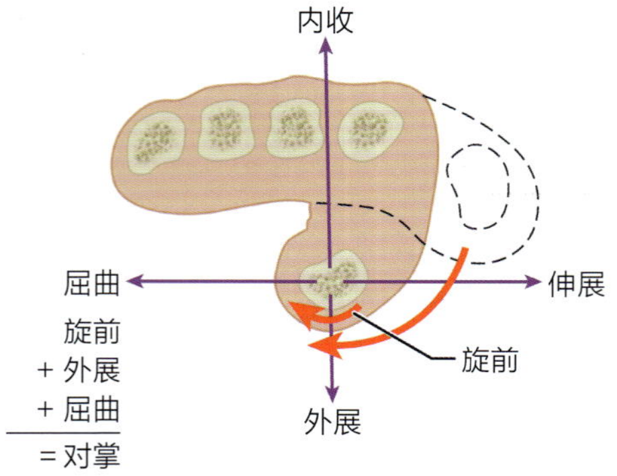

图 71-13 拇指在垂直于手掌的平面上进行内收和外展运动。在平行于手掌的平面上进行屈伸运动；沿拇指的长轴进行旋前和旋后运动；对掌是第一掌骨外展、屈曲和旋前（以及近节指骨的屈曲和外展及远节指骨的伸展）的复合运动（重绘自：Smith RJ: Extensor carpi radialis brevis tendon transfer for thumb abduction: a study of power pinch, J Hand Surg 8A: 4,1983.）

手术技术 71-8

（Smith）

- 在前臂背侧桡侧腕短伸肌止点近端做 2 个短横行切口（图 71-14A）。
- 在第三掌骨基底部切断其止点，从位于腕背侧支持带近侧的切口中将其抽出（图 71-14B）。
- 在第二、三掌骨之间做第 3 个切口，切除部分麻痹的骨间肌，开窗。
- 在拇指掌指关节尺侧缘做 1 个纵行切口。
- 用 1 个弯血管钳，经拇收肌深面和第二掌骨间隙的窗口做 1 个隧道。切取合适的移植肌腱（通常为掌长肌）。
- 将肌腱自拇指处穿入隧道到达手背（图 71-14C），同时肌腱远端缝合到拇收肌腱上（图 71-14D）。
- 移植肌腱的近端经皮下穿到前臂最近侧的切口中（图 71-14E），与桡侧伸腕短肌腱缝合。缝合时所有的肌腱都放松、无张力，使手腕处于中立位，拇指靠于示指的掌侧（图 71-14F）。
- 背伸腕关节时，应见到拇指牵向内收位。屈曲腕关节时，拇指紧贴手掌。

术后处理 用石膏托固定拇指于中立位、腕关节背伸 40° 位。术后 4 周拆石膏，鼓励进行主动功能锻炼。

改良的 Royle-Thompson 肌腱移位术

手术技术 71-9

- 在环指的尺侧做旁正中切口，切断指浅屈肌腱的止点（图 71-15）。
- 从掌部的短横行切口抽出肌腱，劈为 2 束。
- 按照 Riordan 移位术在拇指的桡背侧做一个弧形切口（见手术技术 71-1）。将指浅屈肌通过皮下隧道向桡侧送入此切口。
- 然后将其中的一个肌腱束缝合到掌指关节远侧的拇长伸肌腱上；另一个肌腱束绕过掌骨走向手背面，缝合到拇指尺侧的拇收肌止点。
- 缝合伤口，石膏托固定拇指于内收位、腕关节于适当的屈曲位。

术后处理 术后 4 周时拆石膏，开始进行主动功能锻炼。在拆除石膏后的 2 周内用前臂可拆卸拇指人字形绷带固定，防止拇指过伸。

三、示指外展功能的重建

示指是最常与拇指一起进行捏持动作的手指。因此要想捏持有力，必须依赖稳定的示指掌指关节。示指的外展动作在一些活动中也有其特别的功能，例如：打字、弹钢琴等。脊髓灰质炎经常累及示指的外展功能，因此将示指外展功能的重建方法与其他手指内在肌功能的重建分开，本节单独讨论。

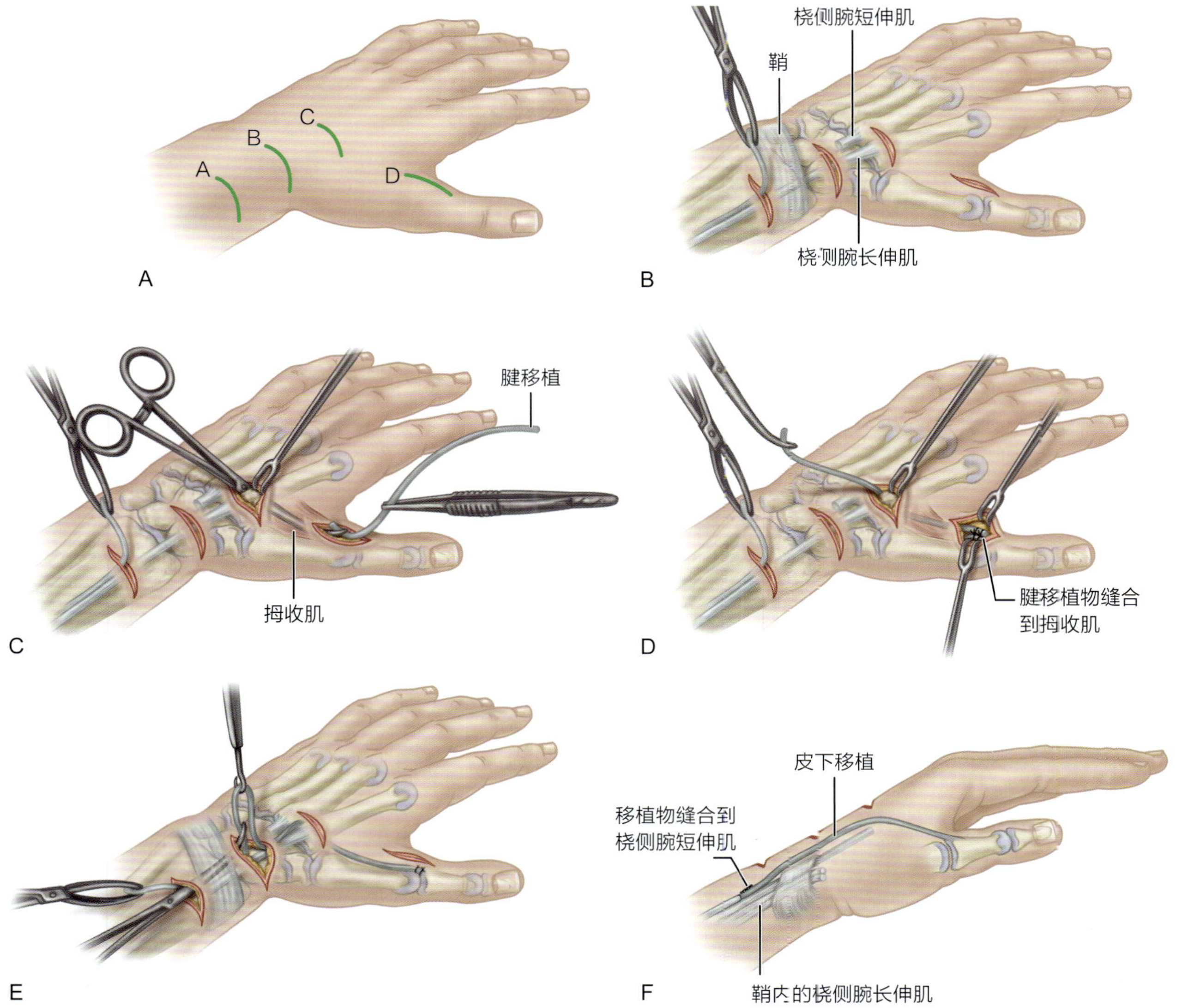

图 71-14　桡侧腕短伸肌腱 Smith 转位。A. 常用的切口 (A 和 B)：桡侧腕短伸肌切断和抽出，移植肌腱穿过第二掌骨间隙的切口 (C)，移植肌腱缝合到拇收肌腱上的切口 (D)；B. 切断桡侧腕短伸肌远端，并将其向近端从腕背支持带"鞘"中抽出；C，移植的肌腱（掌长肌腱或跖肌腱）通过拇收肌深面和第二、三掌骨间隙；D. 移植的肌腱缝合到拇收肌腱上；E. 移植的肌腱近端于皮下穿至近端切口中；F. 保持拇内收和腕背伸 0° 位，将移植肌腱缝合到桡侧腕短伸肌腱上。桡侧腕短伸肌维持休息位长度。如果鱼际肌瘫痪，移植的肌腱要稍长一些（引自 :Smith RJ: Extensor carpi radialis brevis tendon transfer for thumb abduction: a study of power pinch, J Hand Surg 8A: 4, 1983.)（见手术技术 71-8）

肌腱移位重建示指的外展功能，主要是要替代第一背侧骨间肌的功能，因此移位肌腱要固定在第一背侧骨间肌的腱性止点上。该点主要位于示指近节指骨基底的桡侧部。常用的移位肌腱有示指固有伸肌、拇短伸肌、掌长肌；手术后所有这些肌腱均可以外展示指，但在强力捏持时不能稳定示指。也有人使用指浅屈肌，但一般禁忌使用，除非手力量特别强大。如果还需要重建对掌功能，这种术式经常采用环指的指浅屈肌腱移位（见手术技术 71-1 和 71-2）。

示指固有伸肌腱移位术

手术技术 71-10

- 在示指近节指骨的桡侧中线做弧形切口，向近侧延伸，经过掌指关节的桡侧面弯曲至第二掌骨的背侧中部。
- 为了增加示指固有伸肌腱的长度，可在掌指关节背侧多切取一短截伸肌腱扩张部筋膜。
- 向近端游离肌腱，从切口抽出，修补伸肌扩张部的缺损区。

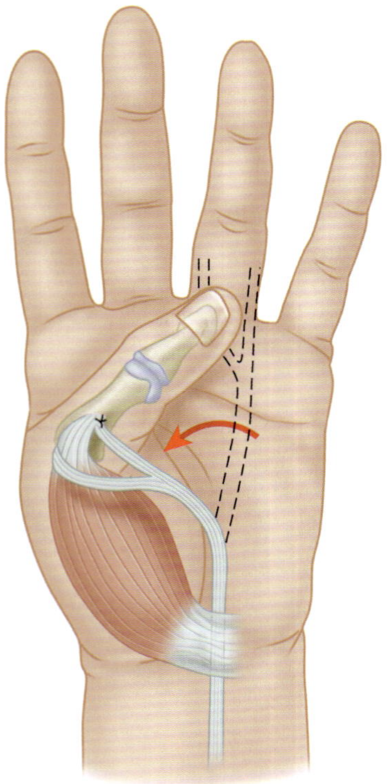

图 71-15 改良的 Royle-Thompson 移位术重建拇指内收肌（见正文）（见手术技术 71-9）

- 将移位肌腱牵向桡侧，力线要保持平滑弧线。修整第一背侧骨间肌腱使其表面粗糙，然后将移位肌腱与其行褥式缝合。
- 如果拇指的腕、掌、指关节必须融合（拇指的腕、掌、指关节完全的不稳或退行性疾病），拇短伸肌可移位到第一背侧骨间肌，因其在正常位置已失去作用。

拇长展肌腱腱束移位术

Neviaser、Wilson 和 Gardner 建议移位拇长展肌腱部分腱束替代第一背侧骨间肌。在多数患者，拇长展肌腱由 2 束或更多束组成，只有 20% 或更少的人只有 1 束。正常情况下，拇长展肌腱止于第一掌骨基底，呈梯形，毗邻拇短屈肌鱼际筋膜。选用腱内其中 1 束用于转移。

手术技术 71-11

（Neviaser、Wilson 和 Gardner）

- 在拇长展肌腱止点的部位做 1 个横行切口。
- 在桡骨茎突平面，找到拇长展肌腱腱束，确认它们的止点。注意不要伤及桡神经浅支的分支。逐一牵拉每条腱束确定哪个束止于掌骨，哪个束止于其他部位。找到止点不在掌骨上的一条腱束，在其止点处切断（图 71-16A）。
- 在示指掌指关节的桡侧做第二个切口，找到第一背侧骨间肌腱（71-16B）。
- 从桡骨茎突至示指基底做一皮下隧道。
- 切取掌长肌腱或其他肌腱，将移植肌腱在掌指关节远端编织缝合到第一背侧骨间肌腱（图 71-16C）。
- 经皮下将移植肌腱穿至桡骨茎突部，注意勿影响第一背侧间室。
- 保持示指和腕关节中立位，将移植肌腱缝合至选择好的拇长展肌腱腱束上。移植的肌腱不应过紧，避免在示指的休息位上过度外展。

术后处理 腕关节制动 3~4 周，然后主动进行活动练习。

第三节 手内在肌功能的重建

瘫痪性疾病或低位正中神经与尺神经损伤可引起手内在肌功能的丧失；这些神经的低位损伤会导致相应手内在肌的瘫痪，而手外在肌功能仍存在，其活动失去抵抗因而出现爪形手畸形。本章的前言部分讨论了此畸形的发生机制。

内在肌的肌力丧失可引起手掌指关节过伸；然而掌指关节过伸畸形通常不是最主要的或致残性最高的畸形。研究显示手内在肌瘫痪时，由于掌指关节屈曲力量丧失，手的抓握力将减少 50% 或更多。此外，各手指本身的屈曲活动也不协调。内在肌瘫痪手的卷曲动作显示了这个特征。首先是指间关节屈曲，然后是掌指关节，最后手指完全屈曲。手内在肌的肌力丧失后，掌指关节丧失了同步屈曲的能力；这样手不能抓住大的物品(图 71-17)。如上所述，内在肌的肌力丧失后，掌指关节的屈曲全部依赖于指长屈肌，故手的握持力量也下降。手指的捏持力量也会下降，除了受鱼际肌瘫痪的影响外，还由于掌指关节伸展时其侧副韧带处于松弛状态，同时原本对掌指关节起侧向稳定作用的手内在肌也瘫痪。正常情况下，指长伸肌腱进行伸指时手指自动分开，而手指屈曲时，由于手指屈肌排列的缘故，指尖会自动汇聚。为了使各指掌关节稳定在伸直位（不过伸），尤其是在示指对抗拇指的捏持压力下，手内在肌的功能显得尤为重要。

已经设计了许多手术来阻止掌指关节过伸，但是要想使掌指关节在一个预定的位置获得稳定，使手指能进行有控制的侧方活动，需要有功能的手内在肌。如果有合适的供肌，也应考虑重建手的握持

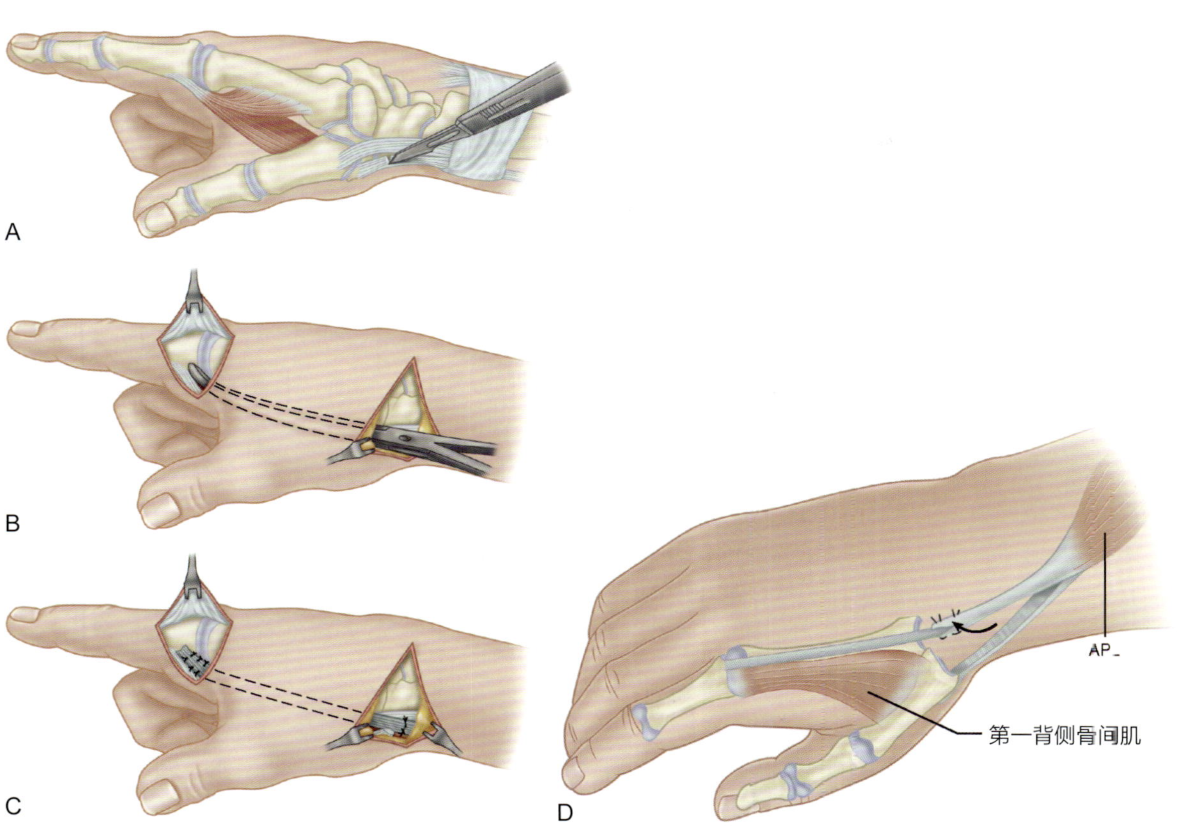

图 71-16　A. 于支持带远侧切断止于大角骨上的多余腱束，止于掌骨上的有功能的腱束仍保留；B. 自桡骨茎突到第一背侧骨间肌止点做 1 条皮下隧道；C 和 D. 移植肌腱编织缝合于第一背侧骨间肌肌腱上，近端与拇长展肌腱腱束缝合（引自：Neviaser RJ, Wilson JN, Gardner MM: Abductor pollicis longus transfer for replacement of first dorsal interosseus, J Hand Surg 5A: 53, 1980.）（见手术技术 71-11）

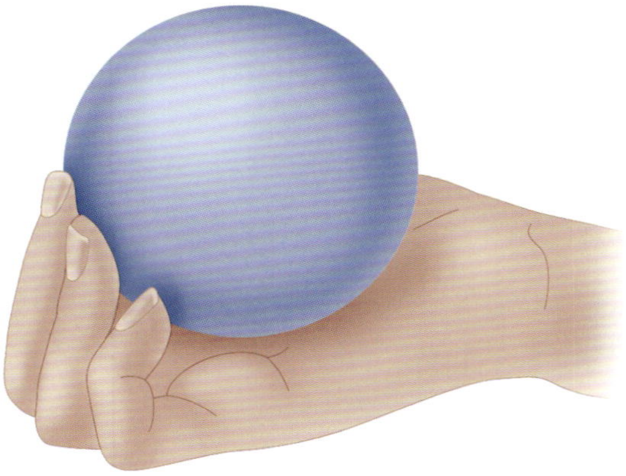

图 71-17　手内在肌麻痹导致不能抓持大的物体

力量，但这要依个体情况而定。

本节不再赘述手内在肌详细的解剖和功能，但在这里仍需强调，骨间肌及蚓状肌可屈曲掌指关节，伸展指间关节，只有掌指关节稳定且不过伸的情况下，指长伸肌才能发挥伸展指间关节的作用（图 71-2）。这个原理（阻止了掌指关节过伸，指长伸肌就可伸展指间关节）是许多手内在肌瘫痪手术的基础。用于稳定掌指关节的手术有关节囊成形术（Zancolli）、肌腱固定术（Riordan）、骨阻挡术（Mikhail）、关节融合术，或者重建主动伸直指间关节、屈曲掌指关节功能的肌腱移位术。对具体情况选取恰当的手术方案，主要根据移位术供肌的情况、手指关节和腕关节现有的被动活动幅度，以及手术医师的观点和经验。手部手术中肌腱移位术重建内在肌功能是变化最多、最复杂和操作最困难的手术。尽管有多种肌腱移位术，但目前没有一种术式能够解决内在肌瘫痪畸形的问题。Bouvier 试验是一种用于评估伸肌能力的检查方法。如果主动伸展指间关节时伴有掌指关节过伸，则说明 Bouvier 试验为阳性，伸肌功能正常。治疗中避免掌指关节过伸可能就足够了。如果指间关节不能主动伸展，并合并掌指关节过伸，则 Bouvier 试验为阴性，伸肌功能存在障碍。除了需要纠正掌指关节过伸外，还需要恢复指间关节的伸展功能。

Bunnell 改良了一个早期的手术方法，他从止点切断每个手指的指浅屈肌腱，劈开成两束，将每条腱束都经蚓状肌管，分别缝合到该手指伸肌腱帽的左右侧方。去除了近指间关节较强的屈曲力量，将其转化成该关节的伸展力量，但是，往往因为移位肌腱力量过于强大以至于牵拉近指间关节呈伸展位，移位术后数月至数年会导致畸形。这种方法也有一种改良术式：将单根指浅屈肌腱劈开成多束分别移位到各指可能有效，但这种方法难以维持适当张力（图 71-18）。

手内在肌瘫痪后，常出现一种习惯动作，即欲伸展指间关节时必须屈曲腕关节，其目的是对指伸肌腱产生一种肌腱固定作用。如果屈曲比较明显，Bunnell 移位术则失效。如果内在肌仅是肌力下降但并非完全瘫痪，而且腕伸肌有足够的肌力防止腕关节屈曲，那么这种移位术还是有效的。当屈曲腕关节成为一种长期习惯，并且有一条屈腕肌可供移位时，Riordan 则选择桡侧腕屈肌腱作为移位肌腱（图 71-25）。

Fowler 使用示指固有伸肌腱和小指固有伸肌腱，将其劈开后形成 4 条肌腱束条，分别缝合到示、中指伸肌腱帽的桡侧及环、小指伸肌腱帽的尺侧。此后一个改良术式中使用同样的方法分离肌腱，但肌腱束穿过掌深横韧带的掌面，然后缝合到每个手指伸肌腱帽的桡侧（图 71-19 和图 71-20）。这是一种更为有效的移位术，当腕关节屈曲时，它也有固定肌腱的作用。然而，肌腱束的末端必须向远侧推移大约 2.5 cm 才能到达其伸肌腱帽的附着点处；因此张力较大，有时会产生内在肌过牵或内在肌阳性征。使用下述方法可避免张力过大：将示指固有伸肌腱于止点切断后分为两束，穿经掌深横韧带的掌面，固定于环指和小指的桡侧；将移植肌腱的一端缝合到示指固有伸肌腱的肌肉和肌腱交界部位，另一端劈为两束，用同样的方式，固定到示指和中指的桡侧。Riordan 进一步改良了这种手术方法，将掌长肌腱于止点切断，移植肌腱缝合到其断端上，

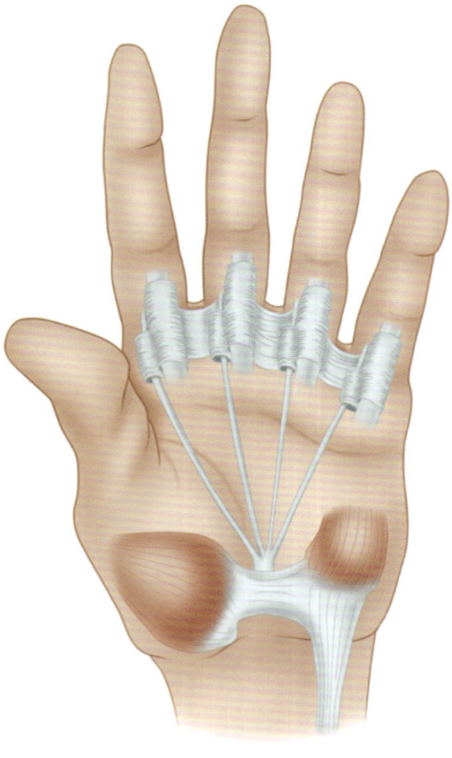

图 71-18 改良的 Bunnell 肌腱移位术重建手指内在肌功能（见正文）（见手术技术 71-12）

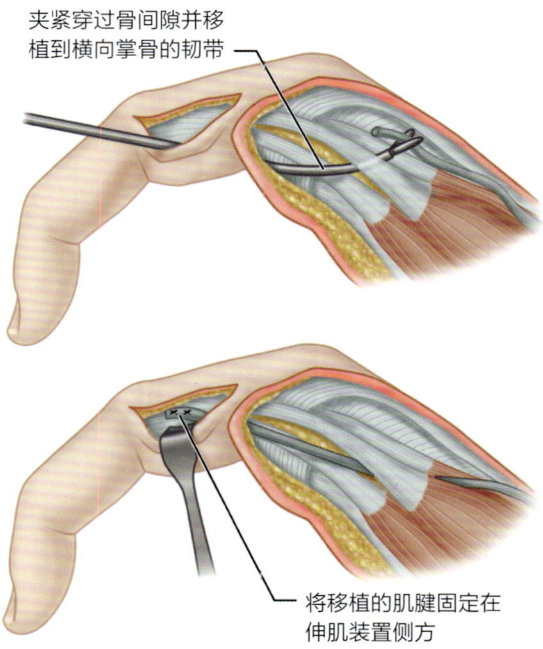

图 71-19 任何肌腱从手的背侧移位重建手指内在肌功能时，必须于掌深横韧带的掌面穿过

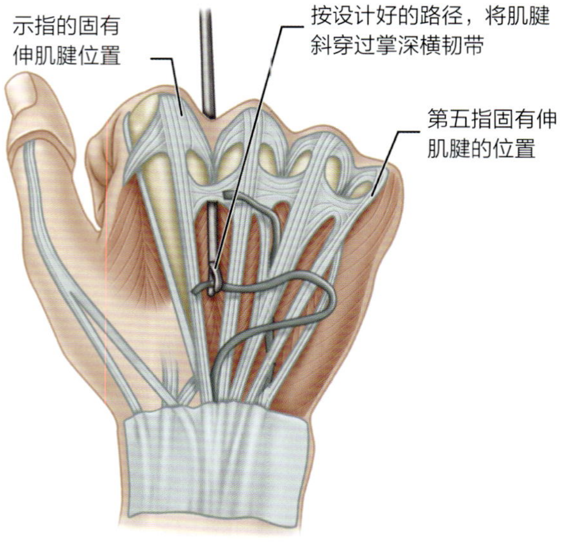

图 71-20 Fowler 肌腱移位术重建手指的内在肌功能（见正文）（见手术技术 71-14）

而不缝合到示指固有伸肌腱的肌腹和肌腱交界部位（图 71-21）。

Brand 发明了一种术式（图 71-22），将桡侧腕短伸肌腱经跖肌腱移植术延长后，移植肌腱末端劈开为 4 束，每束均穿经掌深横韧带的掌面，缝合至近节指骨桡侧的伸肌腱帽上，但示指例外，它是缝合于尺侧。他认为，示指处于内收位而不是外展位时，其捏持动作更稳定（图 71-23）。最近他建议，将桡侧腕长伸肌或桡侧腕短伸肌先移位到前臂掌面，肌腱移植术延长，其末端劈为 4 束，经由腕管及蚓状肌管，最后按上述的方式固定于伸肌腱帽上（图 71-24）。这种方法引起了腕管挤压，如果正中神经功能存在的话，它可能会产生正中神经压迫症状。对于爪形手畸形严重伴腕关节屈曲，Riordan 建议切断桡侧腕屈肌止点，将其转位于腕背面，行肌腱移植术延长肌腱，末端分为 4 束，穿经掌深横韧带掌面，缝合至伸肌腱帽桡侧（图 71-25）。

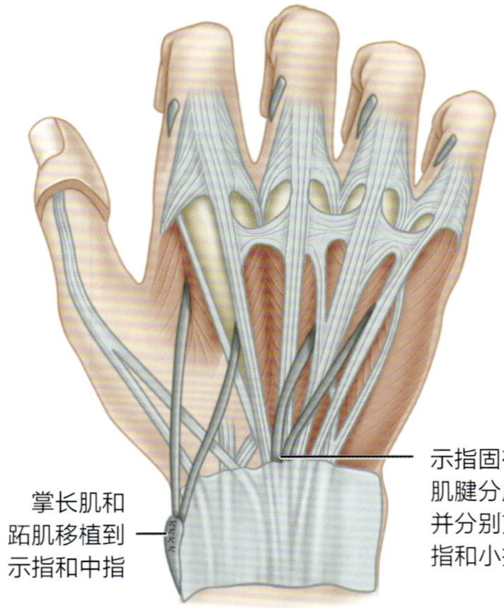

图 71-21　Riordan 肌腱移位术重建手指的内在肌功能（见正文）（见手术技术 71-14）

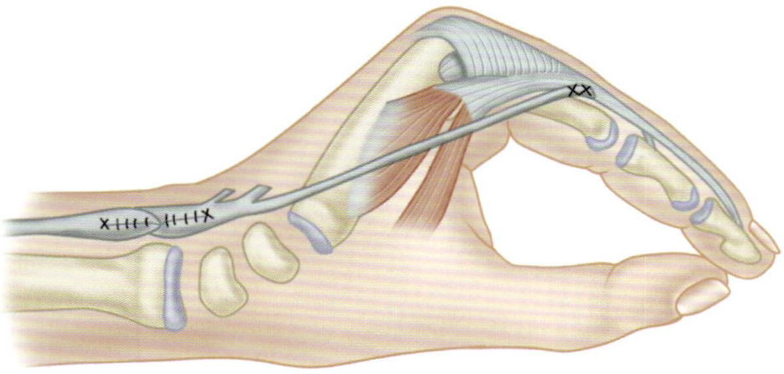

图 71-22　Brand 桡侧腕短伸肌用游离肌腱移植术延长后，重建手内在肌功能（见正文）

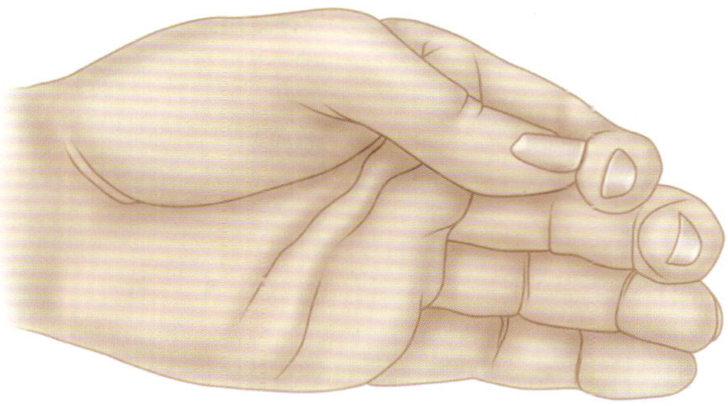

图 71-23　当重建示指牢固的捏持功能比外展功能更有用时，移位肌腱固定到伸肌腱帽的尺侧而不是固定到第一背侧骨间肌的止点。注意，在捏持时，示指是在内收位而不是在外展位（引自：White WL: Restoration of function and balance of the wrist and hand by tendon transfers, Surg Clin North Am 40: 427, 1960.）

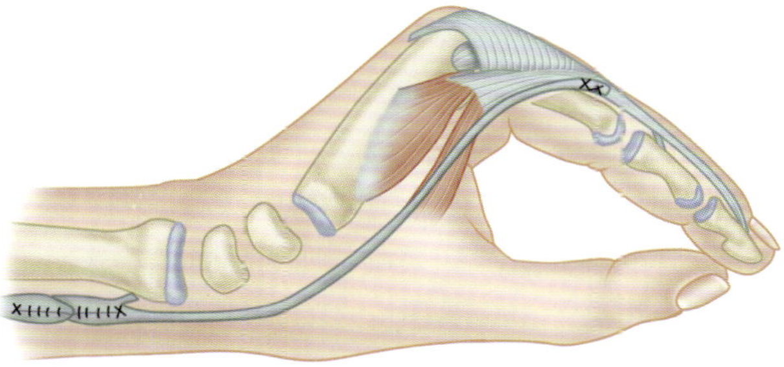

图 71-24　Brand 桡侧腕长伸肌腱或短伸肌腱移位术，首先转位到前臂的掌侧，然后游离肌腱移植延长肌腱，缝合到伸肌腱帽，重建手内在肌功能（见正文）

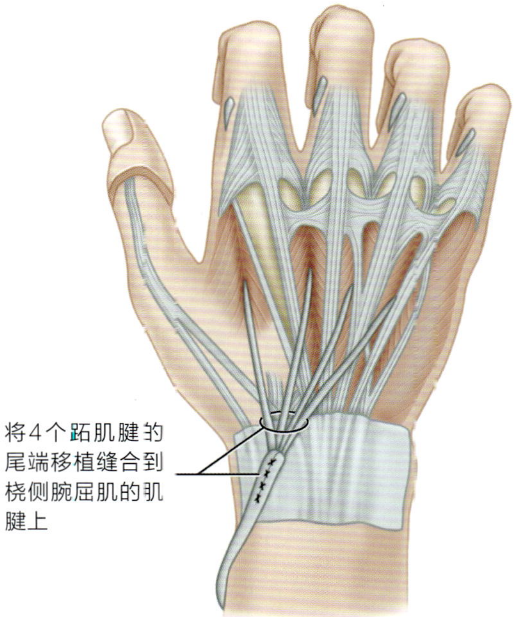

图 71-25　Riordan 肌腱移位术重建手内在肌功能（见正文）

上述手术要求移位肌肌力足够强，否则要进行 Zancolli 的关节囊成形术或肌腱固定术来稳定掌指关节（图 71-26）。Riordan 发明了一种肌腱固定术，将桡侧腕长、短伸肌腱于前臂中远 1/3 交界处切取一半，此一半肌腱向远处游离，但仍保留其于掌骨基底上的附着。再将其一劈为二，共形成 4 条腱束，每束穿过骨间隙，沿掌深横韧带的掌面至各指，缝合于伸肌腱帽的桡侧。这种术式的缺点是腕关节的运动不能带动诸腱束活动，但 Fowler 肌腱固定术可以。使用游离肌腱移植，手指上固定的方式与 Riordan 一样，但其近端缝于腕关节近侧的腕背韧带上，因此当腕关节屈曲时，会牵动其活动（图 71-27）。

若手指的屈肌、腕关节的屈肌和伸肌均有力，同时也没有上述伸指时习惯性先屈腕的活动，可选用改良 Bunnell 手术方法，行环指指浅屈肌腱移位术（图 71-18）。如果腕关节有习惯性屈曲动作或腕关节屈曲挛缩，并且有一个腕屈肌可以利用的话，可采用 Riordan 方法将桡侧腕屈肌肌腱延长后移位到腕背部（图 71-25）；但是，移位术后至少应保留一个有力的腕屈肌。如果腕伸肌力量强，而腕屈肌力量弱，可采用 Brand 移位术的方法，将桡侧腕长伸肌移位到掌侧，使用游离肌腱移植术延长，通过腕管，缝于伸肌腱帽（图 71-24）；若选用桡侧腕伸短肌，肌腱延长后要穿经掌骨间隙再到达伸肌腱帽（图 71-22），术后功能训练有一定困难。当指浅屈肌、腕伸肌、腕屈肌都不能移位时，可用 Fowler 方法进行示指固有伸肌和小指固有伸肌腱移位（图 71-19，图 71-20）；或者使用 Riordan 的 Fowler 改良法，将掌长肌做移位肌之一（图 71-21）。当所有肌肉都不能移位时，并且关节柔顺、被动活动好，可行 Zancolli 关节囊固定术（图 71-26）或 Fowler 肌腱固定术（图 71-27）或 Riordan 肌腱固定术。

常规是将移位肌腱缝合至伸指装置的侧束上，但人们发现其有伸指功能过度的趋向，这也意味着掌指关节不能得到所需要的屈曲能力，因此 Brooks 和 Jones 建议将移位肌腱固定至屈肌腱鞘（图 71-28），依靠正常的伸肌力量，在掌指关节稳定的情况下，伸直近指间关节。同样，Burkhalter 和其他学者主张将移位肌腱固定到近节指骨中部的骨骼上，为掌指关节的屈曲活动提供一个杠杆作用，并

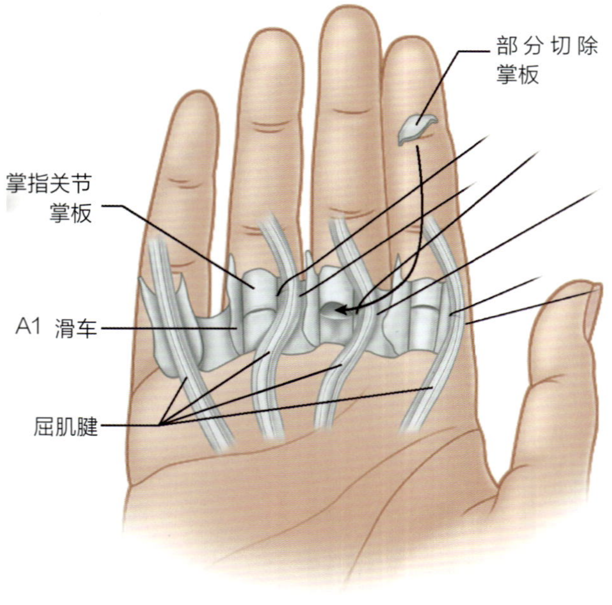

图 71-26 Zancolli 关节囊固定术治疗手内在肌瘫痪（见正文）（见手术技术 71-15）

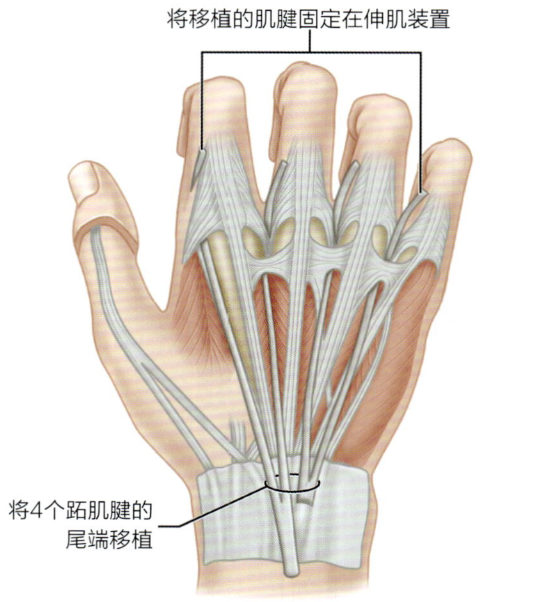

图 71-27 Fowler 肌腱固定术治疗手内在肌瘫痪（见正文）（见手术技术 71-16）

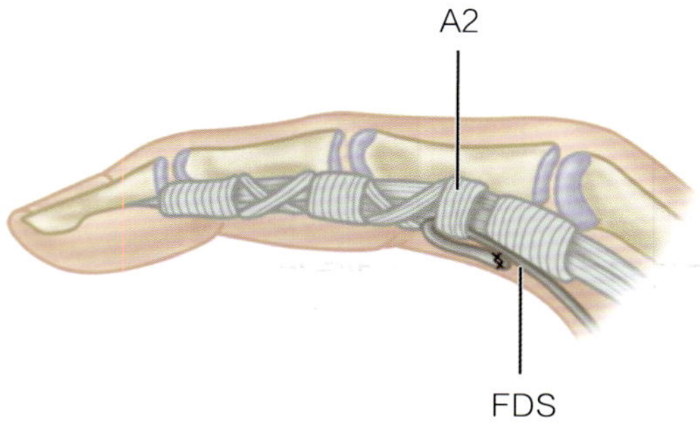

图 71-28 指屈肌腱束（FDS）固定到近节指骨中部的环状韧带（A-2）（引自：Slide supplied by Brooks In Riordan DC: Tendon transfers in hand surgery, J Hand Surg 8: 748, 1983.）

增加重建的握持力量（图 71-33）。但是，我们发现 Zancolli 肌腱缝合嵌入到屈肌腱鞘比缝合嵌入到骨质中更省时。这样同时可以消除由于缝合嵌入到伸肌装置而导致的近指间关节过伸的趋势。

环指指浅屈肌腱移位术

手术技术 71-12

（Bunnell 改良法）

- 使用环指或中指的指浅屈肌腱进行移位，做手指的侧方正中切口，起始于近节指骨的中部，向远处延伸越过近指间关节，长约 4 cm。
- 从侧方切开屈肌腱鞘，打开腱鞘侧面，在近指间关节水平确认并切断指浅屈肌腱。
- 劈开肌腱的两个腱束，使肌腱可以从掌部的切口中抽出。
- 在近侧掌横纹处做 1 个长约 4 cm 的横行切口。找到指浅屈肌腱，将其从掌部切口抽出，再等分为 4 束。
- 除供指外，在每一手指近节指骨的桡侧做 1 个 2.5 cm 纵行切口（稍偏背侧）显露伸肌腱帽。
- 用比较细的器械或钢丝或肌腱钳将每条腱束经蚓状肌管，跨过伸肌腱帽的斜行纤维到达手指背侧（图 71-18）。通过蚓状肌管应比较顺利，若有阻挡，应调整器械的方向。
- 将掌指关节屈曲 80° ~90° ，指间关节中立位，腕关节屈曲 30° ，在适度张力下，将每个移位肌腱束间断缝合至伸肌腱帽上其末端包埋。通常要切除 2.5 cm 或更长的多余腱束。
- 关闭切口，石膏托固定腕关节于中立位、掌指关节屈曲位、指间关节伸展位。
- Brooks 主张将每个移位肌腱束缝合于近节指骨的屈指腱滑上，防止近指间关节过伸畸形。

术后处理 术后 3 周去除石膏管形，用石膏或塑料夹板分指固定于中立位。鼓励患者进行掌指关节活动及腕关节的抗阻力主动伸展活动。每天锻炼时拆除夹板，其他时间再戴上，直到功能训练完成。

桡侧腕长伸肌腱或腕短伸肌腱移位术

手术技术 71-13

（Brand）

- 于桡骨远端背侧做 1 个短的横切口，切断桡侧腕短伸肌腱。
- 在第 1 个切口近端 9.0 cm 做第 2 个切口，抽出肌腱，湿纱布保护。切取跖肌腱供移植，将其横断或对折，成为 2 束移植肌腱。将动力肌腱的末端沿正常裂纹剖开并展开，将供腱与之缝合。
- 用肌腱钳从第 1 个切口于皮下穿至第 2 个切口，做 1 条皮下隧道。抓住移植肌腱的末端，将其从第 1 个切口中抽出，肌腱吻合处要位于正常皮肤下。
- 将每个移植肌腱再劈开，总共形成 4 个肌腱束。
- 然后在示指近节指骨的尺背侧及中指、环指、小指近节指骨的桡背侧各做 1 个纵行切口。
- 确认每个手指的蚓状肌腱和伸肌腱帽的侧束；从此处经手掌及相应的掌骨间隙做 1 条隧道，抓住移植肌腱的 1 束并从手指的切口中抽出。注意移植肌腱经过的隧道要位于掌深横韧带的掌面，其穿经的掌骨间隙要正确。
- 当所有的移位肌腱到位后，在相同的张力下，逐一将它们与伸指装置的侧束缝合。首先缝合示指，然后是小指，最后是中间的 2 根手指（图 71-29）。当腕关节背屈 45° ，掌指关节屈曲 70° ，指间关节中立位时，移位肌腱应该是完全放松。关闭伤口，轻石膏管型外固定。
- 另一种手术方法是使用桡侧腕长伸肌重建手内在肌功能。通过背侧横行切口切断它的止点，从前臂中部的第 2 个切口抽出。距腕关节 7.5 cm 于前臂掌侧面另做 1 个切口，自此切口，经肱桡肌深面至前臂中部的切口做 1 条隧道，并将肌腱于前臂掌侧面的切口中抽出。切取移植肌腱，如前所述缝合到动力肌腱上。然后在掌中部做 1 切口，送入 1 个隧道探子，经过腕管到达前臂，把移植肌腱牵引到掌部，肌腱的吻合口应置于腕管的近端。然后将者肌腱束分别缝合到每个手指。

术后处理 同 Bunnell 改良法（见手术技术 71-12）。

示指固有伸肌腱和小指固有伸肌腱移位术

手术技术 71-14

（Fowler）

- 本手术中将示指固有伸肌和小指固有伸肌作为动力肌（图 71-20）。
- 在示指掌指关节的桡侧面做一背侧切口，显露示指固有伸肌腱，位于指总伸肌的深部和尺侧。
- 将其自伸肌腱帽上切断，应尽可能长地留取部分腱帽以延长肌腱。否则肌腱移位后可能张力太大。
- 缝合腱帽。

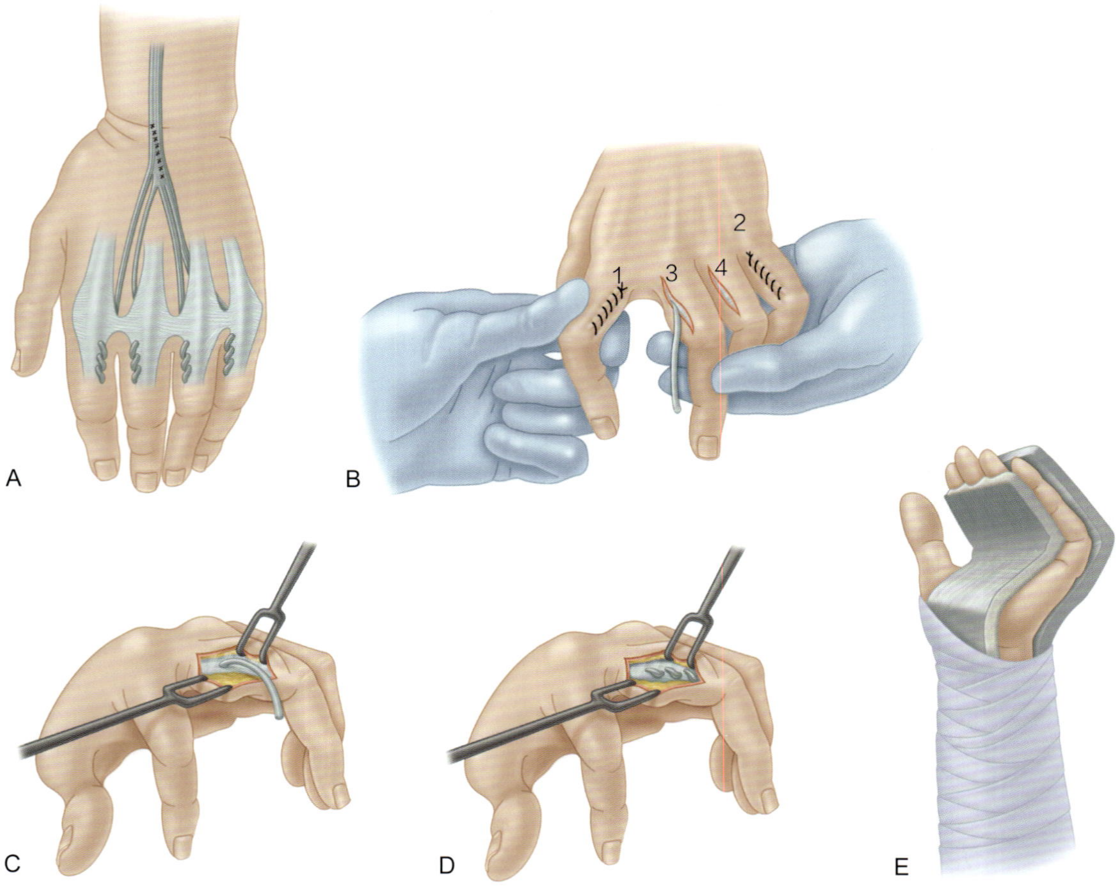

图 71-29 A. 每股移植肌腱束正确缝合到相应手指的侧束上；B. 首先缝合一股到示指尺侧的侧束（1），然后依次到小指（2）、中指（3）、环指（4）桡侧的侧束上；C 和 D. 将肌腱束与侧束编织缝合的方法；E. 腕关节背屈 45°，掌指关节屈曲 70° 固定（重绘自：White WL: Restoration of function and balance of the wrist and hand by tendon transfers, Surg Clin North Am 40:427, 1960.）（见手术技术 71-13）

- 将示指固有伸肌腱等分为二，经过掌深横韧带的掌侧，按 Bunnell 方法，分别把它们缝合到示指和中指伸肌腱帽的桡侧。
- 在小指的背侧做 1 个切口，辨认小指固有伸肌腱，自止点切断。将这个肌腱等分为二，经过掌深横韧带的掌面，将它们分别缝合到环指和小指的桡侧。注意此肌腱不要缝合得太紧。
- 本手术的 Riordan 改良法（图 71-21）不使用小指固有伸肌腱。

术后处理 同 Bunnell 改良法。

关节囊固定术

手术技术 71-15

（Zancolli）

- 在手掌的远侧掌横纹做 1 个横切口，广泛地潜行分离皮肤和脂肪，显露屈肌腱腱鞘，但不要损伤神经血管束。
- 在掌指关节处纵行切开腱周筋膜组织和腱鞘，显露指屈肌腱。
- 小心拉开指屈肌腱，显露下面的掌指关节（图 71-26）。
- 切除 1 块椭圆形的纤维软骨掌板，包括它的垂直间隔和深头。切除要充分，使掌板缝合后，关节有 10° ~30° 的屈曲。另外一种方法是把掌板重叠或者近端止点向近端拉近用镫钉固定保护。
- 用钢丝或粗丝线缝合掌板，缝合的位置在掌板外侧的最厚处，这里是侧副韧带的止点。必要的话，可用克氏针固定，保持关节的位置。
- 缝合伤口，背侧石膏夹板固定掌指关节于屈曲位，腕关节背伸位。

术后处理 术后继续活动指间关节，3 周后去除石膏和克氏针，开始活动掌指关节。

肌腱固定术

手术技术 71-16

（Fowler）

- 此手术使用移植的肌腱来替代手指内在肌；腕关节的屈曲可带动移植肌腱活动（图 71-27）。
- 移植肌腱的长度为自手腕背部到近指间关节距离的 2 倍。
- 在腕关节背侧做 1 个横切口，显露腕背支持带。
- 恰于支持带近侧缘的稍远部穿入移植肌腱。
- 将各移植肌腱的远端等分为二，按照如前所述的 Fowler 肌腱移位法，将每个肌腱束缝合到相应的手指上。
- 张力适当，以保证腕关节屈曲时，张力可以传递到伸指装置上，不需掌指关节过屈即可伸展指间关节。

第四节　周围神经麻痹

一、桡神经麻痹

桡神经损伤多位于肱骨干或前臂桡背近 1/3 处，其他部位少见。在这些高位桡神经损伤中，一般不影响肱三头肌功能，肘关节伸展功能也可得以保留，但由此损伤产生的肌肉瘫痪会造成伸腕、拇伸直与外展及手指掌指关节伸展功能的丧失。腕关节伸展对屈肌腱保持适当的张力是必要的，因此当高位桡神经损伤后，手的抓握能力显著下降，这是其所造成的非常严重的功能障碍。而更常见的远端神经损伤如骨间后神经损伤引起的桡神经麻痹，因为桡侧腕伸肌功能得以保留故仍可以向桡侧伸腕，但拇指伸直外展、掌指关节伸展功能的丧失会造成手握取姿势不当，手活动明显笨拙，欠灵活。

对于闭合性肱骨骨折所致的大部分神经麻痹，应先进行一段时间观察，因为骨折后 3~6 个月预期会出现神经功能恢复正常。Holstan-Lewis 骨折（中远 1/3 交界处螺旋骨折）也不宜早期手术探查，许多病例报道，无论是否外科干预，该型患者神经功能多会完全恢复。因此急性闭合性肱骨骨折的切开复位内固定的手术指征应主要由其他因素判断，而不是桡神经功能状况。闭合性损伤神经探查的时机各异。若无神经功能恢复征象或 Tinel 征无进展，手术探查应在损伤后 3 个月。尽量在伤后 6 个月内行神经修复，其结果似乎比 6 个月后修复要好。但开放性肱骨骨折手术中应同时行神经探查术，伴随有神经缺损时，在可能的情况下，应行神经缝合术。理论上效果是不错的，因为其神经纤维多为运动支，损伤部位与支配区距离也短。当已施行神经缝合术，并预期可有一定功能恢复，肌腱移位术通常要延迟 6 个月再进行。但是，Burkhalter 对早期腱移位术列出 3 条适应证：①作为神经再生时的替代物，避免使用外用夹板；②作为神经移植术中的辅助过程；③在神经修复质量很差或无法修复时进行介入。Burkhalter 认为早期行旋前圆肌移位重建伸腕功能，并不会造成任何残疾，而且移位的部分仍有前臂旋前的功能。桡神经在前臂近端 1/3 的损伤引起低位桡神经麻痹，手的掌指关节伸直及拇指伸直和外展功能丧失。低位桡神经麻痹的治疗方法由高位桡神经麻痹常用的术式转变而来。协同性的腕屈肌、指长屈肌、掌长肌和旋前圆肌常供移位，而这些移位术的多种组合术式也已有介绍。

尽管有许多不同的肌腱转移术式用来治疗桡神经麻痹，但只有一些肌腱转移术组合术式较为常用，应保留一条有力的腕屈肌，以避免腕关节过伸。Scuderi 改良了 Starr 的方法，将掌长肌腱移位至拇长伸肌，使得拇伸展、外展功能均有恢复。许多医生多选取桡侧腕屈肌而非尺侧腕屈肌来重建掌指关节伸展功能，因为尺侧腕屈肌是主要的屈腕力量，同时无论高位还是低位桡神经损伤，尺侧腕伸肌均会瘫痪，这样尺侧腕屈肌也是唯一的尺偏力量。而且，正如在一个飞镖投掷的运动中，腕关节正常的活动是背伸时桡偏，转向掌屈位时会伴随尺偏，因此取消这种平衡力量会加重桡偏，干扰腕关节活动正常的屈 - 伸弧，在手用力紧握时腕关节也存在尺偏，因此切取尺侧腕屈肌后也会影响握力。对肌腱移位术前腕关节已存在明显桡偏的患者，禁忌使用尺侧腕屈肌。况且，尺侧腕屈肌于尺骨全长上均有肌性附着，若转位，手术切口势必很长，同时当沿尺骨皮下缘转位后，由于皮下组织少，肌肉显得突出，前臂外形难看。这个小的美观问题可以通过切除部分尺侧腕屈肌远端的肌肉来解决。然而，在无腕关节明显桡偏时，为重建指伸功能可以将尺侧腕屈肌移位至指总伸肌上。

为达到拇指、手指充分独立的伸直，Boyes 建议使用中指、环指指浅屈肌腱进行移位。手术技术难度较大，指浅屈肌腱于骨间隙处可能发生粘连。他的转移术式包括：①旋前圆肌移位至桡侧腕长伸肌和桡侧腕短伸肌；②桡侧腕屈肌移位至拇短伸肌和拇长展肌；③中指屈指浅肌腱移位至指总伸肌；④环指指浅屈肌移位至拇长伸肌和示指固有伸肌。

Brand 建议将桡侧腕长伸肌止点移位至桡侧腕短伸肌和尺侧腕伸肌之间的某处，避免伸腕时出现桡偏。许多外科医师通过将旋前圆肌移位至位置更近中央的桡侧腕短伸肌而不是桡侧腕长伸肌或桡侧腕长伸肌和腕短伸肌结合部，来平衡腕关节并减少桡偏可能。

所有手术过程患者为仰卧位，均在全身麻醉或腋部阻滞麻醉下完成。所有移位术在同一手术条件下完成，通常为门诊手术。上臂高位扎止血带，手、前臂及肘部均消毒铺单。最常用的转位手术已在手术技术 71-17 中已详述，掌长肌缺如的患者可采用环指或中指的浅肌（表 71-2）。

近年来，利用神经移位恢复桡神经功能已引起人们的关注。这样的移位包括：①将指浅屈肌的分布转移至桡侧腕短伸肌肌支；②将支配桡侧腕屈肌和掌长肌的分布转移至骨间背神经；③将支配尺侧腕屈肌（尺神经）的分布转移至骨间背神经。这些移位能减少瘢痕形成降低肌腱滑动不足等并发症，也更符合生理功能。但神经移位可能需要数月而不是几周来恢复功能，如果移位失败，可能会牺牲一个可转位的肌腱供体。

旋前圆肌到桡侧腕短伸肌、桡侧腕屈肌到指总伸肌、掌长肌到拇长伸肌的移位术

手术技术 71-17

（图 71-30）

- 在前臂背面中 1/3 做一轻度弧形皮肤切口，于伸肌支持带的近端显露拇长伸肌、指总伸肌腱和示指固有伸肌腱（图 71-30A）。保持手指完全屈曲和腕关节伸展位。在伸肌支持带的近端于相同张力下依次将指总伸肌腱和示指固有伸肌用 2.0 非吸收编织缝线缝合到一起，这样可以避免缝合位置与伸肌支持带近端边缘相互撞击，而且在腕关节屈曲时限制了屈指。
- 腕关节置中立位，牵拉置于指总伸肌腱和示指固有伸肌腱缝合部近端的 Kocher 钳，检查掌指关节协同性伸展的情况。可再行褥式缝合调整肌腱张力来进一步调节伸肌腱平衡。可能需要将小指固有伸肌腱一并缝入。
- 在前臂掌侧做 1 个平滑弧形皮肤切口，从前臂近中 1/3 交界处延伸至远侧腕横纹近端约 4 cm，暴露旋前圆肌、桡侧腕屈肌和掌长肌腱接合部（图 71-30B）。
- 确定肱桡肌和旋前圆肌的间隔并解剖旋前圆肌至其止点。从桡骨干上锐性游离旋前圆肌，连带与旋前圆肌腱延续的尽可能长的骨膜，切断其止点。
- 向远端解剖桡侧腕屈肌，腕关节屈曲位，于远端腕横纹水平横断该肌。
- 确认掌长肌腱的存在并向远端解剖其腱性部分，在远端腕横纹处将其切断。注意不要误伤正中神经。
- 提起这 3 个动力腱并向近端游离，切断其筋膜附着，以保持转位后能呈直线抵达止点。
- 将拇长伸肌腱于肌 - 腱结合部横断，在拇指掌指关节背侧近端做 1 个 2 cm 的切口。用 Kelly 钳将拇长伸肌腱从该切口中抽出。游离所有筋膜附着。
- 在腕关节屈侧远端横纹处、大鱼际隆起的基底部做另一个 2 cm 长的横行切口，用 Kelly 钳在皮下做 1 条隧道，在拇指腕掌关节的掌桡侧从该切口中抽出拇长伸肌。这样，改道后的拇长伸肌将可以使指间关节背伸和掌侧外展。
- 同样用 Kelly 钳将拇长伸肌腱引至前臂掌面的切口处。再次清除拇长伸肌腱上筋膜附着，使其滑动顺畅（见图 71-30E）。与掌长肌走行方向一致，将重新定向的拇长伸肌腱朝向肱骨内上髁方向牵拉，以判定拇外展及伸展活动情况，用湿的 4 in × 4 in（10.16 cm × 10.16 cm）海绵包裹肌腱。
- 从近端掌侧向远端背侧做皮下隧道，使动力肌旋前圆肌及桡侧腕屈肌能以直线到达其转位的止点。隧道应于肱桡肌和桡侧腕长伸肌的浅面，避免压迫浅表感觉神经的可能。

表 71-2

桡神经麻痹肌腱移位术

肌腱移位术	伸腕重建	伸拇重建	伸指重建
Brand 法	PT 到 ECRB	PL 到 EPL	FCR 到 EDC
Jones 法	PT 到 ECRB	PL 到 EPL	FCR 到 EDC
Boyes superficialis	PT 到 ECRB	环指的 FDS 到 EPL	中指的 FDS 到 EDC

引自 Seiler JG, Desai MJ, Payne SH: Tendon transfers for radial, median, and ulnar nerve palsy, J Am Acad Orthop Surg 21:675, 2013.
ECRB，桡侧腕短伸肌；EDC，指总伸肌；EPL，拇长伸肌；FCR，桡侧腕屈肌；FDS，指浅屈肌；PL，掌长肌；PT，旋前圆肌

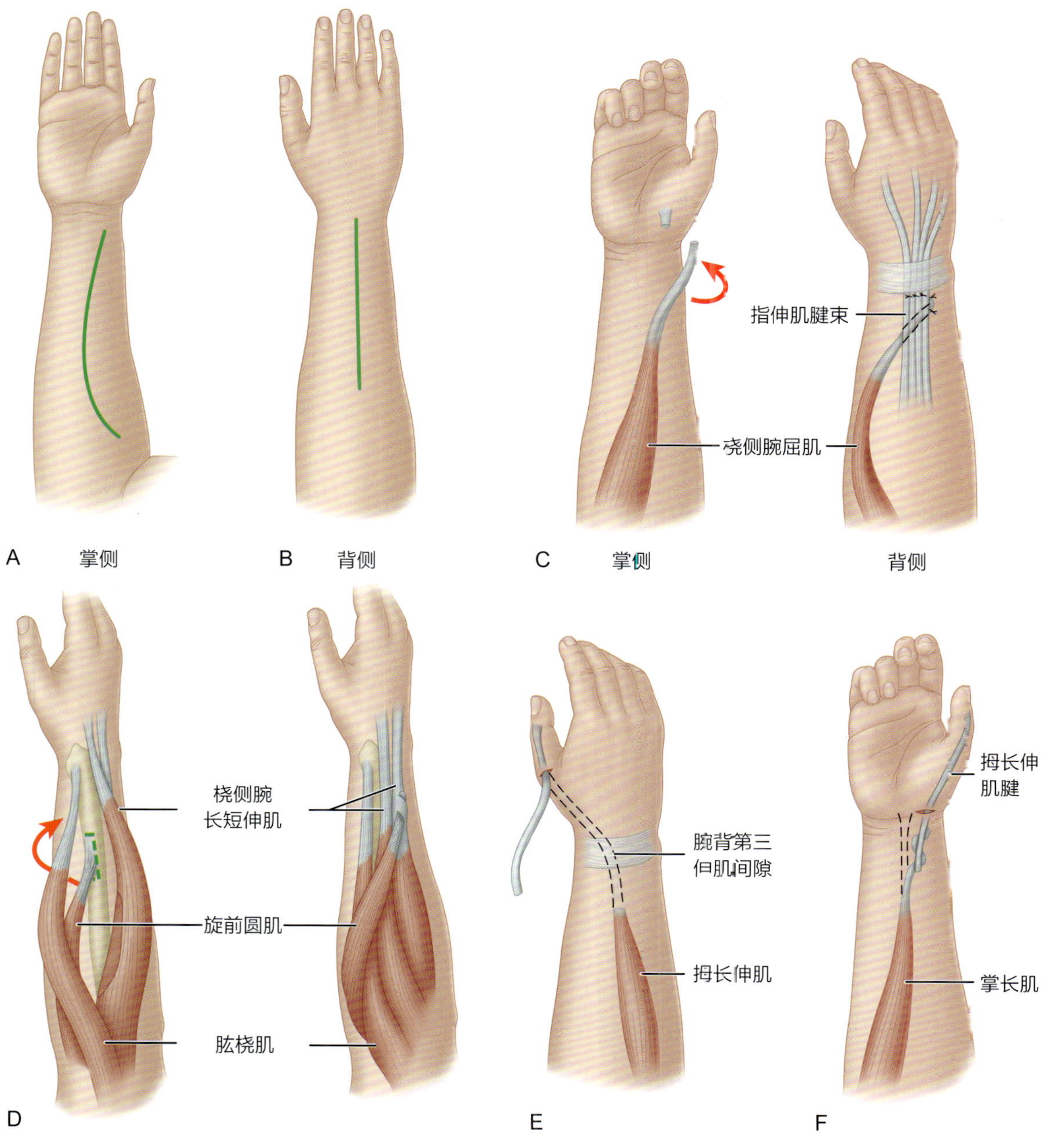

图 71-30 旋前圆肌移位到桡侧腕短伸肌、桡侧腕屈肌移位到指总伸肌，掌长肌移位到拇长伸肌。A 和 B. 联合移位术的掌侧和背侧切口。注意拇指掌指关节背侧和腕关节掌侧的短横切口，用于改变拇长伸肌走行方向；C. 桡侧腕屈肌移位到指总伸肌。注意作为动力的桡侧腕屈肌腱以 45° 与受体肌腱缝合；D. 旋前圆肌移位到位置更近中线的桡侧腕短伸肌，注意切断旋前圆肌止点时带有 2~3 cm 长的骨膜条；E 和 F. 从第三伸肌间室抽出拇长伸肌腱并重新设计走行路径可同时获得拇指外展和伸拇功能（见手术技术 71-17）

- 将桡侧腕屈肌腱穿过指伸总肌腱、示指固有伸肌腱复合结构，穿行方向为近桡侧至远尺侧（图 71-30C）。调整张力在腕关节完全被动屈曲时掌指关节能完全伸展、腕关节完全伸展时手指能被动屈曲。在将桡侧腕屈肌腱与指总伸肌腱示指固有伸肌腱复合结构上每根肌腱相缝合时，无法使用 Pulvertaft 法编织缝合，应使用多个水平褥式缝合。
- 将旋前圆肌腱及其连带的骨膜条穿过桡侧腕短伸肌腱行编织缝合（图 71-30D）。旋前圆肌及其所连带的骨膜条在桡侧腕短伸肌腱中穿行多次。保持腕关节于伸展 40° 位，旋前圆肌近手处于最大张力状态，用 2-0 非吸收的编织缝线行水平褥式缝合固定肌腱。
- 将拇长伸肌腱贯穿于掌长肌腱内编织缝合（图 71-30E 和 F）。与掌长肌方向一致，牵拉肌腱检查是否产生满意的拇指外展及指间关节伸展活动。张力应保持在略超过掌长肌腱最大滑移幅度的一半，使拇指外展，伸展活动平衡。
- 松止血带止血，常规缝合切口。

- 当使用尺侧腕屈肌替代桡侧腕屈肌重建伸指功能时，前臂掌面的切口应延长到远侧腕横纹，于豌豆骨附近切断尺侧腕屈肌腱。除了在近段切去尺侧腕屈肌肉和肌腱绕过尺骨干的细节不同外，其余过程类似桡侧腕屈肌腱移位术。尺侧腕屈肌全程呈肌性，但切去其中远段肌肉组织后可避免其外形臃肿问题。

术后处理 术后10~14天拆除缝线，腕关节继续保持40°伸展、掌指关节完全伸直、拇指桡侧外展及伸直位3周。此时可在监督下开始理疗。在夜间和理疗的间歇期用可拆卸的定制夹板保持腕关节、手指和拇指的术后位置3个月。

旋前圆肌到桡侧腕长、短伸肌，桡侧腕屈肌到拇短伸肌和拇长展肌，中指屈肌腱束到指总伸肌，环指屈肌腱束到拇长伸肌、示指固有伸肌的移位术

手术技术 71-18

（Boyes）

- 在前臂桡侧面的掌侧做1个长纵行切口，切断旋前圆肌止点，切取时要连带骨膜条。
- 在桡侧腕长伸肌腱和短伸肌腱上戳孔后穿入该肌腱。
- 于手掌远端掌骨头表面做1个切口，或于中节指骨止点处分别做切口，显露中、环指指浅屈肌腱，分别将其切断，肌腱远段仍留于腱鞘中。自前臂切口中抽出肌腱。
- 于腕背做1个横切口，自桡骨茎突延伸至尺骨茎突，稍弧向近侧。于腕背韧带的近侧显露指总伸肌腱，切除深筋膜。
- 在旋前方肌近侧缘骨间膜处开1个2 cm窗口，将中指指浅屈肌腱经由指深屈肌与拇长屈肌之间穿过上述骨间膜开窗处，与指总伸肌腱缝合。
- 于骨间膜上再开1个窗口，将环指指浅屈肌腱经由指深屈肌尺侧穿过上述窗口与拇长伸肌腱及示指固有伸肌腱缝合。在近侧中指、环指的指浅屈肌必须游离开，避免互相交叉造成正中神经受压。
- 于腕部切断桡侧腕屈肌腱，亦于腕部水平缝至拇短伸肌腱及拇长展肌腱上。
- 在移位肌腱缝合之前，应松开止血带，检查有无骨间动脉出血。如果动脉损伤但又没能正确结扎，术后可能发生如缺血性肌挛缩等严重并发症。

术后处理 术后应固定6周。通常石膏管型固定4周，腕手指弹性伸展夹板固定1周。石膏管型固定时，掌指关节不应完全伸直而是屈曲40°位，但腕关节应完全伸展，拇指外展、伸直位。指间关节应“自然”屈曲。

二、低位尺神经麻痹

低位尺神经麻痹会导致如下功能障碍：①拇收肌和第一背侧骨间肌瘫痪引起手指捏持无力；②大多数手指内在肌瘫痪引起握持乏力；③环指和小指所有的内在肌瘫痪出现爪形手畸形。

拇收肌瘫痪是造成拇指内收功能丧失的主要原因，因此在可能的情况下，应选用适当的肌腱移位方法重建其功能（参见“拇指内收功能的重建”）。若环指和小指掌指关节处仍有正常的紧张度，可以限制爪形手畸形的产生，指伸肌也因此能伸直指间关节；在这样的情况下，对手指的爪形手畸形可不做处理，但仍存在握力减弱。如果感到爪形手造成不适，可以使用示指固有伸肌腱移位恢复其内在肌功能。可以参考Riordan移位术（图71-21）将示指固有伸肌腱劈开，经过掌深横韧带的掌面，缝合到二指伸肌腱帽的桡侧。其他可用的动力性移位方法如Bunnell方法（见手术技术71-12）或Brand方法（见手术技术71-13）或许有效。除了肌腱移位术，还可以应用Zancolli关节囊固定术矫正环指和小指的爪形手畸形。Zancolli关节囊固定术的有效性可通过Bouvier试验来确定（图71-31）。检查方法为阻止掌指关节过伸。如果近指间关节可背伸，同时掌指关节屈曲等于或少于40°，应采用静力重建手术；如果近指间关节不能主动背伸，应选择动力重建手术可能效果更好（见手术技术71-13）。Hastings和McCollam认为Zancolli方法在矫正爪形手畸形和提高环指、小指活动协调性方面非常有效；而对改善手部的握力效果欠佳。

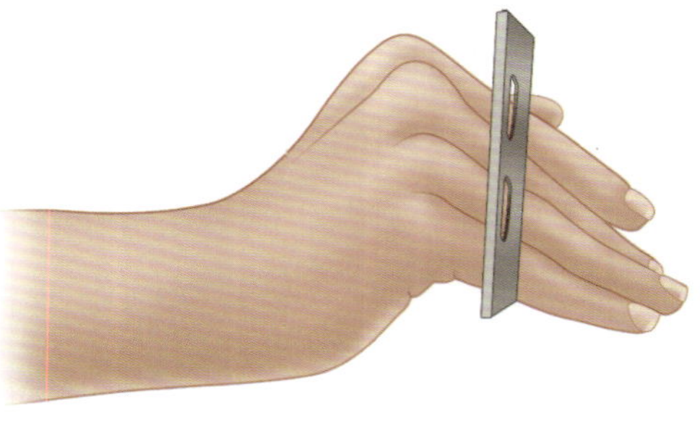

图71-31 Bouvier试验

Omer 提议用下述术式一期修复低位尺神经麻痹（图 71-32）。施行关节融合术固定拇指的掌指关节，于止点处切断环指指浅屈肌腱，将其一分为二。一条肌腱束沿着拇收肌肌纤维方向穿过掌部，固定到拇收肌的止点。另一条肌腱束再一分为二，一条肌腱束经蚓状肌管移位到环指伸肌腱帽的桡侧；另一条用同样的方法移位到小指。除上述方法外，Omer 有时移位肱桡肌，行肌腱游离移植延长后，经过第三掌骨间隙，以重建拇指的内收功能（参见“拇指内收功能的重建”）；利用示指固有伸肌腱的桡侧半，缝合到第一背侧骨间肌的止点重建示指的外展功能。

Burkhalter 提出了几种肌腱移位术，并指出将肌腱直接固定到受累手指的近节指骨骨干上。这是一种较安全的肌腱固定方法，跨过掌指关节，提供了较大的力臂。动力肌腱选用经游离肌腱移植术延长的肱桡肌或桡侧腕长伸肌腱，移位肌腱均先牵至背侧，经过掌深横韧带的掌面固定到骨干（图 71-33）。他还对 Stiles-Bunnell 移位术进行了改良，将环指的指浅屈肌腱劈开的肌腱束直接进行骨性固定。另外还应转位以重建拇指内收功能。

Brown 提出了几种重建拇指内收功能的移位方法：一种使用环指指浅屈肌腱，走行于手指浅层肌的深面；另一种使用示指固有伸肌腱经过第三掌骨进入手掌，横过掌部，平行于瘫痪的拇收肌固定到拇指的掌指关节区。偶尔也施行拇指指间关节融合术以增加拇指捏持的力量；在融合术中有时同时切断掌指关节部位滑车的近端使其前移，使拇长屈肌腱以一个较大的角度抵达其止点处。

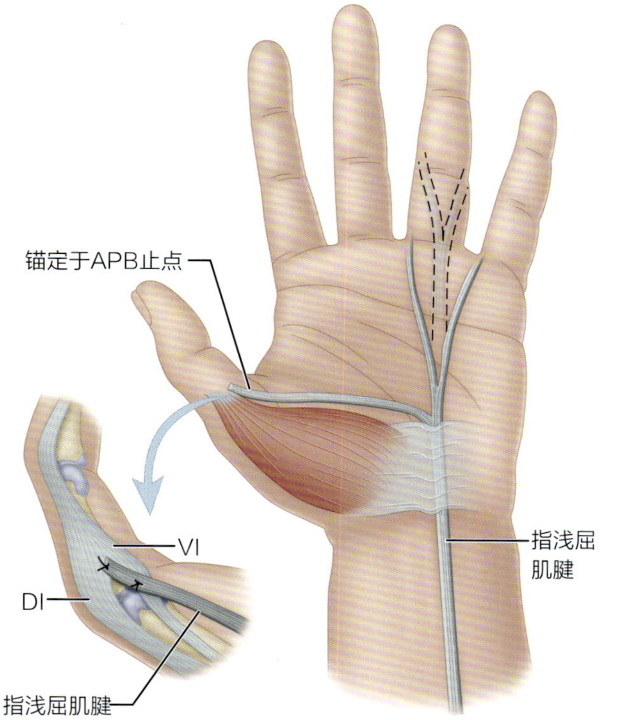

图 71-32 单独的尺神经麻痹，使用单根指浅屈肌腱移位纠正爪形手畸形，加强拇指和示指捏持力。APB，拇短收肌；DI，骨间背侧肌；VI，掌间背侧肌（重绘自：Omer GE Jr: Tendon transfers in combined nerve lesions, Orthop Clin North Am 5: 377, 1974.）

三、高位尺神经麻痹

除环指、小指指深屈肌及尺侧腕屈肌功能丧失外，其他高位尺神经麻痹所引起的功能障碍与低位尺神经麻痹相同。环指的指浅屈肌不能作为动力肌，因为高位尺神经麻痹后，指深屈肌尺侧半也丧失功能；除此之外，治疗低位尺神经麻痹的神经移位术均适用于高位尺神经麻痹。将环指和小指的指深屈肌腱缝合到中指的指深屈肌腱上，可以重建其功能。如果恢复肌力要求高，可将桡侧腕长伸肌转位到中、环、小指的指深屈肌腱。应该注意，中指的指深屈肌可以完全由尺神经支配，但通常是尺神经部分支配。

通过将骨间前神经移位替代尺神经运动支亦可以恢复一定功能，同桡神经移位相比，这种方式即便遇到失败也不会对潜在的肌腱供体产生损害。

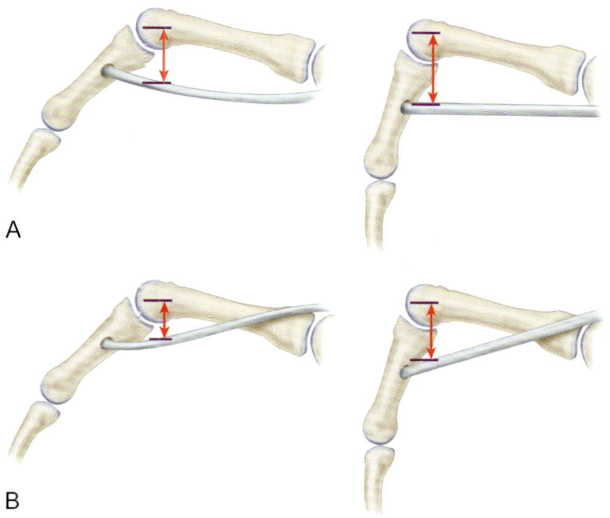

图 71-33 A.Burkhalter 改良 Stiles-Bunnell 肌腱移位术。增加了力臂高度，提高了掌指关节屈曲能力。作用到远端的力的大小与距离的平方成正比；B. 由于移位肌腱于掌骨间走行，也增加了力臂、增强了掌指关节屈曲功能（引自：Burkhalter WE: Restoration of power grip in ulnar nerve paralysis, Orthop Clin North Am2: 28, 1974.）

四、低位正中神经麻痹

低位正中神经麻痹后重要的功能丧失包括拇指对掌和正中神经支配区感觉功能障碍；如果尺神经完整，则桡侧的两个蚓状肌瘫痪的影响不大。拇指对掌功能的重建参见本章第二节。见第 68 章关于神经血管岛状移植重建感觉功能的相关讨论。

五、高位正中神经麻痹

高位正中神经麻痹后，前臂旋前，屈腕，示指、中指屈曲，拇指屈曲，对掌和正中神经感觉功能丧失。

以下方法可重建其部分功能。可以不切断任何肌腱将正中神经支配的示指和中指的指深屈肌通过侧 - 侧缝合的方法缝合到尺神经支配的环小指的指深屈肌上（图 71-34）。另外，将桡侧腕长伸肌腱移位到示指和中指的指深屈肌腱可以获得更大的肌力。在腕关节水平将肱桡肌移位到拇长屈肌可以

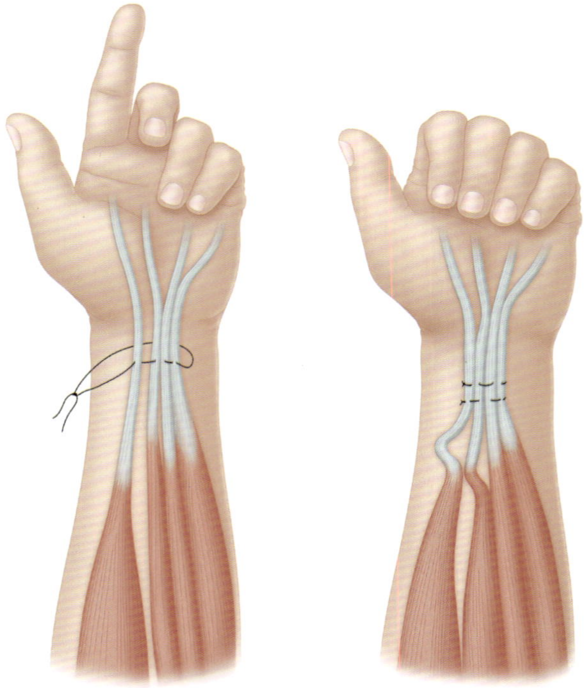

图 71-34 高位正中神经麻痹，示指和中指的指深屈肌腱远段被拉紧缝合到环指和小指的指深屈肌腱（见正文）。将桡侧腕长伸肌腱移位作为动力肌可进一步加强这个肌腱联合体的力量（重绘自：Omer GE Jr: Evaluation and reconstruction of the forearm and hand after acute traumatic peripheral nerve injuries, J Bone Joint Surg 50A: 1454, 1968.）

重建拇指的屈指功能。其他拇指指间关节屈曲功能重建的方法包括桡侧腕长伸肌或尺侧腕伸肌移位至拇长屈肌，拇对掌功能可以通过示指固有伸肌经腕关节尺侧移位来重建，不需重建滑车（见手术技术 71-3）。第 68 章讨论了神经血管岛状移植重建感觉功能。

六、低位正中神经和尺神经联合瘫痪（腕部）

腕部正中神经和尺神经均麻痹会导致如下功能障碍：①全手掌感觉丧失；②手内在肌功能全部丧失；③拇指对掌功能障碍。如果这些病变不治疗，皮肤和关节出现挛缩，形成固定的爪状手畸形。

尽管这种严重的瘫痪存在掌部感觉丧失，但仍有可能重建部分有用的功能。成功的治疗依赖于几个因素。导致神经麻痹的创伤往往也同时引起屈肌腱的严重损伤。因此，在设计手术方案时肌腱的情况十分重要。Hansen 病患者的神经功能障碍不伴有肌腱损伤，但可伴有皮肤、指甲和骨的畸形。为了肌腱移位术的成功，必须首先矫正皮肤和关节的挛缩，单纯转移肌腱不能纠正上述畸形。必须能够被动伸直指间关节和屈曲掌指关节。可以试用动力支具重建关节的活动性，一旦失败应考虑施行近指间关节融合术。正中神经和尺神经联合瘫痪经常发生拇指虎口挛缩，如果发生了挛缩，在肌腱移位术前，必须矫正虎口的挛缩（参见“拇指内收功能的重建”）。

手指内在肌功能可用 Brand 肌腱移位术进行重建，术中用游离肌腱移植延长桡侧腕短伸肌（见手术技术 71-13）。如果环指的指浅屈肌腱或掌长肌腱没有被直接损伤，可用 Riordan 方法（见手术技术 71-1）重建拇指对掌功能。

Brown 建议按 Brand 所述方法使用有 4 个腱束的移植肌腱延长桡侧腕长伸肌腱，重建掌指关节的屈曲，治疗爪形手畸形；将示指固有伸肌腱穿过第三掌骨间隙，行经麻痹的拇收肌表面，固定到拇指掌指关节的拇收肌止点。

重建拇指的内收功能的方法为将环指的指浅屈肌腱穿过掌筋膜的远侧部分，以筋膜的垂直间隔作为一个滑车，肌腱经过掌筋膜的浅层，缝合到拇指掌指关节的桡侧以重建拇指的内收功能。

Omer 提出几种方法重建手指的平衡：可将中指的指浅屈肌腱等分为四或用游离肌腱将桡侧腕长伸肌腱延长。另外两个方法是将示指固有伸肌腱或

小指固有伸肌腱等分为二，分别缝合到第二、三指和第四、五指。将中指的指浅屈肌腱或桡侧腕长伸肌腱用游离肌腱延长后，穿过第三掌骨间隙固定到拇指的内收肌止点重建拇指内收功能。他建议使用拇短伸肌腱或掌长肌腱移植延长尺侧腕伸肌重建对掌功能，还建议使用关节融合术增加拇指的稳定性。

七、高位正中神经和尺神经联合瘫痪（肘关节以上）

除了手背侧皮肤外，整个手部感觉丧失；且只有桡神经支配的肌肉可以作为移位肌：肱桡肌、桡侧腕短伸肌、桡侧腕长伸肌、尺侧腕伸肌及示指固有伸肌。对于此种瘫痪已被认可的疗法包括，施行拇指的掌指关节融合术；其余四指施行 Zancolli 关节囊固定术（见手术技术 71-15），同时松解指屈肌腱鞘；将桡侧腕长伸肌腱绕过腕关节的桡侧到指深屈肌，肱桡肌移位到拇长屈肌；尺侧腕伸肌用游离肌腱延长后，绕过前臂的尺侧缘移位到拇短伸肌。建议截除示指及其掌骨，将桡神经支配的背侧皮瓣覆盖手掌。

第五节 颈脊髓损伤或其他原因造成的严重瘫痪

四肢瘫痪

随着对车祸和运动损伤急诊处理水平及随后的长期护理水平的提高，人们已经越来越重视四肢瘫痪患者的康复。颈脊髓损伤的幸存者多数是年轻的男性，一般还能存活 25~30 年。所有颈脊髓损伤的幸存者中约 2/3 的患者保留了颈 6 神经根水平的功能。接受上肢外科治疗的多数患者主观上认为他们的生活得到了明显的改善。年轻的四肢瘫痪患者中，3/4 的人最希望的是重建手和上肢的功能。他们认为手和上肢的功能比下肢、膀胱、排便及性器官的使用和感觉功能更重要。四肢瘫痪术后长期随访结果显示满意度比较高，在日常活动和独立生活能力上也有积极的效果。虽然手术治疗可以改善患者的肢体功能和独立生活能力，但有证据表明这种技术并未充分利用。有 65%~75% 的四肢瘫痪患者可能会从手术治疗中受益，而只有 14% 进行了肌腱转移手术。

（一）分类

一个实用的四肢瘫痪的分类方案应考虑到感觉和运动功能（表 71-3）。根据感觉传入根据是否保留视觉暗示或至少 10 mm 的两点辨别觉而分别记录为 O（视觉）或 Cu（皮肤）。根据 Medical Research Council（MRC）分级系统，是否保留 4 级或以上运动功能，将运动功能分为 10 级（0-9 级）。附加的 X 级应用于不适用于 10 级中任何一级的患者。这个分类系统有助于指导外科治疗和疗效评价。运动检查似乎可以推断损伤神经根水平（图 71-35），但事实并非如此。上肢感觉和运动损伤都可以是不对称性的和跳跃性的。

（二）处理原则

如果需要手术，术前要仔细分析运动和感觉的状况，根据不同的实际情况制订不同的手术方案。同一水平颈脊髓损伤的体征可能各不相同，每位患者上肢的术式也不同。许多患者在接受手术之前非常犹豫，担心丢失残留不多的功能。检查者不但要检查肌肉的功能和确定肌力，还应该观察患者的日常生活情况，努力确定重建哪些功能可最好地改善患者的自理功能。如果受伤后立刻没有任何肌力，甚至是肌肉的颤动，1 个月内依然没有恢复，可以判定这块肌肉永久失去功能。但常规在外科治疗前通常要观察数月，一般为 1 年或以上。在部分或不完全四肢瘫痪的患者，肌肉痉挛状态是治疗要考虑的一个因素，因为痉挛可能使外科治疗的最终结果陷于失败。而且应首先对较好的手进行手术治疗，因为康复比较容易。

Moberg 用回形针测试两点辨别觉的方法测量皮肤的感觉。如果感觉丧失，就必须用视觉反馈控制肢体。此时只应对一侧的上肢进行手术治疗。

由于损伤后经常发生挛缩畸形，特别是伴有痉挛者，因此维持手指、腕关节、肘关节和肩关节的活动是必要的。应该通过适当的治疗方法，防止肘关节屈曲、旋后和掌指关节伸直挛缩。在受伤后到手术前期间，必须进行被动功能锻炼和肢体夹板固定。Murphy 和 Chuinard 设计了一个治疗四肢瘫痪的有效方案：将四肢瘫痪分为急性期、亚急性期、和重建期（框 71-1）。

McDowell、Moberg 和 House 总结了四肢瘫痪的其他治疗原则：

（1）外科重建至少在外伤后 12 个月，神经恢

表 71-3

四肢瘫痪手外科的国际分类法

视觉 / 皮肤感觉分级 *	运动特点	说明 / 功能
0	肘关节以下无合适的移位肌	屈肘前臂旋后
1	BR	
2	ECRL	伸腕（无力或有力）
3 †	ECRB	伸腕
4	PT	伸腕前臂旋前
5	FCR	屈腕
6	指伸肌	手指的外在肌伸直（部分或全部）
7	拇伸肌	拇指的外在肌伸直
8	部分手指屈肌	手指的外在肌屈曲（弱）
9	仅缺乏手内在肌	手指外在肌屈曲
X	例外	

Edinburgh 1978；修改于 Giens，France，1984.

*O，视觉；Cu，皮肤。

†只有外科显露才可确定 ECRB 的肌力

BR，肱桡肌；ECRB，桡侧腕短伸肌；ECRL，桡侧腕长伸肌；FCR，桡侧腕屈肌；PT，旋前圆肌。

（引自：McDowell CL, Moberg EA, House JH: The second international conference on surgical rehabilitation of the upper limb in tetraplegia (quadriplegia), J Hand Surg 11A: 604, 1986.）

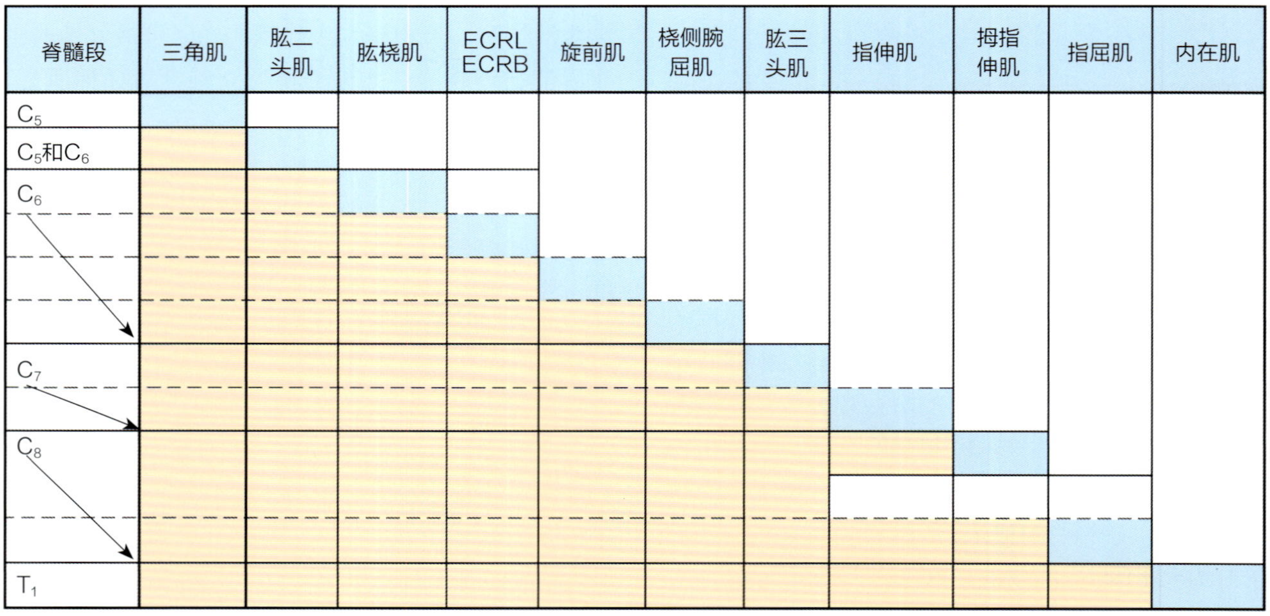

图 71-35 正常上肢肌肉的脊神经节段分布，阴影区表示肌肉的主要支配节段。ECRB, 桡侧腕短伸肌；ECRL, 桡侧腕长伸肌（改编自：Lamb DW: The paralysed hand:the hand and upper limb, vol 2, Edinburgh, 1987, Churchill Livingstone.）

复无改善。

（2）肌肉处于不可控制的挛缩状态，尽管肌力良好，不能用于肌腱移位术。

（3）如果手部存在痛觉异常，不能进行功能重建。

（4）应该维持腕关节的活动和自然的肌腱固定效应。

多数学者的治疗目的是为了获得基本的抓或捏的功能，基本的捏持姿势提供一个更有力和更宽大的握持表面，外形比较美观；比“卡盘爪（Chuckjaw）”或三指捏持更容易获得。所有的手指参与抓握动作是最理想的，但没有充足的、较多的移位肌肉则不

框 71-1

四肢瘫痪的治疗方案

急性期

- 稳定脊柱来保护剩余的神经功能并允许早期活动。
- 治疗全身伴发疾病。
- 积极治疗上肢伴发损伤。
- 功能恢复计划防止挛缩和保持关节的灵活性。

亚急性期

- 开始积极康复计划。
- 落实功能治疗修复计划。
- 治疗相关并发症（如压疮、膀胱）。
- 解决心理问题。
- 重建外科医师需每 3 个月执行一系列的检查；神经复苏需要一个平台期。

重建期：上肢重建

- 若要患者病情稳定且调整好心理，使神经功能恢复趋于平稳。一般来说，至少要到受伤后 12 个月。
- 重建开始于功能最完整的一侧。
- 如果两侧的功能一样，应重建优势肢体。
- 如果皮肤感觉缺失（仅视觉存在），重建限于只有视觉的一侧肢体。
- 治疗计划要简明。
- 以 Moberg 三角肌至肱三头肌技术重建伸肘活动先于其他上肢重建技术。
- 重建关键是抓握功能。
- 根据个人需要修改重建计划。

（改编自：Murphy CP, Chuinard RG: Management of the upper extremity in traumatic tetraplegia, Hand Clin 4: 201, 1988）

可能实现这个目标。四肢瘫痪的外科治疗目的不是通过复杂的手术方法重建复杂的功能。对于严重残疾的患者，只要能为其提供一定的自由活动，应尽可能选取简单的术式来重建其功能，包括可能使用神经与肌腱移植相结合。

四肢瘫痪的重建手术简单地说就是旨在重建一个或一些关节控制能力的术式的组合。若一个关节的运动单位不足，则常需行关节融合术，特别是拇指的腕掌关节、掌指关节和指间关节。静力和动力肌腱固定术（如 Moberg 拇长屈肌腱固定至桡骨远端治疗一级四肢瘫痪）是具有多种用途的常用手术方法。治疗低位四肢瘫痪的肌腱转移方法有多种，经常辅以关节融合术及肌腱固定术。人们对四肢瘫痪的不断研究不仅改进了旧的手术技术，还产生了新的概念，如神经移位结合肌腱转移术

尽管脊髓损伤患者肌腱移位术的方法与周围神经损伤略有不同，但决不能忽视外科治疗的基本前提（框 71-2）。另外，肌腱移位术后要努力恢复感觉功能，因为大脑皮质对感觉（位置觉和本体觉）的感知能力似乎可随该部位的运动而得到改善。

高位四肢瘫痪，因无可供转移的动力肌，促进了植入性电刺激疗法的使用。有完整的神经肌肉单位但缺乏皮质的传出控制时，可通过完整神经通路进行直接脉冲刺激。对不同神经肌肉单位电刺激的组合可以程控肌肉的协同活动。

（三）伸肘

四肢瘫痪患者约有 70% 失去肘关节伸展功能。应该首先行重建肘关节伸展功能的手术或与其他手术同时进行。已经有几种替代肱三头肌肌力在 3 级或 3 级以下的手术方法。伸肘对于过头的动作、身体移动和转位非常关键。

重建伸肘功能最常使用的术式是 Moberg 描述的将三角肌后部转位到肱三头肌方法。这种手术方法需同时行肌腱移植，而且制动时间相对较长。应用胫骨前肌腱作为供体进行移植取得了非常满意的效果。三角肌转位到肱三头肌方法也值得推荐，即直接简单地将三角肌固定到肱三头肌的腱膜。

如果没有肘关节屈曲挛缩，肱二头肌腱远端转

框 71-2

患者评估和用于肌腱转位的肌肉选择指南

肌腱转位前的检查内容

- 感觉
- 稳定性
  - 骨
  - 神经功能
  - 心理状态
  - 软组织条件
- 适合部位
  - 足够的软组织床
  - 关节的顺应性

肌肉选择

- 肌力
  - 肌腱长度
  - 肌腹长度
- 滑动性
- 可调性
- 协同性
- 完整性
- 可牺牲性

分期

康复

位到肱三头肌也是一种不错的选择。这种手术的前提是能够主动旋后及肱肌功能正常。Mulcahey 等一项前瞻性随机研究显示肱二头肌移位较三角肌后半部分移位更有优势。一项大宗病例 Cohort 研究结果显示肱二头肌转位至肱三头肌在保留肘关节功能方面更令人满意。Hutchinson 等也肯定了肱二头肌转移后达到了功能转换。

也可使用腋神经式肌皮神经束支移位至桡神经三头肌支。

肱二头肌 - 肱三头肌远端转位术

手术技术 71-19

- 肘窝前方做一个 3 cm 长的横行切口（图 71-36A），沿内侧肌间隔做一个 7 cm 长的纵行切口（图 71-36B）。
- 牵开或结扎肘前静脉。
- 确定肱二头肌腱外侧的肌皮神经并小心加以保护（图 71-36C）。
- 保护下方的神经血管结构的同时，切断筋膜纤维束。
- 保持屈肘和前臂旋后，沿着肱二头肌腱至桡骨粗隆止点处小心钝性分离（图 71-36D）。
- 松解肱二头肌腱及其附着组织，用一条不可吸收缝线穿过肌腱。
- 通过原先做好的内侧切口分离肌间隔并确定尺神经（图 71-36E）。
- 注意小心松解肱二头肌腱、肌肉和周围的筋膜附着组织以增加肌腹的滑动性和力线。
- 继续分离直到肱二头肌的长度可以到达尺骨鹰嘴为止。
- 在肱三头肌远端 1/3 后方做第三个切口，长度为 7 cm。
- 尺骨鹰嘴上方锐性劈开肱三头肌（图 71-36F）。
- 在尺骨鹰嘴上钻一个深度达到髓腔的单皮质孔并扩大，以利于容纳远端的肱二头肌腱（图 71-36G）。
- 将肱二头肌腱从前方的切口转位至内侧切口，在尺神经浅层进入到后方切口（图 71-36H）。
- 肱二头肌腱斜行穿过肱三头肌内侧部分并进入劈开的肱三头肌腱（图 71-36I）。
- 在尺骨鹰嘴后方相对的位置上钻 2 个小孔（由内向外）（图 71-36J）。
- 肘关节完全伸直，肱二头肌远端穿过尺骨鹰嘴上的单皮质孔，保证缝线穿过骨隧道（也可用一个挤压螺钉）（图 71-36K）。
- 接下来用不可吸收线加强缝合转位的肌腱。
- 止血和关闭伤口后，用一个过腕关节的长臂夹板保持完全伸肘位固定。

术后处理 肘关节保持伸直 4 周，之后患者夜间可佩带伸直位支具。白天时可佩戴一个可控制屈曲活动 15° 的支具。这种支具可以每周调整，允许每次增加 15° 。治疗从日常的屈肘活动开始。当屈肘超过 90° 、没有伸肘受限时就中止使用可活动支具。夜间支具保持 12 周（术后），在 3 个月时开始力量锻炼。

三角肌后部 - 肱三头肌移位术

手术技术 71-20

（Moberg 改良）

- 患者取侧卧位，沿三角肌后缘到肌肉的止点做 10~13 cm 长的切口。掀起三角肌的筋膜瓣，确认其肱骨上的止点。
- 用骨膜起子锐性剥离，从骨膜下掀起三角肌腱的后侧 1/3 到 1/2 并连带止点处的骨膜条（图 71-37A）。
- 轻轻牵拉这部分肌肉，沿着三角肌纤维走行方向从远向近将其轻轻地劈开，注意触摸检查自肌肉后侧深面进入的腋神经和旋肱后血管，一旦到达此处，即停止向近端的解剖。肱三头肌通常萎缩，容易辨别三角肌的后缘。
- 另做一弧形的纵行切口，显露肱三头肌肌肉肌腱连接部远端的部分及其在尺骨鹰嘴上的止点。如果三角肌止点部的腱性部分和肱三头肌的近侧部分有充分的重叠，可以不行移植就完成移位术（Hentz 等）。如果重叠不充分，不能进行良好的编织缝合固定，就需要进行游离肌腱移植（图 71-37B）。Moberg 使用趾伸肌腱；Lacey 等使用胫前肌腱；Hentz 等使用阔筋膜；此外还有应用其他移植物的报道（图 71-37C）。
- 调整固定的张力，使肘关节可以被动完全屈曲。将不锈钢丝放置在每个肌腱缝合处的近端和远端的预定距离处，以便用 X 线证实固定的完整性。

术后处理 上臂内收、肘关节屈曲 0° ~30° 夹板固定。4~6 周时，肘关节逐步增加屈曲度，每周 10° ~15° 。然后开始进行主动或主动辅助下关节活动幅度锻炼，逐渐增加活动范围。夜间用夹板固定肘关节于伸直位 3 个月。3 个月内禁止患者在轮椅上撑起和自行上下轮椅动作。

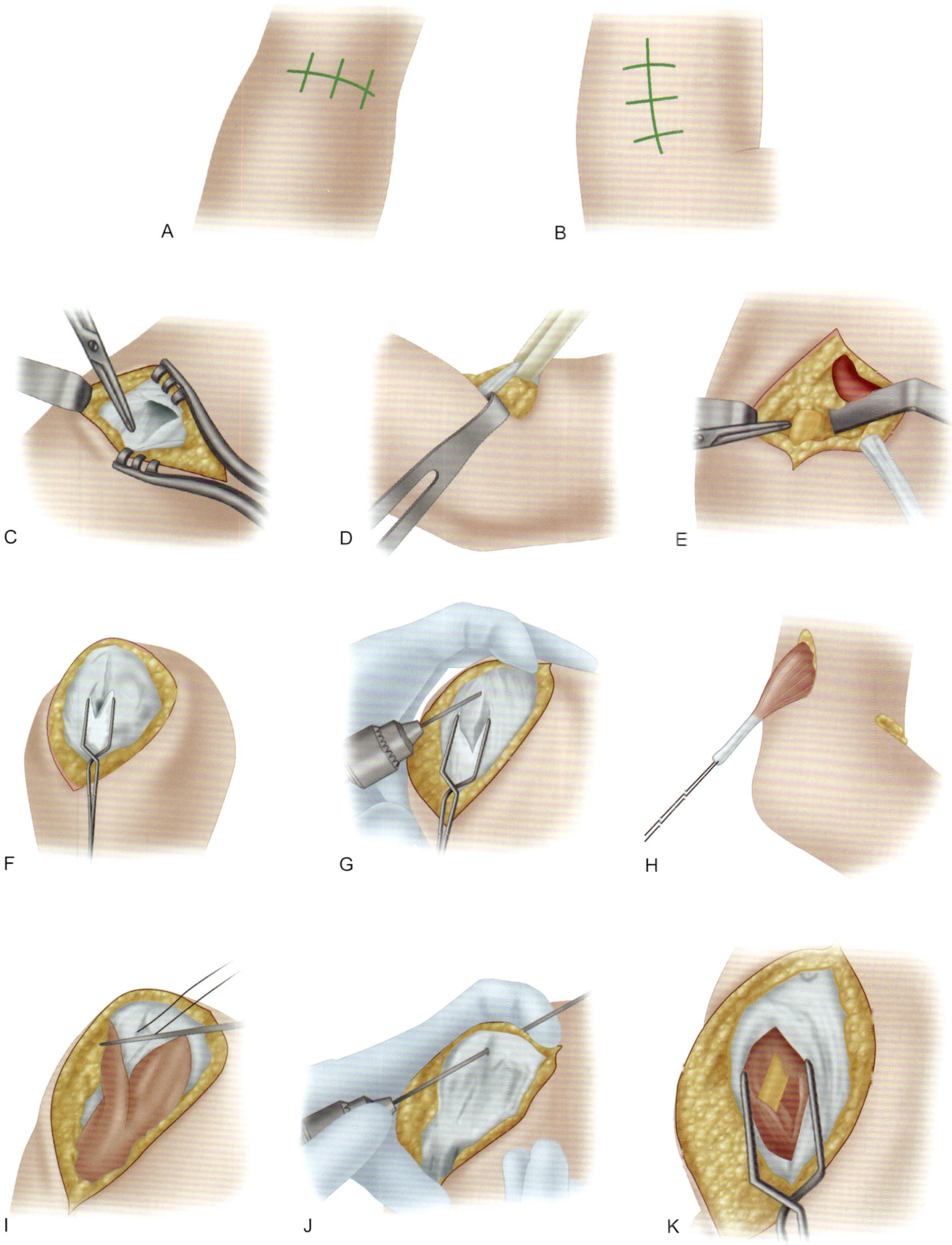

图 71-36 肱二头肌 - 肱三头肌转位术。A. 跨肘前窝的横行切口；B. 内侧肌间隔的纵行切口；C. 肱二头肌腱附近的肌皮神经；D. 屈肘和前臂旋后以利于肱二头肌腱止点的分离；E. 内侧切口确认尺神经；F. 在尺骨鹰嘴上方劈开肱三头肌，在切开的肌腱中间放入自动牵开器；G, 在尺骨鹰嘴后方或后外方皮质上钻单皮质孔；H. 肱二头肌腱自前方的切口穿至后方切口；I. 用肌腱编织器将肱二头肌腱从肱三头肌腱内侧部分斜行穿过；J. 在后方皮质钻两个方向相对的小孔，单皮质孔供肌腱穿过；K. 伸肘并将肱二头肌腱穿入单皮质隧道（见手术技术 71-19）

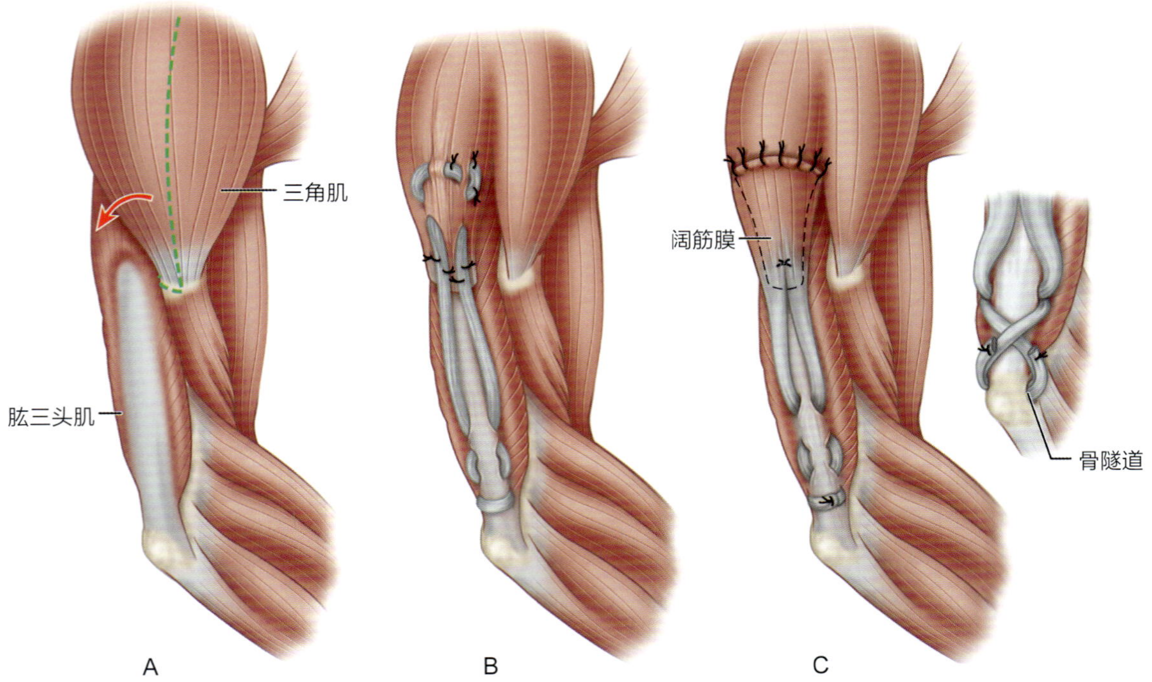

图 71-37 三角肌到肱三头肌移位术（Moberg）。A. 游离肌腹后缘，尽量保留肌肉的腱性止点部分；B. 移植的肌腱编织入三角肌后部的远端肌腹和肱三头肌筋膜；C. 如图所示，也可移植阔筋膜替代移植肌腱。无论何种移植都可以将移植物直接固定到鹰嘴的骨性隧道内（见手术技术 71-29）

（四）前臂旋前

第 3 级或以下（有可移位的肱桡肌、桡侧腕长短伸肌）级别的患者缺乏主动的前臂旋前活动，引起的固定性或动力性旋后畸形使手部不能置于许多功能活动都需要的位置。在手部康复治疗前，应首先矫正这个畸形。可以将肱二头肌止点移位到桡骨近端的外侧面，使肱二头肌成为一个旋前肌。若旋后畸形为固定性的，Zancolli 建议进行骨间膜松解（图 71-38）。

（五）伸腕

对于第 1 级患者（只有肱桡肌可以移位），可以将肱桡肌移位到桡侧腕短伸肌重建腕关节的伸直功能。肱桡肌移位到桡侧腕长伸肌，腕关节更易产生桡偏；一般不主张将肱桡肌移位到尺侧腕伸肌，因为尺侧腕伸肌只有腕关节在旋后位时才有伸腕功能。肘关节伸展功能必须存在或已经重建，能对抗肱桡肌的明显屈曲作用，以稳定肘关节，否则将明显地降低移位肌的力量。因此重建腕关节伸直功能的手术常与其他的手术联合进行，如重建肘关节伸展功能的手术及重建手基本捏持功能的肌腱固定术。肱桡肌需有 4 级的肌力才可移位重建腕关节的伸直功能。测量肱桡肌的肌力可以在前臂中立位，肱桡肌抗阻力屈曲肘关节时，在其肌腹部位进行触诊分级。

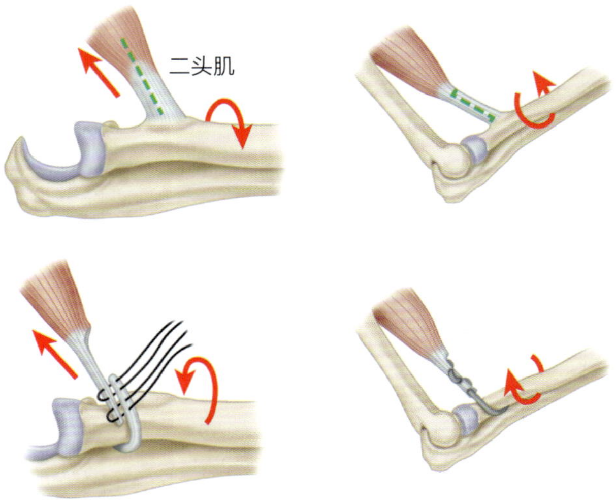

图 71-38 对固定性旋后畸形进行肱二头肌止点移位、骨间膜松解（引自：Zancolli EA: Structural and dynamic bases of hand surgery, Philadelphia, 1978, Lippincott.）

另一种恢复伸腕功能的方法是神经转位。将肱肌运动神经转移至桡侧腕长伸肌的运动神经，并结合桡骨远端的拇长屈肌肌腱固定术，可恢复掐捏功能。

肱桡肌移位到桡侧腕短伸肌

手术技术 71-21

- 沿前臂的桡背侧做一个 8~10 cm 的纵行切口。
- 仔细找到桡神经的背侧感觉支，在游离肱桡肌时注意保护它。向近端游离可以提高肱桡肌的滑动度，由于肱桡肌的神经支配在肌肉的近端，所以肌肉游离是安全的。
- 找到第三掌骨基底桡侧腕短伸肌的止点，将肱桡肌腱固定到这个肌腱上。
- 牵拉移位肌腱，并暂时缝合，检查腕关节完全屈曲时，移位肌腱不可过度紧张或松弛（图 71-39）。之后再用不可吸收线将肱桡肌腱缝合。

术后处理 石膏托固定 4 周，然后开始主动的关节运动幅度锻炼。在不锻炼时及夜间继续用石膏托固定 8~12 个月。

（六）基本捏持功能

基本或侧向的捏持活动是更合乎需要的动作，它比卡盘爪（Chuckjaw）捏持（三指捏持动作）容易重建。在四肢瘫痪的患者中，如果有 4 级及以上的腕伸肌力，应重建这个功能；至少 75% 的四肢瘫痪患者都可以进行重建捏持功能的手术。移位的其他先决条件包括良好的感觉和拇指活动度。如果依赖于视觉控制，只能进行一只手的重建；但如果两点辨别觉小于 12~15 mm，应该进行两只手的重建。

如果没有适当的动力肌施行移位术，可以选用几种精心设计的肌腱固定术重建基本的捏持功能。Moberg 重建抓握功能的手术方法是所有拇指屈肌腱固定术中最早和最简单的方法。拇长屈肌腱固定到桡骨的远端，使腕关节伸展时，拇指指腹与示指的桡侧强力接触。为此需要融合拇指指间关节和掌指关节。Moberg 切断 A-1 滑车，使拇长屈肌腱产生半脱位，增加掌指关节的扭矩。

Brand 改良了 Moberg 的手术方法，保留了完整的拇指掌指关节的 A-1 滑车，改变肌腱走行，于屈肌腱深面跨过手掌，经尺管，再固定到桡骨的远端，本方法力线较好，避免了肌腱的弓弦现象（图 71-40）。Brummer 介绍了一种依靠保留的前臂主动旋后活动来重建拇指屈曲的“绞盘式”肌腱固定术。拇长屈肌腱改道，绕过尺骨远端，经骨洞固定到尺骨的背侧。前臂旋后时，固定肌腱屈曲拇指（图 71-41）。

重建抓握功能的 Moberg 肌腱固定术

手术技术 71-22

- 经掌侧切口显露拇长屈肌腱的肌肉肌腱接合部，在这个水平切断肌腱。在骨膜下从桡侧向尺侧游离旋前方肌，显露桡骨的远端。
- 在远端桡骨的掌侧骨皮质钻 2 个骨洞，横过桡骨纵轴。骨洞的大小应足够通过游离的拇长屈肌腱。
- 用弧形刮匀或动力磨钻打通 2 个骨洞。小心磨平骨洞边缘，防止肌腱磨损。
- 在 A-1 滑车上做 2 cm 的切口，保护指神经，切断滑车。

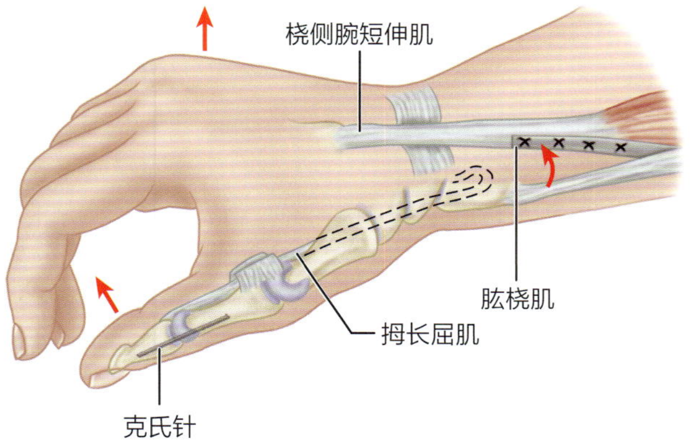

图 71-39 Moberg 推荐的仅有肱桡肌存留功能时，重建伸腕和基本捏持功能的方法（见手术技术 71-21）

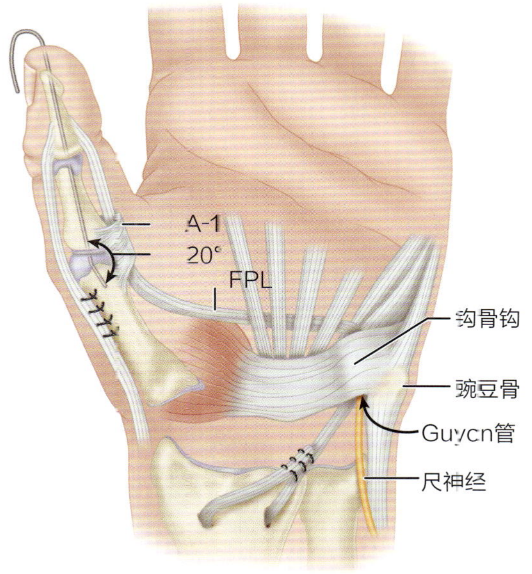

图 71-40 Moberg 改良术式重建“简单的手抓握功能”（见正文）。FPL，拇长屈肌（见手术技术 71-22）

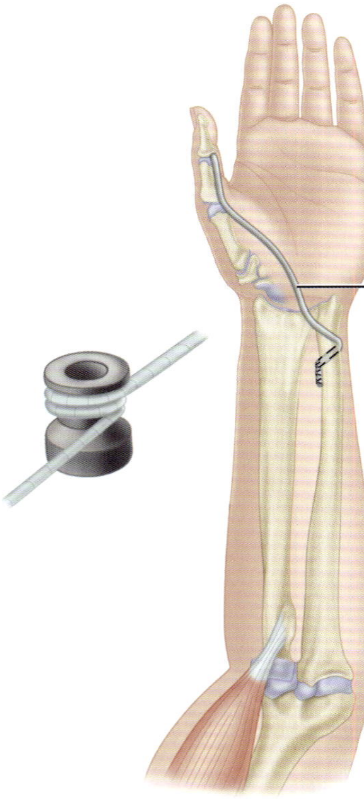

图 71-41 Brummer“绞盘式”手术：临时固定指间关节，拇长屈肌腱固定到尺骨的背侧（重绘自：Ejeskr A: Upper limb surgical rehabilitation in highlevel tetraplegia, Hand Clin 4:585, 1988.）

- 游离拇长屈肌腱引入切口内，用克氏针固定指间关节于中立位（图 71-40）。
- 以掌指关节为中心，在拇指背侧做一个 6 cm 的纵行切口，沿切口切开背侧腱帽，骨膜下显露拇指掌骨背侧，钻几对骨洞。掌指关节屈曲约 20°，将背侧腱帽缝合至骨洞。
- 调整肌腱的张力，使腕关节被动完全伸直时，拇指可与示指侧方牢靠接触。张力调整合适后，保护屈肌。将拇长屈肌腱与其自身用不可吸收线进行间断缝合。

术后处理 石膏托固定拇指于中立位，拇指尖对于示指中节的下方 4 周。石膏托再保护 8 周。如果同时进行了肱桡肌到桡侧腕短伸肌移位术，应该维持腕关节于稍背伸位以减少移位肌的张力。

第 2 级或情况更好的患者保留了主动伸腕功能，为拇指屈曲、抓握功能的重建提供了可能。患者增加了 4 磅的捏持力，与 Dorrance 人工钩的握力大致接近，具有很好的活动度、肌力及自主活动能力。肌电图分析发现移位后的肱桡肌延续了麻痹的拇长屈肌腱的肌电协同性。正常情况下，侧方捏持时，肱桡肌是电静息的，而肱三头肌与拇长屈肌有协同活动。施行了肱桡肌 - 拇长屈肌移位术，后方三角肌 - 肱三头肌移位术的患者，上述二肌表现出某种协同性的肌电活动，与正常情况下拇指屈曲，肘伸展电活动协同性相似。如果腕关节伸展扭矩好（超过 10 英尺 - 磅），应该首选肱桡肌到拇长屈肌的移位术；如果腕关节扭矩小，应该用肱桡肌移位加强腕关节的伸展功能，用肌腱固定术重建拇指的屈曲活动。

House 等报道了 18 例 21 只手一期重建基本的捏持和释放功能，平均随访 42 个月。手术包括腕掌关节融合、拇长伸肌腱固定到桡骨远端、肱桡肌移位到拇长屈肌。捏持力从术前无增加到 3.3 kg，日常生活得到改善（图 71-42）。

4 级和 5 级患者是重建手术的大多数，已经建立了治疗这类患者的系统方案。两个最常用的方法是 House 二期手术法和 Zancolli 两步法。这些手术的目的都是为了重建抓握、基本的捏持和释放功能。他们的区别在于 Zancolli 重建手指主动伸展功能，而 House 增加了重建拇指内收和对掌功能的移位方法。

恢复手指屈曲和基本捏持功能的二期重建

对至少能有力伸腕和旋前圆肌有功能的患者（第 4 级或更好的患者），House 等描述了一种重建手指屈曲和基本捏持功能的二期手术方法。手术分为屈肌期和伸肌期；首先进行伸肌期手术。将桡侧腕长伸肌移位到指深屈肌重建手指的屈曲功能。肱桡肌移位重建拇指的内收和对掌功能，而环指的指浅屈肌做原位移植材料。基本捏持和抓握力量可以通过旋前圆肌、尺侧腕屈肌、尺侧腕伸肌或肱桡肌移位到拇长屈肌得到加强。伸肌期重建包括内在和外在指伸肌腱固定术；然而，如果有足够的动力肌，也可重建拇指和手指的主动伸直功能。通过腕掌关节融合或拇长展肌腱固定术稳定拇指的腕掌关节。

House 和 Shannon 比较了这种重建手术的两种改良方法的结果。它们的区别在于拇指控制的方法、内在肌的平衡和是否采用主动伸直。两种方法质的差异提示：拇指腕掌关节融合后，手部的精细运动控制较好；而重建拇指内收和对掌功能后，手能恢复抓握较大物品的能力。两种方法都能获得较好的抓握和侧方捏持功能。拇指内收对掌移位术后，侧方捏持功能稍强；而拇指腕掌关节融合后，抓持功能稍强。患者乐于接受不同的方法分别重建两只手，这样患者可以为不同的目的使用不同的手。

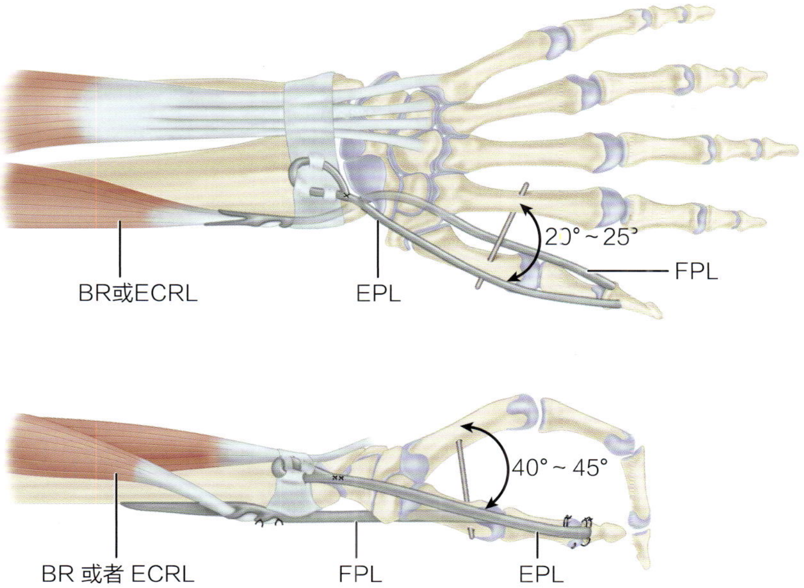

图 71-42 一期手术重建捏持和释放功能（背侧和侧面观）。大多角骨第一掌骨关节融合在伸直 20°~25°，外展 40°~45° 及轻前旋前位，使拇指前置，利于侧方捏持。拇长伸肌（EPL）通过肌腱固定术固定于桡骨远端的 Lister 结节。向前臂近端游离肱桡肌（BR）或桡侧腕长伸肌（ECRL），将其移位至远端的拇长屈肌（重绘自：House JH, Comadoll J, Dahl AL: One-stage key pinch and release with thumb carpometacarpal fusion in tetraplegia, J Hand Surg17A: 530, 1992.）

手术技术 71-23

第 1 期：伸肌期

- 从腕关节背侧中部，Lister 结节远端开始，在前臂背侧的远段做一个 8 cm 长的切口。如果选择动力肌腱移位术，切口稍弧向前臂的桡侧；否则做直切口进行肌腱固定术。
- 仔细保护自肱桡肌桡侧走行出的桡神经背侧支，找到 Lister 结节尺侧远端的拇长伸肌腱及腕背侧第四间室的指总伸肌腱。游离腕背侧第一间室内的肌腱。
- 在桡骨远端背侧凿 2 个边缘平滑的骨洞，施行拇长展肌、拇长伸肌和指总伸肌腱固定术。固定指总伸肌腱的骨洞位于桡腕关节近端几个厘米，固定拇长展肌和拇长伸肌的骨洞位于桡腕关节近端 2 cm。用刮匀于桡骨近端做一个隧道，以容纳待固定肌腱的游离端。
- 在两个预制骨洞的近端用 0.035 in 克氏针做 2 个缝线孔（图 71-43A）。从腕背第一间隔切断拇长展肌，向尺侧移位。
- 将指总伸肌腱在张力下缝合到一起，使一条缝合肌腱的牵引即可使所有的手指协同伸直。
- 同样地，将拇长展肌和拇长伸肌缝合到一起，形成一个肌腱单位固定到桡骨的远端。
- 在腕关节大约屈曲 40° 时，牵拉切断的指总伸肌腱近端使掌指关节能完全伸直。肌腱末端用粗的不可吸收线编织缝合，将缝合线的游离端穿过缝线孔。牵拉缝合线，检查肌腱的固定情况：当腕关节屈曲 40° 时，掌指关节应能完全伸直；当伸腕 40° 时，手指应能被动地完全屈曲。
- 同样的方式固定改道的拇长展肌和拇长伸肌，要保证腕关节屈曲 40° 时，拇指指间关节伸直到 0°，第一掌骨与手在同一个平面，并外展 30°~40°。
- 检查肌腱固定情况，保证腕关节伸展时，拇指可以被动活动，以进行二期的肌腱移位术。
- 手内在肌肌腱固定术可将移位肌固定到 A-2 滑车或背侧的伸肌装置。House 等将游离移植肌腱缝合到伸肌装置的中央束和侧腱束，然后穿过蚓状肌管，绕过第二、三掌骨颈的背侧，这样就起到了一个“斜行支持带”的作用，当近指间关节屈曲时伴随有掌指关节的屈曲，还可防止掌指关节的过伸（图 71-43B）。

术后处理 术后固定腕关节背伸 40°~45°，拇指和掌指关节屈曲 40°，指间关节伸直位 4 周；然后开始主动和被动锻炼。如果施行了拇指腕掌关节融合术，那么拇指要一直保护到关节融合。

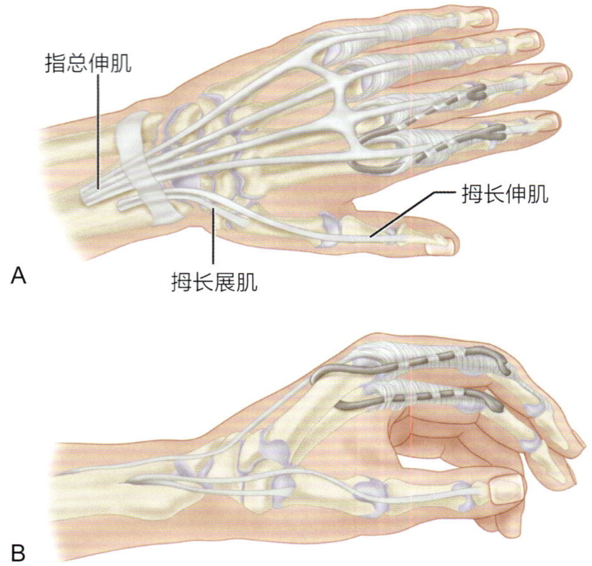

图 71-43 House 重建手指屈曲和基本捏持功能的二期手术方法。A. 第 1 期（伸肌期）；B. 第 2 期（屈肌期）（重绘自：House JH, Comadoll J, Dahl AL: One-stage key pinch and release with thumb carpometacarpal fusion in tetraplegia, J Hand Surg 17A: 530, 1992.）（见手术技术 71-23）

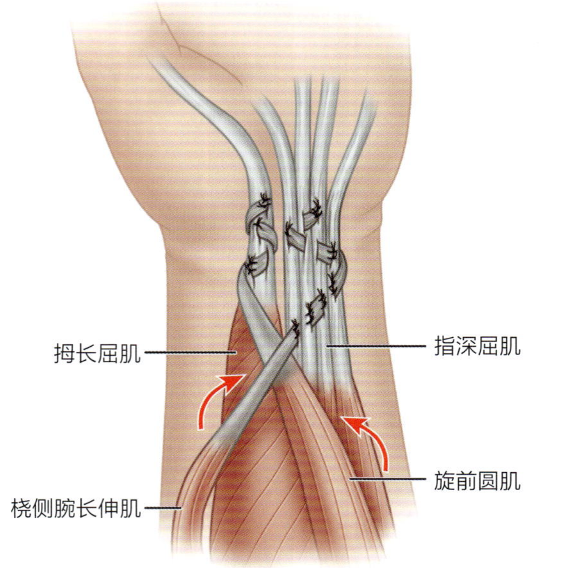

图 71-44 House 手指屈曲和第 2 期（屈肌期）基本捏持功能的二期重建手术方法。桡侧腕长伸肌移位至指深屈肌，于前圆肌移位于拇长屈肌。肱桡肌与环指指线屈肌腱缝合行拇指内收成形，后者用作移植肌腱（见手术技术 71-24）

手术技术 71-24

第 2 期：屈肌期

- 屈肌期重建（图 71-44）在伸肌期后 2~6 个月进行。桡侧伸腕长肌和旋前圆肌移位到指深屈肌和拇长屈肌需要 3 个切口。
- 从桡侧腕屈肌腱桡侧的腕近端横纹到桡骨的中段做掌侧纵行切口。游离拇长屈肌、旋前圆肌和指深屈肌，近侧游离到肌肉肌腱连接部。
- 在第二掌骨基底另做一个小横切口切断桡侧腕长伸肌腱的止点。在伸肌重建期前臂中段切口的近端，从拇长展肌的近侧抽出桡侧腕长伸肌腱。
- 游离桡侧腕长伸腱周边的附着，使之可以自由滑动。
- 从桡骨干上剥离旋前圆肌腱，并连带一个骨膜条。
- 将旋前圆肌与拇长屈肌、桡侧腕长伸肌和指深屈肌编织在一起。
- 调整肌腱张力，使腕关节背伸 30° 时，拇指可贴靠在示指的侧方。当伸腕 40° 时，桡侧腕长伸肌和指深屈肌的张力可使手指适度地协同屈曲。
- 如果伸肌期没有使用肱桡肌，可以用它进行拇指对掌内收矫形。手术方法与 Royle-Thompson 移位术（见手术技术 71-9）基本相同。
- 按 Zancolli 方法切取环指的指浅屈肌（图 71-48）。在腕横韧带的远端尺侧缘的小切口，拉出指浅屈肌腱。
- 指浅屈肌腱的 2 个肌腱束通过跨过掌部的隧道，到达拇指的掌指关节区。其中的一个肌腱束缝合到掌指关节远端的拇长伸肌腱，另一条缝合到拇指内收肌腱。将肱桡肌断端编织到完整的环指指浅屈肌上，使腕关节处于中立位时，拇指与示指的侧方相靠。

术后处理 固定腕关节于背伸 25°、掌指关节屈曲、指间关节伸直位。3 周后开始进行主动和被动的关节运动幅度锻炼，移位肌腱要保护 3 个月。

Zancolli 重建术

Zancolli 介绍了一种二步重建法，主要用于颈 6 神经（C6）仍保有功能的患者。第 1 步重建拇指和手指伸展功能，第 2 步重建抓握功能。在第 1 步重建中，寻找是否存在额外的桡侧腕伸肌可能有助于第 2 步功能重建。第 1 步手术，用腕掌关节融合术或掌指关节关节囊成形术稳定拇指。肱桡肌移位到指总伸肌和拇长伸肌。如果掌指关节有过伸的趋势，可用 Zancolli 套叠术进行纠正（图 71-48）；如果桡侧腕屈肌没有功能，可用旋前圆肌移位重建腕关节屈曲功能。

手术技术 71-25

第 1 步

- 融合腕掌关节于掌侧外展 45°、桡侧外展 20°，用 2 根交叉克氏针固定，再用 1 根克氏针固定第一、二掌骨（图 71-45B）。
- 如果掌指关节过伸，可施行关节囊掌板成形术，将掌板和桡侧的籽骨缝合至掌骨的颈部（图 71-45C）。
- 经桡侧的长弧形切口，将肱桡肌移位到拇长伸肌和指总伸肌（图 71-45A）。为了减少粘连，可切除一部分近侧的腕背侧韧带，肌腱的缝合部位尽可能靠近侧。
- 维持肘关节屈曲 60°，指总伸肌腱的张力略高于拇长伸肌腱（图 71-46）。当肘关节屈曲 60°、腕关节完全背伸时，能完全地被动屈曲手指，说明肌腱缝合的张力适当。被动屈曲腕关节时，拇指的掌指关节和指间关节应能完全伸直。这个阶段可以进行手内在肌肌腱固定术，但它经常在第 2 步进行。

术后处理　手和肘关节制动 4 周，此后再保护拇指融合 4 周。开始训练肌肉功能，鼓励患者通过屈曲肘关节而主动伸直掌指关节。需行手指被动屈曲活动以防止伸直挛缩（图 71-45）。

第 1 步手术后 4~6 个月，手部可准备接受第 2 步功能重建，恢复手指的屈曲和拇指的主动屈曲功能。

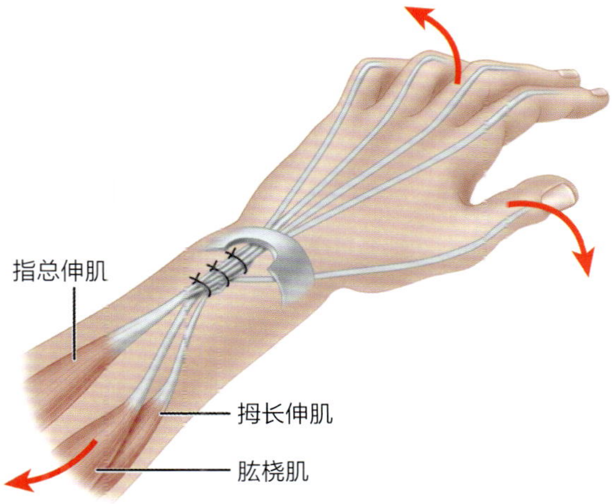

图 71-46　施加到指总伸肌的张力要大于拇长伸肌的张力，因为肘关节伸直时，的张力要下降（重绘自：Zancolli EA: Surgery for the quadriplegic hand with active, strong wrist extension preserved: a study of 97 cases, Clin Orthop Relat Res 112: 101, 1975.）（见手术技术 71-25）

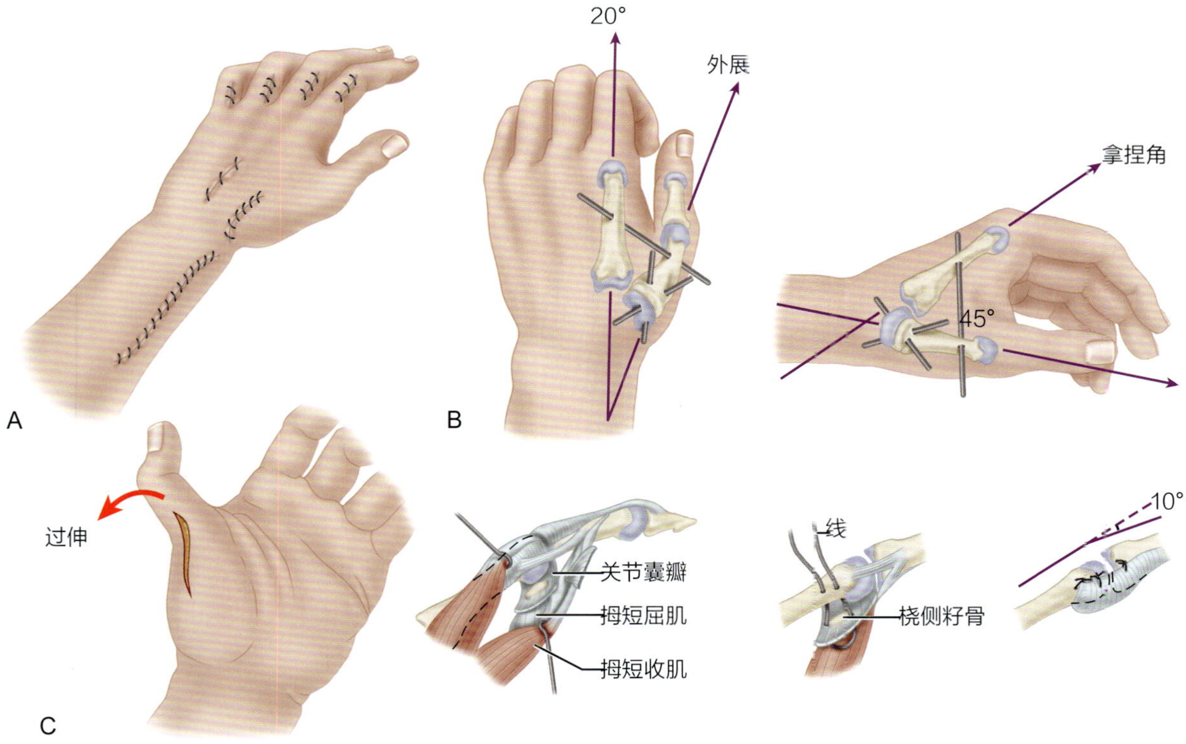

图 71-45　C6 有功能患者的 Zancolli 两步功能重建法（见正文）。A. 需做 3 个切口；B. 拇指融合用 3 根克氏针固定；C. 对过伸畸形，施行掌板关节囊成形术（重绘自：Zancolli EA: Surgery for the quadriplegic hand with active, strong wrist extension preserved: a study of 97 cases, Clin Orthop Relat Res 112: 101, 1975.）（见手术技术 71-25）

手术技术 71-26

第 2 步

- 将桡侧腕长伸肌腱移位到指深屈肌，靠近尺侧的手指张力要稍大。详细的步骤同 House 重建术（见手术技术 71-23）。
- 可以用几种方法中的一种恢复拇长屈肌的主动运动。Zancolli 选择第 1 步重建手术时可能发现的桡侧第三伸腕肌，这是一种协同的移位方法，可以独立控制拇指的屈曲（图 71-47A）。
- 如果缺乏这块肌肉，可将桡侧腕短伸肌和拇长屈肌进行侧 - 侧缝合。伸腕时，拇指屈曲；反之，腕关节屈曲时，拇指伸直（图 71-47B 和 C）。调整肌腱的张力，使腕关节完全被动伸展时，拇指与示指紧密相靠。
- 第 3 种选择是像 Moberg 手术重建基本的捏持功能一样，将肌腱固定到桡骨远端的掌侧（见手术技术 71-22）。
- 在此步中，可增加 Zancolli 套叠术以行手内在肌腱固定术。在掌指关节屈侧横纹的近端做横行切口固定瘫痪的浅屈肌腱。显露指浅屈肌腱、A-1 及近侧的 A-2 滑车。近指间关节完全屈曲时，将指浅屈肌腱牵入切口，尽可能靠近远端将其切断。从 A-1 滑车的远侧缘将每个指浅屈肌腱的两束抽出，返折自身缝合（图 71-48）。调整肌腱的张力，当腕关节屈曲 40° 时，掌指关节伸直到 0° 。

术后处理 与第 1 步相同，用长臂石膏托固定 4 周，但腕关节固定于中立位，拇指置于示指和中指之间，手指稍屈曲。然后进行肌肉训练和关节的主动和被动训练。保护移位肌腱，避免过度用力 3 个月。

由于更高级别的四肢瘫痪患者保留的功能较多，外科治疗较容易。以前的手术方法可用于治疗这些患者。表 71-4 总结了现行的国际分类方案及 McDowell 等选择的手术方法。需要强调的是有些患者不能按 0-9 级恰当的分类，必须根据具体情况调整手术方案。

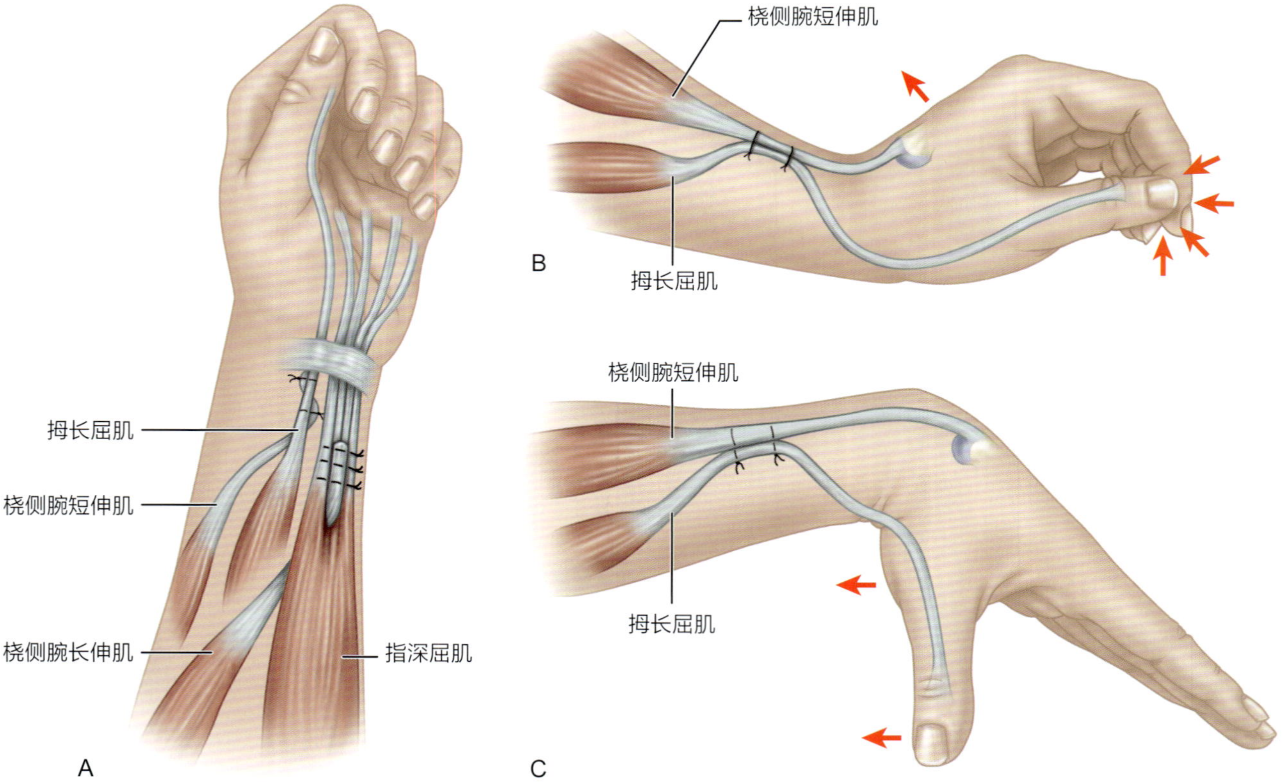

图 71-47 A. 如果两个桡侧腕伸肌都有功能，可用桡侧腕长伸肌重建手指的屈曲功能；如果存在桡侧第三腕伸肌，可用来改善拇指的屈曲功能；B. 将桡侧腕短伸肌固定到拇长屈肌，当腕关节伸展时，可实现基本的捏持功能。为获得正确的肌腱张力，将腕关节完全被动伸展，使拇指产生捏持动作，将拇长屈肌与桡侧腕伸肌缝合；C. 腕关节被动屈曲，可消除捏持动作（重绘自：Zancolli EA: Surgery for the quadriplegic hand with active, strong wrist extension preserved: a study of 97 cases, Clin Orthop Relat Res 112: 101, 1975.）（见手术技术 71-26）

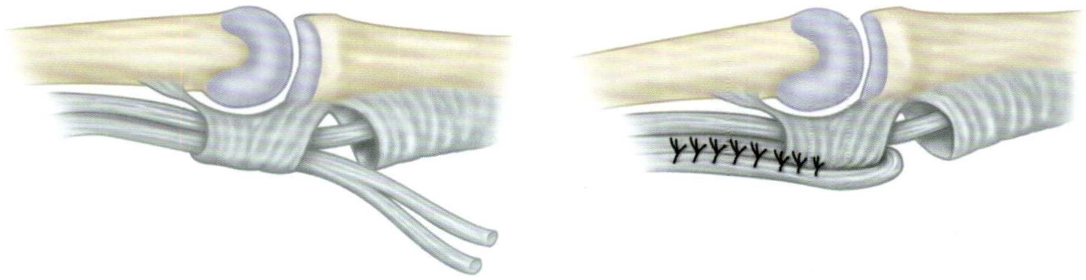

图 71-48 Zancolli 套叠术。切断指浅屈肌的远端，返折，并在张力下与自身和 A-1 韧带缝合，防止掌指关节的过伸（重绘自：Ejeskr A: Upper limb surgical rehabilitation in high-level tetraplegia, Hand Clin 4: 585, 1988.）（见手术技术 71-26）

表 71-4

按照国际分类方案选择四肢瘫痪外科重建的一览表

分级	肘关节以下肌力≥ 4 级的最低位的肌肉	外科重建的选择
0	0	伸肘（Moberg）
1	肱桡肌	伸肘、基本的抓握
2	桡侧腕长伸肌	伸肘、基本的抓握
3	桡侧腕短伸肌	Zancolli 两步法 基本抓握 BR 移位到拇收肌 ECRL-FDP
4	旋前圆肌	Zancolli 两步法
5	桡侧腕屈肌	Zancolli 两步法
6	手指伸肌	改良的 House 法（EPL 与 EDC 侧 - 侧缝合重建伸拇功能）
7	拇指伸肌	House 两期法
8	部分手指屈肌	Zancolli 两步法
9	仅缺乏手内在肌	移位重建对掌
X		

BR，肱桡肌；ECRL，桡侧腕长伸肌；EDC，指总伸肌；EPL，拇长伸肌；FDP，指深屈肌

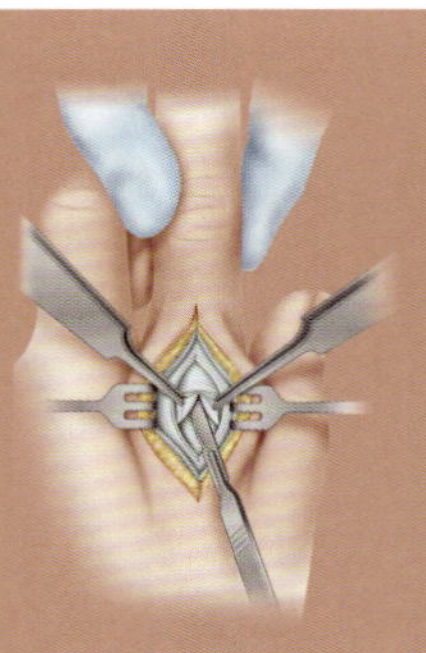

第 72 章

脑瘫手

著者： Benjamin M. Mauck
译者： 王晓伟　宋占林　顾凡彬（第 13 版：顾立强　杨建涛　顾凡彬）
审校： 张建政（第 13 版：宫　旭）

脑性瘫痪（简称脑瘫）是一种非进行性、非遗传性脑病，在出生前或围生期发病，特点是运动、感觉改变并常有智力改变。在发达国家的发病率大约是 2/1000。脑瘫是儿童期最常见的运动障碍，可由胎儿卒中、缺氧、感染、致畸原、中枢神经系统畸形、代谢性疾病和早产引起。流行病学研究表明，脑瘫主要是代谢性疾病，而不是由新生儿缺血引起的。大约 75% 的病例发生在胎儿期，5% 发生在分娩期间，15%~20% 发生在分娩后。多胎妊娠和宫内感染是其他常见的危险因素。脑瘫分为锥体束瘫痪，包括痉挛性偏瘫、双侧瘫痪、截瘫和四肢瘫痪；锥体外系瘫痪，包括手足徐动症和共济失调。痉挛和手足徐动症也会出现混合型（见第 33 章）。除痉挛性瘫痪外，所有类型脑瘫患者的手功能都受到一定程度的损害，最常见的畸形是肩内收、内旋、肘部屈曲、前臂旋前、手腕和手指屈曲、拇指掌心位和鹅颈畸形(图 72-1)。有许多术式可以矫正这些畸形，但早期的治疗效果并不令人满意，主要原因是患者的选择不当。Green、Goldner、Swanson、Zancolli 和 Hoffer 等外科医师针对脑瘫做了大量的工作，并验证了一些针对脑瘫瘓手的评估方法和治疗原则。

第一节　患者的评价

大多数脑瘫患儿在出生时表现出正常范围的被动活动，但随着时间进展，逐渐出现关节僵硬和挛缩。脑瘫患儿症状可呈现出多样性，主要取决于损伤严重程度、部位、脑损伤发展速度、相关的神经系统疾病和认知运动功能基线。在建议患者手术或放弃手术之前，需要多次对患者进行详细的评估。出生或围生期时的疾病、生长发育的情况，特别是患儿就诊前手的使用情况都是重要的资料。假如患儿完全不使用手，那么能否通过外科手段恢复或改善手部的功能就值得怀疑。因为儿童在 3 岁前很少能形成优势手，而出现优势手则表明较少使用的肢体有某种程度的特殊无力或不协调，所以优势手的早期形成情况对诊断也很有帮助。由于手足徐动型的患儿不能手术，所以对表现为锥体束型合并痉挛或锥体外束型的特殊脑损伤患者应加以辨别。所有存留的婴儿姿势反射都要记录下来。畸形应分为静力型挛缩（畸形不随肌肉和关节位置的代偿而矫正）和动力型畸形，后者表现为痉挛，矫正较慢。应评估和记录手指屈曲的沃克曼角（图 72-2）。主要通过将腕关节从极度掌屈位变为伸直来测量，手指进入屈曲时的角度就是沃尔克曼角。大多数儿童在早期表现出动力畸形；如果不治疗，这些畸形可能进

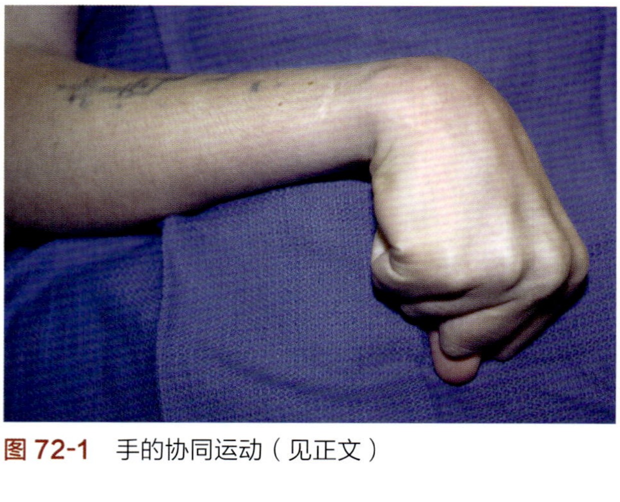

图 72-1　手的协同运动（见正文）

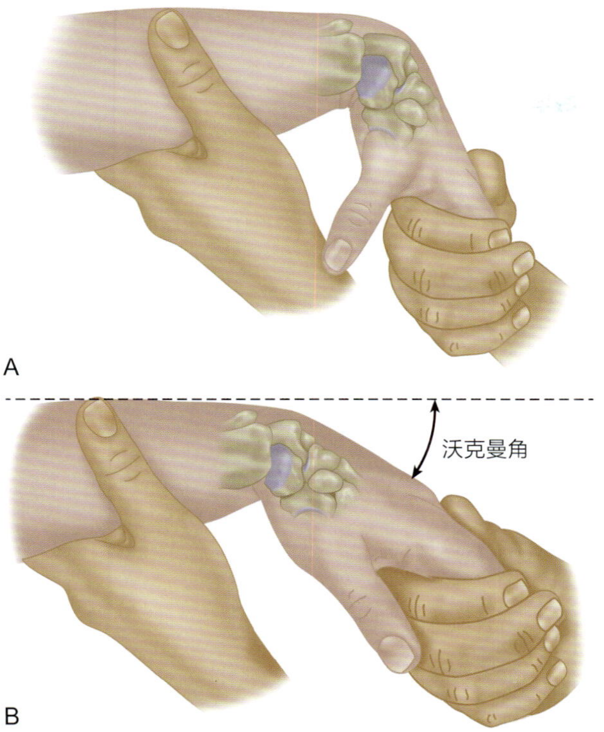

图 72-2　手内在肌瘫痪引起的爪形手畸形。A. 由于掌指关节过伸，指长伸肌腱不能伸展指间关节；B. 阻止掌指关节过伸后，指长伸肌腱可以伸直指间关节

展为静力性挛缩。

肌肉检查应该确定痉挛的程度、肌力和每一块主要肌肉的协调性，要特别注意患儿捏、握和放松物体的能力。患者应有足够的近端肢体控制能力，能够自主地在 5~10 s 将手放在头顶，然后再放到对侧膝关节上。如果患儿没有这样的控制能力，能否充分重建肢体功能就值得怀疑。

手部的感觉类型也要确定。尽管大多数患者有完整的精细感觉（分辨针刺、热和冷的能力），但是大约一半的患者有明显的感觉功能受损，如两点辨别觉、实体觉和本体感觉的减弱。鉴于手部的感觉对于判断手术的预后十分重要，因此手术前的感觉状况评价要尽可能准确。通过观察手的使用情况可以得到提示：除非运动协调非常差，否则一个不被使用的手可能表示手部感觉功能丧失。进一步的评价需要和患儿进行交流，但在 4 岁前通常是不可能的。对患儿进行一个粗略的检查，让患儿蒙住眼区分球形和方形，或者区分自己的手放置后手心是向上还是向下。更详细的检查如：尖锐和钝性物品的区分。较熟悉物品如硬币的识别和温度的辨别都是有价值的。对健侧肢体的检查也是评估患者功能重要的一部分。对于偏瘫的患者，健侧肢体的灵活性同样会受到影响，对其进行干预可改善总体的功能。

可以采用动态肌电图的方法进行进一步检查，有助于决定哪些肌肉同要增强的功能是协同的，以便作为最适当的肌肉供体。在完成患儿的查体后，对其功能和畸形程度进行分级，常用的分级标准包括 House 功能分级和动手能力分级系统（Manual Ability Classification System，MACS）（表 72-1 和表 72-2）。MACS 分级是预测挛缩发展的一个强有力的指标。Ⅴ级 MACS 患者发生挛缩的风险是Ⅰ级 MACS 患者的 17 倍。随着年龄的增长，被动活动范围逐渐缩小，1/3 的儿童出现挛缩。神经肌肉阻滞药如 1% 的利多卡因、0.25% 布比卡因和 45% 乙醇有助于去除拮抗肌超量负荷作用，评价较弱肌群的肌力；并能协助预测肌腱延长术或肌腱切断术后的效果。痉挛性偏瘫的典型表现是肩内收内旋、肘关节屈曲、前臂旋前、手腕和手指屈曲、拇指掌心位畸形和手指鹅颈畸形。

第二节　非手术治疗

在传统的治疗中，认为早期使用夹板可以防止肌肉和关节出现静止性挛缩，但近年来许多外科医生已经逐步放弃了这种方法，因为静止性挛缩极少发生于小龄患儿，并且在熟睡时上肢常常是放松的、柔软的，所以晚上不需要使用夹板，而在白天时，带夹板很笨拙，儿童常拒绝使用。如果必须使用夹板，应使用塑形良好而无受压点的夹板，以保持腕关节于可耐受的最大背伸位，并同时让手指处于几乎完全伸直、拇指离掌部位（图 72-3）。腕背伸和拇指外展矫形器能够提高手的功能。

尽管手部理疗作为训练患儿放松痉挛的肌肉的方法极少成功，但手部治疗可增强受损肌肉的力量以及控制过强的反射，因此，此疗法对帮助患者和家属处理疾病、评估手术治疗患者状态和术后功能恢复方面也很有价值。

电刺激可增强非痉挛性但无力的手部肌肉力量，在非手术治疗中发挥了一定的作用。但之前报道结果各不相同。据报道，联合使用电刺激与动力夹板效果更佳，但该方案需终身使用。

最近，A 型肉毒毒素在脑瘫治疗中应用有所增加，它在减少痉挛的同时，可以延长肌肉、改善姿势以及增强拮抗肌，以上措施均有助于改善对运动模式的控制。许多研究显示其短期效果较好。在一

表 72-1

依据 House 等分级标准：术前和术后患者上肢功能的发挥程度

等级	类别	描述
0	不使用	不使用
1	被动辅助较差	仅用于稳定重心
2	被动辅助尚可	能于手上持物
3	被动辅助良好	能持物并且使其稳定，而让健侧手使用
4	主动辅助较差	能主动抓握物体，并能持物，但力量弱
5	主动辅助尚可	能主动抓握物体，并且稳定性较好
6	主动辅助良好	能主动抓握物体，并且使用
7	自主使用，部分	能双手主动操作，偶尔自发地用患侧手
8	自主使用，全部	能完全独立地使用手，没有用到健侧手

（引自：Van Heest AE, House JH, Cariello C: Upper extremity surgical treatment of cerebral palsy, J Hand Surg 24A: 323, 1999.）

表 72-2

动手能力分级系统（MACS）

MACS 分级	描述
Ⅰ	能够容易握住大部分物体
Ⅱ	握住大部分物体的质量和速度降低
Ⅲ	握物困难，准备或改变活动时需要协助
Ⅳ	在适应的情况下，选择性地握住有限的物体
Ⅴ	难以握物，难以完成简单的动作

（引自：Arner M, Eliasson AC, Nicklasson S, et al: Hand function in cerebral palsy: report of 367 children in a population-based longitudinal health care program, J Hand Surg 33A: 1337, 2008.）

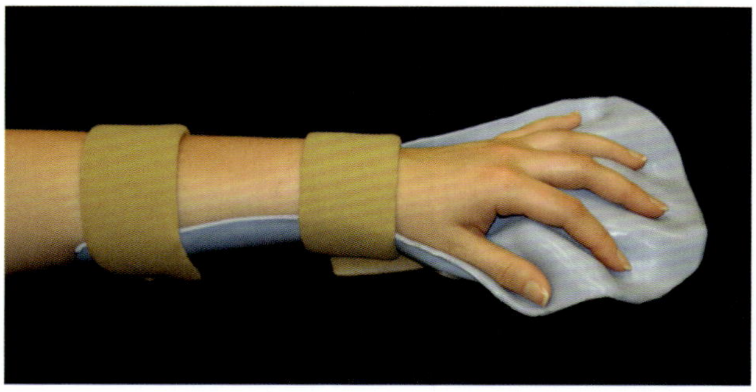

图 72-3　治疗痉挛手的夹板

项随机、双盲及对照研究中，Koman 等研究发现接受多次肉毒素 A（botulinum torin A，BNT-A）注射治疗的儿童可获得明显的上肢功能改善，且无多余并发症发生。在一项涉及 MACS Ⅳ和Ⅴ期患者的 20 年研究中，Andersson 等报道辅助肉毒毒素，早期开展运动训练和使用矫形器有助于防止患儿被动活动范围大幅度丧失。然而，还需要进行其他长期随访研究验证应用这一方法可以带来远期功能改善，或是否可能出现的耐药或过敏。尽管效果改善明显，但持续时间短暂（6~9 个月）。最常见的失败原因是关节固定性挛缩，对拮抗肌缺乏控制，感觉缺陷以及练习无效。在一项小样本量的随机对照研究中，接受肉毒毒素注射联合康复治疗相对单独接受康复治疗的患者可获得更好的功能改善。

第三节　手术治疗

一、目的

脑瘫患儿手术治疗手段应该是个体化的，目的是提供有用的抓握和放松物品的能力，以及完成基本个人卫生的能力（图 72-4）。矫正挛缩畸形，改善手的外观也是治疗的目标。目前，精细的操作很少能通过手术得到改善，达到正常的手功能是不现实的目标。只有面对那些拥有足够的肢体感觉能力的儿童，才能达到抓握和放松物品的能力。随着术后上肢运动功能的改善，肢体的实体辨别能力也得以改善。一般建议对畸形和功能宁可矫正不足，也不可矫正过度。

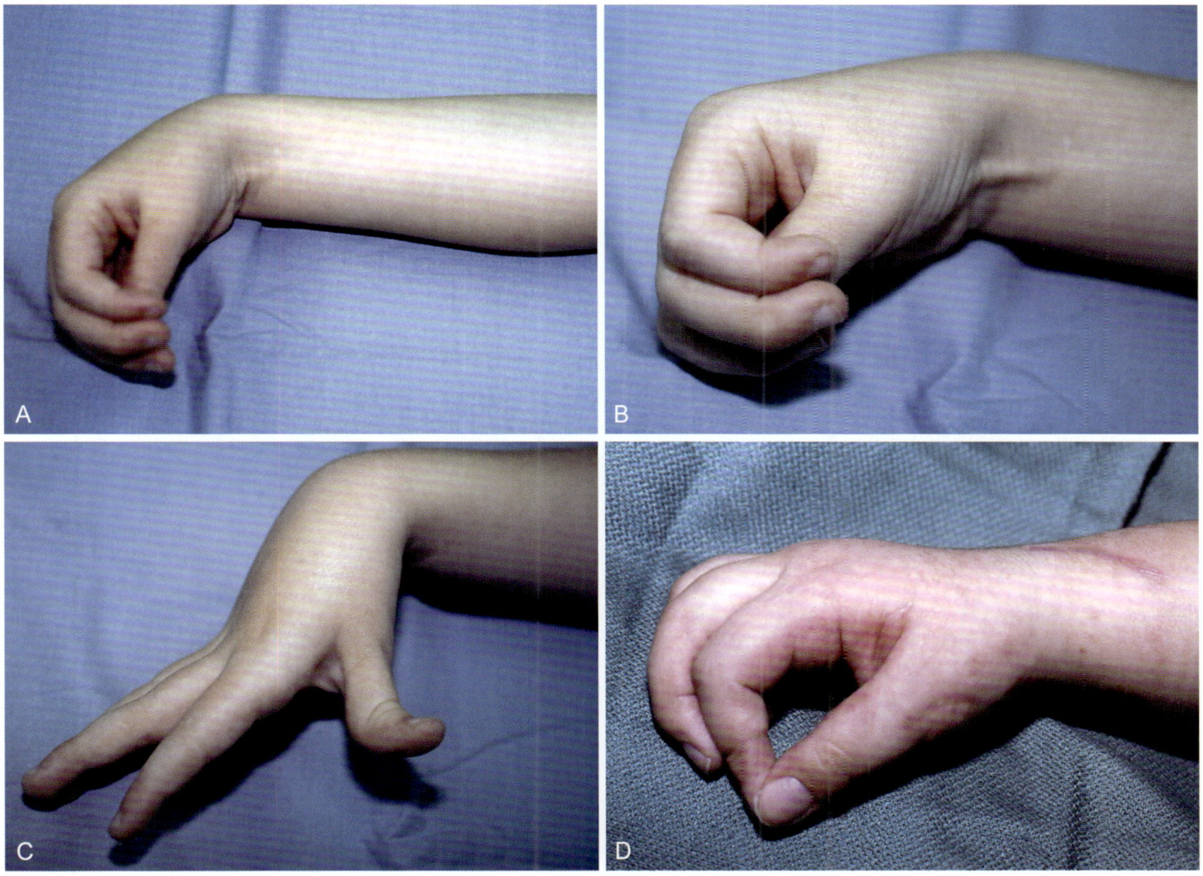

图 72-4 A~C. 术前屈曲和旋前畸形、拇指掌心位畸形和腕关节伸展无力；D. 经过分次延长，尺侧腕屈肌到桡侧腕长伸肌转位，拇指掌心位畸形重建，腕关节伸直和手指捏物功能可取得重建。

二、原则

痉挛性脑瘫患儿是外科治疗的理想人群，患者能合作，智力正常，积极性较好，手已具有一定程度的握持和放松功能，并且手有一定的感觉。患者的年龄应在 5~25 岁。相反，不适合手术治疗的患者包括：严重的智力发育障碍，肢体有明确的手足徐动症，手部关节已经挛缩，且无感觉，腕关节不能被动活动到中立位，甚至在腕关节屈曲时手指也不能伸展。双侧痉挛性脑瘫的患儿的上肢痉挛极少能保证手术成功，痉挛性四肢瘫的患儿或全身受累的患儿自主控制能力太差，以至于不能受益于旨在改善握持和放松物品能力的外科治疗，然而他们可以通过外科治疗改善个人卫生的能力。

手术方法包括肌肉切断术、肌腱切断术、肌腱延长术、肌腱移位术、肌腱固定术、切除性关节成形术及关节融合。肌腱延长术不需要特别的依从性，痉挛性和手足徐动症患者均可实施，它减弱了肌肉力量，减少滑动距离和拉伸反射，从而减少痉挛，使拮抗肌肉更充分发挥其功能。肌腱移植术后需要一定的依从性，应具有协同作用，不能矫正克服已有的畸形，对手足徐动症患者的效果不可靠。如果值得牺牲腕关节的"抬起"活动，关节融合术有助于拇指掌心位畸形矫正时稳定拇指掌指关节，并且对于矫正腕关节的屈曲畸形也有意义。

不同时期需要考虑不同的手术方式，肌肉切断术对最小的患儿有效，稍晚时选用肌腱移位术，再晚时选用关节稳定术。软组织手术矫正腕关节屈曲畸形和前臂旋前畸形可能是最早的适应证。一般来说，手术通常在 4~8 岁时进行，最好是在严重挛缩发生之前。

一项研究发现，自主运动控制较差的患者术后功能的改善程度低于自主运动控制一般到良好的患者。这是手术治疗唯一的可预测结果。一些文献认为，虽然手术可以提高功能，但不能改善日常生活能力。选择合适的患者是至关重要的，多学科的方法是最佳的。通过对手术资格的仔细评估和多学科方法，可以实现临床相关的功能和外形美观的目的（表 72-3）。

表 72-3

上肢畸形的外科手术治疗

	肘关节屈曲	前臂旋前	腕屈曲 / 尺偏	拇指掌心位	手指畸形
肌腱松解术	肱二头肌腱膜松解 肱桡肌松解 肱二头肌延长 肱桡肌延长	PT 切断	屈肌群、旋前肌滑移 FCR 切断式延长 FCU 切断式延长	拇内收肌松解 FPB 松解 FPL 延长	FDS 延长 FDP 延长 屈肌群、旋前肌滑移
肌腱移位术		PT 改造	FCU 至 ECRB FCU 至 EDC BR 至 ECRB ECU 中心化	PL 至 AbPL，EPB 或 EPL BR 至 AbPL，EPB 或 EPL FCR 至 AbPL，EPB 或 EPL AbPL 腱固定 EPL 腱改道	侧腱束改道（鹅颈畸形） FDS 腱固定（鹅颈畸形） STP 移位
关节固定术			腕关节融合，PRC	MCP 融合 MCP 关节囊固定术 IP 融合术	PIP 融合（极少）

ABPL，拇长展肌；BR，肱桡肌；ECRB，桡侧腕短伸肌；ECV，尺侧腕伸肌；EPB，拇长伸肌；FCR，桡侧腕屈肌；FCV，尺侧腕屈肌；FDP，指深屈肌；FDS，指浅屈肌；FPB，拇短屈肌；FPL，拇长屈肌；IP，指间关节；PIP，近指间关节；MCP，掌指关节；PL，掌长肌腱；PRC，近排腕骨切除术；PT，旋前圆肌；STP，指浅屈肌腱至指深屈肌腱移位术

（引自：Waters PM, Bae DS: Pediatric hand and upper limb surgery. A practial guide, Philadelphia, 2012, Lippincott Williams and Wilkins, Table 22.1, pp 219~236.）

三、前臂的旋前畸形

前臂的旋前畸形是脑瘫患儿常见的致残原因，通常由旋前圆肌挛缩引起，有时也由旋前方肌挛缩引起。有时在延长肱二头肌腱以矫正肘关节屈曲挛缩畸形时，也会使前臂旋前的畸形加重。简单地行旋前圆肌止点切断可以改善前臂旋前。若仅由于旋前圆肌挛缩而不能中立位，致旋后功能丧失，单纯的旋前圆肌切断术可有效地矫正旋前畸形。旋前挛缩也可能因肱二头肌腱膜挛缩而加重，切断肱二头肌腱膜也能改善旋后功能。在增强指总伸肌或桡侧腕短伸肌力量的同时，通过尺侧腕屈肌在前臂尺侧周围的转位，也可以改善前臂的旋后力量。但如果该术式联合旋前圆肌切断或转移术，则术后可能导致因矫枉过正而出现旋后畸形。Sakellalldes 等设计了一种主要矫正前臂旋前挛缩的手术方法，他们认为旋前圆肌腱转位的矫正效果要优于其他任何移位术。这种方法在矫正畸形力量的同时，提供了一种旋后的力量。方法是切断旋前圆肌腱，绕桡骨转位后重新固定到桡骨上。本方法治疗了 22 例患者，其中 82% 的患者获得了平均 46° 的主动旋后功能。Bunata 在 31 例患者中也得到了相似的效果，即旋后功能可达平均 65° 以及动力位由 26° 改善至 7°。手术指征是前臂处于旋前 25° 以上畸形，即患儿丧失了抓握一杯满水的水杯能力。Ozkan 等报道了一组采用肱桡肌移位联合旋前圆肌和旋前方肌松解术的疗效，其旋后功能可达 81°，而且未发现矫枉过正。Gschwind 和 Tonkin（表 72-4）将前臂旋前畸形分为 4 类，以有助于制定外科治疗方法（表 72-4）。应该注意到将尺侧腕屈肌转位到桡侧腕伸肌时将会增加旋后的动作，因此在行旋前圆肌松解或改道时应考虑此影响。

旋前圆肌移位术

手术技术 72-1

- 以旋前圆肌止点为中心，在前臂中部的前侧和桡侧做一个“Z”字形、弧形或直纵行切口（图 72-5A）。
- 注意保护前臂外侧皮神经和桡神经浅支。

表 72-4

Gschwind 旋前畸形的分类作为一种外科治疗的指导原则

分类（组别）	旋前畸形	外科治疗方法
1	主动旋后超过中立位	无须手术
2	主动旋后达到或低于中立位	旋前方肌松解伴或不伴屈肌腱膜松解
3	无主动旋后，但可自由被动旋后	旋前圆肌改道手术
4	无主动旋后以及只有有限的被动旋后	旋前方肌松解以及屈肌腱膜松解 *

* 如果松解后没有产生有效的旋后，可辅助施行旋前圆肌改道手术。Gschwind 等告诫不要在旋前方肌松解的同时进行旋前圆肌移位，因为可能会出现过度的旋后畸形

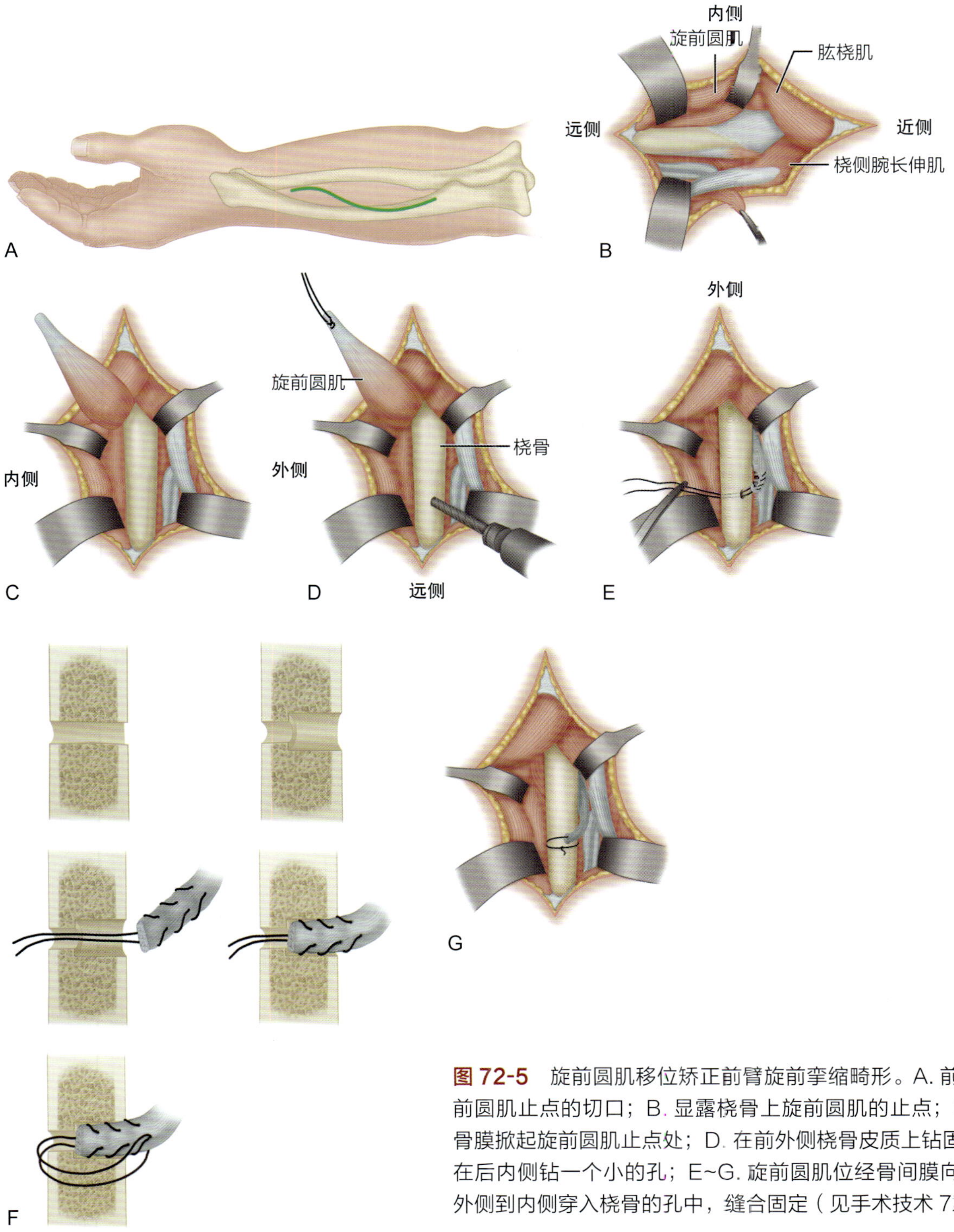

图 72-5 旋前圆肌移位矫正前臂旋前挛缩畸形。A. 前臂桡侧越过旋前圆肌止点的切口；B. 显露桡骨上旋前圆肌的止点；C. 从桡骨上带骨膜掀起旋前圆肌止点处；D. 在前外侧桡骨皮质上钻固定肌腱的孔，在后内侧钻一个小的孔；E~G. 旋前圆肌位经骨间膜向后侧改道，从外侧到内侧穿入桡骨的孔中，缝合固定（见手术技术 72-1）

- 识别并分开肱桡肌和桡侧腕长伸肌间隙。
- 识别在旋前圆肌腱止点处止于骨的斜行纤维（图72-5B）。锐性切断旋前圆肌的止点，并附带一骨膜条（图72-5C）。在前臂近侧骨膜外游离肌肉。
- 为了获得最大的被动旋后功能，尽可能地从桡骨上游离骨间膜。
- 将旋前圆肌及其附带的骨膜从后外侧绕过桡骨。
- 在原肌肉止点的同一水平，在桡骨的前外侧皮质骨钻一个固着孔（图72-5D）。用1.6 mm的克氏针在桡骨的后内侧面钻一个较小的孔。用2.8 mm的钻头扩大前外侧皮质的孔。
- 用缝合线引导肌腱从前外侧到后内侧穿过两个孔（图72-5E）。用多种方式将肌腱导入大的孔中并固定（图72-5F、G）。根据需要进一步缝合固定肌腱。
- 要保持前臂旋后大约45°，可通过使肌腱紧贴来保持这个位置。将肱桡肌复位，关闭伤口。
- 用石膏管型维持肘关节屈曲45°，前臂旋后60°。手术后立即抬高上肢。

术后处理 术后2周拆除缝线，使用新的长臂石膏管型保持前臂于旋后位4周。然后夜间使用旋后夹板至术后6个月。

肱桡肌改道术

手术技术 72-2

（Ozkan等）

- 前臂桡侧做一纵行切口，显露肱桡肌、旋前圆肌和旋前方肌。若同时行其他手术，如屈肌腱延长术，切口可为弧形。
- 皮瓣游离并牵开。
- 用单极电刀沿肌腹切开旋前方肌桡骨止点。
- 分离旋前圆肌腱并“Z”字形切开延长。
- 前臂中立位下做无张力延长肌腱端缝合。关键是避免过度延长，以保留前臂旋前功能并防止旋后畸形的发生。
- 术中注意保护前臂远端桡神经浅支和桡动脉。
- 游离拟转位的肱桡肌腱和肌肉，保留其远端的附着点。此步骤的关键在于将该腱与前臂筋膜连接部完全游离，否则肌腱游离过短将导致滑动不足。
- 保留肌肉的神经血管结构，肱桡肌腱“Z”字成形术为改道提供足够的肌腱长度（图72-6A）。
- 于尺桡骨间建立通道，将肱桡肌腱远端，自背侧向掌侧穿出，达旋前方肌部（图72-6B）。
- 近端肌腱经桡动脉下方通过，以防止动脉受压。
- 肌腱的两端采用Pulvertaft法编织缝合，肘关节屈曲90°。

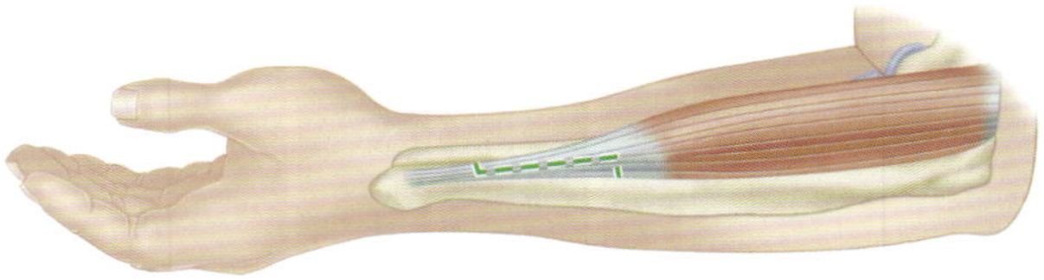
A

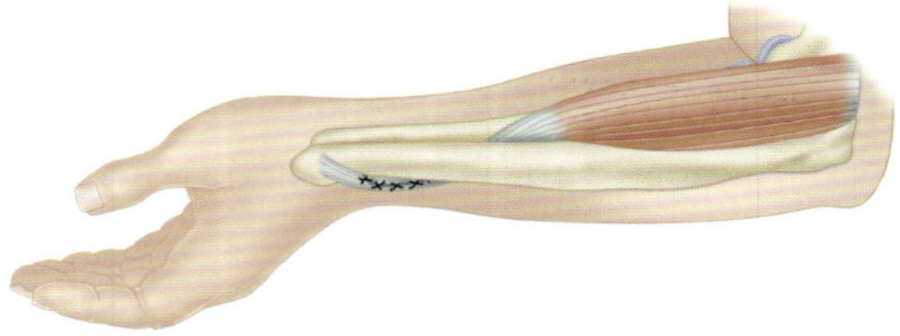
B

图72-6 Ozkan肱桡肌改道术。A.“Z”字形切开肌腱；B.远端肌腱自背侧向掌侧经尺骨和桡骨之间穿出，与肱桡肌腱近端缝合（见手术技术72-2）

- 术中保持前臂中立位，使肌腱处于无张力状态缝合。
- 可吸收缝线缝合皮肤，肘关节屈曲90°超肘关节石膏固定。若同时实施其他的手术，则石膏固定应包括腕部和手指。

术后处理 手部抬高48 h。密切观察末梢血液循环。石膏固定4周后改为夹板固定，同时进行物理治疗。白天间断固定8周，夜间持续固定4周。此后，开始行患肢日常活动。

四、腕关节和手指的屈曲畸形

上肢痉挛性瘫痪最常见的畸形是腕关节和手指屈曲畸形。这些畸形常常伴有前臂旋前、肘关节屈曲和拇指掌心位畸形。Zancolli等将腕关节和手指屈曲畸形分为3种类型（表72-5）。

表72-5 腕关节和手指屈曲畸形

分型（组别）	畸形
1	在腕关节屈曲 <20° 位可主动伸直手指
2	在腕关节屈曲 > 20° 位可主动伸直手指
2a	腕关节主动伸展，在手指屈曲时可主动伸腕
2b	在手指屈曲时不能主动伸腕
3	完全屈曲

（引自：Van Heest AE: Surgical management of wrist and finger deformity, Hand Clin 19: 657, 2003.）

1 型是当腕关节屈曲 <20° 时，手指可以主动伸直。这是手部相当轻的畸形，这时手部还有抓握和松开的功能，但当手指完全伸直时，腕关节不能伸展。此种情况可考虑联合行尺侧腕屈肌腱切断术及手指屈肌延长术，延长的部位最好在肌肉和肌腱结合部。也可以选择屈肌群滑移术。

2 型是只有在腕关节屈曲超过 20° 时，手指才能主动伸直。这种类型可进一步分为 2 个亚型。2A 型屈指时可以自主伸腕，表明腕关节伸肌是有活力的，且手指屈肌未严重痉挛。2B 型是在手指屈曲时，患者不可以伸腕，表明腕关节背伸肌麻痹，需要加强肌力以改善功能。在 2B 型中，应考虑行手指屈肌延长，并联合行肌腱移位以增强手指或腕关节的伸展功能。经典的移位方法是将尺侧腕屈肌移位到桡侧腕短伸肌腱处，以改善前臂旋后、腕关节背伸和手指屈曲（抓持）功能。如果手指伸直（放松）力非常弱，那么优先选择移位到指总伸肌上，手术前肌电图检查有助于决定供肌在哪一期是有活力的，是抓持还是放松。另一种方法是小幅度延长尺侧腕屈肌和桡侧腕屈肌，并将桡侧腕屈肌移位到桡侧腕短伸肌腱处，以增强腕关节的伸展功能。

3 型患者有严重的屈曲畸形，即使从极度屈曲开始也不能主动伸指或伸腕。手部的感觉通常较差。外科手术不可能改善功能，但是有助于改善个人卫生能力。可以考虑施行 Braun 和 Vice 介绍的手术，将腕屈肌腱切断，指浅屈肌腱移位到指深屈肌腱。腕关节融合术和腕骨切除术可以改善这些严重畸形的外观。

桡侧腕屈肌腱和指屈肌腱节段性延长术

手术技术 72-3

- 自前臂掌横纹近侧 3 cm 开始，向近侧延长做一个 6 cm 长的弧形掌侧切口。
- 确定桡侧腕屈肌腱，沿其向近侧分离到肌肉肌腱结合部，再向近侧到达肌腹部位。肌腹的远侧部分被腱膜包绕，腱膜向远侧增厚移行形成它自身的肌腱。在肌肉肌腱接合部的近端腱膜上做横行切口。
- 延长肌肉肌腱单位但保留其连续性。要完全环形显露肌肉，并环形切开腱膜，切开腱膜但不要切开肌肉（图 72-7）。将腱膜横行切开，不留任何完整的肌腱，否则肌肉肌腱单位将不能延长。
- 在腱膜上切开后，将腕关节置于背伸位。随着肌肉的延长腱膜切口将变宽，但整个肌肉肌腱单位保持

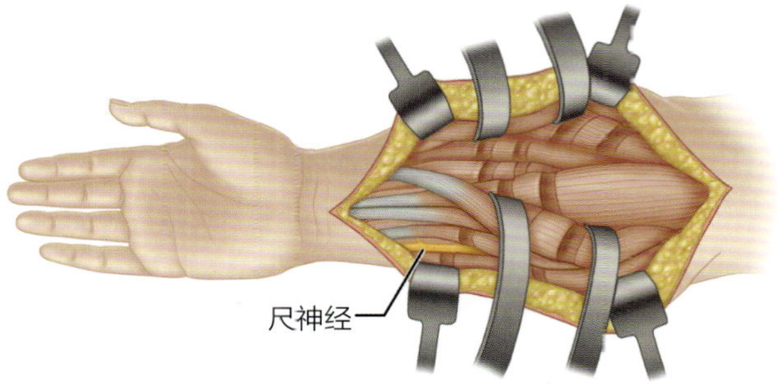

图 72-7　桡侧腕屈肌及指屈肌的节段性延长术（见手术技术 72-3）

完整。需要时可再次切开。
- 除了桡侧腕屈肌外，其他的肌肉肌腱单位也可能发生挛缩。掌长肌也经常发生挛缩，需要以同样的方式进行延长。
- 经同一切口，手指的屈肌也可以按同样的方式进行延长。如果手指屈肌发生了挛缩，首先要延长指浅屈肌，其次延长指深屈肌。

术后处理　用掌侧短臂夹板保持腕关节于中立位或轻度背伸位 3~4 周，然后开始腕关节活动，用可拆卸式夹板保护。夜间使用掌侧短臂夹板保护 4~6 个月。

屈肌 - 旋前圆肌起点松解术

屈肌 - 旋前圆肌起点松解后，可明显改善腕关节和手指严重屈曲畸形的外形和功能。这种手术不适应于可以被动矫正的畸形，即抓持时呈屈曲位的畸形。对于这种畸形可使用微创手术就可以获得较好的效果，如将尺侧腕屈肌腱移位到腕伸肌。1923 年 Page 以及随后 Inglis 和 Cooper 及 Williams 和 Haddad 介绍了旋前圆肌起点滑移的方法。Ezaki 建议若在腕关节屈曲 45° 以上才能伸开手指的情况下，则需要腕关节屈肌 - 旋前圆肌滑移术。

手术技术 72-4

（Inglis 和 Cooper）

- 经肱骨内上髁前面近侧 5 cm 处开始做一个切口，经过肱骨内髁，沿尺骨向远端延伸到前臂的中部（图 72-8A）。在切口的远端经常看到前臂内侧皮神经，在肱骨内上髁的后内侧可以看到臂内侧皮神经。
- 在髁上近侧确认尺神经，从内上髁后面的尺神经沟解剖、提起、仔细向远端游离（图 72-8B）。辨认分离保护尺神经至尺侧腕屈肌和到指深屈肌两个头的分支，然后用如下方法分离尺侧腕屈肌和指屈深肌的起点。
- 从尺骨中段的远侧开始从尺骨的皮下缘分离这两块

肌肉，一直到尺骨的掌侧面看到骨间膜。然后沿着尺骨尽量分离到内上髁的尺神经沟。在解剖的过程中，可以看到切口深部的骨间膜和肱肌筋膜。
- 将尺神经复位到尺神经沟中，从内上髁处切断整个屈肌 - 旋前圆肌的起点。这时，可看到穿过旋前圆肌的正中神经。
- 继续在肘关节屈肌前方解剖，切断肱二头肌腱膜（图72-8C）和屈肌起点的任何剩余部分。
- 如果肘关节持续屈曲挛缩，可以切断肱肌的筋膜。然后将尺神经移位到内上髁的前面。这时肌群可以从它原来的起点位置向远侧移动 3~4 cm。
- 关闭伤口，石膏管型或石膏托维持前臂旋后、腕关节和手指中立位。

术后处理 术后 3 周去除石膏管型或夹板，拆除缝线。用背伸位手夹板固定 3 个月，然后夜晚再佩戴 3 个月，或者维持到儿童发育结束。

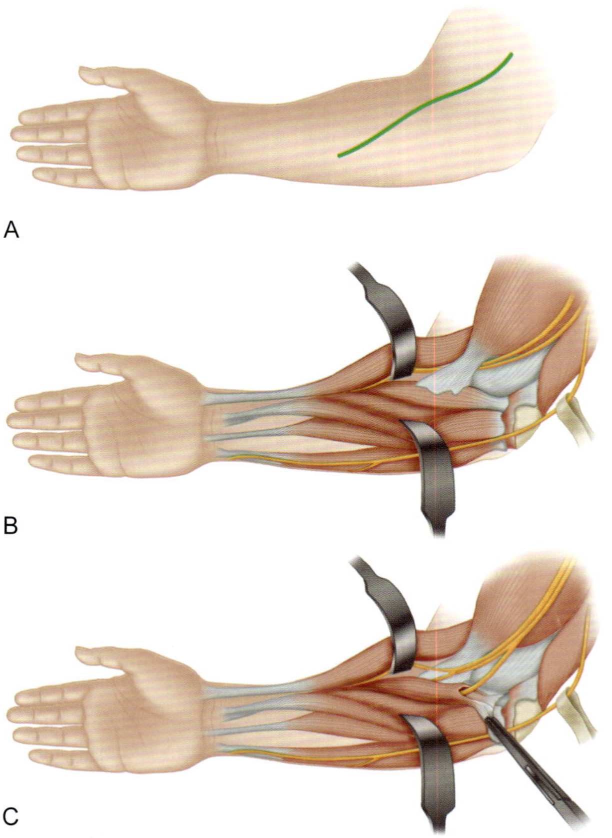

图 72-8 屈肌滑移术（Inglis 和 Cooper）。A. 切口在臂掌侧的内侧部分，自内上髁上大约 5 cm，延伸到前臂中部尺侧。B. 从肘管中找到尺神经，分离保护。从肱骨内上髁上切断肌肉的腱性起点，从内上髁和尺骨上完全松解尺侧腕屈肌和指深屈肌。C. 切断肱二头肌腱膜以及残留的屈肌起点，尺神经前移（见手术技术 72-4）

屈肌 - 旋前圆肌起点广泛松解术

Williams 和 Haddad 推荐了一种相似的方法，但屈肌 - 旋前圆肌起点松解的范围比上述的方法更广泛。它完全松解了屈肌肌群的起点，几乎到达腕关节。

手术技术 72-5

（Williams 和 Haddad）
- 在上臂和前臂的内侧面，经肱骨内上髁前做一个切口，起自肱骨内髁上 5 cm，延伸到腕关节上 5 cm（图72-9A）。
- 保护前臂内侧皮神经和贵要静脉，向前分离皮肤及皮下组织瓣，显露肱二头肌腱膜和肘前窝（图 72-9B）。然后显露穿过尺侧腕屈肌二头之间的尺神经。
- 避开肘关节的尺侧副韧带和关节囊，在内上髁稍远切断浅层肌肉的总腱起点（图 72-9C）。
- 保护正中神经及其至浅层肌肉的运动支，游离旋前圆肌的尺骨起点。沿旋前圆肌的外侧缘向下分离到它在桡骨上的止点，避免损伤桡动脉。在这个水平切断腱膜性的指浅屈肌的腱膜和其桡侧起点。
- 将尺神经和指屈肌群向前方牵开，从尺骨鹰嘴的内侧缘游离尺侧腕屈肌的起点。在解剖时结扎并切断尺侧返动脉后支。保留尺骨骨膜，从尺骨的全长松解尺侧腕屈肌和指深屈肌（图 72-9D）。
- 找到骨间总动脉及其掌侧支及骨间前神经，从尺骨的掌侧和附近的骨间膜松解指深屈肌的起点，远侧一直到旋前方肌（图 72-9E）。
- 松解到示指指深屈肌的桡骨起点。
- 从冠状突的内侧松解剩余的指浅屈肌起点到骨间总动脉（图 72-9F）。
- 背伸腕关节和手指，找到并松解残留的紧张束带。如果尺神经有张力，则将它向前移到肱肌中（图72-9G）；如果肘关节仍有挛缩，可以切断肱肌腱。
- 如果需要，可以在腕关节近侧另做一个切口，切断或延长拇长屈肌腱。
- 用夹板维持腕关节和手指伸直，肘关节屈曲位。

术后处理 3 周后除去夹板和缝线，再换用夹板维持腕关节和手指于伸直、拇指外展位。除在腕关节和手指进行锻炼时可除去夹板外，这个夹板要使用 3 个月，以后改为夜间使用 6 周。需要时可继续进行作业和物理治疗。

尺侧腕屈肌移位术

尺侧腕屈肌向背侧移位到桡侧腕伸肌，消除了造成

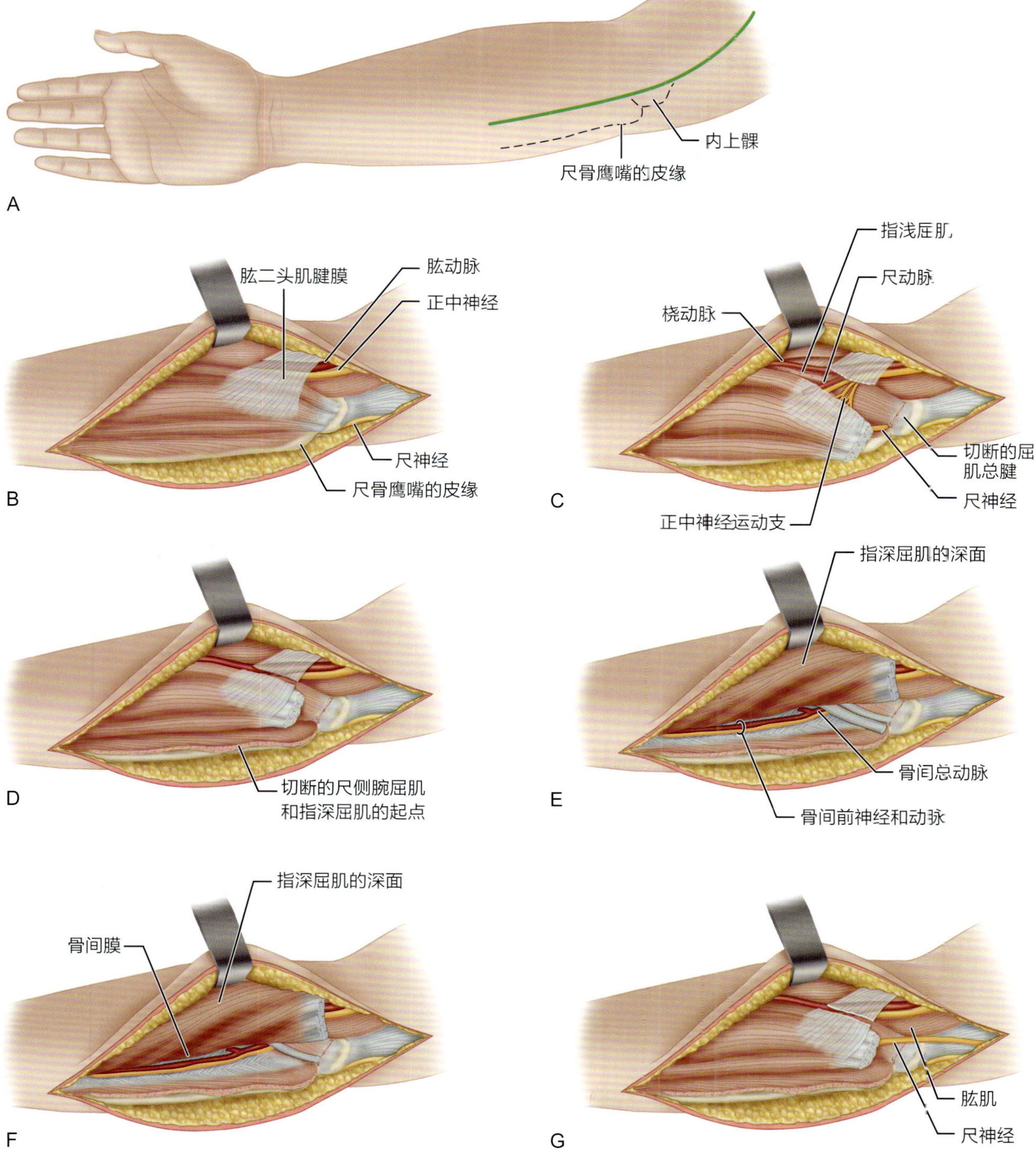

图 72-9　松解屈肌旋前圆肌起点的 Williams 和 Haddad 方法。A. 切口；B. 显露的肘关节前内侧的结构（见正文）；C. 肱二头肌腱膜已经被切断，内上髁浅层的屈肌起点已被松解，指浅屈肌已从桡骨上被松解（见正文）；D. 尺侧腕屈肌的起点已被从鹰嘴上松解，尺侧腕屈肌和指深屈肌总起点已从尺骨上松解（见正文）；E. 指深屈肌已从尺骨和骨间膜的掌侧部分松解（见正文）；F. 到示指的指深屈肌已经从桡骨上松解，残留的指浅屈肌的起点已从冠状突上松解（见正文）；G. 尺神经前置到肱肌中（见正文）（见手术技术 72-5）

手部尺偏、屈曲的力量，加强了前臂旋后和腕关节伸展的力量。为了手术的成功，手指的主动伸直、手部、腕关节和前臂被动活动的柔韧性及合适的疾病类型都是必需的。手术前任何固定性畸形应该用系列逐级矫形石膏管型或适合的手术方法予以矫正。如果术前有主动的旋后功能，尺侧腕屈肌可以通过骨间膜而不是从尺侧绕过前臂移位，这样可以防止它行使旋后肌的功能。这个术式不可以与桡侧腕屈肌切断或延长术同时进行，因为这样会引起腕关节过伸畸形。正常患者腕指活动有协同作用，即手腕屈曲与手指伸直相协同，伸腕与屈指相协同。

腕关节屈曲畸形可能伴发原发性指伸肌无力。这样儿童只有在屈曲腕关节时才可放下物品。在这种情况下，将尺侧腕屈肌转移到腕伸肌上只能加强抓持的力量，可能使儿童放开物品更加困难。对于明显的指伸肌无力，建议将尺侧屈腕肌转移至指总伸肌。Van Heest 等在 7 名患者中发现尺侧腕屈肌在抓握过程中收缩，而在放松过程中出现松弛。肌腱在转移后这种情况没有改变，并证明是有益于抓握或放松。如果肌电图显示尺侧腕屈肌在放松相时有活力，特别是手指背伸力弱时，将尺侧腕屈肌移位到指总伸肌。Wolf 等报道了尺侧腕屈肌移位至桡侧腕屈肌外缘，最终其平均腕部休息位为 9° 背伸。功能得到改善，并且具有良好的外观。有学者报道称对年龄小于 13 岁的患者行肌腱转位后期出现腕关节背伸畸形。

手术技术 72-6

（Green 和 Banks）

- 做前侧纵行切口（图 72-10A），从腕横纹向近侧延伸 3 cm，显露尺侧腕屈肌在豌豆骨上的止点。
- 从豌豆骨上切断该肌腱的止点，向近侧解剖（图 72-10B）。
- 尺侧腕屈肌在尺骨上的附着点常常延伸到整个肌腱的全长。保留尺骨骨膜，锐性分离该肌在尺骨上的止点。在肌腱的后侧可看到位于鞘中的尺神经。
- 用尼龙线缝合肌腹的末端，轻轻牵引，可以显示出近端肌肉的轮廓。
- 在肱骨内上髁远端 5 cm 做第 2 个切口，切口长 7~10 cm，越过该肌肉的肌腹。找到该肌的外侧缘，在此处切开深筋膜显露该肌的边缘和肌肉的深面。
- 确定肌肉的肌腹后，切断该肌在深筋膜深层和尺骨远端的起点。将远端肌腱牵入近侧切口。
- 进一步游离肌肉，使它能够从起点直接越过尺骨缘到达腕关节背侧。仔细找到并保护尺神经到该肌的分支，它们限制了向近端的进一步分离。
- 在尺骨的内侧缘适当的水平，切开分开前臂掌侧和背侧肌群的肌间隔约 4~5 cm，显露背侧肌间室。
- 在腕背侧横纹近侧开始，向近侧越过桡侧腕伸长短肌腱做第 3 个切口（图 72-10C），长约 3 cm。显露这些肌腱。
- 选择其中一个作为移位肌腱的止点，其中桡侧腕短伸肌背伸腕关节的作用更靠中线，而桡侧腕长伸肌使前臂有旋后和腕关节桡偏的作用。
- 用肌腱导引器（图 72-10D）引导尺侧腕屈肌腱的末

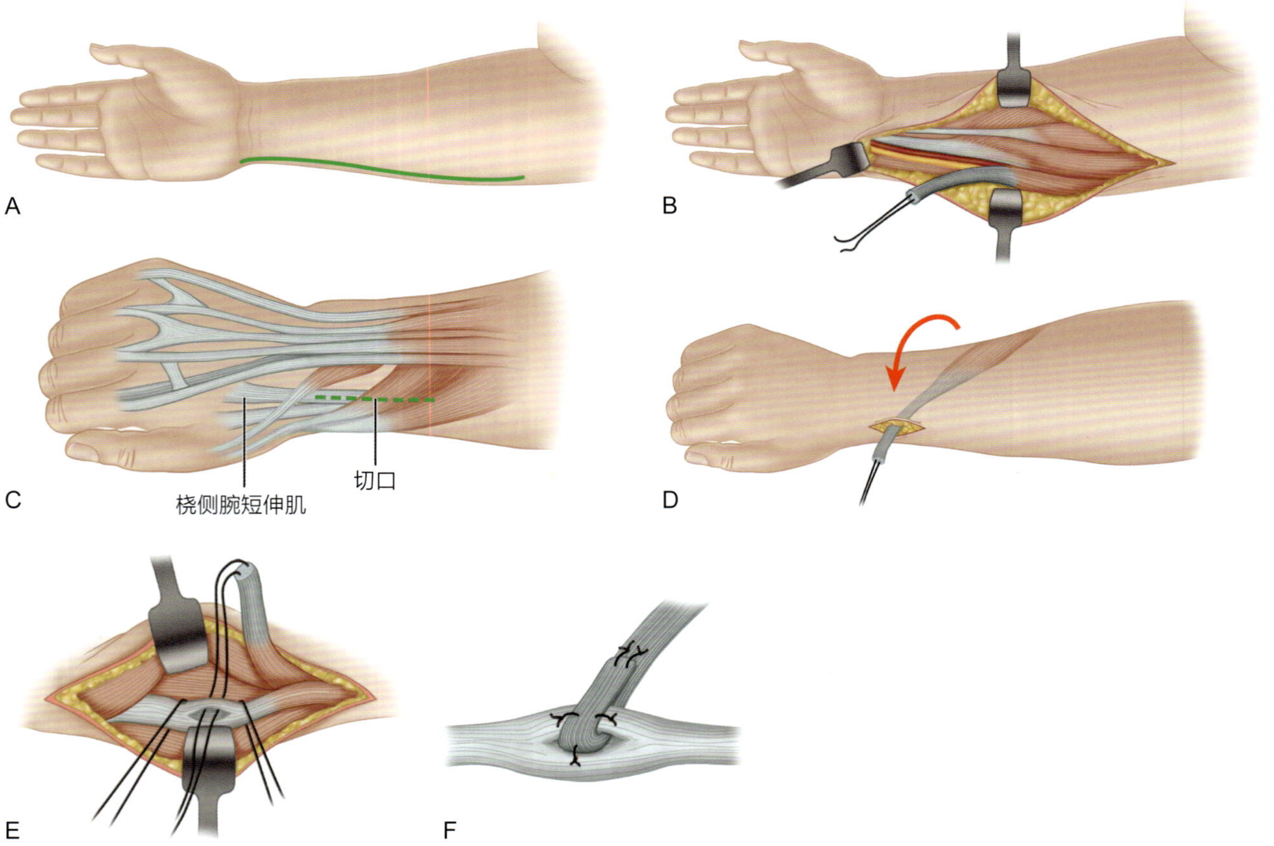

图 72-10 尺侧腕屈肌移位术。A. 越过尺侧腕屈肌的前侧纵行切口，如文中所述可分为两个切口；B. 从豌豆骨止点上切断尺侧腕屈肌腱，向近侧从尺骨上游离；C. 位于腕背侧第一伸肌间室近侧，越过桡侧腕短伸肌的小纵行切口；D. 用肌腱导引器将尺侧腕屈肌经皮下绕过前臂尺侧缘；E. 在桡侧腕短伸肌腱上做一个扣眼；F. 尺侧腕屈肌穿过扣眼，在适当的张力下与自身缝合（见手术技术 72-6）

端，从切口的近侧沿着伸腕肌腱的走行进入背侧间室，到达选定的桡侧腕伸肌腱。

- 在选定的肌腱上做一个扣眼（图 72-10E），穿过尺侧腕屈肌，在此处缝合尺侧屈腕肌（图 72-10F），缝合的张力要维持前臂完全旋后、腕关节至少背伸 45°。Manske 主张将腕关节置于微屈位（15°）使转移的肌腱紧张，以避免腕关节过伸畸形。我们还没有遇到过这种畸形，但前提是桡侧腕屈肌没有过度延长。
- 如果尺侧腕屈肌要移位到指总伸肌上，在缝合时的张力要保证当腕关节处于中立位时，掌指关节过度伸直。
- 关闭伤口，应用从腋部到指尖的石膏管型固定，维持腕关节于伸展、前臂旋后、手指几乎完全伸直、拇指外展和对掌位。

术后处理　术后 2 周拆除缝线，重新更换石膏固定 4 周。术后 6 周开始手部理疗。必要时，间断地使用夜间夹板几个月，以保持手处于矫正后的位置。

腕关节融合术

腕关节融合术适用于有严重的腕关节屈曲挛缩和无功能手的患者。它主要用于控制位置和改善运动和感觉差的手的卫生能力。融合术通常联合应用近排腕骨切除术，以改善屈曲挛缩，并可进行骨移植。首先需完成腕屈肌的松解（掌长肌、桡侧腕屈肌、尺侧腕屈肌），由于融合术会损伤桡骨远端骨骺，所以标准的腕关节融合术需要求患者至少 12 岁以后施行。对于骨骺未成熟者，可行关节固定术，允许桡骨远端生长。腕关节应融合在中立位尺偏。略有些屈曲也无妨。

手术技术 72-7

- 根据需要延长或切断腕屈肌腱后，做腕关节背侧纵行切口。
- 按照需要切除近侧列腕骨以达到矫正的目的。从桡腕和腕中关节以及第二、三掌腕关节上在除所有残留的软骨。
- 用切除的腕骨的皮质、松质骨部分或髂骨移植促进关节融合。
- 用 2 根 7/64~9/64 in 的施氏针穿过腕骨固定或 3.5 背侧钢板固定（图 72-11）。
- 使用上肢长石膏管型维持肘关节屈曲 90°、前臂中立位。如果指屈肌已经延长，要延长石膏管型维持手指在伸直位。

术后处理　4 周后长石膏管型可换成短石膏管型，鼓励进行手指屈曲和伸展活动。腕关节要保护到有明显融合时为止，通常需要 10~12 周。关节融合牢固后取出施氏针。

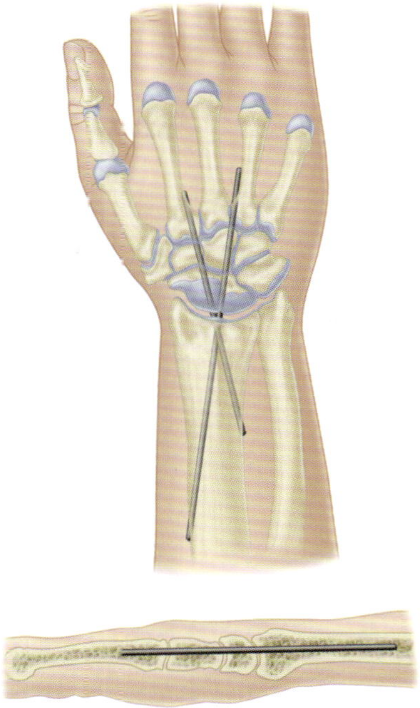

图 72-11　用 2 根施氏针进行腕关节融合（见手术技术 72-7）

腕骨切除术

Omer 和 Capen 报告对 8 例脑瘫患者行近排腕骨切除术改善了畸形手的外观。同时，将尺侧腕屈肌腱绕过尺骨移位到桡侧腕短伸肌腱，以加强腕关节伸直和前臂旋后的力量。他们同时提醒这不一定能改善功能。他们所有的患者都在 11 岁以上，并强调要延长术后夹板固定的时间，因为这个术式相对增加了跨越腕关节所有屈肌腱单位的相对长度，也增加了腕关节的伸直和前臂的旋后力量。他们进一步强调只切除腕舟骨的近侧一半。

手术技术 72-8

（Omer 和 Capen）

- 在腕关节的背侧做一个纵行切口。找到腕背侧韧带的远侧缘，向尺侧拉开指总伸肌腱。在腕骨背侧做一个“T”字形切口，显露腕骨。
- 切除月骨和舟骨近侧部分。保留远侧半舟骨及其附着的关节囊。
- 切除三角骨，但保留豌豆骨。
- 在腕关节的掌侧做一纵行切口，从豌豆骨开始，在尺侧腕屈肌腱表面向近侧延伸。
- 保护神经血管束，从肌间隔中游离出尺侧屈腕肌腱。
- 在肌腱的止点处将其切断，将肌腱穿过骨间膜上的孔（如果为了获得更多的旋后功能，可将移位的肌腱绕过尺骨）。

- 用单股不可吸收线将尺侧腕屈肌腱固定于桡侧腕短伸肌腱上。
- 将腕关节置于最大被动背伸位，重叠缝合背侧关节囊。

术后处理 用大块敷料包扎上臂后使用掌侧夹板固定手指和腕关节于伸直位。在第 5 天左右，使用长石膏管型固定肘关节于屈曲、前臂旋后、腕关节和手指伸直位，这个位置要维持 6 周。然后换带伸指牵引架的短石膏管型，固定 4 个月。以后只在夜间使用夹板固定。

五、拇指掌心位畸形

在脑瘫患者中，第 2 个最常见和最重要的手畸形是拇指掌心位畸形，也称拇指内收畸形，或称爪形拇指畸形。这个畸形阻止物品进入手掌，另外妨碍拇指辅助其他手指抓捏物品。拇指掌心位畸形的原因是拇长屈肌、拇短屈肌、拇收肌和第 1 骨间背侧肌处于痉挛状态，以及拇长伸肌、拇短伸肌和拇长展肌无力。拇长伸肌在松弛期的痉挛对拇内收畸形的形成也有作用（图 72-12）。House、Gwathney 和 Fidler 根据拇指掌心位畸形的临床表现将其分为 4 型。1 型：只有掌骨内收挛缩，是最常见的类型；2 型：掌骨内收挛缩合并掌指关节屈曲畸形；3 型：掌骨内收挛缩合并掌指关节过伸畸形或不稳，这是第 2 个常见的畸形；4 型：掌骨内收挛缩合并掌指关节和指间关节屈曲畸形，这被认为是最严重的畸形，是拇长屈肌和拇指内在肌痉挛所致。Tonkin 等将拇指内收畸形分成 3 型：1 型，掌指关节屈曲和指间关节伸直；2 型，掌指关节和指间关节屈曲；3 型，掌指关节屈曲和指间关节内收挛缩（表 72-6）。

尽管拇长屈肌的痉挛是引起拇指掌心位畸形的主要原因，但畸形并不是仅由这一块肌肉引起的。拇长屈肌屈曲指间关节、掌指关节和腕掌关节，同时也可内收拇指。一定要清楚拇长屈肌是主要的致畸力量，屈曲腕关节时，患者这些关节的屈曲畸形减轻；反之，伸直腕关节时，这些关节屈曲畸形将

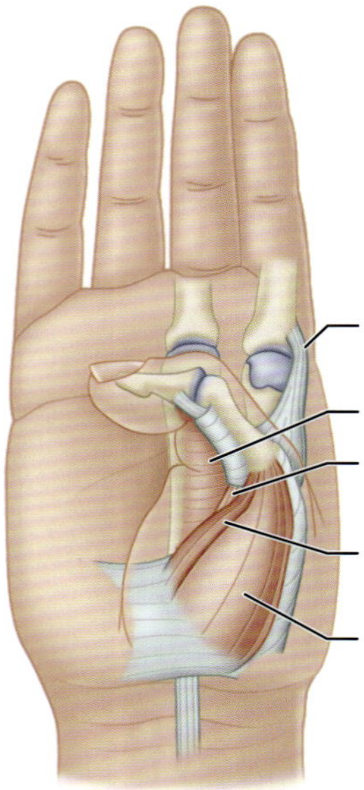

图 72-12 脑瘫中的拇内收畸形源于有力的肌肉施加的外力所致

表 72-6
拇指畸形的分型

畸形的类型	畸形力	拇指位置
1- 手内在肌型	拇内收肌 第一背侧骨间肌 拇短屈肌	掌骨内收 MCP 关节屈曲 IP 关节伸展
2- 手外在肌型	拇长屈肌	MCP 关节屈曲 IP 关节屈曲 掌骨内收不显著
3- 混合型	拇内收肌 第一背侧骨间肌 拇短屈肌 拇长屈肌	掌骨内收 MCP 关节屈曲 IP 关节屈曲（真正的拇指掌心位畸形）

IP，指间的；MCP，掌指的

（引自：Tonkin MA, Hatrick NC, Eckersley JRT, et al. Surgery for cerebral palsy, part 3: classification and operative procedures for thumb deformity, J Hand Surg 26B: 465, 2001.）

加重。检查者应该确定是否伴随存在着由于肌肉和其他结构挛缩造成的严重内收畸形。拇收肌力弱可以通过肌腱移位来加强，应该在腕关节掌屈时检查拇收肌主动内收拇指的力量，来确定肌肉的力量。对拇指掌心位畸形进行手术矫形可获得较高的短期及长期临床成功率及患者总体满意度。尽管临床矫正效果随着时间延长会有丢失，但对患者的满意度影响很小。

治疗

拇指掌心位畸形的治疗必须因人而异，要经过仔细、反复地评价整个手部的功能，以及造成畸形的特定肌肉的功能后再确定治疗方法。目前在手术矫形中常用的是 House 等描述的那种动力学方法。它包括松解挛缩、提高减弱的肌力和稳定骨骼（表 72-7），特别是在必要时稳定掌指关节。可以像 Matev 描述的那样，通过掌侧切口施行拇收肌切断术，如果有皮肤挛缩，也可以通过“Z”字成形切口进行。术前做拇收肌肌电图有助于决定这个肌肉需要部分松解还是完全松解。如果患者在抓握时，内收肌有主动收缩功能，患者就有选择性控制功能，治疗时只需要考虑松解内收肌的横头，因为如果施行完全松解，会降低患者的捏持功能。可能也需要松解第一骨间背侧肌的起点。如 Matev 报道的那样，在长期的 2 型畸形中，拇收肌和拇短屈肌的两个起点均应松解。对 4 型畸形，拇长屈肌需要在腕部近侧延长。还可能需要加强无力拇长展肌的力量，最常用来加强的肌肉是掌长肌、肱桡肌和桡侧腕屈肌。如果存在拇指掌指关节的过伸畸形，施行这个关节的融合术尤其有效，在融合术时只切除关节软骨然后采用光滑克氏针固定，可以不损害骨骺。另外，如果存在拇指掌指伸直不稳定，正如 Zancolli 等所描述的那样，可采用籽骨掌骨融合。在此手术中，带有掌板的桡骨籽骨向近侧推移融合到拇指掌骨颈。

表 72-7

手术选择

松解或延长收缩或痉挛肌肉手术选择	掌侧内收肌松解 内收肌切断 第一骨间肌松解 拇短屈肌松解 拇长屈肌延长 虎口“Z”字成形及筋膜松解
肌腱转位术	拇长伸肌改道 加强拇长展肌、拇长伸肌或拇短伸肌 指浅屈肌 肱桡肌 掌长肌 桡侧腕屈肌 桡侧腕长伸肌
关节稳定术	腕掌关节融合 掌指关节融合 掌指关节掌侧关节囊固定 指间关节融合

引自：Van Heest AE: Surgical technique for thumb-in-palm deformity in cerebral palsy, J Hand Surg 36A:1526, 2011.

Smith 建议将拇长屈肌移位到拇指的桡侧，同时行远侧关节的肌腱固定术。他建议除了在腕关节屈曲时，掌指关节被动伸直掌腕关节外展外，均可实施这种手术。

如果拇长伸肌对产生拇指畸形有作用，就可以像 Manske 建议的那样，将它从 Lister 结节处改道。在用这个方法治疗的患者中，有 90% 获得了明显的功能改善。5 年随访患者中尽管有 30% 的患者出现肌腱移位，但患者对手术矫形的满意度仍很高。

肌肉切断术

手术技术 72-9

- 在掌部沿鱼际纹的边缘做一个切口，但是要避免损伤正中神经返支或支配拇收肌的神经。
- 牵开拇长屈肌腱，在第三掌骨上剥离拇收肌的止点。
- 从腕深横韧带上切断拇短展肌约 2/3 的起点和所有的拇短屈肌和拇对掌肌起点（图 72-13）。
- 从第一掌骨上剥离第一背侧骨间肌的起点。
- 如果需要，可行掌指关节关节囊缝合术。

术后处理 使用加压敷料包扎和石膏管型固定第一掌骨（而不是指骨）于外展和对掌位。3 周后，拆除缝线和石膏管型，用夹板固定拇指于同样的位置。如果已施行了肌腱移位术，石膏管型要固定到术后 6 周。如果畸形有复发的趋势，应在晚上使用更长时间的夹板固定。

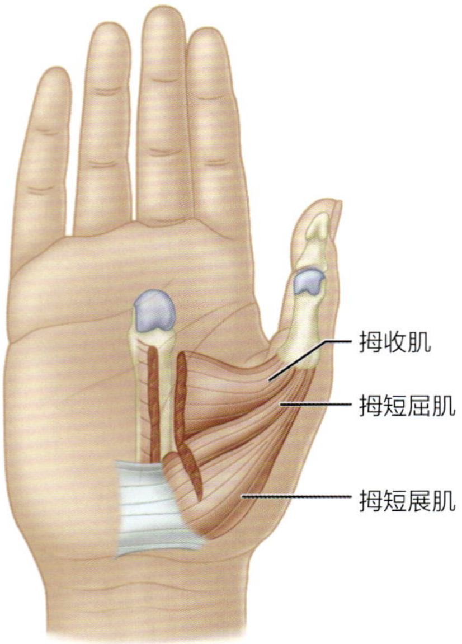

图 72-13 拇指掌心位畸形的内在肌切断术（见手术技术 72-9）

挛缩松解、肌力增强和骨骼稳定术

手术技术 72-10

（House 等）

第 1 步：挛缩松解术

- 在虎口区做“Z”字形切口，从第一掌骨上松解第一骨间背侧肌的起点（图 72-14A）。
- 显露拇收肌肌间部分，斜行切开使肌腱相对延长，但要保留桥接的肌肉纤维。如果是伴有掌指关节的屈曲畸形的长期的 2 型畸形，必要时可松解拇收肌和拇短屈肌的起点。对于合并拇长屈肌痉挛和指间关节屈曲畸形的 4 型畸形，可向在腕关节近侧延长拇长屈肌。

第 2 步：肌力增强术

- 如果拇指在腕掌关节内收明显，并合并拇长展肌肌力减弱，则从第一伸肌间隙松解拇长展肌，使该肌腱向掌侧半脱位。
- 在腕关节水平切断掌长肌，将它用端 - 侧缝合的方法缝合至拇长展肌腱上（图 72-14B）。如果需要，也可用肱桡肌和桡侧腕屈肌替代掌长肌。
- 如果没有合适的肌肉供移位选择，则切断拇长展肌肌腱，其远侧部分改道向掌侧，用端侧缝合的方法在足够的张力下固定到桡侧腕屈肌膜上，以维持掌骨外展（图 72-14C）。这样可以实现动力外展肌腱固定。
- 如果掌指关节的屈曲畸形严重，但稳定性正常，可施行类似的拇短伸肌腱的肌腱固定术。一定要小心避免造成这个关节的致残性过伸畸形。

第 3 步：骨骼稳定术

- 如果有掌指关节的过伸畸形（3 型畸形），那么在不损伤骨骺的情况下仔细切除关节软骨。
- 摆好拇指位置后用一根中心穿入的 1 mm 克氏针固定（图 72-14D）。
- 另外，如 Zancolli 等、Lawson 和 Tonkin 所描述，如果拇指掌指关节伸直不稳定，需行带掌板的籽骨向近侧推移术（图 72-15）。通过桡背侧切口打开掌指关节。
- 切断侧副韧带止点，游离掌板。
- 剥脱该籽骨的软骨。
- 在掌骨头、颈部交界处制造一个皮质缺损。
- 在拇指 30° 的屈曲状态下，将籽骨放置于掌骨头、颈部交界处创建的皮质缺损处。通过籽骨行骨内缝合，并通过掌骨的背面系紧。
- 用克氏针固定关节（术后 5 周拔除克氏针）。

术后处理 前臂和手部用掌侧石膏夹板制动 4 周，维持拇指在外展和伸直位。然后开始主动和辅助锻炼腕关节、拇指和手指。以后几周在锻炼间期佩戴通过附加有“C”形杆或塑料塑形支具改良的长对掌夹板，之后夜间佩戴夹板，一直维持到生长发育完成或者获得动力平衡及稳定之后。

拇长屈肌外展成形术

手术技术 72-11

（Smith）

- 从拇指末节中部到第一掌骨颈做 1 个桡侧外正中切口（图 72-16A）。
- 牵开掌侧皮瓣，在近节指骨处切断拇长屈肌腱（图 72-16B）。
- 在近节指骨上固定拇长屈肌腱残端或将远指间关节融合在屈曲 15° 位置上（图 72-16C~E）。
- 在前臂桡侧腕屈肌腱桡侧做 1 个纵行切口，远端转向尺侧。找到拇长屈肌腱并将其牵出切口。
- 在拇指的桡侧到掌指关节的外侧钝性剥离，做 1 个皮下隧道，将拇长屈肌腱从中穿过。
- 将腕关节置于中立位、拇指外展 50° 位，在适当张力下将肌腱缝合到掌指关节的桡背侧面（图 72-16F）。

术后处理 在拇指外展、腕关节屈曲 30° 位制动手部 6 周。在虎口部用“C”形夹板再固定拇指 6 周。

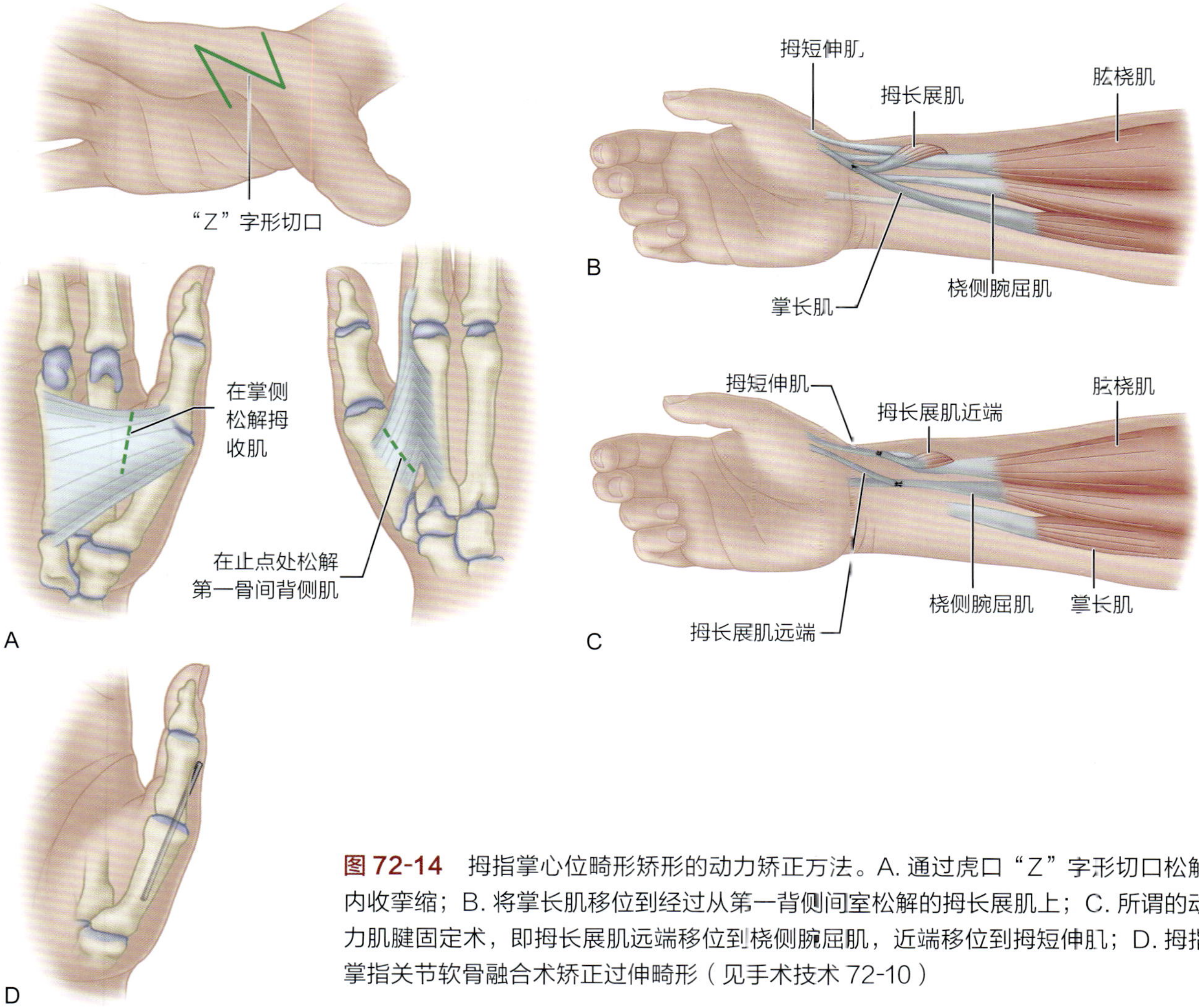

图 72-14　拇指掌心位畸形矫形的动力矫正方法。A. 通过虎口"Z"字形切口松解内收挛缩；B. 将掌长肌移位到经过从第一背侧间室松解的拇长展肌上；C. 所谓的动力肌腱固定术，即拇长展肌远端移位到桡侧腕屈肌，近端移位到拇短伸肌；D. 拇指掌指关节软骨融合术矫正过伸畸形（见手术技术 72-10）

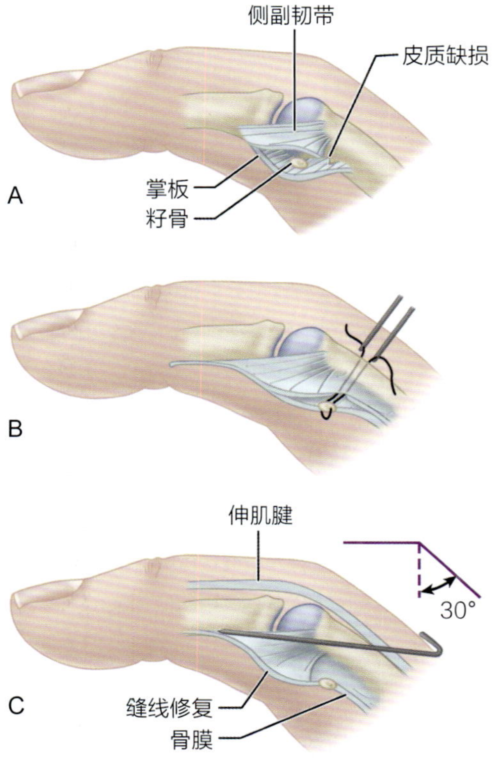

图 72-15　籽骨关节融合。A. 切断侧副韧带嵌入掌板部分以活动掌板。籽骨关节面上去除软骨，在掌骨的头颈结合处制造骨皮质缺损；B. 两根直针（使用克氏针钻）被用来穿聚丙烯缝线，通过籽骨 - 掌板复合物和掌骨颈，以把籽骨固定到创建的骨缺损中；C. 骨内缝合打结于掌骨之上，伸肌腱之下，可作为永久的缝合。克氏针穿过掌指关节以保持关节处于大约 30° 的屈曲状态。侧副韧带的缝隙被修复，并且掌板的近桡侧边缘被缝到掌骨骨膜上和拇短展肌的腱膜纤维上（见手术技术 72-10）

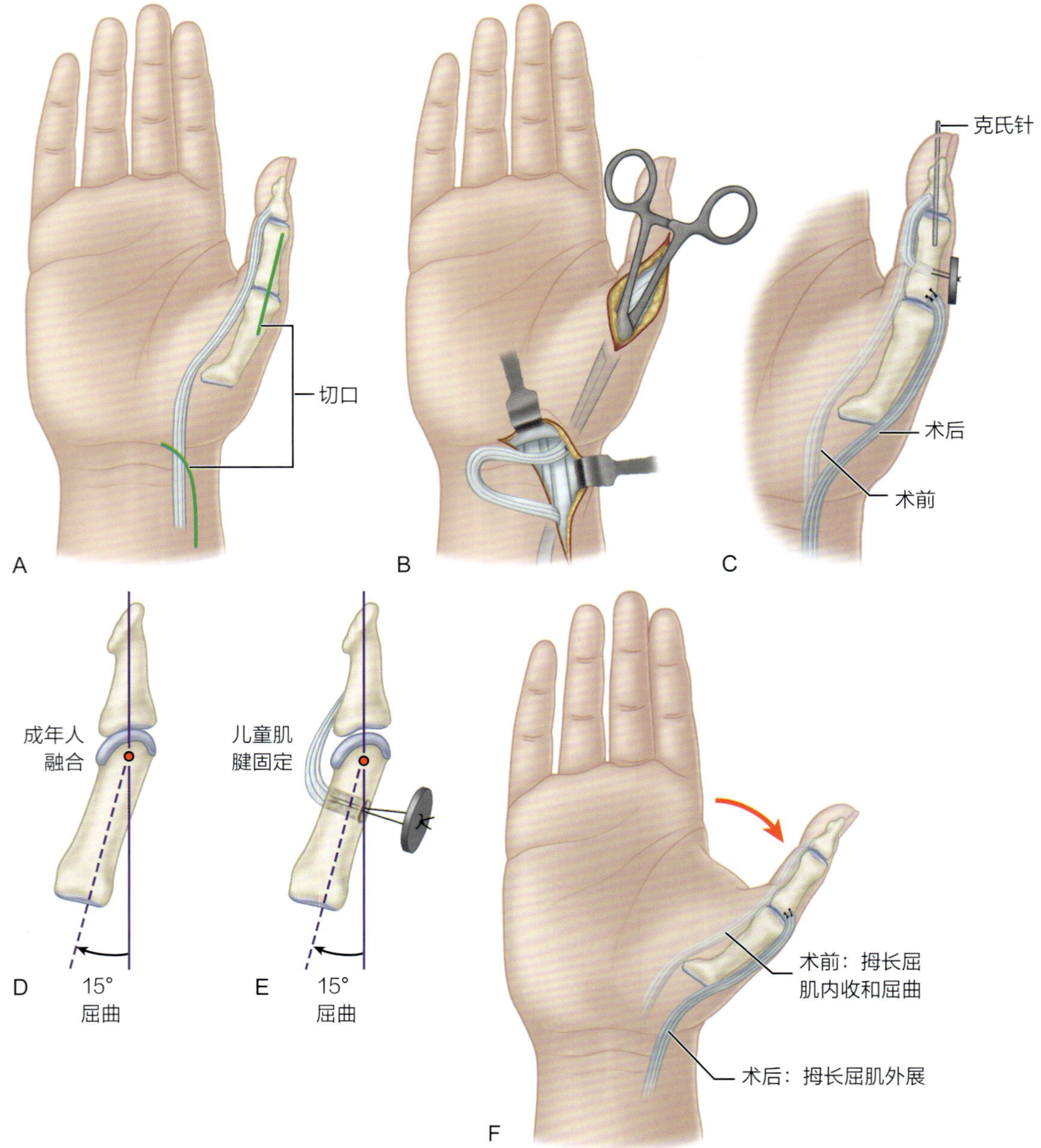

图 72-16 拇长屈肌外展成形术。A. 显露拇长屈肌腱止点、指间关节和近节指骨的基底的拇指的桡侧切口。腕关节的第 2 个桡侧弧形切口，显露拇长屈肌腱和肌肉结合部，可使肌腱从腕管中牵出；B. 在拇长屈肌腱的止点将其切断，并从腕部的切口通过腕管牵出，然后经皮下穿到近节指骨基底的桡侧；C~E. 成人拇指指间关节融合在屈曲 15° 位，对骨骺未闭合的儿童用肌腱固定于屈曲 15°；F. 拇长屈肌腱移位到近节指骨的桡侧减轻内收屈曲畸形，通过拇长屈肌腱移位增加拇指外展的力量。指间关节融合是通过增加掌指关节上拇长屈肌腱的力臂来改善掌指关节的伸直功能（见手术技术 72-11）

拇长伸肌腱改向术

手术技术 72-12

（Manske）

- 按照 Matev 及 Swanson 的方法，经一个掌侧切口，松解拇收肌和拇短屈肌的深头。
- 在拇指背侧的纵行切口从第一掌骨上松解第一骨间背侧肌的起点。
- 然后向远侧延长拇指背侧的切口到近节指骨，显露伸肌腱帽（图 72-17A）。
- 在掌指关节处找到拇长伸肌，在关节远侧 10 mm 处从伸肌腱帽上切断该肌腱。这在腱帽上留下一个 4 mm 宽的纵行缺损。注意保留足够的腱膜边缘以便关闭切口。

- 通过一个桡骨远端的切口找到拇长屈肌腱，并将其牵向前臂（图 72-17B）。
- 将背侧第一伸肌间隙作为滑车维持拇长伸肌腱位置，用弯血管钳或肌腱导引器从拇指背侧的切口沿拇短伸肌位的走行到达第一伸肌间室，为拇长伸肌沿腕桡侧改向。
- 用血管钳抓住拇长伸肌腱，经过第一伸肌间隙，向远端切口抽出（图 72-17C）。如果通过这个间隙使肌腱改向有困难，那么可在这个间隙的近侧绕过拇短伸肌和拇长展肌，然后进入拇指背侧的切口。
- 然后，将拇长伸肌腱穿过在掌指关节囊背侧做的一个横行隧道，在足够的张力下缝合（图 72-17D），使原来的位置向前推进 1~2 cm。如果示指关节能够过伸，这个隧道应位于关节面的近侧，以防止进一步的过伸。在这种情况下，应将 1 根克氏针穿过稍微弯曲的掌指关节临时固定。
- 将拇长伸肌腱的远端缝合到伸肌腱的腱帽上封闭原来的纵向缺损，并防止指间关节的屈曲畸形（图 72-17E）。
- 按照常规的方法关闭切口。

术后处理　用前臂短人字形石膏绷带固定拇指于外展和伸直位 4 周。如果已用克氏针固定掌指关节，则应该在第 4 周时将其去掉。用可拆卸的拇指人字形夹板再固定 2 周，这个夹板每天可拆卸 3 或 4 次，以进行有控制的主动运动锻炼。

六、鹅颈畸形

与脑瘫患者其他的上肢畸形相比，手指的鹅颈畸形不常发生。然而它们却可造成严重的残疾。其原因是肌肉的失衡和继发的近指间关节韧带及关节囊的松弛，后者造成了这些关节的过伸。一般来讲，当鹅颈畸形大于 20° 时应考虑手术治疗。在受累的

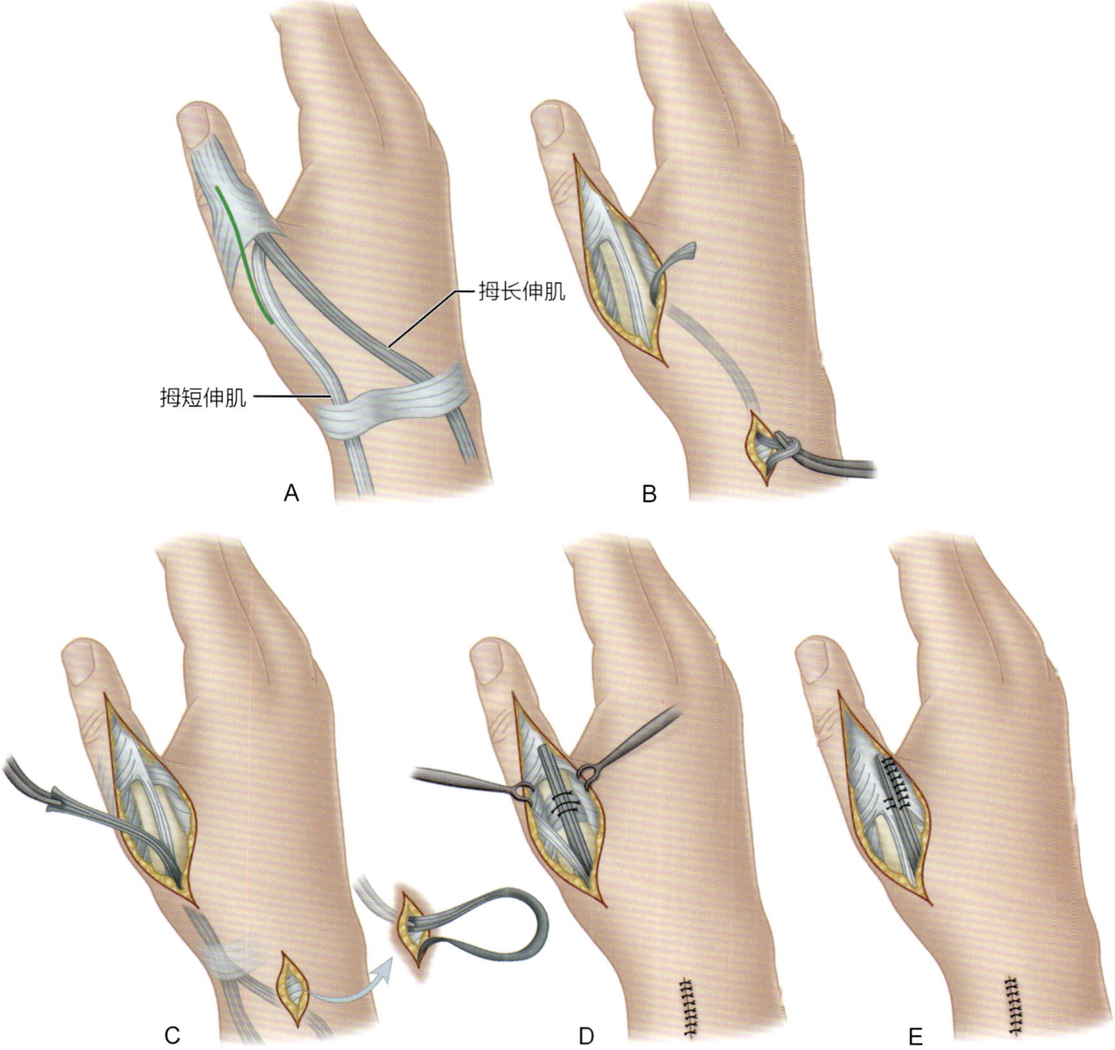

图 72-17　A~E. 拇长屈肌腱改向矫正拇指掌心位畸形的 Manske 手术方法（见手术技术 72-12）

手指，由于指长伸肌和内在肌施加在中间束上的张力，使伸肌腱的中央束比外侧束短。在这种畸形中，Curtis 近指间关节的指浅屈肌腱固定术可以改善功能。侧腱束转位术最早由 Zancolli 提出，以后 Tonkin、Hughes 和 Smith 也有过描述：桡侧侧腱束在侧副韧带与指浅屈肌腱桡侧束缝合后形成的软组织悬吊下向掌侧移位是一种有效的方法。Tonkin、Hughes 和 Smith 应用该方法治疗 12 例患者，效果明显，但多数报道的随访时间在 1 年内。最近，de Bruin 报道了侧腱束转位术治疗因脑瘫导致的手指鹅颈畸形患者的长期随访结果，术后 1 年的成功率为 84%，术后 5 年成功率为 60%。但我们还没有使用过此种技术。

近指间关节指浅屈肌腱固定术

手术技术 72-13

（Curtis）

- Curtis 手术方法使用指浅屈肌腱的一条，保留其在骨上的止点，在分叉部位将其切断。
- 经余下的肌腱下方将其牵到对侧，用拉出钢丝将其固定到中节指骨的外侧面（图 72-18）。
- 近指间关节用横行克氏针固定于屈曲位 6 周。

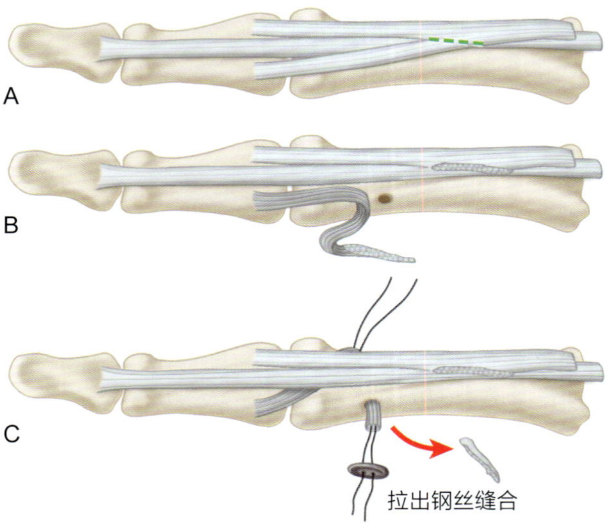

图 72-18 矫正近指间关节复发性过伸和交锁的 Curtis 手术方法。A. 指屈肌腱的掌侧观；B. 指浅屈肌腱的一半已在分叉部位切断。已在近节指骨上钻孔。C. 切断的一半肌腱从指深屈肌下面穿过到近节指骨的对侧，用丝线牵引穿过骨孔，用拉出钢丝在足够的张力下固着指骨上，使近指间关节稍微屈曲（见手术技术 72-13）

手内在肌延长

其他手术方式包括手内在肌延长或中央腱束切断。具体可根据手指主动伸直时掌指关节的位置来选择。手内在肌挛缩会导致掌指关节屈曲及近指间关节过伸。在掌指关节完全伸直时患者可主动伸指会因指总伸肌挛缩而导致鹅颈畸形。Bunnel 检查可确定手内在肌挛缩。

手术技术 72-14

（图 72-19）

（Matsuo 等和 Carlson 等）

- 在受累手指掌侧远侧掌横纹水平做 1 个横行切口。
- 显露掌骨间隙，分辨并保护血管神经束。
- 找到蚓状肌并在肌肉肌腱结合部行肌腱延长术。
- 对背侧骨间肌采用同样的方法进行延长。
- 使用 Bunnel 检查手内在肌松解的效果。
- 避免过度延长，维持掌指关节伸直时近指间关节屈曲不超过 70° 。
- 避免延长第一背侧骨间肌，以免减弱手指捏力。
- 敷料包扎。

术后处理 鼓励患者术后在有或没有辅助治疗的情况下尽早进行活动。

侧腱束转位术

手术技术 72-15

（Tonkin、Hughes 和 Smith）

- 在手指桡侧面中央做 1 个切口。
- 从近节指骨中点到中节指骨中点游离出位于伸肌结构中的侧腱束，使其从背侧中央腱连接部以及掌侧横向支持带的侧腱束中分离。
- 进一步分离侧副韧带及其附属结构与掌板的附着部，显露其侧缘结构。保持中节指骨基底部掌板附着点以及其起源于近节指骨的附着点的完整性。术中，近指间关节的滑膜可切除。
- 如必要在 A2~A4 滑车之间打开指屈肌腱鞘，找出桡侧指浅屈肌腱的附着点。
- 将位于近指间关节下方的侧腱束向掌侧牵拉。形成悬带，于近指间关节的末端用 4-0 缝线缝合两针，使侧腱束位于掌板游离缘与桡侧指浅屈肌腱之间。
- 检查转位后肌腱的张力，以近指间关节屈曲不超过 5° 为佳。通过改变近端侧腱束在中心腱的位置调整张力的大小。张力大时，进一步向近端游离。张力小时，将其缝合至中心腱。为了预防侧腱束从中心腱滑移，游离的两端分别单线缝合（图 72-20）。

- 如果远指间关节伸直松弛，可用克氏针关节伸直位临时固定 4 周，也可行远指间关节融合术。
- 彻底止血后，缝合皮肤，术后夹板固定前臂和手部，保持手的休息位，即掌指关节和指间关节屈曲。

术后处理 48 h 后，减少敷料包扎，开始功能康复锻炼。背侧夹板固定 2 周，以防关节过伸。

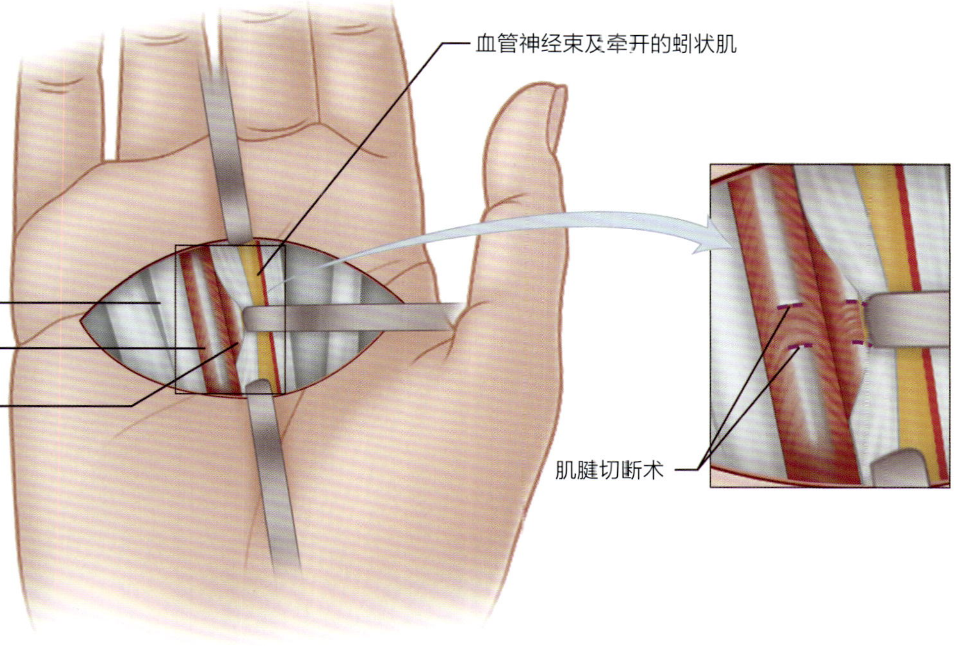

图 72-19 手内在肌延长（见手术技术 72-14）

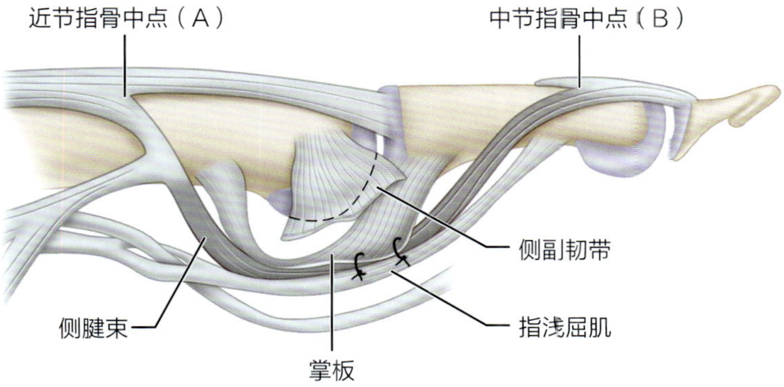

图 72-20 Tonkin 等侧腱束转位术。从近节指骨中点到中节指骨中点分离出侧腱束。游离侧副韧带，将掌板缝合至指浅屈肌腱并形成悬带（见手术技术 72-15）

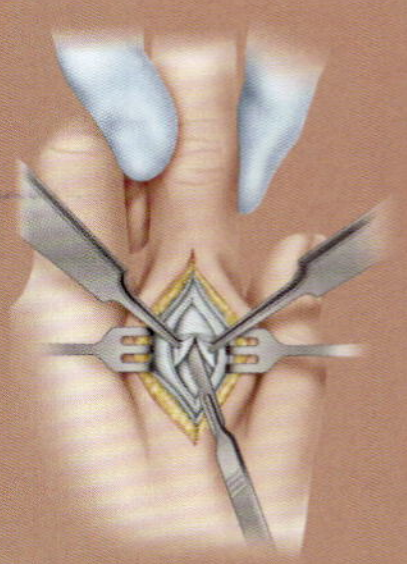

第 73 章

手部关节炎

著者： James H. Calandruccio
译者： 管恩雨　万中元　杨　羿　涂哲慧（第 13 版：顾立强　杨　羿　涂哲慧）
审校： 徐建强（第 13 版：项　舟）

第一节　类风湿关节炎

类风湿关节炎是最常见的特发性免疫性关节炎，在人群中发病率约为 0.8%，女性的发病率是男性的 2~4 倍。该病的病理特征为增生性滑膜炎，因软组织变薄弱导致关节松弛，进一步导致关节半脱位和脱位。接下来会发生关节软骨的破坏，最终导致肌腱的磨损断裂。不过，单发结节状肌腱与明显的关节病变可能互相独立，并导致关节活动受限，就像狭窄性腱鞘炎时屈肌腱的表现。同样地，伸肌腱结节变因撞击伸肌支持带而限制了腕关节的背伸。尽管功能尚存，畸形的外观对患者的社交有一定影响，尤其是在手部。

在病程的不同时期，风湿病患者的治疗需要一个团队，包括风湿病专科医生、其他内科专科医生、外科医生、康复治疗师和医学顾问。手术治疗必须被看成是全身性治疗的一部分。

自从药物治疗问世，例如改善病情的抗类风湿药物在 20 世纪 90 年代中期出现，生物制剂在 20 世纪初上市，英国类风湿关节炎手外科治疗的手术率下降了 83%。这说明药物治疗及合适的治疗策略在延缓疾病的进展上取得了成功。然而类风湿关节炎的患者在未明确诊断之前，可能以不同的症状和体征首先就诊于外科医生。当筛查病史、体格检查以及 X 线片提示类风湿关节炎时，非手术治疗是更合适的选择。

类风湿关节炎患者需要服用一种或多种有明显不良反应的药物进行治疗。这些药物包括非甾体抗炎药物（nonsteroidal antiinflammatory drugs，NSAIDs）、皮质类固醇和改善病情的抗风湿药。由于这些药物对血小板有影响，因此，在术前 1~2 周必须停用水杨酸类药物，在术前 2~5 天必须停用 NSAIDs。对于那些在近 12 个月内服用皮质类固醇超过 3 周的患者，必须在术前、术中和术后加用皮质类固醇激素治疗。患者所使用的处方药及非处方药，包括治疗关节炎的药物，应在术前考虑其副作用。对于某些病例，应该由内科医生来进行围术期的药物治疗。

在对类风湿病患者手术采用全身麻醉（全麻）时，术前应检查患者颈椎的力线和稳定性。如果病变广泛且病程较长，应行颈椎 X 线检查，以明确是否有颈椎半脱位。颈椎不稳的程度，可提示麻醉医生在气管插管和维持呼吸道通畅时，由于颈部过伸或过屈可能会造成颈髓的损伤。颞下颌关节的广泛受累也可能影响气管插管的入路。

类风湿疾病患者的手术方法通常包括腱鞘切除术、肌腱修复或重排术、滑膜切除术、关节成形术和关节融合术。手术的目的是缓解疼痛、恢复功能、矫正或防止畸形发生，以及抑制疾病发展。假如缓解疼痛不是首要的目的，医生必须有把握所选择的手术可充分恢复功能，值得手术；另外，当合适的药物治疗不能缓解疼痛时，手术治疗如能明显缓解疼痛，就值得手术。尽管患者的主诉可能是疼痛，但手部的美观问题也是一些患者关心的重要方面。手部美观和疼痛缓解都与患者满意度密切相关。假如良好的药物治疗和处理后，类风湿滑膜炎或腱鞘炎仍持续存在，那么，滑膜切除术和腱鞘切除术则成为有价值的预防性手术，有助于延缓关节囊和韧带的进一步肿胀，并可防止肌腱断裂。

术前必须给患者详细讲解拟行手术的有关情况，内容包括：①切口的部位；②手术预期需要的植入物；③术后预期的外观；④麻醉类型；⑤手术的替代方法与风险；⑥术后治疗和康复时间；特别是⑦手术的预期收益。有严重手部畸形的患者，可能已建立起代偿性活动方式，使之能完成日常生活的需要，在未仔细分析手部的病理性解剖和功能方式的情况下，不要破坏这种代偿方式，尤其对于无疼痛的老年患者。必须给患者强调手术并不能治愈病变或将手部外观修复至正常。这有助于患者了解，虽然许多畸形是可矫正的，但疾病的局部进展可能不会通过手术改变。

类风湿手部畸形通常是双侧性的，并对称发生。在考虑手术治疗前，必须对每一个畸形进行详细分析。虽然有多种畸形合并发生，但典型病变以手指、拇指和腕关节为主。在类风湿关节炎中，掌指关节和腕关节早期受累，而远侧两个指间关节的病变出现较晚。在类风湿病变中，以掌指关节的病变对手指功能的影响最大。类风湿手部畸形的典型表现是患指尺偏伴掌指关节掌侧半脱位或脱位。韧带、骨软骨关节内损害，以及手内、外肌在掌指关节处的作用，影响掌指关节和远、近指间关节畸形的发生。腕部病变和畸形的程度对手指关节的畸形也有影响。除了典型的掌指关节畸形外，近指间关节可出现纽孔或鹅颈畸形，当远指间关节受累后，根据关节囊破坏的程度，通常可出现槌状指或过屈畸形（图 73-1）。

根据拇指滑膜炎发病的起始关节不同，造成的畸形不同。开始于拇指掌指关节的滑膜炎常导致拇指钮孔畸形，近节指骨掌侧半脱位，随后掌指关节屈曲，指间关节过伸（图 73-2）。当滑膜炎始于第一腕掌关节时，畸形包括掌骨基底背侧半脱位和掌指关节过伸（鹅颈畸形）。另外一种由于拇指掌指关节尺侧关节囊韧带结构的滑膜炎破坏造成的畸形称为“猎人拇指”（game keeper thumb），这是由于拇指掌指关节的尺侧韧带松弛造成的。掌指关节的病变也可导致掌板的关节囊韧带结构的松弛，产生掌指关节过伸和指间关节过屈畸形，但腕掌关节是稳定的。其他更严重的手指及拇指的畸形可由类风湿病对关节的侵蚀破坏引起，可造成“法式长柄眼镜腿”畸形（望远镜样手）（图 73-3）。

发生于手指、手掌处严重的屈、伸肌腱鞘炎，以及累及腕部屈、伸肌腱表面的炎症，可导致肌腱出现侵蚀、磨损性改变以及肌腱断裂。类风湿腕关节畸形对手的功能影响很大，尤其是在掌指关节位置的更是如此。类风湿滑膜炎能破坏腕骨间韧带，尤其是桡舟头韧带，造成腕舟状骨旋转不稳，并最终导致整个腕关节的破坏。下尺桡关节的稳定性韧带也会以同样的方式受到破坏，导致尺骨小头背侧脱位和尺侧腕伸肌腱半脱位，并继发腕骨尺侧脱位。

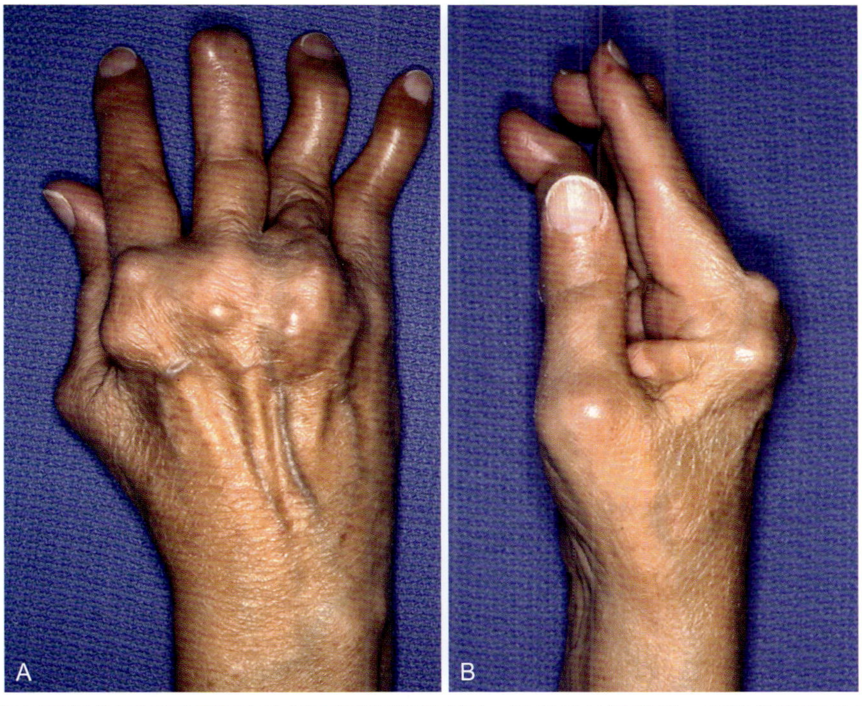

图 73-1 A 和 B. 所有手指伴不同严重程度的类风湿性鹅颈畸形。掌指关节滑膜炎、半脱位和屈曲挛缩也存在

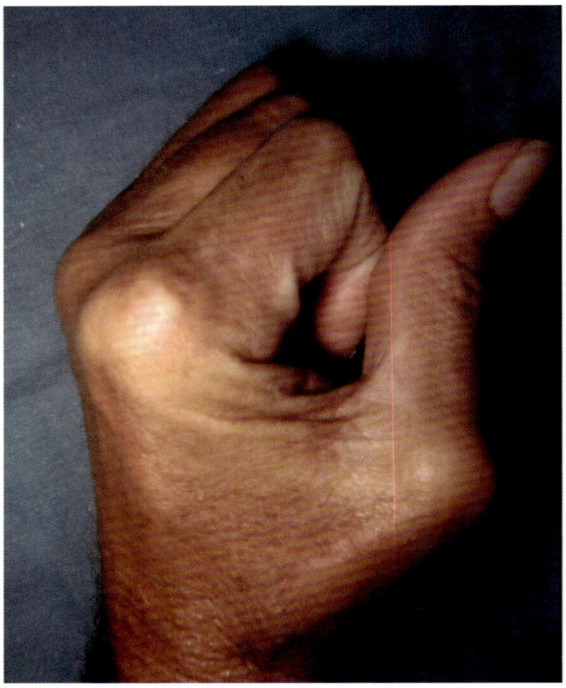

图 73-2 拇指类风湿固定性纽孔畸形（Ⅰ型）可见掌指关节屈曲、指间关节过伸

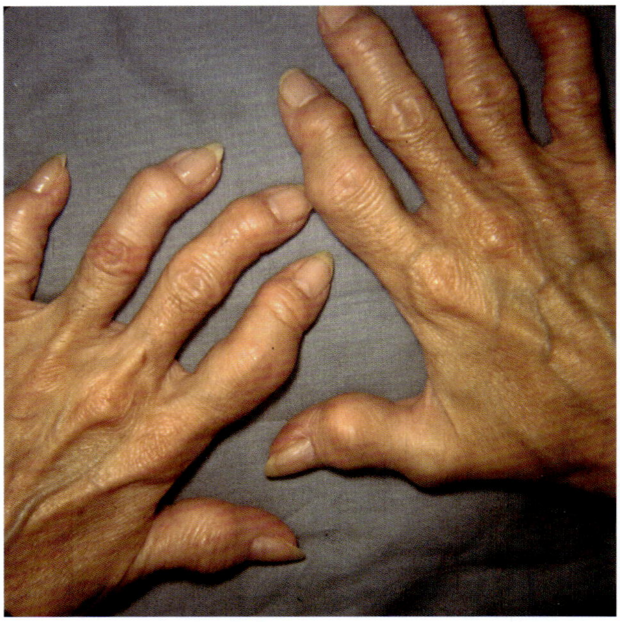

图 73-4 发生在示指和拇指 Heberden 结节（远指间关节）和 Bouchard 结节（近指间关节）的骨关节炎手。由于失去软骨和不稳定，导致远端关节成角畸形

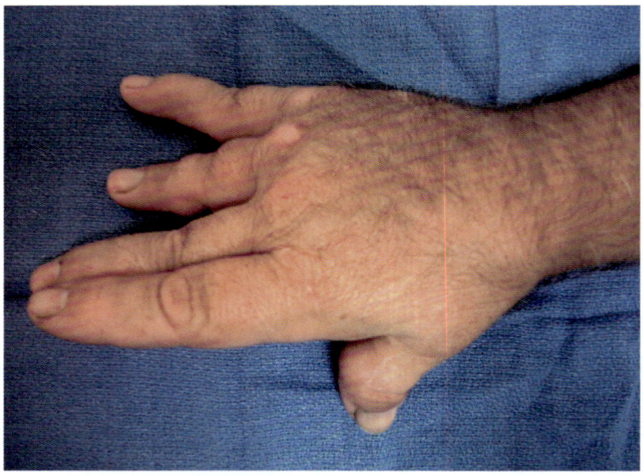

图 73-3 “法式长柄眼镜腿”畸形（望远镜持手）。渐进性类风湿关节炎晚期变化

第二节 骨关节炎

骨关节炎是最常见的手关节炎疾病，本病常为单侧发生，在优势手和非优势手的发病率基本一样。尽管本病能伴发肌腱断裂和“扳机指”，但不像类风湿关节炎中那样多见。本病常发生于第一腕掌关节，女性多见，有时只累及一个关节。在远指间关节产生的骨赘称为 Heberden 结节。在这些关节的边缘可产生黏液性囊肿。在近指间关节出现的骨赘称为 Bouchard 结节（图 73-4）。骨刺形成、软骨碎裂和无关节脱位的活动受限，在本病中均很常见。在疾病的活动期，疼痛明显，关节及其周围的皮肤可出现红肿。有炎症的关节若受到直接的创伤，将更加疼痛。骨关节炎可能是随年龄增长的自然结果，骨关节炎的早期发病的病因和预防仍然是未知的。此外，骨关节炎的放射学征象通常与症状或患者疼痛的严重程度不相关。无症状的舟月骨进行性塌陷性腕关节畸形很常见，拇指基底部和指关节退变也很常见，必须根据个人情况进行解释和有效的早期治疗。

第三节 系统性红斑狼疮

系统性红斑狼疮是一种弥漫性的结缔组织疾病，可影响多个器官系统。心包炎、胸膜炎和肾疾病是其在主要受累器官的表现。约 85% 的患者可出现皮肤受累。肌肉－骨骼受累的特征是受累肌腱、关节囊和韧带僵硬、肿胀、压痛，以及疼痛。在疾病的后期可发生关节面的破坏。手部的病变可以是系统性红斑狼疮最早的表现之一。通常累及掌指关节和近指间关节，最初表现为韧带松弛。伴有组织坏死、溃疡和不能耐受寒冷的雷诺现象在本病中也可见到。尽管系统性红斑狼疮手部的畸形与类风湿关节炎的表现相似，但它们主要由与增生性滑膜炎无关的软组织异常引起，关节软骨通常保存完好（图 73-5）。软组织手术（关节囊固定术、肌腱固定术和

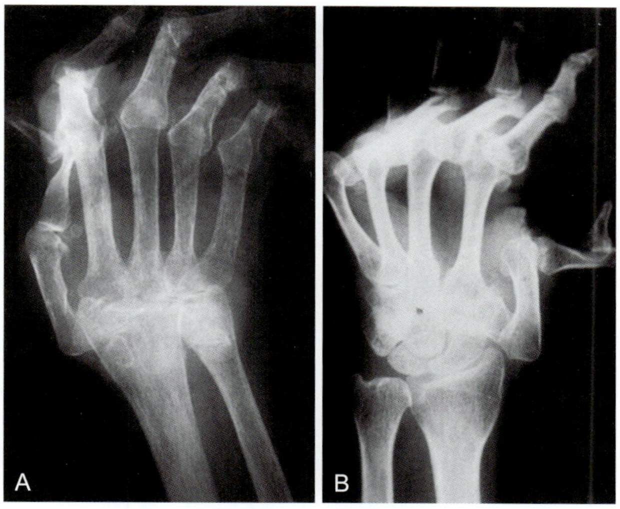

图 73-5　A 和 B. 系统性红斑狼疮患者典型的手部 X 线片。注意关节脱位并不伴有侵蚀性改变或关节间隙狭窄（引自：Nalebuff EA: Surgery of psoriatic arthritis of the head, Hand Clin 12; 603, 1996.）

肌腱重排术）、骨性手术（关节融合术、关节成形术）和用于缓解因雷诺现象引起的手指缺血的手指交感神经切断术可能都是必要的治疗手段。

第四节　银屑病关节炎

约有 25% 的银屑病关节炎患者有与类风湿关节炎相似的多发性关节炎表现，5%~10% 的患者有远指间关节受累。15%~20% 的银屑病关节炎患者发生典型的银屑病皮损。95% 的银屑病关节炎患者有非对称性的四肢末梢关节受累。整个手指可产生梭形肿胀。特异性变化是指甲从甲床上分离，并在其远侧缘附近，出现一白色片状色素脱失；指甲也可出现纵嵴。约 15% 的关节受累患者可有指甲的改变，其中以凹蚀样改变最常见（图 73-6）。手部银屑病关节炎的 X 线影像学改变包括：末节指骨粗隆的骨质破坏（肢端骨质溶解）、指骨和掌骨变成锥形、指骨和掌骨近端呈杯状（笛中铅笔畸形）（pencil-in-cup），孤立小关节的严重破坏或关节强直，并且，病变以指间关节易感，而在掌指关节少见。近指间关节挛缩常需手术治疗，通常采用关节融合术。一般来说，根据关节炎发病时间和皮肤病变可将银屑病关节炎患者分为 3 种类型。1 型：患者先发生关节炎后出现皮肤病损；2 型：患者先出现皮肤病损后发生关节炎；3 型：患者的关节和皮肤病变几乎同时发生。1 型关节病变轻微，而 2 型关节病变较严重，3 型关节炎的严重性不可预测。尽管关节融合或关节成形术可改善患手的功能，但本病患者假体置换术后的感染率要高于类风湿关节炎患者。因在夏季皮肤病损趋于减小，发生严重感染的风险也较小，推荐在此时手术。

第五节　Reiter 综合征

Reiter 综合征为结膜炎、尿道炎和滑膜炎三联征。滑膜炎通常非对称性地累及 4 个或更少的关节。本综合征可有足跟痛、背痛和指甲畸形，有时与银屑病关节炎鉴别困难。本病对下肢的影响要比上肢多见。90% 的患者在发病数周后症状缓解；10% 的患者可转为慢性病变。典型病例常见于年轻男性。极少需要手术治疗。

第六节　痛　风

痛风常造成成年男性关节红肿和疼痛。本病常突发侵袭单个关节，伴有明显的疼痛。关节肿胀、发热和压痛提示严重的蜂窝织炎或脓肿形成。在慢性痛风患者的关节和腱鞘周围可见大块尿酸钠结晶沉积，有时造成神经压迫症状，如腕管综合征。肌腱内沉积的尿酸钠结晶可引起肌腱断裂。皮肤可因其在内部的压迫而出现溃疡（图 73-7）。由于痛风可导致严重的骨质破坏，有时需要采用截肢治疗。这些痛风沉积物在 X 线片上有时可以看到。女性在绝经前极少出现痛风；然而，伴有痛风沙砾样结晶典型者为老年女性。只出现高尿酸血症并不能诊断痛风，实际上，尿酸水平升高者可能从不出现痛风急性发作；相反，出现痛风急性发作而血尿酸水平可以正常。只有关节穿刺明确痛风诊断，用偏振光显微镜检查关节液可发现有双折射阴性的结晶颗粒。沙砾样痛风晶体沉积物很少需要手术治疗，除非有重要结构受压或患者无法耐受降低尿酸水平的内科治疗。除痛风结石的切除和清创外，其他的手术对痛风患者也有益，包括腱鞘滑膜切除术、对肌腱断裂的修复或转移术、腕管减压术和对痛风性关节炎之受破坏关节的恰当处理。

假性痛风，也称为双焦磷酸钙沉积病，尽管更常见于膝关节，但也可累及手部，并可有化脓性关节炎类似的表现。其临床特征是类似于急性痛风性关节炎表现的间歇性急性发作，可伴发屈肌腱滑膜炎，导致腕管综合征。进行常规 X 线检查时，在关节软骨和下尺桡关节纤维软骨盘处可见焦磷酸钙晶

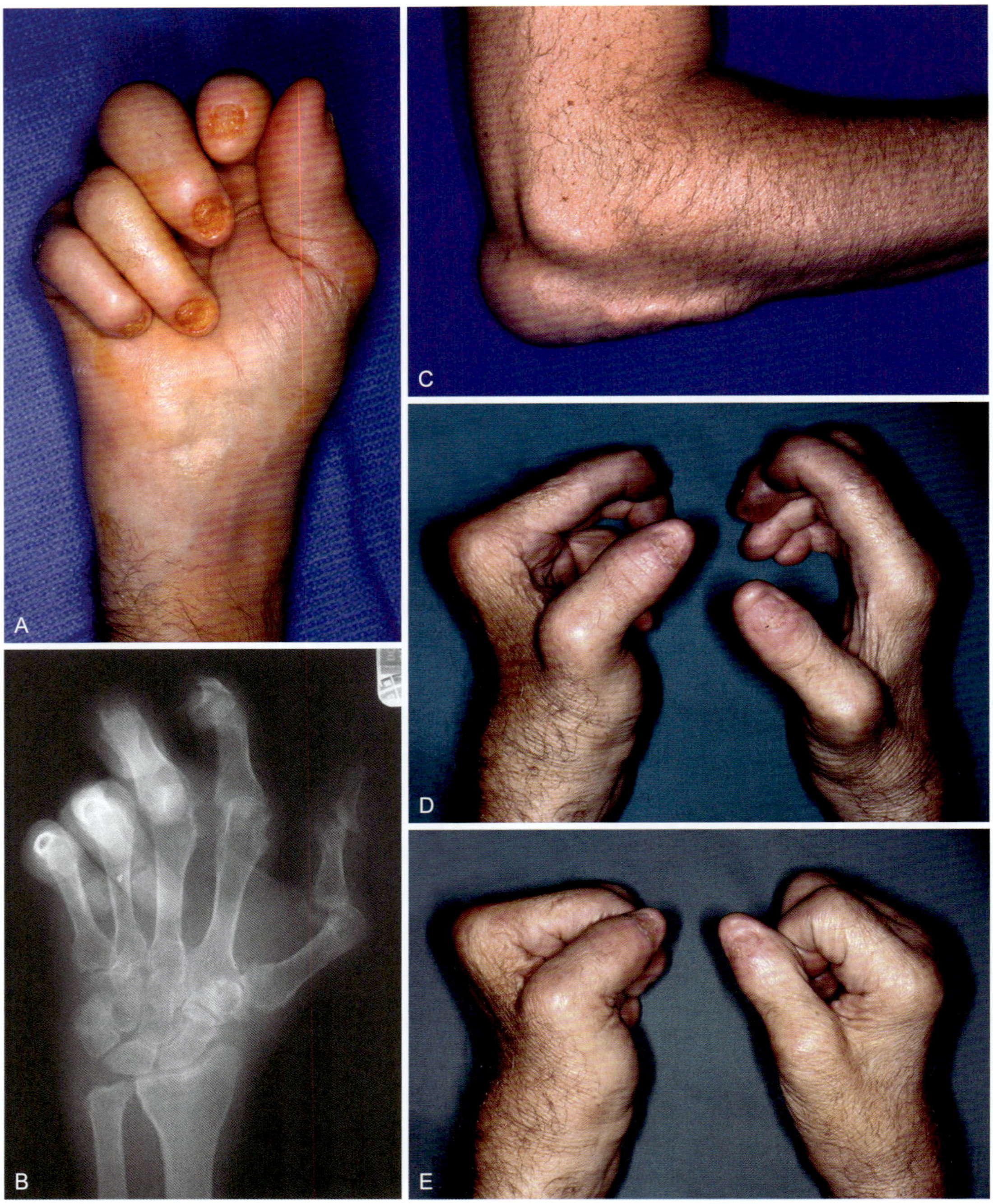

图 73-6 银屑病关节炎常见表现。A. 点凹甲畸形；B. 掌指关节脱位和拇指指间关节破坏；C. 银屑病肘部典型病变；D 和 E. 掌骨成形术后的右手手指有限的屈曲和伸展

体沉积形成的不透光区。与痛风一样，本病可通过关节穿刺查找焦磷酸钙结晶来确诊，主要采用内科治疗。

第七节 硬皮病（进行性系统性硬化病）

硬皮病有两种类型：进行性系统性硬化病和CREST[钙质沉着病、雷诺现象、食管功能紊乱、指端硬化以及毛细血管扩张（calcinosis，Raynaud phenomenon，esophageal dysmotility，sclerodactyly and telangiectasia）]综合征。弥漫性硬化病或进行性系统性硬化病常较严重，累及四肢和躯干部。病变不仅累及皮肤，也可侵犯胃肠道，特别是食管以及心脏、肺和肾，还可见到毛细血管扩张。手外科医生常可遇到因指端钙质沉着病、溃疡或雷诺现象就诊的硬皮病患者。本病的发病年龄通常超过40岁。

关节的病变常导致手指挛缩，但是滑膜的肥厚较轻。病变累及肌腱和腱鞘后可触及肌腱摩擦感，或触及与骨关节炎中粗大、沙砾样感觉不同的坚韧

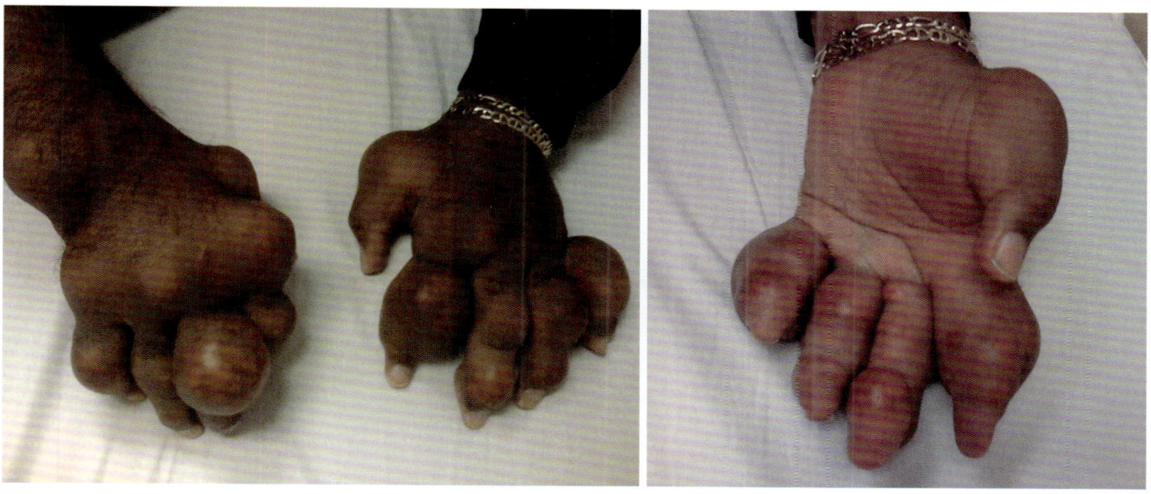

图 73-7 54 岁男性痛风患者，手部关节病变。高尿酸钙沉积引起所有手部关节严重畸形

的摩擦感。伸肌腱变薄弱，在指间关节可断裂，其表面皮肤破溃，关节也可暴露在外。远指间关节病变包括皮肤溃疡、关节挛缩、坏疽与骨髓炎。对远端关节发生如此病变的常规外科治疗方法是截指和关节融合术。

在近指间关节，硬皮病会导致前文提及的屈曲性挛缩。由于严重挛缩限制活动，关节融合术对患者来说是最佳选择。

在掌指关节，畸形可表现为屈曲或过伸。关节切除成形术是保障关节活动的有效方法。如为屈曲性畸形，通过背侧切口暴露掌指关节。如掌指关节过伸并伴有近指间关节屈曲，Nalebuff 则建议通过掌侧切口行掌骨头切除、近指间关节融合术。

拇指虎口内收挛缩需行拇内收肌松解和大多角骨切除，可能需要拇掌指关节和指间关节融合。

因血管损害产生的指端溃疡，最好采用极为保守的外科治疗方法，包括等待指端的自发性脱落，因为这样能够尽可能保留手指的长度；手术切断交感神经和动脉内注射扩张血管的药物可有效改善手指血液循环。尽管血管术后会复发缺血性改变，但是短期效果还是好的，表现为创伤愈合、疼痛缓解。侵蚀的指腹周围的钙化可通过侧方切口进行切除，或用刮匙刮，但伤口愈合可能很慢。

第八节 滑膜炎和腱鞘炎的非手术治疗

慢性腱鞘炎或关节炎有迁延数周的明显肿胀，即使应用抗炎药物治疗也无缓解，这时可通过局部注射类固醇激素和局麻药进行治疗。通过这种治疗许多病例疼痛缓解和手术推迟。

这种治疗尤其适用于扳机指、腕管综合征和第一腕掌关节炎。远指间关节的骨关节炎和近端指间关节的类风湿关节炎也对局部封闭治疗有良好的反应，疗效持续数周之久。但是，在反复进行封闭注射之后，疗效将减弱。如果经适当药物治疗 4~6 个月后仍有滑膜炎和腱鞘炎，应考虑行滑膜切除术和腱鞘切除术。

第九节 类风湿皮下小结

类风湿皮下小结好发于手背面、拇手指掌面、尺骨皮下以及鹰嘴滑囊（图 73-8），影响手指活动，令手指不舒服并有溃疡的风险。如症状明显，可将皮下小结切除，应避免损伤粘连在大包块上的神经血管。

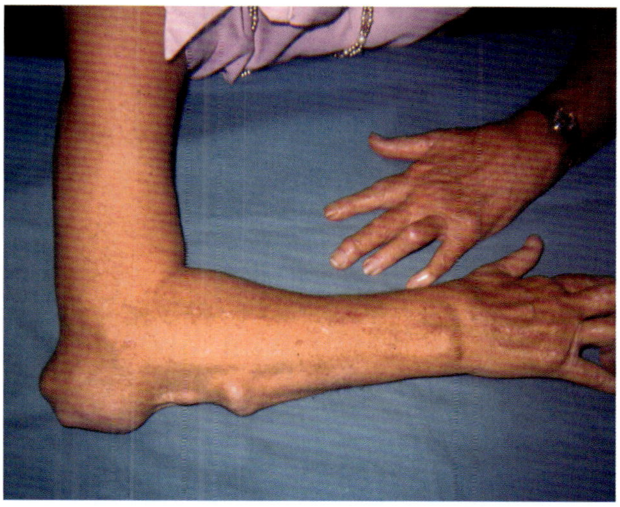

图 73-8 在鹰嘴滑囊里及皮下尺骨表面的类风湿结节

第十节 手术分期

当准备对类风湿关节炎患者进行手术治疗时，要考虑到肌肉-骨骼病变受累的所有方面。应重视因疼痛限制功能活动的程度，因疼痛限制活动的患者与严重畸形但功能良好的患者相比，前者更需要行手术治疗。Souter 建议从病变最轻的手开始进行手术，这样最有可能取得成功。他将手部手术从最有效（Ⅰ组）到效果最差（Ⅴ组）进行分组（表 73-1）。另外，他建议在对手部进行矫形手术前，应先对肩、肘关节的严重病变和畸形进行矫正。手术优先顺序可按重要程度排列为脊柱、足、髋、膝、腕、肩、拇指、肘和手指。应根据每个患者不同的情况分别加以考虑，要考虑到患者本人的要求，以及肢体所受的力量和功能需求。

当一只手需要接受几种手术时，要考虑手术的优先顺序。持续存在的腱鞘炎、肌腱断裂与神经压迫需优先治疗。一般情况下，当有腕关节的关节成形术或关节融合术的指征时，此手术应优先施行，因为腕的位置决定着手指屈伸肌腱的平衡。在进行腕关节手术时，还可同时进行另外一些手术，如第一掌指关节融合术。其他一些范围更加广泛的手术应暂缓进行。

如需在一只手上进行多个小关节的手术，如掌指关节成形术或近指间关节融合术时，应一次完成。类风湿关节炎患者对侧手也需要接受手术，同时，足、髋和其他关节也常常需要手术治疗。通常由于患者有独立完成日常生活和个人卫生的需要，因此，在一次手术时间内只能进行一只手的手术。如果患者下肢需要外部支撑，可使用助行器或拐杖。

表 73-1

类风湿关节炎的外科手术分级（Souter）

分组	手术方法
Ⅰ	拇指掌指关节融合术 伸肌滑膜切除术与 Darrach 术
Ⅱ	屈肌滑膜切除术 掌指关节成形术
Ⅲ	近指间关节融合术 腕关节固定术
Ⅳ	鹅颈畸形矫正术 掌指关节、近指间关节滑膜切除术 拇指指间关节融合术
Ⅴ	近指间关节成形术 纽孔畸形矫形术

（引自：Souter WA: Planning treatment of the rheumatoid hand, Hand 11: 3, 1979.）

第十一节 类风湿关节炎造成的手指畸形

外在屈肌和伸肌通过施加于已损伤关节的正常应力、内在肌的紧张、伸肌腱帽外侧束的移位、伸肌腱帽中央束的破裂或指长伸肌或指长屈肌腱的断裂可造成手指畸形。此时，异常作用力也作用于受疾病影响的关节上。此外，屈肌腱鞘炎也可限制指间关节的活动，因此这些关节的主动屈曲活动度要明显小于被动活动度。

一、内在肌阳性畸形

内在肌阳性畸形是由于手内在肌张力过大引起。表现为当掌指关节完全伸展时，近指间关节不能完全屈曲。这种畸形经常合并出现掌指关节的掌侧半脱位和手指的尺偏。Bunnell 检查是用来检查手内在肌群紧张程度的：即比较掌指关节完全伸直状态下（内在肌紧张）与掌指关节完全屈曲状态下（内在肌松弛）近指间关节被动屈曲程度。在掌指关节伸直状态下，近指间关节被动屈曲有不同程度的障碍，提示手内在肌挛缩（图 73-9）。手指尺偏时，只有尺侧内在肌紧张。因此，为使试验更精确，在检查手内在肌紧张度时应使手指的轴线与掌骨一致。任何掌指关节的尺偏都将使手指尺侧的内在肌松弛，并使检查结果不准确。例如：当第一掌侧骨间肌紧张时，将牵拉伸直的示指产生尺偏。如果在试验中维持示指与第二掌骨在同一直线上，就可证实这块肌肉的紧张。

当维持近指间关节伸展，被动屈曲远指间关节时的抵抗力，可检查斜支持韧带的张力（图 73-10）。这在评估有钮孔畸形的手指时很有帮助。

如果存在手术适应证，可在滑膜切除术的同时通过侧束游离行内在肌松解术。当掌指关节存在退行性变，必须采用关节成形术时，应切除足够的骨质，以松弛手内在肌的紧张。无论如何，术中必须确定是否还需内在肌松解。可能只需要对内在肌中某一特定的肌腱进行松解（手术技术 73-5）。

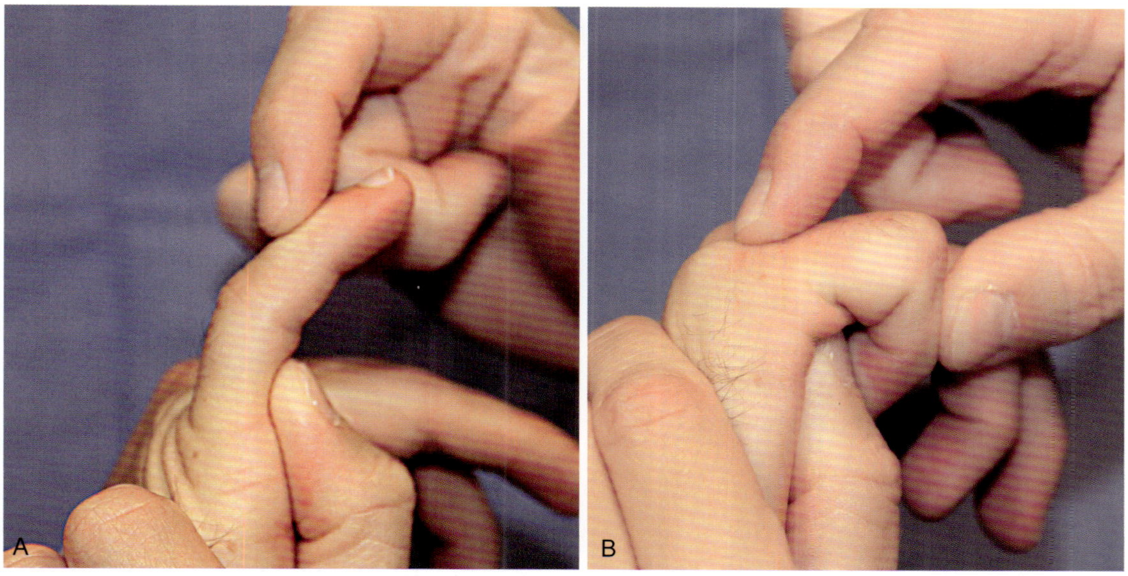

图 73-9　内在肌张力试验。A. 当掌指关节完全伸直时，近指间关节被动屈曲受限；B. 当掌指关节完全屈曲时，手内在肌放松状态下，近指间关节可以完全屈曲

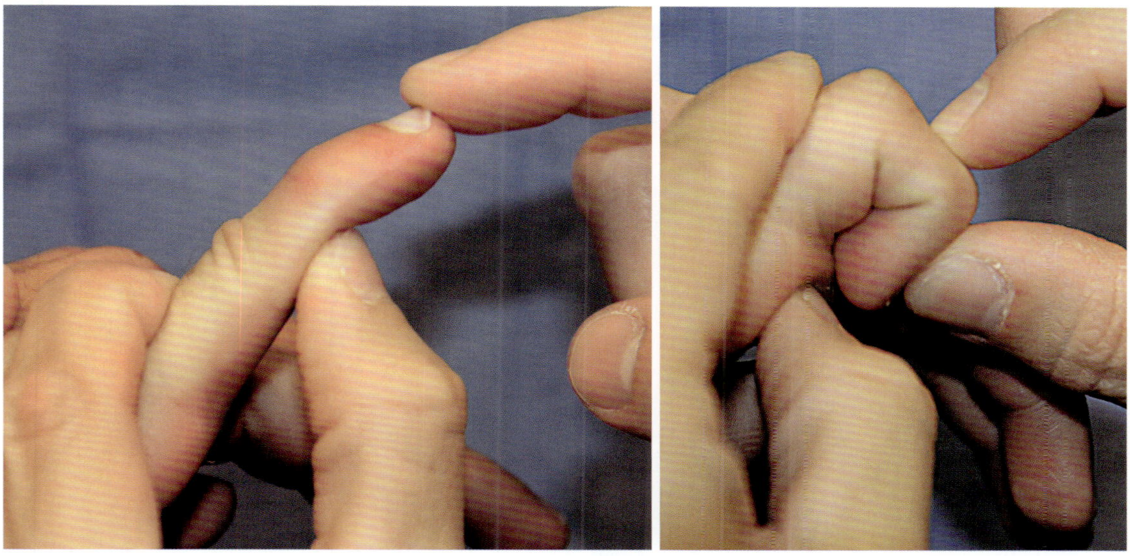

图 73-10　斜支持韧带张力试验。检查者维持近指间关节最大限度地伸展，评价远指间关节被动屈曲抵抗力

二、鹅颈畸形

鹅颈畸形的特征是远指间关节屈曲，近指间关节过伸的姿势（图 73-11）。这种畸形是由于肌力不平衡造成，并根据原发和继发的畸形，可被动性矫正（图 73-12）。虽然常见于类风湿关节炎，但鹅颈畸形也可发生在掌板松弛的患者和像 Ehlers-Danlos 综合征等疾病的患者。

鹅颈畸形可始于远指间关节处伸肌腱断裂，表现为槌状指畸形，继之由于中央腱的过度牵拉，导致继发性指间关节过伸。

还可以起始于近指间关节，滑膜炎引起关节囊破裂，指伸肌腱侧束和中央束紧张，最终造成侧束在指背粘连固定，以至于近指间关节屈曲时，侧束不能滑过指骨的髁部。因此，限制了近指间关节的屈曲。向背侧和中央移位的指伸肌腱侧束相对松弛，在伸展远指间关节时失去作用，形成槌状指畸形。但是，这种槌状指畸形没有由指伸肌腱终端束断裂产生的畸形那么严重。

鹅颈畸形的手术治疗包括近指间关节滑膜切

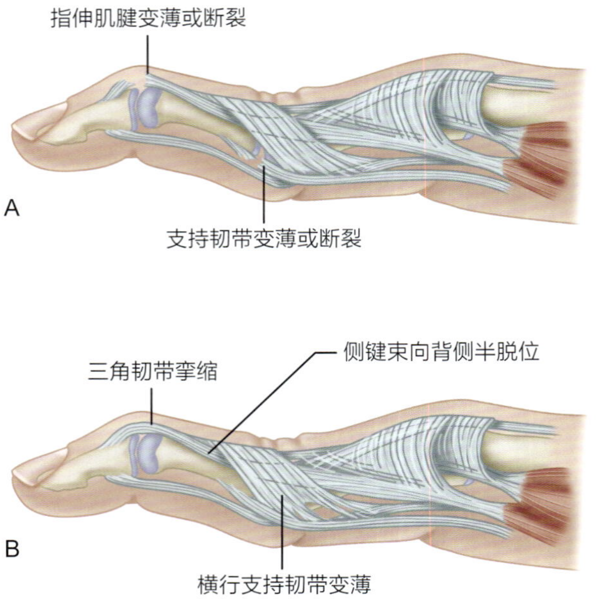

图 73-11 鹅颈畸形。A. 远指间关节（DIP）滑膜炎致肌腱束端断裂，导致 DIP 屈曲和近指间关节（PIP）过伸。渗出性滑膜炎可引起指浅屈肌腱断裂，减弱 PIP 掌侧支持并出现过伸畸形；B. 侧腱束向 PIP 旋转轴背侧半脱位。图示挛缩的三角韧带和变细弱的横行支持韧带（引自：1999 by Jesse B. Jupiter, MD.）

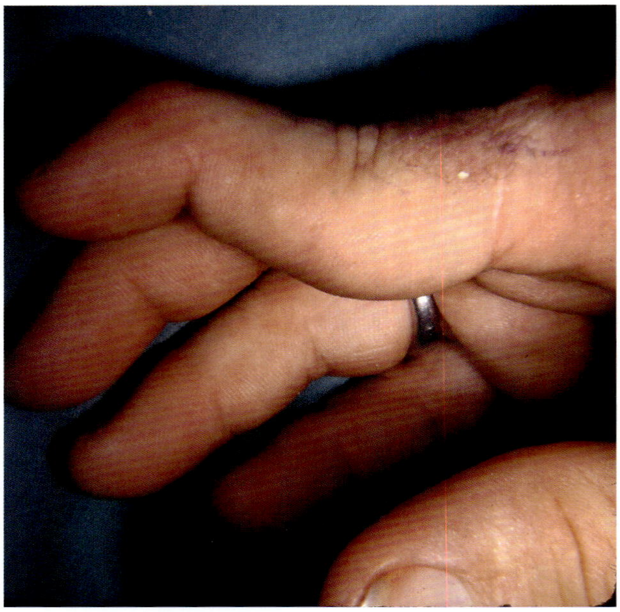

图 73-12 固定性类风湿鹅颈畸形，表现为近指间关节过伸，远指间关节屈曲

除、指伸肌腱侧束松解和近指间关节以远的皮肤松解术。数周之后，近指间关节水平的皮肤皱褶和正常的松弛度均可消失。Nalebuff、Feldon 和 Millender 将鹅颈畸形分为四型，并对各种类型推荐了治疗方案。Ⅰ型为弹性畸形，需要采取皮肤固定术（dermodesis）、近指间关节屈肌腱固定术、远指间关节融合及支持韧带重建术。Ⅱ型是由手内在肌紧张引起，需要进行手内在肌松解术，并联合应用一种或几种上述的手术。Ⅲ型是关节僵硬，不能进行满意的关节屈曲运动，但 X 线片上没有明显的关节破坏。这类畸形需要进行关节的手法矫正、侧腱束游离和手背皮肤的松解。Ⅳ型有关节表面破坏的 X 线表现，并有近指间关节的僵硬，通常最好的治疗方式是近指间关节融合术，对于发生在环指及小指的鹅颈畸形，如果掌指关节保存良好，可行近指间关节成形术。通过关节囊切除术和侧腱束游离改善近指间关节的运动弧而改善指间关节的屈曲运动。

屈肌腱腱鞘炎可造成指浅屈肌腱失去作用，这可能是手部类风湿关节炎出现鹅颈畸形的重要原因之一。指伸肌腱中央束的过度牵拉，加上近指间关节滑膜炎拉伸周围组织，可导致鹅颈畸形。利用指浅屈肌腱的一半跨近指间关节的肌腱固定术来治疗此畸形。如果近指间关节有明显的过伸，而 X 线片显示关节间隙正常，可采用指浅屈肌腱固定术结合侧腱束和远侧皮肤松解术的方法进行治疗。Curtis 指浅屈肌腱固定术（见手术技术 72-13）或 Beckenbaugh 术（手术技术 73-1；图 73-13）均可应用。

在大多数的重建手术中可用克氏针临时固定近指间关节。但术后不必关节制动，在无支具保护下即可开始关节活动。这种治疗的主要并发症是近指间关节超过 30° 的屈曲挛缩。当 X 线片显示明显的近指间关节过伸伴关节破坏，拟行掌指关节成形术时，最好的治疗方法是行近指间关节融合术。有许多固定方法可对关节炎性的近指间关节进行成功融合，包括应用单根克氏针、交叉克氏针、骨间钢丝或张力带捆扎、骨栓、微型钢板、加压钢板和软骨下螺钉。

内在肌松解术

内在肌松解术见第 74 章（图 74-11 和手术技术 74-7）。

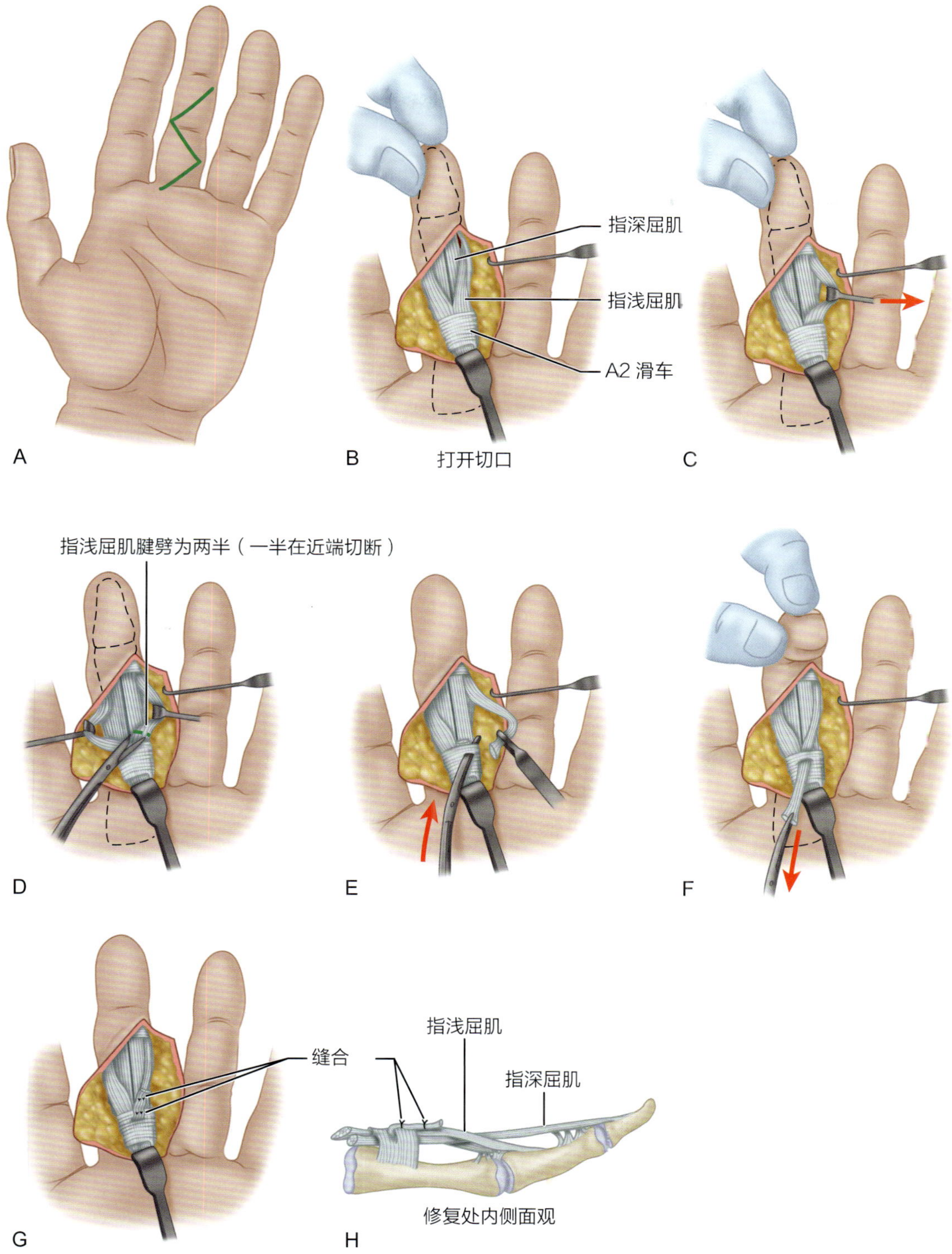

图 73-13 A-H.Beckenbaugh 手术用于矫正近指间关节过伸畸形（引自：Mayo Clinic, Rochester, MN.）（见手术技术 73-1）

近指间关节过伸畸形矫正术

手术技术 73-1

（Beckenbaugh）

- 跨近指间关节做 1 个“Z”字形切口（图 73-13A），注意勿损伤指神经，其可能粘连在过伸位的近指间关节掌侧滑车系统上。
- 向内、外侧掀起神经血管束显露近节和中节指骨上的滑车系统。
- 显露 A2 滑车（图 73-13B）。
- 切开位于 A2 远端与 A4 近端间的第一交叉字滑车并暴露屈肌腱。
- 将指深肌腱牵开并松解所有的粘连。然后显露指浅屈肌腱及其粘连部，并行滑膜切除术（图 73-13C）。

- 将指浅屈肌腱向远侧牵开，并切开肌腱交叉部，把肌腱劈为两束。
- 将切开的指浅屈肌腱拉向远侧，并切断其尺侧束，保留附着于中节指骨尺侧 5 cm 长的肌腱束（图 73-13D）。用力牵拉肌腱束以确认肌腱止点未因滑膜炎而变薄弱。由于小指的指浅屈肌腱一束太小，因此在小指手术中要将肌腱的两束均切断。
- 在距 A2 滑车远侧缘 3~4 mm 处刺穿滑车（图 73-13E）。
- 用一把小弯血管钳经开口向远侧穿入腱鞘，夹住指浅屈肌腱断端尖，经过 A2 滑车拉向近侧（图 73-13F）。
- 再将该肌腱折向远侧，以 4-0 不可吸收缝线自身缝合（图 73-13G 和 H）。
- 调整肌腱的张力，维持近指间关节屈曲 5° 位。这样，通过腱束跨过关节固定来完成肌腱固定术。
- 如果有可能，应修十字滑车。
- 可在一次完成数个手指的手术。
- 如远指间关节固定于屈曲位，可手法矫正并将此关节穿针固定于伸展位 3 周。
- 关闭切口并留置小引流条，用绷带和背侧支具支撑，防止近指间关节过伸。

术后处理 术后第 3 天去除敷料后可开始手部的功能锻炼。夜间要用静力性支具保护 6 周，维持掌指关节处于伸展位及近指间关节于轻度屈曲位。

侧腱束游离及皮肤松解术

手术技术 73-2

（Nalebuff 和 Millender）

- 切口开始于近节手指中部的背侧，略呈弧形，向远侧延伸经近指间关节背外侧至中节的中部，然后在指背斜行向内（图 73-14A）。
- 将皮肤连同静脉仔细掀起。
- 在指伸肌腱侧束和中央束之间纵行切开，将它们由背侧固定的位置上松解（图 73-14B 和 C）。
- 被动屈曲近指间关节，以观察指伸肌腱侧束越过关节的髁部向掌侧滑动（图 73-14D）。
- 接着行滑膜切除术，常可获得良好的关节被动活动度。
- 近侧的切口可直接缝合，由于远侧斜行横跨手指中节的切口不一定能直接缝上，因此，应保留切口皮肤间的间隙，以减少皮肤张力。切口开放的部分在不应用皮肤移植修复的情况下，术后大约 2 周愈合。
- 术后要通过检查指深屈肌和指浅屈肌主动的关节屈曲活动来确认达到术前预期的主动活动。如果主动的屈肌功能不能被证实，应在掌部做一个切口，通过牵拉经过手掌的肌腱来检查是否有卡压或被类风湿结节的固定。
- 用 1 根克氏针穿过近指间关节，维持于屈曲位约 3 周。

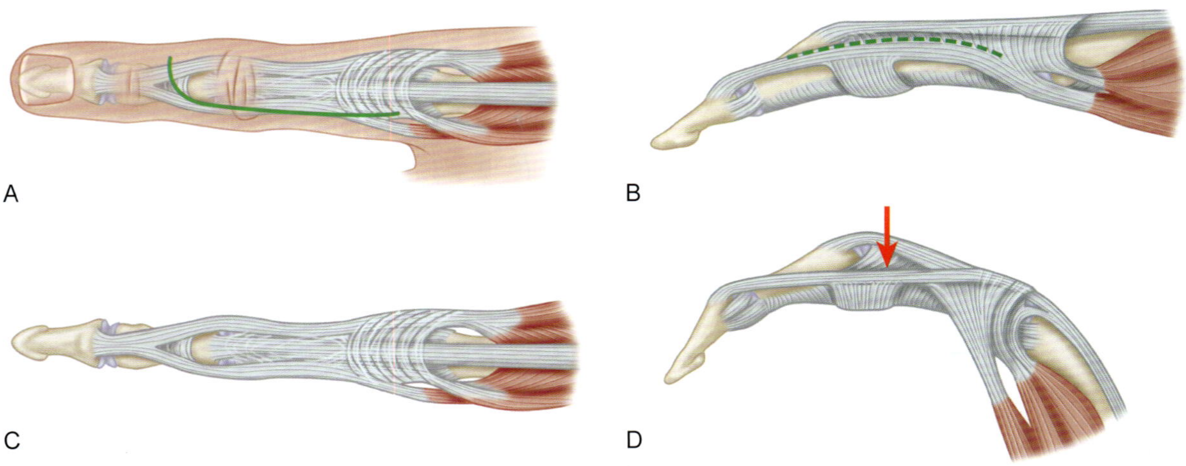

图 73-14 用于矫正鹅颈畸形 Nalebuff 和 Millender 手术。A. 皮肤切口呈弧形以便将挛缩的皮肤松解。切口不应完全缝合。B. 切口外侧观，内侧观未显示。C 和 D. 侧腱束通过 2 个纵行切口游离，关节即能屈曲（见手术技术 73-2）

三、纽孔畸形

纽孔畸形即近指间关节屈曲，远指间关节过伸，常见于类风湿关节炎患者，但这种肌腱的失衡状态并非仅存在于类风湿疾病中。在类风湿关节炎患者中，这种畸形被认为是由于近指间关节滑膜炎伴指伸肌腱中央束过度拉长，迫使两侧束向掌侧半脱位所引起。随着畸形的发展，侧束越过近指间关节的髁部进一步向掌侧移位。最后，侧腱束半脱位固定于近指间关节掌侧，而起屈曲近指间关节的作用。侧腱束的紧张可造成继发性远指间关节过伸畸形。近指间关节屈曲畸形可因掌指关节的伸展而代偿（图 73-15）。掌指关节并不像远侧两个指间关节一样产生固定畸形。Nalebuff 和 Millender 根据 X 线影像表现及关节的主动和被动活动度将纽孔畸形进行了分级。轻度畸形即关节有满意的活动度，X 线影像正常；其治疗可将指伸肌腱侧束复位，行近指间关节滑膜切除术和在中节的伸肌腱切断术（Dolphin-Fowler 手术）。中度畸形，其近指间关节畸形可被动矫正，指屈肌腱功能正常，X 线片显示关节间隙满意；手术治疗可应用指伸肌腱侧束或肌腱移植重建中央束。对于伴有关节强直的重度畸形，中指、环指和小指畸形可采用指伸肌腱重建术和假体植入成形术；示指畸形采用近指间关节融合术，预后效果更为持久。

在轻度纽孔畸形中，近指间关节有屈曲畸形，并伴有远指间关节不能完全屈曲，但关节没有固定于过伸位。近指间关节屈曲畸形，当屈曲度约 15° 时，可被动矫正。在治疗畸形时，可于侧腱束的远节指骨附着部附近对其进行松解。

对于中度纽孔状畸形，其近指间关节有约 40° 的屈曲挛缩，其中大部分可被动矫正，远指间关节常处于过伸位。指伸肌腱侧束由于横支持带挛缩而固定于掌侧半脱位位置。为了矫正这种畸形，必须恢复指伸肌腱中央束的功能并矫正侧束的半脱位状态。中度畸形者的 X 线片显示关节应无严重的破坏。如果近指间关节破坏且僵硬，而远指间关节未明显受累，则可采用近指间关节成形术或融合术进行治疗。

固定的纽孔畸形通常在 X 线片上显示有关节的改变，且近指间关节屈曲挛缩不能被动矫正。

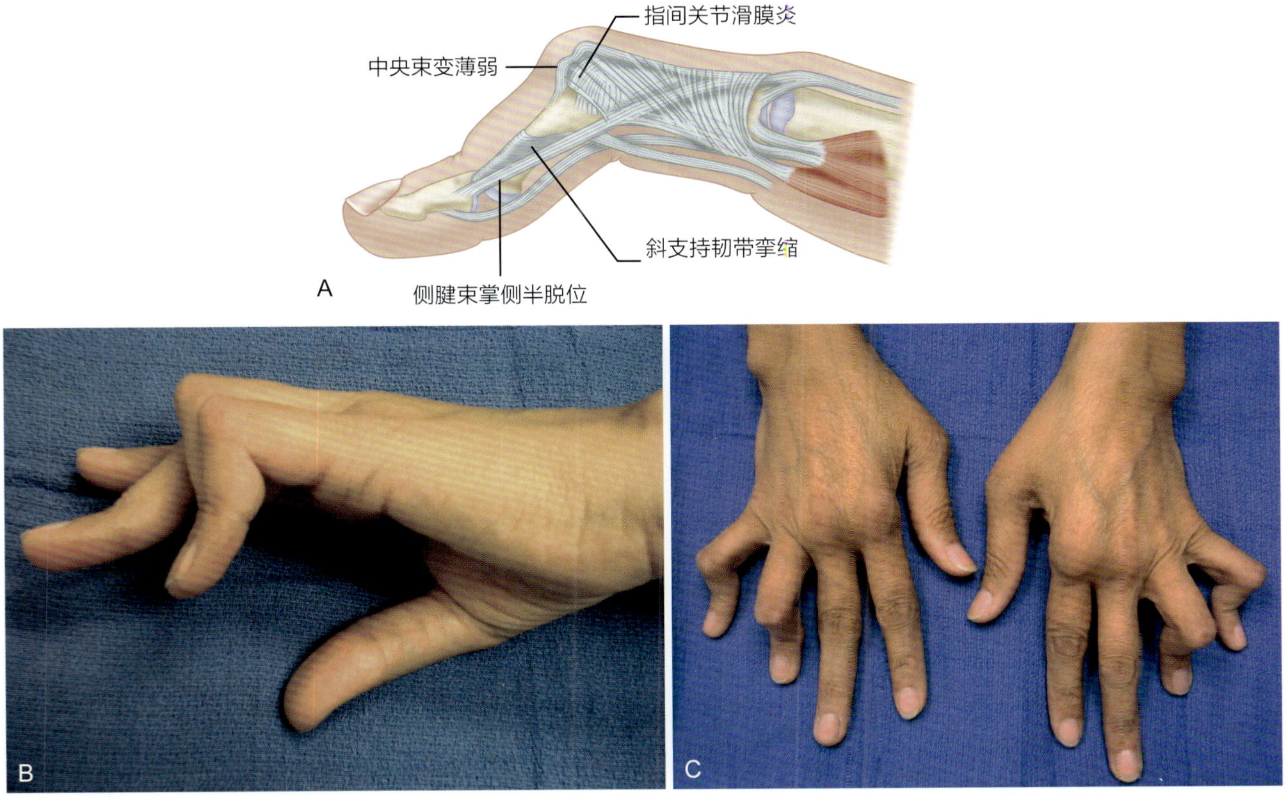

图 73-15　纽孔畸形。A. 原发近指间关节（PIP）关节滑膜炎能导致其上方的伸腱中央腱束和背侧关节囊薄弱，增加了 PIP 关节的屈曲度。侧腱束向 PIP 旋转轴掌侧的半脱位致使末端过伸。起自屈肌腱鞘止于远节指骨基底部背侧的斜支持韧带的挛缩可导致远指间关节（DIP）伸位挛缩。B 和 C. 临床照片显示纽孔畸形中 PIP 过屈位姿势和 DIP 过伸位姿势

Kiefhaber 和 Strickland 发现在类风湿纽孔畸形的治疗中，指伸肌腱中央束的重建结果难以预期，建议对严重的纽孔畸形行关节融合术。

指伸肌腱切除术矫正轻度纽孔畸形

手术技术 73-3

- 于手指中节远侧 1/3 背侧，做一横行或斜行切口，显露指伸肌腱。
- 斜行切断肌腱，使其能被延长，并在远指间关节屈曲时，肌腱断端能保持部分接触。
- 小心牵拉远指间关节至屈曲位，有时可因过度牵拉造成槌状指畸形，而需支具固定。
- 不缝合指伸肌腱。
- 关闭切口，数天后活动手指，并嘱患者主动活动手指。只有出现槌状指时，才可行支具固定。

中度纽孔畸形矫形术

手术技术 73-4

- 于近指间关节背侧，做一纵行弧形切口，向远侧延伸至远指间关节。
- 通过纵行切开横支持韧带并在移位的侧腱束下方进行分离。
- 于远指间关节近端切断两侧腱束。
- 当中央束被拉长时，将其切断后进行短缩缝合，注意勿造成近指间关节的伸直位挛缩。
- 在中节指骨基底部将侧腱束复位至中央束。
- 要确认近指间关节能够活动屈曲到 80°，以防产生关节伸直位挛缩畸形。这一手术的关键是肌腱的平衡。
- 在指伸肌腱侧束松解后行滑膜切除术。
- 将一根较细的克氏针斜穿过近指间关节，将该关节固定于伸直位。
- 术后 3~4 周，去除克氏针，如有需要，可将关节固定于动力性伸直支具中，并立即开始主动关节活动，以达到和维持关节主动屈曲。

重度纽孔畸形矫形术

手术技术 73-5

- 当近指间关节有关节融合术指征时，要在远指间关节的近端斜行切断指伸肌腱侧束，以松解远指间关节。然后应用手术技术 73-15 介绍的关节融合方法进行关节融合。
- 如果屈曲挛缩不是严重到要切除许多骨质以便植入假体的话，可采用切除性关节成形术和假体植入术治疗。

指间关节成形术

当掌指关节接近正常时，可以行近指间关节成形术。有些人认为中间的两根手指更适宜采用近指间关节成形术，因两侧手指可为其提供侧方稳定性。目前在中指、环指和小指行近指间关节成形术效果尚可。远指间关节及拇指指间关节成形术很少采用，此法会导致这些关节活动受限，另外此类关节行关节固定术的效果和预期都让人满意。针对同一手指的掌指关节和近指间关节很少同时使用关节成形术。

Lin、Wyrick 和 Stern 报告了 69 例近指间关节硅橡胶假体植入关节成形术的研究结果，发现：①前方切口（Schneider）保留了指伸肌腱中央束，故允许术后早期活动；②在 69 例患者中有 67 例疼痛缓解；③冠状面上的畸形很难被矫正；④总体的关节活动未能得到改善。

关节置换术植入物发展取得多方面成功。总体说来，关节表面置换术装置均为两件套架构，以代替正常关节骨骼。此类装置的共同特点为：最大限度保留骨量、再造运动中心、保留软组织。虽然上述的优点很直观，但与弹性关节置换术植入物相比并无绝对优势。错位、植入物异响、松动、高翻修率并不少见，上述情况在示指近指间关节尤为突出。Pelligrini 和 Burton 比较了 43 例近指间关节成形术和融合术的疗效，发现所有应用骨水泥固定的关节成形术，在术后平均 2.25 年均告失败。而在尺侧手指接受弹性硅橡胶假体植入关节成形术的患者中，没有一例需要翻修，但 X 线片显示与植入假体邻接的骨质出现进行性的骨质吸收。他们得出结论：目前尚无合适的、以骨水泥固定的关节假体能在桡侧手指的近指间关节置换术后为其提供足够的侧方稳定性。对于示指，有时合并中指的近指间关节出现的影响侧方夹持动作的骨关节炎病变，关节融合术是其主要选择。

热解碳关节表面置换术的结果好坏参半。Wagner 等在一组连续的 170 名患者中发现，1/5 的患者需要在 5 年内进行翻修，1/3 的患者需要进行不止一次手术。此外，放射透光性松动和下沉的高比例使这种植入物在年轻的创伤后关节炎患者中应用令人担忧。在早期的一系列研究中，Wagner 等发现 75 例热解碳关节置换翻修中有 25% 需要进行二次翻修。对硅橡胶关节置换的翻修效果更好。

对于某些特定的患者，近指间关节适用于掌板插入式关节成形术。尽管在技术方面要求甚高，这一术式能造福那些希望保持运动功能，但不愿进行非生物关节成形术或存在禁忌证的患者。少数接受了近指间关节掌板插入式关节成形术的患者表明其疼痛减少，并保留了术前的力量和运动功能。

近指间关节掌板置入关节成形术

手术技术 73-6

- 做一掌侧切口以进入近指间关节，从中节指骨基底分离掌板（图 73-16A）。
- 将近端指骨头表面修整至尽量整齐，使其轮廓能为植入提供足够的空间。
- 用 1 根克氏针垂直于中间指骨基底穿出 2 个 1.2 mm 的孔，以便缝合线通过。将不可吸收线附在掌板自由端。用细针带线由背侧至掌侧通过骨通道穿出，在中节指骨基底掌侧打结（图 73-16B）。
- 止血，闭合创口。
- 用 1 根 1 mm 克氏针将关节固定于屈曲 20° 位，并辅助 1 个塑形较好的背侧支具固定（图 73-16C）。

术后处理　2 周后拆除支具和缝线，更换近指间关节过伸位阻挡支具。间断固定，进行功能锻炼，逐渐增大运动幅度。

弹性假体和表面置换掌指关节成形术的效果都好于近指间关节成形术。当掌指关节稳定时，表面置换关节成形术相比整块硅橡胶假体植入有更多的优点。尽管有高骨折率，依旧会带来更好的临床结果。无论使用何种手术技术，选择何种假体，都应保留关节的软组织铰链，尤其是在两片关节（two-piece）表面置换术中（见手术技术 73-7）。我们仍比较偏爱弹性假体，尤其是对于风湿性关节炎患者来说。但是，掌指关节表面置换可更好地改善力量和运动，而不会产生与近指间关节类似的问题。

掌指关节掌板关节成形术也可以作为假体植入关节成形术的生物替代方法。另外，小型患者组报

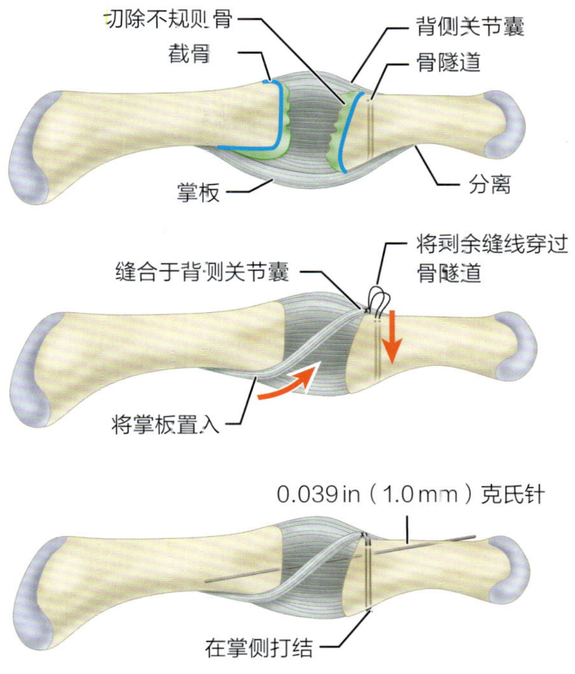

图 73-16　近指间关节经掌板关节成形术。A. 通过近指间关节掌侧切口实现从中间指骨基底分离掌板。垂直于中节指骨底钻两孔形成通道，可从通道穿过缝线。B. 将缝线固定于掌板：从指骨背侧穿过通道到达掌侧，并在中节指骨基底掌侧打结。C. 使关节成 20° 屈曲位置，使用 1 根 1 mm 克氏针固定该关节（重绘自：Lin SY, Chuo CY, Lin GT, et al: Volar plate interposition arthroplasty for posttraumatic arthritis of the finger joints, J Hand Surg 33A:35, 2008.）（见手术技术 73-6）

告，在近节指骨基底或者掌骨头的表面置换术取得了良好的结果（见手术技术 73-6）。

近指间关节假体植入术

如果示指和中指近指间关节同时受累，可行示指近指间关节融合术和中指近指间关节成形术。这使示指在行抓捏动作时更加稳定，并使中指在抓握动作中能够屈曲。Vitale 等发现，在 79 例近指间关节创伤患者中，成形术的并发症是关节融合术的 4.3 倍。如果有需要，环指和小指也可以做关节置换。如果关节挛缩严重，可需行广泛的骨切除来获得满意的假体，植入则应行关节融合术。

对骨关节炎或创伤性关节炎，关节僵硬、成角和旋转不稳可降低关节切除 - 植入关节成形术的效果。对于近指间关节发生创伤性关节炎的患者，硅橡胶关节成形术可获得满意效果，手指术后可恢复活动。近指间关节行硅橡胶关节成形术可缓解疼痛，但在活动度恢复方面没有明显提高。他们得出结论：

创伤性关节炎行近指间关节硅橡胶成形术的效果要比类风湿关节炎行此手术的效果好。尽管存在较好的临床结果，但近指间关节的硅橡胶假体有较高的折断率。患者应被明确告知，所有的关节成形术手术都是为了减轻或根除疼痛，而不是为了改善动作灵活性或增大力量。此外，手术后，患者的关节活动可能会减少，一些患者可能会选择忍受疼痛而不是冒运动丧失的风险，尤其是优势手的环指，因为运动丧失可能会严重地改变书写等活动。

经背侧切口的近指间关节成形术

手术技术 73-7

（Swanson）

- 在指背侧做一经关节、略呈弧形的纵行切口。纵行切开指伸肌腱中央束，保留其在指骨中节的止点。尽量保留侧副韧带的附着点。
- 切除近节指骨头并确保有足够空间容纳假体。
- 用开口器准确地确定近节指骨髓腔中央轴线（透视检查有助于确定）。扩髓，以便选用尽可能大的假体。
- 用开口器或低速骨钻钻入中节指骨基底。这个关节面通常不予切除，然而，当有骨退变时需要修整增生的骨质，以使关节面垂直于中节指骨长轴。与近节指骨髓腔准备相同，扩髓，以便选用尽可能大的假体。
- 柔和牵引至关节完全伸直，测试两骨端间隙是否能容纳植入物。屈曲假体，近指间关节弯曲，将假体柄分别插入远、近端骨髓腔内。近端和远端假体柄应该完全置于髓腔内，并且腰部不会在关节完全伸直时受到挤压。关节屈曲时，指骨的皮质不应撞击。
- 必要时可在近节指骨的背侧皮质钻孔，将指伸肌腱中央束重新固定。
- 对于鹅颈畸形（图 73-17）可能需要松解三角韧带，从中央束上松解侧束和延长中央束。
- 对于纽孔畸形（图 73-18），则需行三角韧带的松解和重叠缝合，以便能伸展近指间关节。指伸肌腱中央束需前移并重新固定在中节指骨背侧。
- 应切除或松解侧副韧带，以保证关节的对线。透视有助于判断关节对线，尤其在关节炎造成关节变形时。

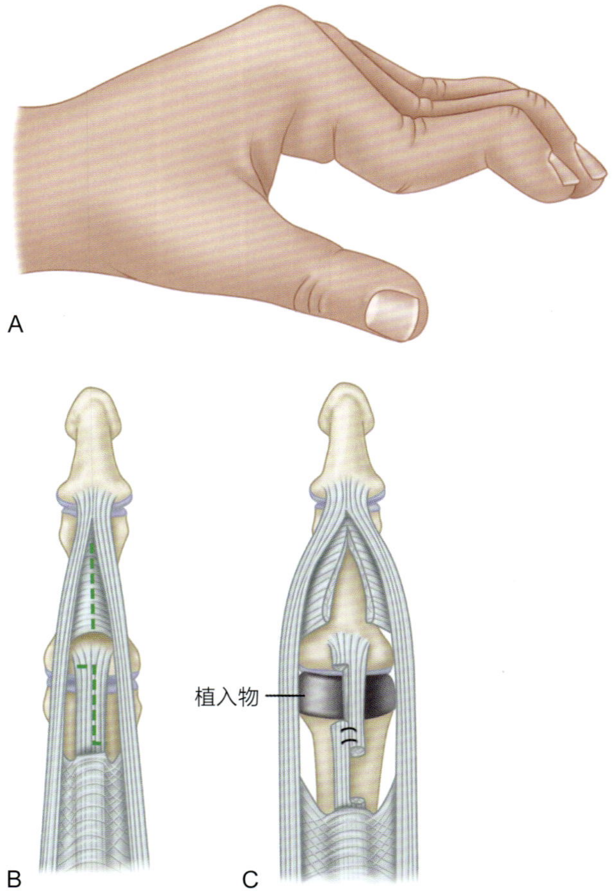

图 73-17 鹅颈畸形的手术方法。A. 手指的鹅颈畸形；B. 通过切断连接纤维将肌腱的中央束与两个侧束分开。中央束台阶样横断切开，并向近侧分离，然后将其延长；C. 侧腱束重新固定于掌侧。在植入假体后，间断缝合中央束的两断端。线结要包埋在组织中（改编自：an original painting by Frank H. Netter, MD, from Clinical Symposia, copyright Elsevier.）（见手术技术 73-7）

经前（掌侧）切口的近指间关节成形术

手术技术 73-8

（Lin、Wyrick 及 Stern；Schneider）

- 选择适当的麻醉，Lin 等用掌骨间阻滞麻醉加静脉应用镇静药物，以便评价患者近指间关节的主动活动度。应用无菌腕部止血带。
- 以近指间关节皮肤皱褶为中点做“V”字形切口，进入关节，切口的中部位于近指间关节皮肤皱褶处（图 73-19A）。
- 在“V”形皮瓣顶点处切开屈肌腱鞘的 A3 滑车。
- 牵开指屈肌腱，向近侧剥离掌板（图 73-19B）。
- 自近节指骨，部分或完全松解侧副韧带，使关节伸

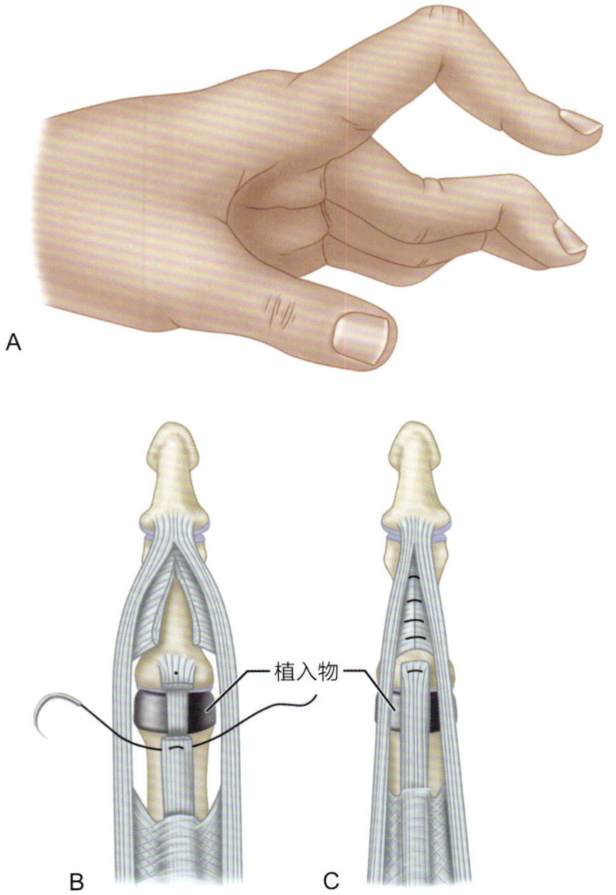

图 73-18　纽孔畸形的手术方法。A. 示指的纽孔畸形伴其余手指的鹅颈畸形；B 和 C. 完成指伸肌腱中央束的延长，松解侧腱束并通过缝合连接纤维将其重新固定于背侧（改编自：an original painting by Frank H. Netter, MD, from Clinical Symposia, copyright Elsevier.）（见手术技术 73-7）

直接近 180°（图 73-19C）。

- 用摆动锯经近节指骨的颈部截骨（图 73-19D）。不可切除中节指骨基底，以保持手指的长度。
- 用方形髓腔锉修整髓腔，以防止植入的假体旋转（图 73-19E）。
- 先暂时插入大小与正式假体一致的试验假体（图 73-19F）。再置入不带金属环的永久性假体。
- 如有可能，通过在近节指骨上钻孔，将侧副韧带重新固定。
- 将掌板纵向劈开来加强侧副韧带（图 73-19G）。
- 关闭皮肤切口，用不粘纱布绷带包扎伤口。患指用支具固定。

术后处理　术后 1 周内去除伤口敷料。应用带中节阻挡的背侧舷架近指间关节动力性支具固定 4 周。应逐渐加强抗橡皮带的主动屈曲活动。进行主动和被动的运动练习，并应用运动阻挡技术和休息时伸直支具来防止屈曲畸形的发生。在 4~6 周后可停止使用动力性伸展夹板。鼓励患者进行并指捆扎 3 个月以上。

近指间关节掌板间置式关节成形术可以替代关节置换术（见手术技术 73-6）。虽然前者的手术过程比后者要复杂许多，但据报道此术式远期效果良好。

四、远指间关节畸形

类风湿畸形在远指间关节的表现包括槌状，过度屈曲畸形，这种畸形可与鹅颈畸形合并发生，或由指伸肌腱中央束末端薄弱所致；远指间关节过伸畸形，这种畸形与关节囊韧带结构的薄弱或屈肌腱断裂有关。通常这些畸形均可行关节融合术治疗。对于已行近指间关节融合术的患者，其远指间关节的槌状畸形可不予治疗，因为远指间关节残留的少许运动对指尖的功能非常重要。

手指尺偏畸形

手指的尺偏（图 73-20）除类风湿关节炎外还可见于其他疾病。正常手的易发因素有：①手指在掌指关节处的尺偏，特别是示指。②不对称的掌骨头之小而倾斜的尺侧髁特别是在示指、中指。③指长屈肌腱和指伸肌腱在掌指关节尺侧走行。④当掌指关节屈曲时，手指因桡侧副韧带较松弛，使其尺偏大于桡偏。⑤小指展肌和小指屈肌的力量强于第三骨间掌侧肌。风湿病手部的病理表现加重了尺偏，包括：①掌指关节滑膜炎削弱了桡背侧关节囊的限制作用。②由指屈肌腱产生的掌侧方向的作用力牵拉掌指关节侧副韧带，可使近节指骨向掌侧移位。③对侧副韧带的牵拉，使得指屈肌腱在其纤维腱鞘内发生尺侧偏移。④牵拉纤维腱鞘，使指长屈肌腱产生更明显的尺偏。⑤骨间肌挛缩（加上手指的尺偏）造成近指间关节过伸，掌指关节屈曲，最终造成掌指关节半脱位。⑥桡侧矢状束变薄弱造成指长伸肌腱的尺侧偏移。⑦指长伸肌腱在腕部水平的破裂，可增加掌指关节脱位的可能性。

1. 轻、中度的尺偏畸形　在手轻、中度尺偏畸形的外科治疗中，只有在对主要的致畸力进行恰当的评估后，才有可能取得手术的成功。此型尺偏畸形指的是脱位的关节没有关节面的严重破坏（图 73-21）。但常发生屈肌和伸肌腱向尺侧偏移、手内

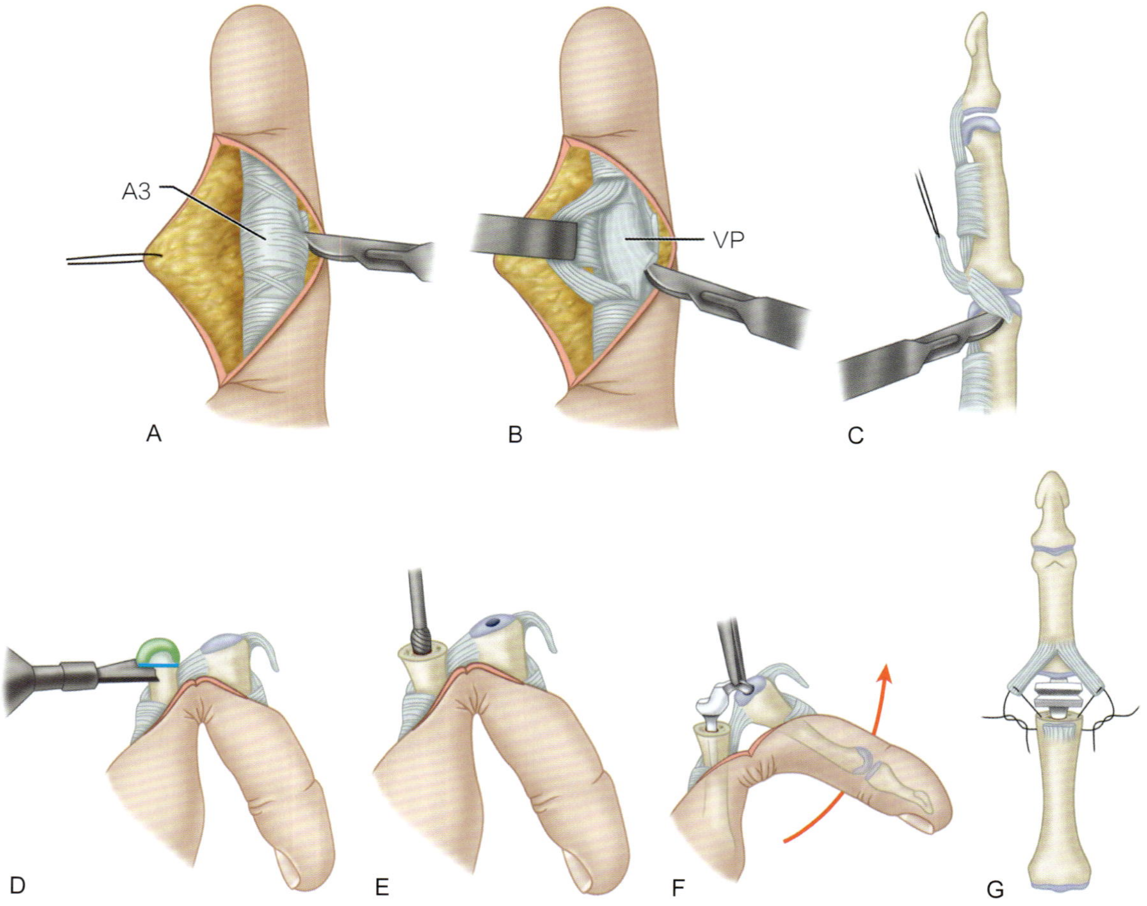

图 73-19 近指间关节成形术的前侧入路。A. 通过“V”字形切口显露屈肌腱鞘并切断 A3 滑车；B. 牵开屈肌腱以便于近侧掌板分离；C. 完全松解侧副韧带起点；D. 近指间关节过伸以显露关节面，用摆动锯切除近节指骨头；E. 用大小合适的髓腔锉修整髓腔；F. 选择临时的试验性假体，检查关节的主动运动，然后插入永久性假体；G. 将掌板劈开，用于重建侧副韧带。VP，掌板（见手术技术 73-8）

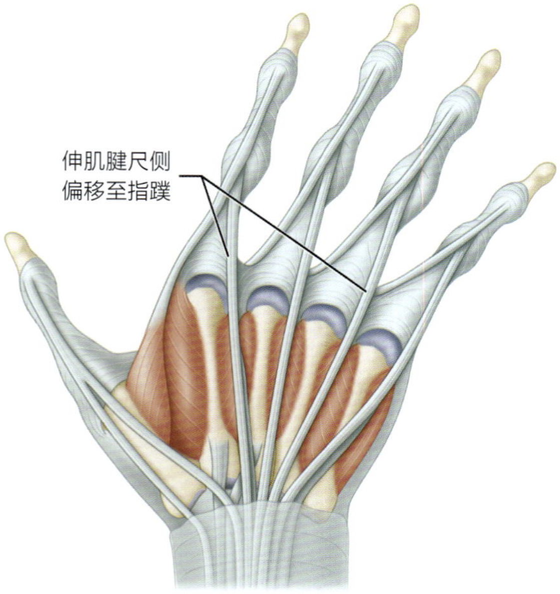

图 73-20 类风湿关节炎时手指发生尺偏

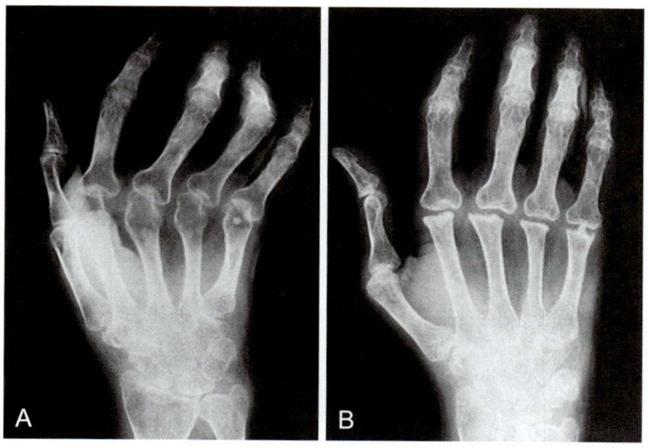

图 73-21 A. 在手部严重的类风湿关节炎中，掌指关节发生半脱位；B. 通过切除掌骨头治疗半脱位，因为单纯内在肌松解不能充分矫正畸形

在肌失衡和关节肿胀。治疗上行手内在肌松解或转移以恢复其平衡、恢复伸肌腱的正常力线和掌指关节滑膜切除术。目前尚没有一个手术能容易地将尺偏的屈肌腱及其腱鞘恢复正常力线。

伸肌腱正常力线的恢复最好能在局部麻醉下进行，这样能保证重建的有效性。因为重新对线的肌腱张力常需调整，以达到肌腱在掌指关节合适的运动轨迹。松解紧张的矢状束，将其移位至桡侧副韧带上，或用远端蒂的部分伸肌腱或腱联合，绕过蚓状肌腱或侧副韧带；这些都是常见的伸肌腱对线重建技术。

伸肌腱力线重建及内在肌平衡手术

手术技术 73-9

- 在手背掌骨头部做一横行切口，或掌指关节间做一纵行切口。如果有多根伸肌腱需要重新对线，则更为推荐纵行切口。在示指、中指、环指及小指掌指关节间做纵行切口，能够暴露全部 4 个掌指关节。辨认并保护背侧静脉。
- 采用伸肌腱帽尺侧做纵行切口进入每个掌指关节（如果肌腱滑动到桡侧，则在桡侧做切口）。
- 从腱帽下方的关节囊进行分离，松解尺偏的伸肌装置。
- 尽可能保留关节囊，切除滑膜组织，特别是其经关节囊突出并位于掌骨颈背侧的部分。
- 将移位的伸肌腱复位。
- 用远端蒂的部分伸肌腱绕过桡侧蚓状肌腱或侧副韧带，用不可吸收线缝合，重建伸肌腱在掌指关节上的力线。
- 当示指发生明显尺偏时，将示指固有伸肌腱转移至示指桡侧可能是有益的（图 73-22）。此外，可将手内在肌腱从手指的尺侧转移至邻近掌指关节的桡侧，如图 73-23 所示。
- 让患者主动屈伸手指以保证指总伸肌腱维持在掌指关节上方。

术后处理　术后 2 周拆除缝线，患手继续以支具保护 1 周，避免尺偏复发。可间断去除支具，监控下康复治疗并逐渐开始掌指关节的屈曲活动。支具继续固定 3~4 周。

2. 重度尺偏畸形及掌指关节脱位　在重度手部尺偏畸形中常有 1 个或多个掌指关节发生脱位，因此，将这类畸形与关节脱位一起讨论。掌指关节脱位能起到松弛经关节软组织张力的作用，并通过降低张力，至少部分地保护了近指间关节。反之，如果近指间关节发生脱位，掌指关节也能获得部分的保护。必须强调，指长屈肌腱是主要的致畸力量，

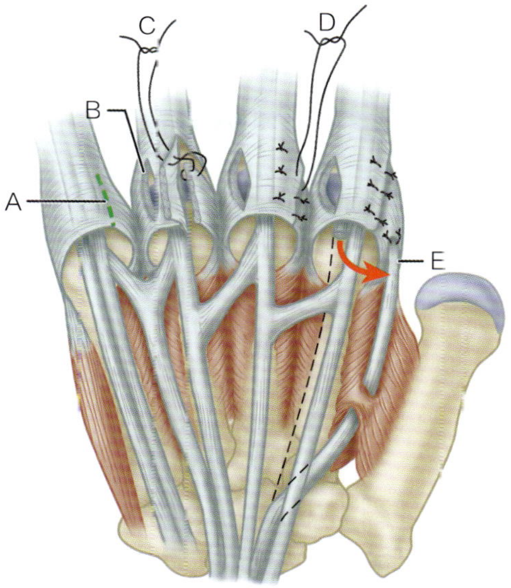

图 73-22　轻到中度尺偏畸形的矫形。A. 经腱帽桡侧的切口进入关节；B. 在腱帽的尺侧做松解切口，以便伸肌腱的复位；C 和 D. 腱帽桡侧的切口做边缘重叠缝合；E. 示指固有伸肌腱转移至第一背侧骨间肌，以加强该肌（见手术技术 73-9）

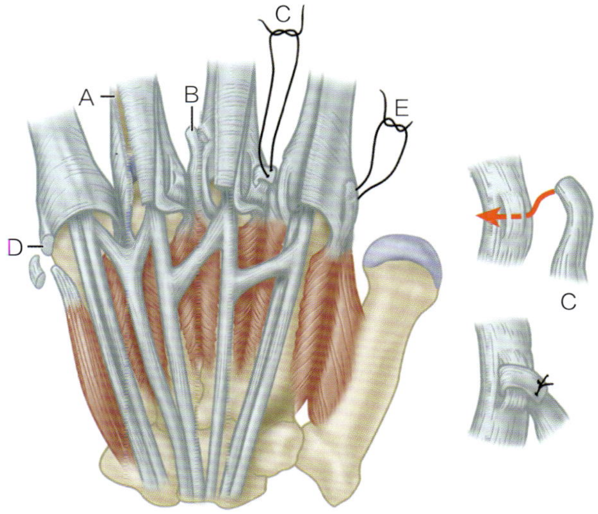

图 73-23　Flatt 手内在肌转移术，将松解的尺侧手内在肌转移至桡侧，用于治疗手指的尺偏。A. 切口位于中央束的尺侧，松解尺侧手内在肌的止点；B. 尺侧手内在肌的止点已游离；C. 将止点缝于邻近手指掌指关节桡侧的关节囊上；D. 节段性切除小指展肌腱以松解肌肉对小指的尺侧牵拉；E. 将第一背侧骨间肌腱短缩以增加示指桡侧的肌肉牵拉力量（见手术技术 73-9）

该肌腱在腱鞘内或腱鞘外向尺侧偏移，产生向尺侧和掌侧的直接力量，引起掌指关节脱位。对于这类尺偏畸形，手术主要针对掌骨头及其周围的韧带和肌腱进行。

间置性（interposition）关节成形术能改善脱位的掌指关节的功能。目前，已有多种间置假体应用该手术，但笔者对 Swanson 假体的经验更多一些。术后，掌指关节预期达到的活动度平均是 55°，通常这个角度是该关节功能性活动所需的角度。手术并发症包括：感染率为 0%~3%，假体断裂率为 2%~82%，关节半脱位率为 20%，脱位率为 5%。尽管可能发生明显的假体断裂，但关节的功能常不受影响，因为除假体外，包绕关节的瘢痕组织也能起到稳定作用。曾经用于减少骨与假体界面间磨损而使用的表面有金属涂层的假体，与表面无金属涂层的假体在断裂发生率上似乎没有显著差异。在需要取出假体时其操作很容易。在用于掌指植入关节成形术的其他各种假体中，热解碳假体显示有较好效果。

热解碳掌指关节假体比同种的近指间关节假体有更好的效果。Wall 和 Stern 在一个平均 4 年的随访中发现，热解碳掌指关节假体效果令人满意，不仅能增加关节活动度，很好地缓解疼痛，有较好的患者满意度，且并发症较少。没有植入失败或移位证据，虽然 X 线片结果显示在假体周围有一圈无症状性的透明带。Dickson 等报道了一项平均随访 103 个月（范围从 60~72 个月）的研究，在使用了假体的患者中，35 例示指、16 例中掌指关节假体置换术的平均运动弧度为 54°（20°~80°）。大部分患者反馈有良好的疼痛缓解作用、良好的功能活动范围以及较高的满意度。热解碳假体 10 年有效生存率是 88%，其近端部分平均下沉 2 mm，远端部分下沉 1 mm。

掌指关节成形术可缓解疼痛、维持关节稳定及正常的对线和获得可接受的关节活动度（图 73-24）。但是，随时间推移效果逐渐变差，医生须告知患者可能需要翻修。骨量丢失、皮肤改变导致不能很好地关闭切口，无法修复的肌腱损伤等也会影响关节置换的效果。

掌指关节假体植入关节成形术

手术技术 73-10

（Swanson）

- 在手背侧做一横行切口，切口始于第二掌指关节桡侧，向尺侧延伸达第五掌指关节尺侧。（也可做另外 2 个纵行切口暴露掌指关节，一个在示指和中指之间，一个在环指和小指之间。）保护所有感觉神经，仔细观察浅表静脉的分布，并尽可能地对静脉加以保护。
- 这种横切口可向近侧游离，掀起皮瓣并反折，暴露掌骨头，通过此切口，切开每个关节桡侧面伸肌支持韧带，如果有必要，同样切断尺侧面伸肌支持韧带。这样可允许进入关节囊，而关节囊背侧可能已经被过度增生的滑膜疝出物所破坏。
- 纵行切开关节囊，在掌骨头切除之前和之后，用小咬骨钳行滑膜清理。
- 用薄骨凿或摆锯去除掌骨头，切除的骨质应足够多，以便掌侧脱位的近端指骨基底易于复位。截骨的位置通常在侧副韧带的起始点近侧，必须行桡侧副韧带的修复或重建。
- 在切除滑膜后，向掌骨的髓腔内插入开口器或扩髓器扩髓，以容纳假体柄。在掌骨头 - 颈区截骨时要注意使截骨面与掌骨干轴线成 90°。
- 尽管由关节炎所导致的畸形可能需要塑形，从而使关节面垂直于指骨纵轴，也不应切除近端指骨基底。应从近节指骨基底充分游离周围软组织暴露指髓腔入口，入口在内外侧中心，偏背侧，防止掌侧的皮质穿孔。通过适当的钻孔和打磨等方法处理指骨基底，从而可使假体远端柄植入。
- 选择安放合适的最大型号的假体。
- 在掌指关节完全伸直时对手指实施柔和的牵引，检查掌骨头与指骨基底间的间隙，此间隙应足够大的容纳假体腰部，此外，切除充分的骨量以防止关节屈伸时假体变形及掌侧皮质撞击。
- 为防止示指发生内旋，Swanson 建议在掌腱板近端的桡侧劈开一小束并将其固定于掌骨颈的桡侧面（图 73-25）。
- 在插入假体试模并确定了合适的假体尺寸后，从包装盒中取出无菌的假体，用没有锐利边缘的器械握持假体，以免造成划痕或其他损伤。
- 先插入近侧假体，然后才是远侧。假体植入合适位置后，让掌指关节从完全的伸直位被动地屈曲至约 90°，以检查关节的活动度。
- 仔细检查所有手指的对线及旋转畸形情况。

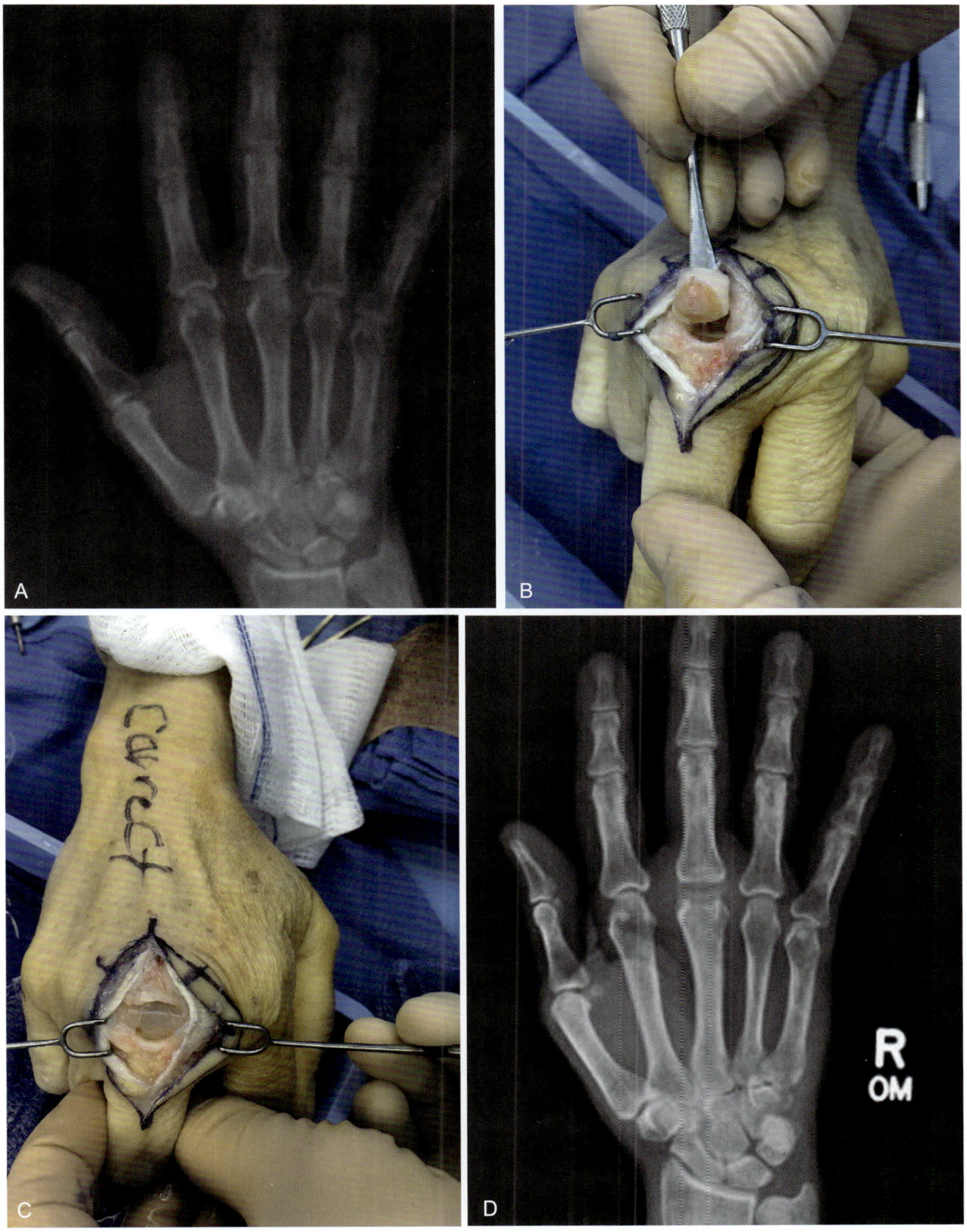

图 73-24　60 岁女性，类风湿关节炎，右中指掌指关节持续疼痛，X 线平片未见明显关节退变迹象（A）。B. 掌骨头出现明显的软骨缺失。C. 关节囊和伸肌腱闭合前的硅橡胶胶体。D. 掌指关节置换术后摄片

- 修复假体周围的关节囊，将伸肌腱置于掌指关节表面的中间。最后在掌指关节完全伸直位，被动屈曲近指间关节，检查是否需要进一步松解内在肌。注意，类风湿关节炎的患者通常需要进行尺侧手内在肌的松解，尤其是环指和小指。
- 留置引流条，关闭切口。用敷料和支具将患手固定于轻度桡偏位。

术后处理　在术后 5~7 天去除固定的支具并更换敷料。术后用支具维持手指于伸直位，桡偏位 7~10 天直至伤口拆线。根据切口愈合情况可在术后 10 天或更长时间拆线。拆线后在治疗师的指导下开始一系列被动和主动的活动练习。白天可用动力性支具维持掌指关节伸直和桡偏，夜间用静力性掌腕、掌指和近端指间关节伸直夹板固定。术后 6~8 周，白天停用动力性夹板，但指导下的功能锻炼和夜间静力性支具应用至少要持续 3 个月。

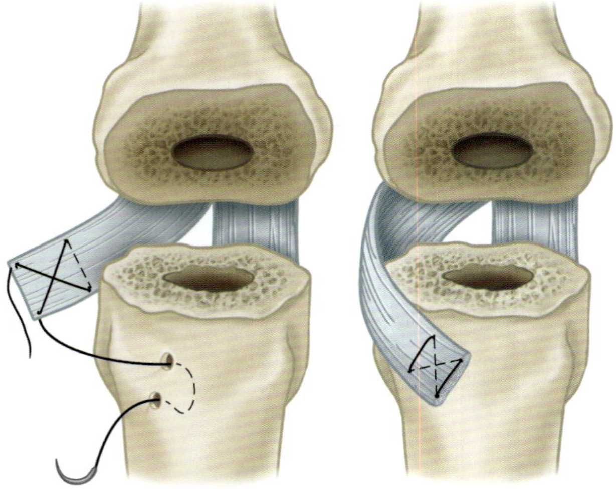

图 73-25 Swanson 手术通过应用掌板束重建示指掌指关节的桡侧副韧带（见手术技术 73-10）

关节表面置换术仅用于掌指关节稳定的患者。然而，因为关节失稳和脱位是该手术的禁忌证，所以大部分类风湿关节炎患者不适合这种手术。因此，关节表面置换术更适合于掌指关节侧副韧带和掌板完整的稳定的关节炎或创伤后关节炎患者。

掌指关节表面关节置换术

手术技术 73-11

（Beckenbaugh）

- 如果单一关节被置换，可以在掌指关节背侧做 1 个纵行切口，如果涉及多个关节则在掌指关节背侧做 1 个横行切口或关节间的纵行切口。
- 在伸肌腱中央束桡侧切开伸肌腱帽，如没有肌腱脱位或者半脱位，也可在肌腱中心切开。
- 分离伸肌腱，纵行切开关节囊，显露关节，暴露近节指骨基底背侧和掌骨头侧副韧带的起点。尽可能保留关节囊以利于修复。
- 用开口器在掌骨头偏背侧 1/3 开口，位于掌骨头横径中心，对准掌骨髓腔长轴。
- 安装导向器，将其向掌骨近端插入其长度的 1/2~2/3。导向器应平行于掌骨背侧表面并与掌骨长轴保持一致。
- 术者应依据近端截骨导向器确定的截骨平面来完成部分掌骨截骨术（图 73-26A），将近端截骨导向器安装在轴向导向杆上并向前推移，直至导向器的切面与侧副韧带背侧止点距离 1~2 mm。为保持掌指关节旋转对位准确，应使导向器掌侧面与掌骨背侧面保持相对平行。移除导向杆，沿导向器切面建立的平面完成截骨术。
- 在近节指骨底矢状面偏背侧 1/3 开口，方向与指骨髓腔纵轴一致。
- 将导向杆前移至指骨髓腔长度的 1/2~2/3，安装远端截骨导向器，继续向前推移，使导向器切面距离近节指骨背缘 0.5~1.0 mm。使导向器掌侧面与近节指骨背侧面保持平行。
- 在截骨导向器的指导下，用一个小型矢状锯实施指骨截骨。移除导向器，完成指骨背侧截骨（图 73-26B）。
- 应用开口器扩大指骨髓腔开口，沿着髓腔轴线进行扩髓，使髓腔锉的背侧面与指骨的背侧面平行。侧方切割钻可辅助髓腔锉的定位。继续扩髓直到髓腔锉基座平面比截骨面深 1 mm（图 73-26C 和 D）。在扩髓过程中，依据扩髓阻力调整髓腔锉的型号。递进扩髓，直至可安放合适的最大型号假体。
- 按照指骨扩髓方法，进行掌骨扩髓。扩髓直到髓腔锉基底面比截骨面深 1 mm。须保证远、近端假体型号相匹配。
- 用试模测试活动度。如果伸直位过紧，可通过加大截骨量或增加假体植入深度的方法解决。植入压配合适尺寸的远端假体，直到假体围领与近节指骨基底平齐。
- 植入合适的掌骨假体，检查其稳定性和活动度。
- 修复关节囊，复位指总伸肌腱，必要时行内在肌松解和转位。
- 腕关节背伸 10°~15°，掌侧支具固定，掌指关节伸直，近指间关节轻度屈曲。

术后处理 术后第 1 周在治疗师的监督下进行主动和被动活动的训练。术后 10~14 天拆线。在令人满意的运动出现前及患者充分知道训练如何实施并能独立完成前，需要一直坚持有指导的康复训练。

五、伸肌腱鞘炎

腕关节腱鞘炎和指伸肌腱鞘炎可引起明显的肿胀，但通常不产生疼痛，常发生在腕关节平面，可有伴随伸肌腱移动的包块，以此区别背侧关节囊滑膜炎和腱鞘囊肿。这些包块可位于腕背伸肌支持带边缘，导致伸指、伸腕受限，产生轻度不适。可波及单个或多个伸肌腱，严重者可导致肌腱断裂。如果没有伸肌腱断裂，夹板固定或药物治疗可缓解症状。由于可能导致伸肌腱断裂，类固醇皮质激素注

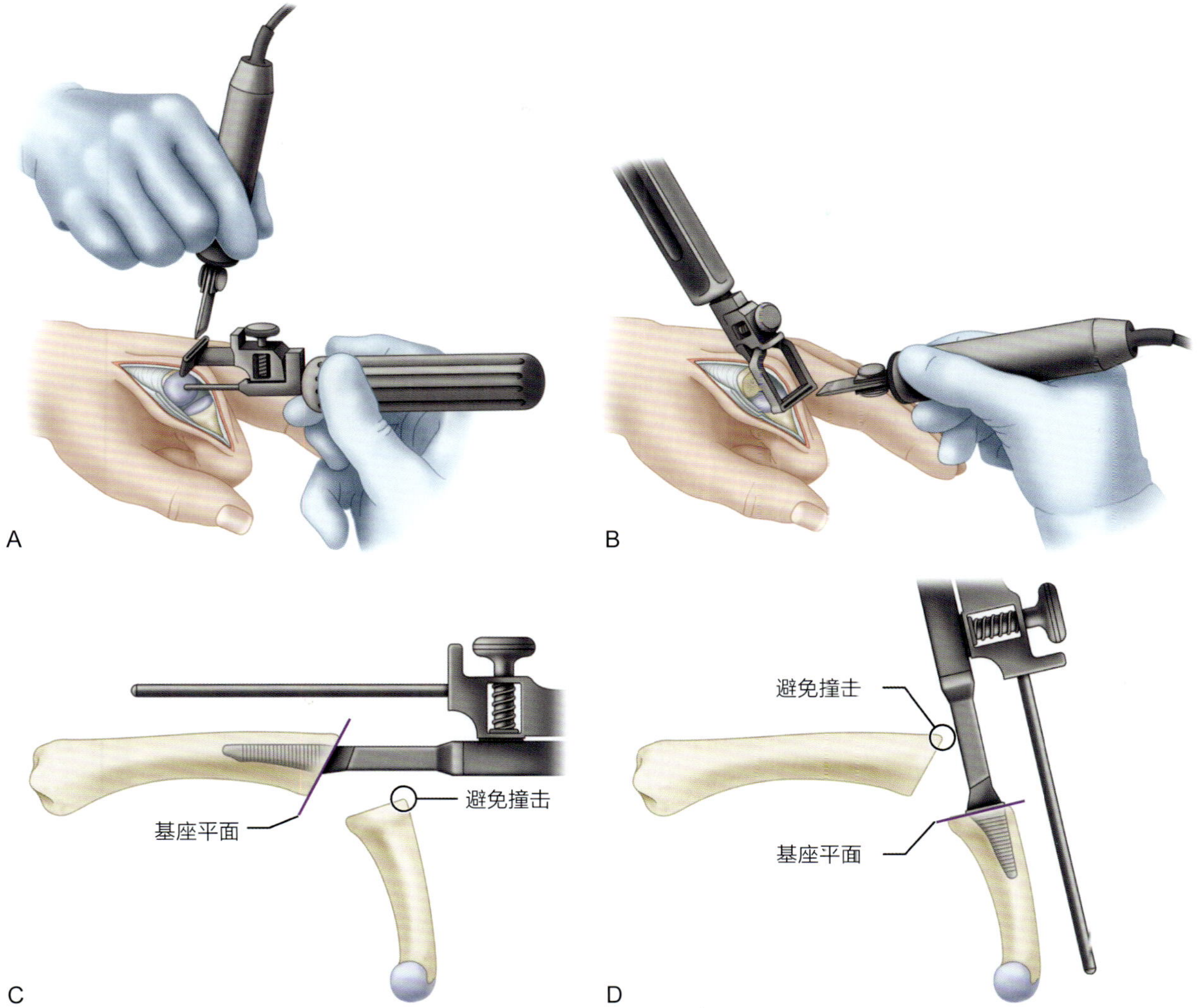

图 73-26 掌指关节表面置换术（见手术技术 73-11）

射疗法可有限应用。如果非手术治疗无效，通常推荐行腱鞘切除术。

六、伸肌腱断裂

在手部类风湿疾病患者中，肌腱断裂是造成手部畸形和功能丧失的主要原因，而类风湿性腱鞘炎则是导致这种断裂的基础病变。由于受累肌腱在患者尺骨头远端和紧张的腕背侧韧带之间滑动，尺骨背侧远端半脱位会导致伸肌腱断裂。小指通常首先受累，其次是环指（Vaughn-Jackson 综合征），然后依次向桡侧侵犯各指伸肌腱（图 73-27）。至于拇长伸肌腱，由于其走行曲折，通常在 Lister 结节处发生断裂，拇长伸肌腱在此处成一角度穿过第三伸肌间室。术中可能在更接近正常的肌腱近远端间见到一条白色的结缔组织带，造成掌指关节残留有限的伸展功能和临床上表现为肌腱不完全断裂。

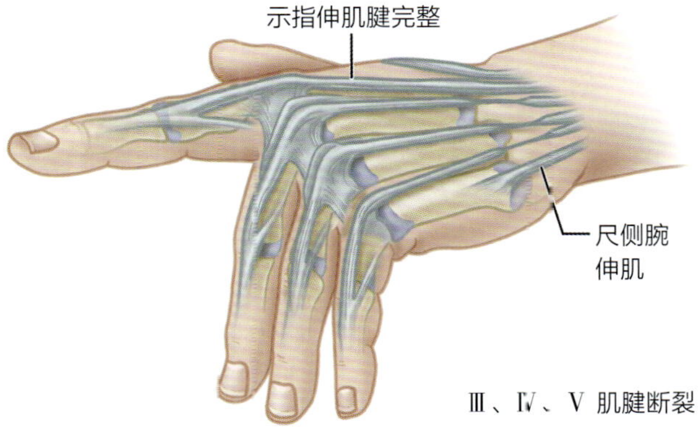

图 73-27 类风湿关节炎时，伸肌腱在腕背伸肌支持带水平断裂。大多数指总伸肌腱的断裂都发生在由尺骨远端背侧脱位造成的摩擦点处

如肌腱断裂在几天内被发现，且残留的肌腱充足，可直接缝合。如果手术要推迟数天，最好应用夹板将腕关节维持在伸直位，以减轻肌腱残留部分的持续性张力。而数周后才诊断肌腱断裂者，可能需将断裂肌腱的远近端缝合至邻近完整肌腱上行节段肌腱移植修复，也可将断裂肌腱远端缝合至完整肌腱上，亦常用肌腱转位术（图73-28）。在肌腱断裂和修补处应行滑膜切除术。

如环指或小指肌腱中有一条断裂，将肌腱断裂的远、近段在适当的张力下缝合到无损伤的中指肌腱上的修复方法对环指肌腱可能是可行的。对小指用肌腱断裂的治疗，可将示指固有伸肌转位作为其动力肌。也可将拇短伸肌转位作为小指动力肌，除非拇指掌骨关节有伸展缺陷。若中指、环指和小指3条伸肌腱已断裂相当长时间，通常应行动力肌的转位，一个可接受的动力肌是环指的指浅屈肌。此肌有足够的收缩幅度，并在腕关节屈曲时，可因肌腱的固定作用有更好的效果。拇长伸肌腱的断裂可通过转移示指固有伸肌腱进行修复。当拇长伸肌腱是由于其他的原因发生断裂时，转移示指固有伸肌腱进行修复同样是常用且有效的。

如前所述，临床检查常不能准确判定肌腱炎症和破损的程度，重建的难度可能比预期的更复杂。此外，手术的目的可能是去除肌腱变性的病因，从而防止掌指关节伸展功能受限进一步发展。

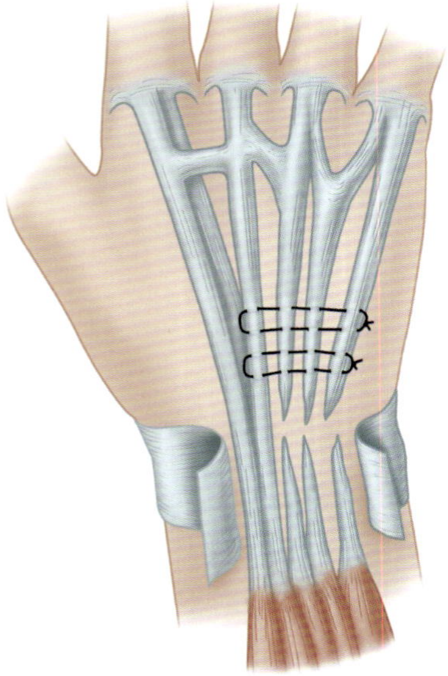

图73-28 伸肌腱在腕背侧韧带下方发生断裂。可通过与邻近完好肌腱进行侧-侧吻合来完成肌腱修复

七、屈肌腱断裂

类风湿疾病患者手部的屈肌腱断裂并不如伸肌腱断裂常见，但手术治疗更困难。肌腱断裂可因浸润性腱鞘炎发生于指部，或因肌腱受骨质的磨损而发生于腕部，这尤其常见于拇长屈肌腱。

指浅屈肌腱的一束断裂可造成“扳机指”。指深屈肌腱的断裂很容易确诊，但断裂的位置却很难确定。指深屈肌腱或指浅屈肌腱的断裂可引起继发性的关节强直。应用肌腱移植修复类风湿患者手指屈肌腱断裂的尝试几乎总是失败。但腕部例外，偶尔可利用肌腱移植来治疗此区的拇长屈肌腱断裂。治疗拇长屈肌腱断裂的另一种方法是行拇指指间关节融合术。如手指浅深屈肌腱同时断裂，最好行远近指间关节融合术。

八、近指间关节迁延性滑膜炎

滑膜切除术对近指间关节迁延性滑膜炎是一种有效的治疗方法，可在同一患手的4根手指同时进行这一手术，并可联合进行其他部位的滑膜切除术。自从出现了治疗风湿病的药物，对滑膜切除术的需要已经明显下降。

滑膜切除术

手术技术 73-12

- 在近指间关节中心做一弧形的背侧切口，这种切口更加灵活，并且效果更佳，尤其是当需要重建伸肌腱的平衡时，手术时也可联合侧正中切口。
- 找到两侧横支持韧带，切断其附着点，提拉指伸肌腱腱帽。
- 在腱帽下方辨认出侧副韧带，在该韧带的背侧和肌腱中央束的外侧进入关节，显露关节，尽量多切除滑膜组织。
- 在掌板后方和侧副韧带下方切除滑膜，必要时可切断侧副韧带。
- 将侧腱束和横支持韧带复位。
- 关闭切口，包扎伤口后，用掌侧支具固定。

术后处理 术后10~14天拆除缝线。拆线的同时，可在理疗师的指导下开始主动和被动的手指运动的范围性锻炼。这种指导下的物理治疗要持续进行，直至手指达到满意的活动度，并且患者对各种各样的功能锻炼有足够的了解，能够独立完成这些练习为止。

九、屈肌腱鞘炎

腕部屈肌腱鞘炎虽然不像伸肌面那样明显，但病变部位可引起手指活动受限、正中神经在腕管处受压，以及造成肌腱断裂。腕管内关节囊及韧带在桡骨骨赘上的磨损，可导致拇长屈肌在腕管处断裂（Mannerfelt 损伤）。在手指中，屈肌腱滑膜炎可能导致“扳机指”。原因可能是由于局部腱鞘炎或腱鞘结节在纤维鞘内卡压。还有少部分由指深屈肌腱与指浅屈肌腱分叉部卡压引起。

腱鞘炎大多发生在腕部和手指的掌侧面和腕部背侧面。经常在掌中部至远指间关节之间，可见到一个或多个屈肌腱鞘发生梭形肿胀。肿胀常是疼痛性的，并可造成手指屈曲功能逐渐下降。触诊可发现滑膜肥厚，并且沿着腱鞘可触及结节和肌腱偏移，常有摩擦音和摩擦感。腱鞘切除术似乎有持久的疗效。切除指浅屈肌的尺侧束能减少腱鞘炎的复发。腱鞘切除术和滑膜切除术通常可用于缓解疼痛，但可能达不到同时改善关节运动的目的。

屈肌腱鞘的滑膜切除术

手术技术 73-13

- 在每个患指的掌侧面做 1 个长“Z”字形切口（图 73-29）。
- 将皮肤和皮下组织牵向两侧，显露屈肌腱鞘，注意不要损伤位于手指前外侧的神经血管束。
- 切除部分腱鞘，尽量多保留滑车结构，特别是在近节指骨与中节指骨之间的 A2 滑车与 A4 滑车。
- 尽可能多地切除滑膜，注意从指浅屈肌各束下方和指深、浅屈肌之间进行切除。
- 将肌腱分别向近端牵引至 A1 滑车，此法易于发现卡压点。若仔细切除屈肌腱鞘和屈肌腱结节，卡压持续存在，应切除浅屈肌腱尺侧束。通常不需对 A1 滑车进行松解。
- 间断缝合关闭切口，伤口加压包扎，手腕以掌侧支具固定，抬高患手。当疼痛能够忍受时，即开始活动患指。

术后处理　术后 10~14 天拆线。拆线后，可在理疗师指导下开始手指活动范围内主动和被动的活动练习。这种指导下的物理治疗要持续进行，直至手指达到满意的活动度，并且患者对各种功能锻炼有足够的了解，能够独立完成这些练习。

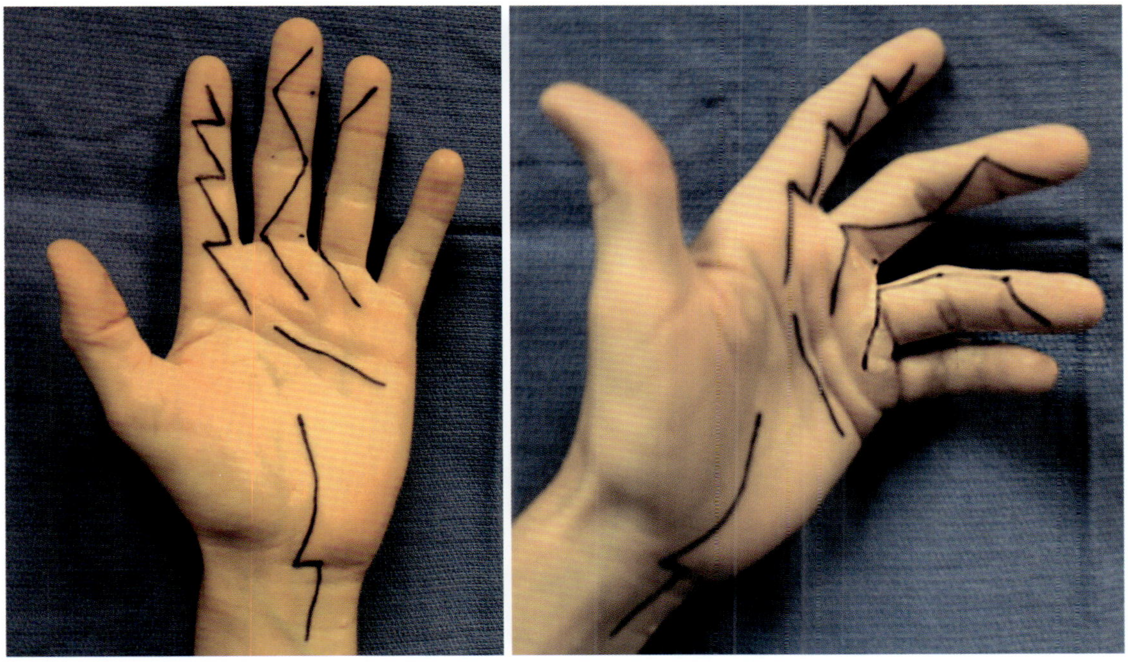

图 73-29　广泛显露时非连续的、可延长的手术切口。根据需要在环指、小指做相似的切口（见手术技术 73-13）

（一）手指关节融合术

关节成形术不能有效地恢复关节的稳定性和功能时，会考虑实施手指或拇指的关节融合术。对于手指的韧带失稳或成角畸形及旋转畸形，特别是示指和拇指，关节融合术的治疗会更有效果，这是因为捏或抓的动作会加重畸形程度。有时，当控制手指运动的肌肉不够强大，不足以稳定并活动所有的关节时，也可进行关节融合术。当掌指关节遭到破坏后，如果肌力良好，关节成形术要比关节融合术更常用。

以下是各关节行关节融合术时的关节固定位置。在手指，掌指关节应固定于 20°~30° 屈曲位；近指间关节必须固定于从示指的屈曲 25° 位到小指的屈曲 40° 位（从桡侧到尺侧屈曲度逐渐增加）。远指间关节固定于 0°~20° 屈曲位，屈曲程度取决于患者的喜好以及固定方法的选择。关节融合术中常用的内固定技术包括多根克氏针固定、螺钉固定和骨移植术。近指间关节和掌指关节融合术时，使用张力带钢丝可达到满意的固定效果（图 73-30 和图 73-31）。克氏针固定迅速、简单，并可在屈曲、成角和旋转的不同位置进行骨融合；还可最大限度地保留手指的长度，允许早期活动，并迅速达到骨连接（图 73-32 和图 73-33）。

掌指关节融合术

手术技术 73-14

（Stern 等；Segmüller 改良）

- 在拟行融合术的掌指关节背侧做 1 个横切口。
- 在指伸肌腱中央束的中央纵向劈开腱帽和关节囊。
- 充分切除关节囊以显露关节。
- 松解侧副韧带使关节能完全屈曲，显露近、远侧的关节面。
- 从已破坏的关节上去除任何残留的关节软骨，并去除软骨下骨直至显露出松质骨。用骨凿或摆动锯按需要的角度截除关节面（20°~30°），或者切除掌骨头和近节指骨基底并修整成锥 - 杯（cup-cone）状或球 - 窝（ball-socket）状。
- 用 0.7 mm（0.028 in）的克氏针在距关节融合处远侧 5~10 mm、稍靠中轴线的背侧横向钻 1 个小孔。
- 经此孔穿过 25 或 26 号不锈钢丝。
- 将 2 枚 0.7 mm（0.028 in）或 0.9 mm（0.035 in）的克氏针逆行插入掌骨，并在距离骨融合处 10~15 mm 的近侧掌骨背侧穿出。
- 在截骨面加压，并要避免产生异常的旋转。
- 将克氏针顺行打入近节指骨，穿入掌侧皮质但不穿透，或远端不要位于髓腔内。在确定固定前透视检查融合位置和植入物。
- 把钢丝绕在克氏针上成 8 字形。用持针器将钢丝末端拧紧。将克氏针尾端弯过钢丝圈，并在靠近骨处剪断（图 73-30）。

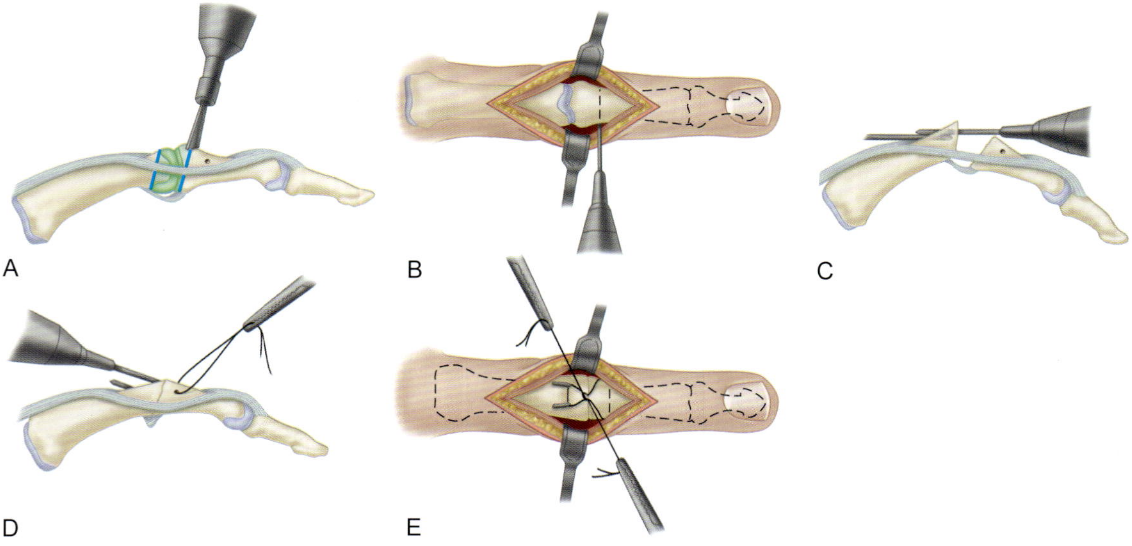

图 73-30 关节融合术中应用张力带钢丝固定。A. 指骨截骨，用摆锯按所需角度进行截骨，两个截骨面平行。B. 在中节指骨基底中轴线背侧钻孔，用于穿过 25 或 26 号不锈钢丝。C. 逆行向近节指骨插入 0.7 mm 或 0.9 mm 克氏针。D. 克氏针顺行向前从中节指骨前侧皮质穿出。E. 张力带钢丝捆成“8”字形，并拉紧（见手术技术 73-14）

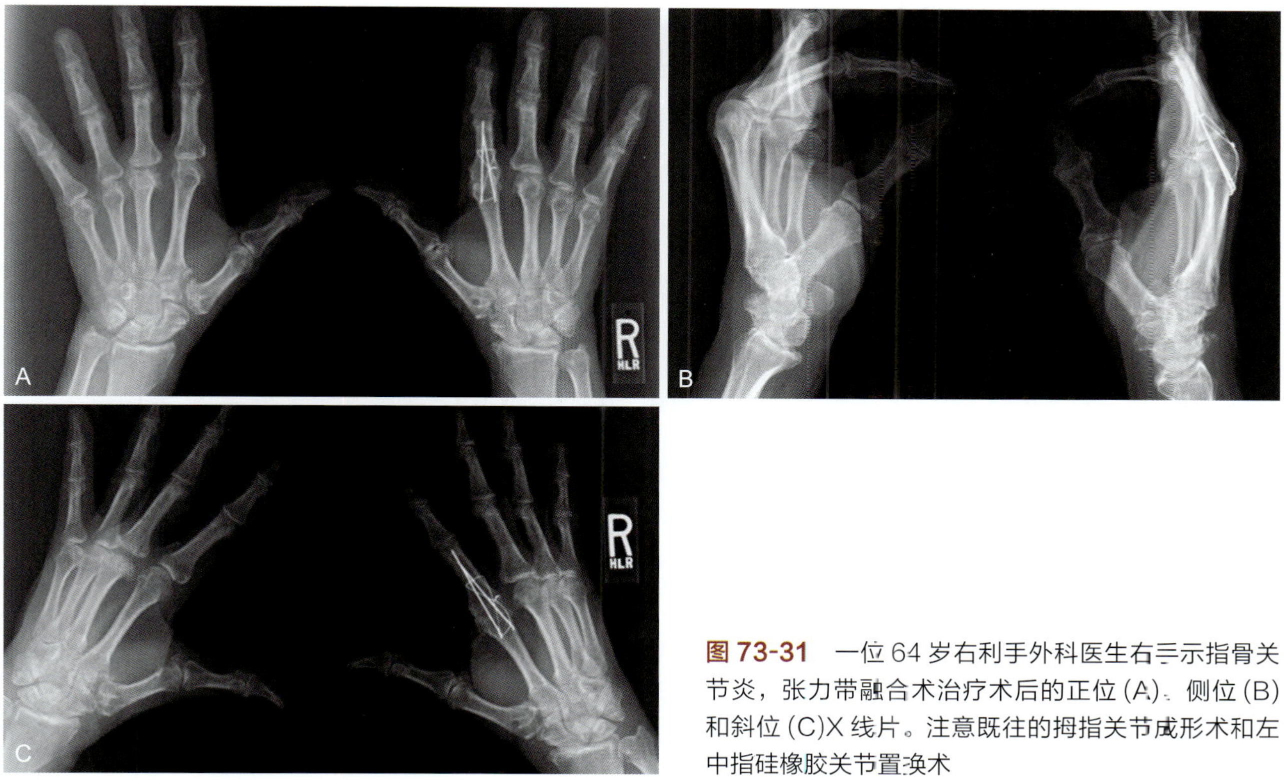

图 73-31　一位 64 岁右利手外科医生右示指骨关节炎，张力带融合术治疗术后的正位 (A)、侧位 (B) 和斜位 (C)X 线片。注意既往的拇指关节成形术和左中指硅橡胶关节置换术

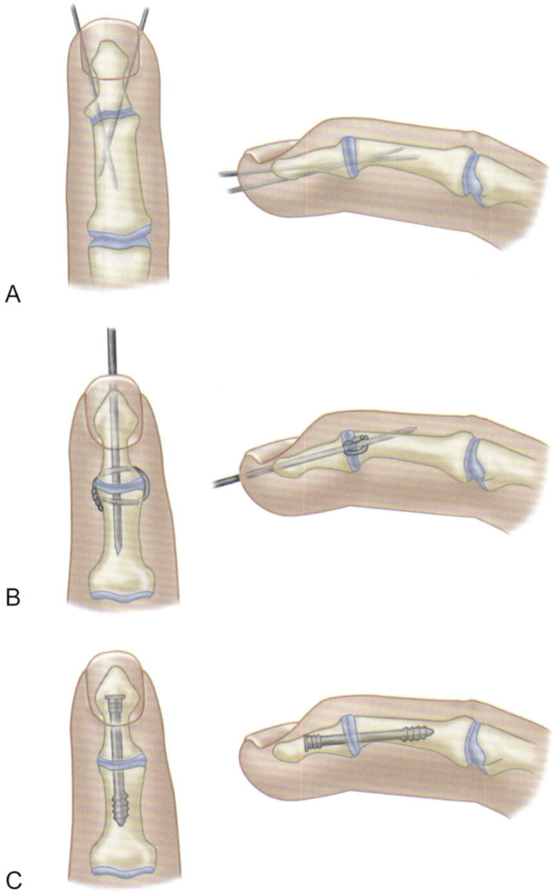

图 73-32　A. 交叉克氏针固定后的前后位和侧位观；B. 骨端间钢丝和纵行克氏针固定后的前后位和侧位观；C. Herbert 螺钉固定后的前后位和侧位观

- 缝合残余的关节囊覆盖钢丝并缝合伸肌装置。
- 关闭切口，使用敷料包扎和夹板固定，通常应用背侧支具限制伸展动作。

术后处理　术后 3~5 天去除支具，主动活动其他可活动的关节。术后 10~14 天拆除缝线。支具固定适合配合较好的患者。内固定通常不去除。定期 X 线检查以评估愈合情况。正常情况下，要在数月后才能在 X 线片上表现出有坚固的骨连接。

近指间关节融合术

手术技术 73-15

- 在近指间关节背侧中线切开关节。纵行切开伸肌肌腱和关节囊。
- 从中节指骨游离伸肌中央腱。
- 根据需要松开并切除侧副韧带，使其弯曲并完全进入关节表面。
- 使用摆动锯修平关节面或将关节面修整成球窝状，这样可使关节屈曲成角接近于标准功能位角度（从示指到小指近指间关节依次为 25°~45°）。
- 融合固定可采用克氏针、张力带钢丝或螺钉。
- 肌腱修复方法、皮肤闭合和支具应用以及术后治疗的方法与前述掌指关节的策略相同。

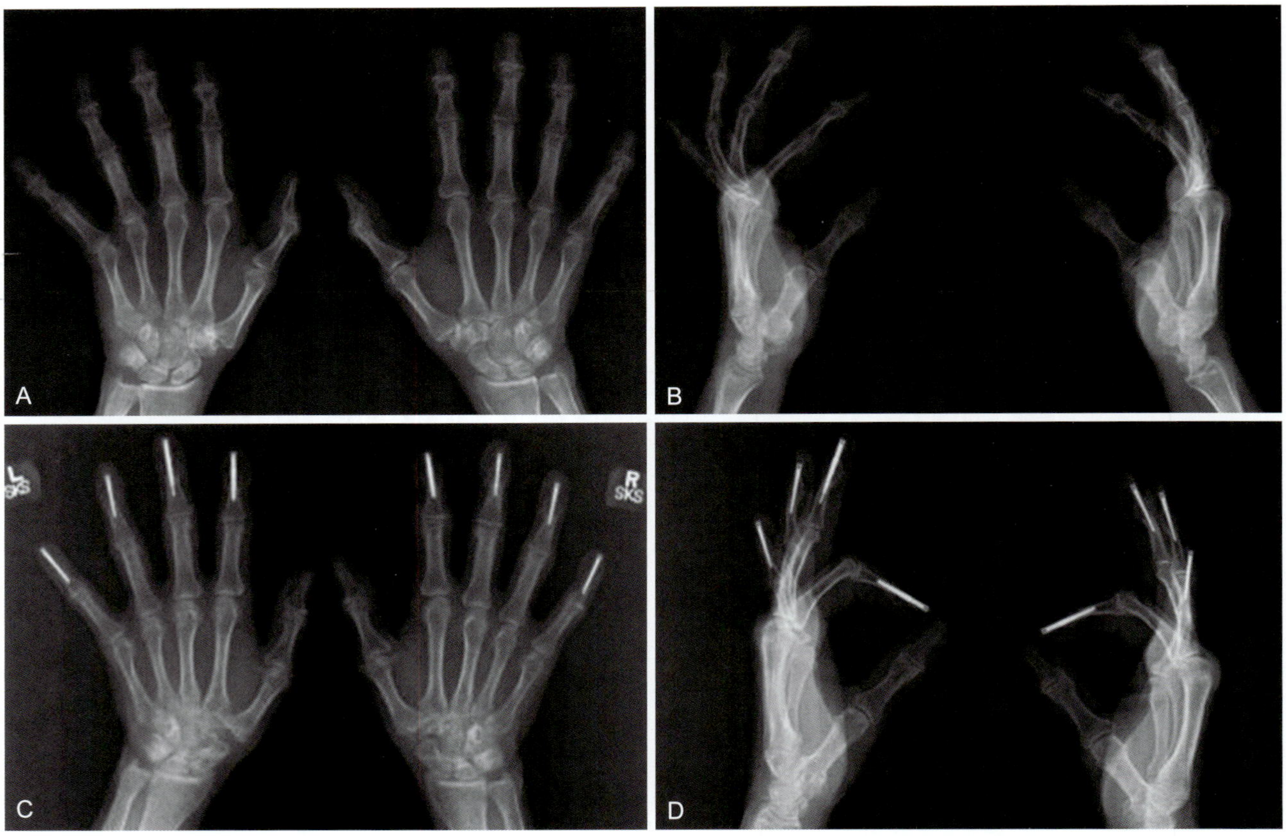

图 73-33 58 岁女性，双手示指到小指远指间关节持续疼痛。A 和 B. 手的正侧位图，显示远指间关节骨关节炎性畸形。C 和 D，正侧位图显示使用融合螺钉成功融合。注意同时行拇指关节成形术

（二）远指间关节融合术

远指间关节融合术的方法与近指间关节的相似。多种背侧手术入路都可达到充分暴露远指间关节的效果，包括位于远指间关节背侧的纵行切口、V 字形切口，以及在两侧的横向弧形切口。若在拇指指间关节和其他手指远指间关节掌侧中心做横行切口，在横切口两侧以直角向远近端延长，经此法手术后切口瘢痕极小（图 73-34）。远指间关节的皮肤情况不适于复杂的内固定。由于不能使用内置物，多选择无头螺钉或克氏针，其骨融合率相似。对于能够配合的患者，支具固定可以直到融合完成，一般为 6~8 周。

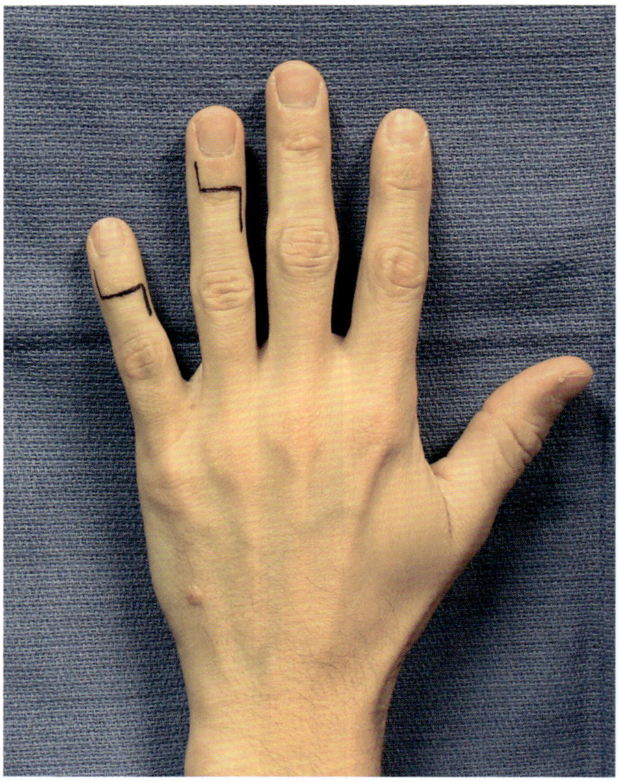

图 73-34 远指间关节融合术的切口

第十二节 拇指畸形

一、畸形的分型

类风湿拇指畸形通常很复杂，可累及一个或数个关节。Nalebuff 提出的关于类风湿拇指畸形的分

类法对于了解病变和制订治疗计划大有帮助。他将类风湿拇指的畸形分为 4 型。

Ⅰ型，最常见，为纽孔畸形。Ⅱ型，较少见，包括掌指关节屈曲、指间关节过伸和第一腕掌关节半脱位或脱位。Ⅲ型，第 2 常见，为鹅颈畸形。Ⅳ型，不常见，是由于尺侧副韧带松弛引起，畸形包括近节指骨外展伴掌骨内收。Ⅰ型畸形（纽孔畸形）是由于开始于掌指关节的滑膜炎向背侧突出牵拉关节囊及腱帽，并伴有拇短伸肌止点的薄弱引起。拇长伸肌向内侧移位。畸形的最终结果是导致掌指关节屈曲，近节指骨在掌骨基础上掌侧半脱位和指间关节的过伸。在畸形刚开始时，关节的位置能被动地矫正，但随着病变的进展，畸形变得固定。

（一）Ⅰ型

对Ⅰ型拇指畸形的治疗要根据关节的被动矫正程度和关节的破坏程度来确定。如果掌指关节半脱位和指间关节过伸可被动矫正，并且 X 线片显示关节正常，采用掌指关节滑膜切除术和伸肌重建术进行治疗。如果掌指关节挛缩固定，指间关节的畸形可矫正，但 X 线片显示关节破坏，采用掌指关节融合术。当指间关节和第一腕掌关节破坏时，掌指关节成形术可能有更好的疗效，尤其是对于手部功能要求较低的老年患者。如果掌指关节和指间关节畸形都固定，而第一腕掌关节功能尚好，但指间关节和掌指关节存在破坏，采用关节成形术可保留掌指关节的活动度，指间关节融合术对于手部功能要求较低的患者来说，能够提供满意的拇指功能。如果 X 线片显示两个关节均有严重的破坏，并存在骨质缺损，掌指关节和指间关节融合术常能使拇指获得满意的功能。

（二）Ⅱ型

Ⅱ型拇指畸形包括掌指关节屈曲、指间关节过伸和第一腕掌关节的脱位或半脱位。联合应用指间关节融合术及掌指关节和第一腕掌关节成形术，Ⅱ型畸形可得到与Ⅰ、Ⅲ型畸形相似的治疗。

（三）Ⅲ型

Ⅲ型（鹅颈）拇指畸形通常被认为是由第一腕掌关节的滑膜炎引起。由于关节破坏和关节囊的薄弱，最终可导致第一腕掌关节发生外侧半脱位。由于掌指关节受到的伸侧作用力及掌板的松弛，可造成掌骨的内收挛缩和掌指关节的过伸。Ⅲ型畸形的治疗要根据掌指关节破坏的程度、疼痛的程度、掌指关节畸形的可矫正度和第一腕掌关节半脱位的情况来决定。对于较轻的Ⅲ型畸形，如果非手术治疗失败，并且疼痛持续存在，采用第一腕掌的半关节成形术，而不必行大多角骨的全部切除，即可使关节获得满意的功能。如果掌指关节的畸形较轻，采用第一腕掌关节半关节成形术，或切除性关节成形术也能使关节有满意的功能。但是，如果关节畸形和掌指关节的破坏进入晚期，则可在第一腕掌关节半关节成形术或切除性关节成形术的基础上联合应用掌指关节融合术。当严重的掌指关节畸形伴有第一腕掌关节脱位时、固定性拇指掌骨的内收挛缩和掌指关节过伸固定时，联合应用第一腕掌关节半关节成形术或切除性关节成形术及掌指关节融合术可取得较好的疗效。这样通常能在不松解第一背侧骨间肌或虎口的情况下，缓解第一掌骨的内收挛缩。

（四）Ⅳ型

Ⅳ型（猎场看守者畸形）拇指畸形包括拇指近节外展畸形，以及尺侧副韧带的牵拉和因慢性类风湿滑膜炎引起的关节囊韧带结构薄弱所造成的掌骨内收畸形。掌指关节滑膜切除术、韧带重建术和内收肌松解术对于轻度畸形的矫形是足够的。但对于比较严重的畸形，应采用掌指关节成形术或关节融合术以稳定关节。在掌指关节稳定之后常可避免拇指内收畸形的发生。

尽管两种疾病的病理机制有所不同，但拇指治疗的方法，包括软组织的松解、关节融合术和关节成形术均相似。

二、骨关节炎

拇指各关节骨关节炎按病变发生的频率由高到低依次为：第一腕掌关节、掌指关节和远指间关节。第一腕掌关节最常因原发性骨关节炎或创伤性骨关节炎而受累。对第一腕掌关节炎的研究显示第一腕掌关节面的进行性骨质硬化现象要比第一掌骨关节面严重，这支持传导性不稳定是第一腕掌关节炎发病的主要原因这一观点。掌指关节最常因韧带不稳，通常是尺侧副韧带的不稳而丧失其功能。

（一）关节炎性拇指畸形的矫形

关节炎性拇指畸形的手术方法包括滑膜切除术、软组织松解术、关节成形术和关节融合术。以下叙述的手术在类风湿关节炎和骨关节炎都可应用。尽管大多数软组织手术更常应用于治疗类风湿关节炎，但骨质的手术，包括关节成形术和关节融合术，也应用于骨关节炎的治疗。

1. 滑膜切除术 滑膜切除术可防止类风湿关节囊的膨胀及关节囊韧带结构的破坏和薄弱，尤其对于X线片上没有显著骨质改变或关节不稳的患者有很好的疗效。滑膜切除术常应用于指间关节和掌指关节，较少应用于第一腕掌关节。

拇指指间关节的滑膜切除术

手术技术 73-16

- 采用背侧直切口或纵向弧形切口显露拇指的指间关节，或者双皮瓣切口。
- 仔细检查关节的桡侧和尺侧，并按照需要在伸肌腱任意一侧行滑膜切除术。
- 假如桡侧副韧带已松解，用可抽出的钢丝或铆钉修复侧副韧带，克氏针临时固定关节。
- 关闭切口，应用支具将指间关节维持于伸展位。

术后处理 术后10~14天拆线并拔除克氏针，然后开始主动活动。除了功能锻炼期间，其余时间应继续使用支具将手指维持于伸展位10~14天。

拇指掌指关节的滑膜切除术

手术技术 73-17

- 采用背侧弧形切口进入掌指关节。
- 在拇短伸肌和拇长伸肌之间显露背侧关节囊，将肌腱向两侧牵开。（劈开拇短伸肌能够达到同样的显露效果，并且更有利于软组织的闭合。）
- 由背侧切开关节囊，用咬骨钳和刮匙清理关节。
- 牵引远节指骨拉开关节间隙，然后屈曲关节以便达到更靠近掌侧的隐窝部。
- 关闭关节囊、伸肌结构和皮肤。应用支具将掌指关节维持于伸展位。

术后处理 支具和缝线在术后10~14天拆除，然后开始功能锻炼。除了功能锻炼期间，其余时间应继续使用支具将关节维持于伸展位2周。

第一腕掌关节的滑膜切除术

手术技术 73-18

- 经由一个弧度略弯向掌侧的经第一腕掌关节的背侧切口进入该关节，或者是在掌背侧皮肤交界处应用扩展Wagner入路。
- 牵开皮肤，避免损伤皮神经分支。
- 切开关节囊，用刮匙或咬骨钳尽量将关节清理干净。
- 关闭关节囊和皮肤，应用支具将拇指维持于伸直外展位。
- 如果韧带普遍明显松弛，则需要重建第一腕掌关节的关节囊韧带结构。

2. 软组织重建术 拇指指间关节、掌指关节和腕关节不稳均需要软组织重建，无论是骨关节炎还是类风湿畸形，特别是掌指关节和第一腕掌关节。

指间关节软组织重建术

手术技术 73-19

- 如果指间关节畸形可被动矫正，并且X线片上没有明显的关节破坏表现，对这些关节进行松解可恢复一部分屈曲功能。
- 显露关节；在闭合创口时，如果发现存在严重伸展挛缩畸形，则将切口改成“Z”字成形术。
- 松解指伸肌腱，并将指伸肌腱牵向一侧以松解背侧关节囊。一同切开掌指关节囊背侧部及侧副韧带背侧部分。
- 将关节屈曲20°~30°，插入克氏针。
- 二次愈合适用于不能闭合的伤口，特别是远端。
- 使用“人”字形支具保护拇指。

术后处理 在术后10~14天去除支具、克氏针和缝线，然后开始轻柔的运动练习。除了功能锻炼时间外，其余时间拇指要继续用支具保护2~3周。假如出现伸直不全（伸肌腱迟滞），要再继续用支具固定2~3周。关节活动极少能完全恢复。

软组织重建术对于轻微的、容易矫正的，并且X线片上没有明显关节破坏表现的掌指关节类风湿畸形是有效的。掌指关节滑膜切除术和指伸肌腱重建术通常能恢复掌指关节的伸直功能。Nalebuff和Inglis等介绍了一些手术方法可有效改善类风湿拇指关节的功能。对于长期的创伤后尺侧副韧带松弛或骨关节炎引起的韧带松弛的患者，如果 X 线片上没有显著的关节破坏的表现，可采用尺侧副韧带重建术以稳定关节。

掌指关节滑膜切除术和指伸肌腱重建术

手术技术 73-20

- 判断掌指关节屈曲畸形的被动矫正程度。
- 采用经掌指关节背侧的直或弧形切口，向两侧牵开皮瓣，避免损伤皮神经。
- 辨认拇长、短伸肌腱，这些肌腱可能向内侧移位，在 2 根肌腱间切开。
- 沿着拇长伸肌腱的两侧切开，使之从手内在肌附着处游离。
- 在近节指骨的远侧 1/3 处切断拇长伸肌。
- 在近节指骨的基底部分离并松解拇短伸肌，将其从伸肌腱装置上分离。
- 在关节囊做 1 个横行切口，以近节指骨的附着点为蒂将关节囊瓣向远端掀起。
- 在关节囊基部做 1 个横向裂隙切口，以便通过拇长伸肌腱。
- 用咬骨钳和刮匙从关节内清除滑膜组织。
- 将拇长伸肌腱穿过关节囊上的横行切口，然后反折。
- 维持关节于完全伸直位，在一定张力下将拇长伸肌腱自身缝合。
- 向远侧牵拉拇短伸肌腱，将其与拇长伸肌腱做侧方缝合。
- 确认手内在肌腱在伸肌腱装置上止点的位置对于维持远节指骨的主动伸展动作是合适的，并保证手内在肌不发生向掌侧的半脱位。
- 如果需要，可紧缩指伸肌腱在远节指骨背侧的横行纤维。插入克氏针使其穿过掌指关节，来维持该关节于伸直位。
- 应用支具保持指间关节处于伸展位。

术后处理 术后 10~14 天拆除缝线。穿过掌指关节的克氏针在术后 4 周去除，继续使用支具维持掌指关节伸直位 2 周。在术后早期就可开始指间关节的屈伸运动，并在整个康复期间持续进行。

拇指类风湿关节炎的掌指关节重建术

手术技术 73-21

（Inglis 等）

- 从近节指骨中部至第一掌骨中部做 1 个经掌指关节背侧的纵行切口。
- 观察拇短伸肌并判断它是否已止点剥离，并向近侧回缩（图 73-35A）。
- 在拇长、短伸肌之间纵向劈开伸肌腱帽。
- 在腱帽桡侧将拇短展肌分离，在其尺侧分离拇收肌（图 73-35B）。
- 向两侧牵开残留的腱性结构以显露关节囊和滑膜组织。
- 保留侧副韧带，但切除关节内所有的滑膜组织（图 73-35C）。此操作在屈曲关节的情况下可能更容易完成。
- 固定拇短伸肌（或示指固有伸肌）于近节指骨基底部背侧。
- 在一定的张力下固定拇短伸肌腱以维持掌指关节伸直，然后在背侧修复拇短展肌和拇收肌以保持这一关节的肌力平衡（图 73-35D）。
- 采用 2 根交叉克氏针将掌指关节维持于伸直位 4 周。
- 用支具将拇指固定于需要的位置。

术后处理 术后 2 周左右拆除缝线，维持支具固定。克氏针约于术后 4 周拔出。除了功能锻炼时间外，其余时间再继续应用支具固定 2~3 周。

3. 关节成形术 当指间关节受伤需行关节融合术时，为保留掌指关节活动功能，关节成形术可能效果更佳。应该有足够的骨，以保证掌指关节成形术后关节的稳定，通过重建或保存关节囊韧带结构，有可能达到关节合理的稳定性（图 73-36）。如果对恢复关节稳定性没有把握，应更倾向应用关节融合术进行治疗。在掌指关节成形术后不可能再恢复到正常的关节活动度。硅橡胶假体植入关节成形术能提供令人满意的关节功能。尽管硅橡胶关节的假体断裂、关节脱位和异物颗粒性滑膜炎都是潜在的问题。

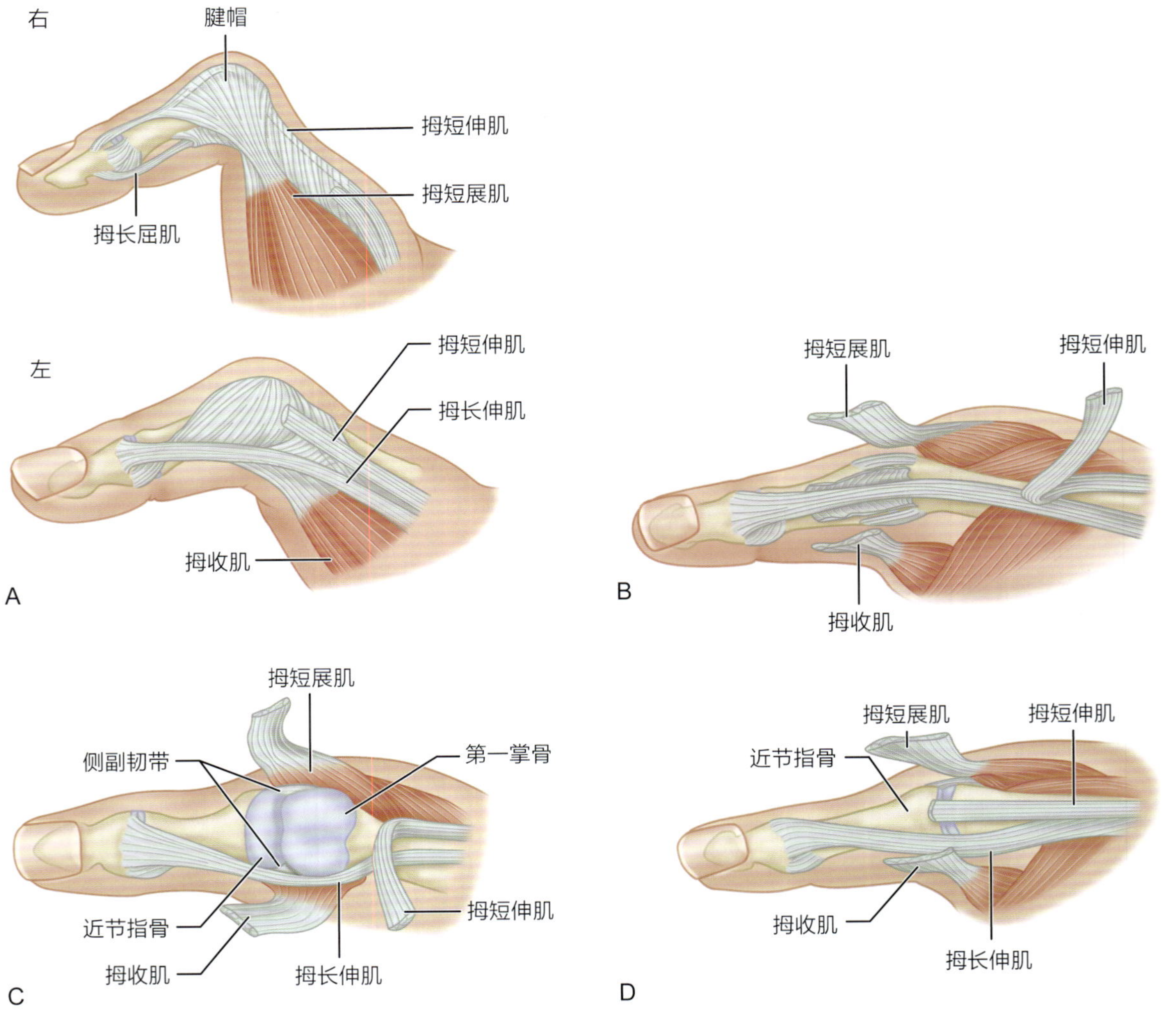

图 73-35 拇指掌指关节重建术用于治疗类风湿关节炎病变。A. 有拇指掌指关节伸肌腱的损伤。当拇短伸肌腱在近节指骨基底部的附着点断裂后，肌腱向近侧回缩，伸肌腱帽变得薄弱，使拇短展肌和拇长伸肌向掌侧移位至掌指关节旋转中心的下方。B. 将拇短伸肌和拇收肌的止点从已薄弱的伸肌腱帽上解剖游离。C. 将近节指骨屈曲后，滑膜切除术将更容易进行。注意要保留侧副韧带。D. 将拇短伸肌腱固定于近节指骨的基底部。当拇短伸肌腱不够长时，可将示指固有伸肌腱转位，固定于近节指骨的基底部（引自：Inglis AE, Hamlin C, Sengelmann RP, Straub LR: J Bone Joint Surg 54-A: 704, 1972.）（见手术技术 73-21）

掌指关节成形术

手术技术 73-22

- 通过背侧纵向斜切口显露掌指关节伸肌腱装置。
- 向远端纵向劈开拇短伸肌腱和桡侧伸肌扩张部进入掌指关节。需注意拇短伸肌腱通常不存在指骨的骨性止点。如果拇长伸肌向尺侧转位，那么沿拇长伸肌腱尺侧松解伸肌扩张部使其恢复原位。
- 切除掌骨头并使切面与掌骨干垂直，保留掌骨的干骺端扩大部。保留侧副韧带。
- 如果持续存在屈曲挛缩，松解侧副韧带的近侧部分。
- 保留近节指骨基底部，除非因假体植入需要更多的空间，去除部分软骨和软骨下骨。
- 扩大掌骨和近节指骨的髓腔，用临时的试验性假体测试掌骨干所能容纳最大型号假体。
- 在近节指骨的背侧基底钻小孔，以便重新固定拇短伸肌腱。
- 经这些小孔穿过一根缝线，以便在假体植入后能在位置固定拇短伸肌腱。
- 应在一定张力下重新固定拇短伸肌腱使近节指骨处于伸展位。
- 在拇短伸肌止点表面修复伸肌扩张部。
- 向前推移并修复拇长伸肌腱，使之位于伸肌腱扩张部中心。
- 关闭切口，用支具将患手和拇指制动，维持掌指关节于伸直位。
- 如果需要，也可将远侧的关节穿针制动。

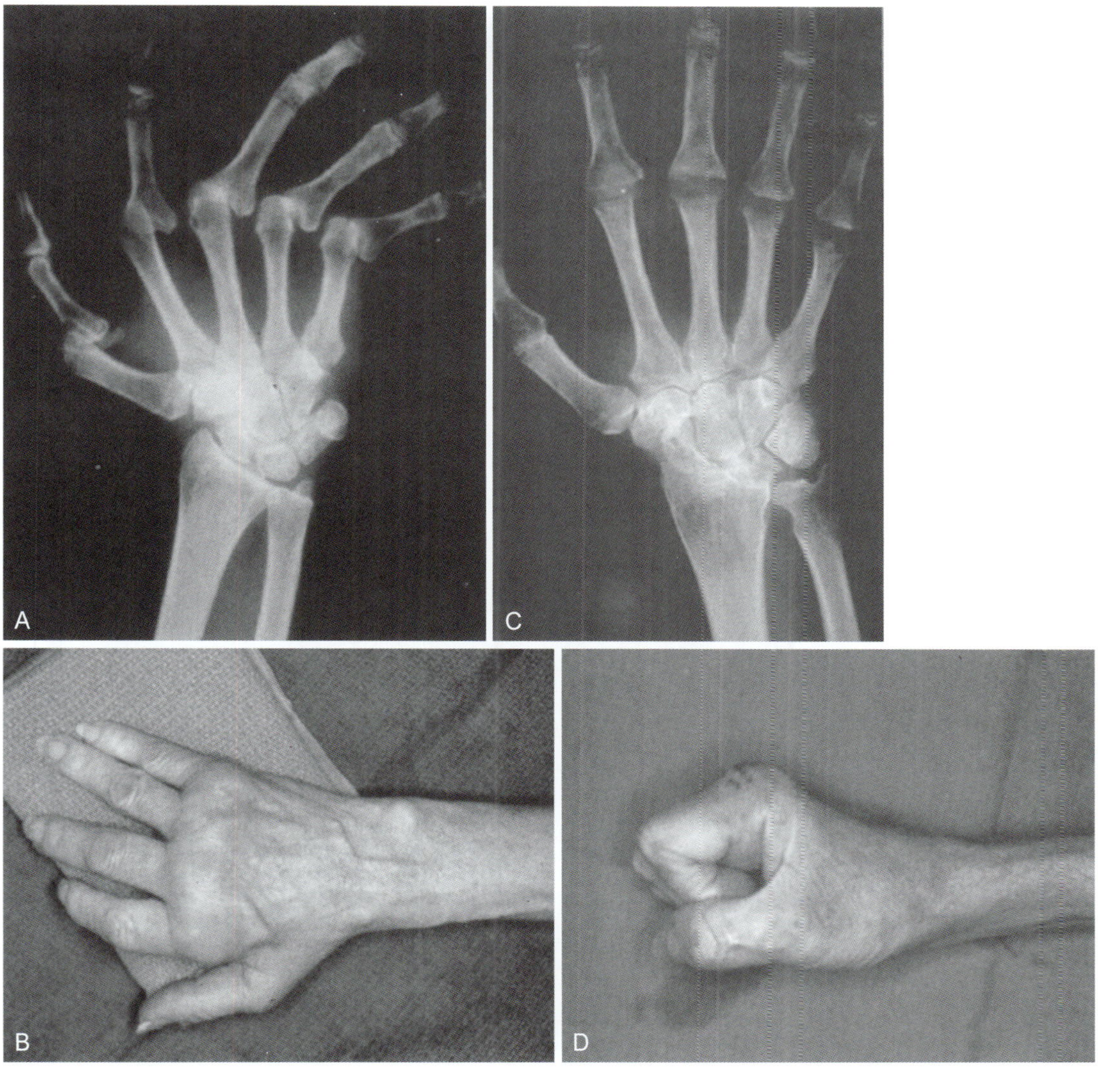

图 73-36　A 和 B. Ⅰ型拇指，掌指关节半脱位并退化性病变；C 和 D. 行舟月关节融合术、掌指关节成形术与拇指掌指关节融合术后

术后处理　在术后 10~14 天拆线，并继续使用支具将掌指关节维持于伸直位。鼓励患者进行指间关节的活动。掌指关节用支具固定于伸直位 3~4 周。在术后至少 6~8 周应避免进行用力的关节运动。

4. 第一腕掌关节韧带重建术　第一腕掌关节周围软组织重建术用于治疗创伤后韧带松弛引起的关节复发性脱位。极少用于类风湿疾病引起的松弛，因为关节成形术和关节固定术对类风湿引起的关节病变是较好的治疗手段。第一腕掌关节掌侧韧带重建对过度活动的关节炎前期的患者来说，具有明显的缓解疼痛，减少第一腕掌关节炎进一步发展的作用。

虽然缝合技术可以提供足够的稳定，但我们倾向于将其作为生物重建的辅助手段。

第一腕掌关节韧带重建术

手术技术 73-23

（Eaton 和 Littler）

- 沿第一掌骨的桡侧做皮肤切口，在远端腕横纹内向尺侧弧形弯曲至桡侧腕屈肌腱处。经该切口暴露拇指腕掌关节。应注意保护 3 种特殊结构：桡神经浅支、桡动脉浅支和正中神经的掌侧皮神经支（图 73-37A）。
- 从掌骨和大多角骨掌侧面在骨膜外翻起鱼际肌。
- 在大多角骨的近侧缘向深部分离，显露形成桡侧腕屈肌腱鞘管顶部的薄层横行筋膜纤维。这个鞘管借位于桡侧腕屈肌和拇长屈肌之间且与其平行的纤维膈与腕管分离。
- 腕横韧带的反折部分形成了这个骨纤维鞘管的顶部

（图 73-37B）。纵行切开这层结构，显露桡侧腕屈肌腱在腕部的走行，桡侧腕屈肌腱远端在大多角骨水平状凸起的下面消失。

- 通过锐性游离覆盖其上的肌肉起点的腕横韧带，向该关节的远端游离桡侧腕屈肌腱大约 0.5 cm，这样就可显露第一腕掌关节的掌、桡侧面。
- 从关节囊桡侧切开关节，清除增生滑膜和骨赘并检查关节软骨。
- 尽可能多地切除病变的滑膜。
- 在关节外垂直拇指指甲平面，从背侧向掌骨掌侧缘的顶点做一掌骨通道，该通道的入口恰在掌骨背侧基底远端，拇短伸肌腱和拇长伸肌腱之间（图 73-37C）。
- 在腕横纹的近侧 3 cm 和 6 cm 的部位做 2 个横行切口，切取远端蒂的一束桡侧腕屈肌腱。
- 在肌腱的桡侧劈开其宽度的一半做一腱束，通过皮

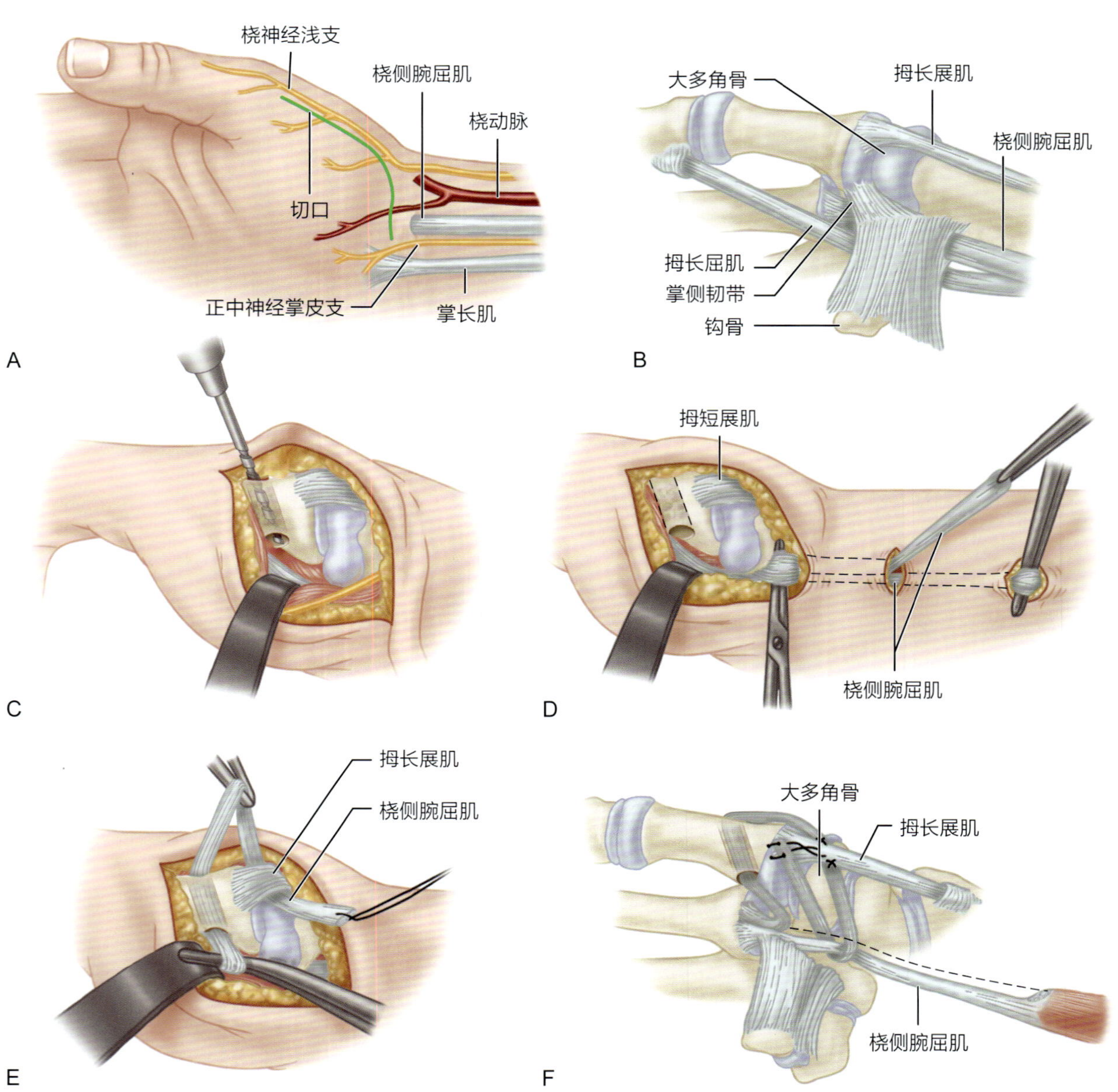

图 73-37 疼痛性拇指腕掌关节成形术。A. 用以显露的切口。B. 韧带支持草图。重要的掌侧韧带是腕横韧带在大多角骨嵴附着后的反折部分。注意桡侧肌腱在该韧带下直行通过。C. 在掌骨矢状径方向做成一条圆凿形通道，出口在掌骨掌侧的钩部。向掌侧牵开桡神经的小分支。D. 占桡侧腕屈肌腱一半宽度的肌腱束，长 6~8 cm，远端与桡侧腕屈肌腱保持连续性。继续向大多角骨嵴远侧延伸 5 mm。E. 剪刀所示桡侧屈肌腱束改变方向进入掌骨钩部的掌侧隧道。从背侧穿出，新韧带穿过拇短伸肌深部及拇长展肌止点下方，因此同样加强背侧关节囊；F. 掌侧和桡侧韧带重建草图。新建韧带的行程加强关节的掌侧、背侧和桡侧面（引自：Eaton RG, Littler JW:Ligament reconstuction for the Painful thumb carpometacarpal joint, J Bone Joint Surg 55A: 1655, 1973.）（见手术技术 73-23）

下隧道在腕横纹以远抽出，注意保持远端连续性（图 73-37D）。

- 继续劈开该肌腱到大多角骨嵴的远端，并在此点使其游离端改变方向，越过大多角骨嵴，进入在掌骨钩部打造的髓内通道的掌侧入口。
- 用事先缝于肌腱游离端的金属缝线将肌腱从背侧出口抽出（图 73-37E）。这个新韧带的远端部分应与桡侧腕屈肌腱止点保持连续性。
- 此时在直视下准确使关节复位，使关节维持在伸直 - 外展位，使掌骨紧位于大多角骨的深部小关节面上。
- 从掌骨背侧向大多角骨穿入 1 枚克氏针，保持准确复位。注意不要穿入髓腔内的肌腱束。
- 伴随复位的稳定，拉紧肌腱束。要保证这条腱束从桡侧肌腱隧道口到掌骨钩部的行程是直向。
- 将该肌腱束与掌骨钩部背侧骨膜缝合，然后使其向近侧走行跨过腕掌关节的背侧关节囊及拇短伸肌和拇长展肌（abductor pollicis longus，APL）的附着点下方，在张力下缝合于拇长展肌骨性止点。
- 刚好在大多角骨的近端将该腱束在剩下的另一半桡侧腕屈肌腱下方绕回关节的桡侧边缘并附着于掌骨骨膜，在肌腱改变方向的每个点进行缝合（图 73-37F）。
- 应用短臂拇指“人”字形夹板固定。

5. 第一腕掌关节成形术 据报道，对于第一腕掌关节骨性关节炎所致畸形，已经出现很多外科治疗手段，包括韧带重建术、通过切开关节或使用关节镜部分切开关节，行大多角骨完全切除，伴有或不伴有植入物的关节成形术、掌骨截骨术、关节置换术及融合术。尽管类风湿第一腕掌关节炎患者似乎能够从进行或不进行肌腱间置或韧带重建的切除性关节成形术或半关节成形术中得到较好的疗效，但手术常伴有关节松弛、关节破坏和骨质疏松。对于骨关节炎引起的第一腕掌关节畸形有更多的手术可选，包括上述应用于类风湿关节炎的手术，以及对拇指关节有较高要求的年轻患者的第一腕掌关节融合术。

简化手术技术、降低潜在并发症和缩短较长恢复周期的努力从未停止。因为观察到腕掌关节融合失败常导致无痛性假关节形成，Rubino 等设计了达到这种特定结果的术式（图 73-38）。切除相对应的腕掌关节面 1~2 mm，大约 4 周时拔除交叉克氏针。在一项涉及 248 例 Eaton Ⅱ期和Ⅲ期骨关节炎患者治疗的回顾性研究中，作者们观察到平均对指肌力、平均 disabilities of the arm，shoulder and hand，DASH 评分（术前 63.8 分至最后随访时的 10.5 分）和平均疼痛评分（8.3~0.2）中都有明显改善，差异具有统计学意义。无须进行翻修。他们的结论为在现有的手术方式之外，第一腕掌关节有限切除关节成形术是简单、有效的治疗Ⅱ期和Ⅲ期第一腕掌关节炎的术式。

切除大多角骨的关节成形术能缓解类风湿关节炎患者的疼痛症状，但对于伴有极严重韧带松弛的患者，则可能疗效不佳。此手术对于严重骨关节炎病变的患者有可能取得令人满意的效果。切除性关节成形术能使拇指早期恢复活动功能，并且手术操作比其他关节成形术更容易。

Gangopadhyay 等在一项涉及 153 例拇指、最低随访时间为 5 年（5~18 年）的前瞻性随机对照研究中，对比了单纯大多角骨切除术、大多角骨切除术联合掌长肌植入和大多角骨切除术联合韧带重建附加使用 50% 桡侧腕屈肌腱植入。所有拇指使用克氏针临时固定 4 周，术后治疗方式相似。拇指疼痛、功能和力量在以上 3 组中主观和客观评估均没有统计学差异。78% 的患者结果为良好；远期结果中疼痛减轻，与手术方式无关。笔者的结论为韧带重建和肌腱植入对远期结果并无益处。临时克氏针固定是 3 种手术方式中的共同点，均需二次手术拔除。考虑到以上因素和术者对手术方式的喜好，大多数术者倾向于使用不需二次手术的生物重建。

Burton、Eaton 和 Littler 已提出了第一腕掌关节炎的分期系统（表 73-2）。这种畸形根据关节受累情况、第一腕掌关节半脱位情况以及关节的磨损情况，可分成 4 期。医生根据影像学变化可将患者进行分期；但并不能够准确地反映患者的实际症状，也不一定有助于某些患者选择最合适的手术治疗方案。尽管如此，通常在晚期才能够发现的一些较为严重的关节损伤，如大多角骨关节炎、掌骨间骨赘增生、内收畸形，最好行大多角骨完全切除术。

切除性关节成形术

手术技术 73-24

- 做 1 个与拇长展肌平行的切口，将切口延长至指蹼区，尽可能达到松解软组织所需的范围。
- 切开浅筋膜，松解外展肌筋膜、内收肌止点和位于第三掌骨上的部分内收肌起点。
- 将桡动脉的背侧支和桡神经的感觉支翻向背侧，找

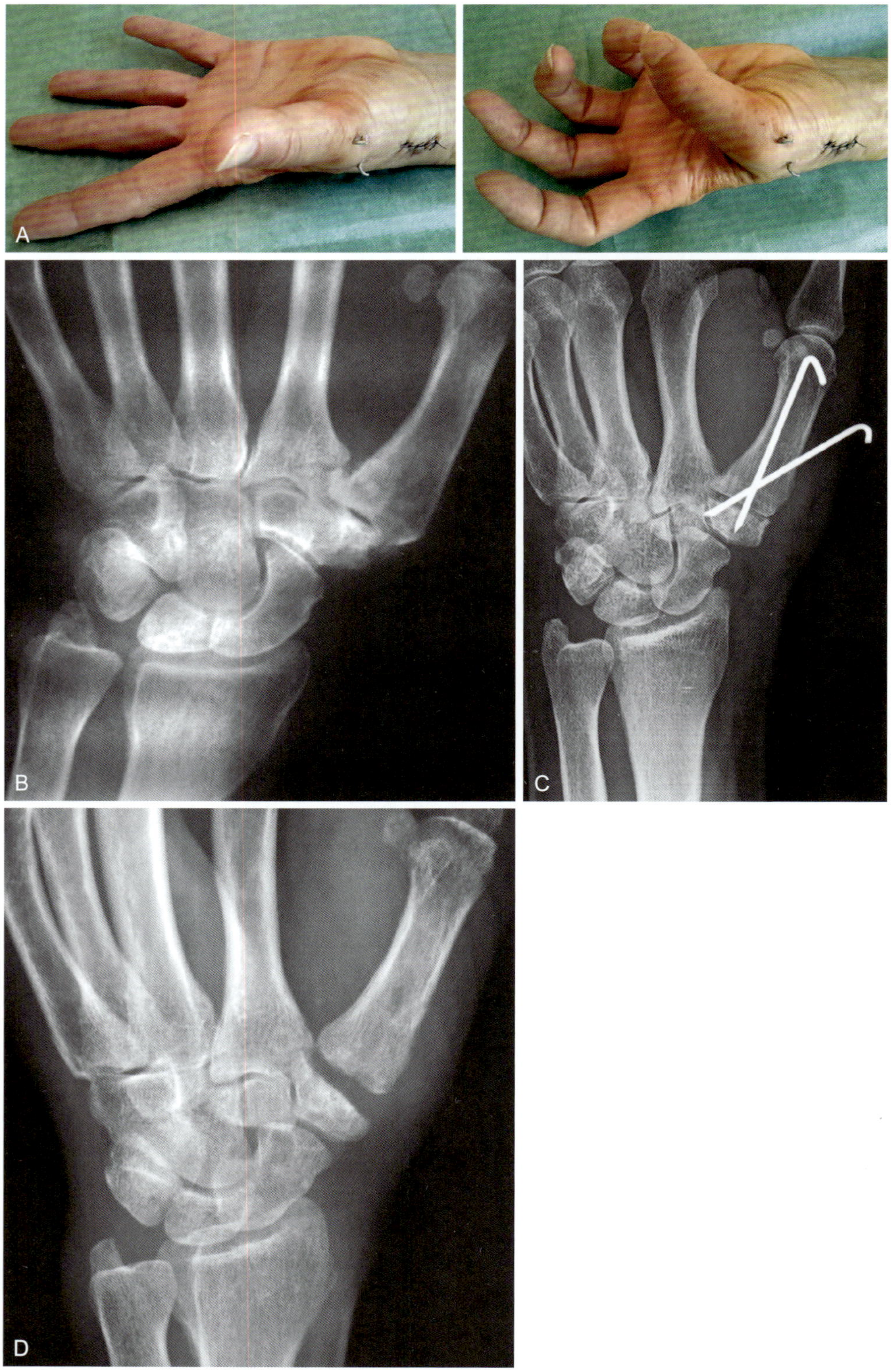

图 73-38 第一腕掌关节假关节。A. 允许拇指无痛性活动的经皮克氏针固定；B. 背 - 掌侧 X 线片显示腕掌关节进行性退变；C. 术后，克氏针拔除前；D. 术后 3 年背 - 掌侧 X 线片，注意维持住的第一腕掌关节力线（引自：Rubino M, Civani A, Pagani D, Sansone V: Trapeziometaca rpal narrow pseudarthrosis: a new surgical technique to treat thumb carpometacarpal joint arthritis, J Hand Surg Eur Vol 38: 844, 2013.）

表 73-2
拇指第一腕掌关节炎的分期系统

	Eaton	Burton	Dell
第Ⅰ期	有关节破坏。如有关节积液，可出现关节间隙增宽。关节半脱位少于 1/3	韧带松弛，疼痛，研磨试验阳性。掌骨桡背侧半脱位	关节活动较多时出现症状，研磨试验阳性。关节间隙狭窄。软骨下骨硬化
第Ⅱ期	关节间隙轻度变窄。周缘的骨赘 <2 mm，关节脱位可能达 1/3	关节摩擦音，关节不稳，慢性半脱位。X 线片显示退行性改变	关节正常活动时出现疼痛和关节摩擦音。尺骨骨赘形成，关节半脱位少于 1/3
第Ⅲ期	在显著的关节破坏，伴骨囊性变和骨硬化。骨赘 >2 mm。关节半脱位超过 1/3	广泛的大多角骨退行性病变	第一腕掌关节内收畸形，掌指关节过伸畸形。可能有广泛大多角骨关节炎，半脱位达 1/3
第Ⅳ期	病变累及多个关节面	第一腕掌关节第Ⅱ、Ⅲ期病变合并掌指关节骨关节炎改变	骨囊性改变和关节间隙完全性消失。第一腕掌关节活动可能完全丧失

（引自：Wolock BS, Moore JR, Welland AJ: Arthritis of the basal joint of the thumb; a critical analysis of treatment options. J Arthroplasty 4: 65, 1989.）

到第一掌骨的基底部。
- 切除骨膜和关节囊，显露第一腕掌关节，然后显露舟状大多角骨关节。
- 用一把小骨凿将大多角骨劈碎并切除。
- 保留掌骨间韧带以便维持第一掌骨基底与第二掌骨间的连接。
- 将第一掌骨基底部所有的骨赘去除，如果需要，可切除第二掌骨基底的一部分。
- 必要时可将拇长伸肌和拇长展肌松解。
- 用克氏针固定第一和第二掌骨，将拇指维持于旋转位和外展位。
- 必要时进行拇指虎口区的皮肤移植，或对邻近挛缩的软组织采用旋转皮瓣移植或皮肤“Z”字成形术。
- 关闭切口，加压包扎并用支具将拇指固定于外展位和旋转位。

术后处理 石膏托或支具以及缝线可于术后 2 周拆除。术后 4~6 周拔除克氏针，并开始功能锻炼，在关节活动的间歇期，拇指仍用支具固定。

大多角骨全部切除后，通过第一掌指关节骨干的轴向负荷有时仍能维持纵向稳定。然而大多角骨切除后的多数情况是拇指短缩，这是因为掌骨底和舟骨远端之间的距离减小。除克氏针固定外，还可使用手术技术 73-24 来维持第一掌骨和第二掌骨的 Gothic 弧形关系。另外，还可选择缝线 - 纽扣技术（图 73-39）来悬吊第一掌骨。Yao 和 Song 的报道表明使用了该技术的最低随访时间为 2 年的 21 例患者获得了满意结果，尽管大多角骨有 25% 高度的丢失。该技术不需要生物稳定，因此可能进行早期康复锻炼。

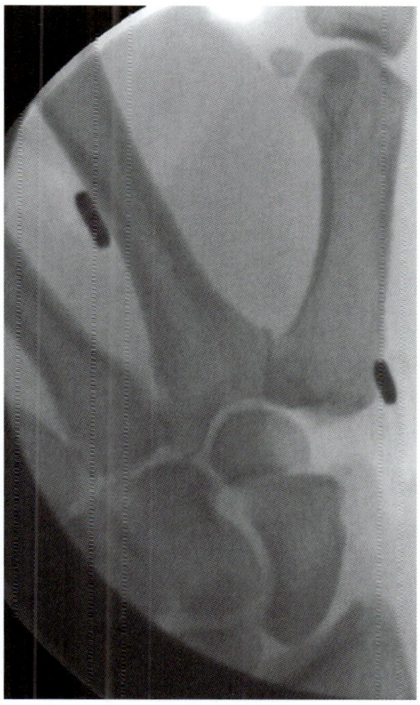

图 73-39 第一腕掌关节炎的缝线 - 纽扣悬吊成形术。一个纽扣位于第一掌骨底背桡侧，另一个纽扣位于第二掌骨尺侧缘。两个纽扣间的缝线提供了第一掌骨的悬吊（缝线不显影）（引自：Yao J, Song Y: Suture-button suspensionplasty for thumb carpometacarpal arthritis: a minimum 2-year follow-up, J Hand Surg 38A: 1161, 2013.）

肌腱间置式关节成形术和韧带重建术

用于切除性关节成形术的生物性间置材料包括阔筋膜片和桡侧腕屈肌腱或掌长肌腱。韧带重建术包括肌腱游离移植和桡侧屈腕肌腱腱束移植，以及拇长展肌腱移植。单独应用韧带重建术适宜治疗第一腕掌关节创伤性或早期骨关节炎性病变。

本节关于第一腕掌关节成形术的内容概括了当前加用生物组织材料的手术方法。下面介绍的手术方法具有相似性，可用于治疗类风湿关节炎或骨关节炎，能够提供可预期的、可靠的拇指掌骨基底关节的稳定性，能使疼痛缓解，能与完全或部分的大多角骨切除术同时应用。许多提倡使用这一手术的研究者都报告了应用这一手术取得的令人满意的疗效。

手术技术 73-25

（Burton 和 Pellegrini）

- 麻醉满意后，上气囊止血带。采用与第一掌骨方向一致的桡背侧切口，向近侧延长切口跨过第一腕掌关节，然后切口转向内侧，朝向掌面，显露第一腕掌关节。
- 骨膜外剥离鱼际肌，切开第一腕掌关节的关节囊，显露大多角骨。
- 将拇长展肌翻向掌侧。
- 如果术前 X 线片显示只有第一腕掌关节的关节炎，只需切除大多角骨远侧半。
- 如果有广泛的大多角骨病变或有严重的虎口挛缩，则要切除全部大多角骨。避免在切除大多角骨时损伤桡侧腕屈肌腱。
- 需要扩大大多角骨窝时，可切除部分小多角骨。
- 垂直于第一掌骨长轴切除其关节面。
- 在第一掌骨桡侧皮质的基底部，用 6 mm 圆凿垂直于拇指指甲平面钻 1 个孔。
- 纵向劈开桡侧腕屈肌并松解其桡侧半 10~12 cm，保留其在远侧的附着。
- 通过多个短横切口或 1 个纵行切口切取桡侧腕屈肌腱。
- 在桡侧腕屈肌腱上劈下一条腱束，直至该肌腱在第二掌骨基底的附着部。然后，将这一腱束通过大多角骨窝穿入桡背侧切口内。避免在止点处切断桡侧腕屈肌。
- 在深部关节囊缝合 2 根不可吸收缝线备用。
- 将第一掌骨向内朝第二掌骨的方向上靠，纵向打入克氏针将掌骨固定于外展位。
- 牵拉掌骨，使其沿克氏针滑动，以便在大多角骨窝处保留进行关节成形术的间隙。
- 将桡侧腕屈肌腱的游离末端从其远侧止点转至近侧的掌骨基底部，穿过骨皮质进入髓腔，并由掌骨桡侧皮质的孔中穿出。
- 将肌腱束拉紧，与外侧骨膜和掌骨周围的软组织缝合，然后将其向上反折以重新覆盖掌骨基底。
- 剩余的肌腱折叠作为大多角骨窝的衬垫。将折叠的肌腱缝合在一起，并用 1 根预先放置的缝线将肌腱与掌侧深层关节囊缝合。
- 用另一根预先放置的缝线缝合使外侧关节囊成 1 个完整的双层，覆盖大多角骨窝中的肌腱。
- 由于这种韧带重建术是针对稳定拇指的掌骨，防止拇指发生向近侧的移位和桡侧半脱位，因此，拇指掌骨基底部至示指掌骨基底部止点之间的桡侧腕屈肌腱束的走行非常重要。
- 将拇短伸肌向近侧转移，并将其固定于掌骨干上以加强掌骨的外展，从而去除作用于近节指骨，造成掌指关节过伸畸形的作用力。
- 使用拇指人字形短臂支具固定。

以下是一些关于上述手术方法的改良，可以加快手术而又不影响其疗效。

- 笔者认为不一定每次都需要用克氏针固定拇指，可以通过稳定的掌间韧带重建和拇指“人”字形支具来维持拇指位置。
- 在大多数的病例中，需要完全切除大多角骨以帮助游离桡侧腕屈肌腱。经过术前 X 线片检查和术中对邻居的小多角骨评估，如有关节炎，需切除小多角骨近端部分，以减轻该接触点可能引发的症状。此外，在拇指关节成形术前，腕关节表现出腕骨间不稳定、月骨向背侧倾斜的迹象时，大多角骨切除后，舟骨远端无咬合，腕关节有进一步塌陷的风险。
- 手术可不通过多个横行切口来获得桡侧腕屈肌腱的 1 个纵行腱束，而是找出桡侧腕屈肌的肌腱连接部，做 1 个横切口获取。将肌腱转移到拇指掌骨基底部，按常规顺序进行韧带重建和肌腱间置。
- 不要完全切除第一掌骨基底部的整个关节面，要用一系列直径逐渐增大的钻头在第一掌骨的基底部修出 1 个骨隧道，在第一掌骨基底部关节边缘以远约 1 cm 处进入掌骨背侧。调整骨隧道的方向，使其倾向内、近侧，让钻头在关节内侧（尺侧）的关节面穿出。用钻头和刮匙将拇指掌骨的骨隧道逐渐扩大，直至隧道直径达 4~5 mm，使肌腱足以通过。注意不要破坏骨隧道与关节面之间的背侧骨桥。将肌腱穿过骨隧道，用不可吸收缝线褥式缝合固定肌腱。多余的肌腱折叠，用不可吸收缝线将其缝于大多角骨切除后间隙深部的关节囊上。用同样方法将另一半肌腱折叠，缝于深部关节囊。同样可将折叠的腱束固定到小多角骨和舟状骨远侧的孔内。

术后处理 术后 10~14 天拆除缝线。用夹板再固定 3~4 周，此后，可去除克氏针，并用可拆卸的拇指“人”字形夹板固定。术后第 1 个月末，可开始关节活动范围内的运动。开始时，关节运动范围集中于掌骨的外展和伸直，避免屈曲和内收。在功能锻炼开始后的 2~4 周，除了患肢功能锻炼和洗澡外，其他时间继续用夹板固定。术后约 6 周开始鱼际肌力量练习，并持续进行 4~6 个月。术后约 12 周开始手指的捏和握的力量练习。当关节的活动度和鱼际肌的力量提高到功能性水平时，可去除夹板，这一时间通常在术后 8~12 周。恢复时间各不相同，完全恢复到无痛活动和良好力量至少需要 4~6 个月。

手术技术 73-26

（Kleinman 和 Eckenrode）

- 选用局麻或全麻，上臂进行妥善衬垫后应用气囊止血带。
- 做 1 个掌侧拇指基底部弧形切口，向近侧“Z”字形切开延长，以便显露桡侧腕屈肌和第一伸肌间室内的肌腱（拇长展肌，拇短伸肌）（图 73-40A）。
- 如果存在拇长展肌的掌侧束，在第一腕掌关节囊水平将其切断，并将鱼际肌向远侧翻开，以显露第一腕掌关节的关节囊。
- 将关节囊切开，呈基底位于远侧的“U”形，显露整个大多角骨。
- 用骨凿将大多角骨小心地凿成碎块，然后全部取出，包括所有的内侧骨赘（图 73-40B）。
- 向远侧分离桡侧腕屈肌至其在第二掌骨上的止点处。纵向劈开桡侧腕屈肌腱，取其中一条宽为该肌腱的一半，长约 8 cm 并以远侧为蒂的束。
- 将该腱束穿过大多角骨间隙，绕过拇长展肌，并以“8”字形回绕过桡侧腕屈肌腱剩下的一半完好的肌腱。
- 重复一次这样的缠绕，完成两个“8”字形。用不可吸收缝线将肌腱在适当的位置上缝合（图 73-40C）。
- 将拇长展肌腱从悬吊带的近侧向前牵拉到掌骨近侧骨膜处，把肌腱稳固地缝于其通常的拇指掌骨基底部止点的稍远侧（图 73-38D）。
- 修复关节囊、鱼际肌群和先前切断的拇长展肌鱼际束，通过编织短缩的方法修复后者。重叠缝合拇短伸肌以加强其薄弱处。
- 关闭皮肤切口，应用厚的敷料和短臂拇指“人”字形石膏固定。

术后处理 约在术后 10~14 天更换敷料和短臂拇指“人”字形石膏，继续固定 3 周。术后第 5 周开始辅助的主动性和被动性的活动范围内的运动练习。随着康复的进展，可增加力量性练习。

改良术式（CALANDRUCCIO）

- 通过扩大 Wagner 切口，小心保护所有感觉神经并向尺侧翻转鱼际肌。分离并保护桡侧腕屈肌腱和拇长展肌止点。
- 显露并切除大多角骨。
- 从第一掌骨陷窝处去除游离体和多余滑膜，并去除骨赘使掌骨喙与松质骨相吻合。
- 用 1 个 4 mm 粗骨钻在拇指掌骨底部近端桡侧钻孔（图 73-41A）。用刮匙将这些孔连通，通常最大用到 1 号刮匙。操作要非常小心，不要把骨桥弄断。
- 将桡侧腕屈肌腱从骨通道穿过，使之垂直于第二掌骨纵轴。通过使用一个 2-0 不可吸收缝合线来拉动肌腱末端，帮助整个肌腱穿过通道。
- 向尺侧轻轻施加压力，从而使第二掌骨和第一掌骨底部靠近，使用 2-0 不可吸收缝线将桡侧腕屈肌坚强固定于拇长展肌骨性止点（图 73-41B）。
- 然后在拇指和示指掌间韧带之间拉出重建所需的桡侧腕屈肌腱，用相同的缝合线将其与自身缝合固定（图 73-41C 和 D）。
- 将余下桡侧腕屈肌腱和深层掌骨间韧带牢固缝合，形成折叠状间置物（图 73-41E 和 F）。
- 将折叠的桡侧腕屈肌与掌桡侧关节囊及远端舟骨角骨韧带固定，使间置块位于远端舟骨和掌骨基底之间（图 73-41G）。
- 用埋线缝合法将大鱼际肌肉接近拇长展肌肌腱缝合。伤口闭合后，应用拇指“人”字形石膏固定，不固定指间关节。

术后处理 在术后 10~14 天拆除缝合线，然后拇指“人”字形石膏再佩戴 3~4 周。可靠的患者可以使用定制的可拆卸的拇指“人”字形支具进行治疗。6 周时，开始进行范围活动，直到术后 3 个月才允许进行紧抓和捏。很少需要正式的物理治疗。

如果桡侧腕屈肌缺如、因磨损致结构强度降低、断裂，使用替代肌腱来进行生物悬吊。用近端部分切断的拇长展肌腱（图 73-42A）穿过第一掌骨和第二掌骨底的骨通道（图 73-42B-E）。克氏针临时固定 8 周，平均术后 5.5 年随访时可获得稳定的、无痛的、肌力和活动优秀的拇指。

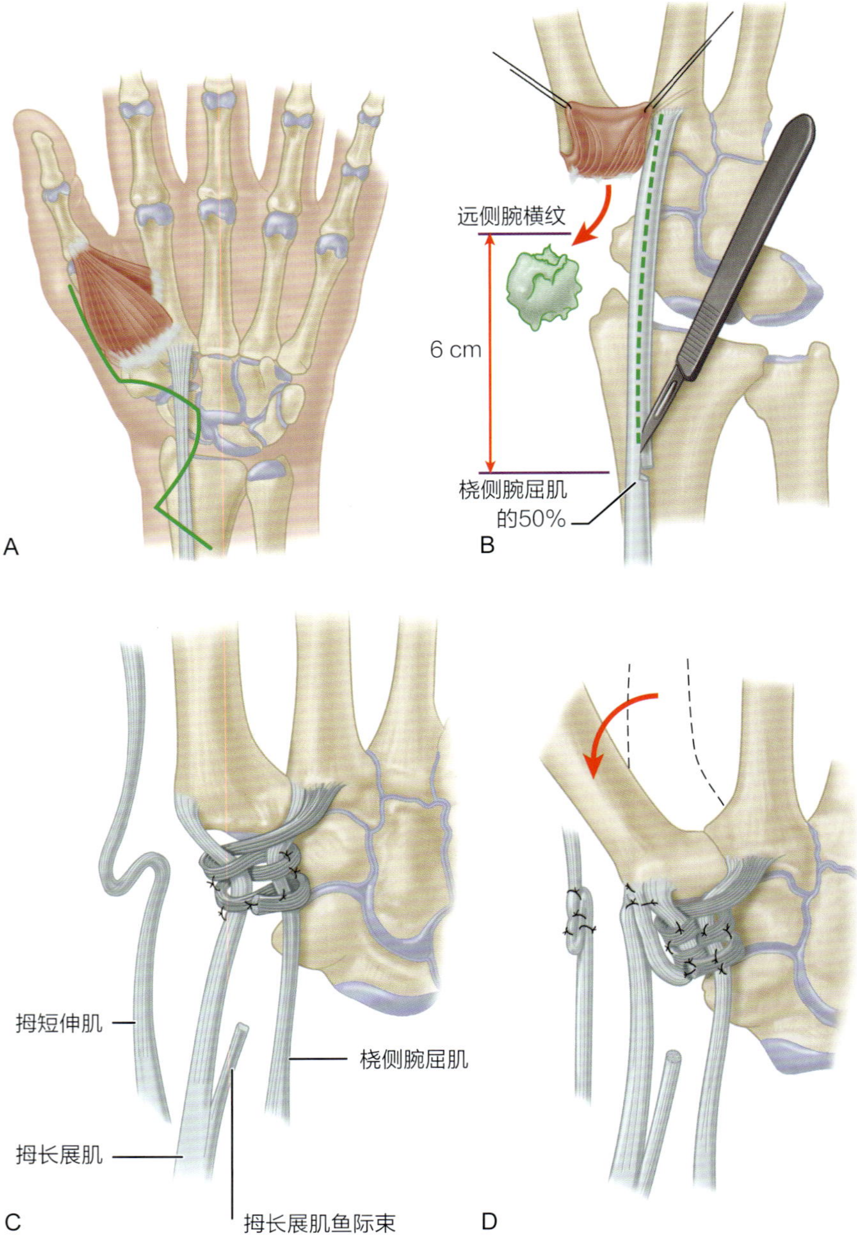

图 73-40 关节肌腱间置成形术联合韧带重建。A. 切口；B. 在大多角骨上掀起基底在远侧的关节囊组织瓣，显露整个大多角骨并分块切除；C. 用一半的桡侧腕屈肌腱做双“8”字形缠绕；D. 将拇长展肌向远侧牵拉到第 1 掌骨近侧部的骨膜上（见手术技术 73-26）

关节镜下拇指腕掌关节成形术

尽管需要更好的设备和更高的技术要求，关节镜技术已经被用来治疗大多角骨周围、拇指基底部关节炎。不管是关节炎早期的拇指腕掌关节清创和晚期的关节镜下切除腕掌骨和舟骨大多角骨小多角骨关节，均获得了满意的效果。另外，切除后的材料填塞并不显示出额外的优势，却增加了手术费用、手术难度和其他并发症。Cobb 等在一项涉及 144 例关节镜下切除关节成形术后使用或不使用材料填塞（52 和 73 例患者，随访时间 7.4 年和 5.6 年）的研究结果表明填塞并无必要。捏力、握力变化和手术后平均满意度以及并发症在两组结果中相似。与此相似，Edwards 和 Ramsey 发现关节镜下半大多角骨切除 3 个月后 DASH 评分改善（61 分降至 10 分）、疼痛评分降低（8.3 分降至 1.5 分）；握力、捏力分别改善了 6.8 kg 和 1.9 kg；腕关节和手指活动度则没有改变。第一掌骨向近端平均偏移 3 mm，转位由 30% 降至 10%。23 例患者中的 19 例对总体结果表示满意。患者满意度、影像学下沉以及转位至少保持 4 年不变。与其他研究结果相似，半大多角骨切除和关节囊修整微创手术后 3 个月即可为 Eaton Ⅲ期关节炎患者实现功能恢复和减轻疼痛。这些结果至少能持续 4 年，且与其他大多角骨切除的手术方式结局有可比性。

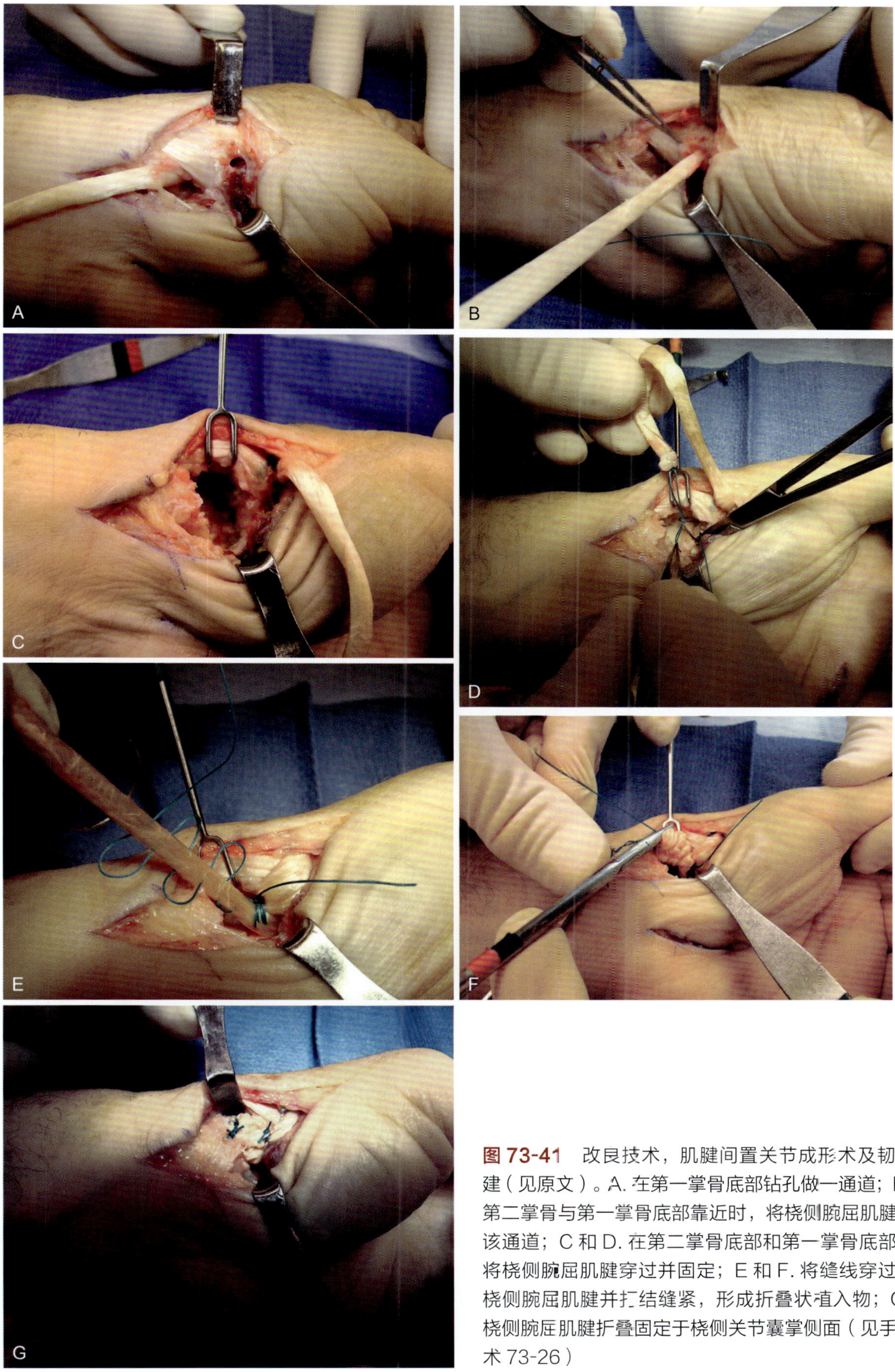

图 73-41　改良技术，肌腱间置关节成形术及韧带重建（见原文）。A. 在第一掌骨底部钻孔做一通道；B. 在第二掌骨与第一掌骨底部靠近时，将桡侧腕屈肌腱穿过该通道；C 和 D. 在第二掌骨底部和第一掌骨底部之间将桡侧腕屈肌腱穿过并固定；E 和 F. 将缝线穿过剩余桡侧腕屈肌腱并打结缝紧，形成折叠状植入物；G. 将桡侧腕屈肌腱折叠固定于桡侧关节囊掌侧面（见手术技术 73-26）

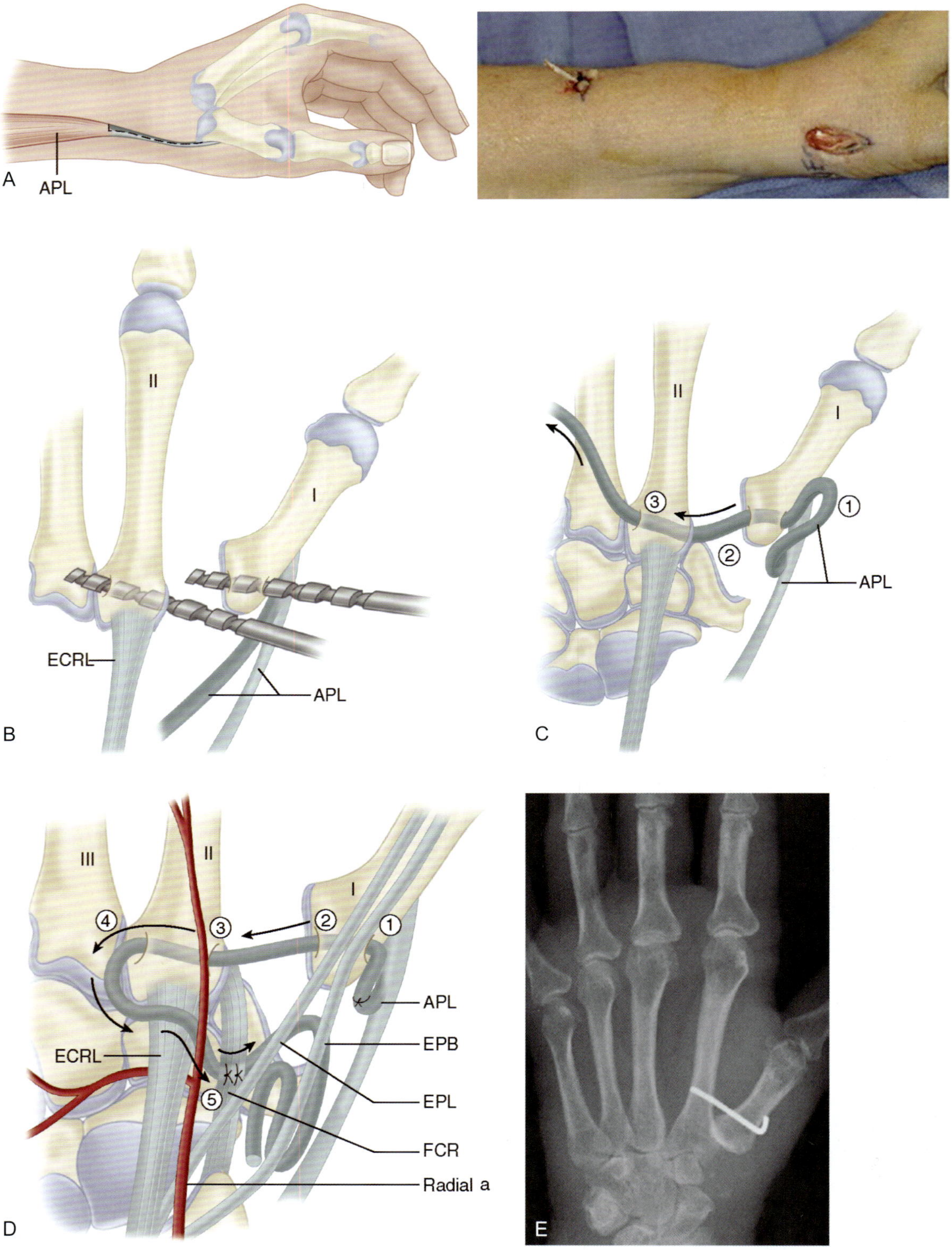

图 73-42　使用拇长展肌（APL）肌腱的第一腕掌关节成形术。A. 切取 1 束 APL 肌腱。在前臂远端 1/3 处，肌腱表面做第 2 个切口；在腱腹交界处分离 1 束肌腱，在筋膜深层向远端穿过；B. 第一掌骨底部以远 1 cm 处，由背侧向掌侧钻 3.5 mm 大小骨洞；第二掌骨底部以远 1 cm 处，由桡掌侧向尺背侧钻另一个 3.5 mm 大小骨洞；C.APL 肌腱穿过第一、二掌骨的骨洞，向腕关节外拉紧以防止肌腱松弛；D.APL 肌腱在桡侧腕长伸肌（ECRL）的表面，桡动脉背侧支 (Radial a）、桡侧腕屈肌（FCR）、拇长伸肌（EPL）和拇短伸肌（EPB）的深面穿回腕关节。数字代表重建顺序；E. 牵开第一掌骨，显露腕掌关节间隙；在第一掌骨远 1 cm 处，经皮打入 1.6 mm（0.062 in）克氏针至第二掌骨（引自：Kochevar AJ, Adham CN, Adham MN, et al: Thumb basal joint arthroplasty using abductor pollicis longus tendon: an average 5.5-year follow-up, J Hand Surg 36A: 1326, 2011.）

关节镜下分期可直接指导治疗方式。Ⅰ期为弥散性滑膜炎，但不伴有明显的软骨缺失，常伴有掌侧关节囊松弛。其常见的治疗方式为单纯滑膜切除伴或者不伴电热紧缩。Ⅱ期为大多角骨中心至背侧关节面的局部磨损。尽管常推荐掌骨底截骨以便将拇指置于伸展和外展位，此期患者亦常可使用关节镜治疗。Ⅲ期为大多角骨关节面软骨弥散性缺失，伴或者不伴掌骨底关节软骨丢失。此期亦可使用关节镜下半大多角骨切除术。

手术技术 73-27

（Slutsky）

- 患者仰卧于手术台，患肢置于手托上；使用中式指套悬吊拇指，使用重量为 10~15 磅（4.5~6.8 kg）的反向牵引，使腕部处于强迫尺偏位置。
- 做好相关标记，包括第一掌骨底近端背侧、拇长展肌腱和拇长伸肌腱以及鼻烟窝中的桡动脉（图 73-43A）。
- 止血带充气压力为 250 mmHg，建立关节镜生理盐水灌注通道、小关节泵或压力袋。
- 触摸第一掌骨基底，使用 22 号针头在拇长展肌桡侧辨认关节以建立 1-R 孔，随后注射 2 ml 生理盐水。在透视下操作，有助于该步骤进行。做小的皮肤切口，使用肌腱剪扩大切口。
- 使用套管和钝套管针穿入关节，随后插入关节镜。
- 在拇短伸肌腱尺侧，使用同样的步骤来建立 1-U 孔。插入 3 mm 带钩探针。可进行孔道交换以便检视关节，可通过 2.0 mm 滑膜切除器进行协助。

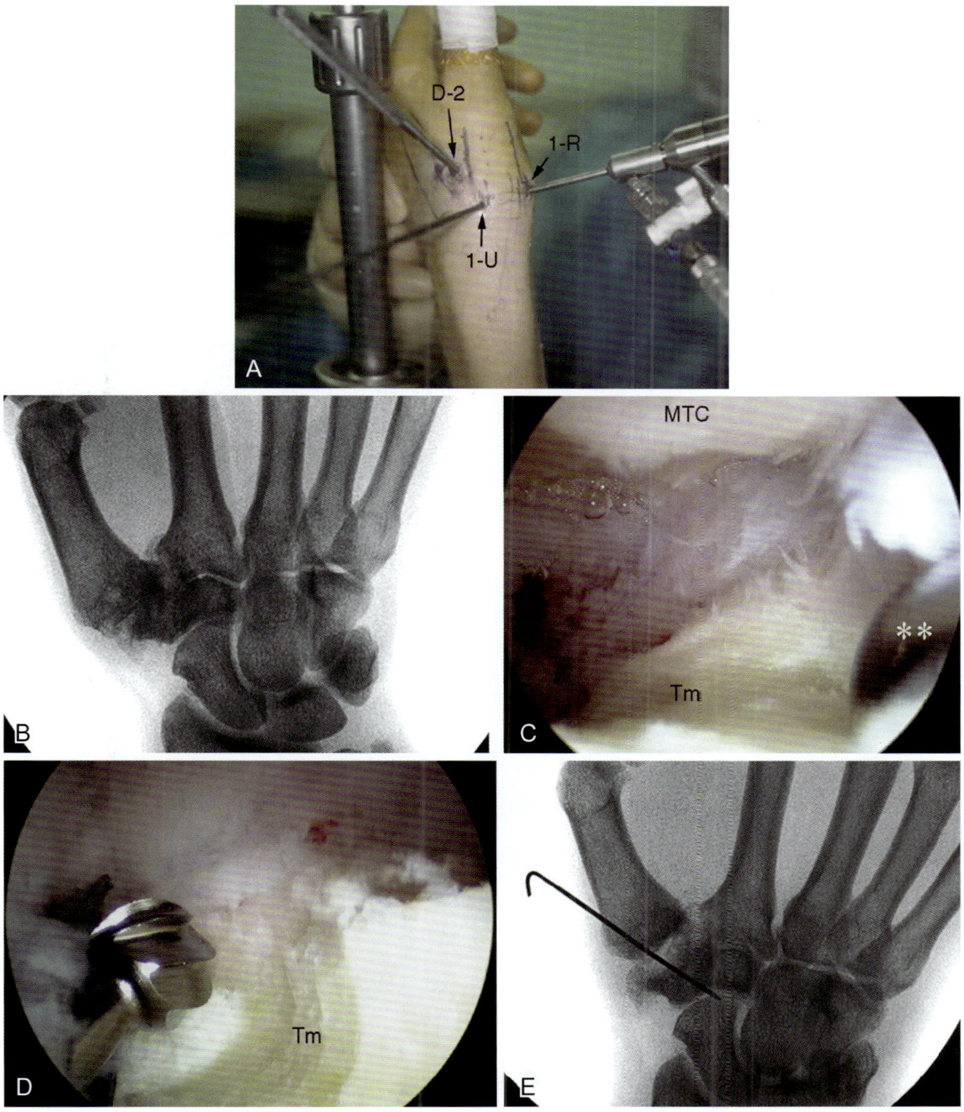

图 73-43　A. D-2 孔体表标记。B. 晚期大多角腕骨关节炎前后侧观。C. 右手拇指经 1-U 口的关节镜视角；显示 1-R 孔中的大多角骨切除（星号）；D. 部分大多角骨切除 (Tm)，E. 完全的半大多角骨切除（引自：Slutsky DJ: The role of arthroscopy in trapeziometacarpal arthritis, Clin Orthop Relat Res 472: 1173, 2014; with permission of David J. Slutsky.)（见手术技术 73-27）

- 使用 D-2 孔协助切除内侧骨赘（图 73-43A）。在拇长伸肌腱远端和尺侧辨别第一掌骨和第二掌骨底交叉处，以便建立 D-2 孔。在连接处 1 cm 以远插入 22 号针头，调整方向使其由近端、桡侧和掌侧进入。通过 1-R 或 1-U 观察时，固定第一掌骨（图 73-43A）。
- 做小的皮肤切口，使用肌腱剪分离软组织，穿入关节囊。插入钝套管针和套管，随后插入关节镜或带钩探针、电动刨刀或 2.9 mm 骨钻。

关节镜下清理和关节囊紧缩

- 关节镜下关节囊紧缩的实质基于对周围韧带和关节囊的胶原纤维进行热熔，以及在复位后进行一定时间的制动。
- 使用电动刨刀清理滑膜以显露关节囊韧带。
- 使用透热探针磨平前斜韧带和周围关节囊。小心保护前斜韧带和周围关节囊之间的带状组织。避免探针接触关节面，保护软骨以免坏死。鉴于关节体积较小，可检测外流液体的温度避免过热。在辅助孔使用 18 号针头加强液体循环，最大限度地降低风险。

无肌腱间置的关节镜下部分或全部大多角骨切除术

- 关节清理后，使用 2.9 mm 钻头往复钻磨除大多角骨远端以切除 3~4 mm。钻头在透视下的直径可给骨性切除的量提供标尺。当掌骨底和大多角骨远端之间的间隙扩大时，可更换为 3.5 mm 钻头。
- 骨性切除完成后，使用克氏针固定拇指于旋前外展位（图 73-43 B-E）。
- 如掌骨底有侧方半脱位，可行前斜韧带的热紧缩。

6. 假体植入性关节成形术 第一腕掌关节的假体植入性关节成形术的手术适应证为类风湿关节炎或骨关节炎引起的关节疼痛，非手术治疗无效者。已有许多手术方法能达到提高关节的稳定性、缓解疼痛，同时保留一些手部关节活动度和抓捏力量的目的。假体周围的韧带和关节囊应仔细重建，必须用石膏管型维持假体位置 6 周，以防发生半脱位。这一手术通常用于有第一腕掌关节半脱位伴滑膜炎、关节间隙狭窄、骨赘形成和研磨试验阳性的患者。并发症包括假体半脱位（5%~20%）或脱位（0~19%）和硅橡胶性滑膜炎（高达 50%）。大多数病例疼痛缓解非常显著。随着出现各种程度的半脱位，手部可丧失一些活动和抓握力量。尽管已研制出多种功能良好的硅橡胶假体，但此类产品临床效果并不满意，因此目前我们不推荐使用。在不考虑关节炎的情况下，我们还是推荐使用非内置物的关节成形技术，发现这些软组织治疗方案效果较为可靠。

（三）拇指关节融合术

由类风湿关节炎或骨关节炎引起的拇指关节的畸形可能需要采用关节融合术治疗。对于类风湿关节炎患者。骨软化和骨缺损限制了内固定的应用，只能选用细的克氏针。另外，骨缺损可能需要进行骨移植。如果骨充足，可联合应用克氏针、钢板、螺丝钉或张力带钢丝进行内固定。内固定越稳固、越坚强，制动的时间就越短。对于掌指关节问题，关节融合术较为常用，此法可通过有效的固定来缓解病患的疼痛，并能提高关节活动的力量。尽管张力带和无头钉的愈合率和并发症发生率相似，然而使用张力带技术时，需要取出植入物的发生率更高（图 73-44）。

指间关节融合术主要应用于以疼痛为主要症状的关节畸形，以及因严重移位需重复位，但此术式需要软组织的松解和骨的切除。尽管因骨质量问题必须选用克氏针固定法，但向远端指骨逆行打入髓内钉进行固定效果较为满意。指间关节融合的位置可有变异；然而屈曲位 0° ~15° 固定似乎并不影响拇指功能。

如果腕掌关节以远的关节活动度完好，则腕掌关节融合术能达到较好的效果。拇指覆盖于其他屈曲的手指（握拳位）之上，是腕掌关节融合的合适位置。

指间关节融合术

手术技术 73-28

- 通过一背侧直切口或以近端的基底的皮瓣切口显露指间关节。
- 劈开伸肌腱，松解、切除侧副韧带，屈曲位打开关节。
- 切除远、近节指骨关节面和少量的软骨下骨，使松质骨相接触。一定要切除软组织，这样软组织就不会进入关节。
- 将指间关节置于 0° ~15° 屈曲位，用细克氏针固定。先将克氏针穿入远节指骨并在其远端穿出，然后，当指间关节已处于合适的位置后，再向近侧穿入近节指骨。
- 如髓腔情况允许，可使用无头空心钉固定；某些情况下拇指近节指骨髓腔可能太大，因此与髓内钉不匹配。另外，需要在指间关节完全伸直位使用螺钉固定。

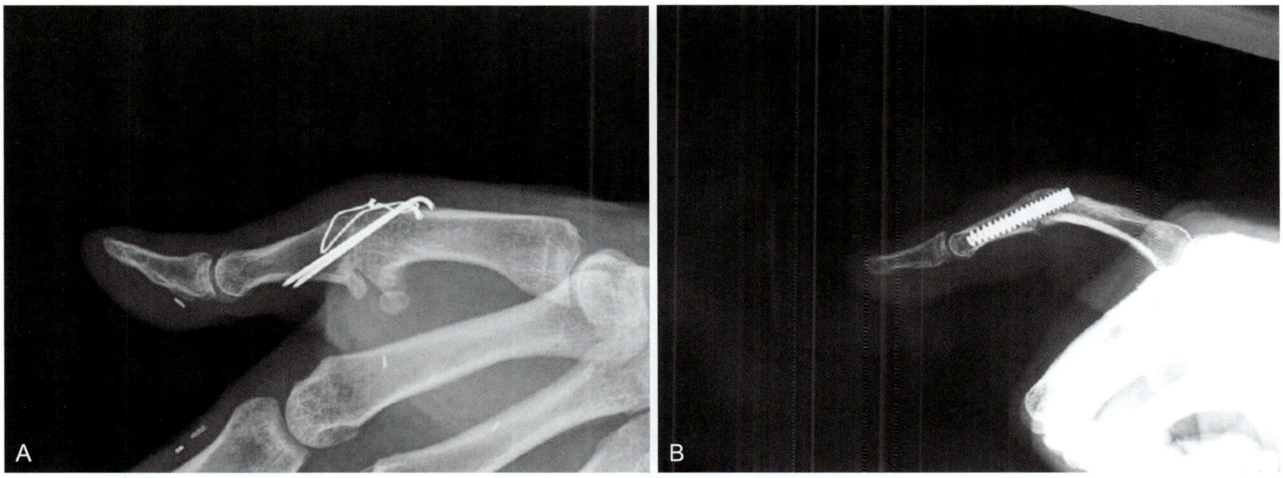

图 73-44 近指间关节融合术。A. 张力带；B. 加压螺钉（引自：Breyer JM, Vergas P, Parra L, et al: Metacarpophalangeal and interphalangeal arthrodesis: a comparative study between tension band and compression screw fixation, J Hand Surg Eur Vol 40: 374, 2015.）

- 经内固定将指间关节固定后，调整拇指合适的位置和长度。如果拇指短缩过多，宛如关节炎患者的残指（mutilans），可取一小块带皮质骨和松质骨的髂骨块植入，用克氏针贯穿固定，从而恢复拇指的长度。

术后处理 石膏托和缝线可于术后 10~14 天拆除。拇指继续用拇短人字形石膏固定 4 周或愈合。克氏针于术后 6 周拔除。继续应用夹板再固定 3~4 周。有时即使影像证据表明尚无骨融合，只要关节稳定、无痛也可以开始拇指的无保护运动和日常活动。

第一掌指关节融合术

手术技术 73-29

- 用骨凿、摆锯、钻头或咬骨钳切除近节指骨的掌指关节面，切面与该骨长轴垂直显露松质骨。也可将该关节面切成“杯 - 锥形”。
- 关节面切除之后，将指骨置于与掌骨成 15° 的屈曲位。目前有一种倾向，即将掌骨远侧也在与其长轴成 90° 位上截骨，而不是使掌指关节屈曲 15° 位上截骨，因为要达到这一目的就需要在掌侧截去更多骨质。两个截骨面必须贴合。
- 当掌指关节发生半脱位时，可能需要行骨短缩。
- 去除所有骨边缘的突出。
- 关节融合术可以采用纵向打入克氏针。先将克氏针穿过掌骨，然后再穿入指骨。要确保克氏针不刺入指屈肌腱或远侧关节。在皮下剪断克氏针，沿关节边缘往骨端空隙内填入碎骨块。
- 用细的可吸收缝线缝合肌腱。
- 最后关闭切口，将手用小夹板固定。如果需要，以后可更换为管型石膏固定。
- 确保拇指置于适当的旋前位，使拇指指腹能与其他手指相对合。

拇指掌指关节的张力带关节融合术

手术技术 73-30

- 做 1 个背侧弧形切口，将感觉神经从伸肌结构浅层解剖出来（图 73-45A）。
- 在拇短伸肌腱与桡侧腱膜之间切开，显露背侧关节囊（图 73-45B）。
- 纵行切开关节囊，暴露掌骨头和近节指骨底部，并切除骨赘、侧副韧带和滑膜组织（图 73-45C）。
- 使用咬骨钳，粗齿摆锯或者合适的铰刀，处理软骨下骨，使掌骨松质骨与近节指骨呈屈曲 20° 相接触（图 73-45D）。
- 使用 0.45 in 克氏针在近节指骨远 1/3 处横向钻孔，可使 1 根 22 号线通过（图 73-45E）。
- 使掌指关节保持在功能位，将 2 根 0.45 in 克氏针纵向穿过关节融合区，并进入近节指骨骨髓腔，利用 X 线影像来调整其位置，以便完成张力带固定。
- 将 22 号钢丝穿过，并将一端置于掌骨颈部的克氏针下方。
- 拉紧 22 号钢丝，并在融合区域打结（图 73-45F）。
- 把持克氏针并用神经吸引管将其末端弯曲，剪除弯曲部分，压入掌骨颈（图 73-45G）。

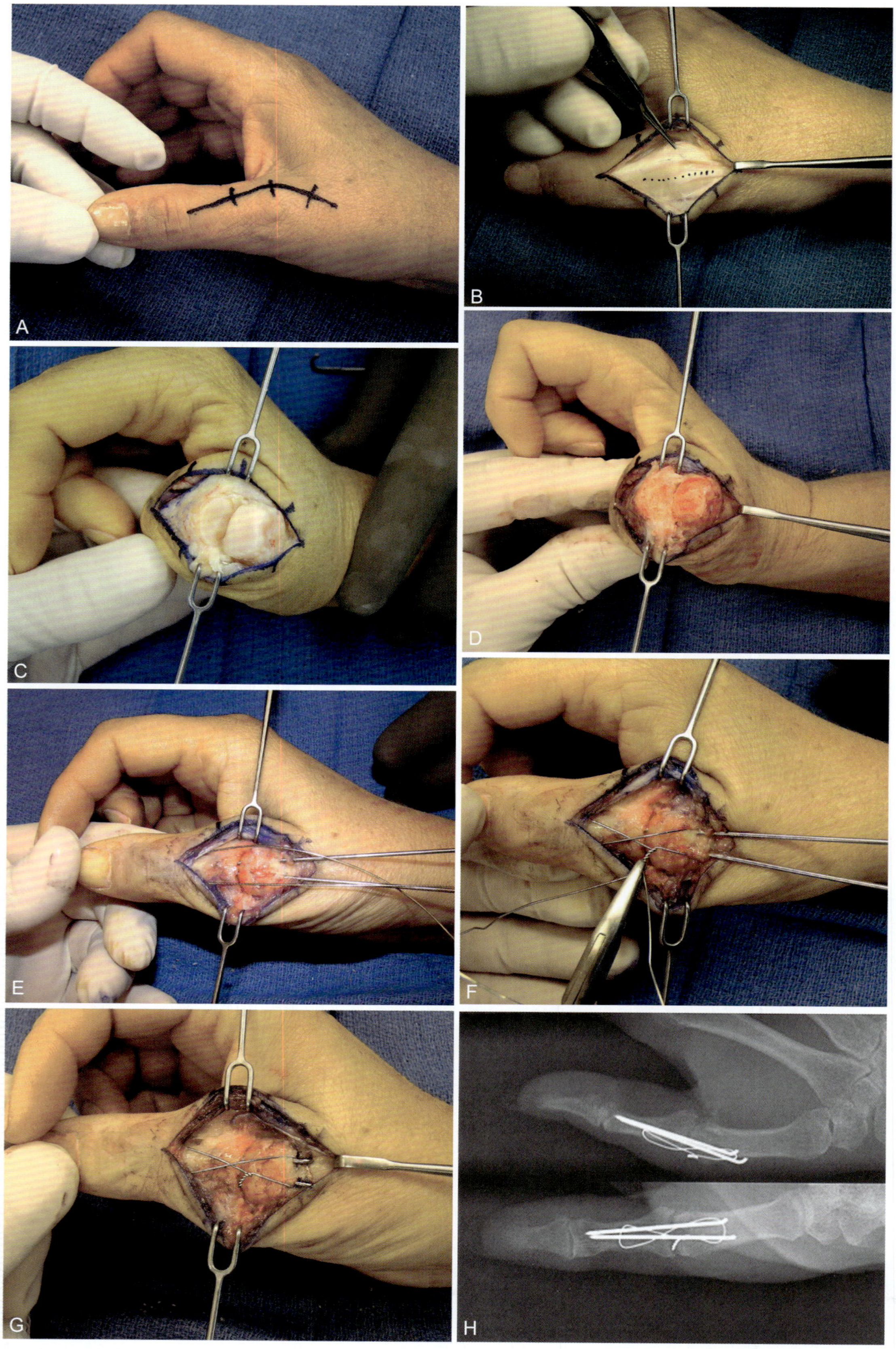

图 73-45 应用张力带技术的第一掌指关节融合术。A. 背侧弧形切口；B. 切开拇短伸肌腱和桡侧腱膜暴露背侧关节囊；C. 纵行切开关节囊，暴露掌骨头和近节指骨底部，并切除骨赘和侧副韧带以及滑膜组织；D. 显露软骨下骨，暴露掌骨松质骨和近端指骨松质骨的完整接触面；E. 在近节指骨颈以远 1/3 位置穿过克氏针，完成张力带固定；F. 将钢丝打结并将其末端埋置于关节融合处；G. 将克氏针剪断并将其压入掌骨；H. 术后影像学资料（见手术技术 73-30）

▪ 闭合关节囊，用 4-0 不可吸收线修复拇短伸肌（图 73-45H）。

术后处理 戴拇指人字形支具或石膏直至影像学下骨融合。解放指间关节，允许活动锻炼。

应用髓内钉的第一掌指关节融合术

手术技术 73-31（图 73-46）

▪ 按手术技术 73-30 方法显露皮肤及关节囊。
▪ 用咬骨钳、粗齿摆锯或适合此术的绞刀，处理软骨下骨，使掌骨松质骨与近节指骨成屈曲 20° 相接触。
▪ 将掌指关节置于功能位角度，最大限度地接触松质表面。影像学辅助定位导针。
▪ 根据螺钉直径扩髓。
▪ 将螺钉置于掌骨颈皮质下，评估固定的稳定性（图 73-46B）。
▪ 在进行常规创口闭合前，应用 X 线影像学以检查关节融合的对位情况。

可使用微型钢板实现拇指掌指关节融合（图 73-47D），该方法更适用于其他固定方式失败或者中间需要植骨时。在某些情况下，融合时需要额外的固定来实现坚强固定。

（四）第一腕掌关节融合术

尽管第一腕掌关节成形术通常能为关节带来良好的稳定性和力量，但是对于创伤性关节炎和骨关节炎的年轻患者来说，关节融合术较为合适。

关节融合术能缓解疼痛，并以牺牲拇指活动范围为代价保证关节的稳定和动作的有力。这一手术习惯上常用于要求有强有力、稳定和无疼痛拇指的患者。该手术对稳定先天性和麻痹性畸形，以及脑瘫性手部损害的关节有重要作用。

对于可引起第一腕掌关节区及其周围疼痛的其他原因要进行仔细的考虑。当拇指被动内收和腕关节尺偏（Finkelstein 试验）时发生疼痛，提示第一伸肌间室腱鞘炎（de Quervain）。正中神经嵌压的典型症状和体征（腕管综合征），桡侧腕屈肌腱骨纤维通道压痛和 X 线片显示邻近关节有关节炎表现，均提示存在其他潜在的、引起疼痛的原因。如果被动旋转第一掌骨并对第一腕掌关节施压时产生疼痛（研磨试验），则提示病变位于第一腕掌关节。对于任何一种第一腕掌关节融合术的手术方法，第一掌骨必须置于对掌位。

各种手术方法，如杵臼形截骨、滑动骨块移植以及采用克氏针、螺丝钉和 U 形钉固定的方法，均能达到 90% 以上的骨融合率。根据报道，单独使用

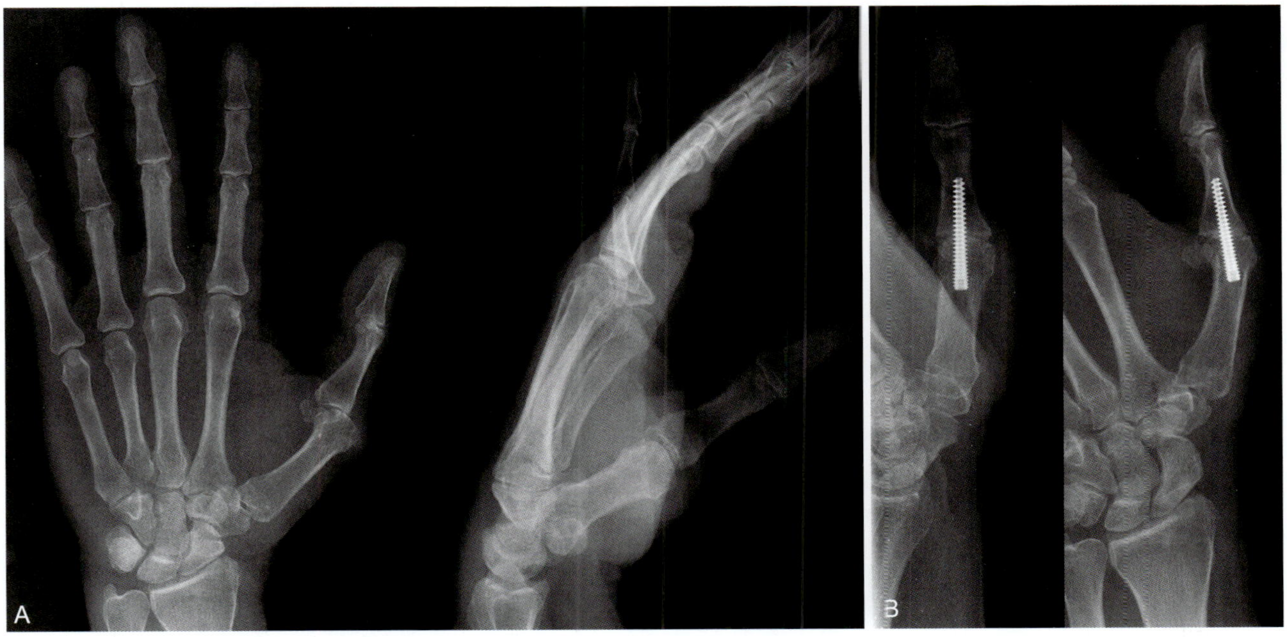

图 73-46 应用髓内钉固定的第一掌指关节融合术。A. 术前影像学资料显示，该患因风湿病第一掌指关节受损；B. 关节融合术及髓内钉固定术后（见手术技术 73-31）

螺钉进行关节融合的方法导致骨不愈合的发生率呈上升趋势。

第一腕掌关节融合术

手术技术 73-32 （图 73–47）

（Stark 等）

- 通过 1 个位于拇指基底部拇长展肌腱止点处的掌侧弧形切口显露第一腕掌关节，注意避开桡神经浅部感觉支和前臂外侧皮神经。
- 在第一掌骨基底部切断拇长展肌腱及对掌肌的起点，横行切开关节囊。
- 选择器械去除两关节面全部关节软骨和软骨下骨皮质。
- 将骨端置于适当的位置对合加压，并用 2~3 根细克氏针固定以维持这一位置。使用直径约 4 mm 的空心螺丝钉也能提供满意的固定。
- 如果需要有更多的骨面接触，可能需要额外的植骨。
- 修复关节囊和拇长展肌腱，缝合皮肤。

术后处理 用拇指“人”字形石膏固定 2 周后，拆除缝线。继续用拇指“人”字形石膏固定，并定期进行 X 线摄影以了解骨愈合情况，直至达到骨融合。时间通常需要 12 周。

手术技术 73-33

（Doyle）

- 患者仰卧，患手旋后位置于手术桌上，缚止血带。
- 做 1 个掌侧弧形切口，显露第一掌骨的近侧 2/3 和第一腕掌关节的掌、背侧。
- 辨认并保护桡神经表浅皮支及拇短伸肌腱。
- 切断拇长展肌腱，带着一部分关节囊，以便以后重新固定。
- 将大鱼际肌翻向远侧，切开背侧及掌侧关节囊显露关节。
- 用气动磨钻去除关节软骨和软骨下骨直至见到松质骨。
- 将拇指掌骨基底修成略呈圆形，并在大多角骨修出 1 个与之相匹配的浅凹。保留关节的整个外形，以免造成拇指短缩。
- 用 1 个小骨凿在骨面上修出数个浅小的切痕。
- 用交叉克氏针将关节牢固固定在掌侧外展 30° ~40° 和桡侧外展 30° ~35° 位（握拳位）。
- 用小钻头或克氏针在拇指掌骨的背侧钻出多个骨孔，骨孔的连线呈矩形。
- 用小骨凿将骨孔凿通，游离带有皮质骨和松质骨的滑动移植块。
- 在大多角骨背侧修出 1 个矩形凹槽，以便接纳骨移植块。

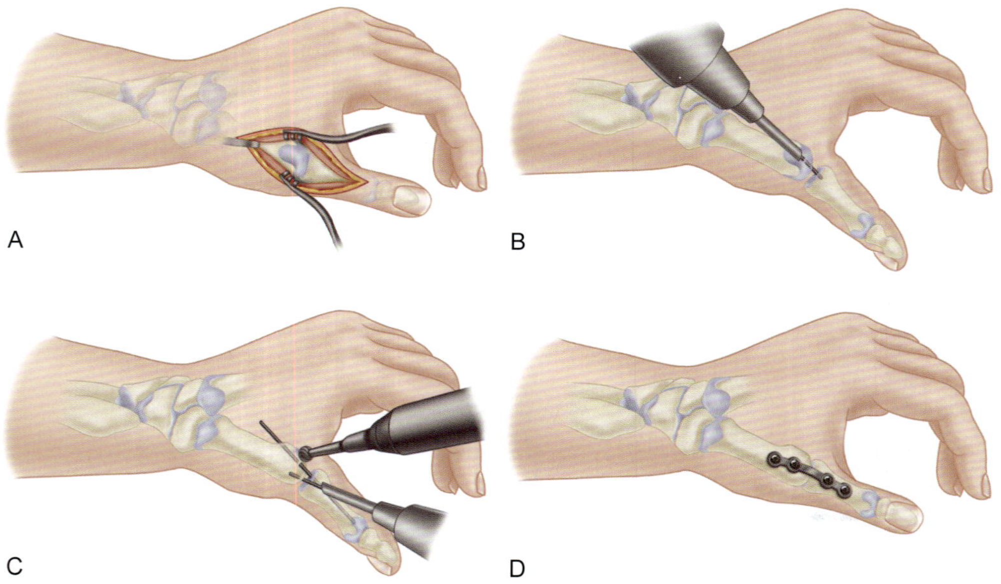

图 73-47 第一掌指关节融合术。A. 切口；B. 应用气动磨钻去除关节面直至松质骨；C. 用骨凿在相对的关节面上做一些小的骨切除；D. 钢板及螺钉固定（重绘自：Doyle JR: Sliding bone graft technique for arthrodesis of the trapeziometacarpal joint of the thumb, J Hand Surg 16A: 363, 1991.）

- 将骨块推向近端进入大多角骨凹槽中，压紧骨块。
- 用克氏针或螺丝钉固定骨块，以免骨块移位。
- 固定拇长展肌，关闭切口，用不黏性敷料包扎伤口，敷料外用管型衬垫和“人”字形夹板固定。

术后处理 如果伤口愈合情况好，在术后 10 天拆除夹板和缝线。应用拇指“人”字形管型石膏固定。管型石膏和克氏针在术后 8 周去除。关节融合的情况可用定期的 X 线片检查进行观察。在融合成功、克氏针去除后可开始关节运动和力量性练习。

应用克氏针或钢板的第一腕掌关节融合术

手术技术 73-34

（Goldfarb 和 Stern）

- 从第一掌骨背侧中点至桡骨茎突近端做 1 个纵行切口。
- 找到并且保护桡神经浅支和横向走行的前臂皮神经分支。
- 显露拇长展肌和拇伸短肌，于两者间显露关节。
- 弧形切开掌骨和大多角骨腕掌关节囊和软组织结构，并用 2 个小霍夫曼牵开器显露掌骨底。
- 用咬骨钳从掌骨基底去除剩余关节软骨和坚硬的软骨下骨，形成松质骨的锥状面。
- 用咬骨钳、刮匙和小型骨凿将大多角骨做成与掌骨基底相匹配的杯状（图 73-48A）。
- 将拇指放置于与手的冠状面与矢状面大约成 45° 的位置上。轻度内旋，以加强手指的对掌功能。在这一位置，握拳时拇指可覆盖示指中节指骨背侧。
- 用 1.6 mm 的克氏针临时固定关节，并用 X 线确认骨的对位是否标准（图 73-48B）。
- 若关节角度满意，检查骨接触面。如果两骨端接触面不佳，可以做桡骨远端取骨植骨。向近端延长切口，保护感觉神经，并松解桡骨背侧腱鞘。拉开拇长展肌与拇短伸肌腱，在桡骨皮质做 1 个 5 mm × 5 mm 的骨窗，切取松质骨；将其置入所需融合位置的缺口。

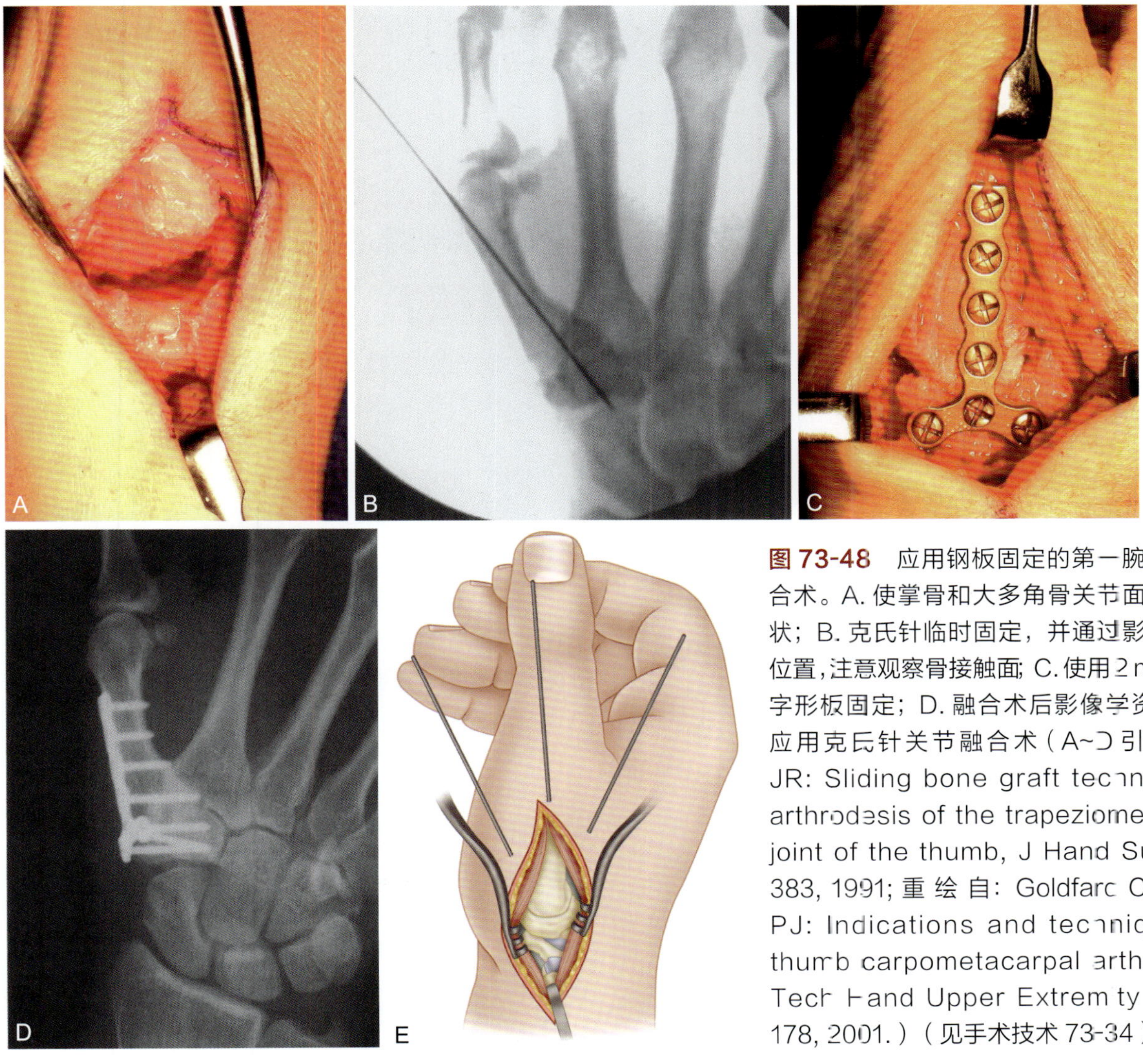

图 73-48 应用钢板固定的第一腕掌关节融合术。A. 使掌骨和大多角骨关节面形成杯锥状；B. 克氏针临时固定，并通过影像学确定位置，注意观察骨接触面；C. 使用 2 mm 的“T”字形板固定；D. 融合术后影像学资料；E. 应用克氏针关节融合术（A~D 引自 Doyle JR: Sliding bone graft technique for arthrodesis of the trapeziometacarpal joint of the thumb, J Hand Surg 16A: 383, 1991; 重绘自：Goldfarb CA, Stern PJ: Indications and techniques for thumb carpometacarpal arthrodesis, Tech Hand Upper Extremity Surg 6: 178, 2001.）（见手术技术 73-34）

- 克氏针临时固定，选用2.4 mm的T形板或2.0 mm/2.4 mm的微型髁接骨板（Synthes USA，Paoli，PA），打入螺钉（图73-48C）。注意在多角度使用影像设备，以确定钢板及螺钉没有穿透邻近关节（图73-48D）。
- 如果采用克氏针固定，应使用3根1.1 mm克氏针逆行从掌骨打入大多角骨。第1枚克氏针要完全按照骨融合的轴线打入，其他2枚与此轴成10°~20°（图73-48E）。要注意勿将克氏针打入小多角骨关节。将针尾置于皮肤外以便取出。
- 用常规方法闭合皮肤创口，采用从手臂到手指的短臂“人”字形石膏固定，保持指间关节活动不受限。

第十三节 类风湿腕关节畸形

一、腕关节滑膜炎

在类风湿关节炎中，腕关节背侧通常是第一个发生疼痛肿胀的部位。腱鞘肿胀可造成de Quervain病、扳机指或腕管综合征，然而，类风湿关节炎作为潜在的病因可能不被注意。肿胀开始时可表现为尺骨远端出现一个小的柔软的包块；X线片可能显示在尺骨茎突的基底部出现一个小斑点，可作为疾病的第一个影像学证据。滑膜炎可扩展并造成广泛的外观如沙漏状的肿胀，肿胀的中部被伸肌支持带所缩窄。关节的破坏最终造成尺骨远端的背侧半脱位、腕骨的尺侧移位、掌骨的桡侧成角和手指的尺偏畸形。结果腕关节可发生向掌侧的半脱位。肌腱尤其是尺侧3个手指的伸肌腱可发生断裂。

当滑膜炎为中度，并且没有骨质的改变，但疼痛症状明显时，采用腕关节背侧滑膜切除术可能会获得持久的疗效。腕关节背侧滑膜切除术的手术指征是：患者接受了适当的药物治疗，但腕关节背侧肿胀持续超过6周或更长时间。这一手术可被认为是一种预防性措施，以避免发生伸肌腱的断裂。伸肌腱的断裂可严重影响手的功能，并且功能不能完全恢复。在腕关节水平的任何肌腱断裂均可于滑膜切除术时进行修复。修复的方法包括肌腱侧方吻合术，游离肌腱移植术和肌腱转位桥接肌腱缺损。当滑膜炎累及腕及掌指关节时，可在一次手术中通过一个仔细设计的切口，同时在两个关节水平进行滑膜切除术，但一次手术通常只做一侧肢体。

在腕关节的掌侧，轻微的临床上无法检查出的滑膜肥厚就能造成正中神经的压迫，并产生腕管综合征的表现。对于类风湿关节炎中产生的神经压迫，应用夹板制动和类固醇注射等非手术治疗无效时，必须用手术的方法进行松解。当腕关节掌侧腱鞘明显增生，伴或不伴正中神经嵌压症状时，采用掌侧（屈肌侧）腱鞘切除术在缓解疼痛和防止肌腱断裂方面很有效。腕管通常是发生屈肌腱断裂的部位。桡骨远端或腕舟骨突入腕管内均可造成拇指和其他手指的磨损，甚至断裂，其中拇长屈肌和示指深屈肌腱较常受累。在类风湿关节炎中，腕骨间关节本身及周围腱鞘内的滑膜炎尤其常见。

根据病变累及的范围和严重的程度，可选择不同的手术治疗。正如前面已提到的，当适应证掌握合适时，腕关节背侧的滑膜切除术是一种有价值的手术（图73-49）。可能还需要进行关节囊韧带修复术以稳定关节。最好对伸肌腱进行修复。如果有可能，最好选择与邻近肌腱缝合修复的方法，而不采用肌腱移植修复。而腕关节水平屈肌腱的断裂宜采用与邻近肌腱缝合或肌腱移植的方法进行修复。但是，如果指间关节不稳或退变，应首选远侧关节融合术进行治疗，如拇指指间关节无关节炎且稳定，可考虑行环指指浅屈肌转位。

腕背侧滑膜切除术

手术技术 73-35

- 在腕背侧做1个轻度弧向尺侧的纵行切口，暴露尺骨远端和伸肌支持带，应避免切口弧度呈锐角，否则会导致皮瓣血液循环障碍。保护较大血管和所有能识别出的感觉神经。
- 沿侧方切开，掀起伸肌支持带。
- 在支持带近端和远端边缘做横行切口。
- 在近端切口保留5~10 mm宽的支持带近侧。
- 与尺侧伸腕肌走向平行，与2个横行切口相连，于内侧纵行切开支持带。
- 由内向外掀起支持带，游离开各间室隔膜。避免损伤伸肌腱，尤其勿伤及拇长伸肌腱。
- 向桡侧游离并翻转伸肌支持带。
- 仔细切除指伸肌腱和桡侧腕伸肌腱周围的滑膜。切除所有尺骨远端和远尺桡关节周围增生的滑膜。
- 如果从尺骨远端到桡骨及腕骨的连接完整，予以保留，如远尺桡关节半脱位，则需要将尺骨远端切除1 cm，处理远端使其平滑，并用骨膜及周围软组织覆盖。

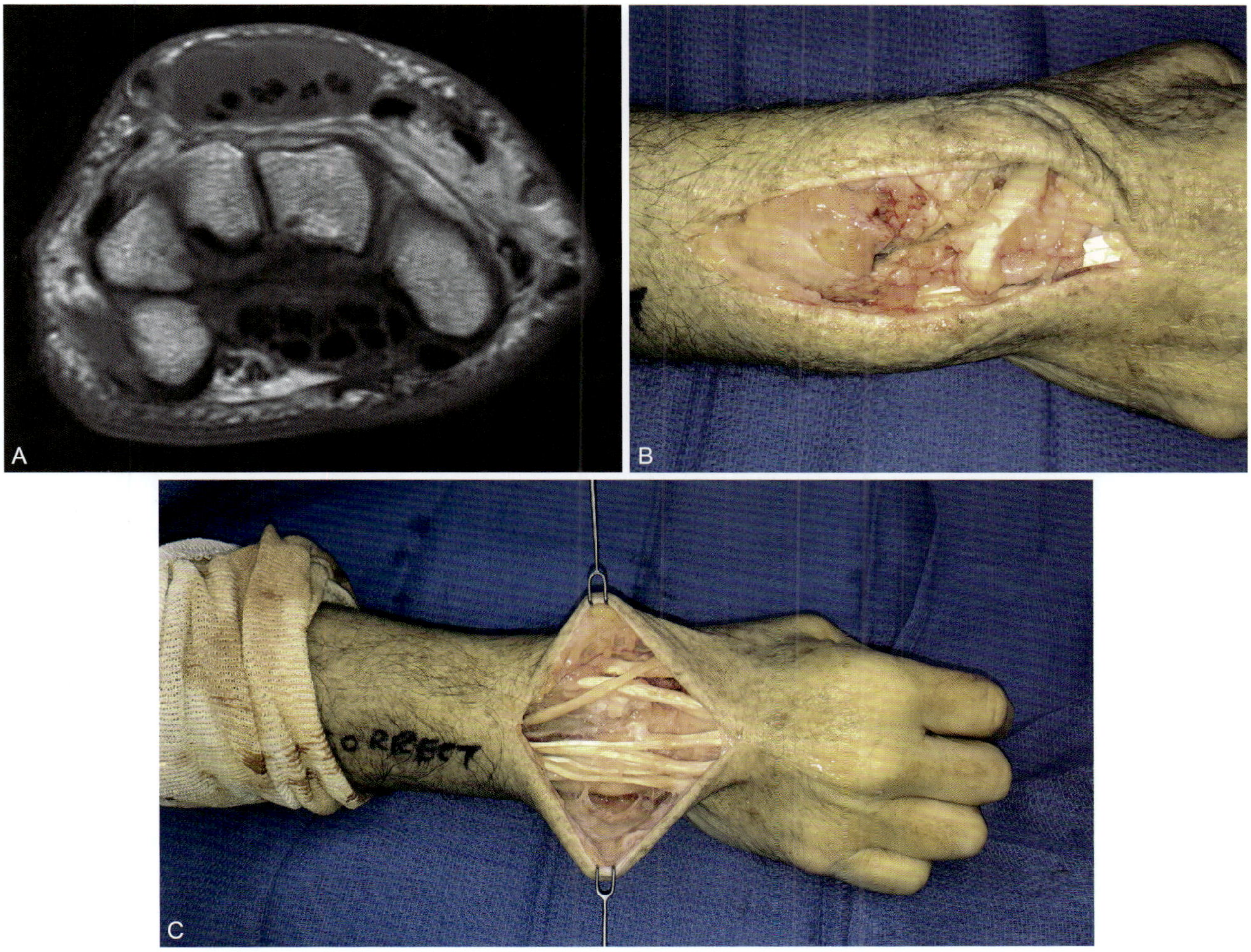

图 73-49 伸肌滑膜切除术患者，69 岁，右手为主，风湿病检查阴性，持续性伸肌滑膜炎。A. MRI 显示孤立的第四伸肌间室受累。B. 背侧中线入路暴露增生性伸肌腱滑膜炎。C. 腱鞘切除术后腕关节。注意风湿病理研究，组织病理学和培养。而且，在这种情况下，伸肌腱滑膜炎并不罕见，但在病因方面是不确定的

- 于尺侧伸腕肌第五掌骨基底附着部切开该肌腱鞘。
- 如果腱鞘碎裂并且肌腱向掌侧脱位，则形成一个屈肌，会引起腕关节掌屈和尺偏。此时，应将肌腱复位至腕背侧并使用部分伸肌支持带建立滑车结构。
- 如果术前患者腕关节处于桡偏位，则需要将桡侧腕长伸肌腱转位至尺侧腕伸肌腱。
- 辅助手部牵引，切除腕骨间滑膜。将伸肌支持带置于拇长伸肌腱深面，缝合于支持带内侧残端。
- 患肢抬高止血。
- 间断缝合闭创，留置引流。
- 加压包扎，掌侧石膏托板保持腕关节中立位。

术后处理 鼓励患者尽早进行手指关节的主动运动。24~48 h 后拔除引流，定期检查伤口，排除皮肤下血肿。手术后 10~14 天拆线，术后 3 周拆除石膏托。

掌侧滑膜切除术

手术技术 73-36 （图 73-50）

- 做 1 个掌侧纵行切口，远端始于手掌中部，向近侧达腕部，平行于鱼际皱褶，然后，切口略弯向尺侧，止于腕关节近侧 7.5 cm 处。
- 自切口近端打开深筋膜，辨认正中神经。在正中神经尺侧操作，由近端开始，仔细向远端游离神经。
- 完全切开腕横韧带显露屈肌腱，其在掌部的远侧边缘要比通常的认识更远。
- 从近端开始逐渐向远端切除每条屈肌腱的腱鞘滑膜组织，始终要记住正中神经的走行位置，仔细分辨屈肌腱的滑膜。评估屈肌腱的破裂程度。
- 在腕骨表面检查掌侧滑膜囊和韧带有无骨赘，尤其需注意远端桡侧边缘和舟骨。用咬骨钳咬掉骨赘并闭合腕骨滑膜囊韧带层。不要缝合深部的腕横韧带。

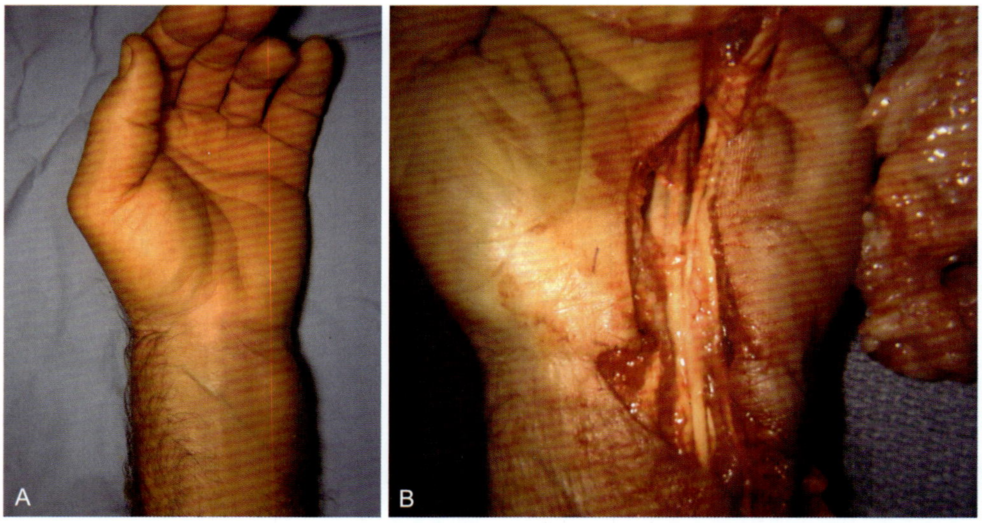

图 73-50 A. 左手腕关节类风湿腱鞘炎向掌侧和前臂远端尺侧（中间）扩展；B. 腱鞘炎切除术，切口远侧到掌，近侧到前臂，切除的腱鞘滑膜包块位于内侧（见手术技术 73-36）

- 松止血带，彻底止血。留置引流条，关闭切口。
- 加压包扎伤口后，应用掌侧石膏托固定，石膏托必须从前臂近端达远侧掌横纹处。
- 维持腕关节于伸直位至少 3 周。

术后处理 同背侧滑膜切除术。在手术当天立即开始进行手指的活动范围练习，因为在这类手术中，手指屈伸活动经常受到限制。

二、腕关节融合术及关节成形术

目前，针对腕关节炎性病变的重建手术有关节融合术和关节成形术。如果骨性手术涉及双侧腕关节，应考虑至少在一侧行关节成形术。有时因对侧腕关节最终塌陷需要重建时，本侧腕关节宜开始就采用关节成形术。现在已有多种关节成形术。切除桡骨远端，造成一个突起以防止手掌脱位。这种方法不需要植入物就能维持一定的关节稳定性、增加关节活动度和缓解疼痛。但是，切除性关节成形术后不能获得一个稳定的关节。

植入物包括硅橡胶（Swanson）假体、可塑金属假体（图 73-51）。Swanson 腕关节成形术不需要固定，切除骨量少，而且手术过程简单。目前假体的折断率为 10%~52%，假体的翻修率为 14%~41%。这种植入物已经不再那么受欢迎，因为其他设计已经被证明更可靠且没有反应性滑膜炎问题。

尽管全关节置换术在保留关节运动方面有优点，能提供稳固的运动支点并获得稳定的固定，但仍存在一些问题，如 50% 的患者发生远侧假体松动。由金属或塑料制成的腕关节假体导致的假体返修率为 9%~35%。限制性假体，如 Meuli 和 Volz 腕关节，可使过多的外力传导至假体，导致假体远侧部分的移位，并造成正中神经的压迫和屈肌腱的磨损。Meuli 和 Fernandez 发现在 50 例类风湿或创伤性腕关节炎患者中采用 Meuli Ⅲ型腕关节假体植入后，24 例获得极佳的疗效。尽管如此，有 8 例患者出现假体松动。如果要应用这一假体，充分的肌肉平衡和腕关节挛缩可以矫正是成功的先决条件。Beckenbaugh 和 Linscheid 报告应用半限制性双轴腕关节假体取得令人满意的初步结果。这种假体表面的多孔涂层即可加强骨水泥的固定，也可以不用骨水泥。Retting 和 Beckenbaugh 对 13 例失败的全腕关节成形术进行了术后评价，并应用双轴全腕关节假体进行翻修手术。虽然症状有一些改善，但假体松动仍始终是一个问题，特别是对于患类风湿疾病的患者。Takwale 等发现，66 例行双轴腕关节置换术的患者平均随访期为 52 个月，其中有 5 例需要假体返修。8 年存活率为 83%。Menon、Divelbiss、Sollerman 和 Adams 报道，腕关节类风湿关节炎早期患者治疗是有希望的。为患废用性腕关节炎患者行植入性关节成形术时，应严格选择患者，仔细考虑手术技巧，及对非手术治疗的全面考虑均是重要的方面。据 Carlson 和 Simmons 报道，全腕关节置换术的禁忌证包括半脱位、骨质破坏、感染、神经系统损伤、用助步器和手杖行走的患者和腕伸肌腱损坏。

对于类风湿关节炎患者，关节融合术或关节

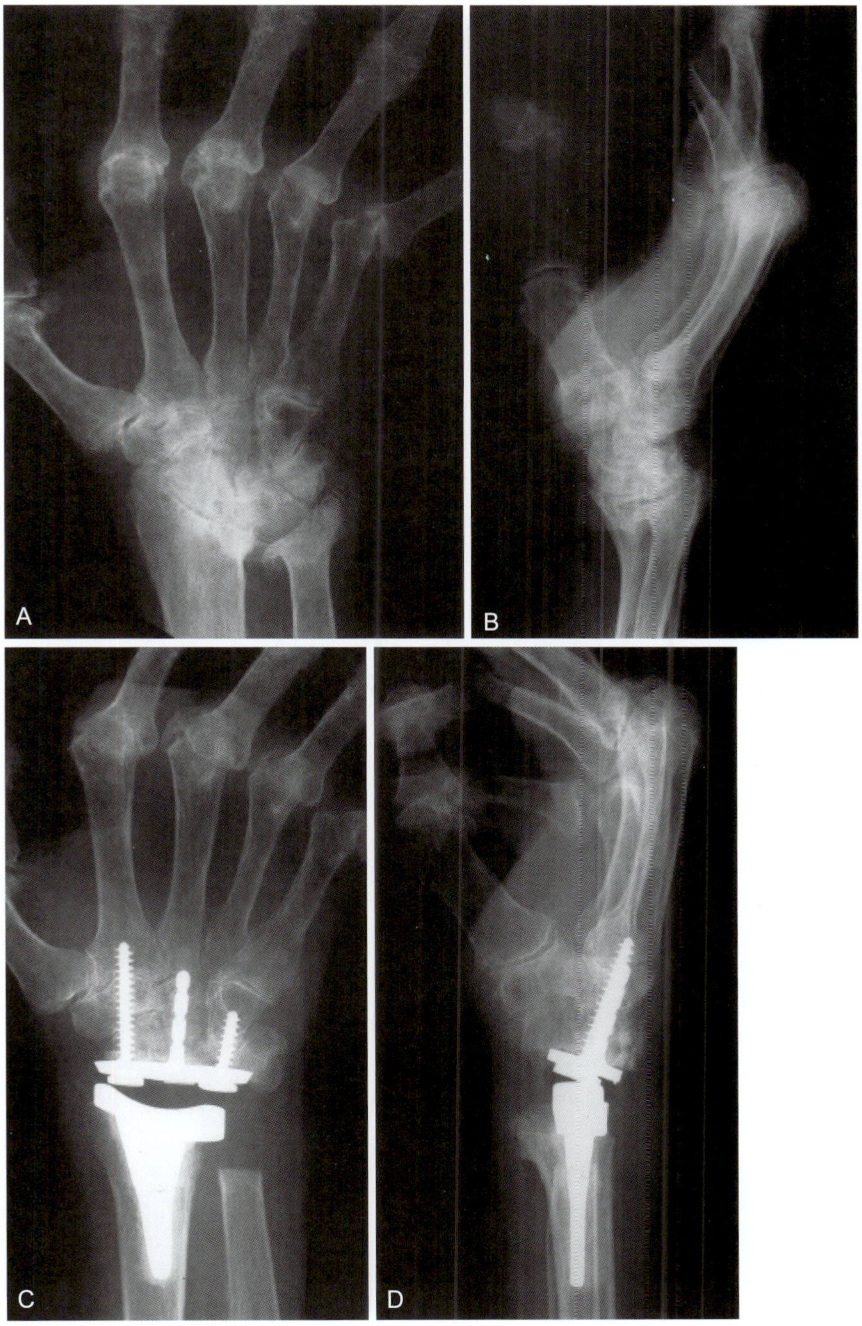

图73-51 A和B. 类风湿病伴有症状的腕关节炎; C和D. 腕关节成形术术后2年(引自: Divelbiss BJ, Sollerman C, Adams BD: Original communications: early results of the universal total wrist arthroplasty in rheumatoid arthritis, J Hand Surg 27A: 195, 2002.)

成形术何者更好尚有争论。腕关节成形术通常比关节融合术有更高的晚期并发症的发生率；然而，关节融合术能够提供一个无痛并稳定的腕关节。大多数观点认为关节融合术对于腕和手指显著的屈曲畸形、对于腕关节脱位或腕关节疼痛伴多发肌腱断裂是首选的治疗措施，尤其对于桡侧腕长、短伸肌断裂更为适用，因为这些肌肉对于腕关节的平衡是必需的。另外，当腕关节畸形为双侧性，并且双侧均需要进行复杂的手术治疗时，其中一侧可选用关节融合术以提供稳定性，特别是对于必须使用拐杖者，另一侧腕关节可采用关节成形术。成功的关节融合术能有效地缓解疼痛、矫正畸形并维持腕关节的稳定性（图 73-52）。

使腕关节获得最大功能的确切融合位置尚有争议。推荐位置为 10° ~30° 背伸位。在进行双侧腕关节融合术时，一些学者喜欢将一侧手腕融合于背伸位，另一侧融合于掌屈位。双侧腕关节通常不应均融合于背伸位，因为这样患者无法兼顾自己如厕

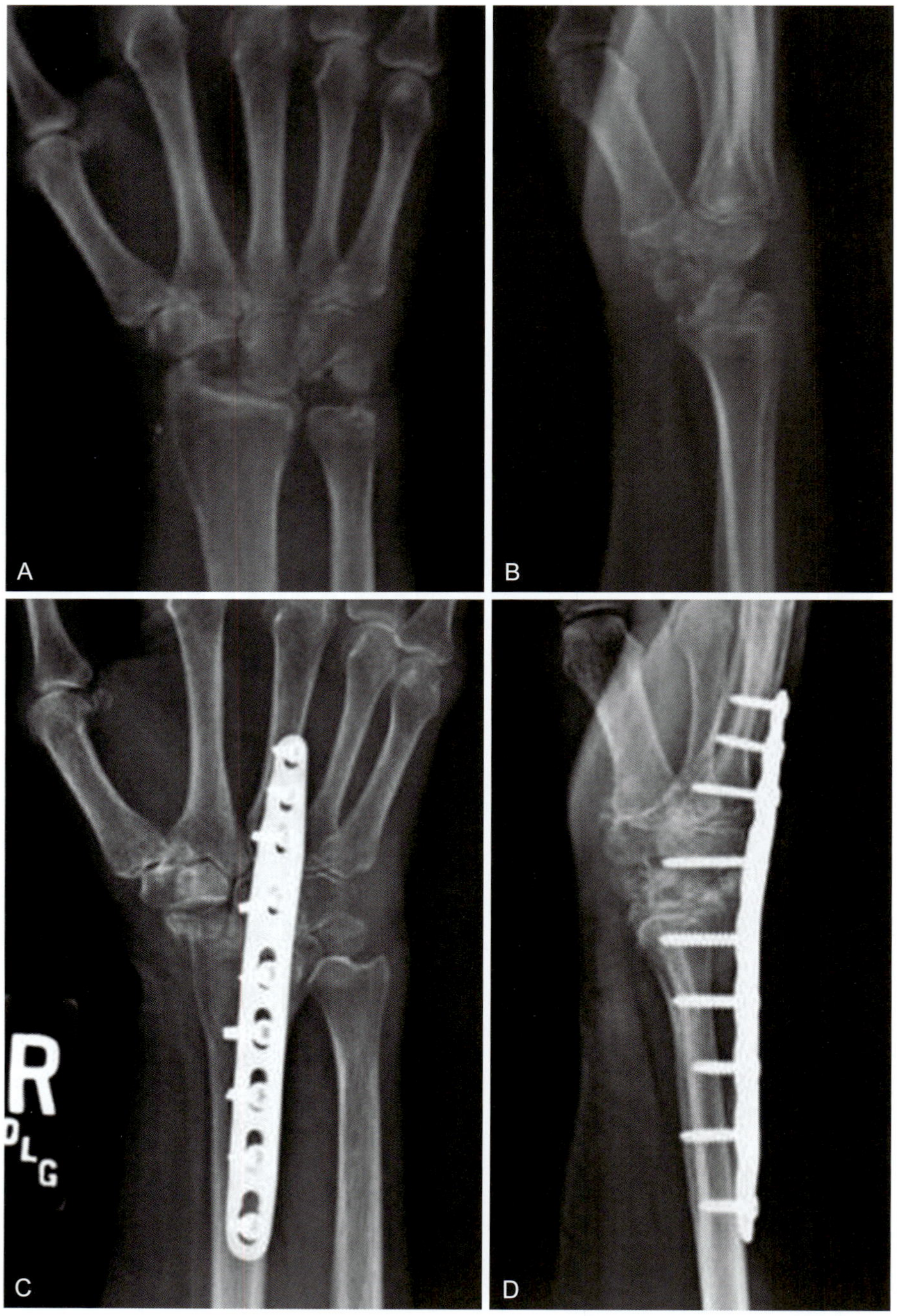

图 73-52 65 岁女性，近排腕关节切除术后持续疼痛 2 年。腕关节正位（A）和侧位（B）显示腕关节桡侧关节间隙狭窄。使用 Synthes 腕关节融合板成功进行全腕关节融合的正位（C）和侧位（D）图

的需要。现在对关节融合术已有许多令人满意的手术方法。大多数手术需要某种类型的内固定，包括在第二、第三掌骨干间插入克氏针。穿过腕骨进入桡骨的髓腔，并辅助用一个骑跨钉以防止旋转；在髓腔内插入施氏针，并在腕关节的背侧植骨；用施氏针进行髓腔内固定，钢针插入第三掌骨骨干中，并用一个骑跨钉或斜行钉进行辅助固定，这样可同时在掌指关节进行手术。因为所有用于类风湿腕关节融合的手术方法均相似，此处仅介绍 Millender 和 Nalebuff 的手术技术。桡腕关节融合（桡舟关节、桡月关节以及桡舟月骨关节）能有效地未累及的腕关节活动，来稳定桡腕关节以防止尺偏。Motomiya 等使用半束尺侧腕伸肌来稳定远端尺骨端（图 73-53），结果显示在所有的 22 例患者中均获得了桡月关节融合。另外，平均随访 7 年时，平均关节活动度刚好超过 70° 且关节炎无进展（图 73-54）。与之相似，Raven 等发现桡尺关节融合对治疗类风湿关节炎和银屑病性关节炎伴有痛性尺侧移位和保留腕中关节均有效，尽管在 11 年的随访中，Larsen 分期有轻度进展。

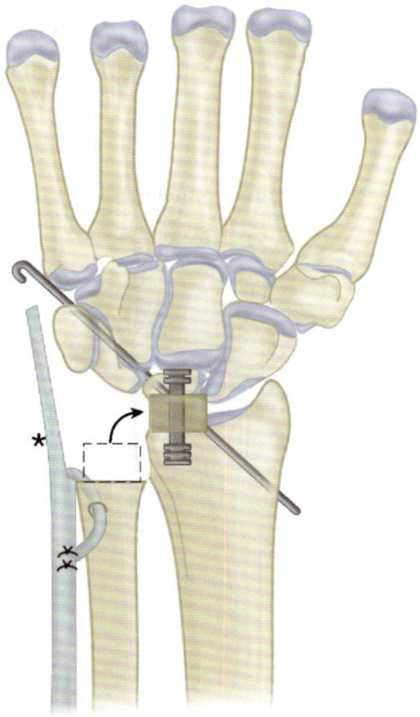

图 73-53　桡月关节融合。半束的尺侧腕伸肌腱（星号）用来稳定远端尺骨端。克氏针用来横跨固定三角骨、移植骨块和桡骨，术后 6 周拔除（引自：Motomiya M, Iwasaki N, Minami A, et al: Clinical and radiological results of radiolunate arthrodesis for rheumatoid arthritis: 22 wrists followed for an average of 7 years, J Hand Surg 38A: 1484, 2013.）

腕关节关节融合术

手术技术 73-37

（Millender 和 Nalebuff）

- 做 1 个背侧纵行直切口，保护指和腕伸肌腱。
- 用刮匀去除腕骨和桡骨的关节软骨及硬化的骨质，直至显露出松质骨。为了将脱位的腕关节复位，可能需要切除一定量的骨。
- 选 1 根大小合适的施氏针插入腕骨中，远端由第二、三掌骨之间穿出。然后，向近端将钢针打入桡骨的髓腔，并在皮下剪断其末端。
- 作为另一种替代方法，也可切断第三掌骨头，以备以后植入关节假体。
- 通过第三掌骨的髓腔插入施氏针，然后穿过腕骨，最后穿入桡骨。在掌骨远端留下足够的空间，以便能够植入掌指关节假体的近侧柄。使腕关节处于中立位。
- 为避免发生旋转畸形，可通过桡腕关节打入骑跨钉或插入 1 枚斜形克氏针。
- 将一小块骨水泥或者是已切除的掌骨头骨组织塞入掌骨髓腔中，以防止 Steinmann 钉的移位和滑出。
- 松松地关闭切口，以便引流完全通畅。
- 继续对患指进行其他必要的手术。

术后处理　至少在术后 2 周内要使用支具，以避免肿胀引起的并发症，腕关节由石膏或支具固定，直至产生骨融合。支具固定的范围和支具的类型要根据患者的运动情况和需要而定。

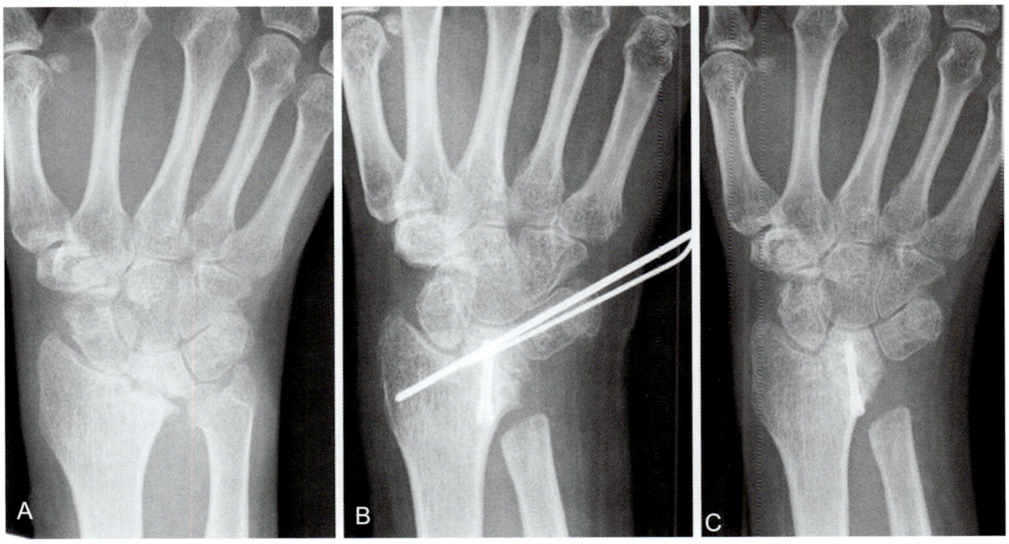

图 73-54　A. 女，36 岁，桡月关节融合后由 Larsen Ⅲ级立刻改善为 Larsen Ⅱ级（B）；C. 术后约 8 年，保留的关节情况良好（引自：Motomiya M, Iwasaki N, Minami A, et al: Clinical and radiological results of radiolunate arthrodesis for rheumatoid arthritis: 22 wrists followed for an average of 7 years, J Hand Surg 38A: 1484, 2013.）

（一）桡尺远侧关节置换术

桡尺远侧关节不稳定和退行性关节炎畸形可以通过一些技术来治疗（见第 69 章，手腕疾病）。当这些情况需要手术干预时，使用假体置换可能是有益的（图 73-55）。每一种假体能的具体细节在制造商的手术指南中有最好的概述。关节不稳定和关节炎均可采用 Aptis-Scheker 假体治疗（图 73-56）。该植入物最常见的并发症是尺侧腕伸肌腱炎，为此设计了脂肪筋膜瓣来减少这一问题。Rampazzo 等报道了一组具有挑战性的患者（包括 Madelung 畸形和 Ehlers-Danlos 综合征患者）的功能结果。他们

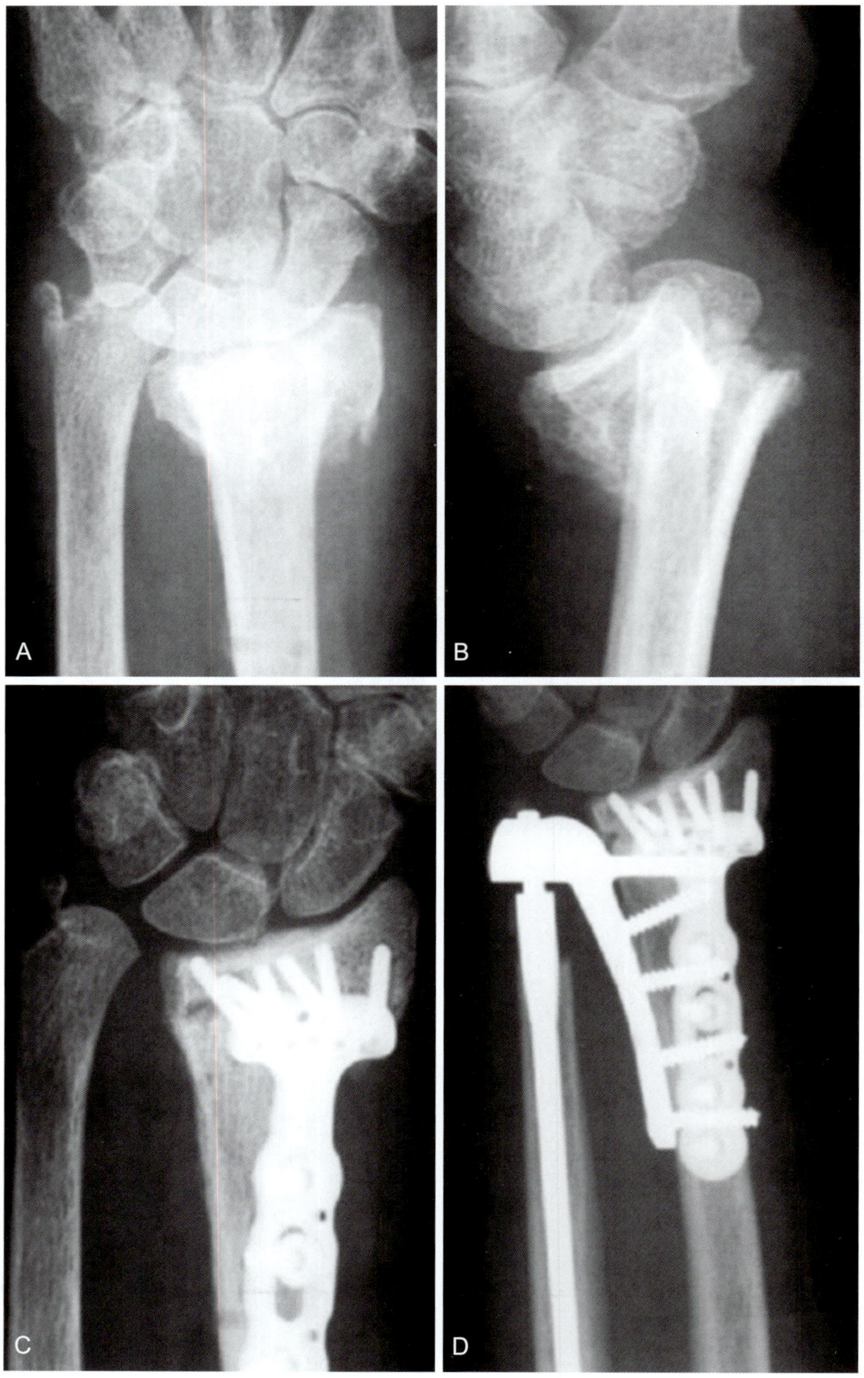

图 73-55 55 岁男性，桡骨远侧畸形的矫正截骨术。桡尺远侧关节置换术后关节不稳和疼痛。A 和 B. 术前 X 线片，显示桡骨远侧畸形愈合，伴有明显尺侧不齐。C. 矫正截骨术后 2 个月，畸形愈合得到纠正，但桡尺远侧关节功能障碍持续存在。D. 全桡尺远侧关节置换术后 1 个月，疼痛减轻，抓握和上举恢复。随访 3 年以上，无临床或影像学松动指征［引自：Faucher GK, Zimmerman RM, Zimmerman NB: Instability and arthritis of the distal radioulnar joint: a critical analysis review, JBJS Rev 4(12): pii: 01874474-201612000-00001, 2016.］

回顾性分析了 46 位年龄在 40 岁以下（18~39 岁）的 Aptis-Scheker 假体置换患者，发现 5 年成功率为 96%。虽然尺侧腕伸肌腱炎通过脂肪筋膜瓣得到了满意的治疗，但本组还有其他翻修原因包括更换聚乙烯球（2 例）、更换尺骨柄（2 例）、桡骨钢板复位、月骨部分切除和后骨间神经瘤切除。桡骨板松动是一个远期的潜在问题，因为是固定在桡骨干而不是通过骨长入。

各种尺骨头假体植入物被设计出来以减轻远端尺桡关节退行性病变和关节不稳定造成的疼痛（图 73-57）。虽然中期随访的成功率令人满意，但仍存在担忧，因为柄松动和其他因素使返修并不罕见。

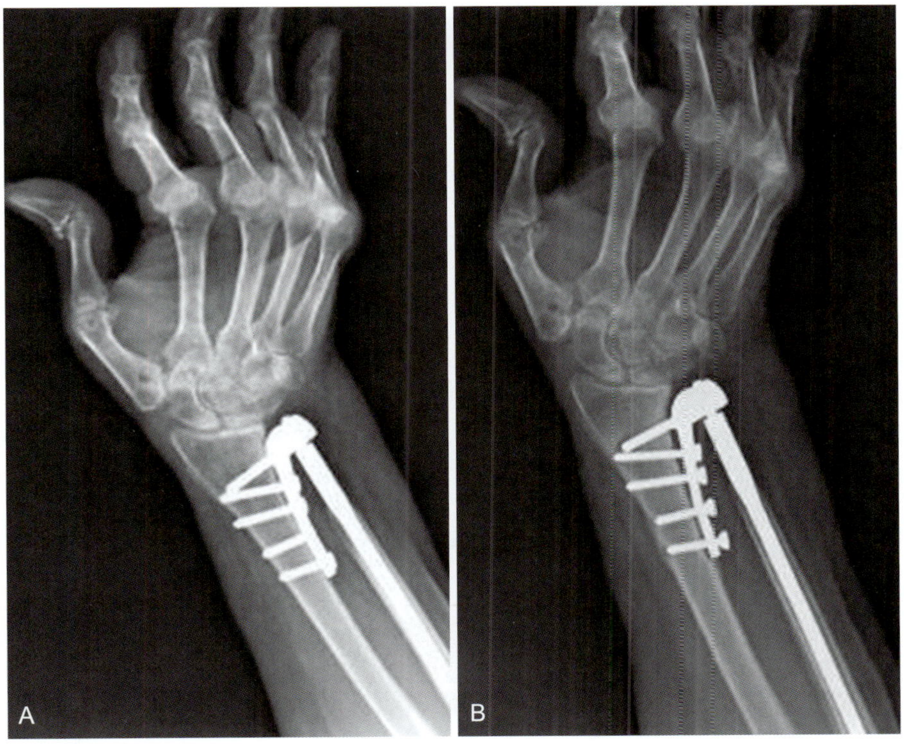

图 73-56　65 岁女性狼疮，筋膜介入治疗未能缓解症状，应用 Aptis-Schker 植入物进行关节置换治疗。A. 术后早期 x 线照片。B. 随访 2 年，最近出现腕关节疼痛、肿胀和机械症状

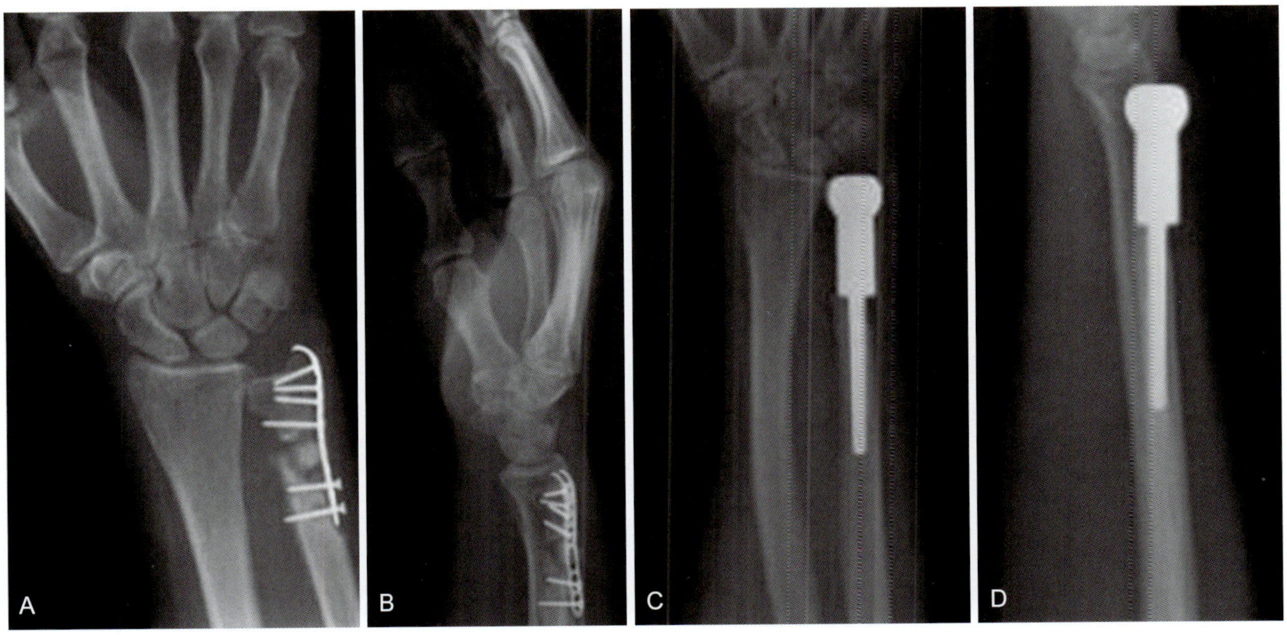

图 73-57　50 岁女性包装搬运工更换尺骨头。A 和 B. 腕关节翻修植骨后的正侧位图，因退行性嵌塞综合征而行尺骨短缩截骨术导致骨不连后复位。C 和 D. 尺骨头置换术后的前后侧位图。临床得到中度改善

在为期 56 个月（16~126 个月）的随访中，Kakar 等报道了在 10 年的随访期间，47 个假体的存活率为 83%。虽然 92% 的患者报告术后感觉更好，但 30% 的患者需要翻修；最常见的翻修原因是软组织稳定和植入物松动。这些作者指出，尽管对于关节不稳定、关节炎或两者皆有的患者，尺骨远端关节置换术可以预期减轻疼痛和改善功能，但患者应被告知可能需要进行翻修手术。

（二）全腕关节置换术

全腕关节置换术持续发展，功能结果和生存率各有不同。必须足够松解软组织，正确排列力线以及平衡肌腱来防止畸形复发。新的手术设计依赖于用短的螺钉固定腕骨和骨长入来减少远端的假体松动。因为并发症发生率持续较高，必须小心使用关节表面成形术，特别是类风湿关节炎患者。Ward 等报道了在一项涉及 20 例类风湿腕关节炎患者接受腕关节置换，最低随访为 5 年的研究中有 50% 的失败率。Yeoh 和 Tourrett 对使用第四代腕关节假体文章做了系统综述，发现生存率明显增加。在这 8 篇文章中，共涉及 405 个假体、7 个厂商（表 73-3）。

平均随访时间为 2.3~7.3 年，患者平均年龄为 52~63 岁。42% 的患者为类风湿关节炎。Motec 的研究中，患者术后 DASH 评分最佳。只有 Maestro（Swemac，LinKöping，Sweden）的研究报道患者在术后获得了确定的活动度。Universal 2（Integra，Cincinnati，OH）存活率最高（3~5 年内 100%），Elos（Elos Medtech，Gorlose，Denmark）最低（5 年时为 57%）。Biaxial 并发症发生率最高（68.7%），Re-Motion（Small Bone Innovation Inc., Morrisriue, PA）并发症发生率最低（11%）。在中期、长期结果中功能评分改善且能维持。一项针对 189 名患者（219 例腕关节置换术）的单中心研究发现，在平均 7 年（2~13 年）的随访中，所有患者的满意度都很高。本组患者男性 33 例，女性 186 例（骨关节炎 34 例，类风湿关节炎 185 例），平均年龄 60 岁（25~88 岁）。Biax（DePuy orthopedics Inc，Warsaw，IN）8 年的累计植入物生存率为 81%，Re-Motion 为 94%，Maestro 为 95%，放射学证据显示松动分别为 26%、18% 和 2%。

并发症高于腕关节融合，包括影像学下的假体松动、骨溶解。证据并不支持腕关节置换广泛使用以替代腕关节融合术，因此有必要仔细选择患者。

表 73-3

植入物生存率

假体	作者	数量	失访 / 死亡	生存率
Universal	Ward 等，2011	24	5	75%，5 年
Universal 2	Morapudi 等，2012 Ferreres 等，2011	21	3	100%，3~5 年
Remotion	Boeckstyns 等，2013	65	8	90%，6 年
Biaxial	Krukhaug 等，2011 Harlingen 等，2011	90 40	NA 1	85%，5 年 81%，7 年
Motec	Krukhaug 等，2011 Reigstad 等，2012	76 30	NA 1	77%，4 年 93.3%，6 年
Elos	Krukhaug 等，2011	23	NA	57%，5 年 (Krukhaug)
Maestro	Nydick 等，2012	23	0	95.7%，3 年
所有假体				57%~100%，5 年

引自：Yeoh D, Tourret L: Total wrist arthroplasty: a systematic review of the evidence from the last 5 years, J Hand Surg Eur 40: 458, 2015.

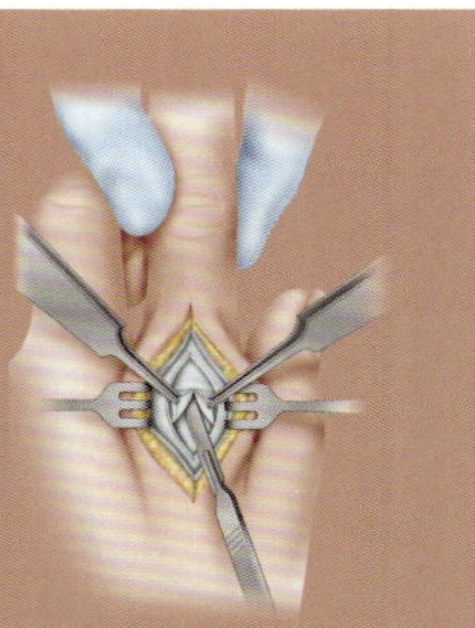

第 74 章

骨筋膜室综合征和 Volkmann 挛缩

著者： Norfleet B. Thompson
译者： 何红英　何雯婷　杨建涛（第 13 版：顾立强　何雯婷　杨建涛）
审校： 张树明（第 13 版：庄永青）

第一节　定义和历史回顾

骨筋膜室综合征是指在密闭间室内，由于压力上升损害其血液循环引起肌肉和神经坏死，并最终因过度肿胀导致皮肤坏死。Volkmann 挛缩是骨筋膜室综合征未治疗或治疗不当的结果，表现为坏死的神经、肌肉组织被纤维组织代替。

在上肢，前臂最容易发生骨筋膜室综合征。手内在肌骨筋膜室也可被累及，上臂发生骨筋膜室综合征的病例也有报道。

1881 年，Volkmann 在他的经典著作中首先报道了麻痹性挛缩，他发现在动脉供血不足或肌肉缺血后几个小时之内即可发生此症。他认为绷带包扎过紧是供血不足的原因，外在压力是麻痹性挛缩的主要原因。这一观点在英文文献中存在了相当长一段时间。直到 1909 年，Thomas 研究了 107 例麻痹性挛缩的病例，发现许多病例继发于前臂严重挫伤，既无骨折，也未用绷带或夹板固定。因此，他提出了外部压力不是肢体缺血的唯一原因。1914 年，Murphy 报道了肌肉内出血或渗出液可引起前臂深部坚固的骨筋膜室的压力上升，进而引起静脉回流受阻。1928 年，Jones 推论，Volkmann 挛缩可以是内在压力升高的结果，也可以由外部压力升高引起，或二者兼而有之。Eichler 和 Lipscomb 描述了早期筋膜切开术作为疾病早期的外科治疗手段。

第二节　解剖学

目前认为在前臂有 4 个相关联的骨筋膜室（图 74-1）：①掌侧浅层骨筋膜室；②掌侧深层骨筋膜室；③背侧骨筋膜室；④包含 Henry 滑动束（肱桡肌和桡侧腕长、短伸肌）的骨筋膜室。掌侧骨筋膜室综合征最常发生，背侧及滑动束骨筋膜室可单独受累，或与掌侧骨筋膜室同时受累。临床上很难鉴别出掌侧浅、深层骨筋膜室综合征是单独还是联合发生；但掌侧深层骨筋膜室（包括指深屈肌、拇长屈肌和旋前方肌）可单独受累。

在手部，每块骨间肌都被坚韧的筋膜层围绕，各自形成单独的骨筋膜室，Halpern 和 Mochizuki 在注射解剖后曾对此做过描述。拇收肌、大鱼际肌群

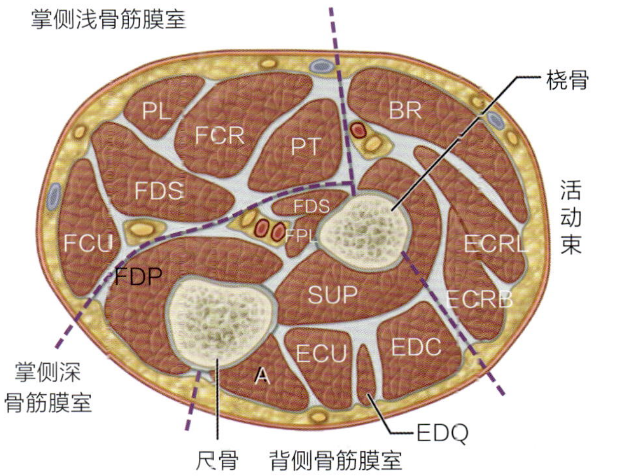

图 74-1　前臂上 1/3 横断面。A，肘肌　BR，肱桡肌；ECRL，桡侧腕长伸肌；EDQ，小指固有伸肌；ECRB，桡侧腕短伸肌；EDC，指总伸肌；ECU，尺侧腕伸肌；FCU，尺侧腕屈肌；FCR，桡侧腕屈肌；FDS，指浅屈肌；FPL，拇长屈肌；FDP，指深屈肌；PL，掌长肌；PT，旋前圆肌；SUP，旋后肌

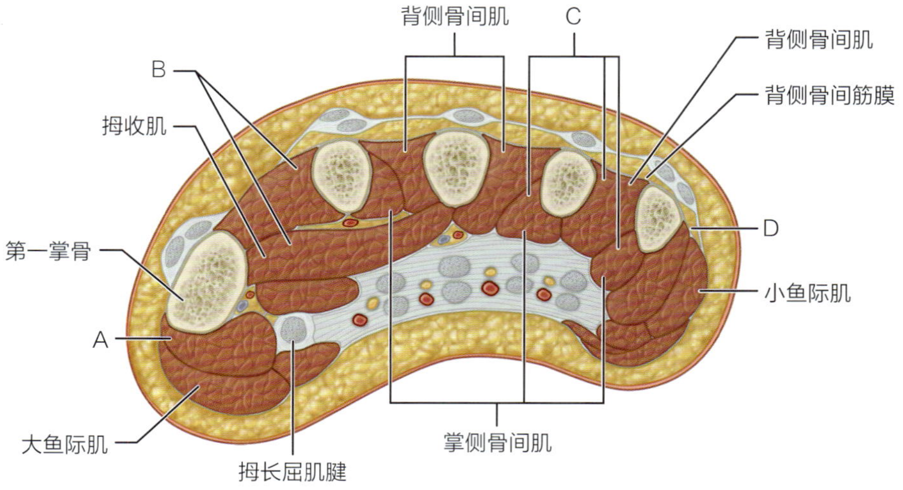

大图 74-2 手掌横断面。背侧与掌侧骨间隔及拇收肌骨筋膜室（B 和 C）；大鱼际和小鱼际骨筋膜室（A 和 D）

和小鱼际肌群形成 3 个独立的骨筋膜室（图 74-2）。手指的神经血管束也被筋膜鞘分隔、包绕，因此当组织过度肿胀时容易受损（图 74-3）。

第三节 病因学

很多损伤可导致骨筋膜室综合征，包括：挤压伤、长时间压迫、内出血(尤其是血友病患者受伤后)、骨折、过度体育锻炼、烧伤、蛇咬伤、动脉内注射药物或硬化剂等。感染亦能使骨筋膜室内压力升高。

Elliott 和 Johnstone 发现前臂骨筋膜室综合征患者中，18% 由骨折引起，23% 由无骨折的软组织损伤引起。虽然单纯的桡骨远端骨折与发生骨筋膜室综合征关系并不密切（0.3%），但仍有 15% 的患者因身体同侧的肘部损伤导致前臂骨筋膜室综合征。传统观念认为，肱骨髁上骨折与儿童前臂骨筋膜室综合征发生的关系最为密切，但 Grottkau 等发现前臂骨折时这种相关性更加明显（74% vs. 15%）。在儿童中，肱骨髁上骨折合并神经血管损伤或浮动肘损伤会显著增加筋膜室综合征的风险。

不伴骨折的手部压迫性损伤也可引起手内在肌发生急性骨筋膜室综合征，从而导致肌肉挛缩或坏死，和前臂大肌肉受累情况相似。也有新生儿因子宫内异位或脐带卡压肢体而引起骨筋膜室综合征的报道。

直接暴力损伤、上臂受压、肩关节脱位、三头肌撕脱伤、应用气囊止血带以及动脉造影引起骨筋膜室综合征也有报道。当用高渗盐水稀释麻醉药物做静脉麻醉时，也可能引发该综合征。

慢性疲劳性筋膜间室综合征（chronic exertional compartment syndrome，CECS）较常见于下肢，上

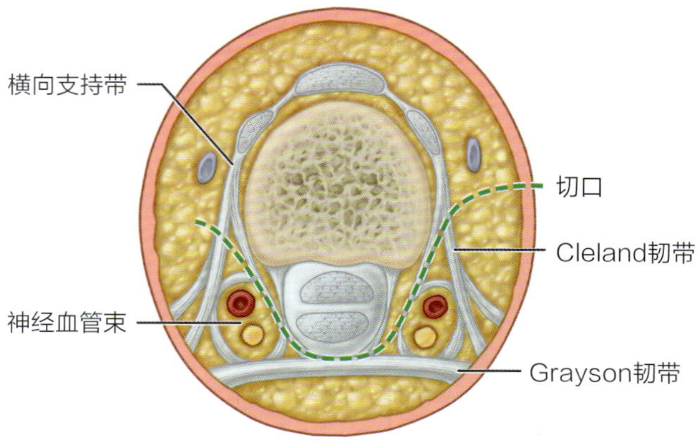

图 74-3 手指横断面

肢亦可受累。CECS 已有在第一骨间背侧肌和前臂掌侧起病的报道，在骑摩托车的人群中发生率最高，也见于皮划艇运动员、熟练桨手，青春期后的青年。

任何导致骨筋膜室内容积变小，骨筋膜室内压力升高或软组织顺应性下降的因素均可引发骨筋膜室综合征。骨筋膜室内压力升高，毛细血管灌注减少，不能满足组织活性的需求。当组织间压力超过小静脉和毛细血管内压力时，血管壁塌陷，引起局部血流受阻。在犬模型中，当压力升至低于舒张压 20 mmHg 时，肌肉开始发生坏死。局部组织缺血导致水肿，进一步增加了骨筋膜室内压力。Eaton 和 Green 曾用缺血 - 水肿循环来描述逐渐加重的肌肉缺血情况，见图 74-4。

组织对缺血的耐受时间因组织类型而不同。肌肉在缺血后 2~4 h 即出现功能损害，缺血 4~12 h 则为不可逆损害；神经组织在缺血后 30 min 即表现功能异常，缺血 12~24 h 则完全丧失功能。

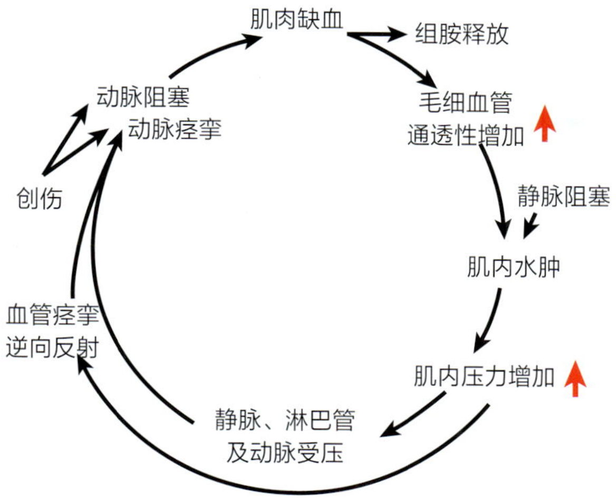

图 74-4　Volkmann 挛缩时的创伤性缺血 - 水肿循环

第四节　诊断

当前臂或肘部尤其是肱骨髁上发生挤压伤或骨折时，应该想到发生骨筋膜室综合征的可能。对于缺血的早期诊断很重要，因为组织很快即会发生不可逆损害。成人骨筋膜间室综合征的特征为“5P”征：被动牵拉受累间室肌肉产生疼痛（或与检查不符的疼痛）、感觉异常、苍白、麻痹、无脉。被动牵拉受累肌肉时所产生的与创伤本身不成比例的且持续加重疼痛，是发生骨筋膜室综合征的一个先兆。在前臂掌侧和（或）背侧可出现肿胀、组织张力增加和触痛，指尖灵敏度降低或消失，两点辨别觉和 256 周期振动测试可用来帮助判断神经缺血情况。除非有直接的动脉损伤，否则桡动脉和尺动脉搏动消失受累肌肉瘫痪都是晚期表现。

单个骨间肌骨筋膜室综合征的诊断比较困难。其临床表现有：手部肿胀、组织张力增加，腕关节中立位，手指僵硬于半屈位，任何引起掌指关节伸直的手指活动都产生剧烈的疼痛。拇内收肌骨筋膜室综合征的检查方法：牵引拇指使其处于掌侧外展位，以此紧张拇内收肌，根据有无症状做出判断。大鱼际肌很少发生骨筋膜室综合征。在迟钝的患者和儿科患者中的诊断则更加困难。在儿童，“5P”征不可靠，Bae 等推荐采用“3A”征（需持续增加镇痛药量，持续烦躁不安、焦虑），诊断婴幼儿骨筋膜室综合征更可靠。婴幼儿骨筋膜室综合征往往表现为前臂背部、手腕或手的早期的水疱和溃疡性皮肤缺损。单侧先天性皮肤发育不全也应考虑由此症引起。

当怀疑骨筋膜室综合征，并且必要设备允许的情况下，应当测量骨筋膜室内压力以确定诊断。骨筋膜室内压力高于舒张压 30 mmHg 或低于舒张压 30 mmHg 以内时（压力增加）提示发生骨筋膜室综合征。所有涉及的骨筋膜室都应该被测量，测量的结果应注意结合整个临床情况做出解释。测量结果可以从前臂浅深掌侧骨筋膜室或者桡侧和背侧骨筋膜室获得，使用针式压力仪监测前臂两个掌侧间室和背侧间室的压力，测量位置常在前臂中 1/3，深间室测量在尺骨正前侧，桡侧间室测量在肌腹中间进入，而手部的测量结果则可以从手掌、小鱼际、内收肌和骨间肌所获得。手指压力通常不被包括在内。

1975 年，Whitesides 等描述了一种应用 18 号针、三通管、注射器及水银压力计来测定骨筋膜室压力的技术。但是，目前我们推荐应用手持式压力监测仪和动脉导管监测系统，此系统与直针、侧孔针或者裂隙式导管相连接。Boody 对比了骨筋膜室内压监测系统、动脉导管测压计以及 Whitesides 测压计分别与直针、侧孔针或者裂隙式导管相连接下的不同测压情况，他发现动脉导管测压计与裂隙式导管相连是最准确的测压方式。当然，手持式压力监测仪也是准确的。侧孔针或者裂隙式导管更准确一些，而直针测量的值则高于实际压力。我们最常用手持式压力监测仪来测量骨筋膜室内压力。在需要持续压力测定的情况下，动脉导管监测系统是很有用的。

如果应用手持式压力监测仪（Stryker），针要稳固地连接于手柄，预先充满的注射器连接于手柄，并且确保手柄固定于装置中。针放置于与水平面成 45° 的位置，系统排除多余的空气。当装置打开时，读数应该是 0~9 mmHg，为了校正系统，要按下“0”按钮使表盘读数为“00”。然后针插入需要测量的骨筋膜室，注入不多于 0.3 ml 液体。表盘就会显示此骨筋膜室内的压力读数。在实验模型上，Doro 等研究显示肌内葡萄糖水平对确认筋膜间室综合征有高敏感度和特异性。

手持式压力监测仪监测前臂和手部骨筋膜室内压力

手术技术 74-1

（Lipschitz 和 Lifchez）

测量前臂骨筋膜室内压力

- 使被测量骨筋膜室与心脏平齐。
- 用足够的局麻药仅浸润皮肤，注意避免麻醉深层的肌肉和筋膜，用来控制不适感和压力峰值。

- 测量掌侧骨筋膜室压力，将针插入掌长肌尺侧，深度1 cm，通过观察外部挤压前臂掌侧和被动伸长手指时压力升高来确定适宜的针深度。可以在前臂掌侧尺骨前方测量掌侧腔室，注意避免损伤神经血管束。
- 测量背侧骨筋膜室压力，将针紧挨尺骨插入尺骨桡侧，深度1~2 cm，通过被动伸腕对背侧筋膜室外部挤压来确认位置。
- 测量桡侧骨筋膜室，将针垂直刺入皮肤1~1.5 cm，外部挤压或被动伸腕时压力升高可确认位置。

测量手部骨筋膜室压力

- 将针垂直插入皮肤。
- 单独评估骨筋膜室，骨筋膜室压力并不能从手指获得，而是在大鱼际肌、小鱼际肌和骨间肌骨筋膜室极度肿胀时获得。
- 如果单个骨筋膜室测到压力升高，松解所有骨筋膜室和腕管。
- 测量骨间背侧肌骨筋膜室压力，将针通过手背插入距掌骨头1 cm处，直到插入肌腹。为了确定深度，可以在针上做1.0 cm、1.5 cm、2.0 cm的明确标记。
- 测量拇收肌骨筋膜室压力，将针插入第二掌骨桡侧虎口内。
- 测量鱼际和小鱼际骨筋膜室。将针插入掌背侧皮肤交界处（肌间室最大体积上方）。进针深度至少低于包裹筋膜5 mm行压力测定。

第五节 治疗

一、前臂急性骨筋膜室综合征

当组织压升高至较患者的舒张压低20~30 mmHg时，可以诊断骨筋膜室综合征；当组织压高于此值，有很强的指征行筋膜切开减压；而对于低血压患者，其诊断及行筋膜切开的组织压值则相应降低。在下列情况时，宜施行筋膜切开术：①血压正常，有明确临床表现，骨筋膜室压力超过30 mmHg，组织受压迫时间不清楚或推测超过8 h的患者；②骨筋膜室内压力超过30 mmHg的不合作或昏迷患者；③骨筋膜室内压力高于20 mmHg的低血压患者；④患者舒张压低于30 mmHg。一个总原则是，如果有怀疑，就应该开放骨筋膜室。如果事后证明筋膜切开术是不必要的，添一条伤疤是其唯一后果，但如果应该行筋膜切开术而未施行时，将可能发生肌肉功能丧失或更坏的后果。一项研究表明，延迟诊断是造成不良后果的主要原因。筋膜室压力在前臂骨干和桡骨远端骨折的年轻患者以及伴有严重软组织损伤出血的患者中都应该被监测。在一项研究中，在骨筋膜室综合征出现的12 h内行筋膜切开术，68%的患者可以恢复正常功能。当行掌侧筋膜切开术时，通常应用掌侧弧形切口，此切口可松解近端腱膜纤维束和远端腕管。尺侧腕屈肌和指浅屈肌间隙用来松解深、浅层筋膜室。前臂背侧筋膜通过桡侧腕短伸肌和指总伸肌间隙松解，Henry滑动束也可以通过该切口进行松解。

前臂筋膜切开减压术和动脉探查

手术技术 74-2

- 行掌侧筋膜切开术时，切口为长弧形，起自肱二头肌腱内侧，斜行跨过肘横纹，沿肱桡肌表面向桡侧延伸，再转向尺侧远端行于掌长肌内侧，切口与腕横纹成角至掌中线，以便松解腕管。在腕部切口应弧向尺侧，以减少正中神经掌侧皮支损伤风险，皮下组织应纵向分离，注意保护前臂内侧、外侧皮神经，以及正中神经的掌皮支。
- 分开变性的肌纤维束，清除血肿。
- 怀疑有肱动脉损伤时，显露并探查有无活动性出血。如果血流不畅，打开血管外膜，观察膜下有无血凝块、痉挛或内膜撕裂。必要时切除血管外膜并行血管吻合或动脉移植。
- 用张开的剪刀向前推行打开筋膜，使掌侧浅层骨筋膜室减压。
- 需找到尺侧腕屈肌，并连同其深层的尺侧神经、血管束拉向尺侧。将指浅屈肌及正中神经拉向桡侧，以显露深层骨筋膜室内的指深屈肌。检查其浅层的筋膜是否紧张并纵行切开。

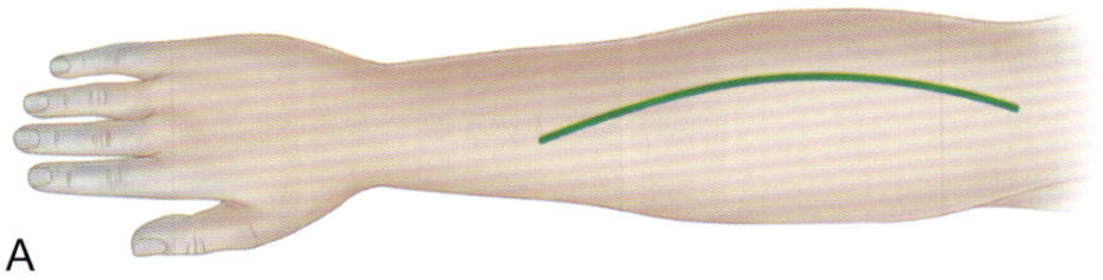
A

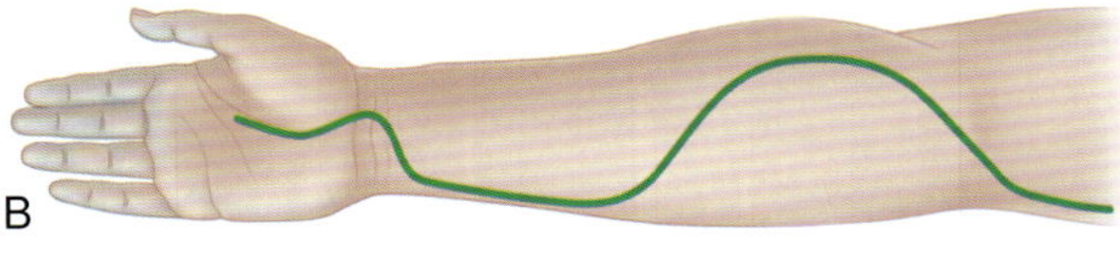
B

图 74-5 重度 Volkmann 挛缩时前臂手术切口。A. 背侧骨筋膜室综合征时广泛切开前臂背侧筋膜；B. 前臂掌侧骨筋膜室综合征时手术切口，彻底切开皮肤及筋膜减压（见手术技术 74-2、手术技术 74-5 和手术技术 74-6）

- 如果肌肉呈灰色或黑色，预示其预后不良，但可能仍有活力应重建循环。
- 向远侧分离，沿掌长肌腱和正中神经的尺侧缘切开腕横韧带。
- 对于正中神经麻痹或感觉异常的病例，探查整个受伤区域内的正中神经全长，以确定是否有神经断裂，挫伤或被嵌压于旋前圆肌尺骨与肱骨头之间。如是这样，则部分切断旋前圆肌。
- 对于髁上骨折者，复位骨折后克氏针固定、止血。
- 不需一期闭合切口，留待二期处理。
- 在前臂远端如果正中神经暴露在外，采用桡侧为基底的前臂皮瓣可轻松缝合并覆盖缺损。
- 这时对前臂背侧骨筋膜室进行临床检查或测其压力。通常掌侧筋膜切开后即可使背侧肌肉充分减压；若对此心存疑虑，则同时切开减压。
- 切口从外上髁远端开始，在指总伸肌和桡侧腕短伸肌之间切开，向远侧延长约 10 cm。轻柔剥离皮下组织，打开覆于 Henry 滑动束及伸肌支持带之上的筋膜以减压。
- 用无菌湿敷料覆盖伤口，长臂夹板固定，勿使肘关节屈曲超过 90°。

术后处理　术后患肢抬高 24~48 h。若 5 天内无法闭合伤口，应用中厚皮片移植覆盖创面。或者，采用管套通过逐渐拉紧法来闭合筋膜切开术后伤口。在术后更换敷料时，将管套逐渐拉紧。经此法闭合伤口通常在 2 周内即可完成（图 74-6）。真空辅助伤口闭合装置可以用于创口的处理。去除夹板需待拆除缝线后或根据骨折情况决定。

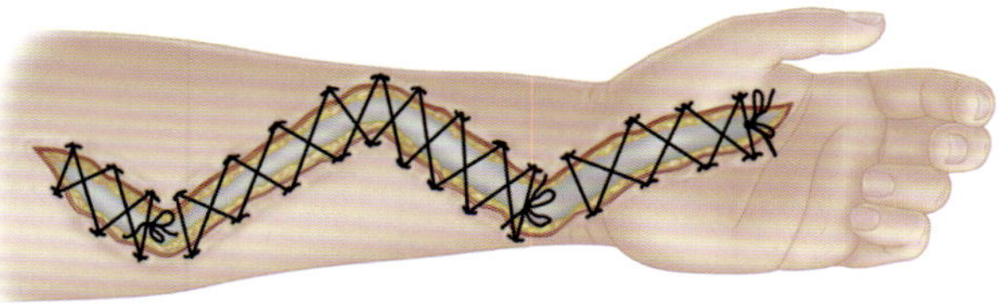

图 74-6　筋膜切开术闭合创面的管套系鞋带技术（见手术技术 74-2）

手筋膜切开术

手术技术 74-3

- 在第二、四掌骨的背侧做两个平行切口，从掌指关节平面起始，延伸至腕关节稍远（图 74-7A）。每个切口都切至肌筋膜层。
- 切开筋膜减压，筋膜切口大小以能够使紧张的肌肉突出切口为宜。通过 2 个背侧切口，4 个背侧骨间室，3 个掌侧骨间室和内收肌间室都可以被松解
- 确认每一块肌肉，以保证完全彻底的松解。通过被动屈曲掌指关节并伸直近指间关节使肌肉紧张，以确保所有肌肉均充分松解。
- 沿着掌背侧皮肤交界处在桡侧及尺侧做附加切口，分别减压大、小鱼际肌骨筋膜室。
- 掌正中切口松解腕管。
- 此时不要尝试对骨间肌进行清创。假如手指肿胀严重，毛细血管充盈时间延长，在环、小指的桡侧缘及示、中指的尺侧缘做侧方正中切口行筋膜切开术

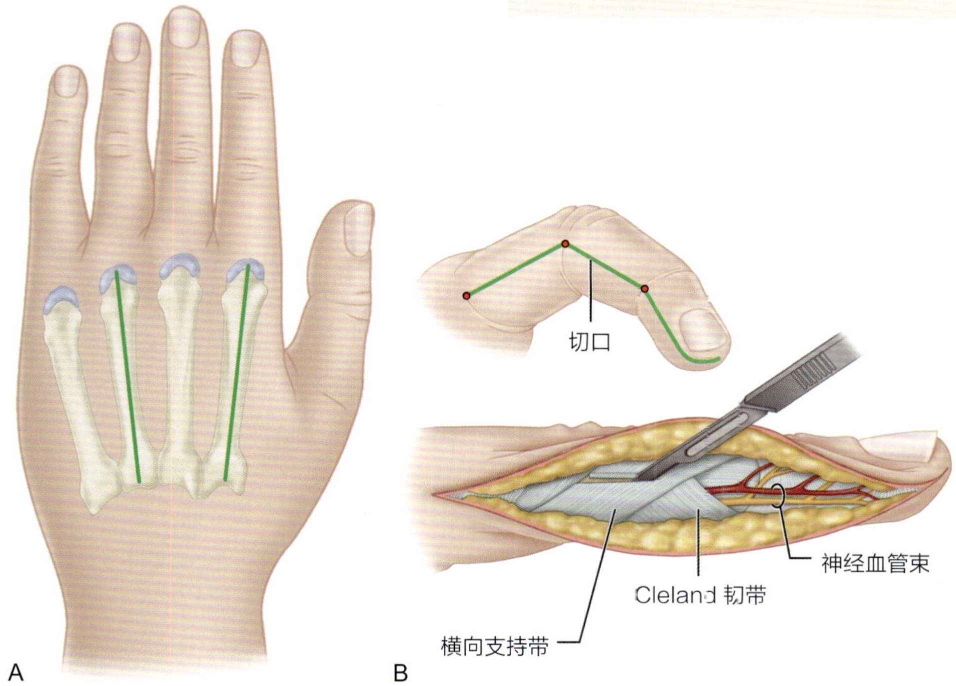

图 74-7　A. 沿第二、三掌骨纵行切口；B. 手指侧面正中切口（见手术技术 74-3）

（图 74-7B）。
- 一般来说，如果手部任意一个骨筋膜室有所累及，要谨慎地松解包括腕管在内的所有骨筋膜室。
- 注意不要在此时缝合切口，应通过肉芽组织的生长使切口得以愈合或者在肿胀消失后做二期缝合。真空辅助伤口闭合装置可以用于创口的处理。

前臂慢性疲劳性骨筋膜室综合征

由于前臂慢性疲劳性 CECS 并不常见，因此，对其诊断和治疗并无统一意见。该疾病好发于摩托车越野赛赛车手，主要症状为骑车时出现手臂抽动、剧烈疼痛、僵硬、无力以及难以控制车把等。停止骑车后这些症状在 20~30 min 消失。该疾病诊断主要是通过病史和活动后的室压测量来确诊。Pedowitz 等提出对 CECS 的诊断压力测量为：静息室压大于 15 mmHg，运动 1 min 后室压大于 30 mmHg 或运动 5 min 后室压大于 20 mmHg。最近的一项研究提出了一个 14.5 min 的 T 实验（或从峰值测量返回到患者自己的基线室压的时间）作为另一个潜在的筛查工具。CECS 的管理最初包括休息和调整赛车技术和自行车设置。如果保守治疗 3 个月失败，建议行筋膜切开术，手术已被证明可让大多数患者恢复运动。筋膜切开术可以通过多种技术进行，包括开放、微创和内镜手术。可根据外科医师的偏好选择手术方式。微创技术和内镜技术恢复更快，并且更美观。开放技术显露更充分，如需要可行神经减压，内镜方法不能松解掌侧深筋膜间室。

小切口前臂筋膜切开减压术

手术技术 74-4

（Harrison 等）
- 患者仰卧，上肢外展于手术台，上肢驱血后置止血带。

伸肌骨筋膜室松解
- 在外上髁与 Lister 结节之间做一条线，标记中远端 1/3 处。
- 标记外上髁以远 5cm 处。标记前述远端 1/3 点以近 5 cm 处（图 74-8A）；在两标记点之间做切口，通常切口长度约 8 cm。
- 于 Henry 滑动束和指总伸肌之间行筋膜切开术，使这两个骨筋膜室减压。
- 当需要探查所有结构时，将手术切口向近端延长至外上髁，向远端延长至肌腱肌腹交界处。

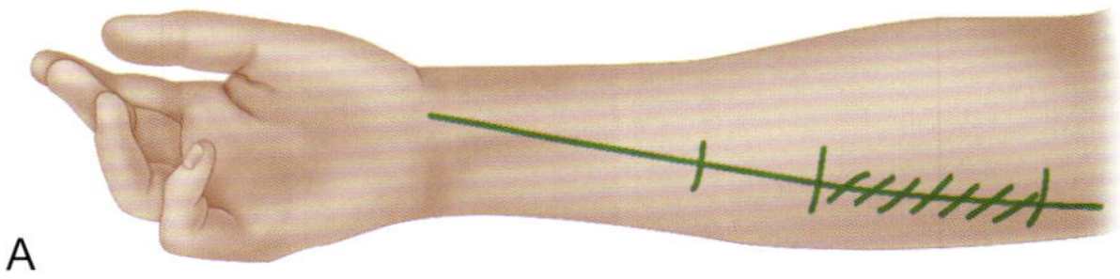

A

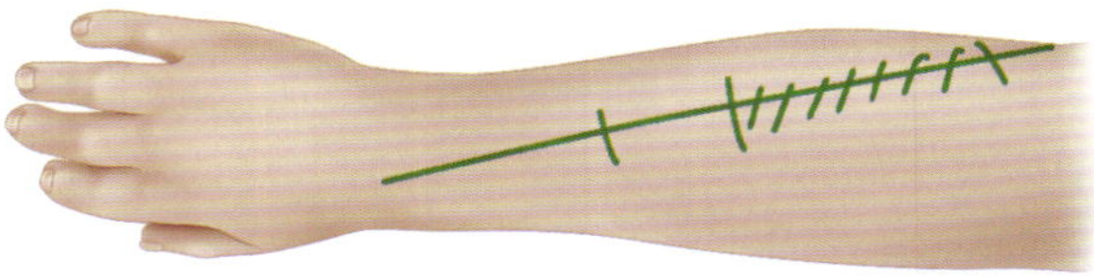

B

图 74-8 小切口松解伸肌骨筋膜室（A）和屈肌骨筋膜室（B）(重绘自：Harrison JWK, Thomas P, Aster A, et al: Chronic exertional compartment syndrome of the forearm in elite rowers: a technique for mini-open fasciotomy and a report of six cases, Hand 8: 450, 2013.)（见手术技术 74-4）

屈肌骨筋膜室松解
- 在内上髁与掌长肌和远端掌横纹交界点之间做一条线，标记远端 1/3 处，以松解屈肌间室。
- 标记内上髁以远 5 cm 处。标记前述远端 1/3 点以近 5cm 处（图 74-8B）；在两标记点之间做切口。
- 切开切口位置的筋膜，使浅层屈肌骨筋膜室减压。
- 在指浅屈肌和尺侧腕屈肌间隔之间下行至深筋膜。
- 探查尺神经，在指深屈肌上行深筋膜切开减压，注意保护神经及其分支。
- 将手术切口向近端延长至内上髁，向远端延长至肌腱肌腹交界处。

二、前臂 Volkmann 挛缩

如果 CECS 未被治疗或治疗不当，骨筋膜室内压力将持续升高，直至发生不可逆的组织缺血。Volkmann 挛缩是不同程度的组织损伤所致的结果，但一般情况下，前臂中 1/3 处的指深屈肌最先受累（图 74-9）。Volkmann 挛缩典型的临床表现有：肘关节屈曲、前臂旋前、腕关节屈曲、拇指内收、掌指关节伸直和指间关节屈曲。

轻度缺血性肌挛缩也称局部性 Volkmann 挛缩，是深肌部分缺血所致的屈曲挛缩，一般累及 2~3 个手指。皮肤感觉一般只有轻微的变化或无异常，一般不发生手内在肌及关节挛缩。在挛缩早期行动态夹板疗法有助于防止腕关节挛缩，同时进行功能锻

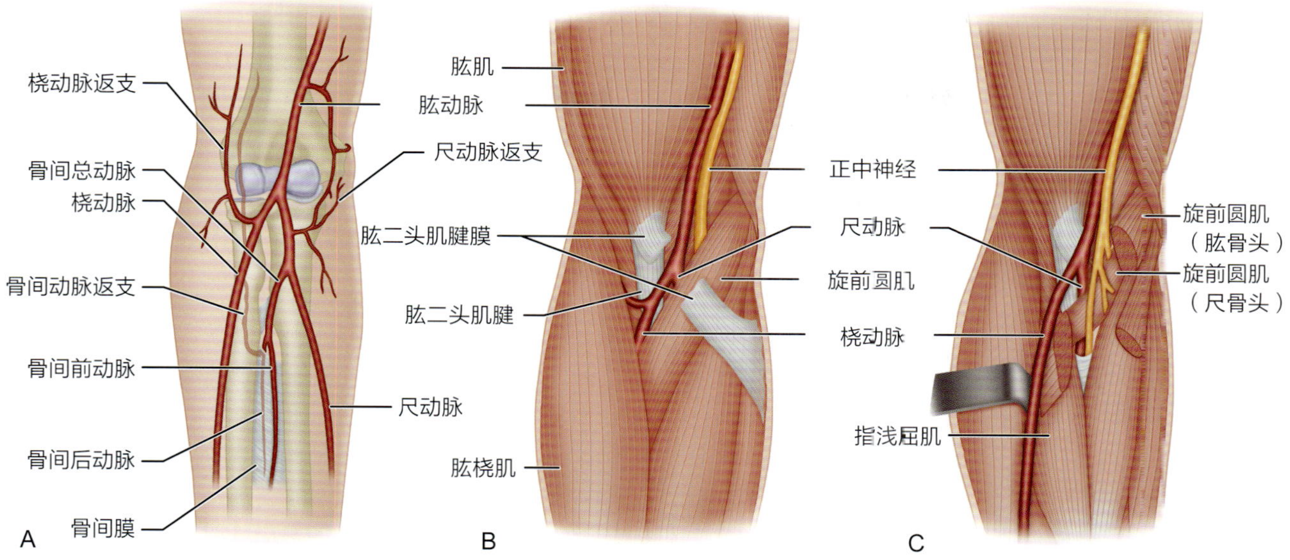

图 74-9　Volkmann 缺血的解剖学。A. 肘部“侧支循环”与掌侧骨筋膜室内血管不相通，这些肘关节侧支在旋前圆肌近侧与尺、桡动脉相交通，位于掌侧骨筋膜室的入口处；B. 二头肌腱附着处外侧缘和旋前圆肌内侧缘形成一个狭小的入口，肱动脉和正中神经经此进入前臂，其表面被肱二头肌腱膜覆盖。在此入口处，肌肉、肌腱相交成十字，其内的血肿和肌肉肿胀以及神经、血管本身的角度使其容易受压迫；C. 起自肱动脉的桡动脉在旋前圆肌及所有屈肌的浅层走行，其全长无任何结构跨越；尺动脉在旋前圆肌的深层走行，位于骨筋膜室的最深层。正中神经一般在粗大的旋前圆肌的肱、尺骨头之间穿过，之后又被指浅屈肌起始部的纤维弓所压迫（见正文）

炼及肌肉主动收缩。3 个月后可以行挛缩肌肉的松解、延长术。但对于多个肌肉同时受累的病例，肌肉起点下移手术要优于肌腱延长、腕骨切除及其他一些治疗方法。若旋前圆肌受累，可予以切除。

中度缺血性肌挛缩不仅累及屈指长肌群，还累及拇长屈肌甚至腕屈肌。还可能会发生正中、尺神经的感觉变化及手内在肌阴性手畸形。这种情况下，治疗上需行肌肉起点下移术，在不伤及分支的情况下行正中及尺神经松解术，并切除全部可见的纤维化肌肉。如果屈指肌肉的功能完全丧失，需要用腕背侧伸肌：如肱桡肌和桡侧腕长伸肌移位到掌侧重建屈肌功能，同时需要彻底松解腕、指屈肌。

重度缺血性肌挛缩可同时累及前臂的伸、屈肌群。一般伴有前臂骨折和皮肤瘢痕。皮肤感觉常因神经被周围挛缩、瘢痕化的肌肉嵌压而出现异常。处理上应在早期切除所有坏死的肌肉，彻底松解正中、尺神经以恢复感觉功能，并力争最大限度地恢复手内在肌功能。虽然有作者认为缺血挛缩发生 3 个月以后宜施行上述治疗，最迟不超过 1 年，但其他人推荐应在 3 周内行手术治疗以防止挛缩的进一步发展。重建肢体功能的肌腱移位术是二期手术，常用的方式为肱桡肌移位修复拇长屈肌，桡侧腕长伸肌移位修复指深屈肌。如果没有重建屈指功能的肌肉，可以考虑用游离股薄肌功能性肌肉移植（参考第 63 章）。一项持续 32 年的研究表明，进行纤维化肌肉切除、神经松解，肌腱转位术或游离股薄肌移植术会使功能有实质性的改良。然而，只进行肌腱延长疗效很难满意。对于严重的 Volkmann 缺血挛缩，Oishi 和 Ezaki 推荐在原位肌肉清创及神经松解使手的感觉和内在肌恢复后，行功能性游离的股薄肌移植，也有报道称将游离腓肠肌内侧头肌皮瓣用于 Volkmann 挛缩的患者重建功能，疗效满意。

屈肌群滑移手术治疗 Volkmann 挛缩

1923 年，Page 首先报道了此手术方法，1957 年被 Scaglietti 认可。该手术方法被用来治疗因大脑挫伤和烧伤所致的 Volkmann 挛缩或其他挛缩。Volkmann 挛缩病例中，肌肉常已纤维化、无收缩性，几乎没有单纯行肌肉移位术的指征。

重度缺血性肌挛缩的坏死肌肉切除及正中、尺神经松解术

此为补救措施，结果不甚理想。如果全部屈肌发生弥漫性缺血，但挛缩程度不重，可以考虑行肌肉起点下移术（见第 72 章）。

手术技术 74-5

- 在前臂掌侧做切口（图 74-5），切除浅、深屈肌群中无血运的肌肉，保留所有可能存活或认为有活力的肌肉。
- 松解正中及尺神经，正中神经常受累，可能会在前臂中段发现有沙漏样变形。需行神经瘤切除及二期神经移植。
- 通过在肌肉肌腱联合处分离受累的屈肌腱、切除纤维化肌肉可矫正手指及腕部屈曲畸形。此时至少要恢复手的功能位。
- 在二期处理时，任何存活的伸肌都可移位修复屈指肌肉，但必须至少保留一块伸腕的肌肉。另外，腕屈、伸肌都可以用来重建指深屈肌和拇长屈肌。最常见的是转移肱桡肌重建拇长屈肌、桡侧腕长伸肌，重建其余 4 个指深屈肌腱。

两步游离股薄肌移植

手术技术 74-6

（Oishi 和 Ezaki）

第 1 步

- 从肘到腕充分暴露掌侧前臂筋膜室（图 74-5B），掀起皮瓣。
- 在肘部确认并游离尺神经。在肘窝处分离并保护正中神经和肱动脉后，从肘到腕仔细解剖正中神经、尺神经和血管，以松解其对纤维坏死的肌肉黏附。
- 清除包括深层肌肉在内的所有受累肌肉。有时清创结束后，仅剩余正中神经、尺神经、血管结构及残余的腱组织。
- 在此时行必要的神经移植或血管重建术。
- 尽量保留屈肌腱的近端（这有利于将指深屈肌和拇长屈肌近端一起缝合，便于以后的识别）。在年轻人或儿童，将这些肌腱近端缝合于近腕管的位置，以免肌腱回缩到腕管中。
- 闭合皮肤，将手臂支具固定 3 周以利于创口愈合。去除支具后被动活动手指和手腕。在接下来的时间（6 个月）中，观察患者肌肉和感觉的恢复。

第 2 步

在第二阶段，需两组术者协作，一组暴露前臂，包括血管神经结构和肌腱末端，另一组切取股薄肌。

- 在前臂确认肱动脉，沿着其走行探查到远端，确定其或任何分支可供吻合。同时确认一条用于吻合的静脉，因为伴行静脉和皮下静脉也许不适合。
- 确认骨间前分支，在前臂远端确认并准备好指深屈肌和拇长屈肌腱末端。
- 在下肢暴露股薄肌，带或不带有局部伴行皮瓣。如果伴行皮瓣是必需的，那么只应用覆盖股薄肌皮肤的近 2/3 部分，因为覆盖股薄肌远端 1/3 的皮肤的血液供应并不可靠。
- 用 2 cm 的缝线间隔标记股薄肌前面，以正确辨认静息张力下的肌肉。
- 确认神经血管束并解剖。仔细的解剖是必需的，因为闭孔神经前支在肌肉表面穿过。
- 当前臂受区准备好后，切断肌肉起止点，分离神经血管束。
- 如需静脉移植，移植静脉与股薄肌动脉的微血管吻合可在另一手术桌上应用手术显微镜完成。
- 用不可吸收线将股薄肌近端缝于内上髁。在实行此步骤之前标记出尺神经的位置。同样的，谨慎摆放肌肉位置，防止肌肉张力过大，给下一步的微血管吻合带来不便。
- 应用手术显微镜，吻合动静脉及神经。在手术显微镜下解剖骨间前神经，从远端向近端直至切到健康成簇的神经纤维为止。神经吻合口越靠近肌肉，再支配的距离就越短。
- 在动脉周围放置多普勒探针用于术后监测。当测到充足的血流后，缝合指深肌腱末端缝合在一起与无张力下的股薄肌（之前已标记）。
- 在腕关节过伸 10° ~20° 体位下将拇长屈肌腱与股薄肌单独的一部分肌肉缝合，保证缝合肌腱的张力略大于正常手指顺列屈曲时肌腱张力。
- 屈曲腕关节时手指自然伸开是保证修复肌腱适应与否的关键。
- 闭合切口、制动、抬高上肢。抬高上肢有助于移植的成功。

术后处理 患者处于温室中，开始每日服用低剂量（81 mg）阿司匹林。定期更换敷料。术后 6~7 天在患者麻醉下撤掉多普勒设备。上肢制动 4 周，然后开始一定范围内的活动。在前几个月，适当地应用夹板固定。肌肉功能需 6 个月才能恢复。

三、手内在肌挛缩

要正确地对手内在肌挛缩进行外科处理，须明确肌肉的挛缩程度。如果挛缩程度轻微（图 74-10），即当掌指关节完全被动伸直时，近指间关节不能屈曲（手内在肌紧张试验阳性）。在这种情况下，可以采用 Littler 方法松解手内在肌远端（图 74-11）。

当挛缩程度比较重时，骨间肌虽然挛缩但仍有

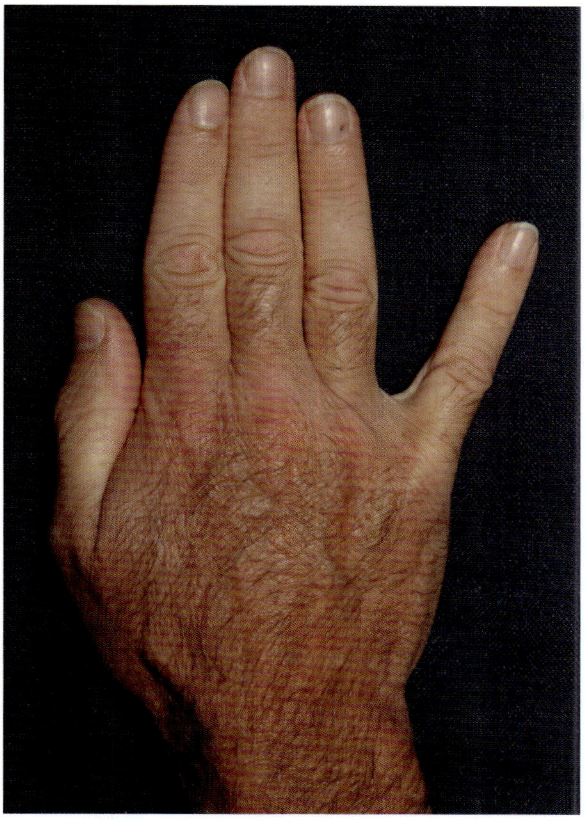

图 74-10　小指展肌纤维化所致的第五指外展挛缩，可能继发于绷带包扎过紧引起的缺血性肌炎

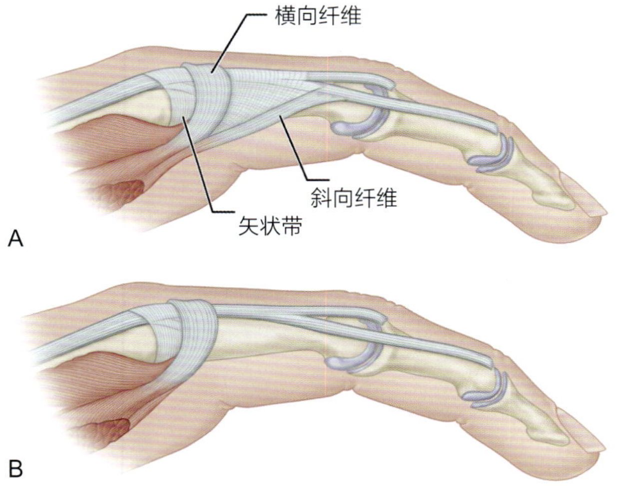

图 74-11　手内在肌挛缩的 Littler 松解术。A. 在掌指关节平面，伸肌腱膜包括指伸肌腱、横行纤维（屈掌指关节）和斜行纤维（伸指间关节）。用叉线画成阴影的部分从腱帽两侧切除。B. 松解术后腱膜外观（见手术技术 74-7）

活力，手内在肌紧张试验阳性，手指有可能主动展开。这样的情况对挛缩肌肉的松解方法是在掌骨体部做肌肉止点下移术（图 74-12A）。

当挛缩程度很重时，手内在肌除了发生挛缩外，还有坏死及纤维化，行任何肌肉起点下移术都不能

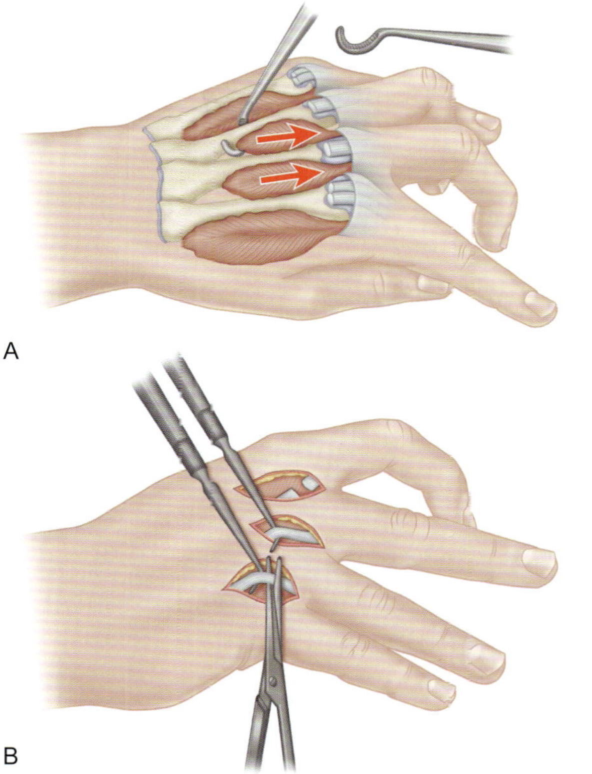

图 74-12　A. 骨间肌剥离、推开使其松弛的方法。骨间肌松解后容许掌指关节伸直及远端两个指间关节屈曲。骨间肌的两个翼均被剥离。行骨间肌剥离术的前提是骨间肌保留良好的功能。保留神经支配。B. 手内在肌重度挛缩时骨间肌功能完全丧失，故行内在肌腱切断术

奏效，而需将每块肌肉的肌腱分别切断，以松解挛缩（图 74-12B）。其他操作，如关节囊切开术以及肌腱转位术，可能也有必要。

手内在肌挛缩松解术

手术技术 74-7

（Littler）

- 各指均需进行同样手术操作。
- 在掌指关节到近指间关节之间，于近节指骨的背侧中线做切口，以便较好地显露伸肌腱膜的两侧。切断伸肌腱膜斜行纤维在伸肌腱的附着，注意切口与肌腱平行（图 74-11A）。
- 保留横向纤维，以避免发生掌指关节过伸引起爪形手畸形和指间关节伸直受限。
- 如果斜行纤维切除得比较恰当，在掌指关节处于中立位时，近指间关节可以充分被动屈曲（图 74-11B）。
- 缝合切口。

- 用掌侧石膏夹板固定肘关节至近侧指骨的中部，使掌指关节固定于伸直位，而允许指间关节自由活动。

术后处理 术后第 2 天开始主动活动指间关节，10~14 天后拆除缝线并去除石膏夹板。

手内在肌重度纤维化挛缩松解术

手术技术 74-8

（Smith）

- 在掌指关节近端的背侧做横行切口。
- 于掌指关节平面切断所有骨间肌及小指外展肌的侧腱。如果掌指关节仍处于屈曲位，使矢状带向远端牵开，逐个将副侧副韧带从其掌板止点处剥离。
- 之后再将掌板从其近节指骨基底部的附着处游离，并且钝性分离掌板和掌骨头之间的粘连。
- 软组织松解后，如果近节指骨仍难以伸直，用 1 根克氏针斜行穿过掌指关节使其处于过伸位，穿针前注意保持指骨基底与掌骨头的正确对位。
- 当掌指关节伸直时，如果近指间关节不能完全屈曲，可通过另一背侧切口在近节指骨的远 1/2 部分切断侧束。

术后处理 术后第 1 天开始近指间关节的主动、被动屈曲练习；术后 3 周拔除克氏针。

四、拇内收挛缩

重度拇内收挛缩（虎口挛缩）在手部畸形中是仅次于拇指缺损的一种严重畸形。只有拇指末端可以触及其余各指全部表面或手掌远端皮肤隆突部。拇指的腕掌关节为鞍状关节，它为拇指提供了抓、捏动作所必需的环行运动。拇指内在肌及外在屈、伸肌对于以下动作实施中所需的平衡控制有重要作用：在行拿捏动作时，拇短展肌定位并稳定拇指的掌骨；拇收肌为近侧指骨的拿捏动作提供动力；拇长屈肌使远侧指骨有不同的屈曲度数，从而控制钳捏的类型，或者指甲 - 指甲相对，或者是指腹 - 指腹相对。上述拇指运动的完成还依赖于虎口的柔软性，任何程度的虎口挛缩都将影响拇指的对掌运动。重度挛缩时，拇指处于内收、外旋位。

虎口由皮肤、皮下组织、肌肉、筋膜及关节囊组成。这些组织中的任何一个发生挛缩都可能导致其他组织的继发性挛缩，而很少发生单一组织的挛缩。指蹼挛缩的原因有：皮肤瘢痕、烧伤、感染、挤压伤、先天性蹼指、麻痹、Dupuytren 挛缩和损伤后不适当制动等。

虎口挛缩的正确治疗取决于虎口哪些结构受累，当肌肉筋膜或关节囊等深层组织受累时，如果单纯松解皮肤，治疗效果很差。如果是手术切口的瘢痕增生或者沿指蹼的撕裂伤所致的单纯皮肤挛缩，可以通过“Z”字成形术或临近皮瓣转位术来松解挛缩。4 瓣“Z”字成形术是一种常用的技术，具体在第 64 章中描述。

由挤压伤、感染或深部烧伤所致的虎口广泛纤维化也不宜单纯行皮肤松解，而应切除瘢痕化的皮肤、肌肉、筋膜和关节囊时，切勿损伤腕掌关节附近的桡动脉。该手术造成的组织缺损需要用皮肤及皮下脂肪填充，以形成一个有弹性的、功能良好的指蹼。为达此目的，一般用背侧旋转皮瓣或推移皮瓣做移植（图 74-13 和图 74-14）。如果邻近的背侧皮肤不适合移植，可考虑用交臂皮瓣。轴型血管皮瓣，包括进行骨间后血管皮瓣，逆行前臂桡侧皮瓣或腹股沟皮瓣（见第 65 章），也可用游离臂外侧皮瓣。交臂皮瓣做成双三角形状，在虎口的掌、背面各有一个三角形皮瓣，其目的是消除与指蹼缘平行的线形瘢痕。第一、二掌骨用克氏针固定在合适的位置。当腕掌关节的运动可以恢复时，后期可以施行肌腱转位术；但是，如果腕掌关节的运动不能恢复，则须行关节固定术，将拇指永久维持在新的位置。

对掌肌肉麻痹将导致皮肤和关节囊的继发挛缩，最终引起虎口挛缩，治疗上需采用“Z”字成形术或 Brand 和 Milford 提出的局部皮瓣和皮肤移植术（图 74-13）。同时，必须行挛缩筋膜和肌肉条

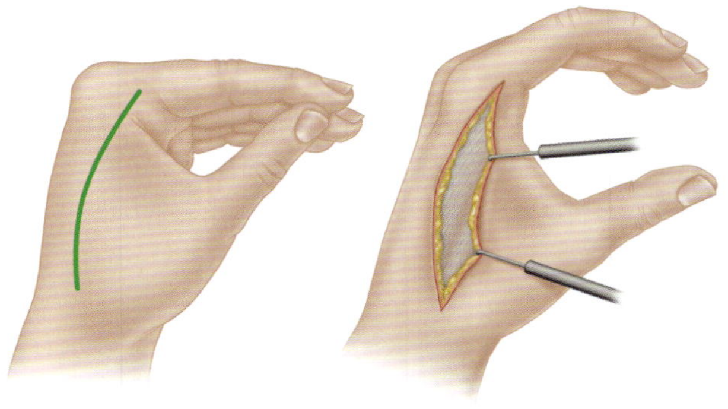

图 74-13 拇指内收挛缩背侧皮肤的松解方法（见正文）（Brand 和 Milford）。A. 皮肤切口；B. 潜行剥离松解后用皮肤移植覆盖缺损

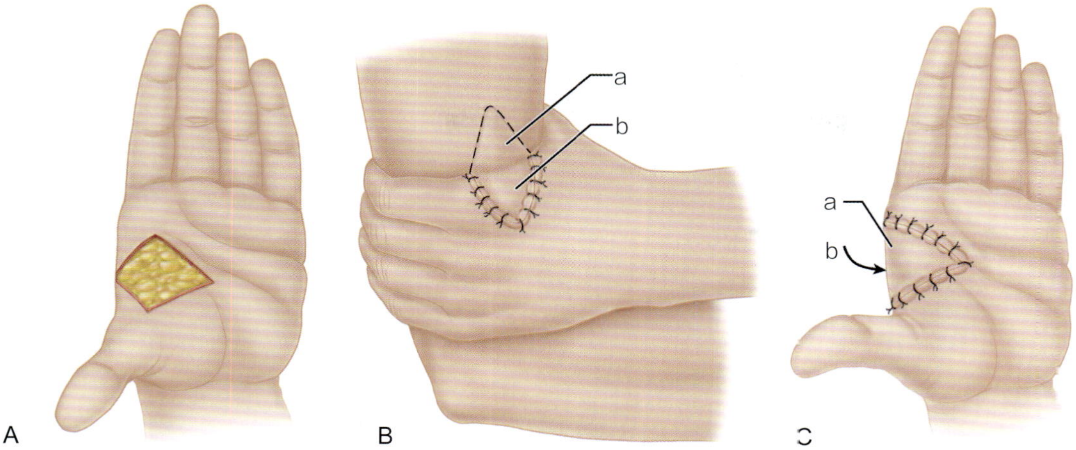

图 74-14 交臂皮瓣覆盖加深的虎口。A. 皮肤切开及肌肉回缩后虎口区加深；B. 远侧三角形皮瓣（b）移植到虎口背侧缺损时手的姿势，以及将要用来覆盖虎口掌侧的近侧三角形皮瓣（a）的轮廓；C. 3 周后行二期手术，转移掌侧皮瓣以重建虎口

索的松解和第一掌腕关节囊切开术。

少数情况下，可以用无功能的示指制成剔骨皮瓣，这样虎口指蹼重建可以一期完成。此种手术方法不仅由于切除示指的掌骨而使虎口变宽，还为覆盖邻近的皮肤缺损或瘢痕提供了皮肤来源（见第 65 章剔骨皮瓣移植的讨论部分）。

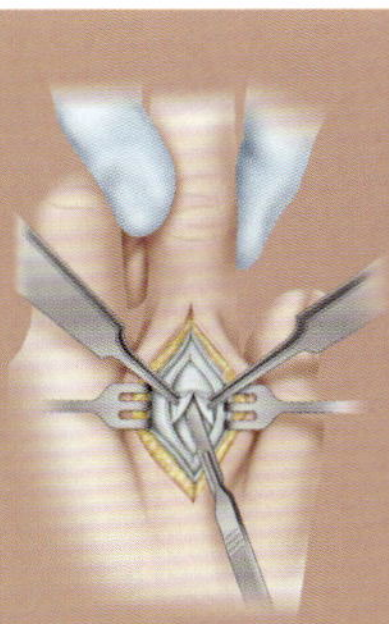

第 75 章

Dupuytren 挛缩

著者： James H. Calandruccio
译者： 史卫东　乔　林　杨　羿（第 13 版：顾立强　涂哲慧　杨　羿）
审校： 张树明（第 13 版：万圣祥）

Dupuytren 病是一种手掌和指正常皮下组织增生性疾病，主要表现为结节和索状，导致手指和拇指关节屈曲挛缩而损害手部功能。其他的继发变化包括皮下脂肪变薄，随后与皮肤的粘连以及随后的凹陷。病变活动性和随后的畸形率差异很大。偶尔，手指会在几周或几个月内明显弯曲，但发展为严重畸形通常需要几年时间。

Dupuytren 病变异位沉积可发生在不同部位（图 75-1）。约 5% 的 Dupuytren 挛缩患者单或双足跖腱膜内侧筋膜有类似病变，称为 Ledderhose 病，3% 的患者有阴茎可塑性硬结，称为 Peyronie 病，“指关节垫”（Garrod 结节）可能出现在近指间（proximal interphalangeal，PIP）关节背侧。存在相关表现的患者被认为具有患 Dupuytren 病的潜质，患病后易于进展和复发。

Dupuytren 挛缩通常发生在 40~70 岁的成年人中，男性发生率是女性的 6~10 倍。据 McFarlane 报道，该病发病年龄，男性（33~63 岁）明显早于女性（46~70 岁）。该病在北欧白种人中最为常见，在黑种人中也偶有报道，在亚洲人群中报道罕见。据报道，该病变在糖尿病或癫痫患者中（42%）更为频繁和严重，而在酗酒患者中的报道尚存在争议。病变虽然通常累及双侧（45%），但很少呈对称性分布（图 75-2）。Mikkelsen 等发现，60 岁以下发病的男性死亡率可能增加。

虽然这种疾病的原因尚不清楚，但手外伤和个人从事的手工劳动类型可能是致病因素。这些病变中存在含铁血黄素提示撕裂造成了出血；然而，非主利手和主利手的发病率相同，因此，单纯创伤不太可能是致病因素。偶尔，在遗传易感个体中，单一的损伤可能促成疾病产生。同样，手术创伤，甚至对易感患者行扳机指松解，也可能导致明显的腱前条索、手掌增厚和随后棘手的挛缩。因此，当有腱前条索时应采用微创掌侧手术小心仔细切除。同样，切除孤立的 Dupuytren 结节，尤其是年轻患者，很少有必要，因为很可能导致更严重的病变。

根据 McFarlane 的说法，如果年龄小于 50 岁的女性和年龄小于 40 岁的男性在局灶性损伤后 2 年内发生一致的组织学改变，且没有很强的 Dupuytren 病的素质，则可以认为存在因果关系。在双侧疾病患者中，通常在男性 40 岁后和女性 50 岁后，未受伤的手才发生该病。

有证据表明，遗传是 Dupuytren 病的易感因素。在一些家族中，这种病变出现早且发生率较高，有学者认为这是一种常染色体显性遗传。血供不足和吸烟可能是与 Dupuytren 病有关的致病因素。

病变通常从手掌远端尺侧掌沟横纹处开始，逐渐累及环指和小指，这两个部位的受累机会比其他所有手指加起来还要多。掌指（metacarpophalangeal，MP）关节和 PIP 关节屈曲挛缩逐渐发展，其严重程度取决于纤维增生的程度和成熟度。尽管一些患者可能会主诉瘙痒或轻微不适，但病变通常是无痛的。然而，这些结节组织学上显示有神经陷入，这是一些患者出现疼痛的主要原因。

第一节　发病机制

Dupuytren 病的病因尚不清楚；然而，这种疾

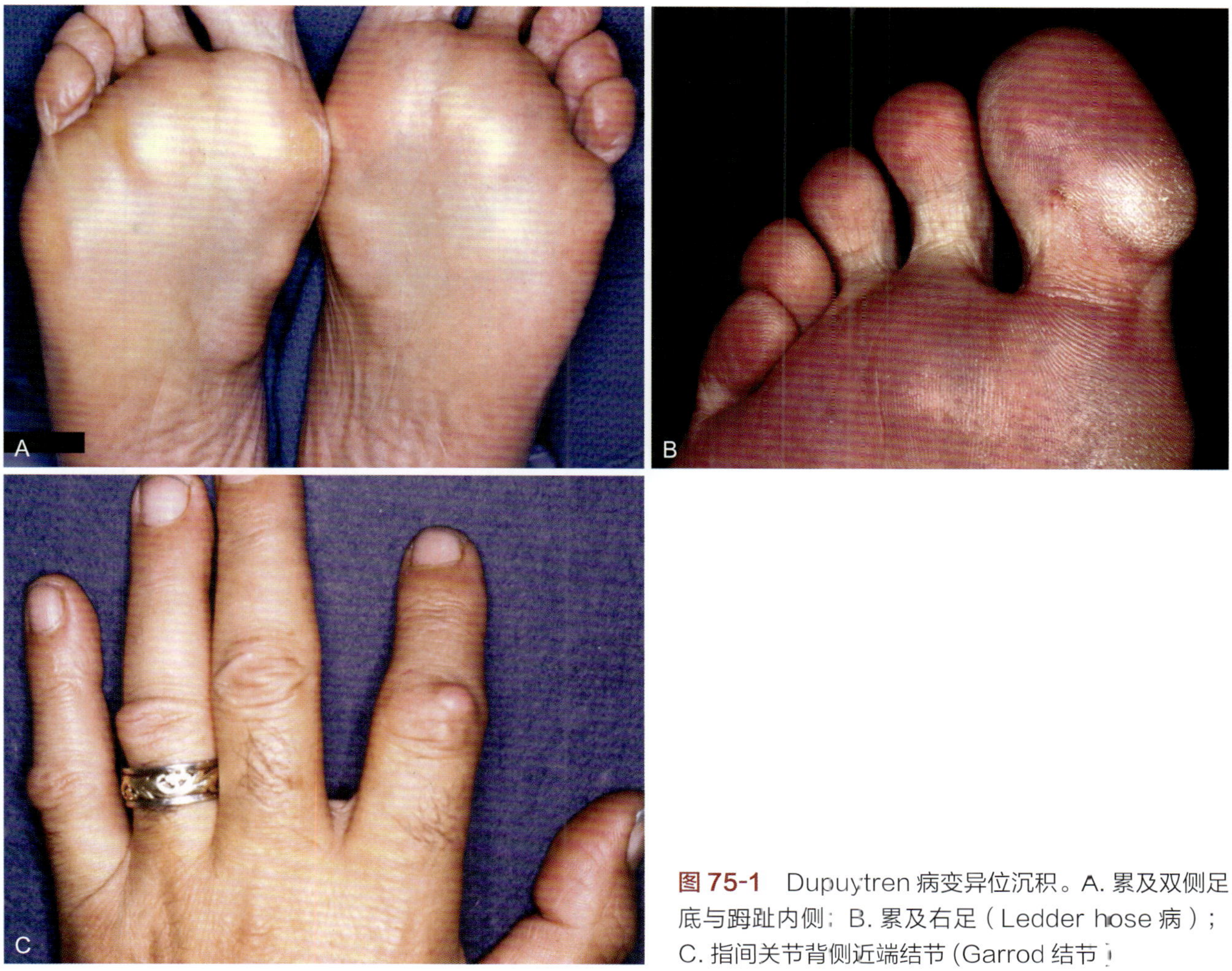

图 75-1　Dupuytren 病变异位沉积。A. 累及双侧足底与踇趾内侧；B. 累及右足（Ledder hose 病）；C. 指间关节背侧近端结节（Garrod 结节）

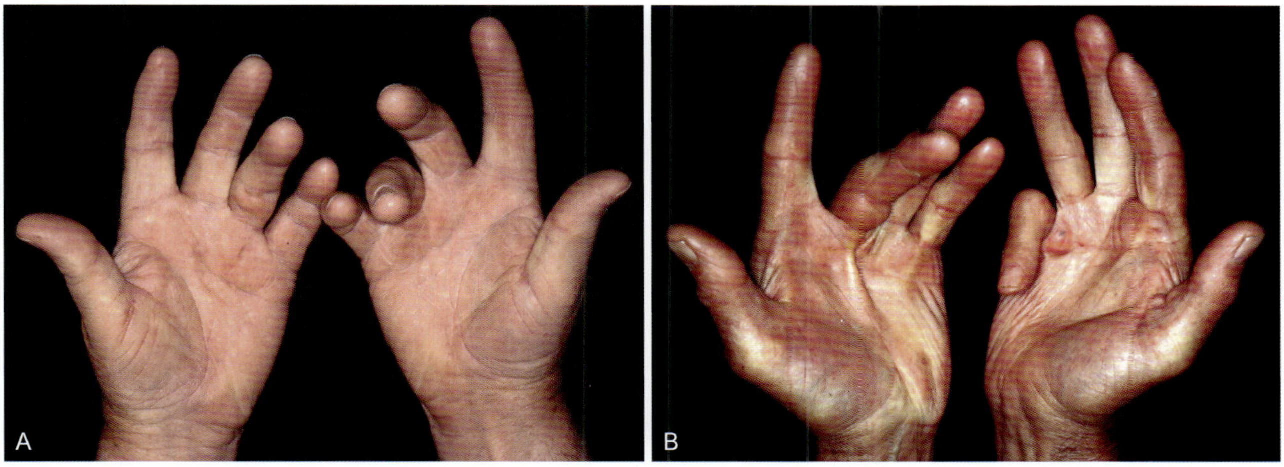

图 75-2　手部不对称受累。A. 轻度双侧手部尺侧病变；B. 双侧弥漫性疾病，右侧小指指间关节严重挛缩

病发生的细胞和结缔组织变化与恶性肿瘤有些相似，尽管是良性的过程。Dupuytren 挛缩开始于成纤维细胞增殖增加，随后是Ⅲ型胶原沉积，导致掌筋膜生长失控，最终导致屈曲挛缩。Dupuytren 病与伤口愈合比较发现，产生Ⅲ型胶原的肌成纤维细胞在肉芽组织和 Dupuytren 组织中均占主导地位。此外，生长因子及其受体在病变筋膜中的表达增加，特别是转化生长因子 -β 和碱性成纤维细胞生长因子。转化生长因子 -β 已被证明可诱导成纤维细胞分化为肌成纤维细胞。糖胺聚糖、基质金属蛋白酶活性增加，纤维脂肪组织存在于皮肤和筋膜间，创伤和自由基引起的微外伤也被认为在 Dupuytren 挛

缩的发展中起作用。

Dupuytren 病进展可分为几个阶段：增殖期、衰退期和残留期。在增殖期，由Ⅲ型胶原蛋白和成纤维细胞组成的结节发展和扩大，取代皮下组织并与皮肤融合。结节通常出现在 MP 关节的远端掌横纹处，远端至 PIP 关节，但不出现在远指间关节。它们最终会在衰退期停止生长开始收缩。成纤维细胞发生应力的排列，并产生更多的胶原蛋白。肌成纤维细胞取代成纤维细胞成为主要的细胞类型，产生Ⅲ型胶原并引起挛缩。结节扩张使正常筋膜的近端产生张力，产生筋膜肥厚和结节一条索。在残留期，结节变小，可能变成脱细胞纤维索。由于筋膜条索可预见的发展模式，会造成 MP 关节和 PIP 关节的挛缩以及指神经血管束的移位。

McFarlane 对纤维增生过程可能波及的筋膜结构做出了清楚的阐述（图 75-3）。Thomine 描述了位于神经血管束背侧的纵向筋膜，称之为**血管后索**。发病时常被波及，并可能是 PIP 挛缩复发的原因。Cleland 韧带一般被认为是幸免的。腱前索是原发性 MP 关节挛缩的主要原因。它可以附着在掌痕远端皮肤上，近节指骨基部，或这一层的肌腱鞘上，或者它可以延伸到中节指骨上的屈肌腱鞘上或这一区域的皮肤上。当 4 个正常存在的结构（腱前束、螺旋束、指侧筋膜和 Grayson 韧带）患病时，就会出现螺旋索。螺旋索在近端走行于神经血管束背侧，远端走行于神经血管束掌侧。当螺旋索挛缩时，神经血管束向手指中线的表面拉伸（图 75-4）。神经血管移位最常发生在小指和无名指尺侧，为防止指神经损伤，需要仔细小心解剖，防止损伤指神经。

指侧索可向远端延伸，导致远指间关节屈曲挛缩。外侧索与其上方皮肤之间的平面较小，必须锐性松解。一般认为血管后索与 PIP 关节屈曲挛缩无明显关系；然而，如果不切除，可能会造成一些残留的屈曲挛缩或复发。

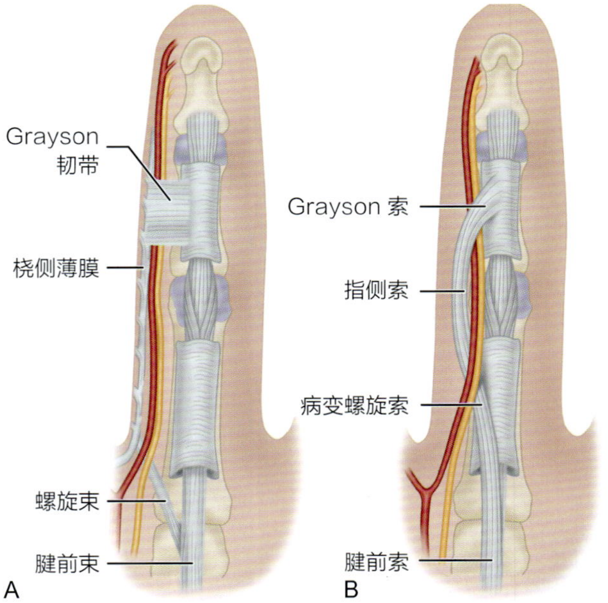

图 75-4 A. 产生螺旋索的正常筋膜部：腱前束、螺旋束、指侧片和 Grayson 韧带；B. 螺旋索示神经血管束内侧移位（注：正常解剖“束”病变后成为“索”）

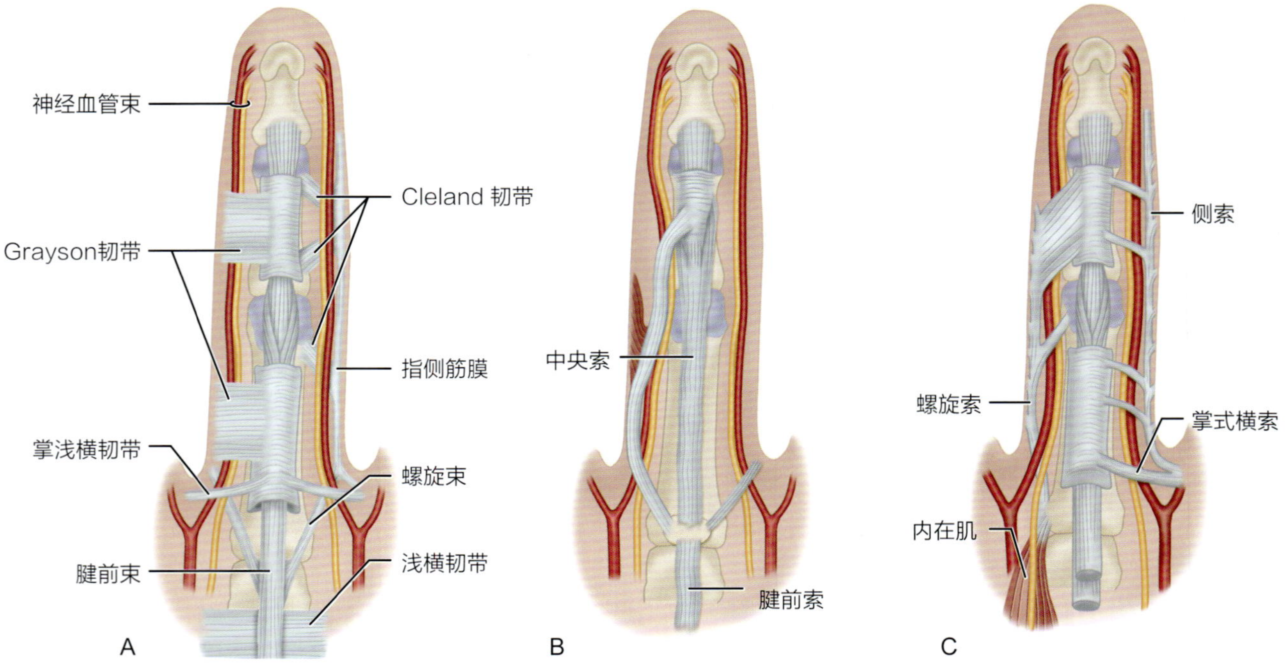

图 75-3 A. 正常掌筋膜和指筋膜；B. 与假病变束相连的病变筋膜（索）；C. 其他常见筋膜病

MP 和远指间（distal interphalangeal，DIP）关节挛缩可能是由腱前索与外侧索的出现造成的。PIP 关节挛缩除了发生在中央索、螺旋索或血管后索外，还可能发生于孤立的指索（图 75-5 和图 75-6）。这种不常见的 Dupuytren 挛缩病变组织通常影响小指；然而，可能涉及任何手指。病变带起源于覆盖内在肌的近节指骨骨膜和筋膜，沿神经血管束背侧向远端走行，插入中节指骨或位于神经血管束掌侧的屈肌腱鞘。指索类似于螺旋索，经常在手指的神经血管束移位至手指表面和中线。

Skoog 认为，在掌筋膜组成部分中，只有纵向腱前束受累，而掌横浅韧带始终未受累。我们同意 McFarlane 的观点，即浅表横韧带除了掌浅横韧带重要外，也可能受累，需要切除，特别是有症状的虎口挛缩。

第二节 预后

Dupuytren 挛缩的预后取决于下列因素，这些因素可决定适当的预防措施：

1. **遗传**。这种疾病的家族史表明，病变进展可能比通常更快，特别是发病较早的患者。
2. **性别**。在女性中，病变通常开始较晚，进展较慢，她们往往能更好地适应由此产生的畸形。然而，手术后的长期结果在女性比男性更差，术后变态反应的可能性是男性的 2 倍。
3. **癫痫**。尽管早期认为癫痫与 Dupuytren 挛缩有关。但 Geoghegan 等认为癫痫及抗癫痫药与此病无关。
4. **糖尿病**。糖尿病是 Dupuytren 挛缩的危险因素之一，特别是与饮食控制型糖尿病患者相比，需要药物治疗的糖尿病患者更甚。Geoghegan 等认为，使用胰岛素的患者比服用二甲双胍或磺酰脲类药物的患者更容易发生 Dupuytren 挛缩。
5. **酗酒或吸烟**。发病时，病变更严重，进展更快，复发更频繁。Godtfredsen 等发现酒精摄入和吸烟与疾病存在剂量依赖关系，并得出结论，

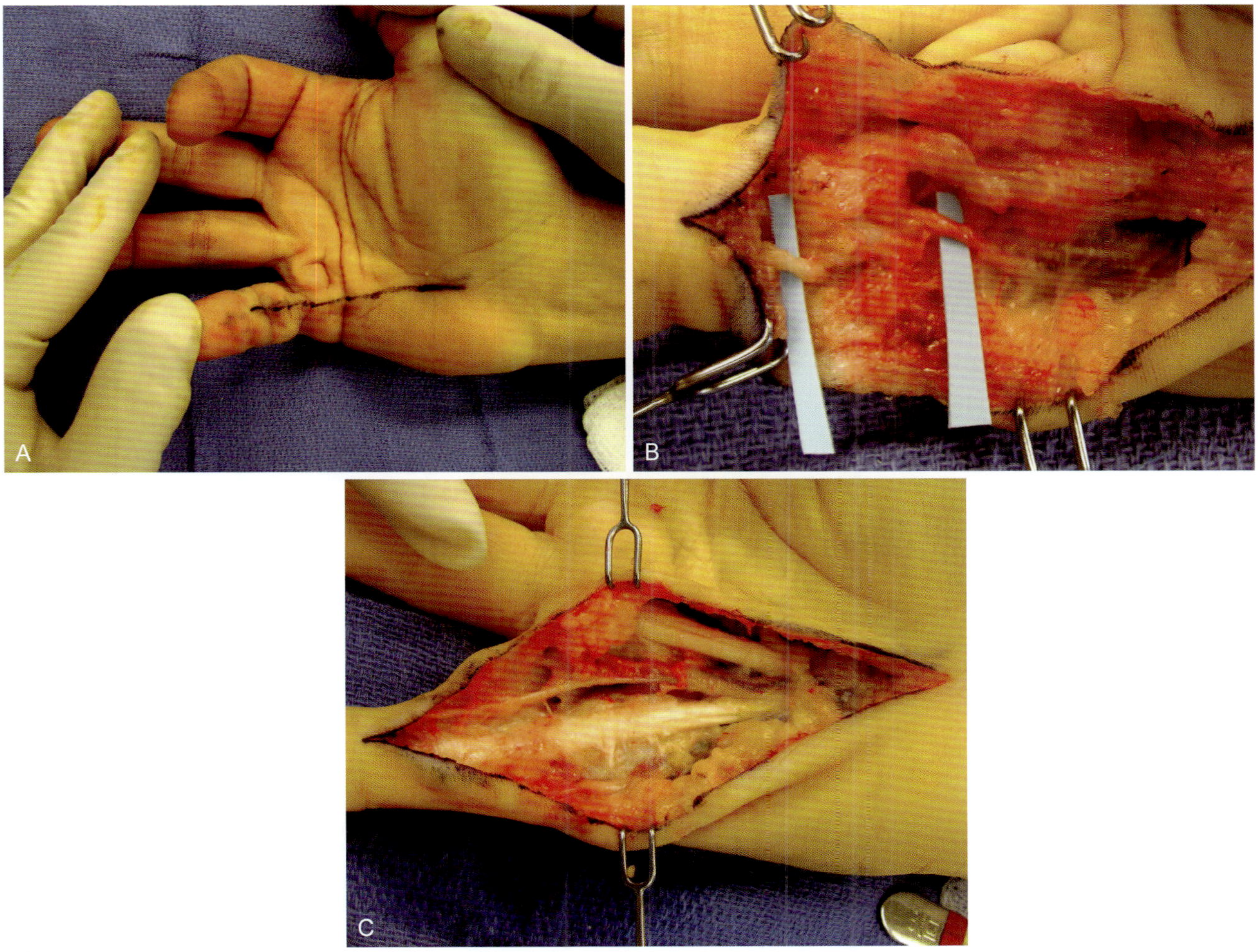

图 75-5 A. 累及双侧足底与拇趾内侧；B. 累及右足（Ledder 软管病）；C. 指间关节背侧近端结节（Garrod 结节）

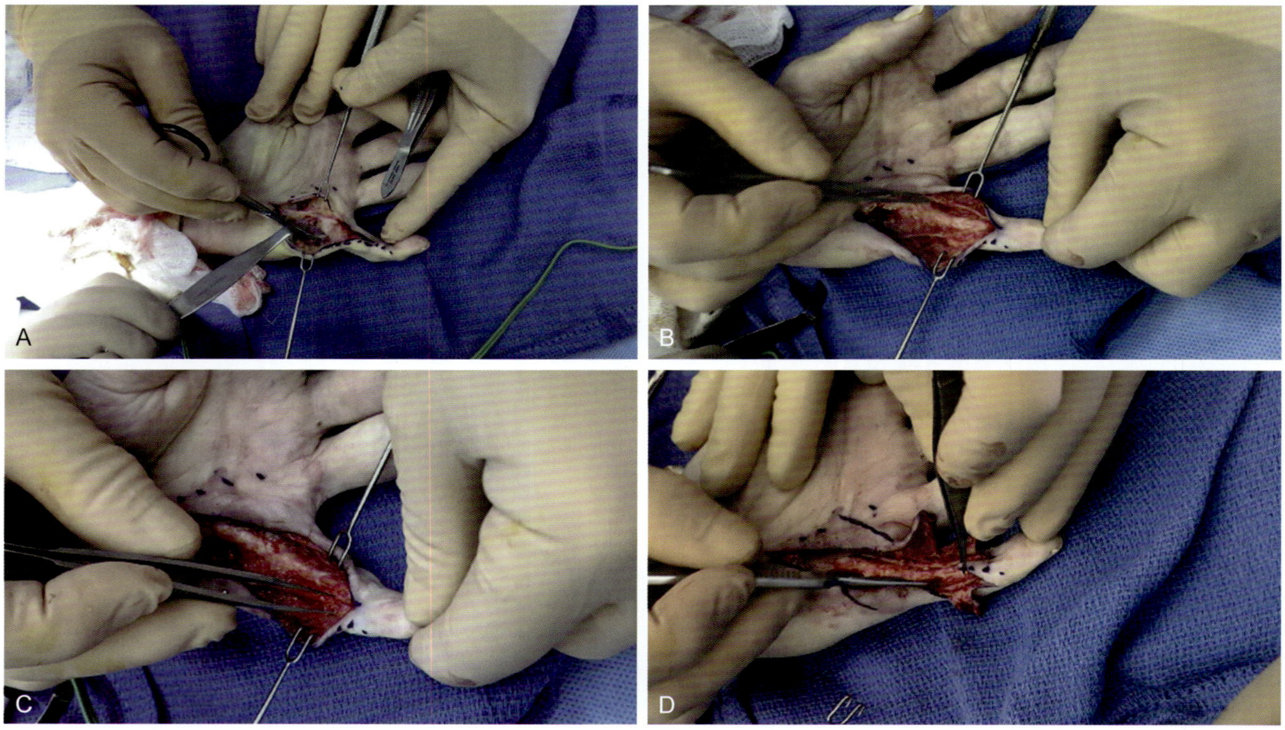

图 75-6 血管后索。A 和 B. 50 岁右利手女性，患有糖尿病，既往小指孤立性 Dupuytren 结节切除，导致近指间关节和远指间关节挛缩。C. 血管后索导致远指间关节挛缩。D. Z 字成形术切口清晰显示切除前的血管后索

这两个因素的结合是 Dupuytren 病发生的高风险因素之一。

6. **病变位置与范围**。当病变累及双侧时，特别是伴有指垫和足底筋膜结节，进展更迅速，复发更频繁。手掌尺侧进展较快。
7. **病变表现**。这种疾病过去的表现如何，无论是否得到治疗，均可对病变预后有提示作用。

患者需要知道，Dupuytren 病是一种不可治愈的疾病，手术设计是为了治疗由结节和条索引起的功能障碍。挛缩治疗通常集中在孤立畸形；然而，在治疗部位复发是常见的，更广泛的疾病可能接踵而至（疾病扩展），并成为患者关注的原因。因此，在采用各种治疗方案之前，对患者进行疾病复发和扩大的咨询是很重要的（图 75-7）。

第三节 非手术治疗

对于 Dupuytren 病的各种非手术治疗仍是强调疾病主要的组织病理学（框 75-1）。

一、体外放射治疗

据报道，通过外束放射治疗早期 Dupuytren 病高达 45% 患者减轻，80% 患者停止进展。有关各种方案的低剂量辐射方法报告(小于 30 Gy)已经发表，13 年的随访各种方案中未见恶变。据报道，治疗后 4 周以上的慢性副作用为皮肤干燥（20%）、皮肤萎缩（3%）、无汗（4%）、毛细血管扩张（3%）、脱屑（2%）和感觉改变（2%）。我们对这种治疗方法还没有经验。

框 75-1

Dupuytren 挛缩的治疗

非手术
- 体外放射
- 类固醇注射
- 胶原酶注射

手术
- 皮下筋膜切开术
  - 外科手术刀和针
  - 部分（选择性）筋膜切除术
- 完整的筋膜切除术
- 筋膜切除术加植皮
- 外固定
- 关节固定术
- 截指术

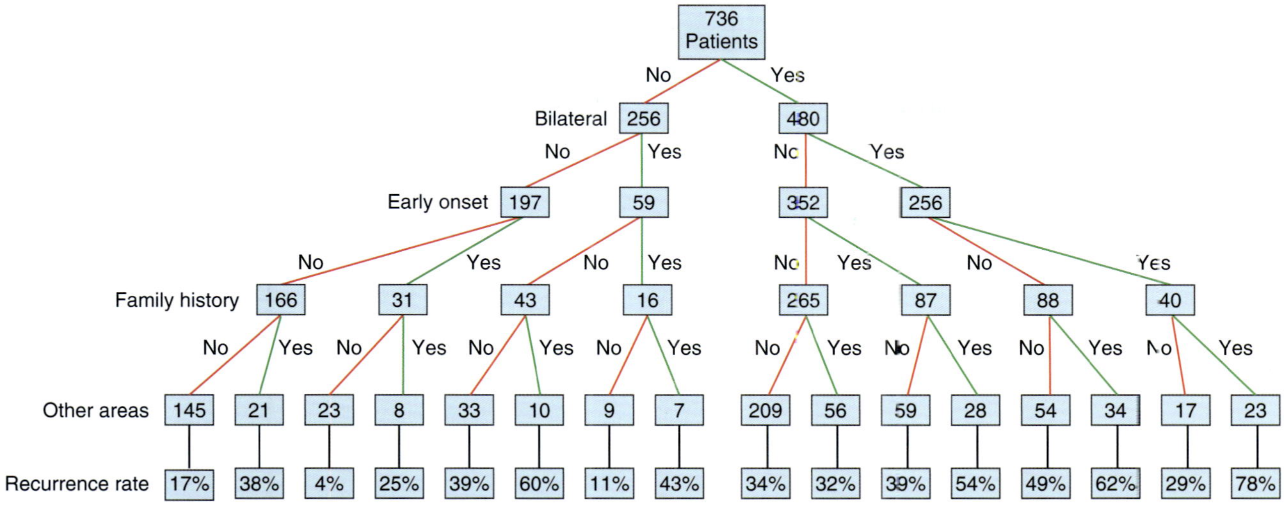

图 75-7 Huston 根据双侧疾病的存在、发病年龄、家族史和异位沉积估计 Dupuytren 病的复发和扩展（来自 Some observations on the etiology of Dupuytren's disease. In Hueston JT, Tubiana R, editors: Dupuytren's Disease, London, 1985, Churchill Livingstone, p 123）

Bisson 等报道结节来源的成纤维细胞的收缩特性大于索带来源的成纤维细胞，并且这两种成纤维细胞系产生的拉力明显大于腕管韧带成纤维细胞。Ketchum 和 Donahue 发现，平均每个结节注射曲安奈德 3.2 次后，75 只手中有 97% 的结节变软或变扁平。虽然完全解决的疾病是罕见的，只有一半的患者在注射后 3 年内有结节活化。

二、胶原酶注射治疗

临床试验评价梭状芽孢杆菌胶原酶组织溶酶（clostridial collagenase histolyticum，CCH）注射作为一种非手术治疗表明，可迅速有效地缓解 MP 与 PIP 关节挛缩。Badalamente 等报道的酶促降解研究的安全性和有效性，包括 Hurst 等一项随机安慰剂对照研究中，在接受胶原酶注射的 204 个关节中发现 77% MP 关节和 40% 的 PIP 关节有了 0°~5° 的挛缩减轻。尽管这一结果显著优于 104 例联合安慰剂的对照组，30 天的结果不允许作者对复发进行评论。在之前的 2 个月的随访研究中，与安慰剂组相比获得了类似的结果，62 例中只有 5 例复发。短暂的副作用包括局部肿胀、疼痛、擦伤、瘙痒、局部淋巴结肿大和压痛；然而，除了在先前的研究中发生的两次屈肌腱断裂外，永久性的严重副作用很少发生。我们在胶原酶注射方面的经验有限，但很有利。对于那些结节有明确的边界且远离屈肌腱的患者可以获得良好的效果。胶原酶注射在抗凝或有淋巴水肿、淋巴结手术或植入物的患者中可能是禁忌的。

涉及 CCH 安全性、耐受性和有效性的出版物继续记录 MP 关节挛缩管理的可靠性和 PIP 关节挛缩的困难。Peimer 等收集了 463 名患者的数据（78% 为男性，平均年龄 65 岁），发现每个治疗关节使用 1.08 次 CCH 注射，而在注册试验中平均使用 1.7 次。93% 的关节只接受了一次注射，67% 的首次注射导致完全矫正，而临床试验的比例为 39%。然而，Atroshi 等报道称，164 人中有 66 人（40%）用胶原酶注射治疗皮肤撕裂，只有 14 例大于 1 cm，全部愈合，无并发症。尽管传统标准的 CCH 注射的缺点是一次只能治疗一个受影响的关节，Gaston 等在一项包含 714 例患者（724 对关节）的研究中报道 CCH 注射可以同时有效地治疗 2 个受影响的关节而不增加发生副作用的风险。美国食品和药物管理局（FDA）最近批准使用 CCH 同时治疗 2 个受影响的关节，并在注射后 1~3 天进行手指活动。

胶原酶注射

手术技术 75-1

（Hentz）

- 使用 1 ml 注射器和 0.5 in 27 号针头。不建议在注射时局部麻醉，因为可导致软组织解剖变形和药物失活。
- 用非主利手轻微伸展准备接受注射的手指，使索带从屈肌腱表面移位。
- 垂直进针穿过皮肤进入其下的索带中，这种组织应该是坚硬的，进针会有阻力。
- 予近端或远端关节被动活动以确保针头在屈肌腱中放置得当。
- 注入总容量的 1/3。推药的时候如有阻力感则证明针头仍在索带中。
- 针头稍微撤回一些，并向远处倾斜，重新将针头插入索带里，距离第一次插入的点约 3 mm。确认位置无误后，注入总剂量的 1/3。
- 将针头插到第一次注射点的近端 2~3 mm 的位置，并把最后 1/3 的剂量注入（图 75-8 和图 75-9）

术后处理 注射后的手用软敷料包扎。告知患者，术后数小时应避免手部剧烈活动。当天晚上可以恢复正常生活，但必须注意这往往是达不到的。

三、手部活动

尽管现在 FDA 指南规定手法活动应该在注射后 1 天进行，但有研究表明，手法活动延迟至 7 天开始并不会增加并发症发生率或导致疗效丧失。

在没有局部麻醉的情况下，伸指会非常疼；掌中（靠近肿胀和淤斑区域）、掌间或腕部阻滞可用于麻醉。在病变带破裂时要小心，因为皮肤可能会裂开。大多数皮肤撕裂伤发生在手掌皮肤，挛缩超过 45°，皮肤粗糙，或注射部位有明显的淤斑。防止在有血疱的区域用力牵拉能最大限度地减少皮肤撕裂，操作方法由 Meals 和 Hentz 提出，具体见以下 4 步：

1. 当伸展 MP 关节时，同时屈曲 PIP 关节。
2. 当伸展 PIP 关节时，同时屈曲 MP 关节。
3. 同时伸展 MP 关节和 PIP 关节。
4. 当用适度的力量保持手指在伸位时，通过按压使残留的完整螺旋带纤维分裂。

如有必要，可每隔 5~10 min 重复上述 4 个步骤，同时仔细观察有无皮肤撕裂；但是，建议不要尝试超过 3 次。如果发现皮肤撕裂，应停止手部活动，并指导患者开始轻柔渐进式的被动伸展。手法活动

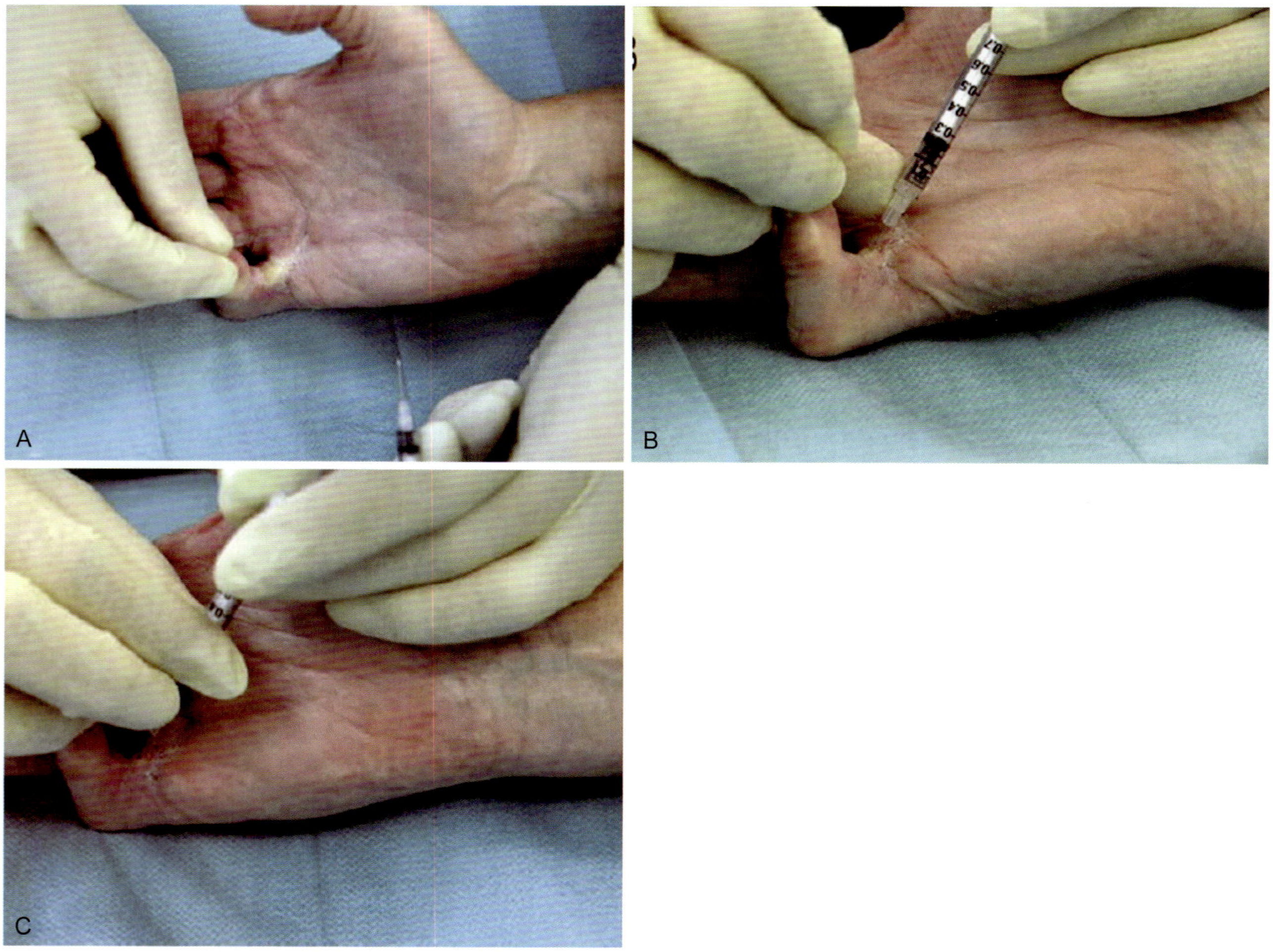

图 75-8 双手操作梭状芽孢杆菌胶原酶组织溶酶注射技术。A. 触诊确认病变带的位置；B. 在病变带被施予张力时将针头插入带中；C. 在推动注射器活塞时，需双手固定注射器（引自：Hentz VR, Watt AJ, Desai SS: Advances in the management of Dupuytren's disease: collagenase, Hand Clin 28: 552, 2012.）（见手术技术 75-1）

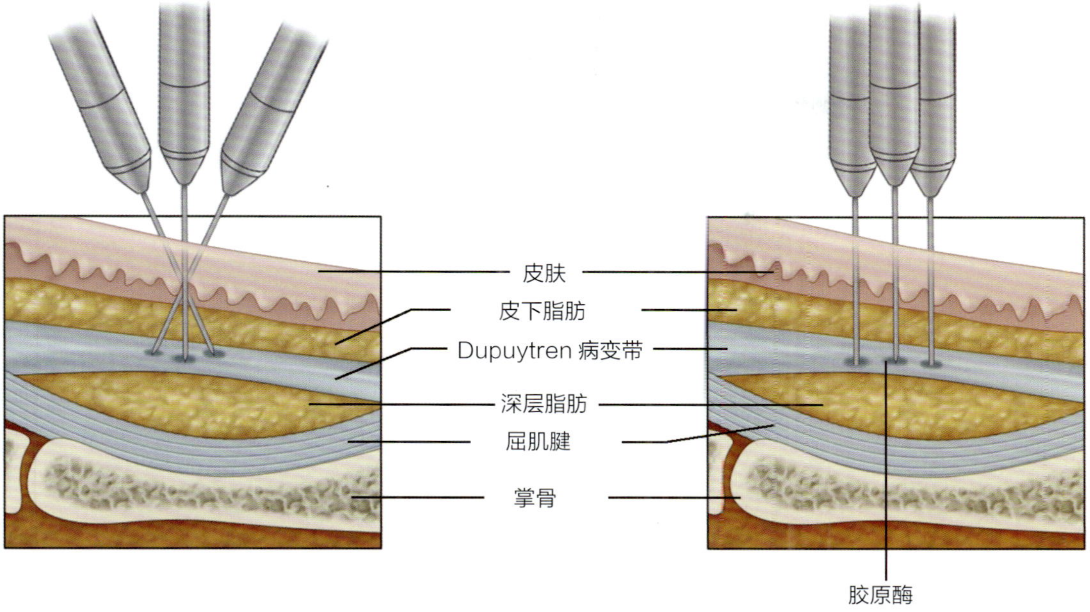

图 75-9 两种注射技术；目的是在病变带内 5~6 mm 的范围内注入全部剂量的胶原酶（重绘自：Hentz VR, Watt AJ, Desai SS: Advances in the management of Dupuytren's disease: collagenase, Hand Clin 28: 552, 2012.）（见手术技术 75-1）

后，用支具固定，指导患者在睡觉时使用直到术后 4 个月，以维持手指伸展。告知患者要每天做数次手指的屈伸锻炼数月。

Coleman 等和 Verheyden 同时报道了 CCH 注射治疗多条索带病变的成功案例。Coleman 等治疗了 60 例患者，同时两个部位注射；88% 的患者对治疗结果感到满意，92% 的患者表示有明显的或者非常明显的改善。不良事件（瘙痒、淋巴结病、血疱、皮肤撕裂）发生率高于单次注射后。相对于其他报道中的 0.58 mg，Verheyden 用一瓶胶原酶治疗了 144 例患者后发现，利用约 0.78 mg 缓慢带内式注射多条带的技术能安全地实现多条 Dupuytren 挛缩带的一次性注射。从个体上来看，对 MP 关节和 PIP 关节畸形的矫正能与用胶原酶使 Dupuytren 挛缩的减轻程度相媲美（分别是 43° 与 33° ）。通过多带注射，Verheyden 获得了 94° 即时平均和 76° 平均的最终联合 MP 和 PIP 关节挛缩释放每瓶酶。当选择 CCH 作为治疗方法时，这可能会节省大量的保健费用。然而，在 Strömberg 等进行的一项研究中，对 CCH 和经皮针腱膜切开术（percutaneous needle aponeurotomy，PNA）的成本效益比提出了质疑。在对 156 名随机患者进行了 2 年的盲法评估后，他们得出结论，PNA 的结果等同于或略优于 CCH（直指 79% vs. 76%），CCH 的费用几乎是 PNA 的 3 倍。Skov 等的一项小型前瞻性研究得出了类似的结论，PNA 的临床结果更好，CCH 的并发症率更高。

四、经皮细针腱膜切开术

自从 1980 年 Lermusiaux 和 Debeyre 首次提出 PNA 以来，人们对 PNA 的兴趣再次上升。在 1.0 ml 或以下 1% 利多卡因和 1∶10 万肾上腺素浸润后，使用安装在 10 ml 注射器上的 25 号针头来切断索带。可在手掌和手指上切割多个挛缩带区域，特别注意避免损伤感觉神经。不使用夹板或物理治疗。据报道，在 33 个月的随访中，PNA 给 74 例松解患者带来了满意的短期结果，其中 88% 的 MP 关节和 46% 的 PIP 关节挛缩减少。然而，本组患者的复发率为 65%，复发率定义为术后即刻矫正后 30° 或以上的下降。虽然仅发现两指感觉障碍，指神经牵张损伤和针外伤仍然值得关注。这是一个门诊手术，并在必要时重复以获得伸直。它似乎对老年人、希望进行微创手术的患者和那些知道在不久的将来可能需要另外松解的患者有效。正如 Strömberg 等、Skov 等和 Leafblade 等所指出的，一些研究表明 PNA 是筋膜切除术的一种经济有效的替代方法，他们报道的结果等同于或优于 CCH，且医疗费用更低。

Hovius 等阐述了 PNA 联合脂肪填充术（注射含有脂肪干细胞的脂肪组织提取物）来修复在 Dupuytren 病中出现的皮下脂肪缺失。而实验室研究发现，脂肪干细胞能抑制 Dupuytren 病肌成纤维细胞的收缩。他们的技术路线是，用 19 号针头从可触及的病变带的近端到远端制造出多条小刻痕，然后用钩针把皮肤和下方的组织分离。当病变带完全分离后，脂肪组织提取物可通过 2~3 个针头注射并弥漫地分布在手掌和手指内。这项技术的优点包括能够治疗多根手指、缩短恢复时间、修复缺失的皮下脂肪以及恢复灵活而没有瘢痕的皮肤。在另一项 91 例患者的研究中，有 94% 的患者能够在 2~4 周恢复患手的正常使用，且有 95% 的患者对他们的治疗结果相当满意。

第四节 手术治疗

当关节挛缩较轻时，手术治疗在技术上较容易；然而，在疾病进展的早期更常遇到轻微挛缩。在正常组织和异常组织之间遇到不明确的平面时，细胞过程更活跃，更有可能复发。理想情况下，当患者的病变组织更加成熟，手术创伤加速疾病进程的趋势更小时进行手术。然而，PIP 关节和 MP 关节分别挛缩 15° 和 30° 或以上，可能会致残，需要手术干预。当手术干预发生在增生期时，可发生屈曲挛缩增加和僵硬。手术的适应证和时机还应考虑关节挛缩的功能障碍、退行性关节疾病的存在，以及其他不良结果的诱发因素，而不仅仅是挛缩的程度。

治疗 Dupuytren 挛缩的常用手术方法是：①皮下筋膜切开术；②部分（选择性）筋膜切除术；③完全筋膜切除术；④筋膜切除加皮肤移植术；⑤用外固定进行分期切除；⑥关节切除和融合术；⑦截指术。手术方式的选择取决于挛缩程度、掌侧皮肤营养状况、是否存在骨性畸形，以及患者的年龄、职业和全身情况。一般而言，病变越严重，手术越广泛，如果需要的话，手术应分期进行，应优先考虑进行皮下筋膜切开及关节伸直治疗。

皮下筋膜切开术是手术范围最小的手术，常用于不在乎病变外观的老年患者或全身情况较差者。致密、成熟索带残余期比病变尚未成熟且弥散者的手术效果好。然而，许多患者需要反复手术。在皮下筋膜切开术中，切断腱前束，目的是矫正掌指关节挛缩畸形，然而，一些 PIP 关节挛缩可能会因 MP 关节的动态挛缩而立即减轻，而另一些 PIP 关节挛缩最终会因病变带和结节的消退而减轻。我们发现经皮筋膜切开术是治疗 Dupuytren 挛缩的有效方法，我们从客观上和主观上调查了经皮筋膜切开术的临床疗效。随访 32 例（36 指）患者，以确定主动和被动 MP 关节矫正及患者经皮松解后的感知效果。分别于术前、术后 6 周、3 个月和 1 年收集患者报告的预后指标 [QuickDASH、工作模块评分（WMS）、运动模块评分（SMS）]。1 年后，复发率为 33%。平均 MP 关节矫形为主动伸展 39.6° ~ 9.3°，被动过伸 25.4°~3.6°。患者报告的结果（WMS 和 SMS）的改善在 6 周和 1 年与主动伸展改善相关。平均 7 天内伤口愈合，2 天疼痛消退。没有患者出现感觉缺陷。患者在缓解后有统计学意义的挛缩减轻，大多数持续 1 年。伸直缺陷的增加与患者报告的 1 年预后的改善相关，82% 的患者对手术感到满意，87% 的患者认为手术是值得做的。

部分（选择性）筋膜切除术是最常用的手术，可最大限度地减少伸展不足，具有迄今为止所有手术中最好的长期效果，适用于挛缩损害手功能时。虽然尺侧手指最常受累，但在同一手术时，所有手指和拇指可能都需要手术治疗。由于术后发病率和并发症比完全筋膜切除术后少，因此这种手术被更频繁地使用。虽然部分筋膜切除术后的复发率是 50%，但需要再次手术的只有 15%。在这种手术中，只切除成熟的畸形组织，虽然通常会切除所有可见的病变组织，但生化或显微镜下累及的筋膜在临床上可能不明显，所以在手术中不切除。可使用各种切口暴露病理组织（图 75-10）。当 PIP 挛缩不明显时，“Z”字形切口或 Bruner 切口或其他改良切口（图 75-10B），就足以充分暴露并切除病理组织。切口的选择应根具具体患者的需要。当掌部皮肤张力大，限制了手指的伸展或出现明显的 PIP 关节挛缩时，建议采用直中线切口进行适当的“Z”字成形术（图 75-10A）。当病变组织能安全地从神经血管束中剥离时，可使用多个横切口，然而，通过不连续的切口跟踪和切除病变带是比较困难的。适合这种手术暴露的患者通常有明确的疾病和轻微的 PIP 关节挛缩。成功地从这种接触中去除疾病可能会导致更快的恢复和可接受的美容结果。无论采用何种切口，通过放大镜放大，剥离都很容易，必须非常小心，以避免损伤神经血管结构。

有时筋膜切除术后，PIP 关节的伸直不全，这可能是由于没完全切除不明显的病变组织、皮肤张

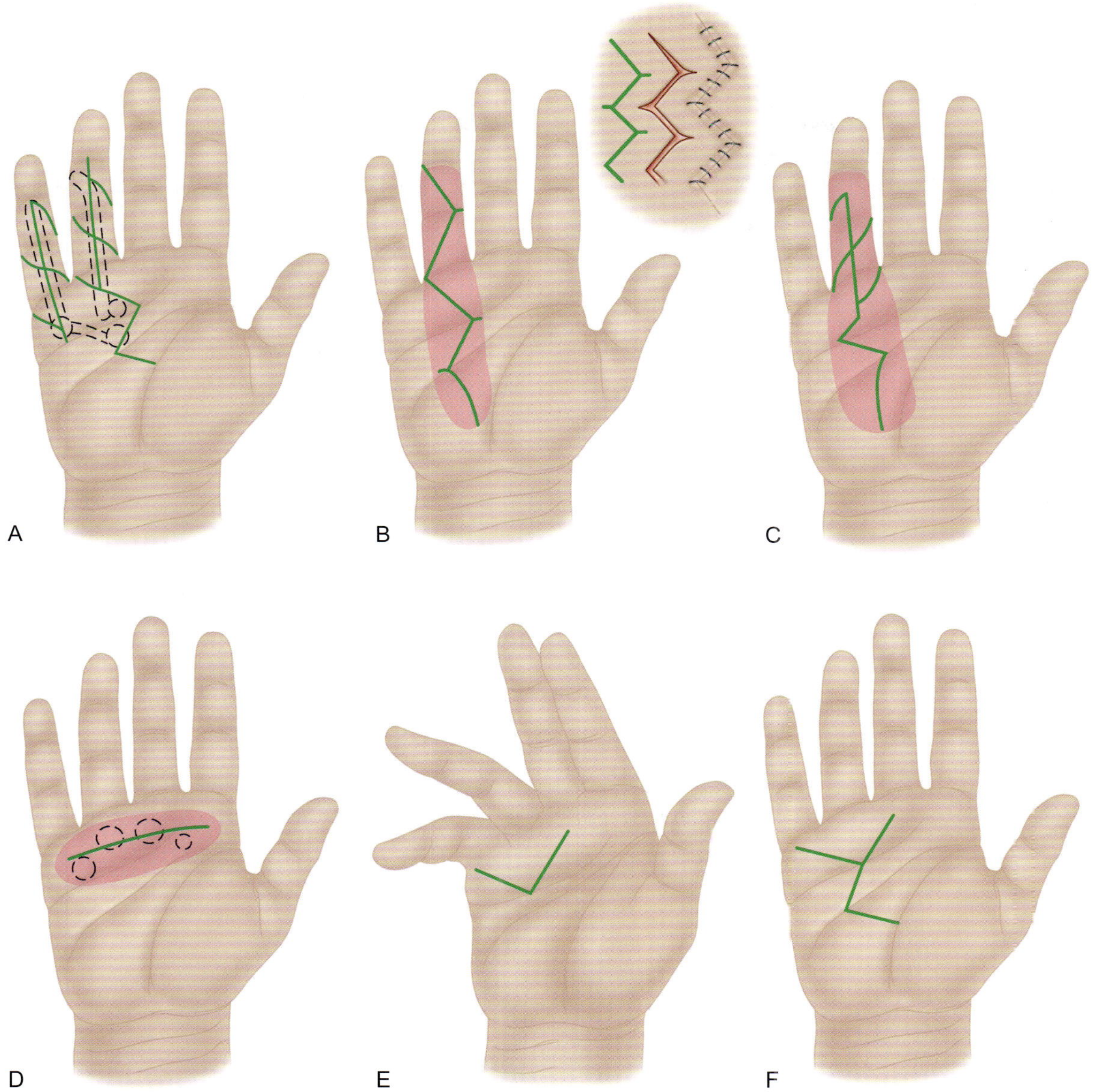

图 75-10 A. 多 Z 字成形术用于纵行皮肤挛缩转化为 Z 字形闭合伤口及显露术野，常将一个切口延伸进手掌，因为手掌广泛显露以便切除相邻的病变组织。B. 当关节或皮肤挛缩不是主要问题时，Z 字形切口可用于显露，如图所示，延长角以利用多余的皮肤。C. 阴影部分显示皮肤可能潜行剥离的范围。D. 当只涉及手掌时，可使用横行切口。E 和 F.Mukerjea V-Y 成形术

力大、关节囊挛缩、屈肌腱病变或关节不匹配。通过掌侧至 PIP 关节旋转轴的孤立索带是造成关节屈曲畸形的常见原因。这些有问题的索带通常会止于屈肌腱鞘外侧或中指骨。剥离与皮肤密切相关的微细可检测的致前形条索需行皮肤“Z”字成形术以充分矫正 PIP 关节挛缩。严重的 PIP 关节屈曲挛缩可能需要掌侧关节囊切除术。Weinzweig 等指出，无论是否同时进行 PIP 关节囊切开术，超过 60° 的 PIP 关节屈曲挛缩通常可纠正约 50% 的现有挛缩。这些作者发现，关节囊切开术组的术前屈曲度平均减少 16°，而非关节囊切开术组的平均屈曲度减少 8°。

对于更严重的 PIP 关节挛缩，在最终手术切除前使用外固定架逐步纠正屈曲挛缩的分期手术可能会对其有利。Agee、Goss 和 White 等已经报道了这种方法的成功。White 等采用分期技术治疗了 27 例 PIP 关节挛缩超过 70° 的 38 个手指。第一期使用跨 PIP 关节微型外固定器，持续伸展超过 6 周（图 75-11）。通过微型固定架的弹力带的张力每周增加 2 次，允许 PIP 关节在抗弹力下完全主动屈曲。第

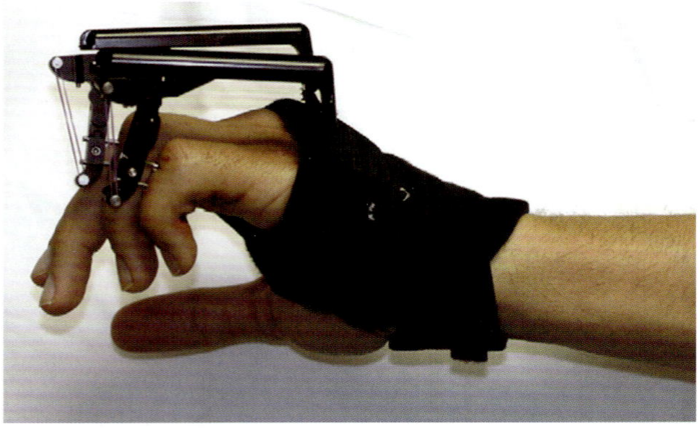

图 75-11 微型外固定器在 Dupuytren 病近指间关节挛缩中的应用（来源：Agee JM, Goss BC: The use of skeletal tension torque in reversing Dupuytren contractures of the proximal interphalangeal joint, J Hand Surg 37A: 1467, 2012.）

二期为开放掌筋膜切除术，以松解限制 MCP 关节运动的挛缩索带，以及近节指骨上的皮筋膜切除术及全厚皮肤移植术，以松解限制 PIP 关节运动的索带。使用外固定架维持主动伸展力直到植皮愈合；一般在二期手术后 2 周在门诊环形浸润麻醉下拆除。平均随访 20.6 个月（6~48 个月），术前平均 75° 的 PIP 关节改善到 37°。尽管存在针道感染、针松动和复杂的区域疼痛综合征等并发症，作者认为分期手术是治疗严重 Dupuytren PIP 关节挛缩的有效方法。

Skoog 描述了一种部分或选择性筋膜切除术，术中仅切除掌筋膜的腱前纤维。根据 Skoog 的研究，掌筋膜腱前纵向纤维和掌横韧带之间存在一个明确的平面，且仅限于掌中区域。腱前纤维似乎附着于该韧带上。他认为指间韧带或掌浅横韧带在 Dupuytren 挛缩时确实产生病变，并影响手指正常分开，且可通过其较远的位置与掌横韧带区分开来。手指内收和 MP 关节屈曲挛缩可以通过一个横向手掌切口处理而伤口可待其二期愈合解决。

全筋膜切除术即便有手术指征，也极少使用；因为该手术常伴有血肿、关节僵直、延迟愈合等并发症，而且该手术不能完全防止疾病的复发。

筋膜切除术并植皮适用于癫痫、酗酒、身体其他部位存在疾病、切除后病变复发等因素而预后较差的年轻人。切除皮肤和其下的异常筋膜，并应用全层或半层皮肤移植。在用这种方法治疗的手掌区域未见有复发的报道。

如果 PIP 关节（尤其是小指）的屈曲挛缩非常严重，且不能矫正到手指正常功能状态，截指可能是必要的。40° 屈曲挛缩通常耐受良好。受累手指的皮肤可用来覆盖手掌缺损的皮肤；手指行剔骨术，皮肤形成带神经血管蒂皮瓣反折覆盖手掌。

另一种治疗严重挛缩的 PIP 关节的方法是关节切除和关节融合术。该手术导致手指缩短，但避免了 PIP 关节关节的挛缩复发和潜在的截指残端神经瘤。

复发性 Dupuytren 病的手术范围基本上与初次治疗相同，包括皮下筋膜切开术（手术刀、针或酶释放）、筋膜切除术（有限的、选择性的或完全的）、结节筋膜切除术和皮肤移植、关节融合术或截肢。再次手术所选择的方法不一定与第一次手术相似。病变扩展至远离以前切除区域时需要治疗，并需要更广泛的显露、多个切口，可能还需要联合手术。

无论采用何种治疗方法，索带处理后的最严重损伤为指神经损伤。从小指尺侧至示指桡侧，体表标志对下方走行的指固有神经有很好的指示作用。在分离某一病变带和其相关的指神经时须十分小心。总体来说，病变带必须在保护神经的前提下进行切除，而神经的切开与分离应从非病变部位处开始。

皮下筋膜切开术

手术技术 75-2

（Luck）

- 于病变掌筋膜的尺侧用尖刀片在下列位置皮肤戳口：①鱼际和小鱼际隆起之间的掌筋膜顶点远端；②在近侧掌横纹处或附近；③在远侧掌横纹水平。在手掌远端很可能损伤指神经，该处指神经位置比较表浅并可与病变的组织缠绕在一起。
- 插入一把小的腱刀或筋膜刀（Luck），类似于鼓膜刀，刀片平行于手掌，依次穿入每一个戳口，15 号刀片或 11 号刀片可以获得满意的效果，使刀片在皮下穿过手掌，但在掌筋膜浅层（图 75-13 和图 75-14）。
- 将刀刃向掌筋膜的背面翻转，使手指伸直拉紧病变组织。将刀片压在紧绷的索带上，在刀片上轻轻施加压力，或至多轻轻摇晃，小心将筋膜束切断，不要用拉锯样运动。筋膜索被切断时，强阻力感消失，表明刀片已经完全穿透病变筋膜索带。
- 保持刀片平行于皮肤平面，将皮素与下方的筋膜游离。松解皮肤时，起皱的皮肤有时即便很薄，也可安全地在皮下潜行分离，不必担心皮肤坏死。

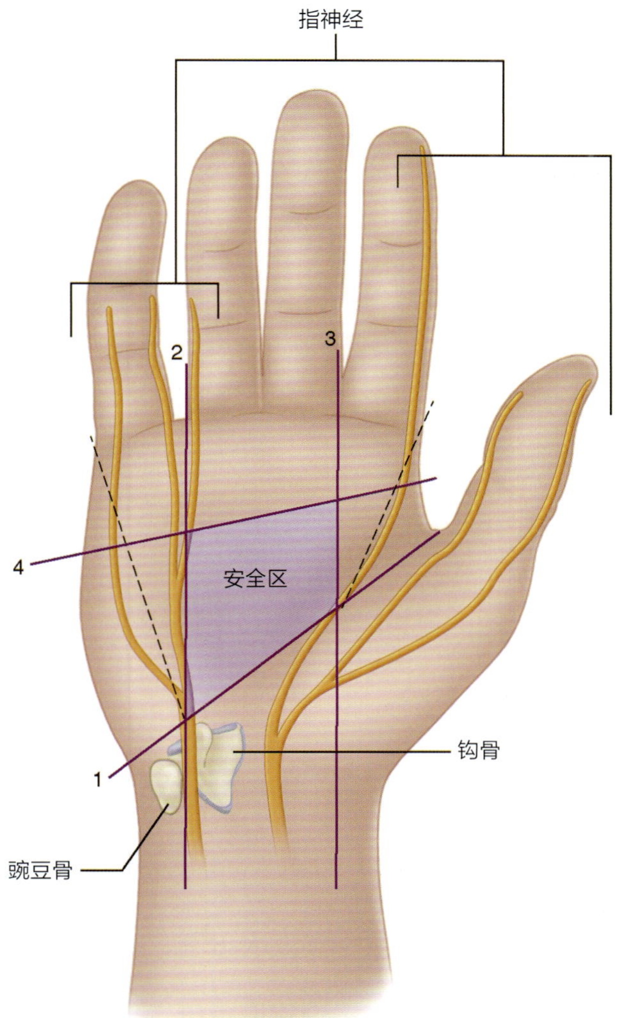

图 75-12 指神经与皮肤表面褶皱的关系。小指尺侧掌纹下有小指尺侧指神经斜行穿过 Kaplan 主线与环指尺侧缘平行线的交界点。同样的，示指桡侧指纹下有示指桡侧指神经斜行穿过 Kaplan 主线与中指桡侧缘平行线的交界点（重绘自：Calandruccio JH, Hecox SE: Reoperative Dupuyt-ren's contracture.In Duncan SFM, editor: Reoperative Hand Surgery, Springer Science+Business Media LLC, New York, 2012.）

- 手指皮下筋膜切开术仅对位于中线的索带是安全的。将手术刀从索条邻近穿刺插入，斜行切开条索。
- 对于外侧索带，可在直视下采用短纵行切口进行部分切除或切断，也可在直视下剜出手指和手掌中较大的结节。

术后处理 加压包扎 24 h，然后使用较小的敷料，鼓励主动活动手与指。矫正挛缩的夜间支具须佩戴 3 个月，逐渐伸直的动力支具及正规的理疗计划有利于获得良好的效果。

部分（选择性）筋膜切除术

手术技术 75-3

- 在止血带充气前，用标记笔勾画出拟行的切口轮廓（图 75-15A~C 和图 75-16A~C）。当在皮肤凹陷及其他区域的上方或附近做切口时，应考虑到血运减少情况，避免上述结构出现在皮瓣基底部。闭合切口时如果皮肤能够产生旋转，这些区域有时可被切除。
- 在导致畸形的病变结构上做“Z”字形或纵行切口。“Z”字形切口缝合时易变直行，在横纹处可产生张力线因此我们通常倾向于采用纵行切口，在闭合时转化为“Z”字形（图 75-17）。设计“Z”字形皮瓣，使得横向部分位于每一个关节横纹内或附近。继续向近端延长切口，进入手掌，避免以直角跨过掌横纹。
- 由近及远从病变的筋膜上掀起皮肤和其下方的正常皮下组织（图 75-15D 和 75-16D），准备闭合切口时制作“Z”字形皮瓣（图 75-15E 和 75-16E）。
- 由近及远切除病变筋膜，要极为小心地分离并保护每根手指的神经血管束。对小出血点要仔细电凝止血。不必切除手掌浅横筋膜纤维。应避免进入腱鞘，因为屈肌腱鞘内出血可以引起粘连。
- 锐性分离，小心切除病变筋膜，在掌指关节处的脂肪垫仔细地找到每一根指神经，并随它向远端探查，避免切断移位的指神经。
- 如果掌浅横韧带已发生挛缩，则将其切除。
- 确保找到所有挛缩的筋膜带至其远端附着处。附着处可能位于腱鞘内、骨内和皮肤中，有时它们位于 PIP 关节的背外侧。
- 病变筋膜切除完成后，所有关节应可完全被动伸展，除非存在关节囊挛缩。
- 设计皮瓣。如果有多余的皮肤，可切除凹陷或变薄的区域（图 75-15F 和 G，图 75-16F）。
- 闭合切口前，将手抬起，压迫伤口，松开止血带，保持 10 min，检查并控制出血。
- 使用皮肤钩，尽量减少皮瓣的处理，用 4-0 或 5-0 单丝尼龙将其缝合。
- 另外的方法是采用蝶形导管和负压吸引管组成密闭式吸引引流系统（图 75-18）。每根术指放置 1 根引流管保证充分且有效的引流。连接负压吸引管前，将 15~20 mg 的倍他米松（Celestone）灌入导管，可减少术后 4~6 周内产生炎性反应的可能性也可降低术后不适程度，甚至多数患者在复杂筋膜切除术后也能减少麻醉性镇痛药的使用。
- 根据手指、手掌外形轮廓敷一层不粘纱布于伤口处，

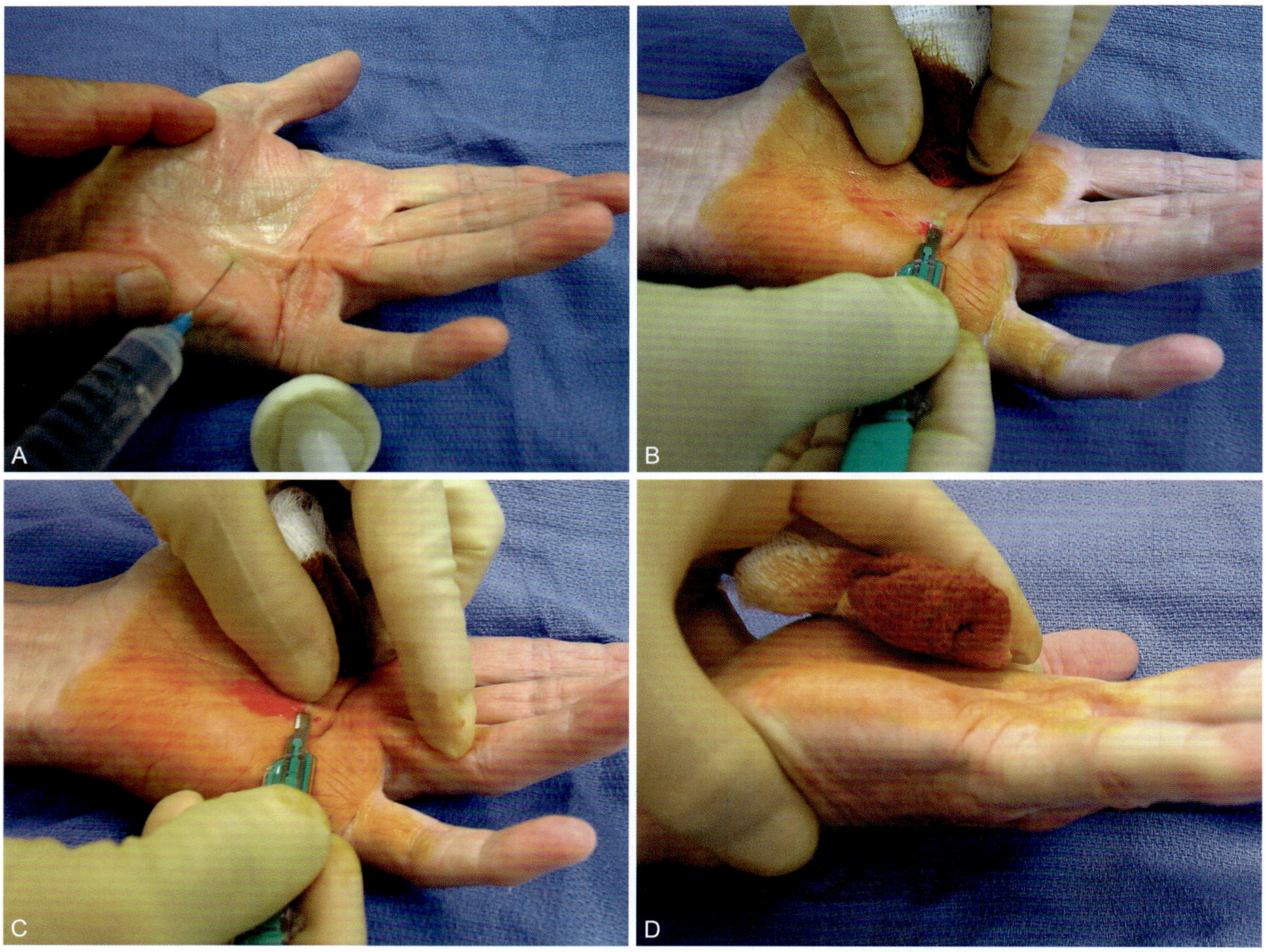

图 75-13 皮下筋膜切除术。A. 环指掌指关节 60° 挛缩的清晰可见的腱前索；B. 15 号筋膜切开刀插入皮肤与腱前索之间；C. 用力地伸展会有效地使表面不正常的结节压到筋膜切开刀上，切开刀与致密结节保持 90°；D. 掌指关节获得良好的伸展（见手术技术 75-2）

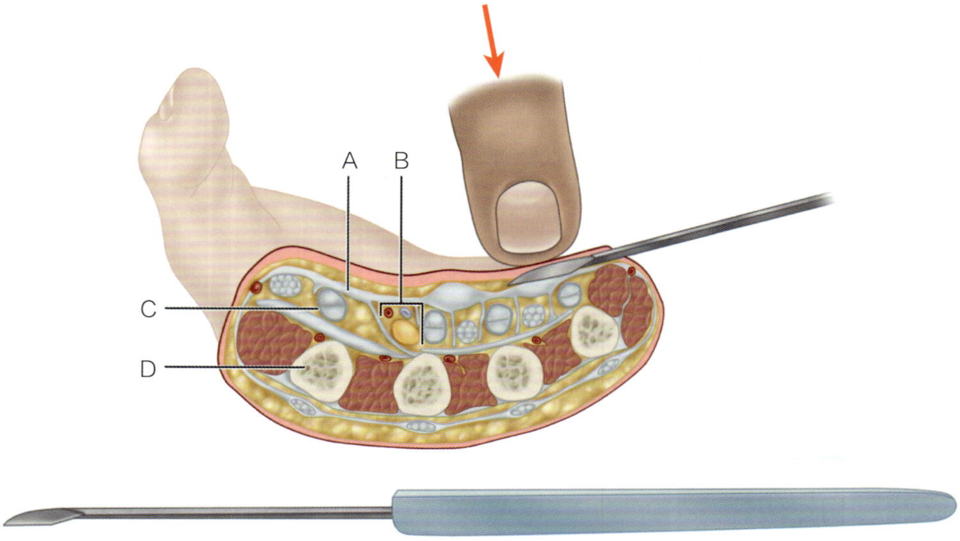

图 75-14 Luck 皮下筋膜切除术。顶端，手的横切面示掌筋膜的周围关系以及皮下筋膜切除术的手术方法。掌筋膜(A)；神经血管束（B）；屈肌腱（C）；掌骨（D）。指压筋膜切开刀穿过筋膜索（箭）。底端，筋膜切开刀（注意 15 号筋膜切开刀可以用于此目的）（见手术技术 75-2）

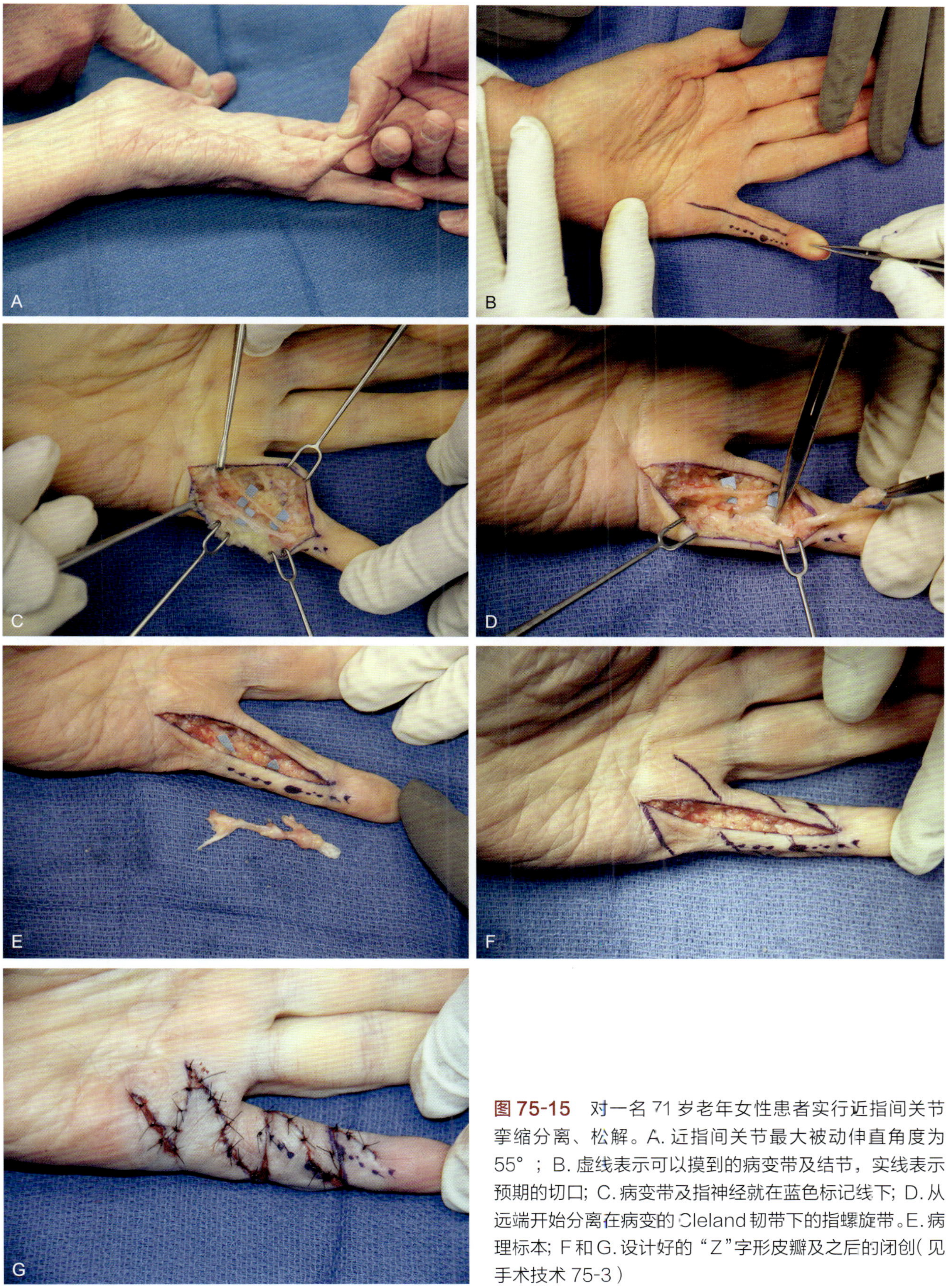

图 75-15 对一名 71 岁老年女性患者实行近指间关节挛缩分离、松解。A. 近指间关节最大被动伸直角度为 55°；B. 虚线表示可以摸到的病变带及结节，实线表示预期的切口；C. 病变带及指神经就在蓝色标记线下；D. 从远端开始分离在病变的 Cleland 韧带下的指螺旋带。E. 病理标本；F 和 G. 设计好的“Z”字形皮瓣及之后的闭创（见手术技术 75-3）

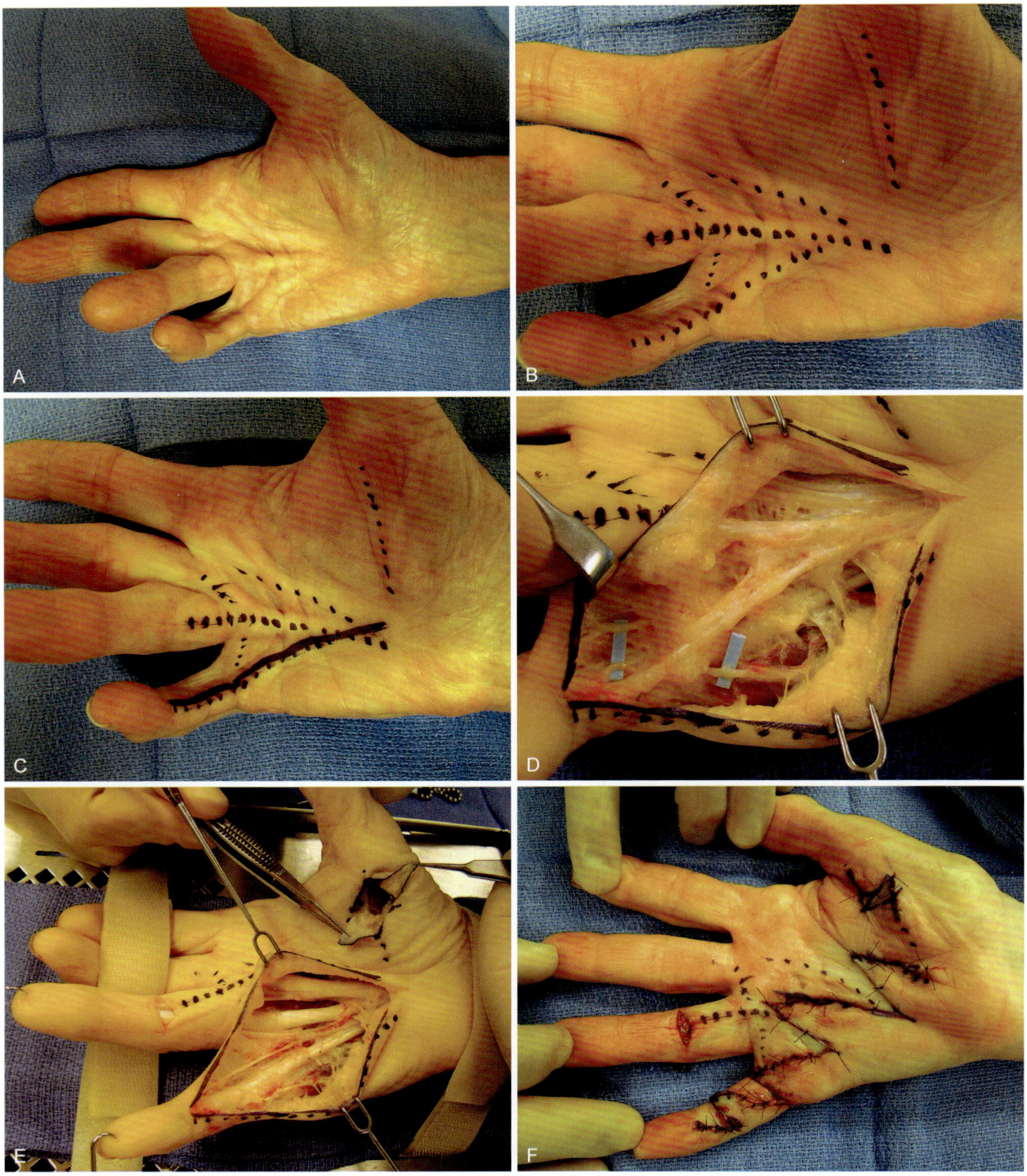

图 75-16 更复杂的部分筋膜切除术。A. 病变累及拇指、中指、无名指和小指；B. 皮肤标记笔标记将要被松解的索带；C. 在止血带充气前标记好拟定切口；D. 通过纵行切口显露掌和手指索带；E. 索带切除后外观，图示附加的横行切口（切除环指中央结节）与附加的拇指结节切口；F. 细致止血后，"Z"字形闭创（见手术技术 75-3）

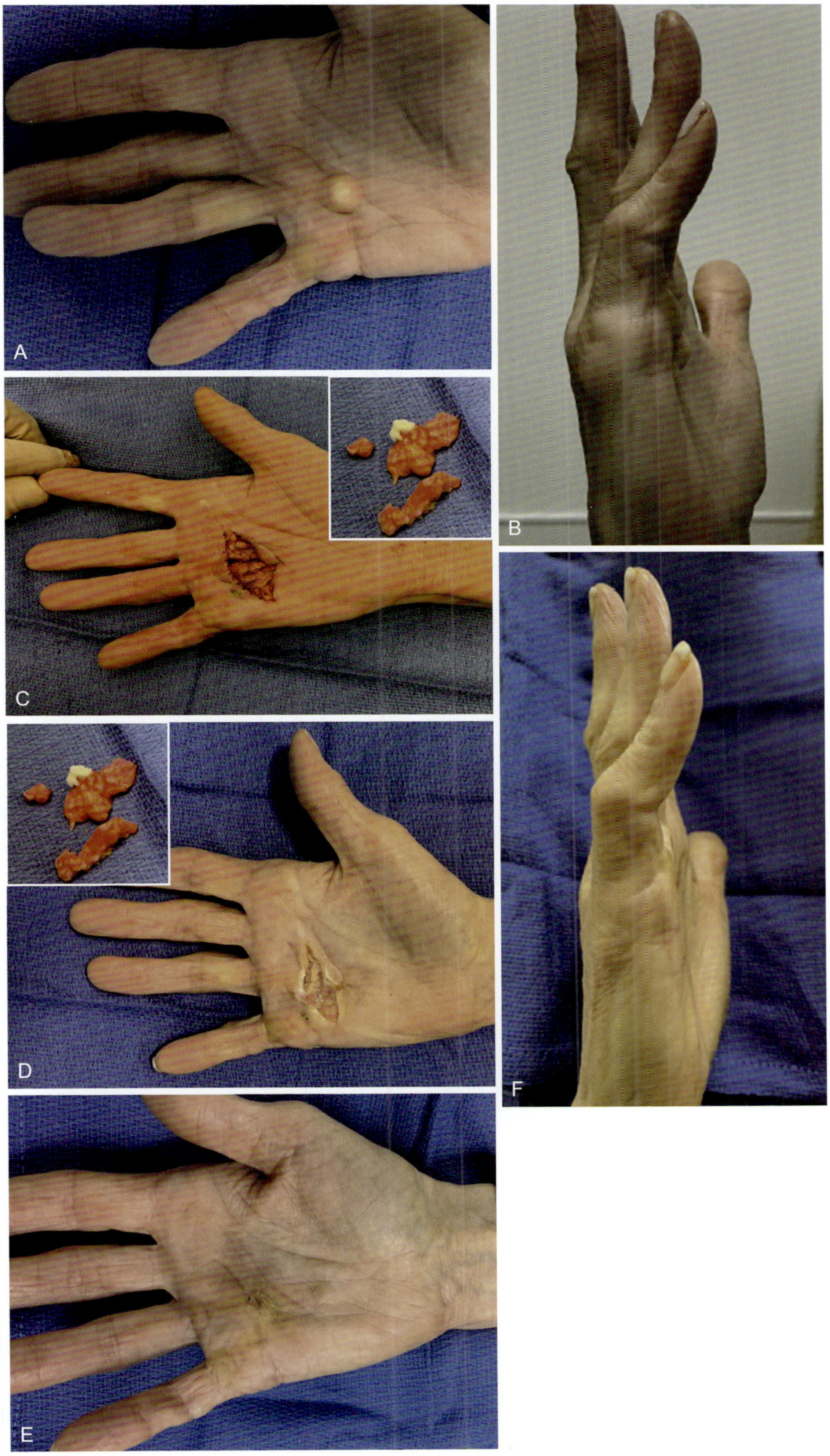

图 75-17 手掌 (McCash) 技术。53 岁右利手女性，既往有 PNA 和胶原酶治疗史。A 和 B. 术前外观。C 和 D. 索带切除术和附带包裹性囊肿切除后的术中图像。E 和 F. 术后 12 和 38 天继发伤口愈合照片

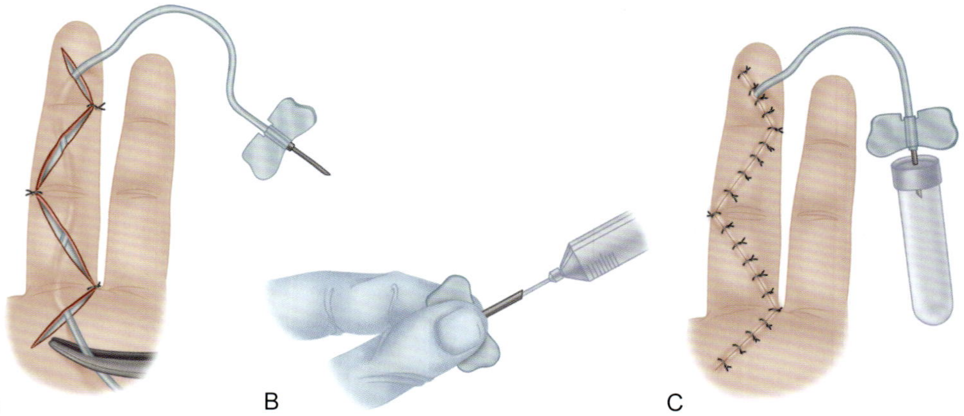

图 75-18 手掌与手指的密闭式吸引引流系统可由 21 号无菌导管和真空管组成。A. 用剪刀在无菌导管上剪几个孔，将其放置于皮瓣下方；B. 切口闭合后，用 25 号针穿过 21 号导管针注入类固醇制剂；C. 去除止血带，敷料包扎，固定真空管

再用一块湿润敷料轻轻敷在伤口上。然后在其上方使用敷料压迫，采用掌侧石膏夹板保持手指在手术时达到的伸展程度。

术后处理 通常在术后 24~48 h 拔除所有引流管。手部至少抬高 48 h。鼓励早期活动近指间关节。在此期间，应主动活动肩关节，以免引起肩周炎。如果 48 h 后手部过度疼痛或发热，应检查伤口，看是否存在血肿。如果发现血肿顶起皮肤，应立即清除血肿，伤口受累区域应保持开放。否则，术后 3~5 天进行第一次换药，开始关节活动范围练习。夜晚休息时使用支撑支具固定手指于最大伸展位。

2 周后拆线，去除手部所有包扎的敷料。提醒患者不要将手置于下垂位休息，也不要在热水中泡手。允许在温水中主动活动，但不允许被动牵拉。3 周后，允许手部适度使用，但康复可能需要几个月。术后佩戴休息位支具 3 个月。硅油对辅助活动练习有一定价值。

慢性 PIP 关节屈曲挛缩超过 60° 可能出现中央束变薄弱。如果腱固定试验阳性（PIP 关节在腕和 MP 关节处于完全被动屈曲时不能完全伸展），提示 PIP 关节需术后夹板固定 3 周。在这 3 周期间，需行远指间关节运动，以使侧腱束向背侧移位。

Jacobsen 皮瓣技术已经被描述为一种安全、简单的治疗晚期小指 Dupuytren 病的掌部开放方法替代方案。与以往采取“Z”字形切口不同，这项技术创造性地使用 2 条直线切口，设计出一个“L”形全厚皮瓣，一条线在掌横纹处，另一条则位于小指远指间外侧中线处（图 75-19）。挛缩松解后，手指完全伸直使皮瓣向远侧移位，缝合关闭“L”字

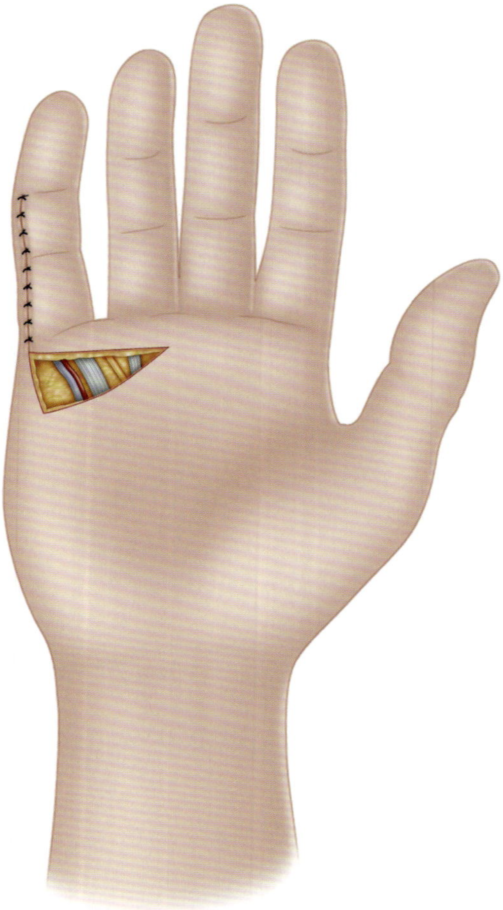

图 75-19 Jacobsen 皮瓣。用 2 条直线切口形成“L”形全厚层皮瓣：第 1 条在掌横纹处，第 2 条在小指侧中线延伸至远指间关节（摘自：Tripoli M, Cordova A, Moschella F: The “Jacobsen flap” technique: a safe, simple surgical procedure to treat Dupuytren disease of the little finger in advanced stage, Tech Hand Up Extrem Surg 14: 172, 2010.）

形切口的纵向线，在掌侧留下一个 15 mm 的皮肤开放性缺损，留待 4~6 周，再做二期手术修复。掌侧切口愈合后，患者需佩戴动力伸展支具 10 周。该技术优点在于能够减少血肿和水肿的形成，可以避免皮肤移植和供区皮肤瘢痕生成，并能使手指早期进行主动活动。而其缺点在于需要佩戴 10 周的支具及广泛、潜在的长期物理治疗。掌侧切口需要密切观察以避免感染和延迟愈合。Tripoli 等报道在使用 Jacobsen 皮瓣技术的 15 例患者中，只有 2 例出现并发症，1 例是慢性区域疼痛综合征，另一例则是伤口愈合延迟。

总之，通过对 Dupuytren 病患者进行简单的教育来了解他们的病情，特别是对那些新发疾病及小结节和索的患者；然而，很多人都能很好地忍受相当严重程度的挛缩。相反，一些患者的功能会因拇指和手指屈曲以及不同程度的内收挛缩而受到损害。对于考虑手术干预的患者，应对预期结果进行知情讨论，特别是复发和疾病扩展的可能性，除了其他与患者健康状况相关的混杂变量，如除吸烟、糖尿病和其他代谢问题，还应考虑家族病史、异位沉积、发病年龄、双侧疾病等因素的存在。

我们使用的手术干预包括微创索带切开术和选择性筋膜切除术。针或手术刀松解术用于索带清晰、导致中度 MP 和 PIP 挛缩的患者，皮肤撕裂通常发生概率较小，其所造成的后果不大。复发很常见（33% 或更高），并不妨碍再次行针或刀片腱膜切开术，也不会使选择性筋膜切除术复杂化。选择性筋膜切除术仍然是悠久的技术，能使长期挛缩得到最好地纠正。我们更倾向于为每个患者量身定制切口，提供清晰的显露，以便尽可能多地切除索带和结节，并进行随后的皮肤重新排列。有时皮肤缺损导致开放性伤口，可待二期愈合。永久性和完全矫正所有关节挛缩是不可能的；可达到约 50% 的 PIP 关节挛缩矫正，15% 以前做过手术的患者可能需要再次进行手术干预。

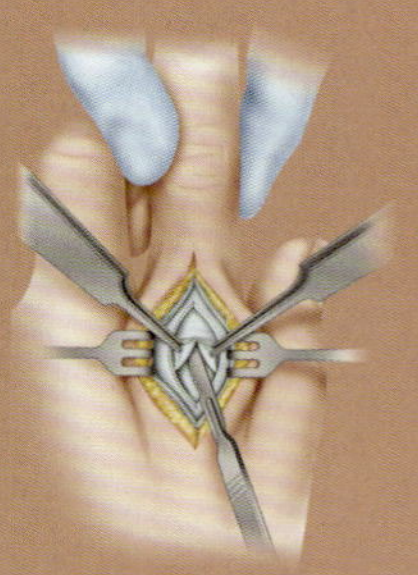

第 76 章

腕与手的狭窄性腱鞘炎

著者： William J. Weller
译者： 王　飞　王　洋　张　阳（第 13 版：陈　宏　王　欣　祝　斌　王科杰）
审校： 张志成（第 13 版：崔树森）

狭窄性腱鞘炎

手和腕的狭窄性腱鞘炎是常见的疾病，严重影响功能，治疗通常明确，通过正确治疗，症状通常能完全改善。当累及第一背侧间室内的拇短伸肌（extensor pollicis brevis，EPB）与拇长展肌腱（abductor pollicis longus，APL）时，由瑞士医生 Fritz de Quervain 在 1895 年对其情况进行描述后就以其名字命名。腱鞘炎也会在一些患者中影响到伸肌支持带近端的肌腱、引起疼痛、肿胀、捻发音。腱鞘囊肿如与背侧第一间室的支持带和肌腱相连也可出现长压。

拇指及手指长屈肌腱受累时，可出现局部肿胀，导致在不同的肌腱滑车界面出现机械症状，比较少见的是拇长伸肌于 Lister 结节水平受累。通过腕背侧支持带下方的其他所有肌腱也可以受累。狭窄性腱鞘炎多由亚临床结缔组织病（胶原性疾病）与反复的轻度创伤引起，后者常见于服务员与木匠。一些患者的病史显示急性创伤可引起狭窄性腱鞘炎的病理性改变。然而，大部分患者的症状在没有任何原因的情况下逐渐进展，狭窄发生于肌腱方向改变的部位，因为此处纤维鞘起着滑车的作用，摩擦最大。虽然肌腱滑膜可润滑腱鞘，但是当必须重复特殊的活动时，摩擦可引起反应。

许多不同部位的腱鞘炎，即使是狭窄性腱鞘炎，一些非手术的治疗措施效果较好，如休息、抗炎镇痛药和类固醇注射。局麻作用消失后的前 24 h 内，疼痛可能暂时性加剧，因此应向患者说明这种可能性。可能在注射后 3~7 天激素才起效，但许多情况下可避免手术。注射前应排除其他疾病如痛风或感染，否则注射激素会加重这些疾病。应嘱咐糖尿病患者注射后血糖可能会升高数天；如患者之前有此不良反应或有骨质疏松疾病，不建议进行此种治疗。

扳机指最常由屈肌腱滑车的病变引起；然而，与掌指关节炎和伸肌腱半脱位相鉴别是很重要的。中指的骨关节炎可与中指扳机指相似，掌指关节背侧肿胀和影像学检查关节间隙狭窄通常可辨别这两种疾病。扳机指合并骨性关节炎少见，仅治疗扳机指后症状不缓解。具有扳机指症状的伸肌腱半脱位的患者也可出现同样的误诊。突然的手指桡偏或尺偏，伴有咔嚓响或扳机声，可提示检查者手背侧掌指关节伸肌腱存在不稳定，同样，扳机指合并伸肌腱半脱位也很少见，通常单独处理伸肌腱即可。

一、De Quervain 病

APL 与 EPB 肌腱的狭窄性腱鞘炎一般出现于 30~50 岁的成人，然而，育龄女性桡侧腕关节疼痛通常与 de Quervain 腱鞘炎有关，原因为抚养新生儿时，腕关节反复尺偏。女性患病是男性的 6~10 倍。病因几乎总与家务劳动中或工作中过度使用或与类风湿关节炎有关。症状通常为桡骨茎突疼痛与压痛，有时可触及增粗的纤维性腱鞘。Finkelstein 试验通常为阳性："握住患者拇指，将手快速向尺侧外展，于桡骨茎突尖部出现剧痛"。虽然 Finkelstein 认为该试验"可能是最具特征性的客观体征”，但是不能就此做出诊断，还要考虑到患者的病史、职业、X 线表现及其他物理检查结果。第一腕掌、舟骨 - 大 - 小多角骨及桡腕关节的关节炎；桡神经浅支长压或神经瘤；EPB 与 APL 跨过桡侧腕长、腕短伸肌交叉处（交叉综合征）的腱鞘炎均会引起相似症状。

非手术治疗包括佩戴支具与注射类固醇（图 76-1），在发病初期疗效最好。用激素注射的初始治疗方法在 70% 的患者中完全抑制了疼痛。只有在疼痛持续不缓解时，才选择手术治疗。

第一背侧间室常有解剖变异，间室分隔在解剖标本中所占的比例为 21%。手术中发现间室分隔的报道为 20%~58%。半数以上的患者有异常肌腱或双肌腱（通常为 APL）。这些肌腱有时比正常止于更近侧与内侧，如止于大多角骨（图 76-2）、拇短展肌（图 76-3）、拇对掌肌或肌筋膜。一般认为，EPB 在系统发育过程中出现晚，并且大约 5% 在腕关节中缺如。存在这些变异且手术中未能给予正确处理均可引起持续性疼痛。

De Quervain 病的外科治疗

手术技术 76-1

- 采用局麻与止血带。
- 在消毒铺单之前，第一背侧间隙近侧皮肤充分浸润麻醉。在前臂近端上弹力止血带。
- 小心地切开皮肤，沿拇短伸肌腱行斜行切口，但是也可行横行、斜行或纵行切口（图 76-4）。某些医生提倡使用纵行切口，切开范围比较长，产生皮肤瘢痕更易于与皮神经粘连。
- 锐性切开真皮层，但不要切入皮下脂肪，避开感觉神经分支（前臂外侧皮神经在头静脉浅面，桡神经浅支则更深在）。
- 牵开皮缘，钝性分离皮下脂肪清晰显露第一背侧间室肌腱上方的支持带。
- 找到狭窄的背侧韧带与腱鞘近侧的肌腱，在其背尺侧切开第一背侧间室。EPB 肌腱更靠近背侧，可以根据其肌纤维的偏远端确定；APL 肌腱在这一区域没有肌纤维。
- 外展拇指并屈腕，自肌腱沟中提起拇长展肌与拇短伸肌腱。如果不易牵回，寻找有无其他异常肌腱与间室分隔。先松解 EPB 后，后松解 APL 一般会显露有无隔膜。如果未见到 EPB，沿着肱桡肌走行仔细探查间室底面。此处有一 Y 形的腱止点，如果能看到这一解剖结构，松解此间室。有时间隔非常明显，必须切除时．注意不要损伤深部的桡动脉，桡动脉在此处正好跨过桡骨茎突走向背侧。
- 保证掌侧为蒂的支持带始终覆盖松解的肌腱表面，防止术后肌腱向掌侧半脱位。

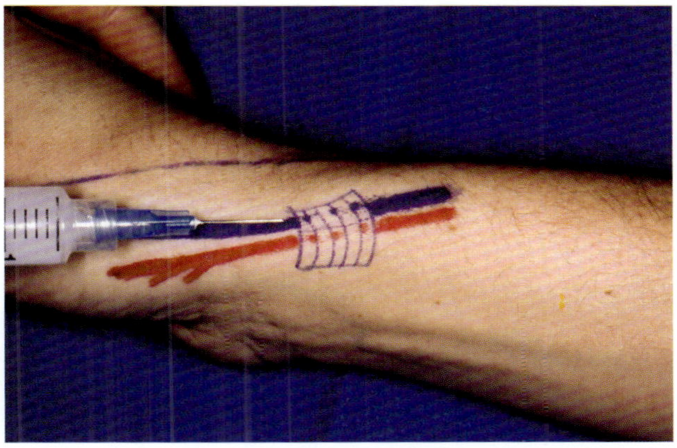

图 76-1　De Quervain 腱鞘炎的注射治疗。不管从远端向近端注射或近端向远端注射，应注意不要让针头经过桡骨茎突，朝向桡动脉

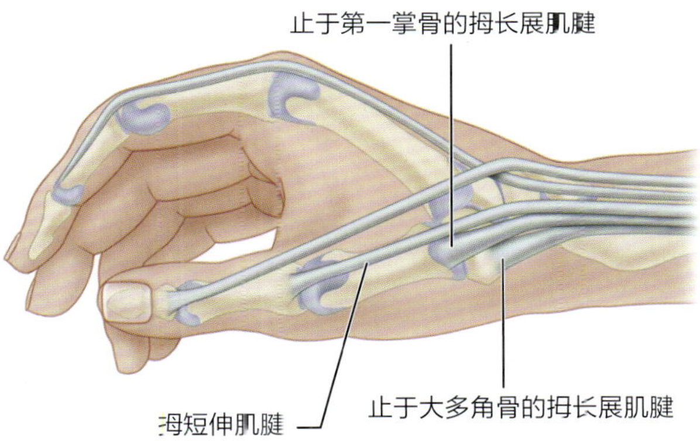

图 76-2　在手术治疗 de Quervain 病的过程中，常发现至少有一根异常肌腱，拇长展肌通常止于第一掌骨基底，通常有一鱼际筋膜束

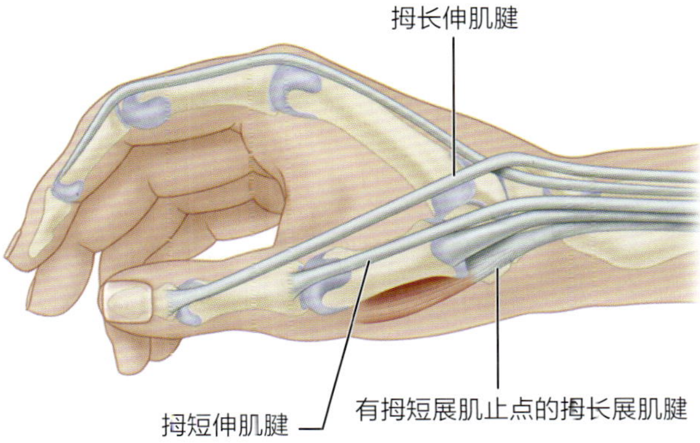

图 76-3　极少数病例中，拇长展肌止于大多角骨

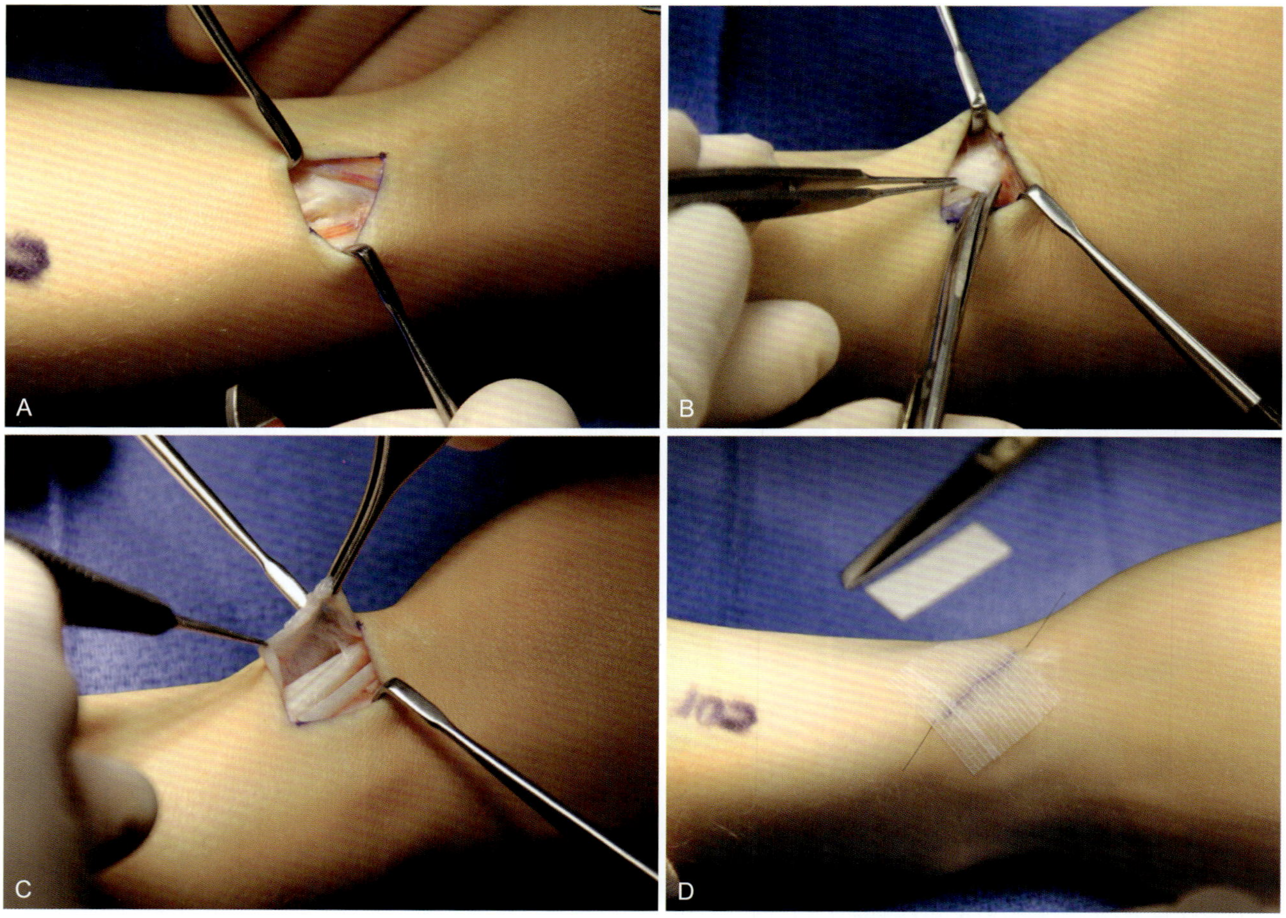

图 76-4 De Quervain 病的手术治疗。A. 皮肤切口; B. 已显露腕背侧韧带; C. 在其尺侧切开第一背侧间室; D. 偶尔，拇短伸肌腱与拇长展肌腱处于各自单独的间室（见手术技术 76-1）

- 仅缝合皮肤切口，轻度加压包扎。

术后处理 48 h 后去除加压敷料，如果需要，可再行其他敷料覆盖。鼓励立刻活动拇指与手，并且在可忍耐的范围内增加活动。不得强行屈腕，因为在术后 2 周内强行屈腕可导致肌腱半脱位。

术后未能达到完全缓解可能是因为：①神经粘连和神经瘤形成；②肌腱掌侧半脱位；③未能发现和松解单独间室内的异常肌腱；④瘢痕增生；⑤疾病诊断错误，如桡骨远端骨病变、交叉综合征、局部关节畸形或近端神经卡压综合征。对于 EPB 和 APL 复发性半脱位，可以用基部在远侧的肱桡肌腱腱条拴系第一背侧间隙中的肌腱。Ramesh 和 Britton 等利用伸肌支持带来防止半脱位（图 76-5）。Littler 等也描述了第一间室的重建。他们的操作是将第一伸肌间室的隔膜切除，将 EPB 从间室内移出，使 APL 肌腱上的支持带松松缝合防止肌腱半脱位。

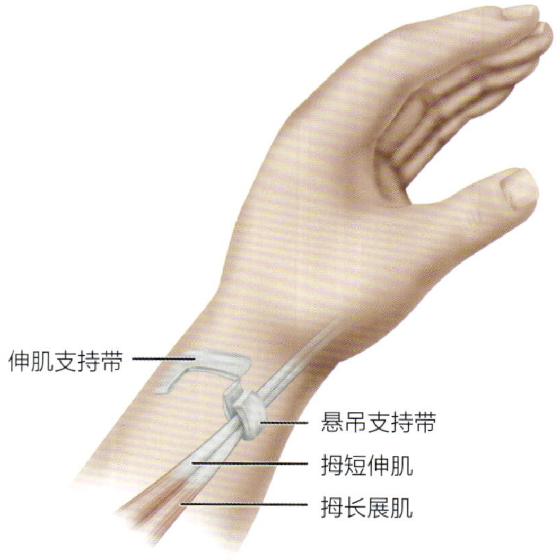

图 76-5 用部分伸肌支持带制成“U”形悬带来维持拇短伸肌腱和拇长展肌腱

二、扳机指与扳机拇指

成人的拇指扳机指与“先天性”的拇指扳机指有明显不同的性质。导致手指屈曲而无法伸展或伸直手指无法屈曲、屈伸手指时出现弹响“扳机”声的狭窄性腱鞘炎通常出现于 45 岁以上成人。如果伴有结缔组织病，可以多指受累（中指与环指最为常见）。在患者手掌处可出现肿块或结节。肿块可以是屈肌腱鞘在第一环形滑车的增厚，或是其远端呈结节状或纺锤状肿胀的屈肌腱。检查者用指尖可触及结节，结节随肌腱移动。结节通常位于掌指关节水平环形滑车近侧，但在类风湿患者中此处以远的结节可引起扳机指。由于掌腱膜横行纤维的长压，经手术松解后的患者可能一直存在扳机症状，但随时间推移常自行消失。有时屈肌腱可在这一水平出现部分断裂，愈合后产生的结节太大从而引起扳机指。可出现局部压痛，但不是主要症状。压力增加可使远侧的关节产生弹响或扳机状。患者最常表述的问题就是近指间关节扳机指或指间关节扳机拇指。其他情况如关节内病变（例如关节内游离体、关节退化疾病和骨折）和常见的伸肌腱半脱位，也可以引起类似的症状，采取有效的方案治疗特发性扳机指时必须要给予重视。

对于症状出现后较短时期内病情简单的扳机指患者，最初通常是非手术治疗。非手术治疗方法包括牵拉、夜间支具固定、冷热敷结合治疗。据一项研究表明皮质类固醇一次注射后 60% 患者可获得满意疗效。在对 292 例注射皮质类固醇的扳机指患者的研究中，Dardas 等发现多次注射可以使 50% 患者在 1 年或更长时间内症状得到缓解，他们建议对选择保守治疗的患者可进行多次注射。

伴有糖尿病患者采用非手术治疗效果不佳。而且，皮质类固醇注射剂可以提高血糖水平达 5 天或更久，不稳定型糖尿病患者最好不用注射治疗。数据（153 497 例注射和 70 290 例松解）回顾性研究发现术前低血糖增加 2 种手术后的感染风险。在一项成本分析研究中，对糖尿病患者的扳机指立刻进行手术治疗被认为是最具有成本效益的治疗策略。

对于多数患者来说手术松解确切地解决了这个问题：近 97% 的患者经手术治疗症状完全消退。顽固扳机指比复发的扳机指更加常见。扳机指的松解需在局部麻醉下进行，这样特定手指的扳机消失才能被评估。当主要症状的手指松解后，其他手指的症状往往明显起来，因此都应在一次手术中同时松解。

一些文献报道了采用针或是推刀经皮松解扳机指的方法安全、有效。此类手术可能损伤屈肌腱和指神经，特别是示指和拇指神经，尤其是在暴露不足的治疗中，更应注意。

扳机指的手术松解

手术技术 76-2

- 在近切口处的手掌部局麻药浸润作为首选麻醉方法（图 76-6）。虽然通常情况下高位前臂弹力止血带有效，但使用臂部充气止血带将更有助于手术操作。
- 在远侧掌横纹的远侧数毫米做长约 2 cm 的横行切口用于中指、环指和小指扳机指的松解。在近端掌横纹的远侧数毫米做同样的切口松解示指扳机指（图

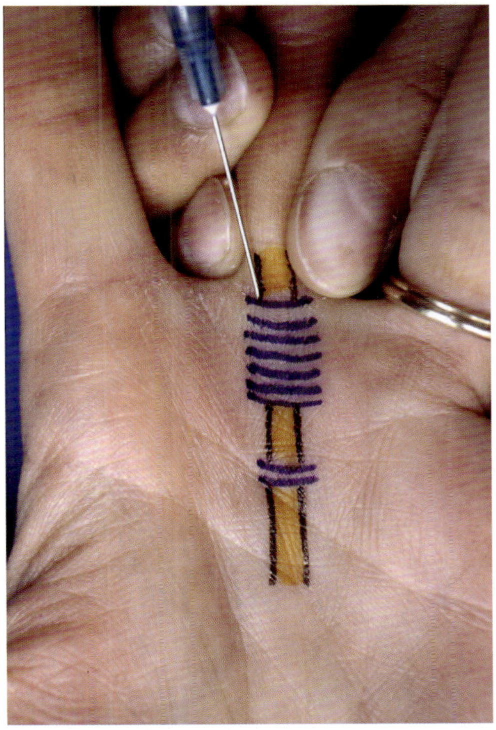

图 76-6　扳机指松解术的局部麻醉（见手术技术 76-2）

76-7A）。拇指扳机指的松解在掌指关节横纹近侧或远侧切口都是可以的（图 76-8）。对于手指可在掌指关节与远侧掌横纹间选择做斜行或纵行切口，经拇指掌指屈横纹做斜行切口。

- 注意避开指神经。拇指指神经偏掌侧，比预想的更接近肌腱鞘，拇指桡侧指神经特别易受损伤。

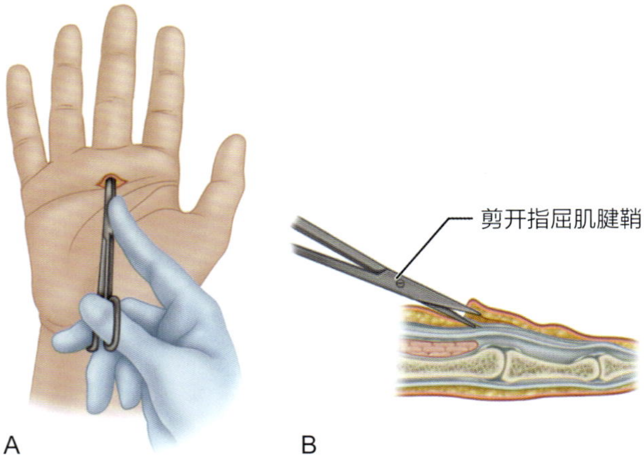

图 76-7 A. 扳机指的手术治疗；B. 将剪刀的一侧刀刃置于腱鞘近侧缘下方（见手术技术 76-2）

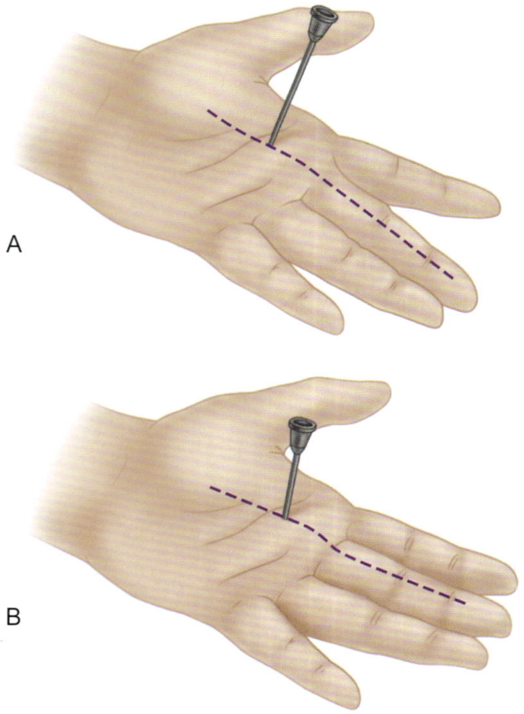

图76-8 中指A1滑车经皮松解。A.掌指关节过伸并在屈曲横纹远端插入19号针。针的斜面与肌腱长轴一致。皮肤标记可表示屈肌腱走行；B.固定住针，滑车的松解要由近及远进行。在切滑车时栅栏感觉的丧失表明已完全松解（见手术技术76-2）

- 从环形滑车系统上方分离皮下组织，注意保护指神经。拇指扳机指仅需松解 A1 滑车，而扳机指需要分离 A1 和 A0 滑车，或近端掌腱膜滑车。
- 通常用 15 号刀片和肌腱剪直接切开分离滑车。松解拇指扳机指时，避免切开过远，损伤斜行滑车（图 76-7B）。从近端向远端切开腱鞘，大约为 1 cm 再检查弹响情况。
- 让患者主动屈伸手指；如持续存在扳机声提示 A1 和掌腱膜滑车未完全松解或有其他部位的扳机指。A1 和 A2 滑车分界不明显，然而，当远端的 A1 滑车边缘松解后，分开的滑车部分是平行的而不是末端呈现 V 形。
- 腱鞘松解后鼓励患者主动屈伸手指，以确保松解彻底。有时在同一手术部位，可以发现其他手指弹响，可同时处理。
- 缝合皮肤切口，用小块干燥敷料加压包扎。

术后处理 48 h 后去除加压包扎，10~14 天拆除缝线。鼓励正常活动拇指或其他手指。

扳机指的经皮松解术

手术技术 76-3 （图 76-8）

- 在准备经皮松解前，要让患者明白这种手术可能会失败或需要改行开放松解术，这是很有必要的。
- 将局麻药注入掌侧皮肤，位置在要松解区域的近侧，并且要深于被松解区域（麻醉位置在远近掌横纹之间用于中指、环指和小指的松解，在近端掌横纹近侧适用于示指的松解）维持注射方向沿拟松解手指的屈肌腱鞘中线。
- 尽管有专业的器械用于扳机指的松解，仍可采用 18 号或 19 号针头松解。
- 将掌面向上，把手置于折叠的毛巾上，使掌指关节轻度过伸。
- 将针插入 A1 滑车表面，定位针的倾斜面使其与屈肌腱长轴平行。
- 沿 A1 滑车向远近端移动针，在远近端加压。腱鞘切开时可感觉到刮破声和栅栏感。
- 当栅栏感消除后，取出小针刀，让患者屈伸手指检查有无弹响。可能需要再次插入针刀切割。
- 选择性注射皮质类固醇。

术后处理 进针点由黏性绷带或轻便的非限制性敷料覆盖，鼓励患者进行手和手指主动伸展训练。

三、保龄球拇指

保龄球拇指是因抓持保龄球时拇指尺侧指神经反复受压引起的周围神经纤维样变性（图 76-9）。有这种疾病的保龄球手通常 1 周打多次保龄球，此情况下指腹周围有麻刺感及感觉过敏。通常局部可触及明显压痛的肿块，有时伴有远端皮肤萎缩。早期发现病因可通过护具或支具保护拇指，停止打保龄球来帮助缓解症状，防止转为慢性病变。个别情况下，需要行神经松解术与神经背侧移位术。

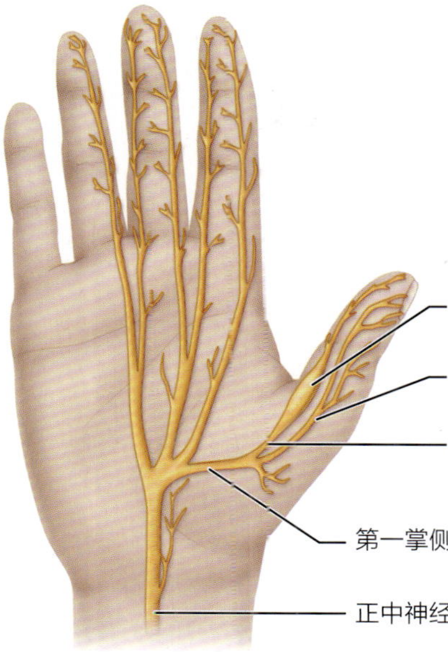

图76-9　保龄球拇指。显示手部正中神经远侧感觉支，拇指尺侧固有神经的周围神经纤维变性部位

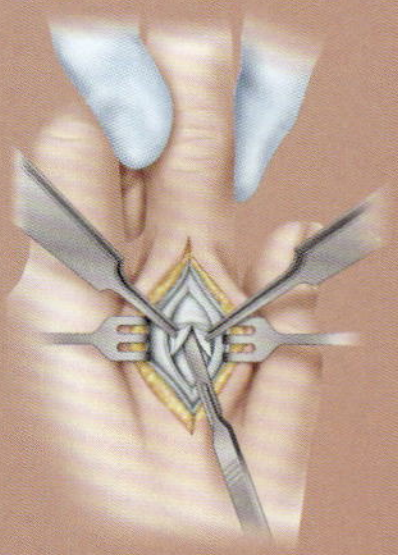

第 77 章

手、前臂、肘的压迫性神经病变

著者：William J. Weller, James H. Calandruccio, Mark T. Jobe
译者：高　杰　祝　斌　王科杰（第 13 版：陈　宏　王　欣　祝　斌　王科杰）
审校：高伟阳（第 13 版：崔树森）

第一节　腕管综合征

根据 1854 年 Paget 描述，腕管综合征是最常见的上肢神经受压病症，是由于正中神经在腕管内受压所致。腕管边界由背侧的腕骨横弓、内侧钩骨的钩突、豌豆骨外侧缘、舟骨结节和大多角骨嵴的侧缘共同组成。掌面或称为腕管“顶”部，是由屈肌支持带组成，由近端的前臂深筋膜、覆盖于腕关节的腕横韧带、远端鱼际肌与小鱼际肌间的腱膜共同组成。腕管内最接近掌侧的结构是正中神经，在正中神经背侧（深层）是拇指及各手指的 9 条屈肌腱。

腕管综合征最主要的临床表现为典型的正中神经分布区即桡侧三个半手指（拇指、示指、中指及环指桡侧半）的针刺及麻木感，疼痛表现为深部的酸痛感或跳痛，向手部或前臂反射，而鱼际肌萎缩常见于神经受压的晚期。腕管综合征最常发生于 30~60 岁的患者，女性发病者是男性的 2~3 倍。在美国有 1%~10% 的人群受腕管综合征影响。年龄大、体重过重及不经常参加体育锻炼者更易出现腕管综合征，女性、肥胖者、吸烟者、工作中伴有震动者均为该病的危险因素。

当腕管内压力超过 20~30 mmHg 时会阻止神经外膜的血流，造成神经功能损害。Colles 骨折移位、感染或创伤引起的肿胀、肿瘤或肿瘤样变和其他的占位性病变都有可能导致腕管内持续的横断面积减小。桡骨远端骨折复位后，腕关节固定于明显掌屈、尺偏位的情况下可能会引起腕管内的正中神经急性受压。有时肥胖、糖尿病、甲状腺功能障碍、淀粉样变性病、类风湿关节炎、雷诺氏（Raynaud）病等全身性疾病均可引起该综合征。而习惯性睡姿中腕关节极度屈曲的姿势偶尔也可使患者出现腕管综合征的症状。已经证实手部重复性动作所引起的创伤是一个不利因素，尤其是工作中需要反复用力屈伸腕与指的患者。使用振动机械的工人同样有患本病的危险，比如经常进行轻度、重复性活动的办公室工作人员，但这是否为诱因尚有争论而不能确定。许多因素可诱发、加重腕管综合征（框 77-1）。

若妊娠期妇女出现腕管综合征，分娩后通常症状可消失。前臂肌肉移位及支配正中神经的正中动脉血栓形成均可能造成正中神经压迫。然而，这些患者中大部分的起因是特发性的，没有明显的工作相关性，常常发生在非优势手侧。

腕管综合征在儿童中很罕见。巨指、溶酶体贮积症、高度腕管综合征家族史可能是儿童的发病诱因。儿童的症状不太明确，包括灵巧度下降、弥漫性疼痛。若发现鱼际肌萎缩与无力提示目前病情严重。假如神经压迫很长时间，Phalen 试验与 Tinel 征可能为阴性。推荐进行双侧电生理诊断试验，因为这是确定压迫位置的最好方法。通常该综合征伴有非特异性腱鞘水肿与类风湿腱鞘炎，如扳机指与 de Quervain 病。特发性腕管综合征患者屈肌腱滑膜活检显示为无炎性改变的良性纤维组织。腕管综合征患者的肌腱滑膜在成纤维细胞密度、胶原纤维大小、血管增生以及Ⅲ型胶原纤维比对照组增多、增大。

框 77-1

腕管综合征发病的相关因素

解剖因素

腕管容积减小
- 腕管的骨性异常
- 肢端肥大症
- 腕关节的屈伸

腕管内容物增加
- 前臂与腕部骨折（Colles 骨折、舟骨骨折）
- 脱位与半脱位（舟骨旋转半脱位、月骨掌侧脱位）
- 创伤后关节炎（骨赘）
- 肌腱变异
- 肌肉畸变（蚓状肌、掌长肌、掌深肌）
- 局部肿瘤（神经瘤、脂肪瘤、多发性骨髓瘤、腱鞘囊肿）
- 存在内侧动脉（血栓栓塞或未闭）
- 滑膜肥厚
- 血肿（血友病、抗凝血治疗、创伤）

生理因素

神经病理性病变
- 糖尿病
- 酗酒
- Double-crush 综合征
- 接触工业溶剂

炎性疾病
- 类风湿关节炎
- 痛风
- 非特异性腱鞘炎
- 感染

体液平衡改变
- 妊娠
- 绝经
- 子痫
- 甲状腺疾病（特别是甲状腺功能低下）
- 肾衰竭
- 长期血液透析
- Raynaud 病
- 肥胖症
- 红斑狼疮
- 硬皮病
- 淀粉样变性
- Paget 病

外力作用
- 振荡
- 直接压迫

一、诊断

患有腕管综合征的患者通常伴有局部麻木疼痛，或正中神经支配区域感觉异常的症状。

腕管综合征最常见的症状为正中神经感觉分布区的感觉异常，通常于入睡后因手部的烧灼样、麻木样感觉而痛醒不能入睡，通过腕部活动症状可缓解。对于大多数患者，叩击腕部正中神经也可出现 Tinel 征。据报道，在约半数手术治疗的患者中，正中神经所支配的鱼际肌可有不同程度的萎缩。对于部分患者，极度屈腕 60 s（Phalen 试验）或手部用力活动可使感觉异常加重。

对各种常用的诱发试验进行了临床实用性评价，其中包括屈腕试验、神经叩击及止血带试验。结果发现屈腕试验最敏感，神经叩击最具特异性、但敏感性最低。在腕管综合征患者中，Gellman 等还发现中立位腕管内平均压力为 32 mmHg，而屈腕 90° 时压力增加至 99 mmHg，伸腕 90° 时压力增加至 110 mmHg。对照组的腕管内压力为：中立位为 25 mmHg，屈腕为 31 mmHg，伸腕为 30 mmHg。

腕部压迫试验（Durkan 试验），即用拇指或连接于压力计的气囊直接压迫正中神经 30 s。与 Tinel 神经叩击试验及 Phalen 屈腕试验相比，腕部压迫试验更具特异性（90%）和敏感性（87%）。Szabo 等评价腕管综合征试验的有效性，包括 Phalen 屈腕试验、Tinel 神经叩击试验、Durkan 压迫试验、Semmes-Weinstein 单丝极法。评估握捏力强度、手部线图、患者症状。Phalen 试验之后，Durkan 神经压迫、手部线图得分、夜间痛、Semmes-Weinstein 试验具有最高敏感度。最具特异性的试验是手部线图和 Tinel 征。这些学者总结：若患者具有非正常手部线图、Durkan 试验阳性、Semmes-Weinstein 敏感性测试不正常、有夜间痛，有很大可能性患有腕管综合征。相反，他们发现若上面提到的 4 个试验均正常，患此病的概率很低。

通过对周围神经卡压综合征的感觉检查进行研究，发现感觉阈值的检查与神经压迫症状及电生理诊断性检查密切相关。确定早期神经压迫最准确的试验是 Semmes-Weinstein 的单丝压迫试验。将 Semmes-Weinstein 的单丝压迫试验与屈腕试验结合，进行“定量诱发”诊断性检查，据报道该试验的敏感性为 82%，特异性为 86%。

一些学者认为电诊断研究包括神经传导速度测定、肌电图描记法是可靠而确定的。远端运动潜伏期超过 4.5 ms、感觉潜伏期超过 3.5 ms 考虑为不正常。肌电图描记法可显示神经损伤征象，包括刺入活动电位增强、正向尖波、静止期纤维性颤动、运动复原减弱及复杂的重复发放。然而，有典型临床体征和症状的腕管综合征患者，该检查却正常；同样无症状的患者该检查可能为异常。据报道，神经传导检测诊断腕管综合征的敏感性高达 90%，特异性为 60%。也有助于评估上肢在肘部、腋窝、颈椎棘突处的神经压迫，用来显示周围神经病的变化。然而，有研究证实电生理检查不能为腕管松解术后预测功能恢复和再就业提供依据，也不能增加常用的 4 个试验的诊断价值（例如：异常手部线图、异常 Semmes-Weinstein 试验、Durkan 压迫试验阳性、夜间痛）。文献报告该检查的假阴性率为 10%，以上这些结果限制了这种类型的测试对确定治疗方案的应用。术后电诊断法测验在评估症状复发方面会有帮助。表 77-1 对测试腕管内神经压迫的各种试验进行了总结。

文献报道腕管综合征的磁共振成像（MRI）前景很好，特别是一些新技术例如弥散张量成像，但 MRI 目前还未被作为该疾病常规的诊断手段。MRI 的主要优点为软组织对比度高，可清晰地显示骨与软组织结构。当腕管综合征患者的正中神经在豌豆骨水平直径大于 10 mm 时，超声检查的敏感度大于 97%，有些学者认为超声检查是一种有效的诊断方法；对于那些临床症状明显但电生理诊断不明确的患者，可以使用高频超声进行检查，如果使用腕管入口处 9.4 mm^2 的截断值时，其灵敏度为 73%。但是，大多数患者诊断腕管综合征需根据明确的临床症状和体格检查，无明确症状的患者应行辅助检查。

二、治疗

如果症状轻微，并未出现鱼际肌的萎缩，腕管内注射氢化可的松可以缓解症状。但采用此注射疗法及支具固定的患者中仅有 10% 长期疗效满意，结果显示男性和年龄超过 40 岁的患者对注射法更敏感。特别注意的是应避免将药物直接注射入神经内。药物注射亦有助于证明非腕管内骨性或肿瘤压迫所致的腕管综合征；这些病例大多数由滑膜非特异性水肿引起，这部分患者对于局部注射反应更佳。局部注射亦有助于排除其他疾病的可能，尤其是颈椎间盘突出或胸廓出口综合征。有些患者希望在术前接受 2~3 次局部注射。如果症状、体征有改善，且无肌肉萎缩，可采取支具固定与局部注射等非手术治疗。

通过对 331 例腕管综合征患者的研究，Kaplan、Glickel 与 Eaton 总结出 5 条决定非手术治疗是否成功的重要因素：① >50 岁；②病程超过 10 个月；③持续的感觉异常；④狭窄性屈肌腱鞘炎；⑤ 30 s 之内 Phalen 试验阳性。无上述因素的患者中，有 2/3 可通过药物治疗得到治愈；存在其中 1 项因素的治愈率为 59.6%、存在 2 项因素的治愈率为 83.3%。而存在 3 项因素的患者中，有 93.2% 经药物治疗得不到缓解，具有 4 或 5 项因素的患者中，药物治疗无一人缓解。

中晚期（慢性）患者早期行腕管松解术可能效果更好。资料表明，广泛的神经松解没有任何明显效果。神经束间松解并未使腕管松解术的运动、感觉疗效有所改善。而且，神经外膜切除对腕管松解术也无任何益处。根据急性腕管综合征的病因，治疗应区别对待。对于腕管压力急剧增高引起的腕管综合征（例如 Colles 骨折后屈腕位固定），可通过改变腕关节位置而得到缓解，而无须行腕管松解。

由类风湿关节炎或其他炎症情况下所致的进展期腱鞘炎患者在腕管减压同时进行腱鞘切除术应有较好疗效。特别是对于鱼际肌萎缩、无力及伴有对掌功能不佳的老年患者来说，Camitz 掌长肌移位对掌成形术疗效不错。第一腕掌关节成形术与腕管减压采用 2 个切口操作较为安全。

儿童的特发性腕管综合征不常见，然而，夜间痛、手不灵活和鱼际肌萎缩为这类患者的主要表现，很少有感觉障碍。先天性骨异常、甲状腺功能减退、溶酶体贮积症和肌肉病理挛缩为此年龄群体的诱发因素。

当症状与体征持续存在并进行性加重，尤其是伴有鱼际肌萎缩时，应行腕管松解。大多数患者的手术效果良好，但绝大多数症状缓解时间较长。在腕管减压的最初 6 个月症状最大限度地改善。6 个月后，Tinel 与 Phalen 试验、捏力强度、运动潜伏期、症状严重度或功能评分均无明显改善。虽然鱼际肌萎缩最终会恢复，但完全恢复是一个缓慢的过程。对于超过 70 岁、有进行性神经压迫者通过手术松解不可能使所有症状都完全得到缓解。当急性 Colles 骨折治疗过程中出现正中神经压迫时，应松开绷带或石膏管型，并将腕关节置于中立位。若 Colles 骨

表 77-1
神经压迫试验

试验	试验操作	测试内容	阳性结果	阳性结果的解读
腕掌屈试验	肘部置于桌上，前臂竖起，腕部屈曲	在此位置表现出感觉异常	60 s 内桡侧半手指有麻木或刺痛感	CTS 可能（灵敏性 0.75，特异性 0.47）
叩击试验（Tinel 征）	由近及远沿正中神经轻叩	神经损伤的部位	手指有“放电”样麻刺感	若在腕部为阳性有 CTS 可能（灵敏性 0.60, 特异性 0.67）
腕管压迫试验(Durkan)	在腕管直接压迫正中神经	压迫时有感觉异常	30 s 内有感觉异常	CTS 可能（灵敏性 0.87，特异性 0.90）
手部线图	患者标记出疼痛部位或感觉变化手部线图轮廓	患者的感觉症状	在桡侧手指的掌侧有标记，在掌部无标记	CTS 可能（灵敏性 0.96，特异性 0.73，阴性预测值 0.91）
手部容积负荷试验	反复 7～10 min 负荷试验后，通过置换测量手部容积	手部容积	手部容积增加≥ 10 ml	可能进展成 CTS
直接测量腕管压力	将管芯或注入导管置于腕管内	在静止和激发位的流体静压	静压≥ 25 mmHg（可变的与操作有关）	流体静力的压迫可能引起 CTS
静态两点辨别力	用于测定指尖掌侧两点间最小分辨距离	慢 - 适应纤维的神经支配密度	未能区别至少 5 mm 的分离	进展性神经功能障碍
动态两点辨别力	同上，移动测量点	快 - 适应纤维的神经支配密度	未能区别至少 4 mm 的分离	进展性神经功能障碍
振动测量	振动计置于手指掌侧，120 Hz 振幅，逐渐增加至可感知到的阈值，比较双侧的正中及尺神经	快 - 适应纤维的阈值	与对侧手正中神经或同侧手尺神经比较为不对称	CTS 可能（灵敏度 0.87）
Semmes Weinstein 单丝检测法	逐渐增加单纤丝直径触碰手指掌侧缘至患者能判断是哪个手指被触及	慢 - 适应纤维的阈值	值 >2.83	正中神经损伤（灵敏度 0.83）
远端感觉潜伏期及传导速度	经腕部顺行刺激并记录	感觉纤维的潜伏期、传导	潜伏期 >3.5 ms 或与对侧手比较传导速度相差 >0.5 m/s	CTS 可能
远端运动潜伏期及传导速度	经腕部顺行刺激并记录	正中神经运动纤维的潜伏期、传导速度	潜伏期 >4.5 ms 或传导速度相差 >1 m/s	CTS 可能
肌电图描记法	针状电极置于肌肉内	鱼际肌失神经支配	肌纤电位、尖波、增加插入的活动度	正中神经进展性压迫

CTS，腕管综合征

摘自：Abrams R, Meunier M: Carpal tunnel syndrome. In Trumble TE, editor: Hand surgery update 3, Rosemont, IL, 2003, American Society for Surgery of the Hand.

折引起正中神经症状持续存在，调整位置后症状无实质性改善，通常应行手术治疗。

尽管恢复期不同，伴有间歇性症状的先天性腕管综合征的患者腕管松解后，通常获得良好的治疗效果。然而，一个随访 6 个月的前瞻性研究发现，糖尿病和非糖尿病患者腕管松解后可获得相同的良好的治疗效果，当这些患者随访 10 年，采用 Boston 自我调查表评估症状的严重程度及功能状态发现，糖尿病患者比先天性腕管综合征的手术效果较差。根据 Roh 等的理论，患有代谢综合征的患者仅恢复时间较长。如以下 5 种标准中具有 3 种或 3 种以上表现，可定义为代谢综合征：糖尿病的临床诊断、高血压或服用抗高血压药物，血甘油三酯升高（150 mm/dl，或更高），高密度脂蛋白胆固醇减低（女性低于 50 ml/dl，或男性低于 40 ml/dl），腰围增大（女性大于 80 cm，男性大于 90 cm）和体重指数大于 30。这些学者发现代谢综合征与腕管综合征的严重程度有关，随访 6 个月以上，发现此类患者具有恢复期长的风险。随访 12 个月，代谢综合征和非代谢综合征的两组患者除了对照组捏力较强外，症状缓解和手功能恢复的结果相近。Kronlage 和 Menendez 记录了在中度和重度电生理的腕管综合征患者中进行腕管松解术时的研究结果。将肌电图表现为中度和重度的腕管综合征患者腕管松解术后的治疗效果进行比较，中度的患者术后 3 个月（感觉和运动潜伏期延长）疼痛和麻木几乎完全恢复，而重度患者（感觉或运动潜伏期延长，同时存在感觉缺失或混合神经动作电位或波幅减低，或混合动作电位减少），在松解术后 1 年，尽管症状改善明显，但仍有恢复期延长和症状未完全改善。

通常有工伤保险患者腕管松解术效果良好，但外科医生应小心，不要期望其效果改善与无工伤保险患者相同。此外，应告知患者，与非工伤患者相比，手术效果可能会延迟或较差。 Pallis 等发现，工伤患者的并发症发生率是非工伤患者的 3 倍，而持续性疼痛的发生率几乎是其 2 倍。他们还需要多花费 5 周的时间才能重返工作岗位，同时约 16% 的患者不能再从事受伤前的职业。

正中神经卡压的手术方式选择取决于外科医生的技术。尽管据称微创手术恢复快，术后感觉不适少，但在术后 6 个月其效果与腕管开放松解术相同。通过一篇高质量的 Meta 分析（随机对照试验），Sayedh 和 Strauch 发现内镜松解术早期恢复快、力量增加明显。术后 6 个月或更长时间后，内镜手术的患者除了神经损伤的风险较高和其发生瘢痕触痛的风险小以外，其效果与切开松解术相同。作者总结，尽管内镜松解术可使患者早期恢复工作和各种运动，但是外科医生应认识到其神经损伤的风险，以及其与开放性腕管松解术类似的手术效果。Seiler 等发现自从引入内镜松解术后，血管损伤的发生率已明显降低，但神经损伤并没有减少，因此在选择治疗方案时需考虑到这方面因素。

目前文献也报道了一些超微创技术，例如超声引导下腕管松解术和环线腕管松解术。我们对这些治疗方案的经验有限。Lytie 等报道对 159 只手进行了改良的环线腕管松解术，通过随访波士顿腕管综合征问卷，与目前可获得的开放或内窥镜腕管松解术数据相比，其短期和长期效果更好。Apard 和 Candelier 综述了超声引导的腕管松解术，并提出了几项建议：如果想要尝试这些技术，① 必须能够清楚地识别腕管的所有结构，②必须了解所有可能的术中和术后并发症，③必须具备能处理这些并发症的能力。

松解术

有限切口如 Wilson 的“双切口”（图 77-1A）与 Bromley 的“小切口”（图 77-1B），由于应用了内镜技术可能会使患者迅速恢复。同样，采用小掌侧切口使用“腕管刀”作为技术改良，在多数情况下可以使传统开放技术对软组织的损伤降至最低，并能提供足够的显露。无论选用哪种方法，在腕管松解术前均应显露出所要切除的结构并先加以识别、切实保护正中神经（图 77-2）。

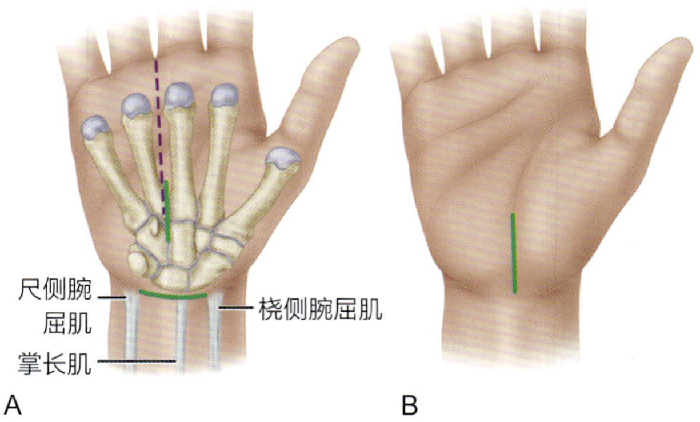

图 77-1 腕管开放性松解的两种入路。A. 近端切口是位于尺侧腕屈肌与桡侧腕屈肌之间的腕横纹处的横行切口。远端切口呈环指桡侧缘连线上近端自腕横纹远端到钩骨钩远侧 1 cm 的纵行切口；B. 此切口用于小切口入路

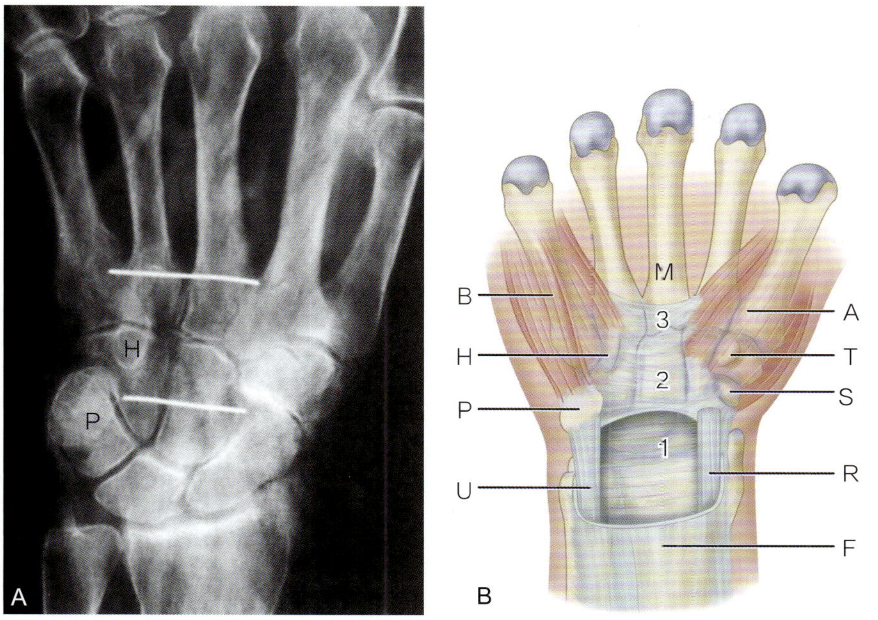

图 77-2 A. 切开的右手前后位摄片。用金属线标记标准屈肌支持带远近端界限，包括屈肌支持带中段（腕管横韧带）和屈肌支持带远段。记录近端界线是在豌豆骨远端平面（P），远端界线是在钩骨钩的远端（H）。B. 屈肌支持带的三部分（1~3）是由鱼际肌（A）与小鱼际肌（B）间的增厚腱膜组成。鱼际肌附着在标准屈肌支持带的桡侧半，组成屈肌支持带的远段（3）；同时显示了大多角骨嵴（T）与舟骨小结节（S）。屈肌支持带的近段（1）走行于尺侧腕屈肌（U）和桡侧腕屈肌（R）深面。桡侧腕屈肌腱穿过屈肌支持带近段与中段交界处进入其纤维骨性管道。F. 前臂筋膜；M. 第三掌骨（引自：Cobb TK, Dalley BK, Posteraro R, et al: Anatomy of the flexor retinaculum, J Hand Surg 18A: 91-99, 1993.）

掌侧微创切开腕管松解术

手术技术 77-1

- 用标记笔画出拟切开的纵行切口。在腕中线偏尺侧，自远侧腕横纹远端开始，与第三指蹼成一条线，向远端延伸 2~3 cm（图 77-3A）（只在极少数必要情况下才延长切口到前臂远端）。
- 暴露腕横韧带并且分离平行的掌筋膜纤维，向尺侧牵拉小鱼际脂肪（图 77-3B）。手内在肌经常遮盖住腕横韧带的中间，可从其起点分离和反向从腕横韧带表面掀起。
- 用 15 号刀片切开腕横韧带，小心打开腕管，切开腕横韧带后，保留其 3~4 mm 与钩骨钩相连，防止屈肌腱半脱位，用钝剥器轻柔分离（如蚊式钳）未切断的腕横韧带和前臂筋膜远近端，确保腕管内容物不与腕横韧带表面相粘连。用钝头的组织剪和解剖剪可安全地剪开前臂筋膜的远端 2 cm（图 77-3C）。
- 如果正中神经与被分离的腕横韧带桡侧粘连（图 77-3D），需行神经松解。
- 用常规方法缝合切口（图 77-3E），且加压包扎（图 77-3F~H）。

扩大开放性腕管松解术

手术技术 77-2

- 鱼际纹有不同的走行，掌侧入路应适当地偏向尺侧以避免损伤正中神经掌侧皮支。尺侧平行于鱼际纹的弧形切口是不可取的，可能会损伤近端的掌侧正中神经皮支。我们更倾向于选择之前描述的 mini-palm 技术（见手术技术 77-1）。
- 向近侧延长至屈腕横纹，如果需要可继续向近侧延长。切口的弧顶朝向腕关节尺侧，避免成直角通过屈腕横纹，尤其应避免切断位于掌长肌腱与桡侧腕屈肌腱之间的正中神经的掌侧感觉支（图 77-4）。保持切口纵行，始终在中指轴线的尺侧或环指的桡侧缘。该感觉支切断后，常引起痛性神经瘤，可能需要后期从瘢痕中切除。如果该感觉支被切断，我们不建议修复，而将其在更近端切断，使中指指浅屈肌将其覆盖。
- 切开、掀起皮肤及皮下组织。
- 分清远侧腕横纹下的掌腱膜和远侧前臂筋膜，向近侧皮下钝性分离。切开掌腱膜并暴露下方的腕横韧带，注意避开下方的正中神经。

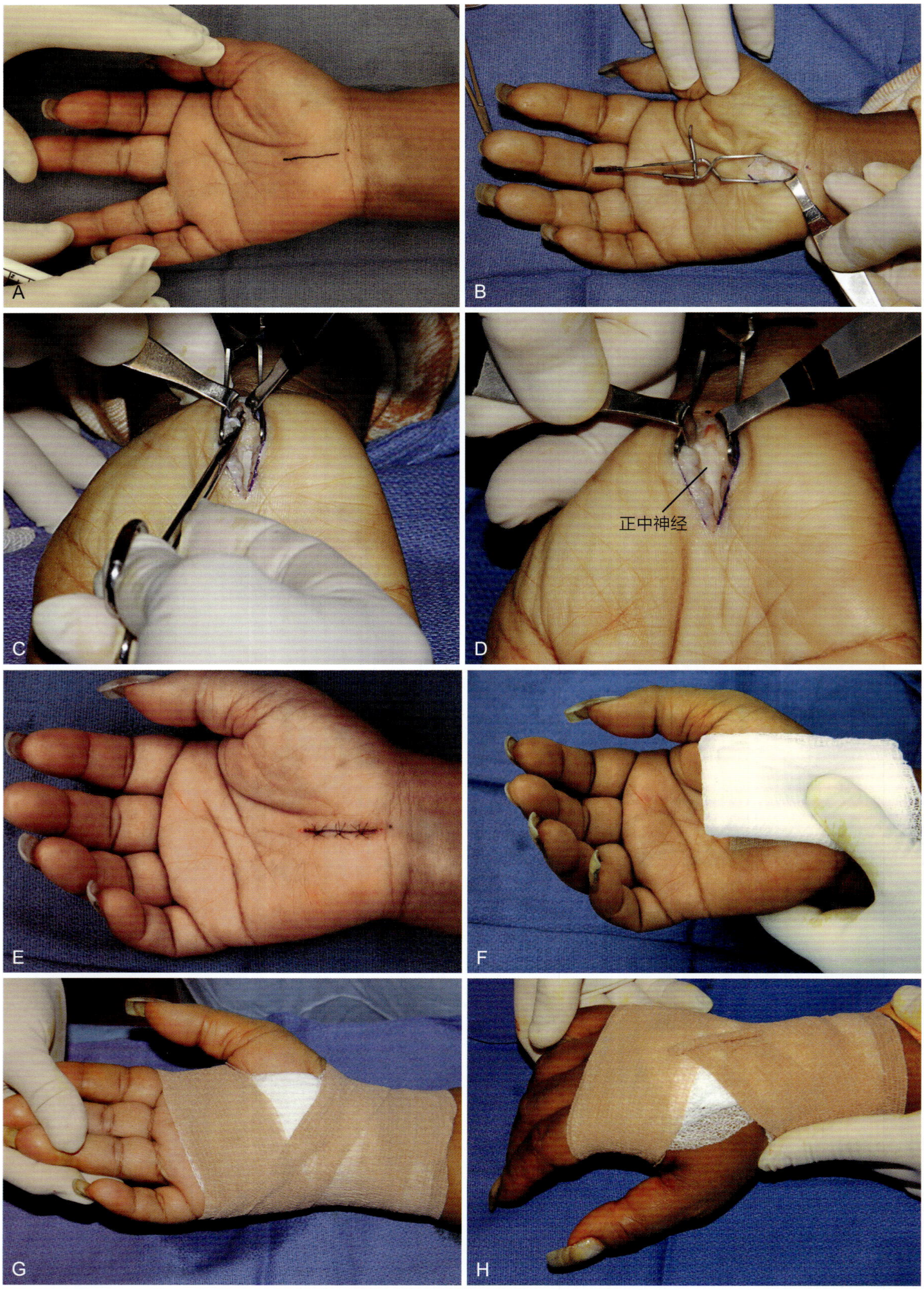

图 77-3 掌侧微创切开松解术（见正文）。A. 皮肤笔标出皮肤切口位置（只有极少数在必要时才延长切口到前臂远端）；B. 剥开平行的掌筋膜纤维和小鱼际脂肪，显露腕横韧带；C. 切开腕横韧带后，用 Metzenbaum 剪剪开前臂筋膜远端 2.0 cm；D. 对于正中神经与被切开的腕横韧带桡侧粘连的患者，后需行神经松解；E. 闭合切口，加压包扎（F~H）（见手术技术 77-1）

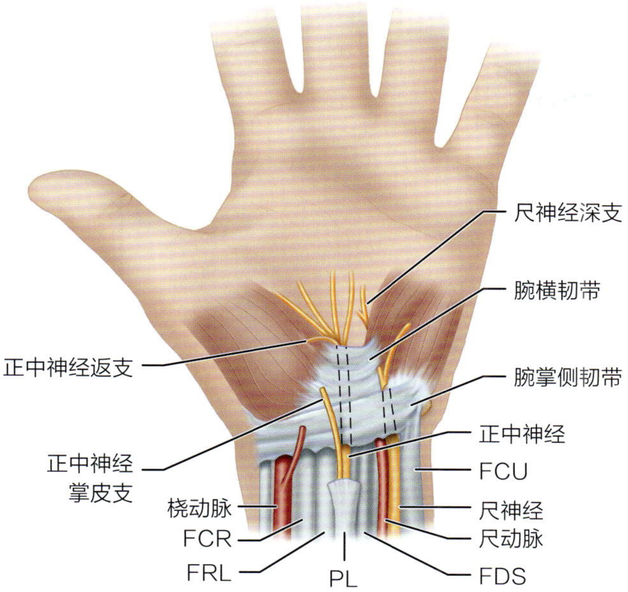

图 77-4　任何腕关节的切口均应注意避免切断正中神经的掌侧支。FCR，桡侧腕屈肌；FCN，尺侧腕屈肌；FDS，指浅屈肌；FPL，拇长屈肌；PL，掌长肌（见手术技术 77-2）

- 确认腕横韧带。将腕横韧带小心切断，避免损伤正中神经及其返支，该返支可能于腕横韧带穿出，亦可于正中神经掌侧分出（图 77-5）。腕横韧带的纤维向远侧延伸得比预想的要远（图 77-6）。
- 屈肌支持带包括前臂远端深筋膜、腕横韧带以及在鱼际肌和小鱼际肌间的腱膜。有效的腕管松解术常需松解屈肌支持带的所有组分。
- 要了解一些可能出现的异常，在拇长屈肌与示指深屈肌腱间的异常连接；指浅屈肌变异；掌长肌、小鱼际肌、蚓状肌肌腹；正中神经和尺神经分支和相互关系的变异。
- 避免损伤掌浅动脉弓，该动脉弓位于腕横韧带远侧缘以远 5~8 mm 处。
- 探查屈肌腱滑膜，有时需行肌腱的滑膜切除术，尤其是类风湿关节炎患者。
- 放置引流后仅缝合皮肤。

术后处理　可行简单的加压包扎与掌侧夹板固定。术后手部尽早地主动锻炼，但要避免依赖性姿势。敷料通常在患者术后 2 天或 3 天去除，后用温水冲洗和浸润手部，并鼓励手部逐渐正常使用。术后 10~14 天拆线。夹板需 14~21 天。

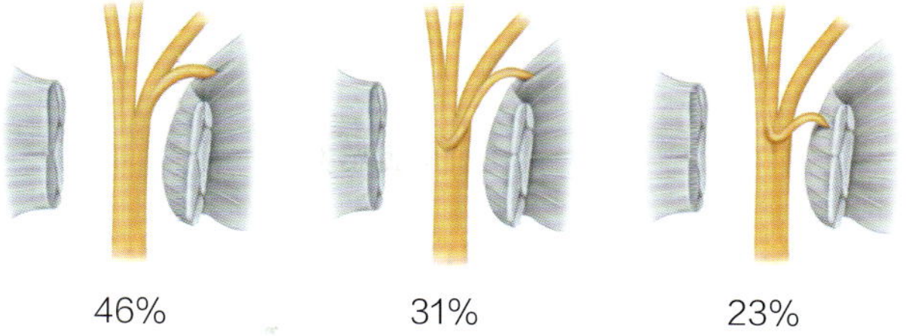

图 77-5　鱼际分支经韧带外、韧带下、穿韧带途径的发生率（见手术技术 77-2）

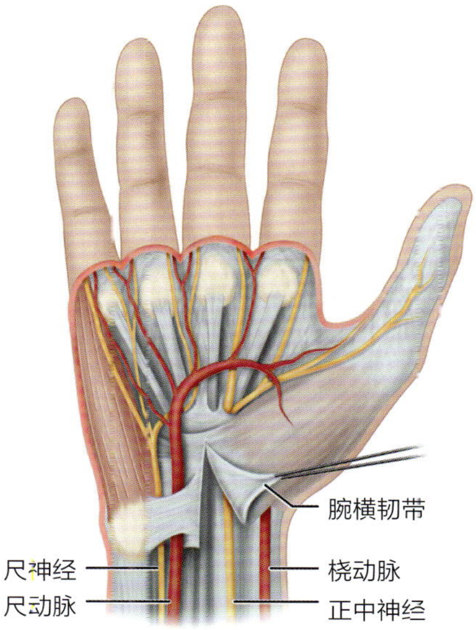

图 77-6　腕横韧带深部的解剖关系（见手术技术 77-2）

三、内镜下松解术

采用内镜下腕管松解术治疗腕管综合征的倡导者列举了诸多优点：术后掌侧瘢痕形成少，较少发生尺侧“柱”状疼痛，肌力恢复快且完全；与开放性松解术相比，术后恢复正常工作与活动至少提早 2 周。一些研究比较了开放与内镜下腕管松解在功能方面未发现明显差异。内镜技术在恢复握力和缓解疼痛方面在最初的 12 周会有所体现，并且可能对那些有不涉及工伤赔偿的患者也有益。由于有不少有关术中损伤屈肌腱、正中神经、尺神经、指神经及掌浅动脉弓的报道，强调在进行内镜操作过程中需要非常小心谨慎。尸体解剖研究表明，内镜器械与屈肌腱、正中神经、尺神经及掌浅动脉弓紧密贴近，易发生损伤。内镜下腕管松解术的相关问题包括：①操作的技术要求高；②视野有限，阻碍探查其他结构；③易损伤屈肌腱、正中神经及掌浅动脉弓；④不易止血；⑤机械缺陷造成的限制。Agee、McCarroll 和 North 提出了以下 10 点应用单切口内镜技术措施来防止损伤腕管内结构：

（1）熟悉解剖。

（2）不要滥用该术式。

（3）确保术中设备性能可靠。

（4）如果内镜插入受阻，放弃该术式。

（5）确保切割器械位于腕管内，而不是 Guyon 管内。

（6）如果视野不清晰，放弃该术式。

（7）不要用内镜探查腕管。

（8）如果所得图像异常，放弃该术式。

（9）保持与环指成直线。

（10）“当有疑问时，内镜须立刻退出”。

即使已经证明该术式有效，但能否用于每个腕管综合征患者尚有疑问。如果内镜无法安全地完成松解，应改用开放性松解术式。

虽然存在多种器械工具，但常用的仍为 Chow 的“单切口”与 Agee 的“双切口”术式。根据 Chow 的建议，内镜下腕管松解的禁忌证为：①患者需做神经松解、腱鞘切除、腕横韧带“Z”字成形术或 Guyon 管减压；②医生怀疑腕管内有占位性病变，或者腕管内肌肉、肌腱、血管等其他严重异常；③患者有局部感染、手严重水肿或上肢血管纤细。Fischer 和 Hastings 对使用内镜的禁忌证做了如下补充：①腕管综合征手术失败或复发的翻修手术；②临床发现拇短展肌废用但无明显的正中神经感觉改变，提示正中神经有解剖变异；③既往有屈肌腱损伤史或手术史，可引起腕管内瘢痕形成，从而阻碍安全放置内镜器械进行腕管松解术。另外，腕关节背伸受限也是内镜下腕管松解的又一禁忌证，因为内镜设备不能置入腕管并保持紧靠腕横韧带背侧面。上述术式的大体图解如图 77-7 与图 77-8。建议所有欲行内镜下腕管松解术的外科医师，通过实验室动手练习彻底掌握该术式的器械操作。

内镜下腕管松解术通常在镇静下甚至全麻下进行。不过，最近 Tulipan 对单独局麻和局麻结合镇静条件下进行内镜下的腕管松解术进行了比较研究，发现手术过程及治疗效果一样满意，意味着内镜技术可以在操作室进行。

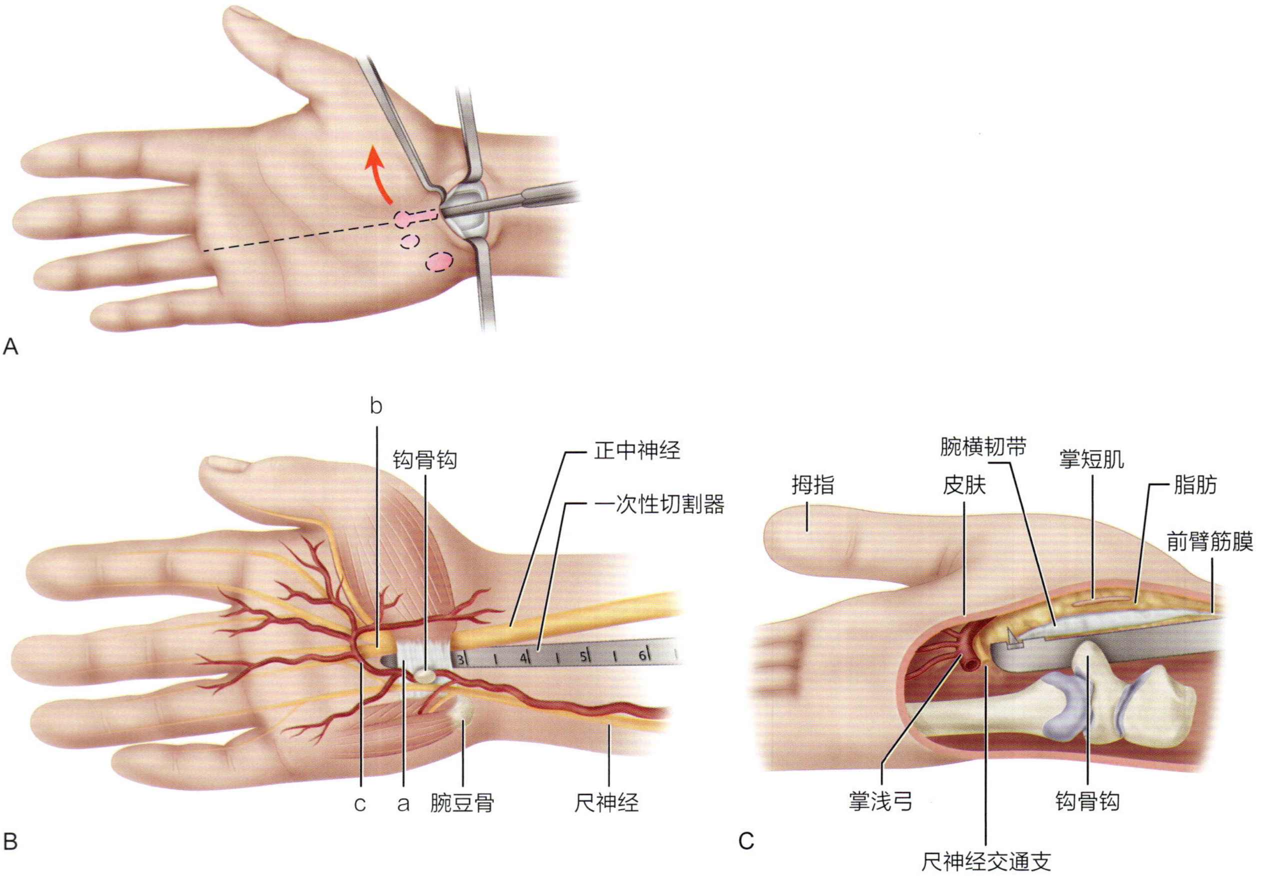

图 77-7 Agee 手术。A. 向掌侧掀起 U 形皮瓣，滑膜剥离子自韧带深面分离滑膜，为得到腕关节理想的内镜影像做好准备；B. 刀片剥离的安全区域为腕横韧带远端尺侧半的三角形区域（a）正中神经的尺侧缘，（b）中、环指指蹼部位的正中神经指总神经分支和（c）掌浅弓；C. 在三角形安全区用刀片分离的纵向剖面图

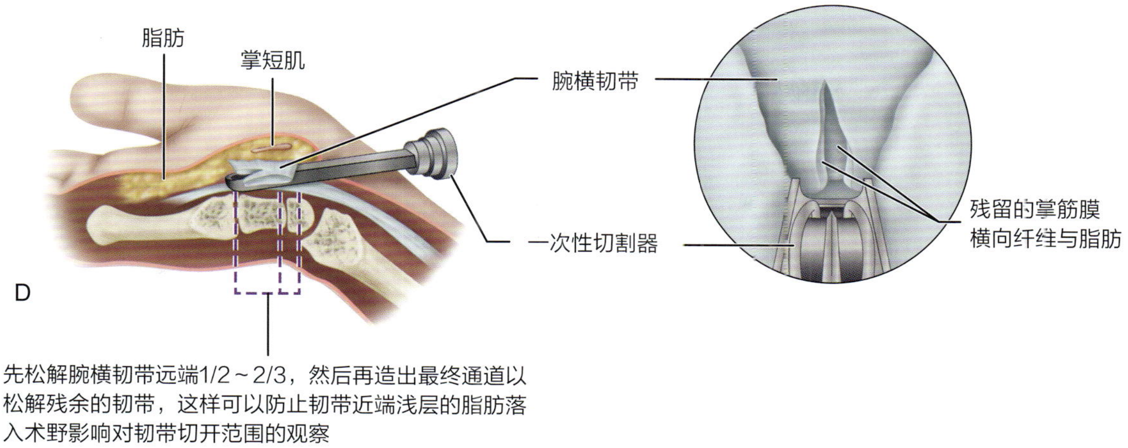

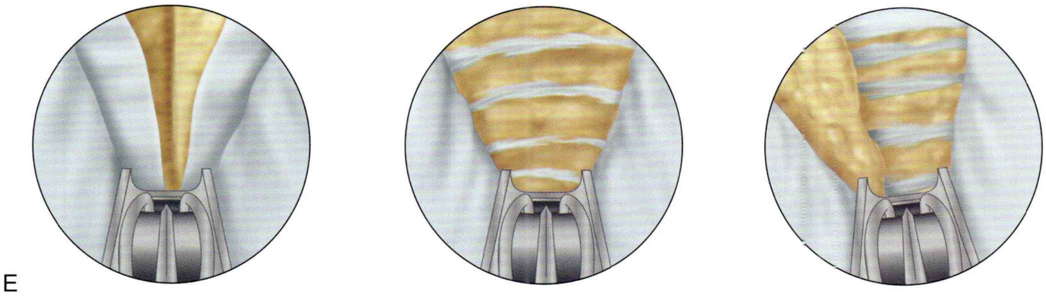

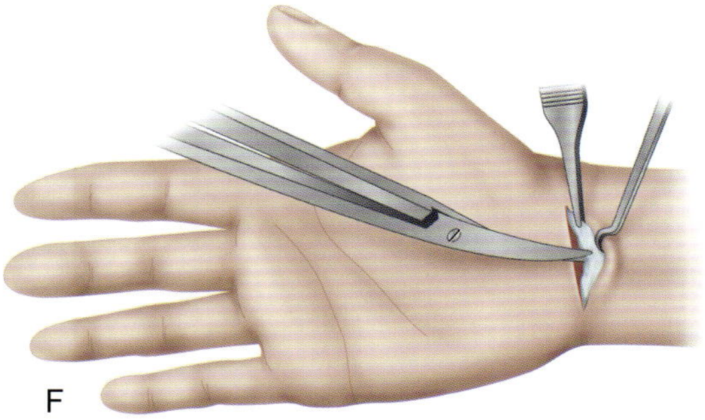

图 77-7（续） D. 最初的松解有助于准确地观察及分离韧带；E. 切断腕横韧带后见：左图示不完全松解后呈“V”字形缺损，而腕横韧带浅表纤维保持完整；中图示重新插入切割装置后韧带彻底松解，可看到脂肪与掌筋膜横行纤维位于切开韧带间的掌侧；右侧影像表明向两侧旋转切割装置 20°，都可使分离的韧带切开缘落入视窗；F. 用肌腱剪刀向皮肤切口近侧松解前臂筋膜（引自：Agee JM, McCarroll HR, North ER: Endoscopic carpal tunnel release using the single proximal incision technique, Hand Clin 10: 647-659, 1994.）（见手术技术 77-3）

单切口内镜下腕管松解术

手术技术 77-3

（Agee）

- 确保手术室设备完善。确保电视监视器和患者手部无障碍物阻挡术者的视线。采用全麻或者区域阻滞麻醉。
- 虽然手术也可以在局麻下安全地实施，但组织液增加会影响内镜的观察。
- 弹性绷带驱血，衬垫后绑缚止血带并充气，完全露出止血带远侧的手臂。
- 如患者有 2 条以上的屈腕横纹，应于最近侧横纹桡侧腕屈肌腱与尺侧腕屈肌腱之间做切口（图 77-7A）。
- 采用纵向钝性剥离以保护皮下神经、显露前臂筋膜。
- 切开前臂筋膜，形成远侧为蒂的“U”字形瓣，并将其掀起（图 77-7B）。将该瓣向掌侧牵开，以利于自韧带深面剥离滑膜，形成腕管近端的嘴样开口。

- 当使用隧道器械与内镜切割装置时，保持其与环指呈直线，紧贴着钩骨的钩部，使器械紧贴腕横韧带深面，从而保证装置在正中神经与尺神经之间的通道中。
- 用滑膜剥离子将滑膜自腕横韧带深面剥离。轻度伸腕，将切割装置插入腕管，将视窗紧抵在腕横韧带深面（图 77-7C）。当切割装置向远侧推进时，保持与环指呈直线，并且紧贴钩骨钩部，始终位于腕管的尺侧。将内镜由近至远反复进退几次，根据覆盖腕横韧带的脂肪确认腕横韧带的远侧缘。
- 通过观察影像、触诊及皮肤透光试验来确定腕横韧带远侧缘。正确放置切割装置，用部分翘起的刀片接触韧带远端，确定韧带切开的起始点。抬起刀片，向后回拉切割装置以切割韧带。
- 掌近侧脂肪会向近侧半韧带的切开处突入，并在镜头上留下一层油迹，阻碍经内镜观察。为避免这一不利影响，首先应仅切开韧带的远侧 1/2~2/3（图 77-7D）。
- 通过这一通畅的隧道再向远侧插进器械，在良好的视野下准确而彻底地切开韧带远侧。最后，升起的刀片向近侧回拉，完全切开近侧韧带。
- 利用以下的内镜影像观察，判断韧带切开是否完全。
- 通过内镜可见韧带深面部分切开后呈“V”字形缺损（图 77-7E）。
- 继续切开则呈梯形缺损，因为完全切开后韧带两端发生弹性回缩。通过这一缺损观察掌腱膜的横行纤维及相混的脂肪和肌肉。按压掌侧皮肤使这些结构突起。
- 向尺侧、桡侧旋转切割装置，看到韧带边缘突然滑入切割窗内，并且阻碍视野时，即可确定韧带已完全切开。
- 按压切割窗上方的掌侧皮肤，观察已切开的腕横韧带间的活动及更浅层的掌腱膜纤维及脂肪和肌肉组织。
- 为确保正中神经彻底减压，用肌腱剪刀松解前臂筋膜（图 77-7F）。
- 使用小的直角拉钩直接观察筋膜，避免神经、肌腱的损伤（图 77-7G）。
- 皮下缝合或单纯缝合皮肤。
- 不黏皮肤的敷料包扎，厚衬掌侧夹板制动，部分患者可不行腕关节夹板固定。

术后处理 术后 10~14 天可拆除缝线与夹板。术后早期进行手指的主动性活动。术后 4~6 周，不鼓励做屈腕用力牵拉的动作，以保证软组织愈合成熟。术后 2~3 周允许日常生活中循序渐进的轻度主动活动，4~6 周后逐渐增加活动力度。

双切口内镜下腕管松解术

手术技术 77-4

（Chow）

- 采用患者与外科医师、麻醉科医师最可能接受的麻醉实施手术。在某些情况下可能更适合应用区域阻滞或是全身麻醉，但最常用的仍是辅以静脉镇静作用的局部麻醉。
- 患者仰卧位，将手与腕置于手术台上。术者应位于上肢的腋侧，助手位于头侧。然而内镜下解剖应从近侧到远侧，术者也可以根据惯用手的不同，选择在头侧实施手术。
- 可使用有良好衬垫的上臂气囊止血带或前臂驱血带。
- 至少有一个电视监视器应位于术者对面的肢体侧（面向手桌的头侧），Chow 建议应使用 2 部监视器，一部面对术者，一部面对助手。
- 用皮肤笔标记入口与出口。按照手的大小，自豆状骨近端向桡侧画 1.0~1.5 cm 长的线。自此线的末端向近侧约 0.5 cm 画第二条线，自第二条线末端并与之垂直再向桡侧画 1.0 cm 长第三条线，第三条线为入口（图 77-8A）。被动充分外展拇指。沿充分外展拇指的远侧缘，通过手掌向手的尺侧缘画一条线。自中指与环指间的指蹼向近侧画另一条线，与拇指的画线垂直相交。在这两条直线交点近侧约 1.0 cm，横过手的长轴画第三条线，长约 0.5 cm（图 77-8B）。
- 于前面标记的入口经皮做切口，钝性分离至前臂筋膜的横行纤维。如果能看到掌侧肌腱，需保证它位于术区的桡侧。轻轻提起前臂筋膜，在筋膜上做纵行切口，仅需松解前臂筋膜远端 2.0 cm，由远端开始松解前臂筋膜，直到腕横韧带近侧缘。
- 用小的直角拉钩将切口远侧轻轻抬起，在腕横韧带与尺侧滑囊间显露缝隙，在两者间钝性分离，扩大空间。
- 用带套管的弧形剥离子，尖锐侧朝向腕横韧带进入缝隙，并将尺侧滑囊自腕横韧带深面推离。
- 用弧形剥离子感觉腕横韧带深面的弧形结构，前后移动剥离子，体会腕横韧带横行纤维的“洗衣板”样感觉。
- 用力抬起剥离子以测试韧带的张力，并确定剥离子位于韧带下方，而不是在韧带浅面的筋膜组织中。确保剥离子与套芯位于前臂的纵轴方向。
- 用套管的尖部触及钩骨钩，将患手抬起，伸直腕与手指放于手架上。将带槽套管装置对准出口，轻轻向远侧推进。于手掌部触及套管的尖部。

- 按掌部的出口标记做第二个切口。套管自出口穿出，手固定于手架上。
- 于套管近侧开口插入内镜（图 77-9）。
- 检查套管的全程，确定套管与腕横韧带之间没有其他组织存在（图 77-10A）。如果有疑问，拔除套管，重新估量套管的正确放置位置。
- 自近侧插入内镜后，保留于套管内，远侧插入探针以确定腕横韧带的远侧缘（图 77-8C 和图 77-10B）。
- 利用探针刀由远至近切开，松解韧带的远端缘（图 77-8D）。
- 插入三角刀切开腕横韧带中央部（图 77-8E）。
- 插入反向刀，并使其位于第二次切开处，向远端抽拉反向刀，连接第一次切开处，从而使韧带远端 1/2 完全减压（图 77-8F）。
- 自套管近端口拔出内镜，插入远侧口。
- 自近侧切口插入器械。
- 找到未切开的近端韧带，用探针刀切开其近端缘（图 77-8G）。向近端抽拉反向刀，从而完成韧带松解（图 77-8H）。
- 选择合适的刀，按需要补充切除以使韧带完全横断。
- 再次插入套芯，从手部拔出带槽套管。
- 如果使用了止血带，松开后彻底止血，从而保证无活动性或广泛出血。
- 缝合切口，柔软敷料包扎。

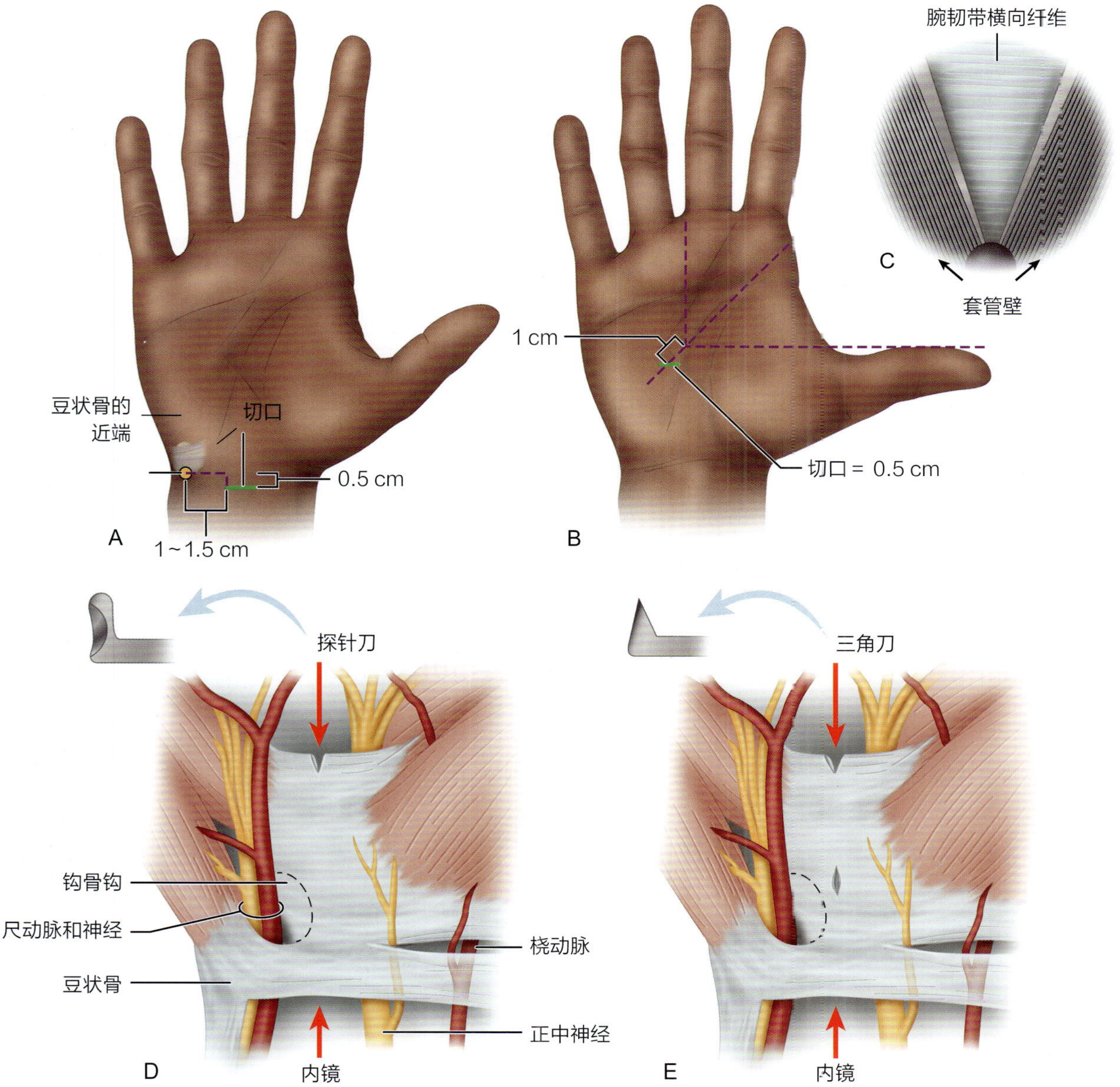

图 77-8　Chow 手术。A. 入口切口；B. 出口切口；C. 分离切开近端切口后，置入带槽套管，置入镜头，可以完全看到腕横韧带的横向纤维；D. 用探针刀由远向近做第一次切开，松解腕韧带远侧缘；E. 用三角刀做第二次切开，切开腕横韧带中部

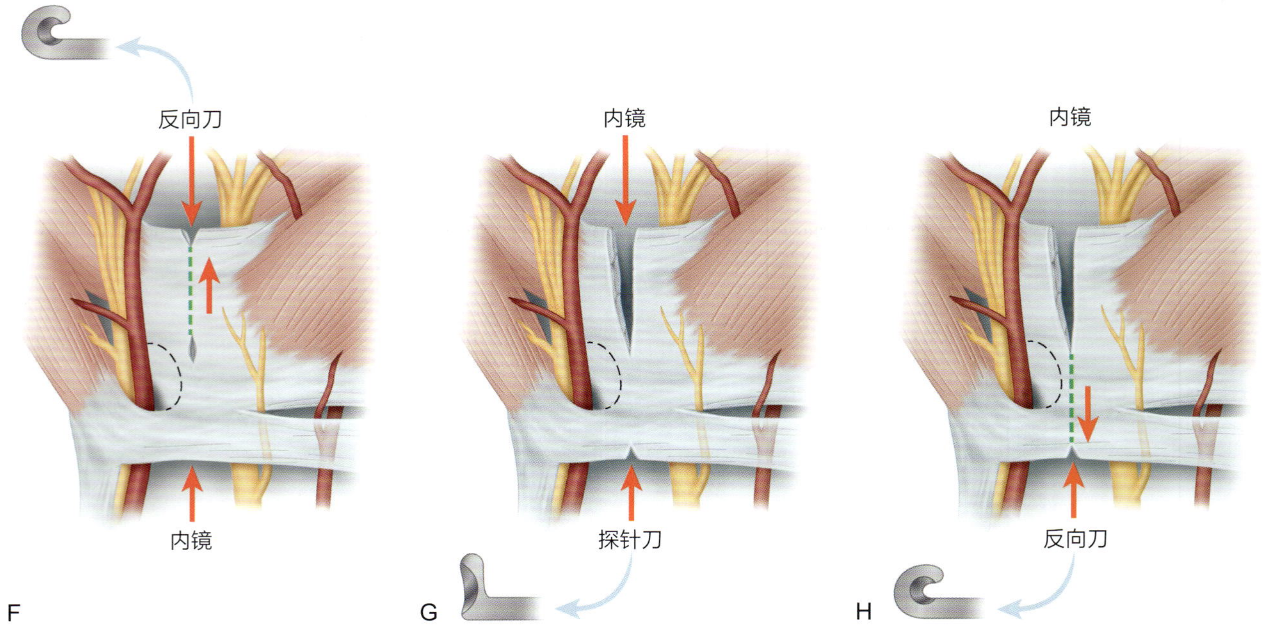

图 77-8（续） F. 将反向刀插入第二切开处，向远侧拉出连接第一切开处完成第三次切开；G. 识别腕韧带的近侧部，并将近侧缘松解；使用探针刀做第四处切开；H. 再次插入反向刀于韧带中部，并向近侧拉出完成最后切开，从而彻底松解腕横韧带（引自：Chow JCY: Endoscopic carpal tunnel release:two-portal technique, Hand Clin 10: 637-646, 1994）（见手术技术 77-4）

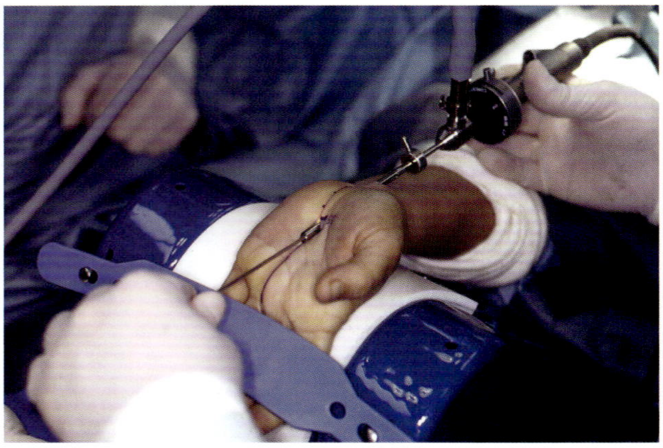

图 77-9 术中照片——Chow 手术（见手术技术 77-4）

术后处理 鼓励术后立即进行主动活动。术后 2~3 天的患者往往在家中去除敷料，在术后 10~14 天第一次回医院随访时拆除缝线。2~3 周或不适症状消失前，避免掌部直接受压或提举重物。

四、不缓解或复发性腕管综合征

腕管初次松解后复发率约为 2%。并发症及失败率在 3%~19%。因症状不缓解而导致再次手术者为 12%。由于多数患者在术后早期能得到缓解，就很难把症状复发归为解剖因素。二次手术报告所见

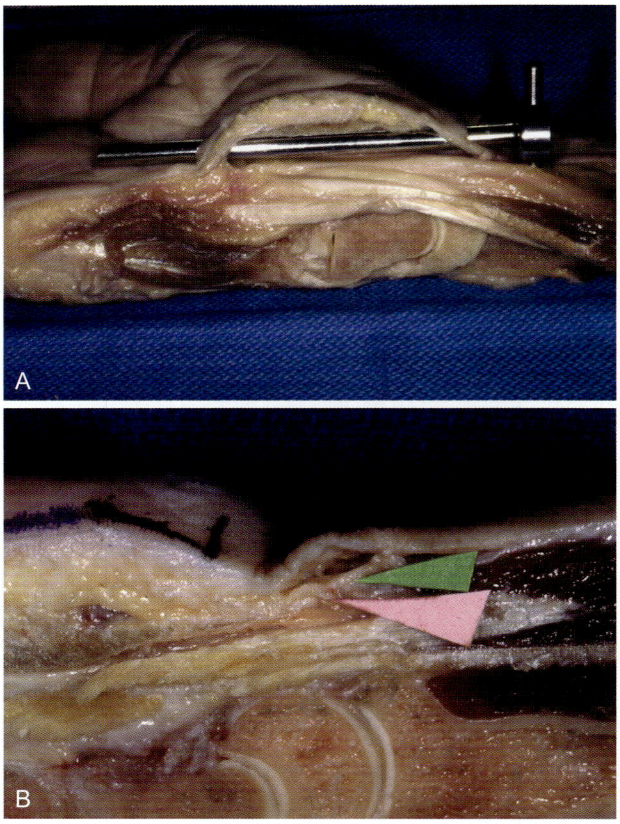

图 77-10 尸体照片——Chow 手术。A. 纵向剖面图显示带槽套管在腕横韧带下方；B. 纵向剖面图，可看到前臂远端筋膜有明显的两层（粉色三角标志物为浅层，绿色三角标志物为前臂筋膜深层），包裹掌长肌腱

包括腕横韧带松解不完全、屈肌支持带再形成、腕管内瘢痕形成、正中或掌侧皮神经瘤、掌侧皮神经卡压、复发的肉芽肿性或炎性腱鞘炎、皮肤肥厚性瘢痕。Botte 等把腕管松解后引起复发的操作进行分类如下：

韧带松解不完全——再探查术，腕横韧带的再次松解，切除术，松解再形成的支持带。

纤维化或痛性瘢痕——神经外膜松解术、局部肌瓣、局部或远距离游离脂肪或前臂桡侧筋膜移植物、切除、痛性瘢痕的"Z"字成形、神经包裹或植入物。

复发性腱鞘炎——腱鞘切除术、适当的药物治疗（对真菌或分枝杆菌感染的肉芽肿性腱鞘炎患者适当采用抗生素）。

术前电诊断正常、提出赔偿者及有尺神经症状的患者比没有这些情况的患者结果明显要差。初次腕管松解术后当考虑对复发的症状及并发症进行二次手术时，应对患者情况仔细评估。如考虑再次手术，如注射类固醇激素后症状暂时缓解，表明术后预后良好。Zeiske 等报道复发性腕管综合征常出现于糖尿病患者，复发患者进行手术时，术中全部发现其屈肌支持带未完全松解和正中神经瘢痕形成。除了复发组，术后捏力、抓握力和疼痛明显改善。伴有持续性症状和伴有多个症状的腕管综合征患者术后症状不改善或加重的发生率高，这些作者认为，术前疼痛重，应用镇痛药物和医疗保险赔偿金是预测术后平均疼痛加重的重要指标。我们具有类似的经验，然而我们发现腕横韧带结构再形成，与原来的韧带很难辨别，不可能确定为不完全松解。而且，松解神经粘连和早期的神经滑动训练是很重要的，我们发现，处理复发的病例时，几乎没有必要采用滑膜或大鱼际脂肪垫皮瓣。

第二节　尺管综合征

尺管综合征是尺神经在腕部一个密闭的三角形骨纤维 Guyon 管内受压所至。腕管的前壁为浅层腕横韧带，后壁为深层腕横韧带，内侧壁为豆骨与豆钩韧带（图 77-11）。与腕管内的正中神经相同，尺神经可在此管内受到压迫。与腕管综合征相比，尺管综合征非常少见，因为尺神经的尺管段柔软。尺神经受压的常见部位为肘部。当手掌和手背都出现感觉症状时，尺神经受累的部分往往位于神经主干的手背感觉支分出部近端，此分支至少在豌豆骨近端 8.0 cm。

压迫的确切部位决定了症状为运动性、感觉性还是两者兼有。紧靠尺管远侧的压迫会影响到支配大部分手内在肌的尺神经深支。腱鞘囊肿或肿瘤等占位性病变均可引起该区域受压。尺动脉的真性或假性动脉瘤（图 77-12）、尺动脉血栓形成、钩骨骨折形成血肿均可压迫尺神经。也有原因为脂肪瘤与肌肉异常。有时在类风湿病中，同一手可同时出现腕管综合征与尺管综合征。在鉴别诊断中，必须考虑到颈椎间盘突出、胸廓出口综合征和周围神经病变。治疗包括腕部尺神经探查、去除所有致压因素。若尺动脉阻塞数毫米，尺侧 3 个手指可出现 Raynaud 综合征，因为这些手指的交感神经纤维与尺动脉伴行。

可行的话，阻塞部位节段性切除术与静脉移植术是首选术式（见第 63 章）。症状通常可以缓解，术后 3~12 个月，无力或萎缩的内在肌可恢复。探查术的方法参见尺神经深支修复术（见第 68 章）。

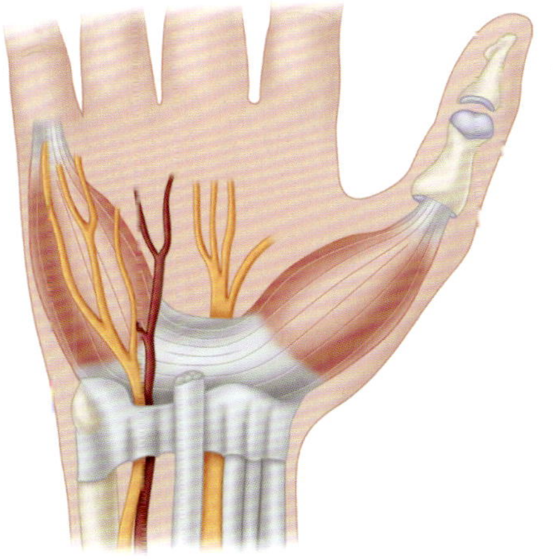

图 77-11　尺管内结构的解剖关系

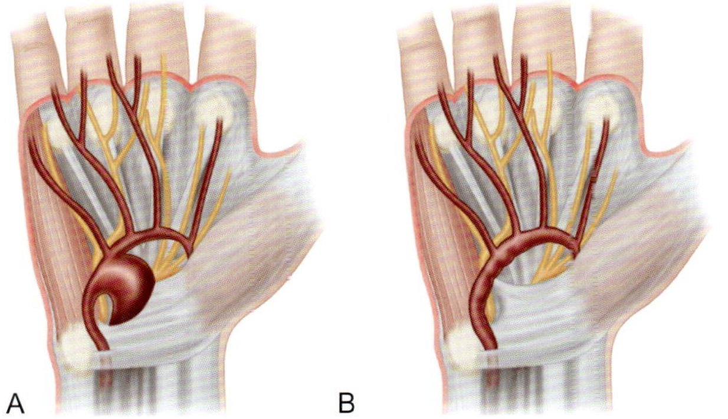

图 77-12　手部尺动脉的两种创伤性动脉瘤。A. 尺动脉的囊性"假"动脉瘤；B. 尺动脉的梭形"真"动脉瘤

第三节 肘管综合征与尺神经迟发性麻痹

根据最新的研究，肘管综合征在美国人群中的发病率在 1.8%~5.9%。治疗顽固性迟发性尺神经麻痹需要将神经从尺神经沟中取出，必要时进行神经松解，然后将神经前移到肘部屈肌表面；手术治疗前应尝试保守治疗。McGowan 将肘管综合征的严重程度分为 3 类，Dellon 对其进行了修正：**轻度功能障碍**表现为间歇性感觉异常和主观的功能减退；**中度功能障碍**表现为间歇性的感觉异常和可测量的肌力减弱；**重度功能障碍**表现为持续的感觉异常和可测量的肌力减弱。对于轻度至中度肘管综合征患者，建议在工作中避免长时间屈肘动作，在睡觉时可佩戴肘关节伸直支具。不要用支具将前臂固定在旋前位，因为这可能会加重症状。同时，也可以使用毛巾或枕头放置于肘关节周围，限制肘关节在睡眠期间过度弯曲。一般进行 3 个月的保守治疗后再考虑手术治疗。Svernlöv 报道轻度至中度的肘管综合征患者，通过佩戴肘关节伸直支具、患者教育和活动习惯改变等非手术治疗，89.5% 得到了良好的改善。而对于一些中度和重度的肘管综合征患者，则建议手术减压。

Zhang 等比较了需要手术松解减压的腕管综合征或肘管综合征患者的人口统计学特征，发现除糖尿病外，这两组患者的人口统计学特征差异很大。需肘管松解减压的患者常有肘管解剖部位的外伤史；需腕管松解减压的患者则年龄较大，多为女性，体重指数较高，并伴有手部肌腱病变；糖尿病患者则常同时接受这两种手术。其他研究表明，男性是肘管综合征的危险因素。

在手术治疗前，建议进行仔细的术前评估和肌电图检查。肘管综合征的手术治疗包括单纯减压（开放或内窥镜下）、肱骨内上髁切除和尺神经前移，前移后的神经可置于皮下、肌肉内或肌肉下。Taniguchi 等报道了 17 例通过小切口进行单纯减压的病例中 14 例取得了满意的效果。Goldfarb 等报道了 56 例患者仅有 7% 术后症状复发。

最近，前瞻性随机研究表明尺神经原位减压术和神经前移术的疗效相似。Staples 等在一项随机前瞻性队列研究中，比较了原位肘管减压术与尺神经皮下移位术的早期并发症率，发现术后 8 周内，采用神经移位术的患者需要更多的镇痛药，瘢痕更明显、肘关节评分更差；但是术后 8 周后两组患者的并发症率差异并不显著，这就表明两种手术并发症都是发生在早期。作者还发现原位减压术后血肿发生率为 11%，但均未进行手术干预；神经移位术后有 15% 的血肿发生率，其中一例进行手术清创。相反，一项回顾性研究比较了神经移位术和原位减压术的并发症发生率，其中神经移位术为 11%，原位减压术为 2.5%，而两种手术术后总的再手术率为 6%。

对于原位松解术后屈肘时存在尺神经半脱位或“高位”尺神经的患者，应进行神经移位术，防止症状加重。这种情况发生率大概在 21%~34% 之间，最常见的是年轻男性。Henn 等对 67 例原位松解术患者进行回顾性研究，发现 45% 的患者存在不稳定，需要进行神经移位，这类患者与原位松解术后稳定的患者相比较，术后 5 年时很少出现持续性症状，但臂、肩、手残疾（disabilities of the Arm，Shoulder and Hand，DASH）评分更低。

据报道，尽管内上髁切除术后 6 个月内有高达 45% 的患者出现持续的肘关节内侧疼痛症状，但 45%~93% 的患者有良好的治疗效果。在比较内上髁微小切除术和内上髁部分切除术时，Amako 等发现在手术效果没有差异，建议采用内上髁微小切除术。在尺神经病变的治疗中，尺神经前移，并利用附着于内上髁的旋前肌和屈肌表面的前臂筋膜悬吊带，也取得了良好的效果。

肘管松解、皮下前移或肌下前移的术后效果无显著性差异。目前的趋势是进行单纯的原位减压，尽量彻底松解受压组织，并且只对尺神经半脱位或出现复发症状的患者进行神经移位。单纯减压后翻修手术，更常见于既往存在肘部骨折或脱位病史的患者、年轻患者（<50 岁）、吸烟者和症状轻微的手术患者。

尺神经原位减压术

手术技术 77-5

- 屈肘前臂外展外旋位，沿尺神经走行在肱骨内上髁与尺骨鹰嘴之间做长 3~5 cm 的切口。
- 分离皮下组织，扩大筋膜层表面的无血管区，注意避免损伤前臂内侧皮神经，该神经通常位于肱骨内上髁远端约 3 cm 处的筋膜层。使用直角拉钩小心地提起皮下组织，尽量不使皮神经从筋膜层分离。

- 找到内上髁和鹰嘴之间增厚的筋膜，即 Osbourne 韧带。切开覆盖在尺神经上的筋膜 8~9 cm，远侧包括尺侧腕屈肌两个头之间的深筋膜和浅筋膜，将尺神经置于软组织床上，避免医源性半脱位。
- 近端充分松解 Struthers 弓和内侧肌间隔，并将一根手指沿神经向近端探入 5~8 cm，以确保没有束带卡压。近端松解时注意保护尺神经伴随的尺侧上副动脉，以减少神经梗死的危险。
- 再次仔细检查是否有存在卡压或未松解的区域。屈曲肘关节，确保尺神经不会从尺神经沟半脱位滑移至内上髁。如果发生半脱位，建议进行神经前移术。
- 仔细止血，关闭切口。使用柔软的敷料包扎，肘关节早期活动以防止神经粘连。

尺神经内镜下减压术

肘关节尺神经内镜下减压术最早由 Tsai 在 1995 年报道，后来越来越普及，其手术效果与开放原位减压术相当。手术优点包括切口小、软组织剥离少、可能导致切口疼痛和前臂内侧皮神经损伤的可能性较小。一项非随机Ⅲ级研究报告，开放原位减压的患者满意度为 60%（9/15），而内镜组为 79%（15/19）。Dützmann 等发现，肘管综合征行尺神经切开减压和牵开器内镜下尺神经原位减压，两者远期效果无显著差异，内镜手术短期效果更佳。一项双盲、前瞻性随机对照研究发现，内镜下减压和“开放”减压术后 2 年后的疗效相当。Buchanan 等对 655 例内镜下减压术或原位减压术患者进行的荟萃分析，结果显示两组的治疗效果（Bishop 评分）或视觉模拟评分法（visual analog scores，VAS）评分无显著差异。Aldekhayel 等报道的另一个荟萃分析也发现，两种治疗方法在并发症、治疗效果和再手术率方面都没有显著差异。

我们没有这方面的经验。

内镜下肘管松解术

手术技术 77-6

（Cobb）

- 仰卧位，肘关节外展外旋放置于操作台，在上臂近端扎止血带以不影响手术松解。将前臂抬离操作台，以保证肘管充分显露（图 77-13A）。
- 驱血后扎止血带，在肘管上做长约 2 cm 的皮肤切口，位于内上髁的后方。用组织剪显露切口到内上髁，如果遇到皮神经一定要保护，浅层切口中避免突破深筋膜。
- 确定肱骨内上髁，用组织剪分离深筋膜，在深层的脂肪组织和深筋膜间建立一个间隙。沿尺神经走行分别向远近两端分离深筋膜上的脂肪组织和皮神经。在此过程中，不造成脂肪组织分层，不显露尺神经。
- 在肱骨内上髁后方触诊确定尺神经，在肘管顶端切开显露。肘管的开口应该足以允许器械无阻碍地放入。如果看到肘后肌，可以直接在肘管上方切断。
- 在尺神经和肘管间放置刨削刀，分别向远近端分离确认尺神经的走行，并保证脂肪组织和表面皮神经已充分抬高（图 77-13B）。
- 插入套管到肘管，向近端在尺神经表面和肘管顶之间分离。附属牵开器放在筋膜表面，将浅表神经无损伤抬起（图 77-13C）。如果遇到抵抗，退出器械，确定表面的组织高于筋膜。
- 一旦套管放置好，去掉开口器，将内镜放在套管和牵开器之间，确定此路径上没有表面的神经，将镜子放在套管中，各方旋转观察下方孔，确保在套管全程都可识别尺神经（77.13D）。
- 神经一旦清楚确认后，沿套管上孔用刀切断筋膜（肘管顶部）（图 77-13E 和插图）。将套管拉回目镜，检查松解的完整性。如果松解在这种方式还未确认，放置 1 个小牵开器，显露神经，将内镜放在牵开器下方仔细观察神经。
- 下一步，在肘管中放置套管套针，像前面描述的那样向前推进，通过套管的上孔可以看到屈肌和旋前肌群，并进行松解。但是这个过程并不是必需的，而且可能导致无谓的出血。
- 松开止血带压迫止血。牵开器原位放置，通过内镜由近端到远端观察术野，确定松解和止血的彻底。必要时可以使用双极电凝止血。
- 将 20 号输血管穿过皮肤，插入伤口，用皮下可吸收缝线缝合伤口。局部注射 15~20 ml 0.5% 的布比卡因和肾上腺素，拔出输血管，弹力绷带包扎。

术后处理 指导患者进行轻柔的小范围活动，大多数在 5~7 天可完全恢复活动度。去除辅料有利于活动度恢复。

肱骨内上髁切除术

手术技术 77-7

- 沿尺神经的走行，以内上髁后方为中心做 8 cm 长的切口。
- 切至深筋膜，仔细保护臂内侧和前臂内侧皮神经（图 77-14A）。
- 骨膜下显露内上髁，切开屈肌旋前肌总腱起点，注

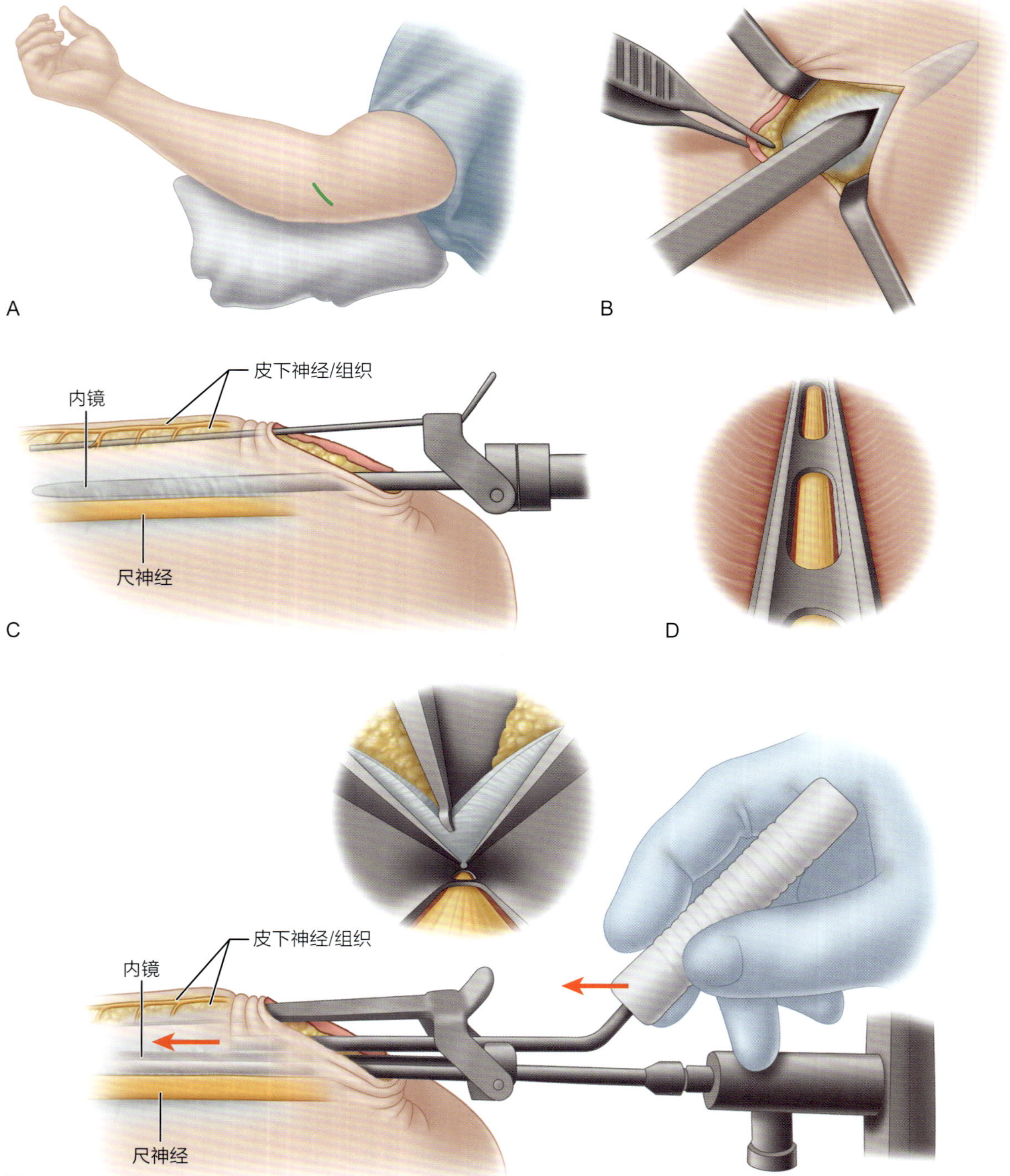

图 77-13 内镜下肘管松解。A. 切口；B. 刨削刀用于尺神经和肘管间的分离；C. 插套管，附属牵开器放在筋膜表面，避免损伤表面的皮神经；D. 确定尺神经位于套管内；E. 沿套管上孔用刀切断肘管顶部筋膜，插入目镜察看尺神经已从上方筋膜中分离（见手术技术 77-6）

意保护尺侧副韧带。

- 显露内上髁时要找到并向后方牵开尺神经，注意保护神经系膜。
- 用骨刀或咬骨钳去除整个内上髁和部分髁上嵴，以松解内侧肌间隔的附着部（图 77-14B）。
- 向近侧显露并切除内侧肌间隔，直至喙肱肌止点处。作为一个潜在的压迫区，Strather 弓也应松解。
- 用骨锉锉平骨切除部位，保证无骨嵴残留。
- 缝合骨膜与屈肌旋前肌总腱，以防尺神经与粗糙的松质骨面接触。
- 让尺神经自然回到贴近肱骨内侧髁的位置。
- 放松止血带，仔细止血，常规缝合皮下组织和皮肤。

术后处理 使用柔软的厚层敷料包扎伤口，患者可耐受时即开始早期关节活动训练。

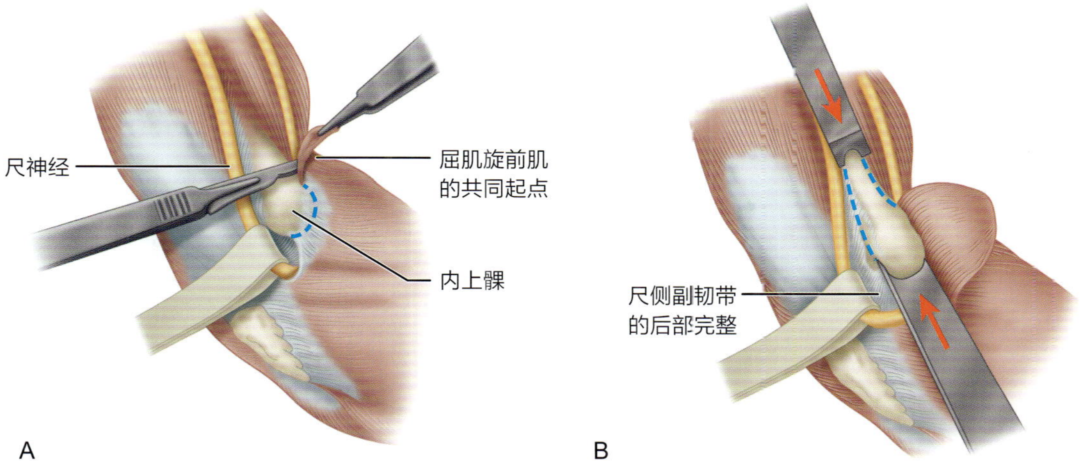

图 77-14　内上髁切除治疗尺管综合征的方法。A. 保护好尺神经，从内上髁剥离旋前肌屈肌群的起点；B. 以滑车的内侧缘为标记切除内上髁，骨切除后的锐利后缘必须锉圆滑（见手术技术 77-7）

尺神经移位术

手术技术 77-8

- 上臂外展外旋，在肘后内侧面肱骨内上髁近侧 7 cm 处开始做皮肤切口，向远端延伸至内上髁前方，并继续沿神经走行延向远端（图 77-15A）。
- 翻转前侧皮瓣显露屈肌总腱的起点。谨防损伤前臂内侧皮神经，保持操作仅在旋前屈肌筋膜表面。
- 在内上髁后方的尺神经沟内找到尺神经，游离其软组织。游离尺侧腕屈肌的肱骨内上髁起点，以进一步显露尺神经。
- 找到支配指深屈肌和尺侧腕屈肌的肌支，仔细地在神经内向上解剖此 2 个分支。
- 切除尺神经沟附近的任何纤维组织或骨刺，将神经移出（图 77-154B 和 C）。
- 如果有广泛的瘢痕形成，根据需要行神经或神经内松解；保持尺侧上副动脉远离神经，通常需要在内上髁的远端水平处分开。
- 将尺神经绕过内上髁置于肘前，将其放在该区厚层脂肪的深面，旋前肌屈肌肌群筋膜的表面（图 77-15D）。
- 切除内侧肌间隔，切除可能卡压或以其他方式损伤移位神经的任何其他腱性束带。切除时一定要确认已经切开内侧肌间隔至近侧的 Struthers 弓，在此处尺神经从前方间室穿至后方间室。此处要止血彻底，因为在髁上区域有大量静脉丛穿支。
- 在神经内侧间断缝合数针，连接筋膜和皮下脂肪，以防止神经滑回内上髁后方。
- 关闭切口前放开止血带，仔细止血，因为术后该处可出现明显的血肿。

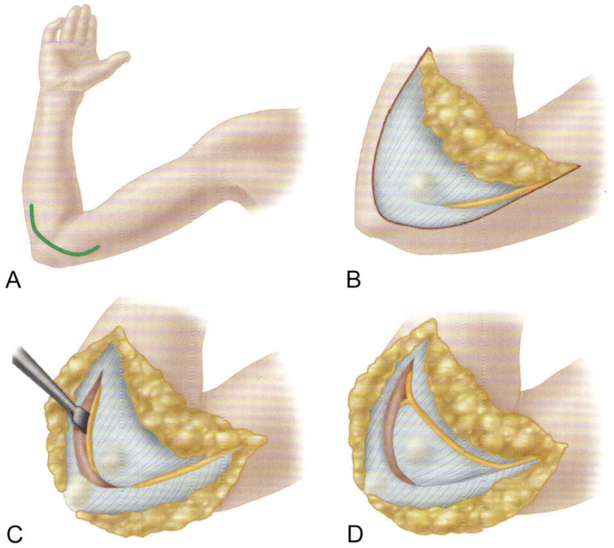

图 77-15　迟发性尺神经麻痹的神经移位方法。A. 皮肤切口；B、C. 显露和游离神经，从内上髁后方的瘢痕组织中和尺侧腕屈肌的肱骨头和尺骨头之间的腱弓深面游离尺神经；D. 神经已移位至前方（见手术技术 77-8）

- 如欲选择尺神经肌下前移，在旋前圆肌浅头、桡侧腕屈肌、掌长肌和尺侧腕屈肌浅头之下插入一把止血钳，确保未包括正中神经。
- 锐性切断内上髁的腱性起始部，将屈肌群牵向远侧，仔细保护发自正中神经和尺神经的细小运动支（图 77-16）。
- 将尺神经置于屈肌群深面后，用不可吸收缝线将肌群起始腱缝回至内上髁。
- 也可将内上髁切下，尺神经移位至肘前靠近正中神

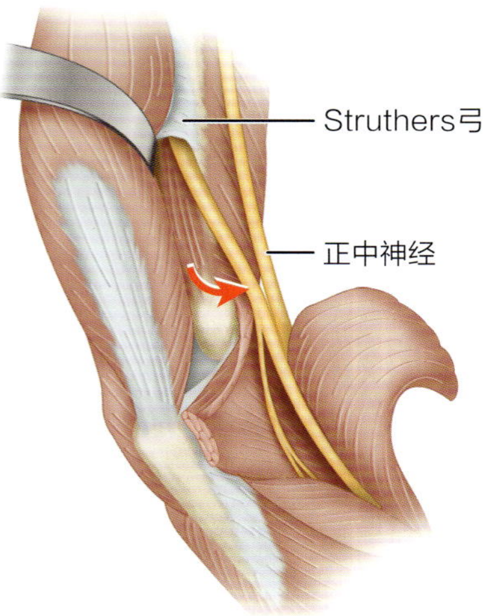

图 77-16 尺神经前移至肌肉下（见手术技术 77-8）

经，再固定内上髁。

术后处理 屈肘位 90° 固定 3 周，术后即开始理疗以预防手部肌肉的继发性改变。适当的夹板固定，直至患者功能恢复到可以不用夹板或支具时才将其拆除。

肘管翻修术

肘管松解后的翻修手术涉及多种治疗范围。如果神经没有移位，则进行神经移位术；但是，文献报道还不能明确皮下、肌下或肌内转位术中，哪种手术方式最好。Verveld 等报道了一种用于包裹神经的带蒂脂肪筋膜瓣，并将其与神经前移术进行了比较，结果发现两种治疗都有较高（>95%）优良结果评分和症状改善。Aleem 等比较了初次肘管松解术和翻修术的疗效，结果发现在 2 年的随访中，虽然 79% 的翻修患者报告症状改善，但他们在所有测量的标准化问卷中也报告了比初次手术患者更差的结果。此外，21% 的翻修术患者的 McGowan 评分恶化。肘管翻修术后症状不太可能完全缓解，所以手术前应与患者讨论告知。

第四节 旋前圆肌综合征和骨间前神经综合征

正中神经功能障碍，如旋前圆肌综合征，可能由于神经受旋前圆肌、肱二头肌腱膜或屈指浅肌腱弓压迫引起；也可能由解剖变异引起，如旋前圆肌肥大、旋前圆肌起点过高、旋前圆肌内纤维束形成、正中神经经过旋前圆肌 2 个头的后方或起于尺骨的桡侧腕屈肌的副腱弓等。骨间前神经损伤可由骨折或裂伤引起，也可由下列结构压迫或卡压：指浅屈肌或旋前圆肌的腱性起始部、变异的肌肉如掌深肌和桡侧腕短屈肌、从指浅屈肌到拇长屈肌的副肌束和肌腱、拇长屈肌的副头（Gantzer 肌）、变异的桡动脉、尺侧副动静脉的血栓、肿大的肱二头肌滑囊或 Volkmann 缺血性挛缩。关于这些特殊的神经卡压的详细讨论，读者可参阅 Spinner 的大量报道。

在腕部，正中神经可由桡骨远端骨折和腕骨骨折脱位造成损伤。

一、检查

由正中神经供应的前臂和手部肌肉可以相对准确地测试旋前圆肌、桡侧腕屈肌、指深屈肌（指数）、拇长屈肌、指浅屈肌和拇短展肌。在检查过程中，由完整肌肉动作引起的替代运动可能会引起混乱。Sunderland 的作品对这些运动以及识别和预防它们的方法进行了极好的回顾。通常，如果前臂能够积极地保持旋前抵抗阻力，旋前圆肌是完好的。如果腕部能够积极地保持屈曲，并且触诊到桡侧腕屈肌的收缩，则该肌肉是完整的。同样，如果拇指的指间关节能保持弯曲抵抗阻力，手腕处于中立位置，拇指内收，则拇长屈肌功能正常。分别检查每个手指的指浅屈肌，其余手指完全被动伸展。虽然拇指的对掌很难确定，但如果拇指在手掌外展时能积极保持，并能触诊到拇短外展肌收缩，则该肌肉功能正常。蚓状肌不能单独检查，因为它们不能被触诊，而且它们的功能可能与骨间肌肉的功能相混淆。

在检查疑似旋前圆肌综合征的患者时，发现 3 种阻力测试是有用的：①肘部屈曲，前臂旋前对抗阻力，逐渐伸肘，出现症状，说明病因在旋前圆肌。②指浅屈肌独立屈曲，桡侧三指半出现感觉异常或麻木，病因可以定位在指浅屈肌腱弓，③抗阻力旋后位屈肘可以判断正中神经有无受到肱二头肌腱膜挤压。为了进行旋前肌压缩试验，检查者用拇指推动旋前圆肌近端和外侧。30 s 内正中神经分布的疼痛和感觉异常被认为是阳性检测。提示旋前圆肌综合征的其他发现包括旋前圆肌压痛、僵硬或明显增大；近端肌肉叩击时 Tinel 征阳性；正中神经支配的外在和内在的可变弱点；偶尔，前臂轮廓的凹陷位于纤维撕裂带的表面。旋前圆肌综合征的神经传导研究通常是正常的。

骨间前神经综合征可引起多种体征和症状。通常，患者前臂近端疼痛持续数小时，并发现拇长屈肌、示指和中指指深屈肌以及旋前方肌无力或瘫痪。当患者试图捏时，示指远端指骨的主动屈曲是不可能的。这些症状和体征的变异通常是由非典型的神经支配引起的。如果所有的指深屈肌都是由骨间前神经供应的，那么这些肌肉都是无力或瘫痪的。相反，如果神经支配重叠，尺神经将指深屈肌供应给中指，则该手指不受影响。肌电图、茚三酮印片试验和临床检查有助于鉴别症状。在已确定的病变中，前臂屈肌群和鱼际肌萎缩是可以看到的。

二、治疗

据 Hartz 等、Johnson、Spinner 和 Shrewsbury 报道，正中神经手术探查和减压能有效地治疗迁延不愈的旋前圆肌综合征，80%~92% 的患者症状缓解。据报道 66% 的患者仍遗留一些症状。对于兼有腕管综合征和旋前圆肌综合征症状者，术前准备时应特别重视神经传导检查。如腕管综合征的神经传导试验阳性，我们建议施行腕管减压术，期望术后近端症状亦可缓解。如果腕管综合征的神经传导试验阴性，我们推荐首先选择近端正中神经的探查和减压。对骨间前神经综合征，Spinner 推荐下述方案：如系自发出现麻痹，应首选非手术治疗；如 12 周后临床或肌电图均无改善，则考虑行手术探查；如骨间前神经损伤系穿刺伤，建议一期修复。如不能修复神经，则进行肌腱转位术（见第 68 章）。

正中神经入路

手术技术 77-9

- 显露正中神经可采用在上臂及肘部显露尺神经的相同入路，此入路可以避免横过肘窝的皮肤横纹（见图 77-17）。
- 为了显露前臂的正中神经，切口从内上髁延伸至前臂掌侧面，然后沿神经走行方向继续延向远端。在接近腕部时转向桡侧（如要同时显露正中神经和尺神经，则偏向尺侧），到达腕横纹后再沿其中 1 条返回腕中部。如欲探查腕部以远的神经，则沿鱼际纹延长切口。
- 沿神经走行方向加深切口切开筋膜。在肘部，切开

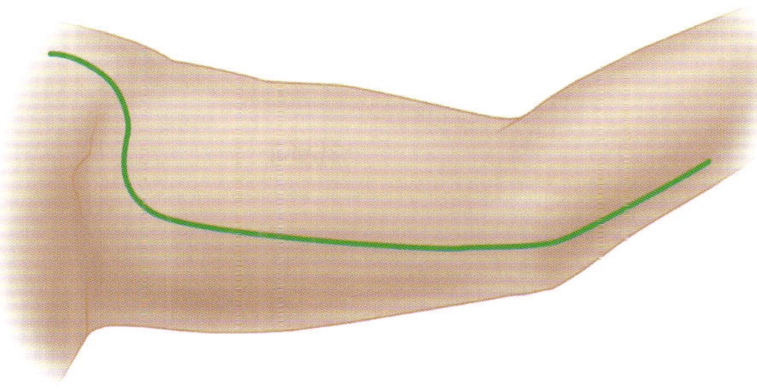

图 77-17　上臂探查正中神经和尺神经的皮肤切口（见手术技术 77-9）

筋膜前须广泛潜行分离皮瓣。
- 在上臂，向内侧牵开肱动静脉，于神经血管束的外侧显露神经。
- 在上臂的中远 1/3 交界处，神经交叉至动脉的内侧，通常经肱动脉的后方，但有时经过其前面。
- 神经在动脉内侧、肱二头肌腱膜深面进入前臂，然后行于旋前圆肌的 2 个头之间，继之在前臂于指浅屈肌深面、指深屈肌浅面向远端走行。愈接近腕部，神经愈表浅，位于桡侧腕屈肌腱的深面，经该肌腱和掌长肌腱之间显露神经简便易行。
- 在肘部显露正中神经时，须切断肱二头肌腱膜在旋前肌屈肌群筋膜上的附着。
- 向桡侧解剖该肌群的筋膜，再沿旋前圆肌的近侧缘向远端和桡侧切开筋膜，然后向远端切开该肌表面及桡侧腕屈肌内侧缘的筋膜。这样可以广泛地游离旋前圆肌，将其与桡侧腕屈肌分离，从而利于随后的神经显露和切口闭合。
- 显露自指浅屈肌纤维下穿出的正中神经。向外侧牵开桡侧腕屈肌，向近侧牵开旋前圆肌，分开指浅屈肌纤维，向近端追踪神经的走行。这样即可显露正中神经的整个行程。
- 另一种方法是与神经平行切断指浅屈肌的桡侧起始点，并于旋前圆肌止点附近“Z”字形切开该肌（图 77-18）。
- 正中神经在上臂无分支。
- 在肱二头肌腱膜深面发出支配旋前圆肌和桡侧腕屈肌的分支。支配旋前圆肌的分支通常有 2 支，1 支到浅头，1 支到深头。正中神经还相继发出数支到桡侧腕屈肌和掌长肌，1 支到指浅屈肌，1 支到指深屈肌。
- 在经过旋前圆肌的 2 个头之后，从正中神经的后内侧发出骨间前神经，支配拇长屈肌、指深屈肌的桡侧半及旋前方肌。再向远还有数条分支发出支配指浅屈肌。在神经进入手部之前，不再发出其他重要分支。

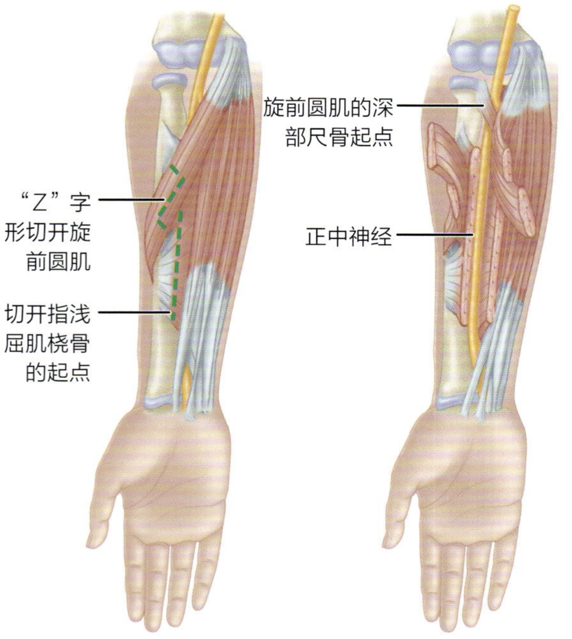

图 77-18 在前臂全长显露正中神经的其他方法（见正文）（见手术技术 77-9）

- 当需要显露旋前圆肌深部的骨间前神经或需要做正中神经前移时，正中神经移位后行旋前圆肌止点松解术、Z 字成形术或舌瓣缝合术（tongue-in-groove）是可行的。
- 行正中神经减压术治疗旋前圆肌综合征时，应探查和松解所有潜在的卡压部位。
- 如遇到 Struthers 韧带，要切除从髁上突起始点到内上髁止点的全部韧带。
- 切开肱二头肌腱膜，追踪正中神经通过旋前圆肌的 2 个头之间。
- 松解旋前圆肌内或其下的所有肌间腱性束带，以及旋前圆肌深浅头之间的限制性筋膜带。
- 必要时可切断旋前圆肌的深头。
- 亦可将旋前圆肌浅头从其桡骨止点处切除，根据我们的经验，几乎不需要这样做。
- 向前方、远端及尺侧牵开旋前圆肌的浅头，即可探查进入指浅屈肌的神经。
- 正中神经进入指浅屈肌处常有腱膜弓，将其切断。
- 如遇到 Gantzer 肌，切除任何可能卡压正中神经的近端纤维束。

第五节 桡神经卡压综合征

桡神经或其分支之一在行程中某处受压可产生桡神经卡压综合征。桡神经在上臂可受肱三头肌外侧头的纤维弓卡压。Frohse 腱弓、肘关节的骨折 - 脱位或脱位、前臂骨折，Volkmann 缺血性挛缩、肿瘤、肿大的滑囊、动脉瘤或肘关节的类风湿滑囊炎均可造成骨间背侧神经的卡压。Spinner 将骨间背侧神经卡压分成 2 类：Ⅰ型为该神经支配的所有肌肉均完全瘫痪，包括指总伸肌、示指固有伸肌、小指伸肌、尺侧腕伸肌、拇长展肌和拇短伸肌；Ⅱ型为这些肌肉中的 1 块或数块瘫痪。骨间背侧神经卡压可能是慢性、难治性网球肘的一个原因。这样的卡压称为桡管综合征，4 个可能引起压迫的解剖结构是：①桡侧腕短伸肌的起始处；②桡骨头周围的粘连；③桡侧返动脉襻；④骨间背侧神经进入旋后肌部位的 Frohse 腱弓。有时，卡压发生在旋后肌远侧缘骨间背侧神经出口处。疼痛部位在伸肌群下方桡骨头或桡骨头远侧，前臂抗阻力旋后时疼痛以及电生理诊断方法均有助于鉴别这种特殊类型的网球肘。如上臂桡神经卡压的症状和体征仅发生在肌肉活动后，可望自行恢复。Marchese 等评价了单次皮质类固醇注射对桡神卡压综合征患者的有效性，35 名患者完成了 1 年的随访，57% 的受试者在快速 DASH 方面体现出最小的临床差异；但是 23% 的患者非手术治疗失败，需要手术治疗。因此，皮质类固醇注射是桡神经卡压综合征保守治疗的一个潜在选择。如果卡压发生在其他情况下，特别是在前臂，手术探查和神经减压通常是有益的（图 77-19）。

桡神经浅支的卡压引起前臂的疼痛及拇指背侧的感觉障碍。神经可在腕部手术或创伤后形成的瘢痕中受到卡压。据报道，该处过紧的饰物也是引起卡压的一个潜在原因。

桡神经修复后再生的效果比上肢的其他神经要好，主要原因是桡神经主要是 1 条运动神经，其次是它支配的肌肉并不参与手和指的精细活动。

一、检查

桡神经支配的下述肌肉可以准确地检查，因为其肌腱或肌腹或两者均可触到，这些肌肉包括：肱三头肌、肱桡肌、桡侧腕伸肌、指总伸肌、尺侧腕伸肌、拇长展肌及拇长伸肌。桡神经损伤后产生伸肘及前臂旋后障碍，并有典型的垂腕畸形。没有经验的检查者常因患者仅在屈指情况下能伸腕而被误导。因此检查者应注意鉴别，因为运动分析常可造成神经功能检查的错误。肱骨中段及以远的桡神经损伤不会明显影响肱三头肌。在桡神经深浅支的分

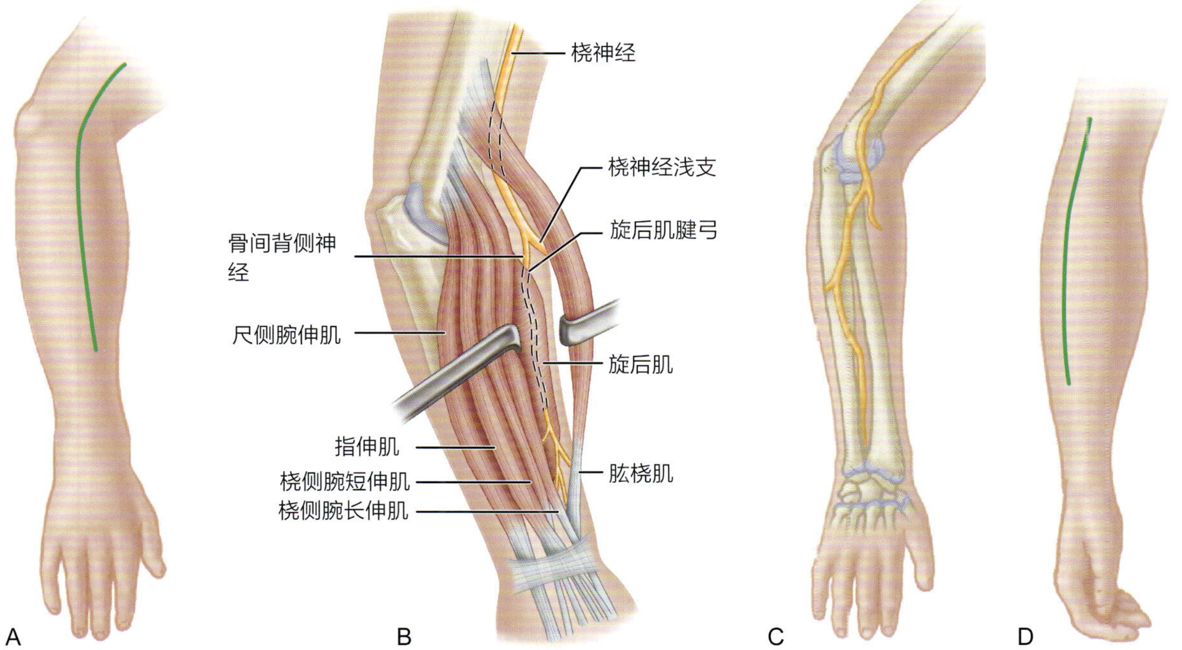

图 77-19　桡神经骨间背侧支的显露以做桡神经卡压综合征的修复或者减压。A. 切口线，前臂旋前，肘关节屈曲；B. 显露神经；C. 前臂在图 A 的位置时神经走行示意图；D. 肘关节伸直位的切口线

叉处损伤，肱桡肌和桡侧腕长伸肌仍有功能；因而上肢可以旋后，腕关节能够背伸。恰在肘关节近侧，桡神经对原位电刺激非常敏感；而其他部位则不然，结果也不准确。

相比之下，感觉检查并不重要，即使神经在腋部离断也是如此，因为该神经通常没有感觉自主支配区。如有自主支配区，则通常在第一骨间背侧肌表面，第一、二掌骨之间。但检查结果通常极不恒定，除桡神经在肘关节分叉处近侧完全离断以外，不能提供任何其他确切证据。

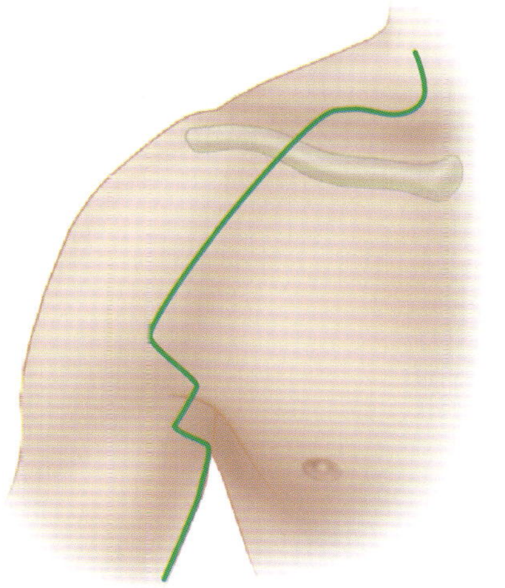

图 77-20　臂丛入路的皮肤切口（见手术技术 77-10）

二、治疗

桡神经手术入路

手术技术 77-10

- 经臂丛远端的常规切口显露腋部及上臂近 1/3 的桡神经（图 77-20），继续沿上臂向远端延伸，略比显露尺神经和正中神经的切口偏后。
- 切开神经血管束表面的筋膜，在后方的肱三头肌与前方的肱二头肌、肱肌和喙肱肌之间显露神经血管束。
- 显露并向外侧牵开神经血管束的浅层结构——尺神经、肱动静脉及正中神经，即可显露桡神经及其 1、2 个分支，首先是支配肱三头肌长头的分支，其次是支配内侧头的分支。
- 沿神经至其绕过肱骨处。
- 为显露肱骨干后侧和外侧的桡神经，沿三角肌远 1/3 的后缘，在三角肌与肱三头肌长头之间的间隙做切口，然后在上臂外侧向远方延伸，首先沿着肱桡肌的内侧面转向前；如果需要，在肘部偏向外侧，横过该肌肌腹和桡侧腕长伸肌。最后，如要显露桡神经深支，在前臂背面沿指总伸肌腱桡侧切向远端。
- 在肘关节近端切口，最好在桡神经的最浅部位予以显露，即切开肱肌和肱桡肌间的筋膜，将肱桡肌牵向外侧找到桡神经。切开筋膜，将肱三头肌外侧头牵向外侧，很容易向近端显露桡神经至其绕肱骨处。该入路变异小，如图 77-21 所示。

- 然后仔细向远端追踪该神经到达肘部。桡神经在肘关节近侧 5~6 cm 处发出肱桡肌支，稍远一些发出桡侧腕长、短伸肌支。在肘部，该神经分为浅支和深支（骨间背侧神经）。
- 浅支为纯感觉神经，但应仔细保护以避免痛性神经瘤。深支经常遭受损伤，从而造成明显的功能丧失。
- 在上述切口的远端显露深支，从肘上 8~10 cm 开始至前臂背侧中部（图 77-19）。在肱桡肌深面显露进入旋后肌的深支。
- 如果损伤在该处或更远，则切开桡侧腕长、短伸肌与指总伸肌间的筋膜，分离该间隙，显露旋后肌以远的神经。
- 显露神经后，向近侧分离到达旋后肌远侧缘，在该处深支发出数条分支。
- 鉴别清楚这些分支后，垂直旋后肌纤维方向切开旋后肌的浅层，完全显露桡神经深支。

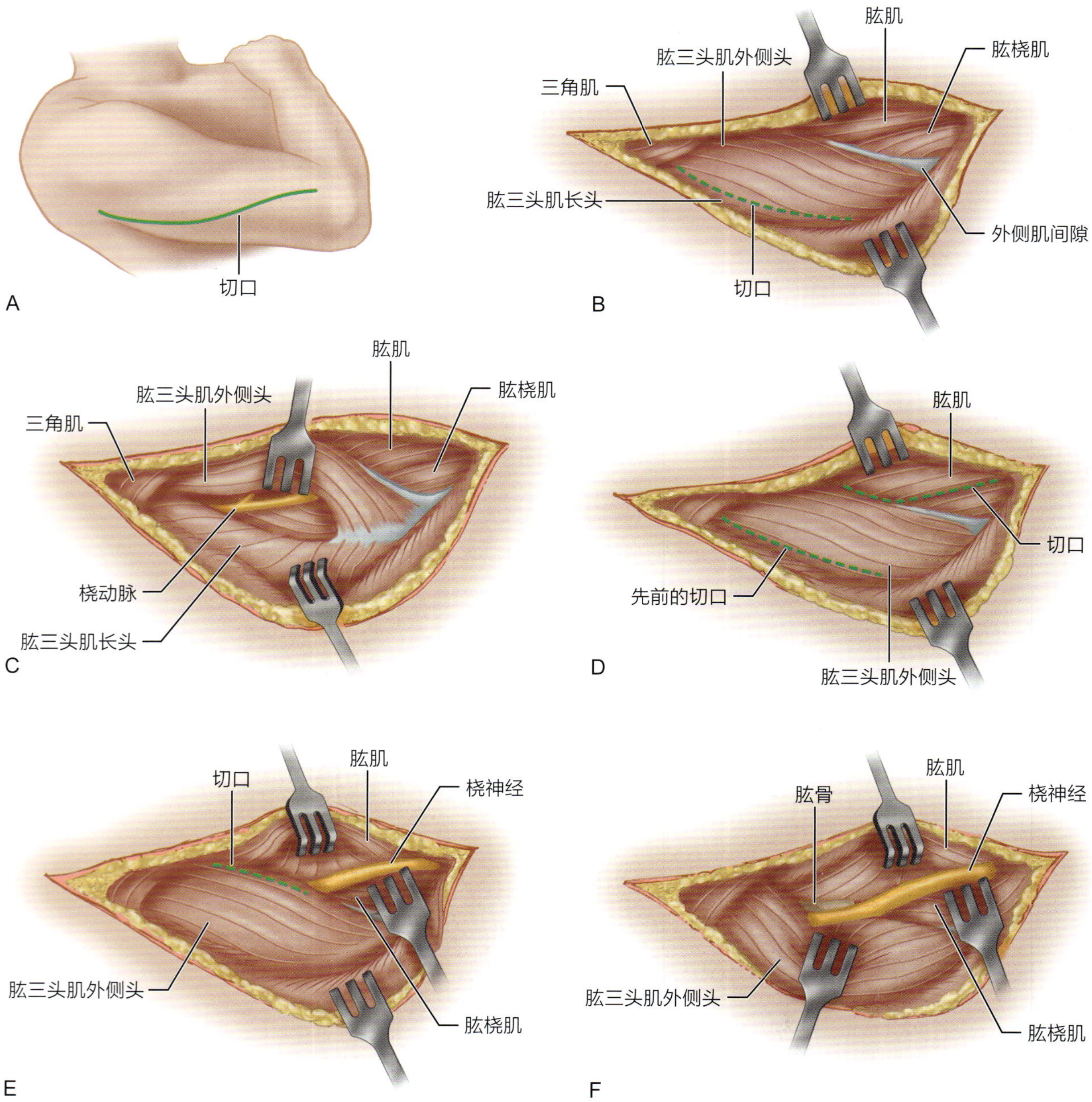

图 77-21 上臂中远 2/3 桡神经的显露。A. 皮肤切口起自三角肌后缘，沿中线延向远方，然后转向前外侧，止于肱桡肌和肱肌之间的间隙；B. 后侧皮瓣已切开并牵开。沿皮肤切口方向切开深筋膜。虚线表示肱三头肌长头和外侧头间的切开处；C. 牵开肱三头肌 2 个头，显露桡神经及其伴行血管束。将桡神经分离至肱三头肌外侧头下方；D. 上臂外旋数度，将肱桡肌近端和肱肌间隙分开，沿肱骨的前外侧显露桡神经；E. 虚线表示从肱骨上游离肱三头肌外侧头的切开处，以便显露外侧头深部的桡神经；F. 完成显露（见手术技术 77-10）

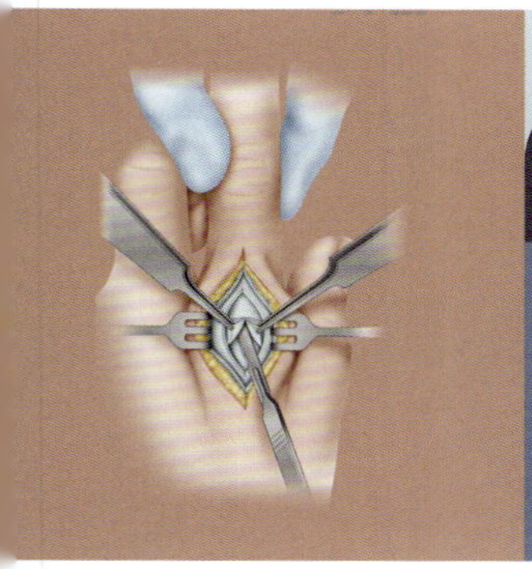

第 78 章

手部肿瘤及瘤样病变

著者： James H. Calandruccio, Mark T. Jobe
译者： 朱方正　滕晓峰（第 13 版：陈　宏　王　欣　滕晓峰）
审校： 王克利（第 13 版：陈振兵　丛晓斌）

手部包块可能由肿瘤和瘤样病变引起，尽管常为良性，但仍需要高度重视潜在恶变情况。然而，由于手部组织自由空间有限、感觉灵敏，即使小的、组织学上为良性的肿块也可引起疼痛和严重功能损害。多数手部肿瘤呈隐匿性生长，本身并无明显疼痛、压痛（包括那些恶性肿瘤），患者可能仅以外观的改变为主诉。因此，手和手指的异常增大，即使考虑良性，也要进行活检。手部的恶性肿瘤多源于皮肤，其他组织来源极为罕见，仅见于小样本研究或个案报道。乳腺、肺或肾的腺癌可转移至手部，多数在远节指骨。

第一节　分类

手部肿瘤的分类与身体其他部位肿瘤分类相似。根据良性肿瘤局部生物学特性，将其分为潜伏性、活动性和侵袭性 3 类（表 78-1）。良性潜伏性肿瘤发生在儿童或少年期，以后进入静止或愈合期。孤立性和单房性骨囊肿是典型的良性潜伏性肿瘤。良性活动性肿瘤持续性增大，虽然其包裹完整，但可有不规则、粗糙的边缘。大部分手部良性肿瘤归为此类。良性侵袭性肿瘤尽管不发生转移，且组织切片表现为良性，但可有局部破坏。虽有薄层腱性组织包裹，但可能不完整，可有部分肿瘤细胞突破包膜。骨巨细胞瘤的组织学行为经常表现为这种侵袭性行为。为完全切除良性侵袭性肿瘤常需扩大切除。

恶性肿瘤分为低度（分级）（Ⅰ）、高度（分级）（Ⅱ）和合并转移（Ⅲ）（表 78-2）3 种。手部多数恶性肿瘤属于低度（分级），并根据局部侵犯程度进一步分为间室内（A）和间室外（B）。在手部每一指列均形成一个独立的间室。每一指骨不应被认为是独立的间室，而与相应的内在肌一起包含在一个指列间室内。每个指列间室包括近至掌中间隙的屈肌腱及其腱鞘和至掌指关节的伸肌腱。每个掌骨是一个独立的间室。如果肿瘤侵犯了掌间隙或手背

表 78-1
良性肿瘤的分类

分期	类型
1 期	潜伏性
2 期	活动性
3 期	侵袭性

（引自：Modified from Enneking WE: Musculoskeletal tumor surgery, New York, 1983, Churchill Livingstone.）

表 78-2
恶性肿瘤的分类

分期	类型
Ⅰ A 期	低度（分级）间室内
Ⅰ B 期	低度（分级）间室外
Ⅱ A 期	高度（分级）间室内
Ⅱ B 期	高度（分级）间室外
Ⅲ期	任何分级合并局部或远处转移

（引自：Modified from Enneking WF, Spanier SS, Goodman MA: The surgical staging of musculoskeletal sarcoma, Clin Orthop Relat Res 153:106,1980.）

侧的疏松组织，由于无法限制肿瘤向近端侵袭，一般认为是间室外肿瘤。手指来源的肿瘤，可长时间局限于间室内，然后扩散到手掌。

第二节 诊断

相关的病史、全面的体检及常规 X 线片足以对手部良性表现的肿瘤做出正确的诊断和恰当的治疗是必需的。如果肿瘤表现为侵袭性，引起了明显疼痛、炎症、肿瘤逐渐增大或骨破坏，那么在活检或确定性手术前，必须对肿瘤进行进一步诊断和分期。局部影像学检查 [如骨扫描、血管造影、计算机断层扫描术（CT）、磁共振成像（MRI）] 有助于制订手术方案。多数恶性肿瘤都需做转移筛查，对易发生肺部转移的肿瘤，要做胸部 CT。

第三节 治疗

手部肿瘤一般行外科治疗。多数良性肿瘤很少需要活检，因为边缘切除即是根治性治疗。如果怀疑是恶性肿瘤或手术切除造成的损害超过了肿瘤本身造成的损害，应进行切开活检，在一些良性神经肿瘤也是如此。活检切口应在肿瘤的正上方走行，不伤及手部功能或不干扰其后的肿瘤完全切除。肿瘤切除方式依据其位置、侵袭性、潜在的转移性以及对辅助性化疗和放疗的敏感性。不同的手术切除范围归纳于表 78-3。

良性软组织肿瘤可采用切除性活检（边缘切除）。良性骨肿瘤常采用刮除治疗（囊内），偶尔需行骨移植。恶性肿瘤需要扩大切除，通常肿瘤周围 2 cm 的组织袖与肿瘤一起切除。发生于末节指骨的恶性肿瘤可行经中节指骨骨干的截指术。中节指骨的恶性肿瘤可行经近节指骨的截指术。近节指骨恶性肿瘤，通常要行指列截指（ray amputation）。掌骨的恶性肿瘤，特别是大的间室外的肿瘤，常常需要切除相邻掌骨的截肢术，以达到充分的手术切除。手部ⅡB 期肿瘤需要在前臂远侧 1/3 处肌肉和肌腱交界部以近进行截肢。手部恶性肿瘤扩大切除或根治切除后，其功能重建应延期至证实切除缘无肿瘤之后才能进行。

表 78-3
手术切除范围的分类

肿瘤类型	切除平面
囊内	分块切除、摘除或刮除
边缘性	通过假性包裹或反应区整块切除
扩大性	带正常组织袖间室内整块切除
根治性	间室外的全间室整块切除

（引自：Modified from Enneking WE: Musculoskeletal tumor surgery, New York, 1983, Churchill Livingstone.）

第四节 良性肿瘤

良性肿瘤的完事列表详见表 78-4。

一、脂肪瘤

虽然脂肪瘤在身体的其他部位更为常见，但也可以发生在手部，并可能是手部最常见的实体细胞瘤（图 78-1）。这些包膜薄弱的肿瘤由成熟的脂肪组织组成，中央具有脂肪滴和细胞核靠近周边形成特征性的印戒细胞。它们来源于间充质原始脂肪组织细胞。肿瘤可位置表浅，来源于皮下组织，特点是柔软、隆起的包块；也可位于手掌的深层，不可触及，来源于 Guyon 管、腕管内或掌深间隙。通常表现为一个无痛包块，影响手掌的抓握功能。如果肿块位于掌指关节，可引起手指的侧偏。

正中神经或尺神经受压可引起肌力下降或感觉减退。由于上方掌腱膜质地坚韧，那些手指和拇指间掌深间隙的脂肪瘤易见于从空间阻力最小的远端突出来。由于肿瘤经常包裹指神经，并且比临床所见要大，因此切除时要仔细地分离。肿瘤边缘性切除后可不复发。

（一）浸润性脂肪瘤

浸润性脂肪瘤少见于成人。报道有肌肉内和肌肉间两种类型。肌肉间脂肪瘤生长于较大肌肉之间，来源于肌间隔；肌肉内脂肪瘤来源于肌纤维之间。尽管有组织浸润的特性，但尚无恶变的报道，然而这种少见的、无包膜的良性肿瘤复发率可达 60%。

（二）脂肪母细胞瘤

脂肪母细胞瘤是罕见的良性肿瘤，由不成熟的纺锤形细胞组成，发生在 7 岁之前的儿童。90% 发生于 3 岁以前。脂肪母细胞瘤通常生长迅速，且无

表 78-4
神经压迫试验

肿瘤名称	发病年龄 男女比例	发病位置	影像学表现	治疗	复发率	备注
脂肪瘤	浸润性脂肪瘤通常发生于成人 男 = 女	手掌	X 线片：Bufalini 征 MRI：边缘可见	边缘性切除	低：浸润性脂肪瘤可达 60%	无恶变
脂肪母细胞瘤	＜ 7 岁	在手部罕见		手术切除	14%	与先天性脂肪肉瘤鉴别要点是缺乏细胞不典型性和有丝分裂
神经内脂肪纤维瘤	<30 岁	手或腕关节掌侧的正中神经		如果有神经外压迫，行手术减压，神经内减容切除可能加重神经功能障碍，如肿瘤位于指神经，行整块切除加神经移植术		恶变很少见，但会因顽固性疼痛选择肿瘤切除
腱鞘巨细胞瘤（黄色素瘤）	8~80 岁 男：女 =2 ∶ 3	常发生于手部；手指的屈肌腱表面	X 线片：可能会见骨侵蚀 MRI：T_1 和 T_2 低信号	切除	13%	手部常见原发肿瘤 组织学上类似于色素沉着绒毛结节滑膜炎
婴儿指纤维瘤病	1/3 先天性发病于 2 岁以内 男 = 女	手指背外侧		观察 边缘性切除	常见复发 复发率可达 60%	多发性皮肤病变 2~3 年内可能自愈
钙化性腱膜纤维瘤	0~50 岁 男：女 =2 ∶ 1	掌部，手指，足底表面 与皮肤无粘连	X 线片：可见扇形斑点状钙化 MRI：带状低信号	观察 切除	>50% 常见局部复发	中度侵袭行为
腱鞘纤维瘤	20~50 岁 男 > 女	拇指、示指、中指	MRI：各种各样，无增强	切除	复发罕见	
神经纤维瘤	单发性通常出现在 10 岁以内 多发性多在 30 岁以后 男 = 女	深部神经梭形变	X 线片：正常 MRI：肿瘤内的神经纤维	可切除的神经切除术	切除后复发罕见	常见于神经纤维瘤病（恶变的可能性达 15%），来源于神经

表 78-4（续）

神经压迫试验

肿瘤名称	发病年龄 男女比例	发病位置	影像学表现	治疗	复发率	备注
血管球瘤	20~50 岁 男 < 女	甲下肿块	X 线片：远节指骨扇形变 MRI：±	切除	1%~18% 很少在同一位置复发	局部疼痛，浅蓝色变，怕凉；常染色体遗传 1% 恶变病灶 如果 > 2 cm，可确诊为恶性肿瘤 如果恶变，其 25% 会发生转移
血管瘤	<4 周 男：女 =1 ∶ 3	偶尔发生在手部	X 线片：可见钙化	自行消退（7 岁前有 70%） 有症状的海绵状血管瘤，可行完全切除	弥漫性病变常见复发	第 1 年生长迅速
淋巴管瘤	儿童容易发病	手部发病罕见		切开活检以明确诊断，对肿瘤进行分块切除	切除后易复发	无恶变的倾向 避免过度广泛切除
神经鞘瘤（施万瘤）	30~60 岁 男 = 女	细小皮神经 神经的偏心性肿瘤 手部屈肌腱表面	X 线片：正常 MRI：与骨骼肌信号相同；可能会有包膜；肿瘤中无神经束	切除	复发罕见	最常见的良性神经瘤 Antoni A 型（席纹状肿瘤细胞） Antoni B 型（散乱的黏液状） 来源于施万细胞
骨样骨瘤	<30 岁 男：女 =2 ∶ 1	大多肿瘤位于上肢 多发生于腕部或者手部 近节指骨 腕骨	X 线片：有硬化边的中心瘤巢	完全切除瘤巢	切除不完全，可能引起复发	服用阿司匹林或者非甾体抗炎药可缓解夜间痛
内生软骨瘤	0~20 岁 男 = 女	指骨 病理骨折常见，重视组织学	X 线片：中心性，边界清楚	刮除术 ± 植骨 骨水泥 如果手指功能丧失，可行截指术	>10%	可能会恶变
良性成骨细胞瘤	<30 岁 男 > 女	手部和足部的小骨	X 线片：类似于骨样骨瘤，但是膨胀程度更大呈毛玻璃样 外观：骨皮质壳保持完整	骨刮除及植骨术治疗 局部侵袭可行骨切除和节段植骨	20%~30%	组织学可见大片成熟的骨组织、类骨质和成团的成骨细胞

表 78-4（续）

神经压迫试验

肿瘤名称	发病年龄 男女比例	发病位置	影像学表现	治疗	复发率	备注
骨巨细胞瘤	30~40 岁 男 = 女	桡骨 干骺端 腕骨 - 钩骨	X 线片：膨胀 胸部 CT：排除肺部转移	采用骨切除和骨水泥及异体移植物行骨重建 如果皮质受到侵蚀及肿瘤复发，应做病变部分截除术及异体移植重建术 冷冻治疗及辅助治疗手段	只行骨刮除术后，存在较高局部复发率	良性肿瘤但具有侵袭性，有转移倾向 Campanacci 分级： Ⅰ：肿瘤边界清晰 Ⅱ：皮质变薄 Ⅲ：侵及周围软组织
骨软骨瘤	0~30 岁 遗传性多发性骨软骨瘤病发病早 男 > 女	在手部罕见 偶尔可见指骨 掌骨 腕骨（舟骨） 干骺端	X 线片：骨侵蚀	切除	罕见复发	遗传性多发性外生骨疣（常染色体遗传）存在 1%~25% 的恶变率
骨膜软骨瘤	10~30 岁 男 > 女	手部罕见 长骨表面	X 线片：中心扇形 MRI：软骨瘤	皮质下切除	20%	
骨膜外骨软骨瘤样增生	30~40 岁 男 = 女	手部 / 足部 长骨表面	X 线片：皮质无扇形变 MRI：肿瘤与髓腔分离	骨膜下切除	局部复发率较高	
骨软骨瘤病	20~40 岁 男：女 =2 ：4	近指间关节 掌指关节 桡尺远侧关节	X 线片：斑点状钙化 扇形皮质 MRI：低信号病变	滑膜切除术	复发罕见	单关节机械症状
软骨黏液样纤维瘤	10~30 岁 男：女 =2 ：1	手部发病罕见 干骺端，偏心性	X 线片：透射线的病变	骨刮除及植骨术治疗	7%~25%	
动脉瘤样骨囊肿	10~20 岁 男 = 女	掌骨干骺端、骨骺部	X 线片：中心膨胀 MRI：枳液	骨刮除及植骨术治疗	有复发倾向	局部侵袭

CT，计算机断层扫描术；MRI，磁共振成像

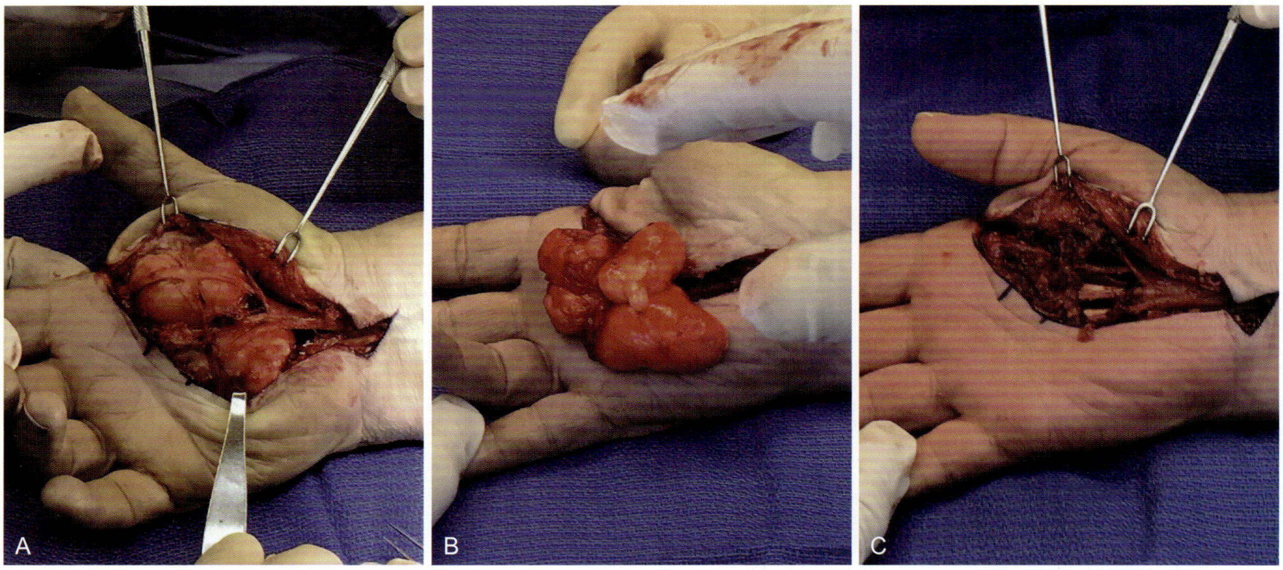

图 78-1 A. 掌侧脂肪瘤，手掌桡侧明显隆起，影响抓握（注意感觉神经被肿瘤顶起穿过）；B. 整块切除包裹性病变；C. 闭合前的瘤床

痛。有两种形式，一种是弥漫性浸润型，位置较深、界线不清；另一种位置更加表浅，边界清楚。无细胞异型和有丝分裂是其与罕见的先天性脂肪肉瘤的本质区别。细胞遗传学分析可以帮助鉴别 8 号染色体长臂上出现染色体异常（8q11~8q13）的脂肪母细胞瘤。须在 MRI 检查肿瘤范围后进行手术切除。报道手术切除之后的肿瘤复发率达到 22%。

（三）神经内脂肪纤维瘤

神经内脂肪纤维瘤或脂肪纤维性结构瘤（lipofibromatous hamartomas，LFH）是罕见的良性肿瘤，常发生于正中神经。1/3 的患者有巨指。男性和女性发病率相同，且大约 3/4 的 LFH 患者在 30 岁前发病，在手掌掌侧或腕部出现肿块，有可能出现正中神经功能变化（图 78-2）。显微镜下观察可见纤维脂肪组织浸润神经外膜，分隔和压迫神经束。神经内纤维脂肪瘤应采用保守治疗。组织学检查可以明确 LFH；但是很少需要进行组织活检，这是因为 MRI 上 T_1 和 T_2 像的典型特征，是大量高信号脂肪组织中有特征性的低信号蛇形神经束，伴沿正中神经走行的细纤维组织（图 78-3B 和 C）。如果有外源性压迫，则需要行筋膜切开术或腕管松解术减压(图 78-3D 和 E)。神经内切除能使肿瘤减小，但这种方法不推荐，因为神经内纤维化会加重神经功能缺陷。未见恶变报道；但是，如果出现顽固性疼痛、肿瘤进行性生长或硬度增加，则需要行肿瘤活检和手术切除。如果位于指神经，则需要行整块切除以及神经移植术（图 78-4）。

二、腱鞘巨细胞瘤（黄色瘤）

1897 年，Targett 首次报道了腱鞘巨细胞瘤，一些学者认为该肿瘤是手部最常见的实体细胞肿瘤（图 78-5）。发病年龄在 8~80 岁主要以中年患者为主。可见于手的任何部位，但多发生于手的侧面（示指和中指较拇指更是如此），为坚韧的分叶状肿块。

巨细胞瘤一般生长缓慢，大小可以多年不变。疼痛和压痛少见。如果肿瘤发生于关节，通常位于近指间关节，可生长较大以至影响关节活动，极少侵蚀骨组织。大体观察，肿瘤为黄色或褐色的分叶状包膜完整的肿块。组织切片上显示为纺锤形细胞、纤维组织、含胆固醇的组织细胞、类似于破骨细胞的多核巨细胞和含铁血黄素。

腱鞘巨细胞瘤是良性的，但即使仔细切除易碎的包块之后的复发率也高达 40%（文献中常报道为 10%~20%）。复发或肿瘤持续存在的危险因素有邻近退行性关节病、肿瘤位于手指远端指间和拇指指间关节、侵犯骨骼、多灶性疾病、侵犯肌腱和手术技术欠佳。腱鞘巨细胞瘤很难被切除的原因是肿瘤常侵入和围绕屈肌腱及其腱鞘、指神经甚至伸肌腱周围，可能会累及相应手指周长的 3/4；但是，这个良性肿瘤可以通过手术治愈。常常需要扩大性切除，且轻柔钝性剥离可以最大限度地减少包裹性肿瘤的破裂。放大镜有助于发现无色的滑膜肿瘤，应

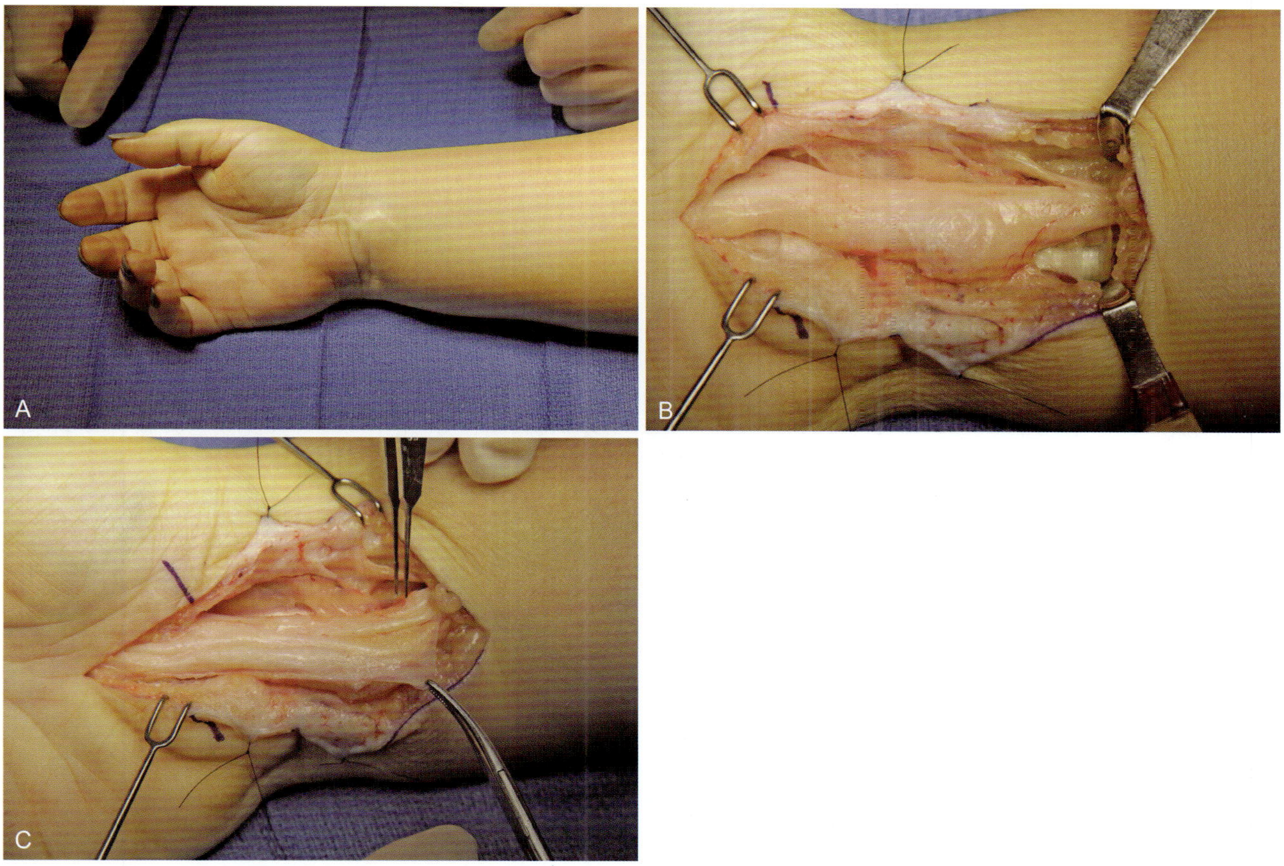

图 78-2　正中神经脂肪纤维瘤。A. 42 岁女性患者腕管综合征，术后 18 年复发，偶然发现正中神经变粗。B. 节段性正中神经脂肪纤维瘤增大。未侵及掌皮支。C. 外膜切开显示神经束增粗和结缔组织增生

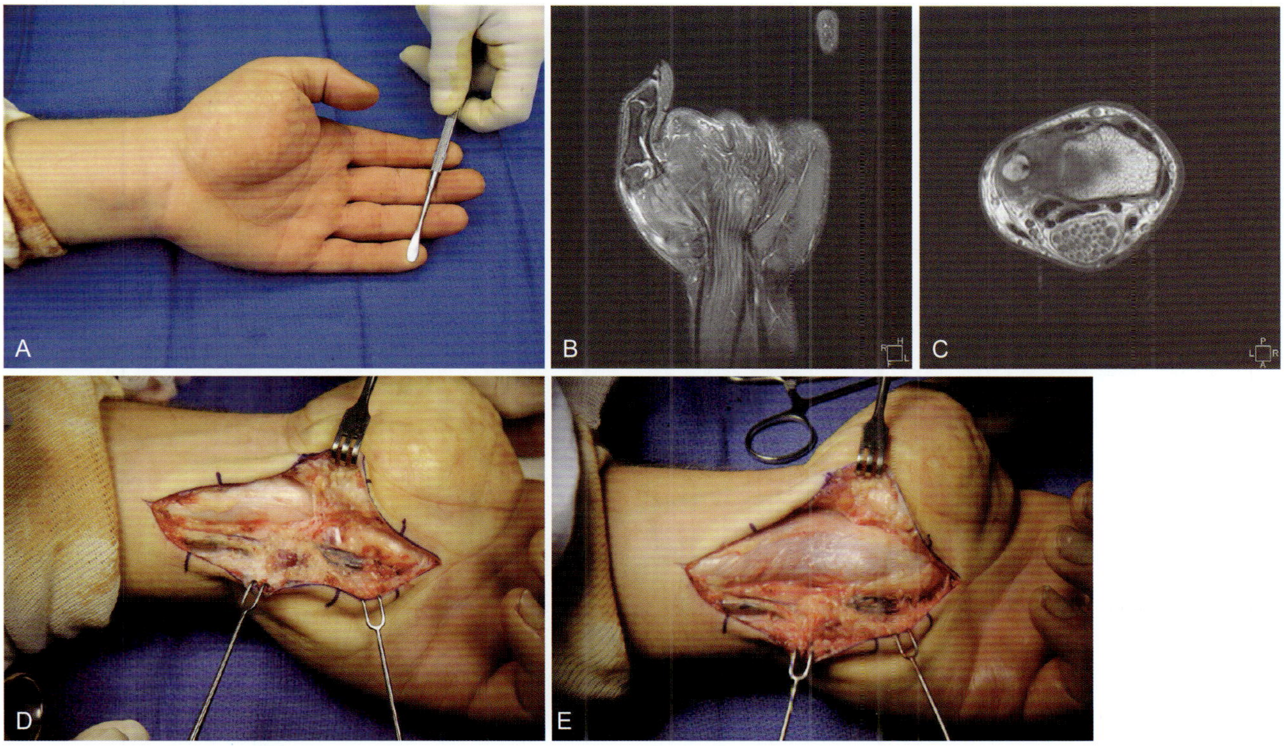

图 78-3　脂肪纤维性错构瘤。A. 21 岁男性患者，5 岁开始出现进行性神经症状和手掌及拇指肥大；B 和 C. 有正中神经脂肪纤维性错构瘤典型表现的 MRI 图像；D 和 E. 腕横韧带切开前后的正中神经

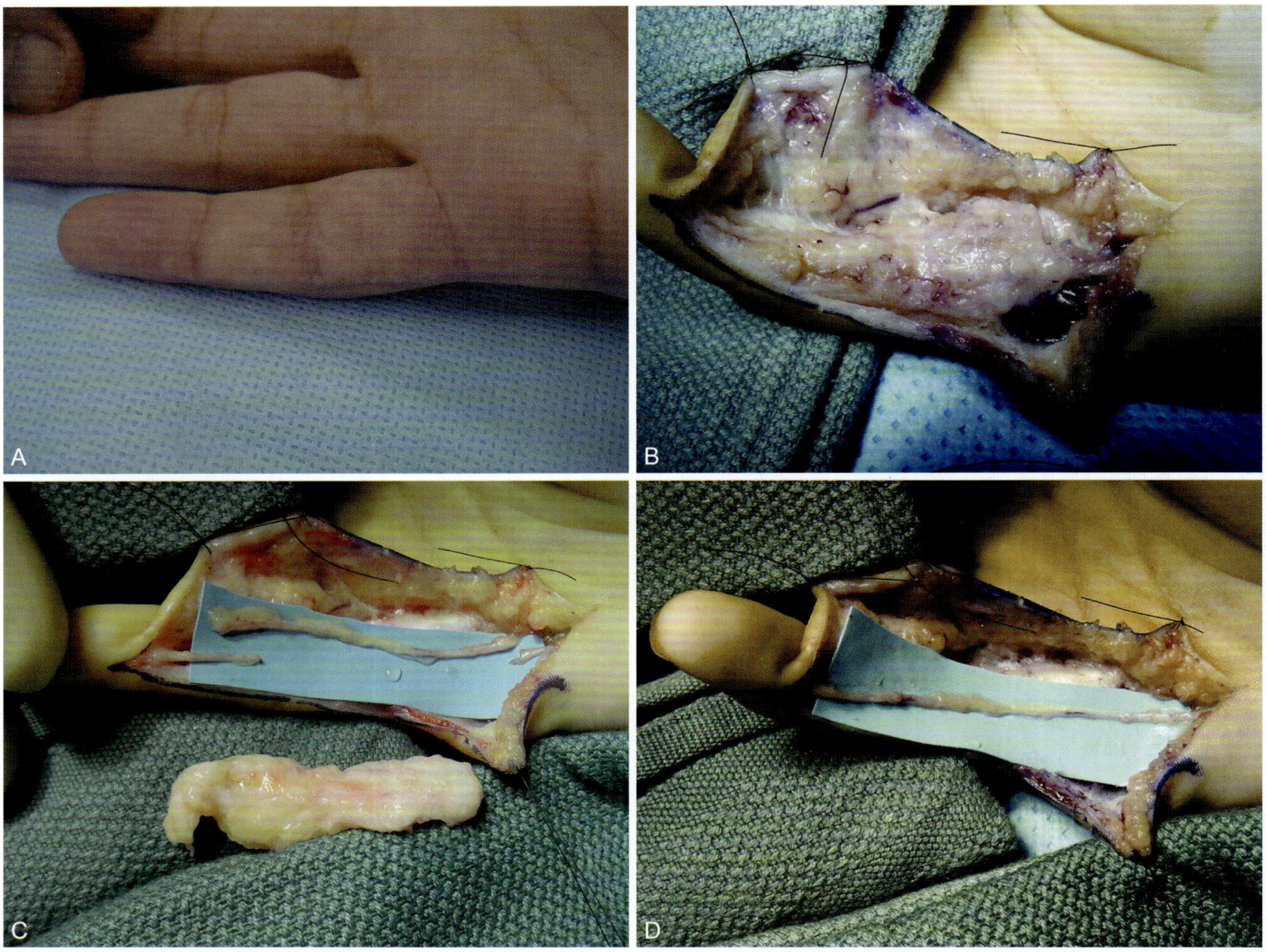

图 78-4 A. 小指尺侧指神经内脂肪纤维瘤复发；B. 手术显露肿瘤累及的 4 cm 长的小指尺侧指神经，近、远端正常；C. 整块切除肿瘤及小指尺侧神经；D. 移植的神经缝合完毕

该在肿瘤边缘切除中去除。

三、纤维组织来源的良性肿瘤

手部纤维组织增生作为局部损伤的一种反应，一般认为是单纯的瘢痕组织；因此，纤维瘤的诊断必须依据肿瘤外观、患者年龄以及肿瘤临床行为和组织学表现。所有纤维组织来源的肿瘤均可发生于手部，尽管多数为良性，但经常是活跃的和侵袭性的病变，局部切除后有复发倾向。良性纤维瘤的鉴别诊断包括：单纯纤维瘤、儿童复发性手指纤维瘤、青少年腱膜纤维瘤、Dupuytren 挛缩或结节、纤维瘤病或硬纤维瘤以及假肉瘤性筋膜炎。纤维瘤病或腹外硬纤维瘤以及假肉瘤性筋膜炎尤其具有侵袭性，它们多累及肢体近端。

（一）儿童复发性手指纤维瘤或婴儿手指纤维瘤病

1965 年，Reye 描述了一种发生于婴幼儿手指和足趾的良性纤维瘤。这种肿瘤的显著特征是增殖性成纤维细胞内细胞质含有包涵体。用常规的 HE 染色看不到这些包涵体。有学者提出病毒是致病因素，但尚未肯定。这种肿瘤发生倾向于多中心，可出现于多个手指。真皮受累，而表皮正常。无恶变趋势，有自发消退的报道。如果功能受累、影响美观，特别是肌腱、关节或指甲受累时，建议行边缘性切除。边缘切除后常见局部复发，复发率为 60%。

（二）青少年腱膜纤维瘤或钙化性腱膜纤维瘤

1953 年，该病由 Keasbey 首先描述。该病是一种良性纤维瘤，常发生于儿童和青年手部或腕部。在老年患者中可存在软骨钙化，这一特点有别于其

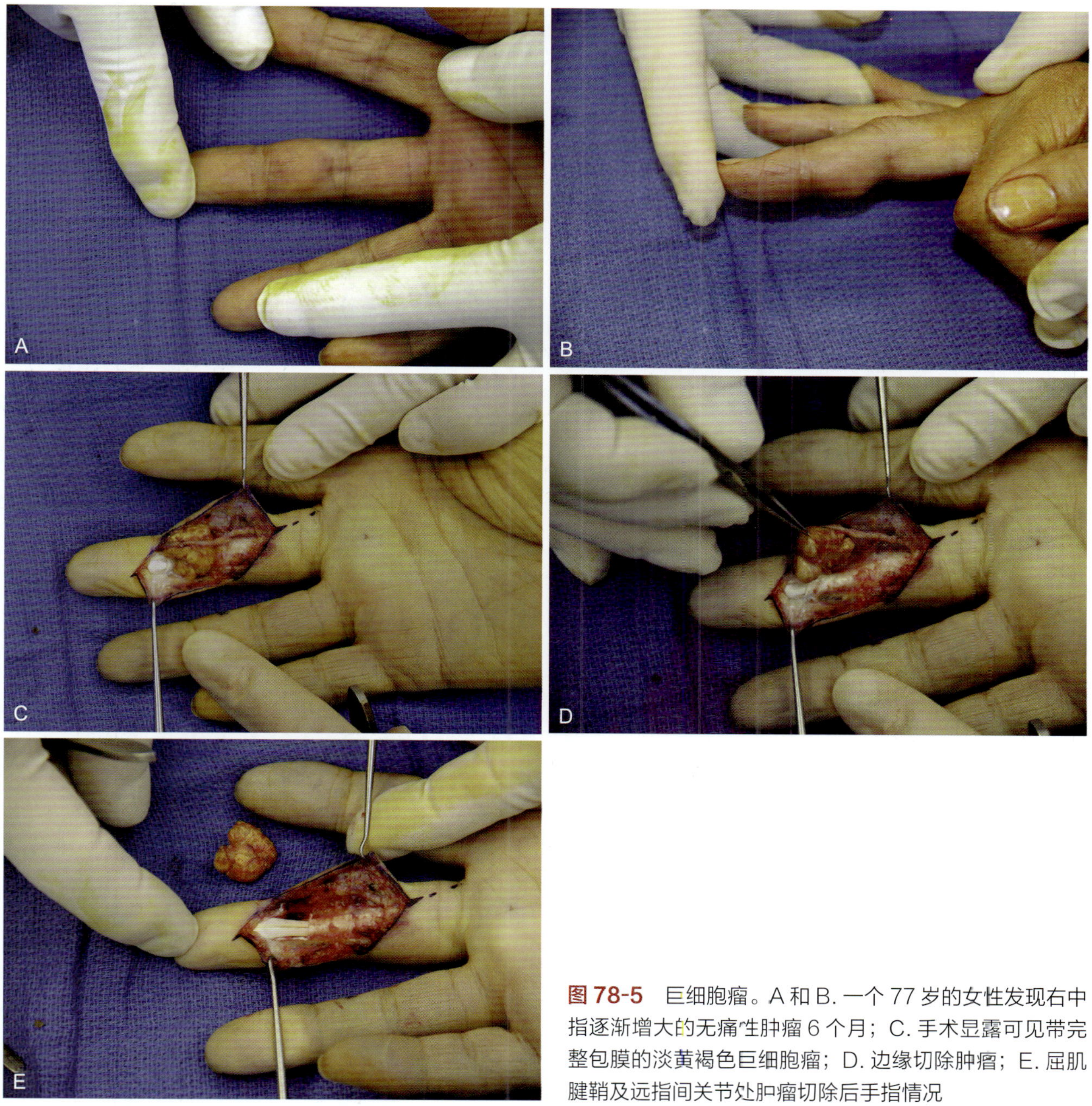

图 78-5 巨细胞瘤。A 和 B. 一个 77 岁的女性发现右中指逐渐增大的无痛性肿瘤 6 个月；C. 手术显露可见带完整包膜的淡黄褐色巨细胞瘤；D. 边缘切除肿瘤；E. 屈肌腱鞘及远指间关节处肿瘤切除后手指情况

他纤维组织来源的良性肿瘤，因而它又称为钙化性腱膜纤维瘤。临床表现为无痛、孤立、可活动的肿块，直径 <4 cm，通常累及手掌部（图 78-6）。肿瘤常位于手的掌侧，与腱旁组织和筋膜相连。没有性别差异，也没有像 Dupuytren 结节那样手掌尺侧受累的倾向。青少年腱膜纤维瘤有靠近肌腱生长的趋势，可以侵入周围的肌肉和脂肪。X 线片上可以看到软组织肿块内有钙化。由于青少年腱膜纤维瘤在边缘性切除后有明显的局部复发倾向，尤其是在年龄较小的儿童中（占 50%），因而建议在不影响功能的情况下，行扩大切除。

（三）纤维瘤

纤维瘤是手部罕见的肿瘤，可位于深部，来源于关节囊，也可位置浅表。发病年龄轻，生长一定时间后开始消退。除非肿瘤已存在很长时间，纤维瘤不像青少年腱膜纤维瘤一样发生钙化。临床上，这种肿瘤与 Dupuytren 结节易于鉴别，因为它发病年龄小、没有多发性趋势、无累及手掌尺侧的倾向、不伴发挛缩。这些肿瘤包膜完整，容易从周围组织钝性分离。肿瘤坚硬，为白色，由成熟的致密成纤维细胞和纤维组织组成。采用边缘囊外切除通常可以根治。

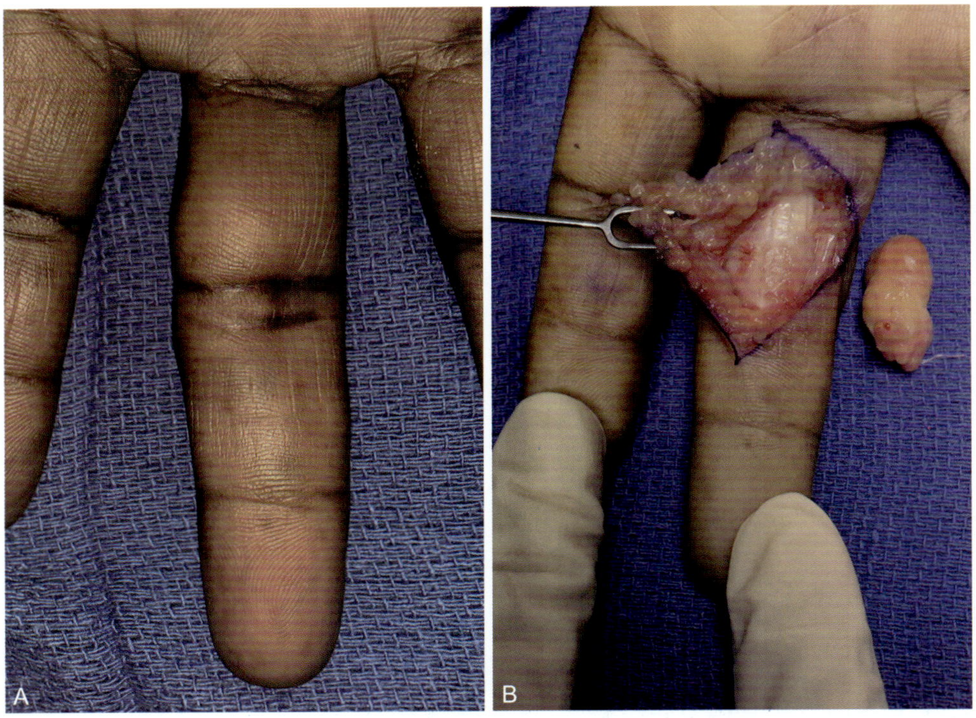

图 78-6 A. 无痛性纤维瘤导致中指根部增粗；B. Bruner 切口整块切除包膜良好的病变

四、硬纤维瘤

腹腔外硬纤维瘤为少见的良性、侵袭性病变，手术切除困难，复发多见。无性别差异，前臂较手部多见（图 78-7）。肿块切除是主要的治疗方法，然而很难做到切缘阴性的切除。尽管如此，前臂和手部的复发率分别为 60% 和 33%。年轻患者的复发率较高。辅助放疗不能降低复发率，但可提高 5 年无瘤期。因此，放疗应用于不能完全切除或者肿瘤切除将导致并发症的患者。

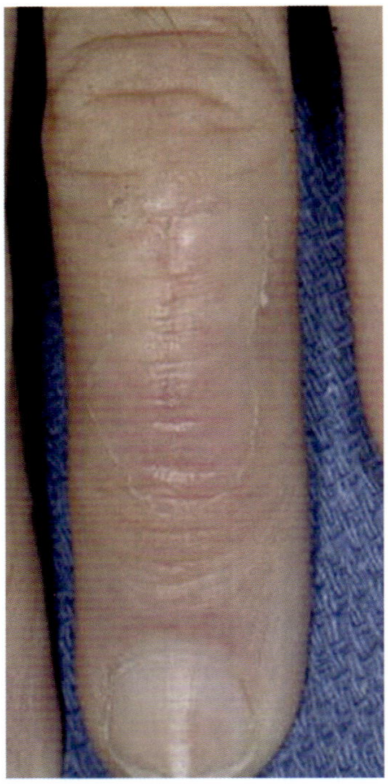

图 78-7 手指硬纤维瘤（引自：Maher J, Smith D, Parker WL:Desmoid tumor of the hand: a case report, Ann Plast Surg 73: 390, 2014.）

五、神经纤维瘤

神经纤维瘤极少单发，大多数是多发性病变，伴有神经纤维瘤病或 von Recklinghausen 病。单发性通常出现在 10 岁以内，多发性多在 30 岁之后出现。手部肿瘤累及更远端的指神经（图 78-8），神经增粗产生难看的手指成角和巨指症。肿瘤通常位于中央、无压痛、结节状、无包膜，可累及皮肤，使其比神经鞘瘤的活动性更小。由于神经纤维分散在肿瘤中，如不损伤神经纤维，无法切除肿瘤。通常累及皮神经的肿瘤其远近两端是正常的。单发性和多发性肿瘤在组织学上无差别，均表现为不规则的丛状肿块，增粗的神经纤维被增生的内膜基质分隔开来。有报道神经纤维瘤病恶变率为 15%，对较大且疼痛的肿瘤，需要完全切除。

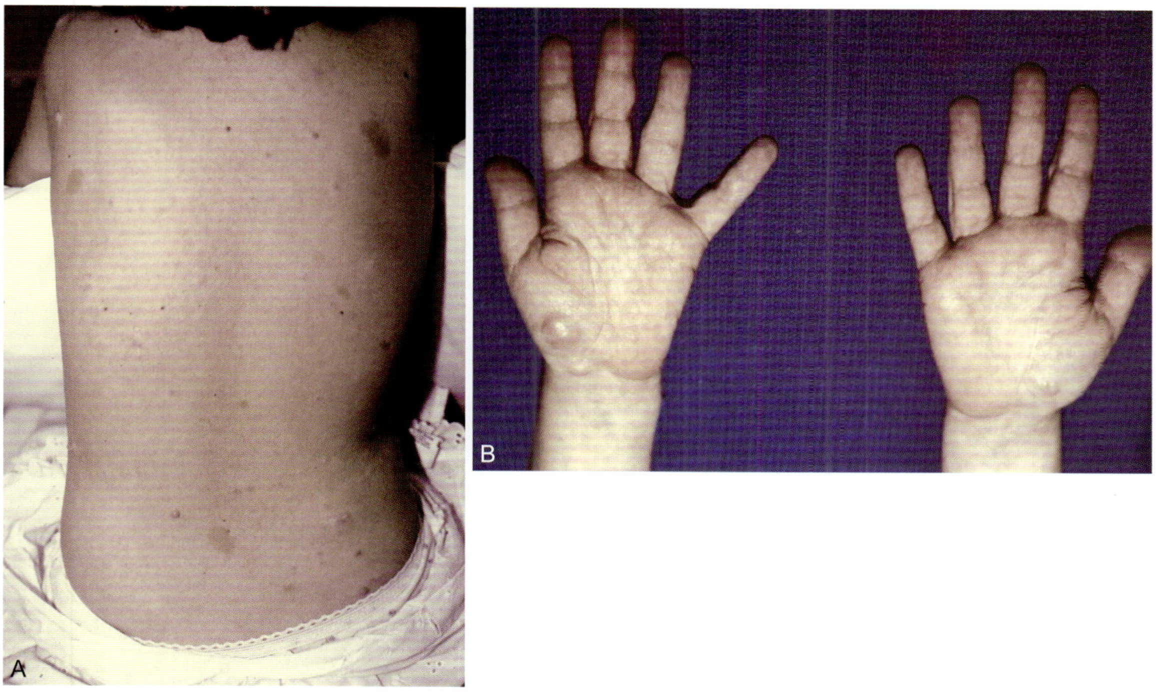

图 78-8　神经纤维瘤。A. 咖啡牛奶斑；B. 手掌的多发性神经纤维瘤

六、血管球瘤

血管球体是一种特殊神经肌肉动脉球受体，由入球小动脉、吻合管（Sucquet-Hoyer 管）、入球小静脉、包含肌动蛋白的血管球细胞包绕吻合管、球内韧带以及包膜组成，作为真皮分流器调节正常皮肤温度和血压。血管球体的一处或多处增生可引起这种肿瘤或其他问题。血管球细胞是特殊的血管周围肌细胞，呈圆形或卵圆形，含有致密的颗粒状细胞质。血管球瘤的病因不清，但可能与创伤和基因突变有关。无髓神经纤维与厚壁的毛细血管交织，可能与刺痛有关。

血管球瘤的典型症状是疼痛、冷刺激过敏和点压痛，最初是在 1812 年由 Wood 命名，在 1924 年由 Barre 和 Masson 在组织学上阐明。血管球瘤可单发或多发，主要见于女生（75%），平均年龄 46 岁（18~72 岁）。75% 在甲下发病（Trehan 等）（图 78-9）。尽管该病更常见于手部，但多达 25% 的病变可发生于身体其他部位，高度怀疑时应考虑本病，多发病变伴发于 I 型神经纤维瘤病，可能无压痛，有时诊断难以确定。用小而坚硬的物体直接压迫肿瘤，可引起剧痛，而轻压肿瘤的一侧，则不引起疼痛。止血带诱发缺血后可消除针尖压痛，这也是其特征。患手或患指浸入冰水中也可加剧疼痛。

指腹透光照射可见一红色不透光点状物，这是一些血管球瘤的另一种有效诊断试验。

肿瘤直径通常＜1 cm，或常常仅为几毫米。高强度 MRI 扫描对诊断此类罕见肿瘤有帮助，典型表现为 T_1 低信号、T_2 高信号，但不能确诊，而且，较小的肿瘤病变或位置不典型，临床未怀疑此肿瘤，MRI 可能表现为假阴性。Trehan 等发现 33% 组织学确诊为血管球瘤在 MRI 上表现为阴性。

本病大多为良性，但如果肿瘤超过 2 cm 且组织学显示恶性，那么转移率会超过 25%，大多数肿瘤可在局麻下切除，术前应通过标记准确定位。尽管再手术率为 12%~24%，包膜良好的肿瘤经仔细的完全切除可以治愈。术发现的并存卫星灶或许可以解释肿瘤在新的部位发展；然而，复发与甲床下的肿瘤及肿瘤床低分化细胞有关。一项针对 72 名患者的回顾性多中心研究（Kim 等），发现复发率为 6.9%。显微手术和放大镜手术之间的结果没有显著差异，也没有发现复发的危险因素。

七、血管瘤

这里仅介绍海绵状血管瘤，不包括 7 岁前消退的幼儿浅表性毛细血管瘤。海绵状血管瘤可有轻度至中度压痛，由于静脉窦扩张可使手指增粗。如果肿瘤位置表浅，可呈紫蓝色，形成一个柔软、可压缩的肿块（图 78-10）。X 线片上经常可以看到钙化。

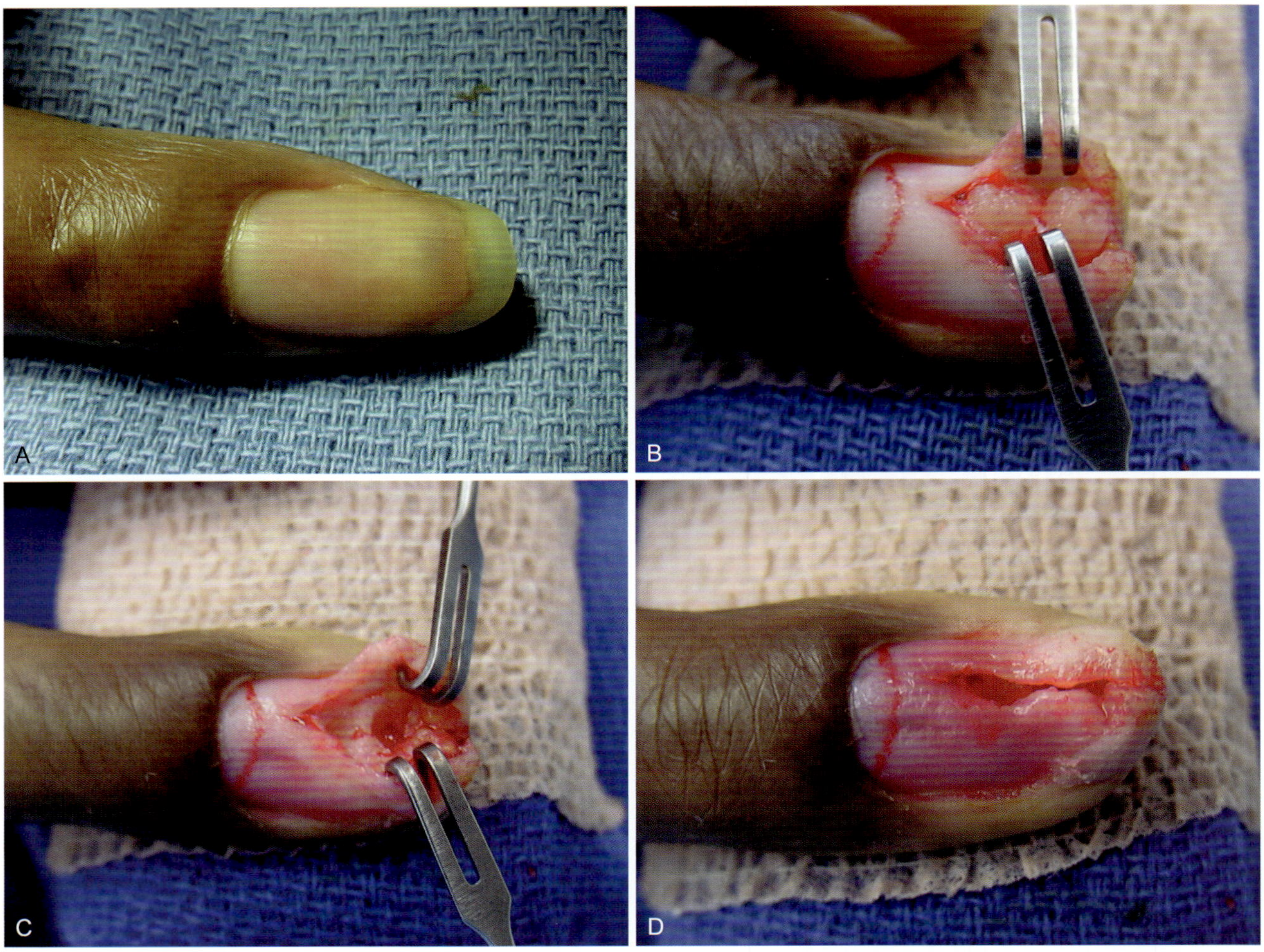

图 78-9 A. 手指甲下血管球瘤，呈淡蓝色；B. 拔除指甲，切开甲床显露血管球瘤；C. 切除血管球瘤，保留甲床；D. 缝合甲床

可使用特制的弹力手套进行非手术治疗。不要进行放疗。如果根据症状能确诊海绵状血管瘤，即可选择外科治疗。如果肿瘤太大将不得不采用分期手术切除。有时，结扎血管有助于二期肿瘤切除。如果肿瘤 >5 cm，可继发血小板分离，产生一种罕见的凝血病——Kasabach-Merritt 综合征，需要早期治疗。手术切除时，需使用止血带仔细控制出血，让静脉窦中部分充盈，以便在手术时画出肿瘤的范围。如果定位准确，肿瘤完全切除后通常可以治愈（图 78-11）；但在弥漫性病变中，常见肿瘤残留而不是复发。不能完全切除肿瘤时，应进行大块切除。

八、淋巴管瘤

淋巴管瘤是良性软组织肿瘤，由异常增生的淋巴管和淋巴组织组成。手部发病罕见。儿童容易发病，切除后易复发，可合并疼痛，给患者、患者父母和外科医师造成特别的麻烦。肿瘤没有恶变倾向，为防止术后瘢痕增生，手术时要避免过度广泛切除。患者父母和术者应对手术具有较为现实的目标和期望值。可行切开活检以明确诊断，对肿瘤进行大块切除。

九、神经鞘瘤（施万细胞瘤）

神经鞘瘤来源于施万细胞或鞘细胞（图 78-12），尽管是周围神经最常见的单发肿瘤，但在手部发病罕见。施万细胞围绕一神经束增生，形成中心性或偏心性肿瘤。施万细胞瘤分两型：Antoni A 型，细胞丰富呈栅栏状排列，细胞核饱满呈纺锤状，称为 Verocay 体的结构；Antoni B 型，细胞稀疏、不均一的散布在黏液状的瘤基质中。肿瘤不是非常柔软，在与神经干垂直方向的活动度大于与平行方向的活动度。这些肿瘤经常被误诊为腱鞘囊肿，极少呈多发性。应用显微外科技术仔细解剖，通常可将肿瘤从神经中分离出来。肿瘤极少恶变，手术切除可以治愈。如果肿瘤不能从神经干上剥离出来或者

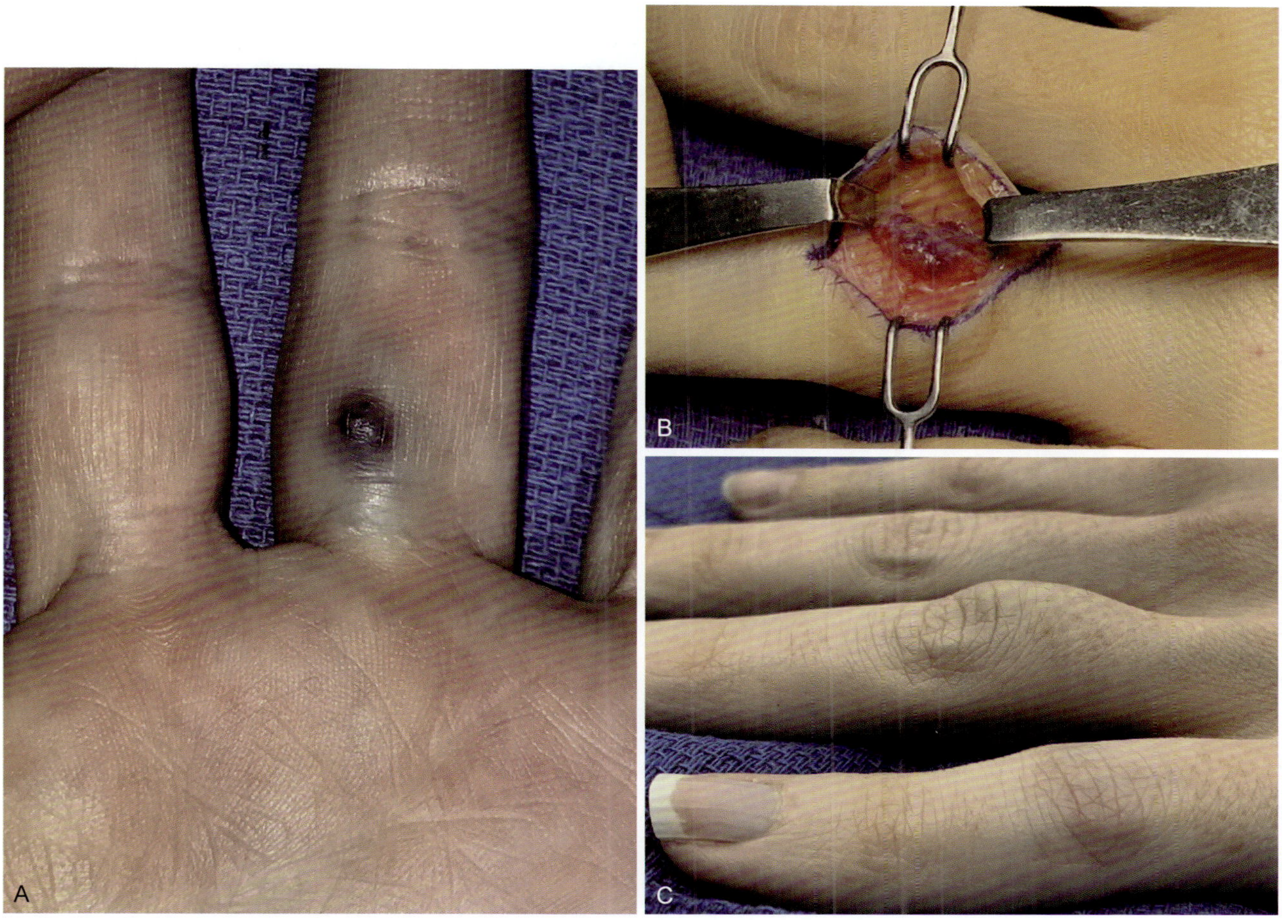

图 78-10　孤立性血管瘤。A. 35 岁女性轻度压痛；B. 行边缘切除

与周围组织有粘连，应考虑其他诊断或有肿瘤恶变，这时应进行切开活检。

十、骨样骨瘤

骨样骨瘤的特征是疼痛，其由轻至重逐渐加重，通常夜间更为明显。尽管服用水杨酸盐类药物可明显缓解疼痛，但有一小部分患者使用非甾体抗炎药物后，症状不能缓解或者只有部分缓解。有研究表明，上肢骨样骨瘤中，发生在腕部和手部占一半以上。研究发现男性的发病率是女性的 2 倍，平均发病年龄为 19 岁（4~40 岁）。一些指骨的骨样骨瘤没有疼痛，可能是神经纤维没有夹在肿瘤组织中。肿瘤部位存在弥漫性肿胀和压痛是骨样骨瘤常见的体征。腕骨，特别是舟骨，可以是发病的部位。X 线表现取决于骨受累的部位。常见有一小的椭圆形或圆形硬化瘤巢（图 78-13），先由不太致密的骨组织围绕，似晕环样，之后是硬化骨围绕，其位于骨皮质或骨皮质附近时硬化明显，这时需要特殊的影像方法显示瘤巢。骨扫描有助于明确诊断。治疗方法为骨皮质开窗，完全切除瘤巢。如果切除不完全，肿瘤有可能复发。CT 引导下射频消融术也可成功用于肿瘤治疗。

十一、内生软骨瘤

内生软骨瘤是手骨最常见，也是最具有破坏性的原发性骨肿瘤（图 78-14）。肿瘤最常发生于近节指骨的近侧干骺端，呈偏心性和膨胀性生长（图 78-15）。如果多房性的髓内肿瘤使骨皮质膨胀，偶尔可看到手指增粗。由于只要较小的外伤即可使菲薄的骨壳骨折，因此病理性骨折是常见的并发症。通常切除前骨折已愈合。为了切除肿瘤，可从指骨皮质膨胀最大、最薄弱处开窗，将柔软、蓝色、松脆的软骨样组织完全刮除。尽管只做病灶刮除就可以成功治愈肿瘤，但是我们仍主张用植骨填塞空腔，并术中透视证实填充效果。采用病灶刮除、骨水泥填充及克氏针固定或磷酸钙填充缺损高速磨钻磨削以及刮除和酒精冲洗也有报道。如果整个手指的功能已完全丧失，可以行截指术。单发的内生软骨瘤

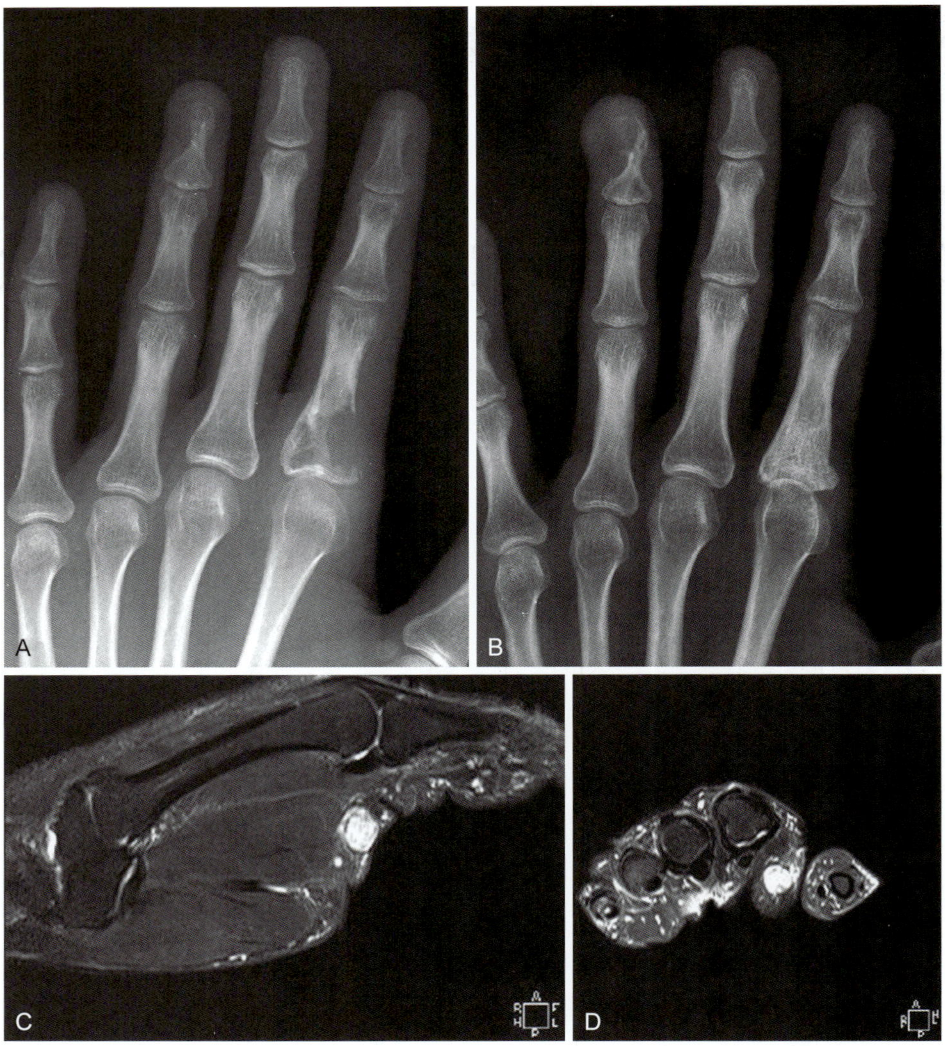

图 78-11 血管瘤。A. 前后位 X 线片显示指近节骨血管瘤；B. 切除及骨移植术后；C 和 D. MRI 示 59 岁男性边缘切除前的手掌血管瘤

极少发生恶变；但当肿瘤呈多发性时，如在 Ollier 病和 Maffucci 综合征中，肿瘤的恶变率增高。Ollier 病只有多发性内生软骨瘤，Maffucci 综合征还可合并手和小腿的对称性血管瘤。通过 X 线片和查体，可以做出诊断，但应考虑其他一些破坏性病变，如包裹性骨囊肿、巨细胞瘤和动脉瘤性骨囊肿。

十二、良性成骨细胞瘤

良性成骨细胞瘤罕见，但如果发病，则多发生在手部和足部的小骨。临床和组织学表现与骨样骨瘤相似。一般而言，成骨细胞瘤比骨样骨瘤大，很少引起疼痛，X 线片上膨胀程度更大（图 78-16）。肿瘤有毛玻璃样外观，尽管骨皮质壳保持完整，但可产生明显掌骨畸形。组织学可以看到大片成熟的骨组织、类骨质和成团的成骨细胞。可行骨刮除和植骨术治疗。局部侵袭或复发性病灶行骨切除和节段植骨。

十三、动脉瘤样骨囊肿

动脉瘤样骨囊肿的典型特点是呈偏心性膨胀性病变（位于干骺端，而不是骨骺部），然后扩大成为中心性，可造成疼痛和活动受限（图 78-17）。在 X 线片上，动脉瘤样骨囊肿与巨细胞瘤和内生软骨瘤几乎无法鉴别。管状骨受累时，骨皮质结构严重膨胀，失去力学稳定性，应采用肿瘤整块切除和自体骨植骨。

十四、骨巨细胞瘤

骨巨细胞瘤在手部不多见，据报道多发病于桡骨远端，腕骨（以钩骨多见），然后是指骨。尽管这些肿瘤都是良性的，但具有侵袭性，边缘性切除不彻底，易发生转移。已有多灶性肿瘤报道，当怀疑是骨巨细胞瘤时，应行全身骨扫描，以发现远处病灶。

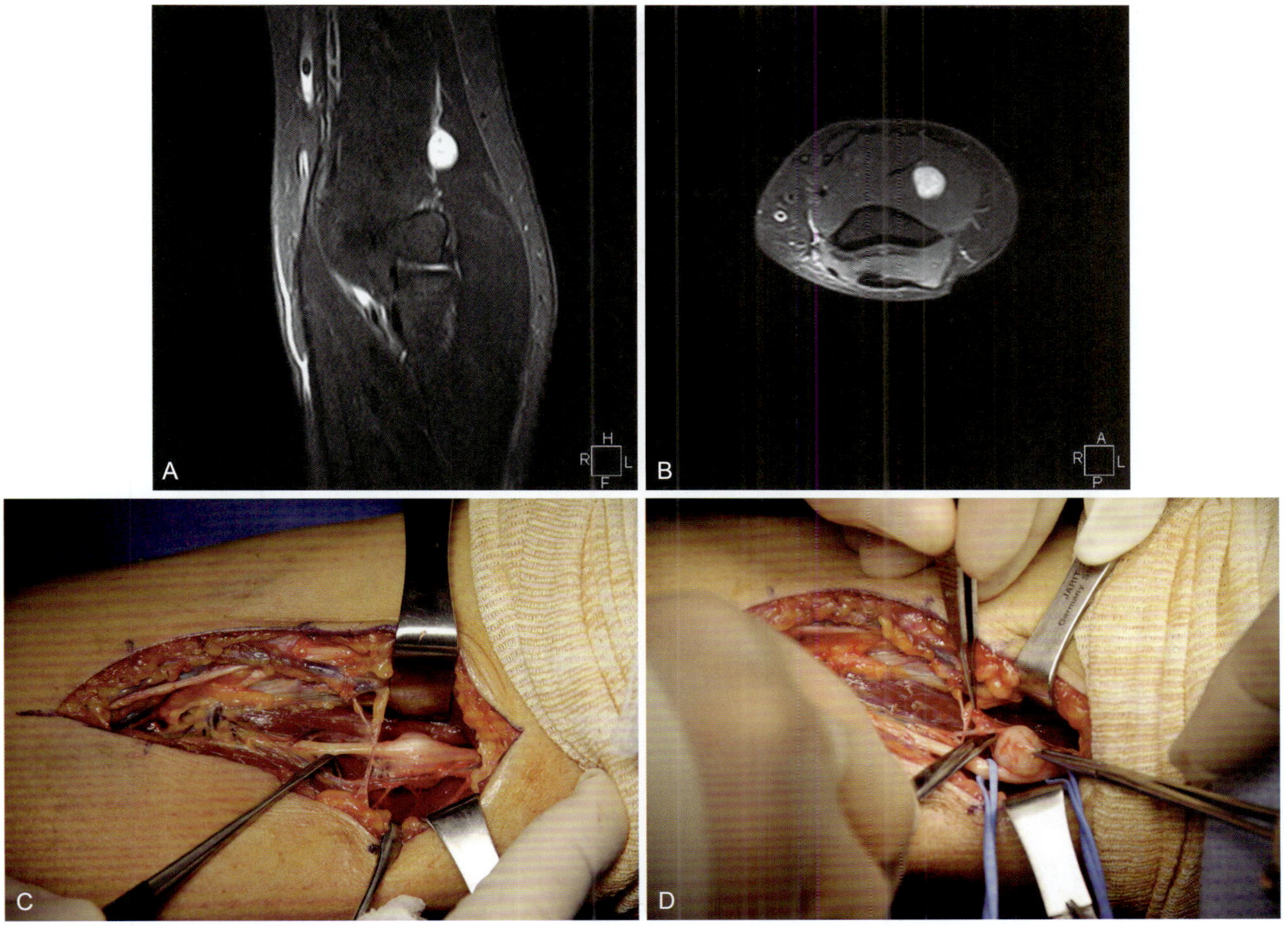

图 78-12　神经鞘瘤。A 和 B. 一位 60 岁女性肘关节 MRI 示 1.3 cm 肿块；C. 前臂外侧神经鞘瘤；D. 肿块自神经干分离

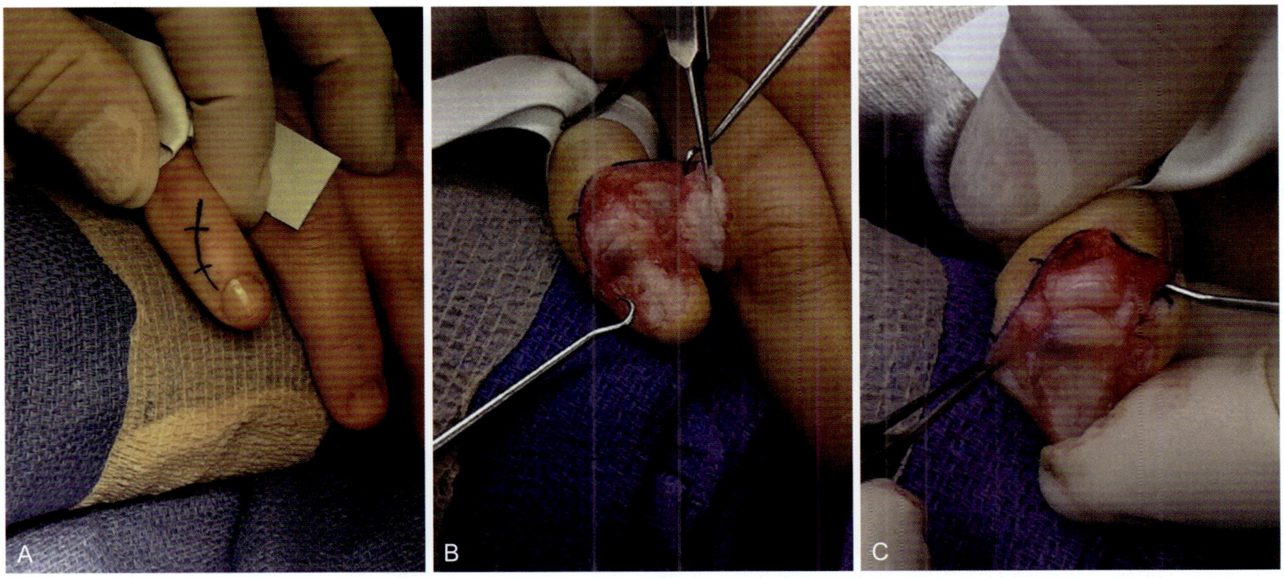

图 78-13　A. 30 岁女性，小指远节指骨骨样骨瘤，顽固性疼痛；B 和 C. 显露肿瘤位于远节指骨基底部，成功刮除肿瘤

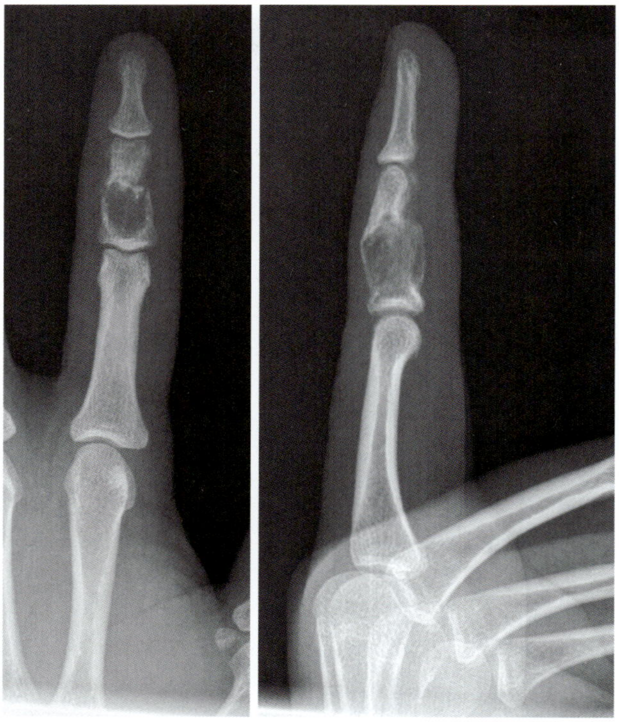

图 78-14 A 和 B. 26 岁男性中节指骨内生软骨瘤，在病理性骨折前一直无症状

骨巨细胞瘤应与内生软骨瘤进行鉴别，需要活检才能明确诊断。Campanacci 分级系统有助于指导治疗。Ⅰ期，肿瘤边界清晰，骨皮质变薄但是未出现变形。Ⅱ期骨皮质出现膨胀；Ⅲ期穿破皮质侵袭软组织。

刮除植骨术对骨巨细胞瘤的治疗一般不够彻底。手部巨细胞瘤与在身体其他部位的一样具有侵袭性。如果骨皮质未被侵蚀，可做骨切除和重建术；如果皮质受到侵蚀和破坏以及肿瘤复发，应做整块切除并异体骨移植或者病变部分消融术（图 78-18）。已证实放疗对巨细胞瘤无效，并有多达 20% 的病例可产生放射性肉瘤。冷冻治疗在简单刮除植骨手术时可能是有益的辅助治疗手段。

十五、骨软骨瘤

骨软骨瘤在手部罕见，偶尔可见于指骨（图 78-19）。肿瘤多发生于干骺端，可持续生长到骨骼发育成熟。因疼痛、畸形或机械症状，可行切除活检。

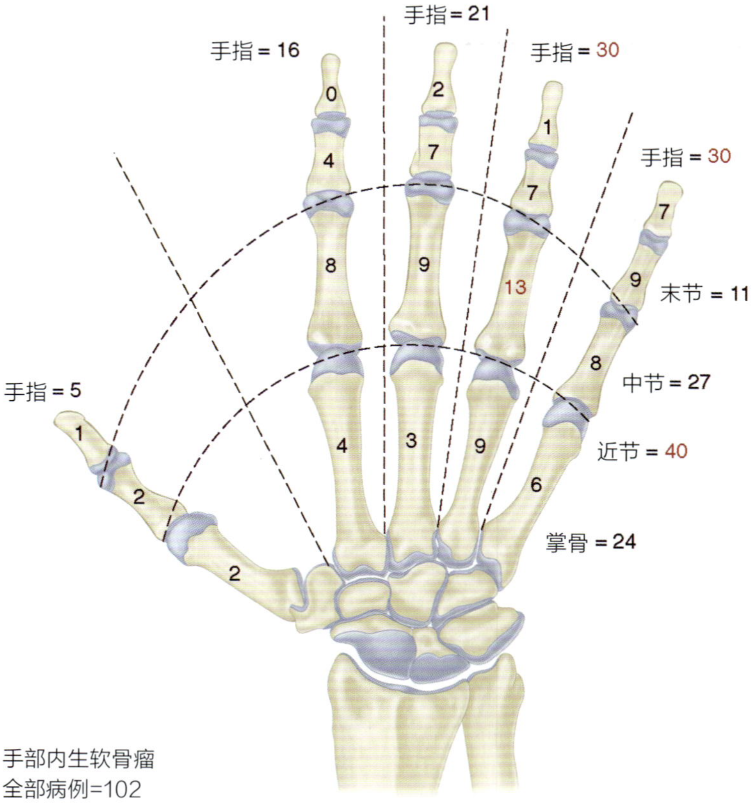

图 78-15 内生软骨瘤发病部位（引自：Sassoon AA, Fitz-Gibbon PD, Harmsen WS, Moran SL: Enchondromas of the hand: factors affecting recurrence, healing, motion, and malignant transformation, J Hand Surg 37A: 1229, 2012.）

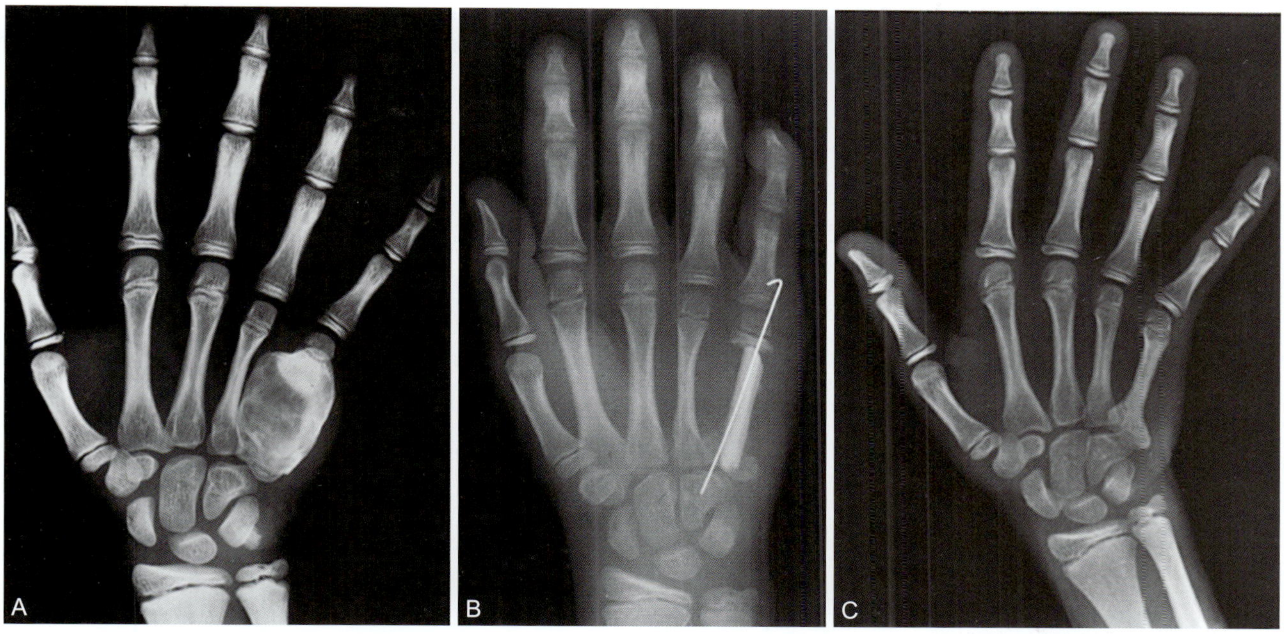

图 78-16　A. 第五掌骨内生膨胀性肿瘤，表现为“毛玻璃状”。骨皮质壳完整，因压迫引起了第四掌骨变形；B. 成骨细胞瘤切除后植入部分厚度的腓骨。保留了掌骨远侧的骺板和软骨下皮质；C. 术后 15 个月移植骨已重新塑形。未发现肿瘤，骨骺和腕掌关节得以保留（引自：Mosher JF, Peckham AC: Osteoblastoma of the metacarpal: a case report. J Hand Surg 3A: 358, 1978.）

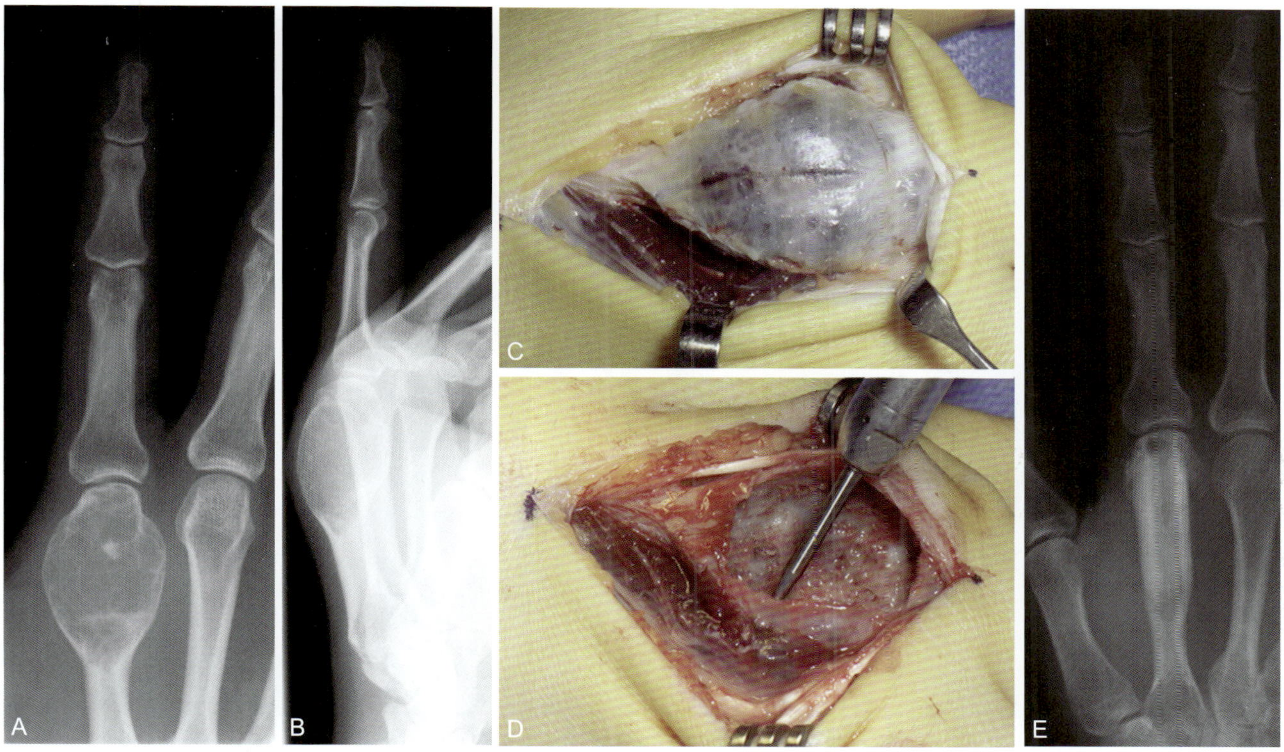

图 78-17　动脉瘤样骨囊肿。A 和 B. 19 岁女性右手包块正侧位片示骨内肿瘤；C. 手术暴露肿块；D. 壳顶扩大切除的空腔；E. 术后 5 个月正位片示异体骨支撑重建及融合情况（引自：Crowe MM, Houdek MT, Moran SL, Kakar S: Aneurysmal bone cysts of the hand, wrist, and forearm, J Hand Surg Am 40: 2052, 2015.）

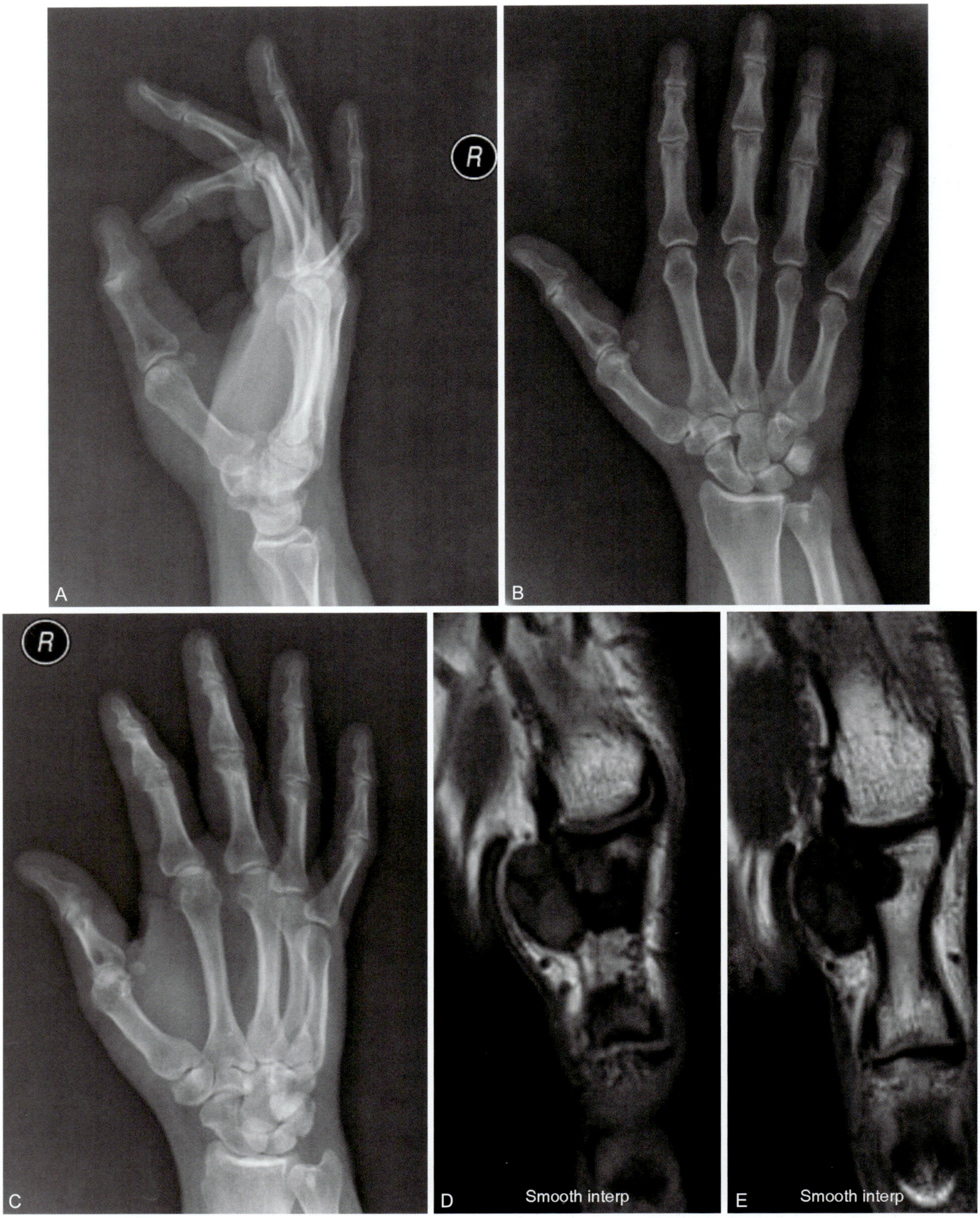

图 78-18 拇指近节指骨基底骨巨细胞瘤。A~C. X 线片示 50 岁男性骨内巨细胞瘤病变；D 和 E. MRI 示骨外病变

十六、滑膜软骨瘤病

滑膜软骨瘤病是不常见的单关节，由骨软骨游离体的机械原因导致的病变，主要累及大关节，如膝关节、髋关节、肘关节或肩关节，游离体由微小颗粒至直径 2 cm 的大小不等。本病好发于中年男性。有报道可见于近指间关节和腕关节。源于关节、肌腱或滑囊内滑膜的软骨化生可将此病与退行性关节炎、剥脱性骨软骨炎和骨软骨骨折产生的游离体区别开来。X 线平片通常具有特征性，可显示多个大小不等的游离体。关节造影或者 MRI 增强对比，可见无钙化的软骨性游离体。治疗包括游离体切除，或合并滑膜切除（图 78-20）。

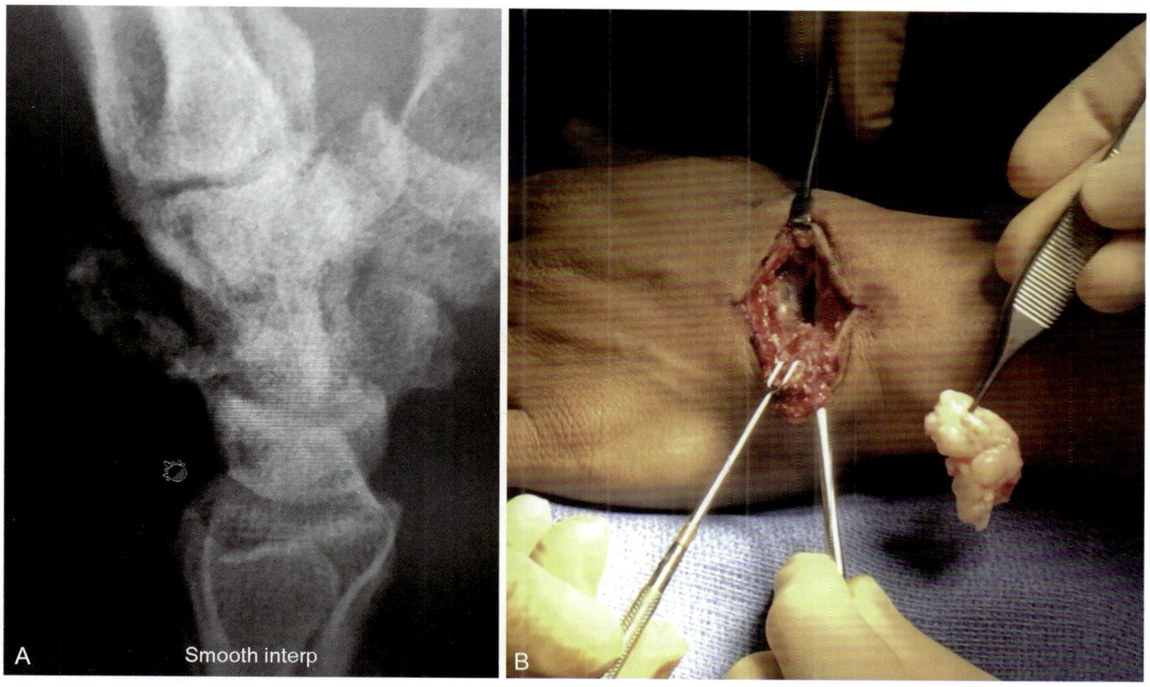

图 78-19 A. 40 岁男性病程 1 年骨软骨瘤腕关节侧位片；B. 肿瘤大体观：肿瘤为致密、白色、包膜完整肿块

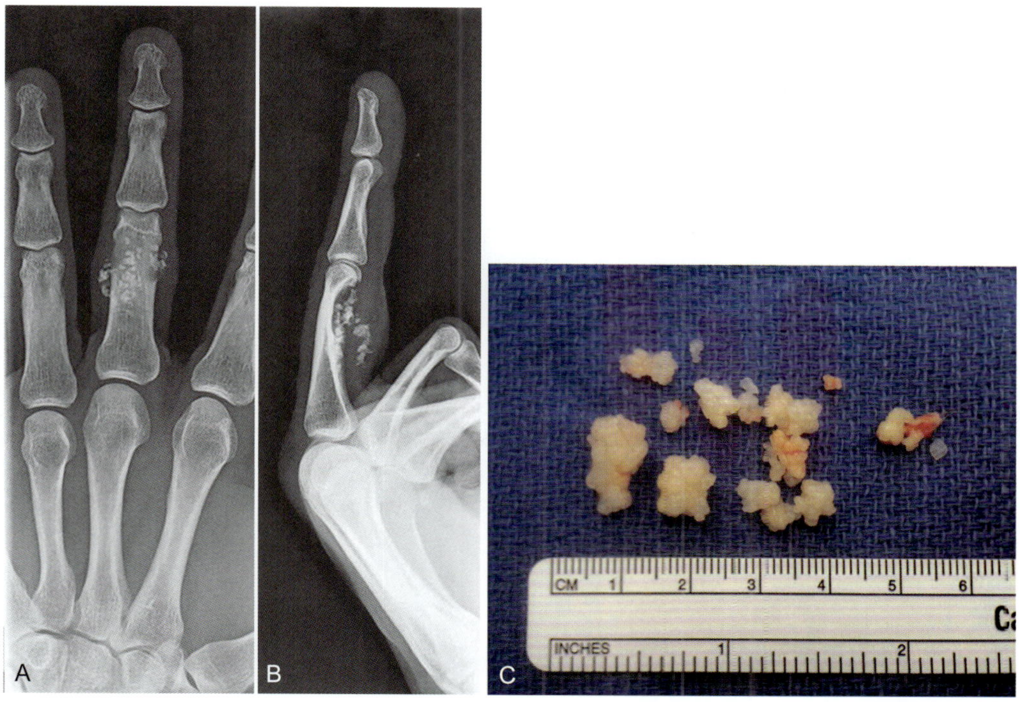

图 78-20 滑膜性软骨瘤病。A. 32 岁男性左手中指隐匿性肿胀的前后及侧位 X 线片；B. 从近指间关节以及屈肌腱鞘取出的多个游离体

第五节 恶性肿瘤

手部恶性肿瘤很少见（表 78-5）；在手部原发恶性骨肿瘤中，软骨肉瘤最常见。多种软组织肉瘤可发生在手部，更常见的包括恶性纤维组织细胞瘤和上皮样肉瘤；然而，脂肪肉瘤、平滑肌肉瘤、滑膜肉瘤、纤维肉瘤、横纹肌肉瘤、血管平滑肌肉瘤、恶性神经鞘瘤，其他罕见肉瘤的混合瘤也有报道。一些文献报道，上皮样肉瘤的发病率与纤维肉瘤和横纹肌肉瘤相似。即使支气管源性恶性肿瘤与远端肢体受累相关，手部转移肿瘤也很少发生。特殊的恶性病变最初可能表现为单纯影响手功能的惰性肿块（图 78-21）。

对手部恶性肿瘤的正确的外科治疗需要切除手部分正常组织，有时保留肢体是不可能的。外科手术成功的关键取决于是否有残留肿瘤组织。尽管有些学者提出手部恶性骨肿瘤几乎从不发生转移，实际上，它们可以发生转移。肿瘤局部复发对于生存时间的影响不大。虽然手部的很大肿瘤也被认为是小肿瘤，但已发现较大肿瘤（>5 cm）及晚期的肿瘤均会降低存活率。梅奥诊所（Mayo Clinic）对 1998—2013 年间 198 例肢端软组织肉瘤的回顾研究发现，扩大切除后局部复发的情况很少发生，但远处转移相对常见。肿瘤直径≥2 cm 与较低的无病生存率和总存活率相关，突出了这些肿瘤的侵袭性。

尽管一项研究报道，对肢体高度软组织肉瘤患者实行保肢手术及近距离放疗后，在随访这些患者时发现其 5 年的存活率达到了 70%，但是截肢的效果仍优于其他治疗。前哨淋巴结活检和（或）清扫在这些肿瘤的治疗上存在一定的争议，据报道，这些干预措施对无病存活期和存活率无有益影响。虽然恶性肿瘤的转移似乎很少见，但我们的做法是让我们的肿瘤科同事决定对肿瘤的转移进行适当的检查和治疗，因为肿瘤治疗学仍在不断发展，不在我们的业务范围之内。

一、骨肉瘤

手部很少发生骨肉瘤（图 78-22）。有些患者是由于过度暴露 X 线照射或者摄入过多镭盐引起的。平均发病年龄为 49 岁。扩大切除后预后良好。骨膜骨肉瘤需行截指术，其他类型行指列截指和肘关节下截肢可能更适合。由于手部骨肉瘤罕见，因而根据资料确定治疗方案受到很大限制。不过预后似乎比其他部位的相同病变要好。

二、软骨肉瘤

软骨肉瘤是手部最常见的原发性恶性骨肿瘤。软骨肉瘤 X 线表现类似于骨关节炎。文献报道指出，一些软骨肉瘤出现在原有内生软骨瘤中，但这种情况罕见。

手和足骨的软骨肉瘤罕见，难以与内生软骨瘤鉴别。疼痛是常见症状，而其他软骨瘤极少出现。由于骨的强度减弱，可伴发病理性骨折。如果病变有疼痛或内生软骨瘤常规刮除术后复发，应怀疑为软骨肉瘤。一旦诊断为高级别软骨肉瘤，范围小于全切除或整块切除的手术，如指列切除，常常不能

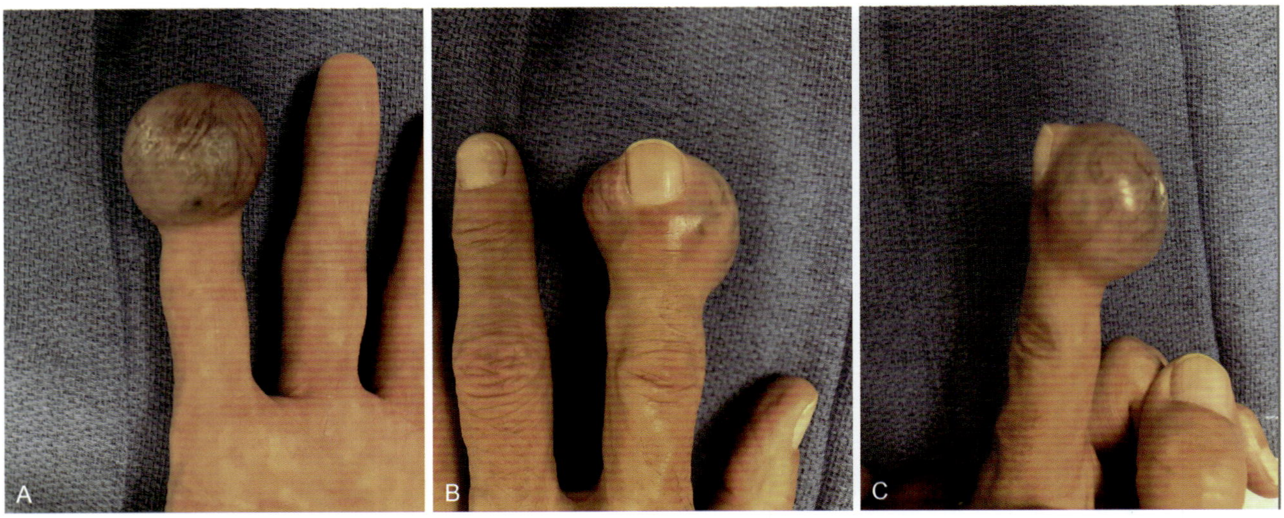

图 78-21 60 岁男性劳动主管手指侵袭性乳头状腺癌，1 年多时间逐渐增大。治疗方法为近指间关节离断，切缘干净，无瘤

表 78-5
手部恶性肿瘤

肿瘤名称	发病年龄 男女比例	发病位置	影像学表现	治疗	生存率	备注
骨肉瘤	30~60 岁 男 = 女	在手部罕见	骨溶解和骨硬化	广泛切除 截肢 化疗	经积极治疗，长期存活率较其他部位高	
滑膜肉瘤	<30 岁 男 = 女	腕骨 在手指罕见	X 线片：斑点状钙化	广泛的边缘切除 综合治疗		由原始间质细胞产生
软骨肉瘤	10~50 岁 男：女 =2 ：1	指骨 掌骨 腕骨	X 线片：皮质膨胀且钙化	骨刮除及植骨术治疗 大块切除 化疗	切除后，预后良好	常见的第二位原发恶性骨肿瘤 局部侵蚀 可能会转移
上皮样肉瘤	10~40 岁 男：女 =2 ：1	手部 3~6 cm 屈肌面	检查是否有转移	手术治疗 淋巴结切除 化疗	5~10 年的存活率可达 85%(女性比男性高)	常见的第二位软组织恶性肿瘤
鳞状细胞癌	40~50 岁 男 > 女	手部 甲床 手掌部少见		切除 ± 皮肤移植 复发或者侵及深层组织者要行截肢 复发并有症状行淋巴结切除	预后良好	组织学：梭形细胞型、棘状细胞型和疣状细胞型 极少转移
基底细胞癌	中年 男 > 女	暴露于阳光的手部区域		切除 ± 皮肤移植	预后良好	复发率为 1%
恶性黑色素瘤	平均发病年龄在 40~50 岁 男 = 女（依据病变部位）	暴露于阳光的手部区域 拇指甲下		由肿瘤医师和肿瘤外科医师共同治疗	存活率与肿瘤厚度有关	
透明细胞肉瘤	年龄分布较广泛 男 = 女	肌腱和腱膜附近		广泛切除 淋巴结活检		可能会被误诊为转移性黑色素瘤
纤维肉瘤	大多在 20~40 岁（先天性都除外） 男 = 女	手部罕见		广泛切除 截肢术 综合治疗		
横纹肌肉瘤	空泡型在青春期更常见 男性患者略多	空泡型在手部更为常见	在手部和足部常见骨侵蚀	肢体肿瘤完全切除 多学科综合治疗	大多是致命的	据观察完全切除加多学科的综合治疗可提高总体生存率
尤因肉瘤	0~20 岁 男 > 女	手部罕见	穿透性骨破坏伴有骨膜反应	手术切除结合化疗方法和放疗方法	50%-75%	具有高度侵蚀性

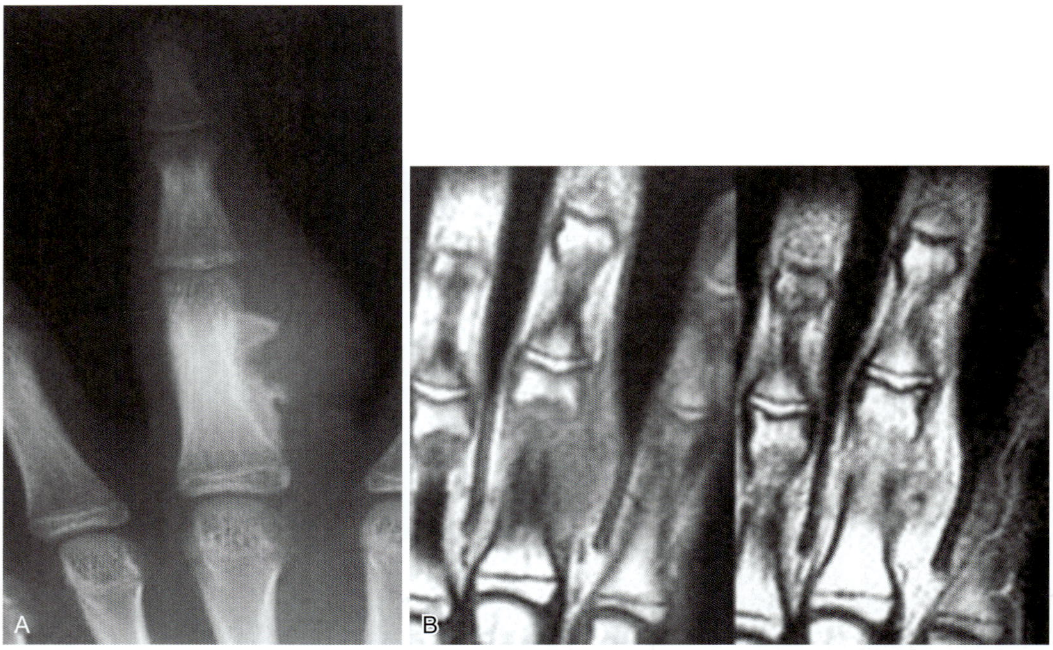

图 78-22 A. 近节指骨骨肉瘤，注意日光放射状新骨的不规则肿块；B. MRI T_1 和 T_2 加权像显示皮质内外的范围（引自：Hanoki K, Miyauchi Y, Yajima H: Primary osteogenic sarcoma of a finger proximal phalanx: a case report and literature review, J Hand Surg Am 26: 1151, 2001.）

成功。早期根治手术后，肿瘤不易复发，预后良好。然而，低级别软骨肉瘤可以通过保留手指的技术来治疗，即病灶内刮除植骨而不是局部扩大切除（图 78-23）。尽管病变在组织学和放射学上具有侵袭性表现，但转移的可能性不大。据 del Pino 等的研究，只有 1/6 的病变会复发，复发的病变经过同样的治疗，有 1/3 的复发概率。

三、上皮样肉瘤

上皮样肉瘤早期常因其良性病程而误诊。其通常表现为在年轻人的皮下不明显的坚硬肿块。肿瘤倾向于沿筋膜或腱性结构生长，形成多个结节，可仅表现为一个炎性过程。有时由于深层病变出现坏死而表层皮肤出现溃疡。肿瘤组织学表现也可能引起混淆，但基本上表现为一个肉芽肿形式，中心为坏死区，周围有炎性细胞浸润。高倍镜下肿瘤细胞呈上皮细胞样外观。局部淋巴结转移常见，肺转移常发生于多次复发者。局部复发率为 85%，多数发生在切除后 6 个月内。切除不彻底肯定会引起复发。初次应行扩大切除或截指或整个指列切除（图 78-24）。即使扩大切除后，标本的边缘也可能存在肿瘤，需要进一步扩大切除范围。任何掌指关节近侧的手部肿瘤复发，都需行肘关节下截肢。建议早期切除的同时行局部淋巴结清扫。目前辅助化疗的作用尚不清楚。

四、鳞状细胞癌

鳞状细胞癌常常发生在 50 岁左右，男性发病率是女性的 4 倍。占手部所有恶性肿瘤的 58%~90%，超过了甲床最常见的恶性肿瘤即恶性黑素瘤的发病率。鳞状细胞癌常常发生在暴露于阳光的皮肤区，手掌部少见。外观从小的、脱皮红色病变到大的、蕈伞样溃疡性病变不等。组织学类型包括常见型(已分化)、梭形细胞型、棘状细胞型和疣状细胞型。肿瘤生长缓慢，极少转移；肿瘤通常位置表浅，低度恶性。复发率为 7%~22%。根据 Askari 等综述了 20 年 86 例鳞状细胞癌患者，无复发的 5 和 10 年生存率分别为 67% 和 50%。转移率为 4%。同一上肢鳞状细胞癌 5 年和 10 年生存率为 72% 和 54%。年轻、有移植史、多发肿瘤和使用皮瓣或者植皮来闭合伤口的，同一肢体上增加其他部位鳞状细胞癌发生风险增加。肿瘤的高危因素包括：直径 >2 cm、分化不良、免疫抑制、向深部侵袭、累及周围神经和复发性肿瘤，手术切除不彻底是唯一引起复发的肿瘤外因素。对小的病变来讲，无瘤切除边缘至少为 0.5 cm；复发或固定性肿瘤则至少为 3 cm。但扩大切除，Mohs 技术或消除术，在总的生存率、无瘤生存率、同侧上肢肿瘤发生率都不会受益（图

78-25）较大肿瘤切除后常需皮肤移植，对固定性或复发性肿瘤，特别是侵袭到深层组织者，可能需行截肢。固定性、复发性肿瘤或出现淋巴结增大的患者通常需行淋巴结清扫。

指甲区域的鳞状细胞癌最常见的是原位癌，尽管 15% 可能演变为侵袭性的。任何局部治疗无效的甲床病变都应该做活检。拇指是最常见的发病部位，而且临床症状出现通常较晚。由于绝大多数病变生长缓慢且不具侵袭性，通常不需要进行肿瘤转移筛查。有文献综述表明，除非有骨骼受累或其他侵袭的迹象，否则，在手术前检查区域淋巴结受累情况就足够了。截肢后肿瘤不太可能复发，据报道，扩大局部切除后 8.7% 的复发率。切除的安全范围尚无报道；然而，据报道，采用 Mohs 技术的复发率较高。

五、基底细胞癌

对中年、皮肤白皙的男性，如果发现凸起、珍珠缘的皮肤肿块，应考虑可能是基底细胞癌。在手部基底细胞癌是常见的肿瘤，但发病率远远低于更

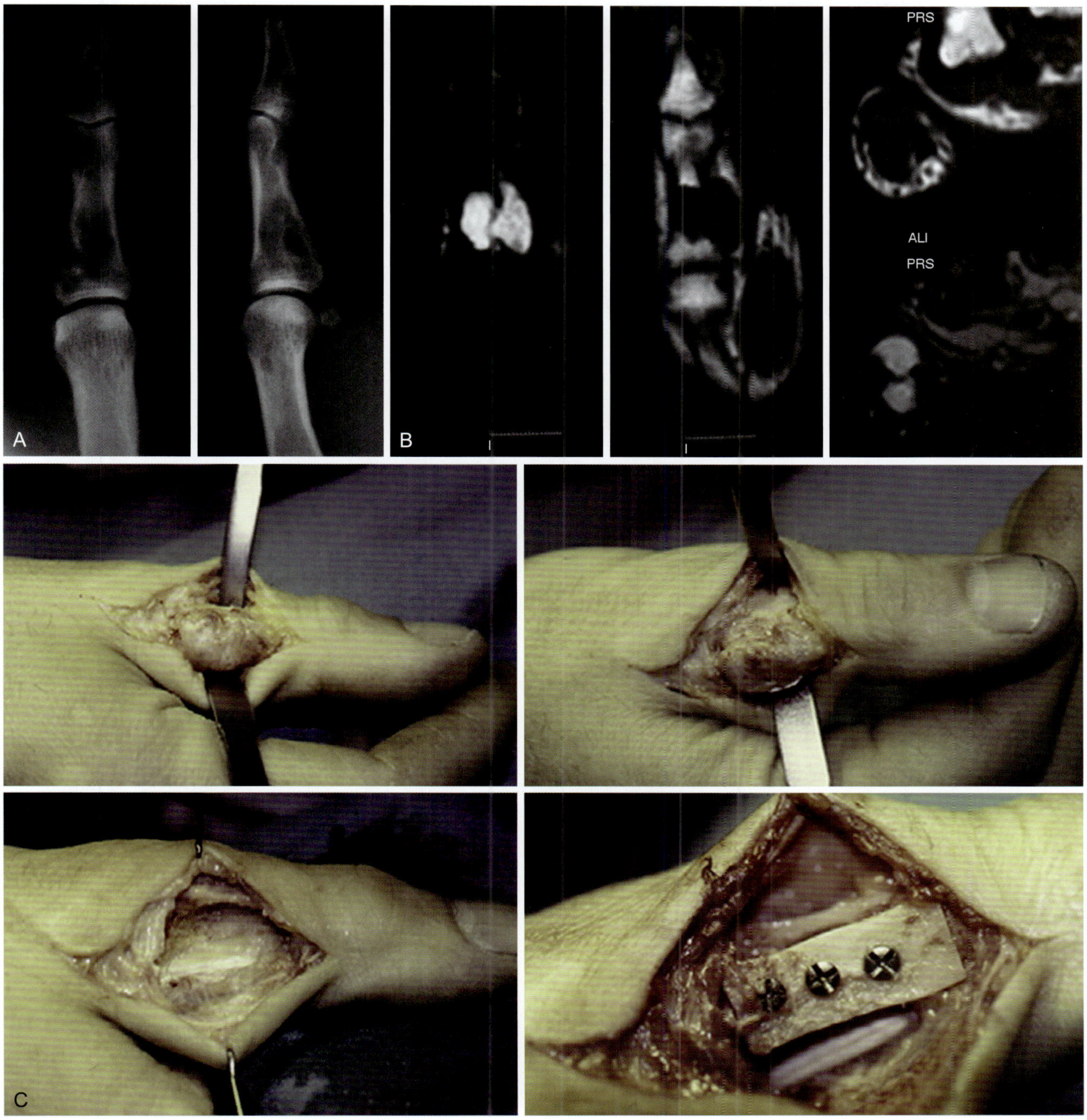

图 78-23　左示指低度恶性软骨肉瘤的患者行手术广泛切除。A. 术前 X 线片；B. MRI T_1 加权，无增强（左图），有增强（右图）；C. 切除后刮除，行异体骨结构性植骨重建

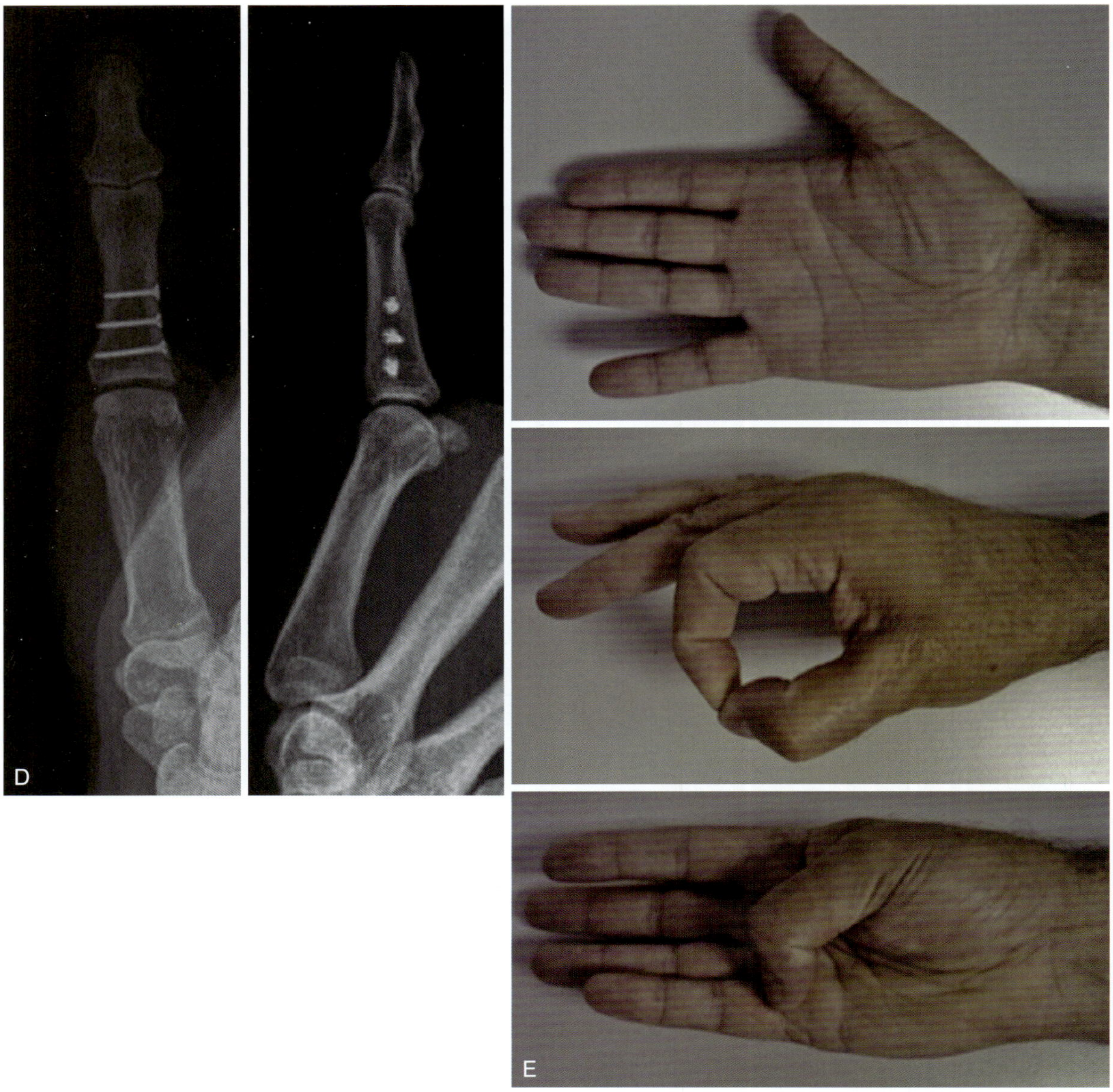

图 78-23（续） D. 术后 X 线片；E. 随访的功能效果［引自：Del Pino JG, Calderon SAL, Chebib I, Jupiter JB: Intralesional versus wide resection of low-grade chondrosarcoma of the hand, J Hand Surg Am 41(4): 541, 2016.］

具侵袭性的鳞状细胞癌。尽管手背是紫外线暴露最多的部位，但基底细胞癌少见，可能是因为其发生在皮脂腺。肿瘤细胞位于结节状肿瘤的凸起部分，这使得切除的边界非常清楚。这种相对良性的肿瘤可以按 0.5 cm 无瘤边缘切除。有报道复发率为 1%。

六、恶性黑色素瘤

据报道，黑色素瘤在男性白种人中的发病率为 1/70，并且其发病率每年升高 6%，远超过其他任何肿瘤（图 78-26）。死亡率每年增加 2%。紫外线辐射是主要的危险因素。生存率与肿瘤的厚度有关，≤ 0.75 mm 厚度者为 97%，≥ 3 mm 者则低于 50%。黑色素瘤通常不对称，边缘不规则，颜色不均匀，直径 >6 mm。了解肿瘤的这些鉴别特点，对于早期发现肿瘤十分重要。由于肿瘤的化疗和免疫治疗方案仍处于发展阶段，厚度超过 1 mm 的肿瘤要由肿瘤科医师和肿瘤外科医师共同治疗，以及淋巴结活检和切除构成完整治疗。

甲下黑色素病变可能不是恶性；然而，新出现的色素沉着过度、色素带颜色变化、病变边界不规则和色素沉着、溃疡和指甲裂开或出血等特征应高度怀疑甲下黑色素瘤。肢端雀斑样痣型、结节型、结缔组织增生型、浅表扩散型和未分类型是甲下黑色素瘤的常见亚型分类。尽管如此，可疑病变需要

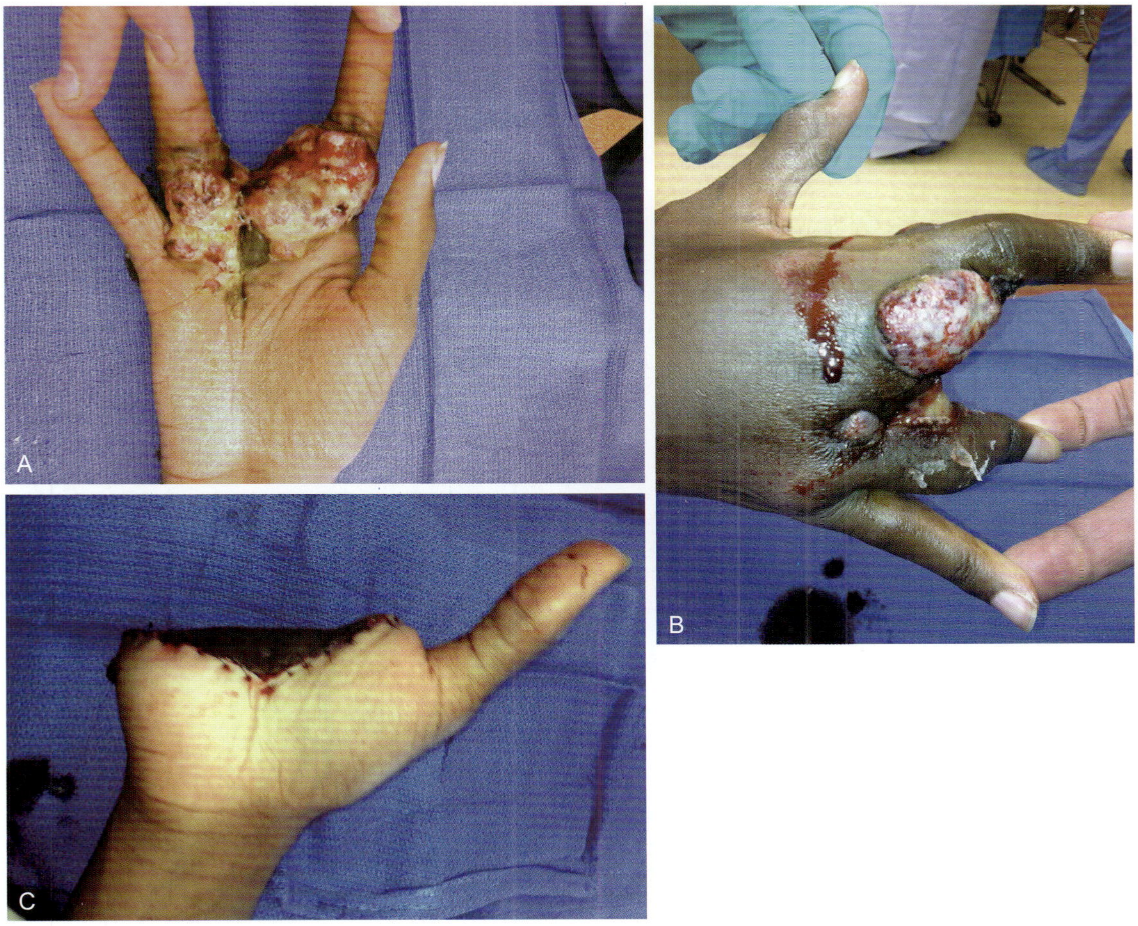

图 78-24　A 和 B. 17 岁男孩因迅速发展的上皮样肉瘤而行中间指列切除。C. 截肢后的手

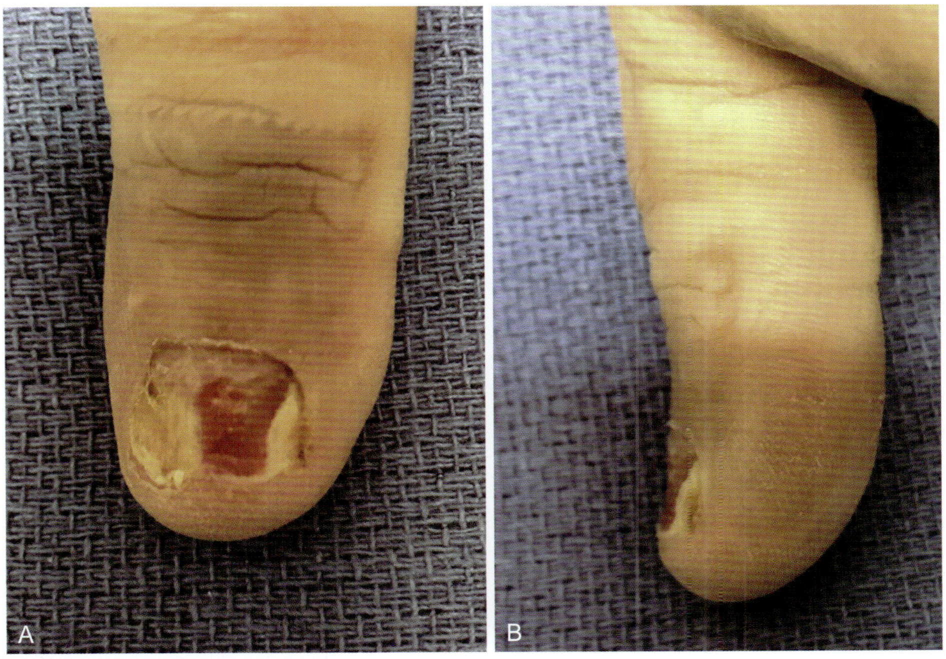

图 78-25　53 岁男性中度分化甲床鳞状细胞癌

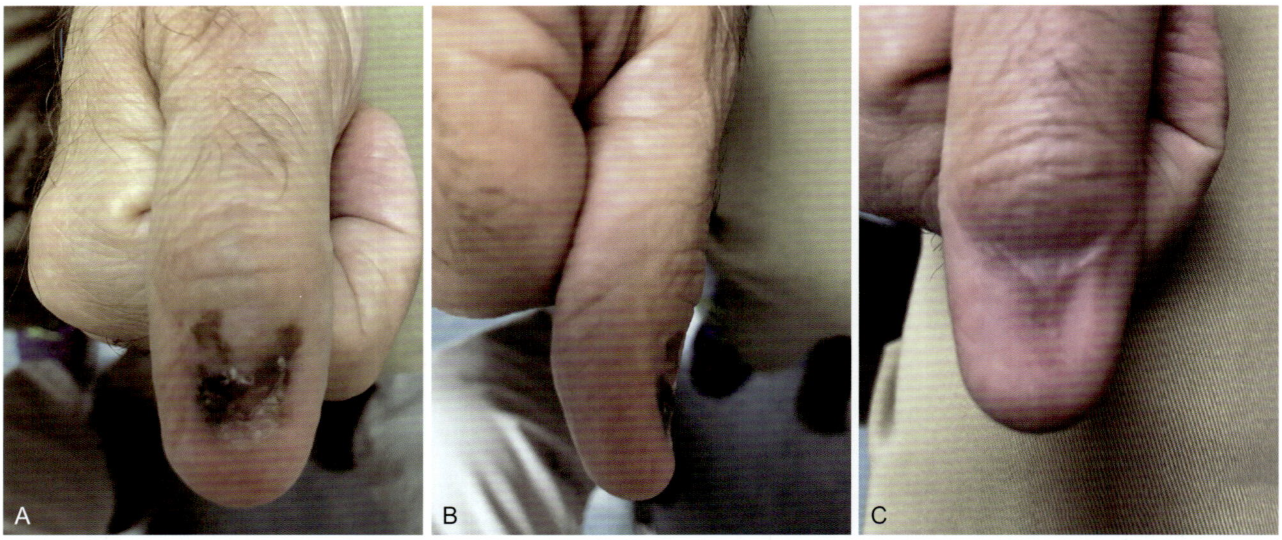

图78-26 拇指恶性黑色素瘤。A和B.拇指指甲下浅表播散性恶性黑色素瘤，有特征性甲沟和侧褶色素沉着（Hutchinson征）；C.边缘切除、植皮和二次愈合后的外观

活检，最好在局部麻醉下无创拔甲后进行。如果切除后甲床可缝合，标本应该是全厚的，并且纵向定位，切除整个病变。除了HE之外的特殊染色包括HMB-45和MART-1（由细胞毒性T淋巴细胞识别的黑色素细胞抗原）免疫染色。根据Terushkin等的建议，MART-1免疫染色更好地进行肿瘤检测，使用Mohs技术可保留手指，切除病变，避免局部复发。不垂直延伸穿过整个基质的病变被认为是原位黑色素瘤，所有其他病变都被认为是侵袭性的。根据Yang发现，手指恶性黑色素瘤在诊断时通常已是晚期。在报道时他们的22例患者中有近60%发生了转移。因此，综合的方法应该不限于手术。细胞因子诱导的杀伤（cytokine-induced killer，CIK）细胞疗法利用肿瘤特异性T淋巴细胞能有效地攻击肿瘤。目前有，CIK细胞在肾癌、恶性黑色素瘤、白血病和恶性淋巴瘤的治疗中达到60%~90%的细胞毒活性。然而，对远处转移病变的检测仍然不准确，前哨淋巴结活检虽然经常被推荐，但可能无法检测到转移性病变，假阴性率较高，并且对生存率无帮助。

七、纤维肉瘤

纤维肉瘤来源于间皮组织。患者由于手部肿块的增大或周围神经受压而前来就诊；不过，无痛性肿块更为常见。纤维肉瘤可发生于放疗多年后，或者发生于烧伤后瘢痕组织中。先天性和婴幼儿肢体的纤维肉瘤也非常少见。治疗时需行扩大切除或者截肢术。

八、转移性肿瘤

据报道，手部的转移性肿瘤最常来自支气管肺癌，也可来自肾、前列腺、乳腺、子宫和结肠的肿瘤。手部转移性肿瘤罕见，约占所有转移性肿瘤的0.1%，最常见于远节指骨，尤其是掌骨。由于转移性肿瘤常存在压痛、肿胀和发红的症状，因此可与感染相混淆。X线显示为溶骨性病损，常破坏相邻的骨皮质。然而，前列腺和乳腺肿瘤可能会产生成骨性病变。手部转移性病变有66%概率伴随其他转移病灶。这时通常应用全身骨扫描以及手部影像学检查。除了感染外、还应与痛风、骨巨细胞瘤、内生软骨瘤、表皮样囊肿及动脉瘤样骨囊肿相鉴别。必须进行组织学诊断。患者的全身状况将决定治疗的方式。如果指骨病变出现疼痛，应在受累指骨的近侧关节施行截指术，以缓解疼痛，愈合迅速。手部出现转移性肿瘤说明预后不良，患者平均只能存活5~6个月。

九、横纹肌肉瘤

手部另外一个罕见的恶性肿瘤是横纹肌肉瘤。与手部的其他恶性肿瘤相比，文献报道该病患者均死亡。横纹肌肉瘤的3种类型（空泡型、胚胎型和多形型）均可在手部发生。空泡型在肢体上似乎更常见。多数肢体横纹肌肉瘤位置较深，与骨骼肌关系密切，尽管生长快，但没有疼痛。发生于手足部的横纹肌肉瘤常见骨侵蚀。横纹肌肉瘤在肢体的位置可能决定着其预后不良。多种学科的综合治疗包括肢体肿瘤的完全切除提高了总体生存率。

十、尤因肉瘤

尤因肉瘤与其他恶性肿瘤一样，手部发病罕见。男性发病多见，年龄多在 10~20 岁。由于患者一般主诉疼痛、肿胀、发热和全身不适，临床上常误诊为局部感染。白细胞增多和血沉加快常见。手部 X 线示渗透性骨破坏伴有骨膜反应。尤因肉瘤是一种高度侵袭性肿瘤。过去据报道 5 年生存率为 10%~15%；然而，手术切除结合新的化疗和放疗方法已使生存率提高到 50%~75%。

第六节　瘤样病变

一、腱鞘囊肿

腱鞘囊肿是手部局限性肿块最常见的原因，特征是来源于关节滑膜、腱鞘或肌腱本身，可以引起扳机指或弹响指。腱鞘囊肿大小不一，须与真正的肿瘤鉴别，虽然腱鞘囊肿的病因不清，但常有急性损伤或反复的慢性创伤史。

上肢腱鞘囊肿常见于腕背部，在第二和第四伸肌间室之间可见或触及。然而，该区域的囊肿也可能太小而不能在体检中发现，需要先进的成像技术来确诊。尽管如此，在没有外伤的情况下，当在舟月骨区域有直接局部压痛时，即使没有先进影像学检查确认，也应怀疑腕背部腱鞘囊肿。腱鞘囊肿的大小和疼痛不成正比，甚至小而不易察觉的囊肿也可能导致一些患者丧失能力的疼痛。腕背部腱鞘囊肿一般比较硬，表面光滑，波动性，呈圆形。

腱鞘囊肿样囊肿可能沿伸肌腱向近端延伸，与真正的腱鞘囊肿混淆。如果囊性肿块随伸肌腱移动，则可能代表风湿病。同样，手背的腱鞘囊肿可能与手异常的指短伸肌相混淆，后者与真正的腱鞘囊肿不同，手指抗阻力伸展时变得更坚硬。最后，稍偏远端和桡侧的坚固且不可压缩的腕部肿块可能代表腕部隆起，并与腕背腱鞘囊肿混淆。

真正的腕背部腱鞘囊肿是关节内的包膜和韧带病变，几乎都起源于背侧舟月骨间韧带背侧或其远端。手腕背部腱鞘囊肿可能会因手指压迫（如被书本打击）、抽吸或手术切除而破裂。开放或关节镜下切除的成功率为 90%，而囊肿穿刺和注射可的松后的成功率为 65%。据报道，关节镜下切除腕背腱鞘囊肿的并发症发生率较低，但与我们更喜欢的开放手术相比，这一更具挑战性的技术并没有显著降低复发率。腱鞘囊肿的外科切除应包括切除囊周围宽大的包膜边缘和韧带清理，不应试图关闭关节囊。

腱鞘囊肿第二个最常见的发生部位在腕掌侧，通常位于桡侧腕屈肌腱的桡侧。这些囊肿的起始部位包括舟月掌侧韧带和（或）关节囊、桡舟关节、舟骨大多角骨关节、第一腕掌关节和桡侧腕屈肌腱鞘。罕见的是，这个区域的囊肿可能是腕背腱鞘囊肿的掌侧表现。虽然囊肿抽吸是可行的，但桡动脉在附近和来源的不确定性可能会使有症状的囊肿的手术治疗更合理。

掌侧支持带腱鞘囊肿起源于屈肌腱鞘，通常位于掌指关节掌侧皮肤皱纹附近。包块经常是圆形的，通常是孤立的，不能移动的，坚硬的，在较大的压力下压痛。掌侧支持带腱鞘囊肿可以通过针刺治疗，但我们赞成开放切除。

腱鞘囊肿可能与各种腕和手指退行性疾病有关（在别处讨论）。然而，即使在没有豆三角关节退行性关节炎的情况下，尺腕掌侧的囊肿也可能首先被怀疑为尺神经低位受压的表现，如尺侧手内在肌肉萎缩，应首先怀疑腕掌尺侧的囊肿。

腕背侧腱鞘囊肿切除

手术技术 78-1

- 在止血带控制下，于舟月间隙为中点腕背侧横纹处行 2.0~3.0 cm 的横行切口，该切口通常位于囊肿突起的近端，且大致沿尺骨与桡骨茎突的连线（图 78-27A）。为避免伤及桡背侧和尺背侧的感觉神经，切口不能过于偏向桡或尺侧。只切开皮肤，将其皮下组织与深层伸肌支持带分离。
- 将软组织从伸肌支持带仔细掀起，以保护皮神经。尤其是常见的桡神经浅支（图 78-27B 和 C）。
- 从桡腕关节远端沿拇长伸肌的尺侧缘切开几厘米，并将拇长伸肌腱和桡侧腕伸肌腱牵向桡侧。
- 纵向打开伸肌支持带，进入第四背侧间室，显露伸肌总腱。将显露范围从桡腕关节延伸到足够远，以允许指总伸肌腱向尺侧牵开。
- 辨认出腕骨间背侧韧带及桡腕韧带，并分别牵向远近端。此时，用锐性和钝性分离方法，完整分离切

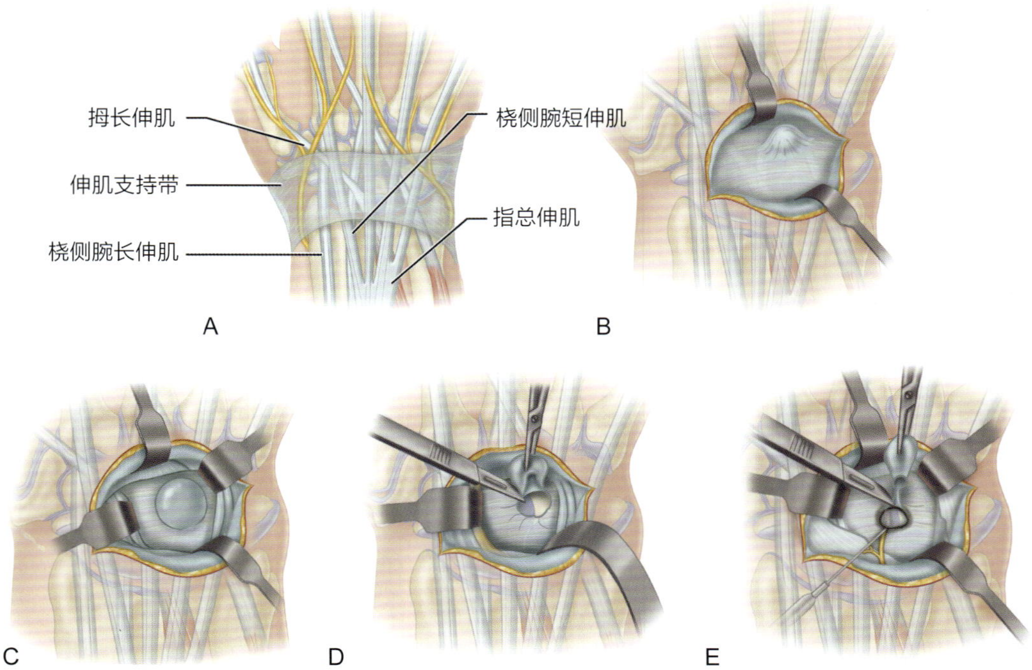

图 78-27 A~E. 腕背腱鞘囊肿切除（见手术技术 78-1）

除腱鞘囊肿，包括舟月韧带上的关节囊起源部分（图 78-27D）。注意保护舟月韧带，尤其是远端背侧部分，该处是大多数囊肿好发的部位。也是舟月韧带最重要的部分。仔细分离出这部分韧带以便使正常的舟月韧带显露出来。注意有时囊肿起源于韧带，部分退变的韧带应仔细清除。从腕中和桡腕关节切除多余的关节囊滑膜组织。

- 骨间背神经的终末支位于伸肌腱第四间室的桡侧基底部，在此阶段或者在进入和解剖伸肌腱第四间室的过程中。从第四间室的桡侧底部轻柔的解剖并牵开神经，用电灼法将神经切断，断端可回缩至桡腕关节近端（图 78-27E）。
- 止血完成后，缝合伤口。与皮肤黏合剂相比，我们更喜欢 5-0 号表皮下缝合线，应用胶带加强。如果使用了全身麻醉剂，给予伤口局麻，用软加压材料包扎。

术后处理 术后 2~3 天患者可在家自行拆除敷料，开始功能锻炼。术后 2 周复查并拆线（如果需要拆线），逐渐加强功能锻炼。通常 6 周后达到全范围运动和随意活动。

腕掌侧腱鞘囊肿切除

手术技术 78-2

- 术前行 Allen 试验，了解尺、桡动脉在手部供血的完整性。
- 在止血带控制下，以腱鞘囊肿上方为中心纵行切开，通常位于屈肌腱的桡侧。小心避免伤及皮神经。
- 将桡动脉从囊性肿块仔细解剖出。从病变近端开始更易解剖，可以清楚地从异常组织中显露动脉。
- 沿着囊肿的蒂部分离至起源部位，可起源自很多位置，包括：桡舟、舟月、舟大多角骨、第一腕掌关节。也有极少起源于背侧的腱鞘囊肿，从第一间室肌腱下突向掌侧。
- 将囊肿起源处及一小部分周围关节囊切除。
- 电凝关节囊边缘，冲洗伤口。
- 松开止血带检查桡动脉完整性，电凝止血任何出血。
- 仔细止血后，冲洗伤口，缝合关闭切口，并用局麻药浸润伤口。
- 无菌软性敷料加压包扎。

术后处理 柔软的敷料可以让手腕早期活动，通常在术后 2~3 天去除敷料。2 周拆除缝线，并继续进行积极的活动范围练习；一般不需要康复指导。

关节镜下行腕背侧腱鞘囊肿切除

手术技术 78-3

（Osterman 和 Raphael；Luchetti 等）

- 示指、中指、环指行指套牵引，并在上臂做 3~4 kg 的对抗牵引。
- 用臂丛阻滞或全麻，同时上止血带，以达到充分显露关节。

- 做 2 个入口进入桡腕关节。
- 将 1.9 mm 或 2.7 mm 关节镜置入 3-4 入口对关节予以检查。如果这个入口不能提供清晰的显露，将关节镜移到 4-5、1-2 或 6R 入口（见第 69 章）。
- 定位舟月韧带，将关节镜朝向背侧可见到腱鞘囊肿或其蒂部。
- 从 3-4 入口插入探子，触及舟月韧带和背侧的关节囊，判断囊肿的蒂部是否在韧带上。
- 用 2 mm 或 2.9 mm 全径刨刀或末端切割刀切除直径 1 cm 的背侧关节囊和囊肿蒂部。
- 当见到伸肌腱，停止关节囊切割。若发现韧带内有腱鞘囊肿，切割时小心防止伤及舟月韧带。有时须借助于腕中入口定位囊肿和辨认蒂部。
- 如果对使用关节镜完全切除囊肿有顾虑，可转为开放手术。
- 用单针缝合或 Steri-Strip 贴关闭入口，或保持开放以利引流。用腕掌侧支具固定。

术后处理　腕关节每天活动 2 次，1 周后去除支具。连续理疗 2 周。关节镜术后至少 3 周内患者应避免体力劳动。

二、表皮样囊肿（包涵体囊肿）

表皮样囊肿是由于外伤造成上皮细胞植入所引起的。患者常有手掌或指尖的穿刺伤病史，数月后产生一个硬橡皮样、无压痛的皮下组织肿块。指尖很容易被上皮植入，末节指骨是最常见的骨性发病部位（图 78-28）。囊肿发生在指甲根部，X 线表现类似于内生软骨瘤；骨皮质膨胀，中央性的溶骨性改变是唯一的骨性反应。手术切除囊肿可以治愈。骨质受累时，建议行刮除植骨术。

三、皮脂腺囊肿

由于手掌部支扶不含皮脂腺，因此手部的皮脂囊肿非常少见。囊卟可能与皮下组织的表皮样囊肿相混淆，该囊肿可在皮下移动。

四、黏液囊肿

黏液囊肿常发生于女性远指间关节的背侧（图 78-29）。一般认为是由皮肤角质层发生黏液瘤变性

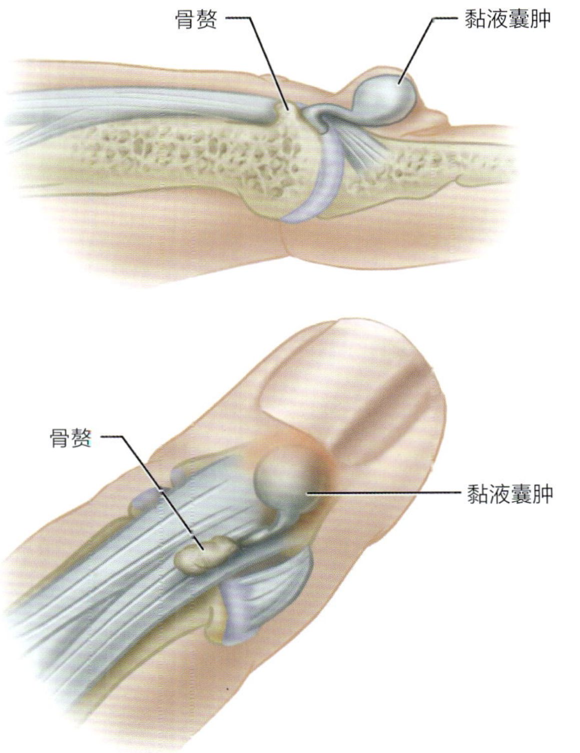

图 78-29　黏液囊肿和远指间关节边缘骨赘之间的关系。注意囊肿与关节相通。囊肿微小的蒂部可以萎缩闭塞，但是在囊肿发展的某些阶段与关节腔相通。边缘骨赘可以使指伸肌腱扩张部在滑动时产生磨损

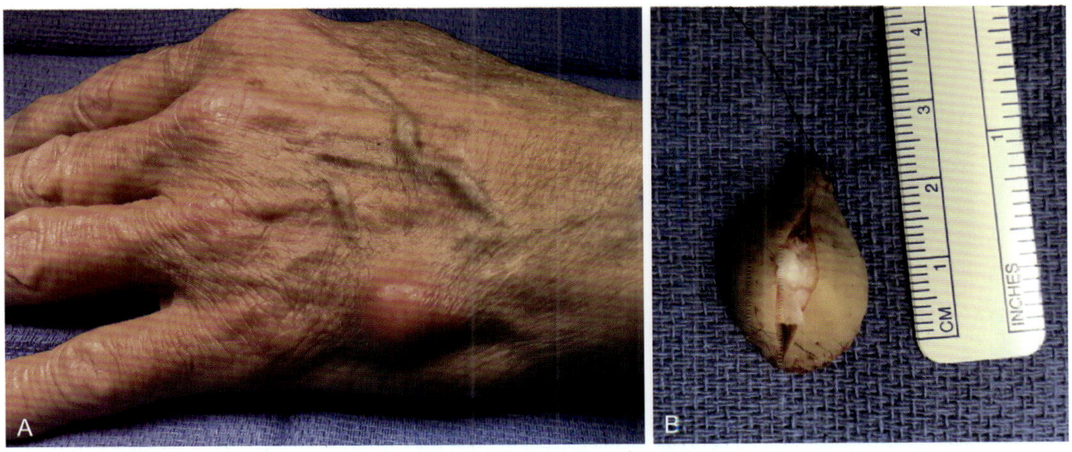

图 78-28　A. 手背尺侧表皮样包涵体囊肿；B. 包裹性无定形白色糊状物的包囊大体标本

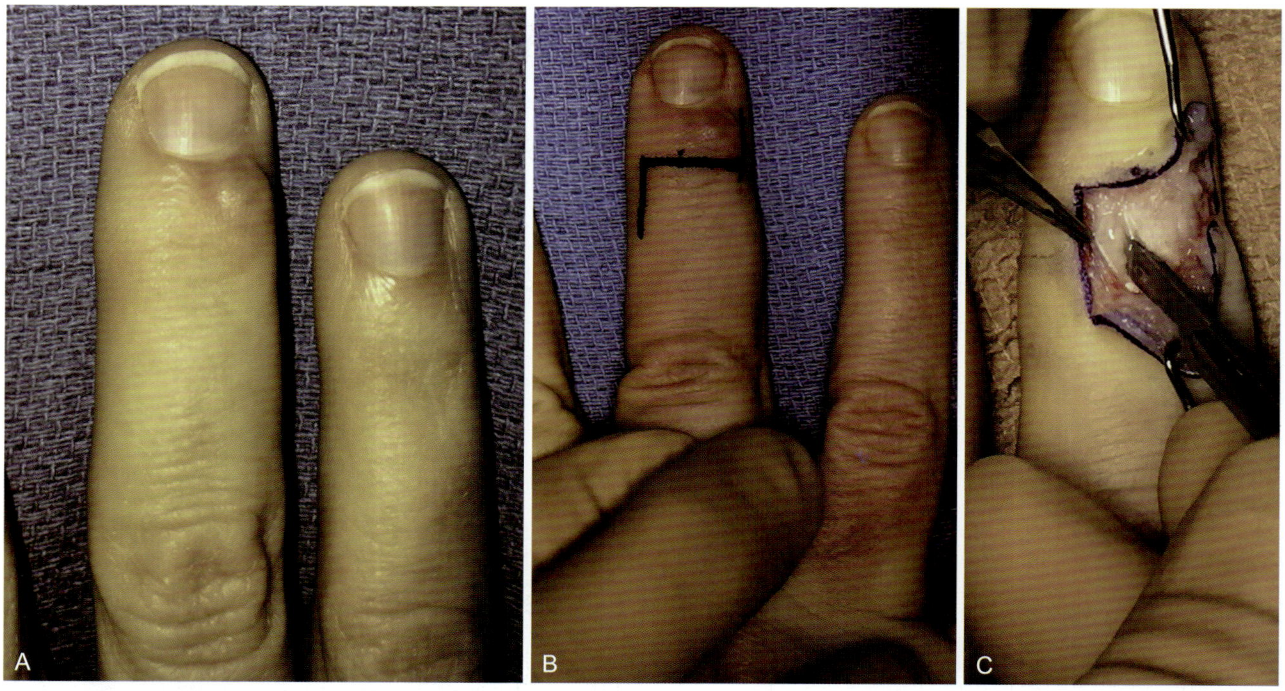

图 78-30 A. 骨关节炎患者手指黏液囊肿；B. 用记号笔标记出手术切除轮廓；C. 切除囊肿（引自：Wu JC, Calandruccio JH, Weller WJ, Henning PR, Swigler CW: Arthritis of the thumb interphalangeal and finger distal interphalangeal joint, Orthop Clin North Am 50: 489, 2019）

而产生。囊肿上方的皮肤薄至半透明状，可见其内的黏液。黏液囊肿常伴有 Heberden 结节。前后位、侧位和斜位 X 线片示囊肿周围的骨赘。手术时应找到骨赘，并与囊肿及其蒂部一起切除，蒂常常通向关节（图 78-30）。极少需要植皮，如需要可以在同侧臂的不同部位取皮。有人喜欢使用小块旋转皮瓣覆盖缺损。

五、先天性动、静脉瘘

先天性动、静脉瘘是由于动脉和静脉共同的胚胎原基不能分化成真正的动脉和静脉所致，表现为动、静脉之间循环出现短路。数个动、静脉瘘可以分布于一个小的区域（如一个手指），也可累及一个较大的区域，甚至整个一侧肢体。上肢静脉曲张，特别是轻微外伤后伤口愈合缓慢或者不愈合者，常提示存在先天性动、静脉瘘。通常病变周围的皮肤温度升高，受累肢体肥大。

与血管球瘤不同，本病特点是无痛；然而，继发的慢性溃疡可导致疼痛。动脉造影可以明确诊断，造影可显示瘘的近端存在动脉扩张，动脉远端异常充盈，瘘内出现造影剂。

动、静脉瘘中动脉和静脉之间的所有交通支都要结扎。由于交通支小而多，操作非常困难。早期手术可以防止感染和坏疽引起的破坏。可能需要分期进行手术，有时需要进行皮肤移植。

六、化脓性肉芽肿

化脓性肉芽肿是一种肉芽组织的增生，常突出于正常皮肤之上（图 78-31）。对这种不稳定的组织的轻微创伤即可轻易引起明显的出血，肉芽肿产生之前常有外伤和感染病史。局部应用硝酸银可治愈；然而，手术切除病变，包括基底血管，可取得手术成功。这种切除造成的伤口可能很难闭合，二次愈合通常会带来非常令人满意的美容效果。

七、异物性肉芽肿

对组织中央小块异物的肉芽组织反应通常由坚硬的纤维组织囊包裹，如果有明确的病史，异物肉芽肿的诊断很容易确定，切除异物就可治愈。

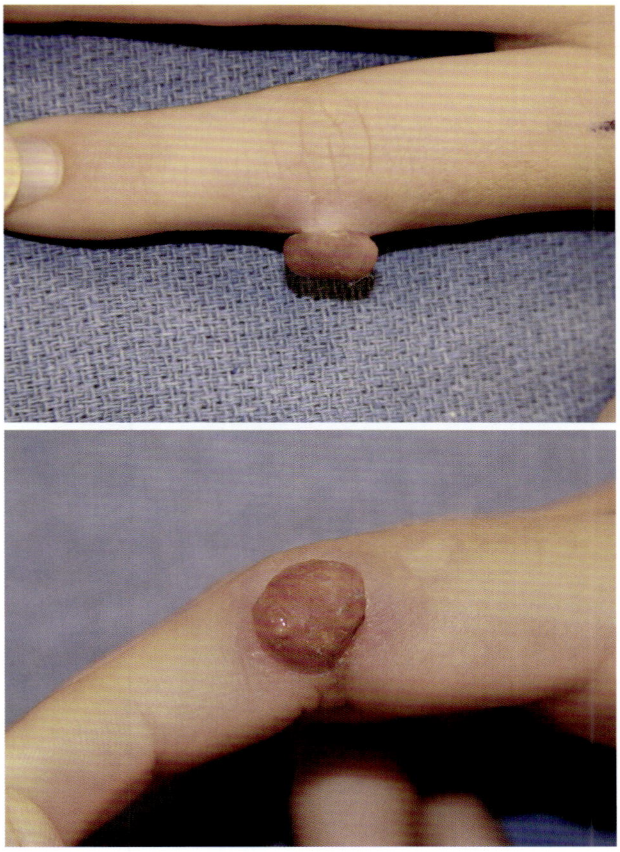

图 78-31 手指的化脓性肉芽肿

八、痛风

一些晚期痛风患者，在韧带、肌腱、腱鞘和干骺端内出现尿酸盐结晶的大量沉积，引起骨干侵蚀性破坏，在 X 线表现类似于溶骨性肿瘤（图 78-32）。通常可根据软组织肿胀和其他发现可迅速明确诊断。临床上由于病变表现为温度升高、肿胀和疼痛，易与感染混淆。

九、创伤性神经瘤

创伤性神经瘤是在周围神经纤维断裂后，神经纤维再生时形成的。神经瘤是神经节近端末端的所有神经成分混乱缠绕在一起的肿块。由于所有周围神经损伤后都会在一定程度上发生这样的变化，所以创伤性神经瘤不被视为是一种真正的肿瘤。特别是当它涉及感觉纤维的时候压痛非常明显，指神经损伤被瘢痕包裹，没有软组织的保护时更是如此。痛性神经瘤的外科治疗技术通常需要向更近端切除神经瘤，并将神经断端置于不容易受到创伤的部位。

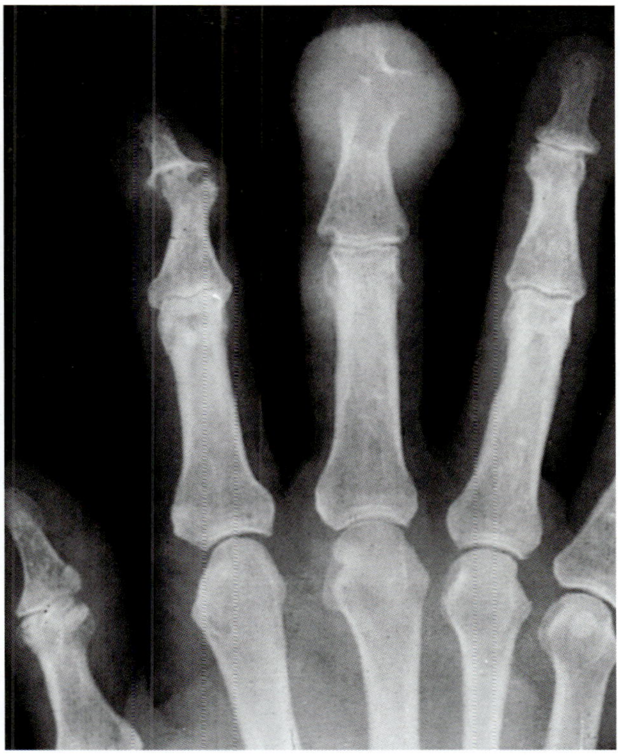

图 78-32 痛风患者远指间关节周围的破坏性病变

十、进行性肥大性间质性神经病（Déjérine-Sottas 病）

Déjérine-Scttas 病是一种罕见的病变，是一种由增生性间质性神经病引起的周围神经局限性增大。通常表现为腕部的压痛性肿块，有时相当疼痛。手术探查显示正中神经增粗（图 78-33）。不切除神经，则病变不能切除，但神经当然不能切除。切断腕横韧带可以缓解疼痛，有时还可以使神经远端的直径减小。术后神经肿胀有时会自发减轻。病变有时并发巨指症（见第 80 章）。神经脂肪纤维瘤病可引起同样的临床表现。

十一、钙质沉着症

钙质沉积的确切原因尚不清楚，可能是由结缔组织变性，继发不定型钙质沉积而引起。约 1/3 患者有外伤病史。手部的钙质沉积明显少于肩关节和髋关节，但在手部出现疼痛、压痛和红斑就应警惕该病。由于炎性反应，易与感染混淆。症状发作后不久拍摄 X 线片，仅显示出淡淡的云雾样改变，提示有钙质沉积，后期 X 线表现通常有诊断意义。手部的钙质沉积常常出现在尺侧腕屈肌腱的止点，腕

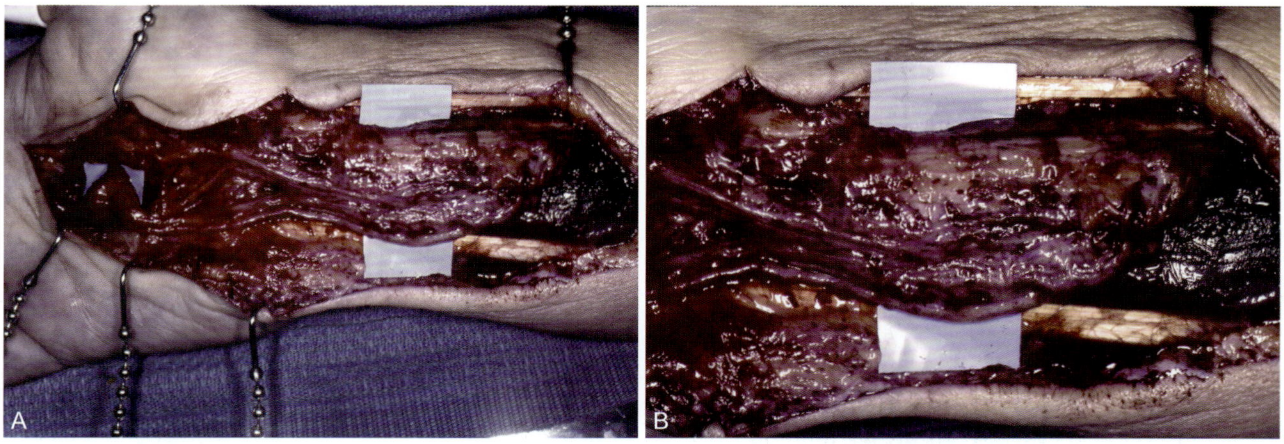

图 78-33 Déjérine-Sottas 病。A. 正中神经明显增粗；B. 近观从前臂远侧 1/3 到手掌，正中神经广泛受累

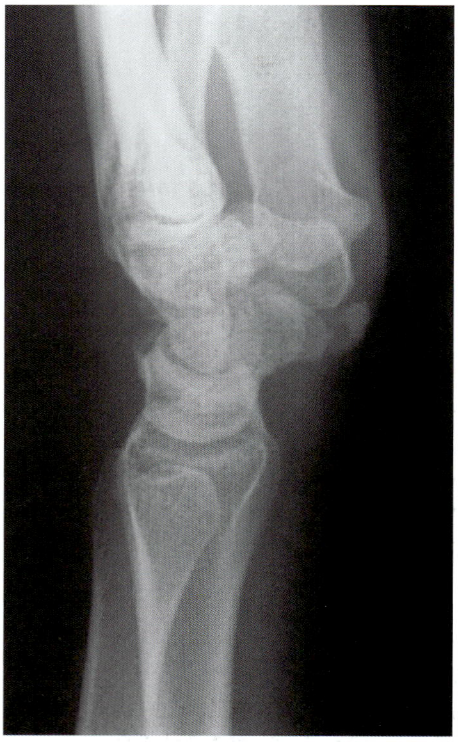

图 78-34 尺侧腕屈肌附近钙质沉积，侵入豌豆骨

部的病例约占文献所报道的 2/3（图 78-34）。然而，在手指和拇指的侧副韧带、拇指伸肌腱及内在肌腱也可产生钙质沉积。多发性的钙质沉积非常罕见。

治疗通常包括热敷、制动和注射局部麻醉药，并用或不用类固醇类药物。如有可能，抽吸出沉积的钙盐可即刻缓解症状。然而，自发性的破裂和逐渐吸收可以缓解张力。只有较大的钙质沉积才需要进行手术治疗。

局限性钙质沉着症

局限性钙质沉着症与结缔组织病，如红斑狼疮、类风湿关节炎、皮肌炎，特别是硬皮病有关，尤其是硬皮病患者中 50% 合并局限性钙质沉着症。在皮肤和皮下组织沉积的钙盐结节病理机制尚不清楚。局限性钙质沉着症发病罕见，但在此之前常有多年的雷诺现象。钙质沉着症经常出现在受压的组织致密部位，如指尖，有时可侵蚀穿破皮肤（图 78-35）。如果钙质沉着症引起疼痛或影响功能，可行部分切除术。然而，手术切除过于广泛可导致伤口裂开和皮肤坏死。

十二、塔状外生骨疣

塔状外生骨疣是一种表面光滑、圆弧形的皮质骨外骨性肿块，位于手指中节或近节指骨的伸指装置下方。塔状外生骨疣是由于外伤性骨膜下出血钙化所致。临床可见指骨背侧出现一个坚硬的肿块，限制了伸指装置的滑动幅度（图 78-36），因此限制了病变远指间关节的屈曲活动。外伤后的最初几周内，X 线检查为阴性，以后在指骨背侧可看到骨膜下新生骨。非手术治疗无效，手术治疗需要待骨膜下新生骨成熟才能进行，一般在外伤后 4~6 个月，此时手术很少复发。

为切除外生骨疣，可取正中切口（见第 64 章），将伸肌装置掀起，自外侧切开骨膜，小心地骨膜下剥离；注意不要撕破背侧骨膜，这样可以保留伸肌装置滑动的光滑表面。切除病变，以便于缝合骨膜和伤口。

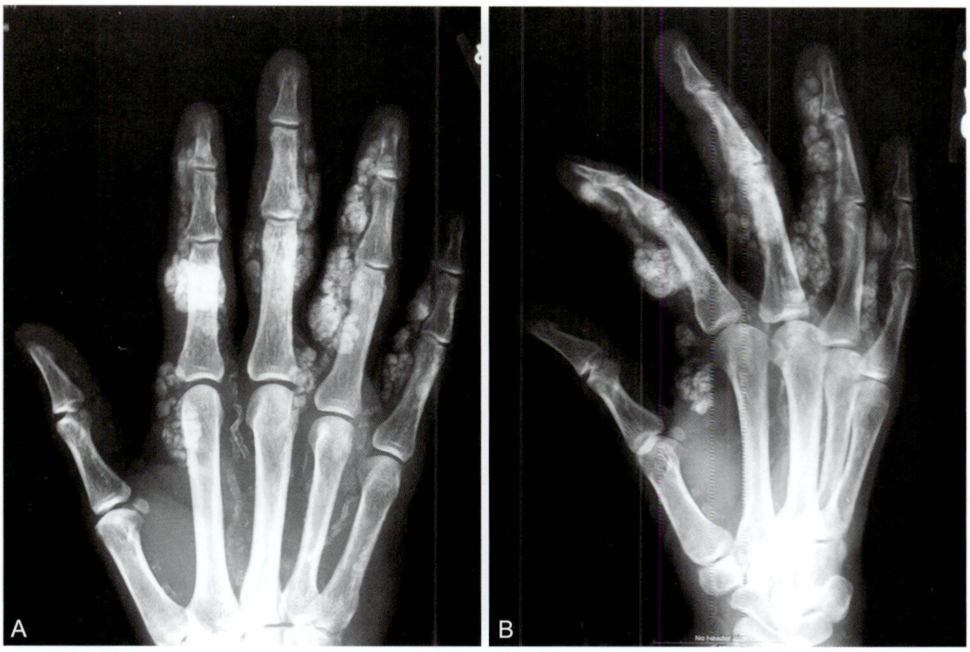

图 78-35　A 和 B. 手的局限性钙质沉着症

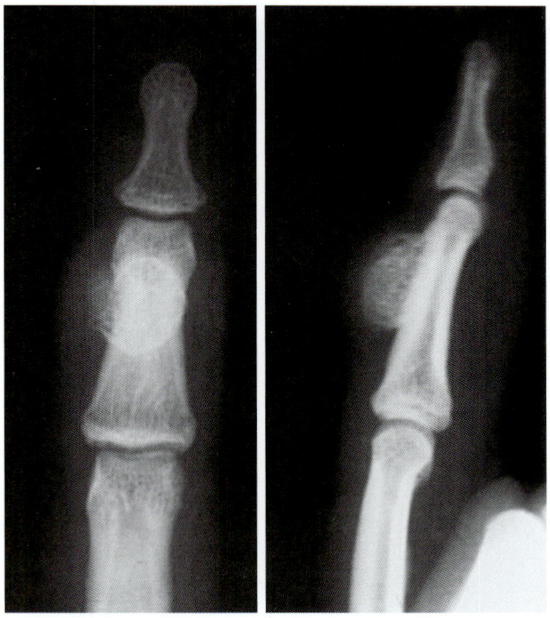

图 78-36　塔状外生骨疣

十三、腕掌隆突症

腕掌隆突症是位于掌骨基底部背侧（通常发生在第 2、3 节）的一个骨性固定的隆起。正常情况下在切线位 X 线片上可看到这种压痛性骨赘，据此可以与腕背侧腱鞘囊肿进行鉴别。

大多数病变无症状，只是影响美观。伸肌腱偶尔可在病变顶部出现半脱位。局部压迫或强力伸腕可引起疼痛。

应关注切除术后复发的问题，再次手术可采用关节融合术。不管采用哪种治疗方法，必须仔细保护桡腕伸肌腱的止点，特别是桡侧腕短伸肌腱的止点（图 78-37）。

十四、大疱性表皮溶解

大疱性表皮溶解的严重型是一种遗传性疾病，发病率为 1/30 万。新生儿或出生不久，肢体上出现大疱，病变可累及全身皮肤，甚至黏膜。最终过程是大疱的慢性感染和双手手指持续形成蚕茧样皮炎。由于指蹼挛缩和屈曲挛缩的迅速复发，对手指手术松解的结果十分令人失望。游离植皮和皮瓣的优点有限，对这一病变尚无有效的治疗手段。这类患者由于合并慢性感染，手术有较高的风险性。一些学者报道该病的儿童和青春期的病死率为 25%，死亡的主要原因是全身衰竭。如有手术指征，行反复脱套手术，可在手术后短期内恢复手部有限的功能。不太严重的类型不必进行手术治疗。

十五、Paget 病

Paget 病可发生于手的长骨，但非常罕见，尤其是与总人群中的发病率相比更是如此。X 线表现与身体其他部位长骨梭形硬化性增生相似。不应与纤维发育不良相混淆（图 78-38）。

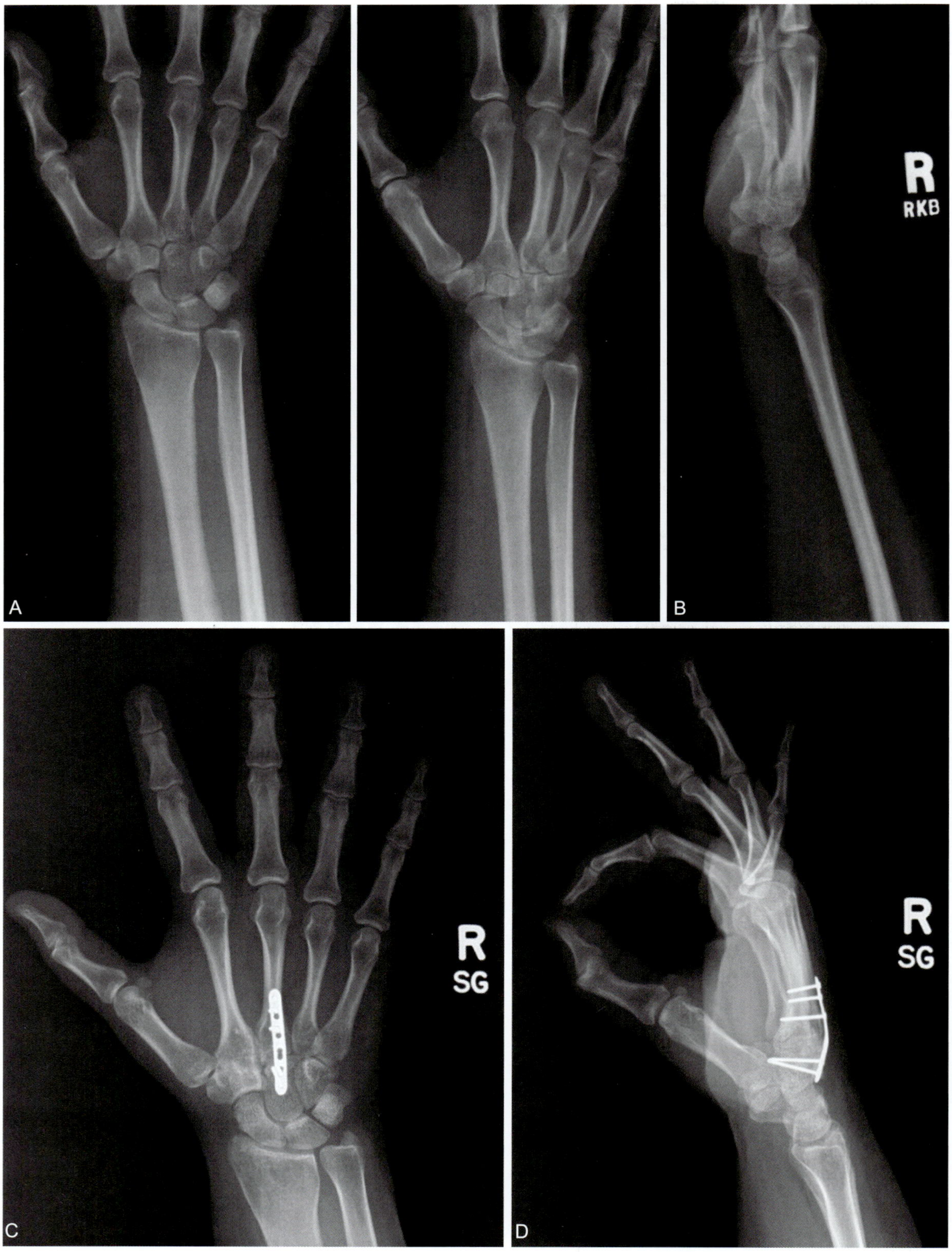

图 78-37 A 和 B. 单纯骨赘切除术后症状性腕掌隆突症；C 和 D. 中指腕掌关节融合失败再融合成功后的外观

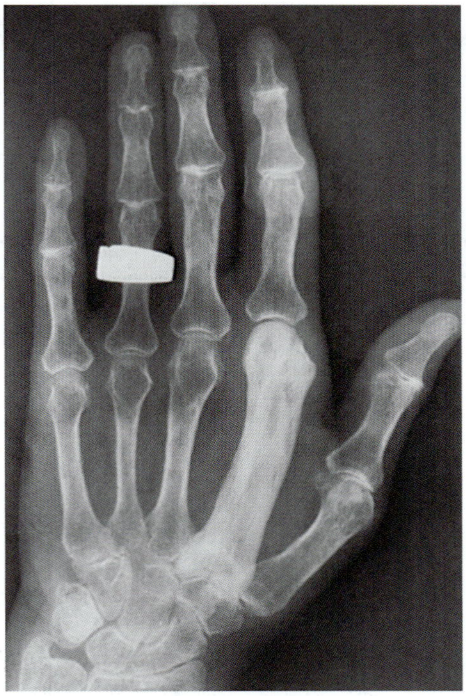

图 78-38　第二掌骨的 Paget 病（引自：Haverbush TJ, Wolde AH, Phalen GS: The hand in Paget's disease of bone: report of two cases. J Bone Joint Surg 54A: 173, 1972.）

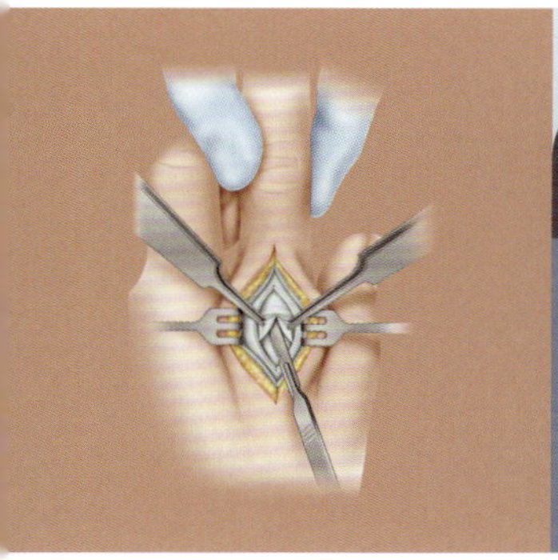

第 79 章

手部感染

著者： Norfleet B. Thompson
译者： 林宜頎（第 13 版 王　欣　潘佳栋　李俊杰）
审校： 陈晓斌（第 13 版 徐永清）

第一节　手部感染的影响因素

绝大多数手部感染的临床病程除了受感染细菌的毒性和数量影响外，还受解剖因素、局部因素和全身因素的影响。解剖因素在一定程度上决定了感染是倾向于穿透、局限还是播散，这些因素包括：①肌腱、骨及关节表面仅由薄层皮肤和皮下组织覆盖；②远节指腹是一个闭合间隙；③屈肌腱的腱鞘紧贴于骨与关节的表面；④指屈肌腱鞘的近端延伸入手掌内，并与尺侧、桡侧滑膜囊连通；⑤鱼际间隙、掌中间隙位于手内，而 Parona 间隙位于腕部近侧，邻近屈肌腱鞘。

使手部易于感染的局部因素包括：①软组织损伤的程度与性质；②污染细菌的数量与毒性；③进入及残留于伤口内的异物类型与数量。全身因素通常是影响免疫活性的一些因素，包括：①营养不良；②酗酒；③静脉吸毒；④糖尿病；⑤长期服用皮质类固醇激素及抗肿瘤药物，如肿瘤坏死因子；⑥器官或骨髓移植后使用免疫抑制剂；⑦感染人免疫缺陷病毒。

手外科术后切口部位感染并不多见。一项纳入 44 305 例患者的研究表明，门诊手外科的术后感染率低于 1%。在有政府医保资助的地区和偏远农村地区，糖尿病、肥胖和烟草使用与感染的风险增加均无关。对于诸如腕管综合征和扳机指的择期软组织小手术，术前是否预防性使用抗生素仍存在一定的争议。然而，大多数人认为，择期手术、一类切口、手术时间不超过 2 h，甚至在糖尿病患者，预防性使用抗生素都是不必要的。

在一项大样本研究中，对来自保险赔付数据库中 516 986 名进行了清洁或选择性手部手术的患者进行了分析，发现使用和不使用预防性抗生素治疗对于术后感染的发生率并无影响。预防性使用抗生素组的患者术后 30 天手术部位感染率为 1.5%，未预防性使用抗生素组的感染率为 1.4%。这一结果适用于所有清洁的手部软组织手术患者和病情已经得到控制的类固醇或免疫抑制剂使用者，以及合并有糖尿病、艾滋病、吸烟和肥胖的患者。随着在一些手部手术清醒局麻技术的使用，人们开始更多的关注手术室外无菌环境下进行手术引起的感染风险，而不是在手术室这样一个完全无菌环境下手术引起的感染风险。在一个纳入了 6 项水平较低研究的系统性回顾分析中发现，一些较小的手部手术，比如腕管、扳机指或者 Quervain 松解等，在手术室外进行手术并不会引起感染率的变化。

手部感染治疗的选择取决于鉴定出的特异的致病菌、波及的具体解剖区域、感染在手与手指中的定位、炎症的类型以及通过触诊和视诊确定。通过细菌培养与抗生素敏感试验对细菌进行鉴定，可以进行恰当的药物治疗。手术治疗包括脓肿切开引流，有时也可能需要进行坏死组织清创。

第二节　手部感染概论

通过详细地询问病史与查体，可以确定感染的部位、波及的范围、是否有肿胀、淋巴管炎、淋巴结炎及关节受累。要对易与感染混淆的其他状况区分开来，包括痛风、急性钙质沉积、假性痛风、化脓性肉芽肿、虫咬伤、坏疽性脓皮病、异物、人为损伤、疱疹病损害、转移性病变、硅颗粒滑膜炎（silicone synovitis）、环状肉芽肿、类风湿关节炎、非特异性腱鞘炎和静脉用药反应（如化疗药物），以及Sweet综合征，一种累及手部，外周血中性粒细胞增多的与感染易于混淆的无菌性皮肤疾病。如果感染的可能性大，应力求确定是否有脓肿存在和需要引流。在手部可能很难检查到波动感。X线片有助于显示骨损伤。放射性核素扫描可能会显示骨感染，磁共振成像（MRI）和超声检查有助于脓肿的定位。通常需要做全血细胞分析连同C反应蛋白和血沉检查。Strub等学者发现，痛风和假性痛风类感染患者体内C反应蛋白水平显著增高，接近一半的手指感染患者体内C反应蛋白水平也升高。这些学者得出结论认为，所有的炎症标志物（白细胞计数、C反应蛋白和红细胞沉降率）对于诊断感染都不具有特异性。如果取到病变组织或渗液，应将其送至实验室做革兰氏染色、培养及抗生素敏感性试验。通常向检验科申请进行需氧和厌氧菌以及分枝杆菌和真菌的培养。在某些情况下，病毒检测也可能会有帮助。

疾病早期的抗生素治疗通常是经验性的，依据革兰氏染色结果及最可能的致病菌来用药。在考虑手部感染原因时，应重视混合感染的可能性。关于手部和上肢外科感染的研究显示，革兰氏阴性肠菌及厌氧菌的发病率在增高，尽管最常见的致病菌为革兰氏阳性需氧菌（如链球菌、金黄色葡萄球菌和凝固酶阴性葡萄球菌）。一般来说，社区获得性手部感染病灶分离得到的最常见致病菌是耐甲氧西林金黄色葡萄球菌（methicillin-resistant S. aureus，MRSA）。用拭子培养在80%以上的伤口中可培养出多种病菌，而用组织标本培养75%只培养出单一的致病菌。链球菌、肠杆菌、假单胞菌属、肠球菌及拟杆菌是其他常见的手部感染致病菌。少见的致病菌包括各种分枝杆菌、淋球菌、出血性巴斯德菌（猫狗咬伤）、艾肯菌属（人咬伤）、静水中的嗜水气单胞菌（如水沟、污水池、池塘）、流感嗜血杆菌（2个月到3岁儿童）、各种厌氧菌（包括梭状芽孢杆菌）以及其他罕见细菌，如引起炭疽、类丹毒与布氏杆菌病的细菌。手部术后或手术部位的感染通常由革兰氏阳性菌引起，包括金黄色葡萄球菌和表皮葡萄球菌。手术部位有时也可见革兰氏阴性菌感染。在美国，社区获得性MRSA已成为手部感染培养阳性的最主要原因。

手部感染常规推荐的抗生素包括青霉素酶青霉素和头孢菌素。选择抗生素时，熟悉细菌抗药谱是很重要的，如MRSA。万古霉素对革兰氏阳性菌敏感，而环丙沙星对革兰氏阴性菌敏感。此外，建议在高危情况下，例如静脉吸毒者的感染、户外污染或农场受伤，增加抗革兰氏阴性菌的抗生素（表79-1）。社区获得性MRSA的抗生素选择包括克林霉素（虽然克林霉素耐药在增加）、复方磺胺甲噁唑、四环素（多西环素和米诺环素）、利奈唑胺和达托霉素。在最近的一项研究中，发现超过10年的815例细菌培养阳性的手部感染患者中，MRSA对克林霉素的耐药率从4%上升到了31%，对左氧氟沙星的耐药率从12%上升到了56%（2005—2014年）。作者建议临床医师在治疗普通手部感染经验性的选择抗生素时，应考虑其他抗生素如头孢菌素来替代克林霉素、左氧氟沙星、青霉素和其他β-内酰胺抗生素，尤其是对于城市中心的患者。

由于抗菌药物种类的不断变化、患者群体以及创面菌群的个体差异，因此，抗生素的选择应基于多种因素的考虑，包括当地抗生素的耐药情况，以及必要时请感染病专家进行协助等。

早期，积极地手术切开引流与静脉抗生素治疗联合使用的方案可缩短住院时间、加快恢复及减少并发症。一个随机、对照研究发现，社区获得性MRSA，使用头孢唑林和万古霉素作为一线药物治疗的效果及费用没有统计学差异。笔者强调，对于所有手部感染的MRSA阳性患者，早期积极经验性覆盖MRSA抗生素治疗都具有重要意义。当前推荐给门诊患者包括阿莫西林、克拉维酸盐、甲氧苄啶以及磺胺甲噁唑等抗生素治疗。一个比较研究发现，对简单的手部感染手术治疗后，不同抗生素方案（全身使用头孢菌素和庆大霉素串珠链，庆大霉素珠链单独，无抗生素）的疗效无显著差异，因此笔者得出这样的结论：在急诊手术治疗简单的手部感染时，抗生素似乎不是必要的。

没有认识到多种微生物的混合感染以及清创不彻底是导致手部感染临床疗效不佳的常见原因。因为单独使用抗生素可能不足以完全控制感染，因此我们要反复强调彻底手术治疗的重要性。

表 79-1

常见微生物的推荐抗生素

微生物	抗生素	备注
甲氧西林敏感的金黄色葡萄球菌	头孢氨苄、阿莫西林克拉维酸（口服）	
耐甲氧西林的金黄色葡萄球菌	甲氧苄啶 / 磺胺甲噁唑（口服）、利奈唑胺（口服或静脉） 如果磺胺类过敏，克林霉素或多西环素	利奈唑胺：昂贵，心内膜炎或脑膜炎禁用，每周监测全血细胞
	万古霉素（静脉），达托霉素（静脉），奎奴普丁 / 达福普丁（静脉），替吉环素（静脉） 头孢洛林（静脉）	达普托：每周监测肌酐、肌酸磷酸激酶
耐万古霉素菌肠球菌	达托霉素，利奈唑胺（口服或静脉），替加环素（静脉）、奎奴普丁 / 达福普丁（静脉）	
革兰氏阴性菌	哌拉西林 / 他唑巴坦 头孢曲松 厄他培南 喹诺酮类 / 环丙沙星	
假单胞菌	哌拉西林 / 他唑巴坦 头孢吡肟 美罗培南	
厌氧菌感染	氨苄西林 / 舒巴坦，哌拉西林 / 他唑巴坦，厄他培南，美罗培南 甲硝唑 克林霉素 替吉环素	
创伤弧菌	头孢曲松和盐酸土霉素 亚胺培南和盐酸土霉素	
诺卡菌	甲氧苄啶 / 磺胺甲噁唑 如果磺胺过敏：亚胺培南、头孢曲松、阿米卡星	免疫抑制的患者需 6 个月
申克孢子丝菌	伊曲康唑 氟康唑和伏立康唑	
海分枝杆菌	克拉霉素 / 阿奇霉素 甲氧苄啶 / 磺胺甲噁唑 米诺环素 乙胺丁醇	
嗜水气单胞菌	环丙沙星 亚胺培南 甲氧苄啶 / 磺胺甲噁唑	
皮肤炭疽	环丙沙星 多西环素	连续用药 60 天治疗任何残存的孢子
兔热病	庆大霉素和多西霉素	

引自 Osterman M，Draeger R, Stern P: Acute hand infections. J Hand Surg 39: 1628, 2014.

手部感染的切开与引流

手术技术 79-1

- 由于在化脓时局麻可能无效，并有可能使感染播散及加剧局部的肿胀，因此可采用全麻或远隔部位的区域麻醉。
- 使用止血带，但在充气前，将手抬高 3~6 min，避免使用弹性驱血带，以防引起感染向近侧蔓延。
- 局部消毒、铺巾后，根据不同部位的感染做相应的引流切口。
- 切开皮肤后，通常采用钝性分离至深部组织，以免损伤重要的神经、血管及肌腱。这些结构可能在肿胀、感染的组织中难以被发现。
- 虽然切开引流可以缓解疼痛、减少感染的播散，但手术本身也产生了一个开放的感染伤口，有进一步污染的可能。使用脉冲冲洗器充分地冲洗，是减少污染的有效方法。虽然有学者提倡脓肿引流后立即闭合伤口，但还是在 3~5 天后，待伤口条件允许时再返回手术室行二期缝合更为安全。然而，如果皮肤坏死导致关节或屈肌腱外露，应立刻加以覆盖以保留其重要的功能。在大多数情况下，要保持伤口的开放。感染累及腱鞘和关节常导致一定程度的功能丧失。除非手术瘢痕粘连邻近结构（例如神经或肌腱），否则浅表的感染很少出现这类功能丧失。

术后处理 术后即用多层纱布包绕手部，以维持其功能位并覆盖伤口。用金属、石膏或玻璃纤维夹板支撑腕关节，使其固定于 30° 背伸位，掌指关节屈曲 60° ~70° ，指骨间关节伸展，拇指掌侧外展对掌位。术后手部持续抬高，尽早开始手指的主动活动。治疗师督导下的敷料更换漩涡治疗法应作为康复治疗常规。通常在术后 24~48 h 更换敷料，此后每日或隔日更换。湿润的敷料有助于去除感染引流物。换药时应注意消毒技术，以防止污染扩散。如果感染广泛，数天后，可能需对坏死物质进行进一步的清创。当无引流物并出现健康的肉芽组织时，即可二期闭合伤口；可能需要游离植皮或皮瓣覆盖，但通常只用于出现皮肤坏死脱落时。

第三节 甲沟炎

甲沟炎（“浅甲沟炎”）通常因指甲不卫生或倒刺造成细菌进入甲周软组织皱襞中引起（图 79-1）。3 项关于甲沟炎的研究中，共 61 例患者，其中 25% 是厌氧菌感染，25% 是需氧菌感染，50% 是二者的混合感染。非细菌性病原体，如酵母菌和病毒也是致病微生物。主要通过疼痛、红肿、甲沟区和甲周区的波动来诊断。

其早期治疗包括温水或氯己定外部清洗，局部或口服抗生素的选择性使用。出现脓肿时应该进行切开引流。引流后，根据患者并存病和临床情况来选择使用抗生素。大量研究认为在大多数情况下可能不必要使用抗生素。在一项 46 例急性指尖感染的前瞻性病例研究中，切开引流后均未使用抗生素治疗，出现 1 例复发考虑是由于切开不充分引起的。当甲上皮或甲皱襞内形成脓肿时，甲沟炎往往从指甲的一角开始，通过甲下或甲上皮下蔓延至对侧。如脓肿局限于一侧，应将其切开，刀的方向应避开指甲，以避免切到甲床，否则后期会形成一个嵴。如果脓肿位于甲根的一角，可将此角切除。如果脓肿在甲下蔓延至对侧，应于该处另做一切口，向近侧翻开皮瓣，切除近侧 1/3 的指甲。然后将伤口用

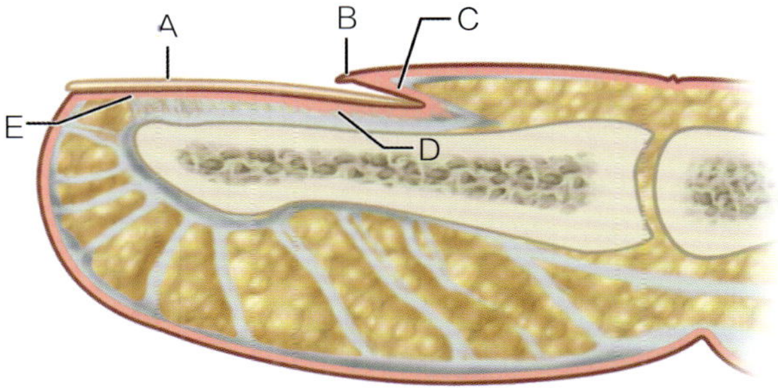

图 79-1 指甲与甲床示意图。A. 指甲；B. 甲上皮；C. 甲皱襞的背侧顶部；D. 甲皱襞的腹层（生发基质）；E. 甲床（非生长基质）（引自：Bednar MS, Lane LB: J Hand Surg 16A: 314, 1991）

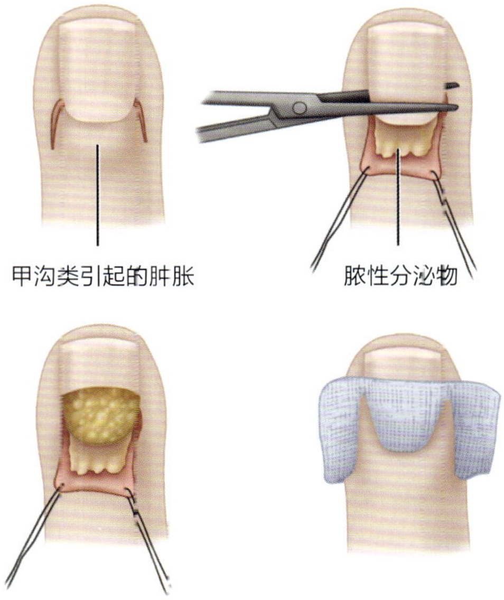

图 79-2 甲沟炎的切口与引流（见正文）

碘仿纱布疏松包扎，开放引流 48 h（图 79-2）。

Ogunlusi 等描述了使用 21 号或 23 号尖刀切开甲襞和引流脓肿，引流术后口服抗生素治疗。消除了 10 例中的 8 例在 2 天内发生的急性甲沟炎。不需要麻醉或每日换药。

由 1 型或 2 型单纯疱疹病毒引起的感染易与细菌性甲沟炎混淆。“疱疹性甲沟炎”常见于医疗工作者和免疫损害的患者，表现为局部肿胀伴有清亮水泡形成。也可能出现淋巴管炎和淋巴结病变。小泡液体的病毒培养、Tzanck 涂片和血清抗体滴度测定可确定诊断。病情具有自限性，通常 3~4 周后缓解，不需要外科治疗。对于免疫功能低下的患者，可使用抗病毒药物（阿昔洛韦、伐昔洛韦、泛昔洛韦或佛斯卡纳）进行治疗。

一、慢性甲沟炎

慢性甲沟炎典型的发病情况是发生于双手长期浸泡于水中劳动的患者。因慢性炎症和反复感染，甲上皮增厚并隆起。从病变中培养得到的病菌包括：化脓性葡萄球菌、表皮葡萄球菌、白色念珠菌、革兰氏阴性大肠埃希菌，或这些细菌混合存在。Tosti 等比较了局部应用甲泼尼龙与两种口服抗真菌药物在治疗 45 例多发性慢性甲沟炎患者的治疗效果。甲泼尼龙方案 85% 的患者治愈或有改善。口服抗真菌药物特比萘芬对 52% 的患者有效，伊曲康唑对 45% 的患者有效，这提示慢性甲沟炎有可能是一种环境暴露相关的皮炎。最近的一项研究表明，外用他克莫司软膏 0.1% 与 17 戊酸倍他米松 0.1% 相比可取得更好的治疗效果。如果考虑避免药物的刺激和局部使用药物可能无效，也可以采用近端甲上皮袋形缝合术。

甲上皮袋形缝合术

Bednar 与 Lane 发现 Keyser 与 Eaton 的甲上皮袋形缝合术是治疗慢性甲沟炎患者的有效方法。他们进一步指出，如果出现指甲不规则，切除指甲可获得痊愈且不再复发。

手术技术 79-2

（Bednar 与 Lane；Keyser 与 Eaton）

- 指根阻滞麻醉后，用抗菌剂清洁手指并铺巾。
- 自桡侧至尺侧缘，平行于甲上皮切除 3 mm 宽新月形皮肤（图 79-3）。
- 当使用 Keyser 与 Eaton 的方法时，自皮肤上切除所有的增厚组织。Bednar 与 Lane 保留皮下脂肪的完整。
- 如果存在指甲不规则，则将指甲切除。
- 铋凡士林 - 三溴苯酚铋纱布（塞罗仿）覆盖伤口。如果切除指甲，则将该纱布置于甲皱襞之下。

术后处理 术后即开始口服抗生素（头孢氨苄或红霉素）治疗。嘱患者自术后第 3 天开始用过氧化氢浸泡手指，并用氯己定葡糖酸盐皮肤消毒液（Hibiclens）清洗局部，每日 3 次。每日清洗，直至无引流物时为止。应持续口服抗生素 2 周。如果培养结果阴性，3~5 天后可停用抗生素。

Pabari 等描述了一种治疗急性和慢性甲沟炎的“瑞士卷”技术，将指甲褶皱抬高并反折后下方垫上敷料，用不可吸收缝线固定在皮肤上（图 79-4）。对于慢性甲沟炎，甲床应暴露 7~14 天，对急性病例则暴露 2~3 天。这种技术的优点是保留了甲盖，愈合速度快，而且避免了手指皮肤的缺损。

二、化脓性指头炎

化脓性指头炎是位于远端指腹皮下组织的化脓性炎症。远节指腹被强有力的纤维素带分成小间室，这些纤维索带连接于皮肤与指骨间。在远侧指屈横纹处同样有一纤维幕。正是这些间隔使任何肿胀立即引起疼痛，并且疼痛因指腹压力升高而加剧。感染可由异物刺伤或医疗原因的指尖“穿刺”（如血细胞容积计和血糖测定仪）引起。金黄色葡萄球菌是自感染指尖分离出的最常见的微生物。典型的蜂窝织炎最初表现为肿胀、充血、疼痛等症状，然后很快形成脓肿。指腹脓肿（化脓性指头炎）可扩散至骨膜、甲床周围，或向近侧穿过纤维幕蔓延至屈

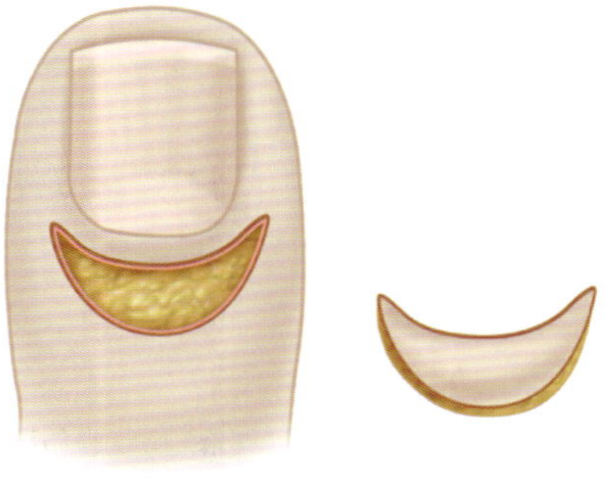

图 79-3 Eponychial 袋形缝合术用来治疗甲沟炎。从末节指骨背侧切除对称的新月形皮肤，留下足够的皮肤和甲小皮桥（见手术技术 79-2）

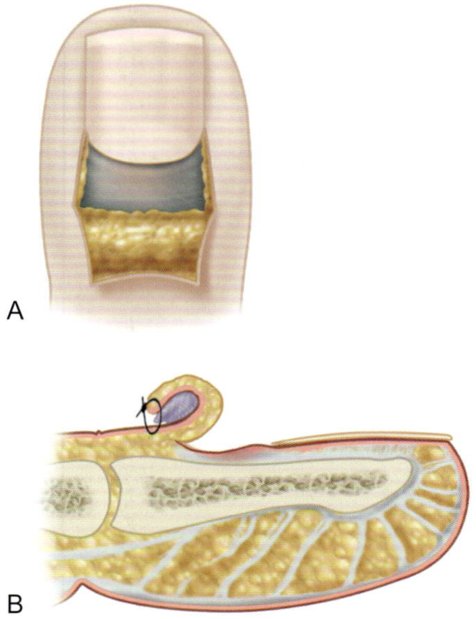

图 79-4　“瑞士卷”方法治疗甲沟炎。A. 炎症处生发层暴露和充分冲洗。B. 将甲褶提高掀起，向近侧翻转，垫以不粘连的敷料，像瑞士卷被卷起一样，然后用不可吸收缝线固定在皮肤上（引自：Pabari A, Iyer S, Khoo CT: Swiss roll technique for treatment of paronychia, Tech Hand Up Extrem Surg 15: 75, 2011.）

肌腱鞘，甚至穿过表面的皮肤扩散到指腹外围。发病部位深者，尤其是未经治疗的，常穿透骨膜造成骨髓炎，表浅者可引起皮肤坏死。脓肿有时可在中节或近节指腹形成。

治疗方法包括抗生素和切开引流。早期可通过休息、抬高患肢、温水浸泡和使用抗生素等方式治疗。由于 MRSA 越来越多见，经验性治疗 MRSA 的抗生素应谨慎选择，直到细菌培养及药敏结果出现。该部位的脓肿有时难于诊断，但如果剧痛持续 12 h 以上，往往存在脓肿。

化脓性指头炎的切口与引流

手术技术 79-3

- 如果脓头位于掌侧，并且引起表面皮肤坏死，则切除坏死皮肤并引流。
- 当脓肿位于远节指腹，脓头指向手指掌侧的斗形指纹时，最好在皮纹远侧做垂直切口引流，保持切口位于正中以避开侧方的指神经分支，并可使愈合的瘢痕最小（图 79-5）。
- 如果脓肿部位深、并为纤维素带分隔，做一纵行切口，通常避开手指的触觉区，将所有的分隔切开（图 79-6）。
- 切口必须准确：位于手指触觉区的背侧，距指甲游离缘不超过 3 mm，否则将引起痛性指神经末梢损伤。使用小剪刀或者蚊式钳的尖端钝性分离可防止对神经末梢的锐性损伤，并能较好地分离纤维幕，达到充分引流。“J”字形切口即能够满足引流需要；环绕整个指尖的鱼嘴样切口愈合慢，并可形成痛性瘢痕，如果切口太偏掌侧尤其如此。
- 彻底冲洗伤口，用碘仿纱布或消毒纱布细带填塞。

术后处理　手指用夹板固定并维持抬高。大约 48 h 更换绷带。然后更换敷料，患手用生理盐水浸泡使其二期愈合。强调主动运动范围锻炼，控制水肿和逐渐用手指参加日常生活活动。通常应用抗生素第一代头孢类药物即可；但有细菌培养和药物敏感试验的结果时应更换敏感抗生素治疗。对于患糖尿病和应用

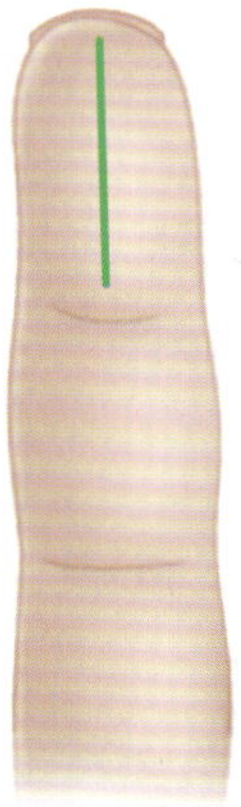

图 79-5　远节指腹掌侧脓肿引流的正中垂直切口（见手术技术 79-3）

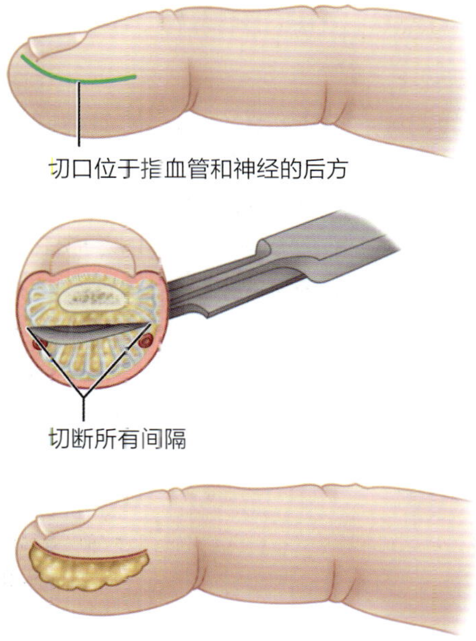

图79-6　化脓性指头炎的切口与引流（见手术技术79-3）

免疫抑制药的患者，其感染可能控制困难，最终可能需要截指。

第四节 筋膜下间隙感染

手部的筋膜下潜在间隙和较深层组织并非经常发生感染（表 79-2）。对高度可疑病例应进行检查和治疗。手部的深间隙有指蹼间隙、掌中间隙、大鱼际间隙、界线不甚明确的小鱼际间隙、Parona 间隙和背侧腱膜下间隙（图 79-7）。

一、虎口及指蹼间隙感染（领扣状脓肿）

紧贴掌指关节水平的浅横韧带近侧有 3 个填满脂肪的间隙，虎口及指蹼间隙感染通常位于其中一个之内。典型的感染是发生在劳动者手掌胼胝的深面。病变可能开始于掌侧面附近，但因这里的皮肤与筋膜比较坚固，感染可能向背侧扩散。背侧组织明显肿胀，但大量的脓肿仍偏于掌侧，这可能是更危险的部位，因为如不引流，脓肿可通过蚓状肌管蔓延至掌中间隙。往往需要 2 条纵行切口进行引流：一个位于掌骨头之间的背侧；另一个在掌侧，自远侧掌横纹远侧向近侧弧形切开。切口经过掌横纹时应避免与其成直角（图 79-8）。不应切开指蹼。

二、深筋膜间隙感染的切口和引流

掌侧筋膜间隙位于覆盖掌骨表面及其邻近肌肉的筋膜和屈肌腱背侧筋膜之间。其尺侧缘为小鱼际筋膜，桡侧缘为拇收肌及其他鱼际肌筋膜。该间隙被从第三掌骨干到示指屈肌腱背侧筋膜的斜行纤维

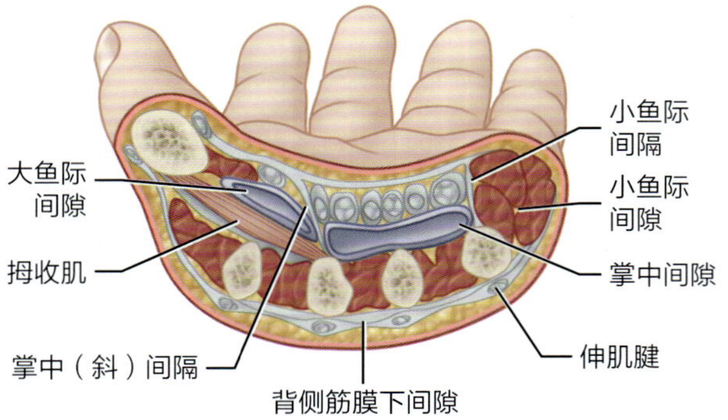

图 79-7 手部横断面解剖，显示大鱼际、掌中、小鱼际、指间（指蹼）和背侧腱膜下间隙（引自：Jebson PJL: Deep subfascial space infections. Hand Clin 14: 557, 1998.）

表 79-2

手部深间隙感染的解剖、临床表现及治疗

手部深间隙	边界	临床表现	手术要点
背侧腱膜下间隙	背侧：伸肌腱 掌侧：掌骨和骨间肌	手背肿胀和波动感	在第二、四掌骨表面做纵行切口，不直接在伸肌腱上切开
大鱼际间隙	背侧：拇收肌；掌侧：示指屈肌腱；尺侧：止于第三掌骨的纵向纤维隔；桡侧：拇收肌在近节指骨的止点	鱼际和虎口肿胀；拇指内收和对掌时呈外展位；如果感染累及虎口背侧间隙，可形成裤形脓肿（伯克哈尔特）	掌侧切口、背侧切口或双切口的方法；对于裤形脓肿，可使用垂直于虎口的双切口或单切口，以减少挛缩
掌中 / 掌深间隙	背侧：第三、四掌骨和第二和第三骨间肌；掌侧：指屈肌腱和蚓状肌；尺侧：小鱼际肌；桡侧：止于第三掌骨的纵向纤维隔	手掌失去的正常凹陷，手掌的明显压痛，中、环指被动活动时疼痛；可能出现明显的手背肿胀	掌横纹的横行切口；沿着鱼际纹的弧形切口
虎口及指璞间隙	手指间、筋膜下的间隙	相邻手指外展状，伴有背侧肿胀，而掌侧压痛	必须掌侧和背侧引流；使用掌背侧双切口；避免指蹼切口，防止指璞挛缩
Parona 间隙	背侧：指屈肌腱；掌侧：旋前方肌；尺侧：尺侧腕屈肌腱；桡侧：拇长屈肌腱	被动屈曲手指时疼痛；急性腕管综合征表现	避免将切口直接置于屈肌腱或正中神经表面以避免脱水

引自：Osterman M, Draeger R, Stern P. Acute hand infections. J Hand Surg 39: 1628, 2014.

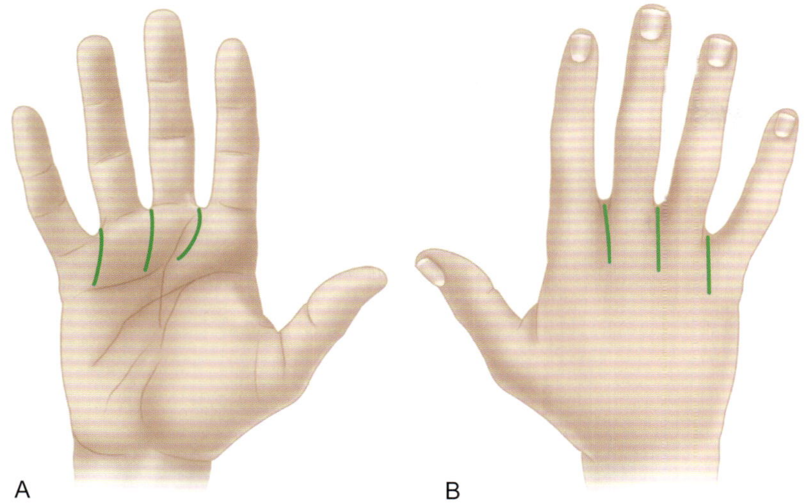

图 79-8 A. 图示指蹼间隙感染切开引流的切口；B. 背侧切口

膜分为掌中间隙与鱼际间隙（图 79-9）。小鱼际间隙边界构成：外侧有小鱼际间隔，第五掌骨形成背侧边界，小鱼际肌肉筋膜形成内侧和掌侧边界。Parona 间隙边界背侧旋前方肌、外侧拇长屈肌腱、内侧尺侧腕屈肌及掌侧屈肌腱，该部位极少形成脓肿。由于附近区域较局限的感染在其未播散前通常即已被抗生素控制，因此目前已极少发生这些间隙的感染。这些间隙的脓肿通常是由手其他部位感染的播散所引起的，一般由屈肌腱化脓性腱鞘炎播散而来。

掌中间隙脓肿可引起严重的全身反应、局部疼痛和触痛，中指与环指因疼痛而不能主动活动，而且手与手指广泛肿胀，就像充气膨胀的橡胶手套。鱼际间隙脓肿也引起类似的症状，但拇指指蹼肿胀更为明显，示指屈曲，因疼痛拇指与示指的主动活动出现障碍。

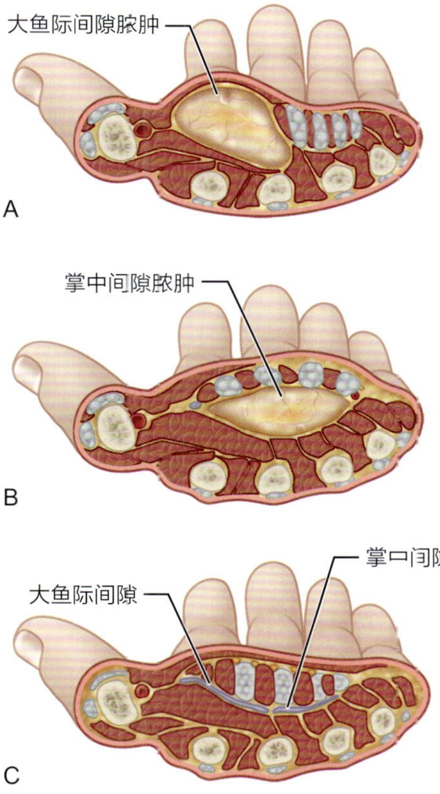

图 79-9 掌深间隙的范围，分为鱼际间隙与掌中间隙（见正文）。A. 鱼际间隙脓肿；B. 掌中间隙脓肿；C. 不被脓液胀开时各间隙的关系

深筋膜间隙感染的切开与引流

手术技术 79-4

- 在通过弧形切口引流掌中间隙脓肿时，切口始于远侧掌横纹水平，沿中指方向切开，然后向尺侧延长至小鱼际隆起处（图 79-10）。其他可选的切口包括掌侧远端纵行切口和掌侧横行切口。
- 可在环指长屈肌腱的任何一侧进入该间隙，用止血钳等钝性器械分离，这样可以避免损伤神经血管结构。如有需要可以放置引流。
- 平行于第一骨间背侧肌边缘或沿鱼际皮纹的尺侧，在虎口做一弧形切口引流鱼际间隙（图 79-11）。在鱼际皮纹近端应避开正中神经返支。避免锐性、过深的解剖，通过钝性分离探查脓肿范围。感染和肿胀的软组织使得细小神经和血管的辨认更加困难。
- 通过前臂掌侧的直或弧形切口引流 Parona 间隙。切口始于腕屈横纹的近侧，稍微位于中轴线的内侧。向近端充分延伸切口以便于显露紧贴于筋膜下方的屈肌腱和正中神经。或者，通过桡侧腕腱鞘的底部

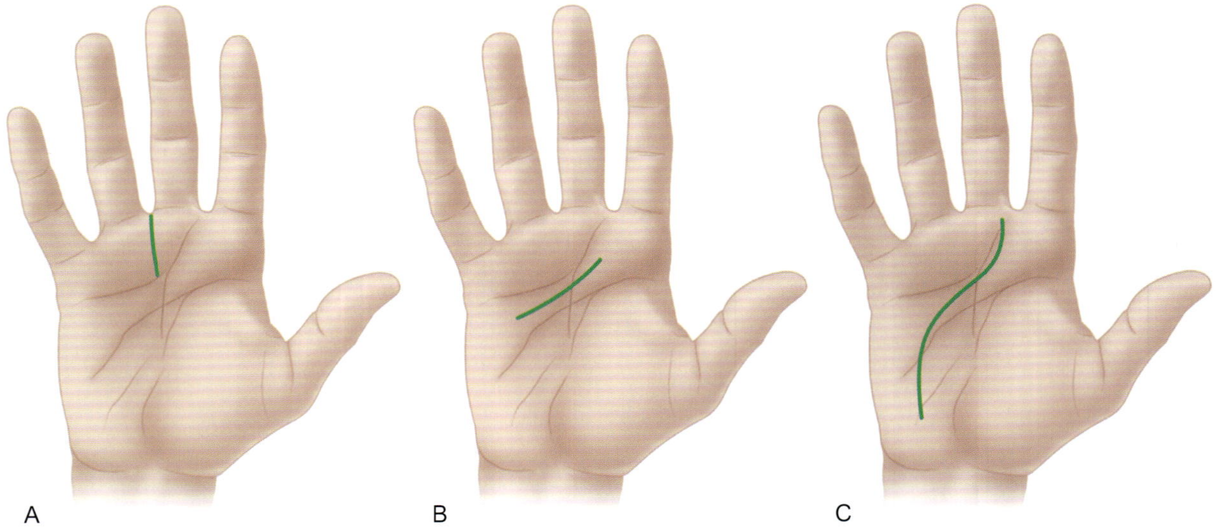

图 79-10 A. 掌侧远端纵行切口；B. 掌侧横行切口；C. 掌侧扩大纵行切口（见手术技术 79-4）

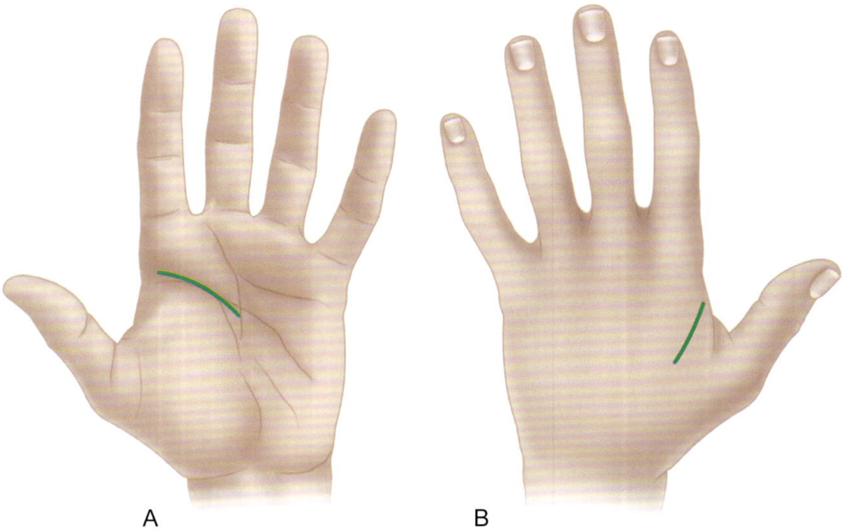

图 79-11 A. 鱼际皮纹切口（掌侧）；B. 掌背纵行切口（见手术技术 79-4）

也是一种常用的入路，这种入路中将屈肌腱和正中神经牵向尺侧，桡动脉牵向桡侧。

- 牵开并保护屈肌腱和正中神经。使用正中切口，屈肌腱和正中神经牵向桡侧，在保护下将尺侧神经血管束和尺侧腕屈肌牵拉向尺侧。
- 引流脓肿和冲洗伤口。如果需要，可在伤口内放置烟卷式引流或硅橡胶管以便冲洗。
- 用不粘连的纱布和大量可吸水的敷料包扎。夹板固定腕关节使手指可进行功能活动。
- 经常更换绷带，若需要可进行冲洗。通常可获得满意的二期愈合。若感染和引流能快速控制，二期关闭伤口或进行皮肤移植是合适的。
- 若不能快速控制感染和引流，令伤口二期愈合是较好的选择。

三、背侧腱膜下间隙感染

刺伤和手部其他部位感染的扩散可引起手和腕关节背部腱膜下间隙的感染。其临床表现有手背部肿胀、充血、皮温增加、触痛、手指伸直疼痛和穿刺部位引流出浓液。虽然在蜂窝织炎存在时确定脓肿有一定难度，但此点非常重要。如果触诊不能确定，针刺抽吸可以定位脓肿部位。放射性素扫描、MRI 和超声检查或许有助于诊断，但通常不需要。大的背侧脓肿可能需要 2 个平行的背侧切口引流，切口通常位于第二掌骨处和第四、五掌骨间，但大部分背侧筋膜下脓肿可通过一个背侧切口引流。如需要，可用小切口（2~3 cm），而且不要破坏切口间的皮肤血液循环。以脓肿为中心在背侧做 1 个纵行切口。不要锐性分离以免伤及肌腱，用钝性分离定位和引流脓肿，并彻底冲洗伤口。如脓腔较大可能形成“死腔”，则应放置引流。用厚的吸水绷带及夹板支撑腕关节，并能保证手指自由运动。

第五节 腱鞘炎

屈肌腱鞘内感染由邻近的指腹感染播散或屈曲横纹处的刺伤引起。虽然通常是屈肌腱鞘被累及，但桡侧和尺侧滑液囊也可被波及。Kanavel 认为，受累腱鞘表面触痛、手指固定于屈曲位、手指过伸时产生疼痛和累及部位肿胀是化脓性腱鞘炎的 4 个“主要”体征。在这些体征中，受累屈肌腱鞘表面的触痛被认为是最有意义的。当怀疑有早期腱鞘炎时，如果症状出现少于 48 h，应即刻给予抗生素与夹板固定治疗，可防止炎症播散。如果选择了非手术治疗，患者应密切随诊，因为对治疗的依从性差可能导致手指和手严重病残。已有报道采取手术引流，随后于门诊进行静脉应用抗生素、换药及康复治疗的化脓性屈肌腱鞘炎的病例，取得了满意的疗效。穿刺伤引起的手部感染通常是由金黄色葡萄球菌引起，但也可能是链球菌。理想的情况下，应当采集腱鞘液体进行革兰氏染色、细菌培养及药物敏感试验。如果在指屈肌腱鞘抽出大量脓液，应手术切开引流。腱鞘表面的软组织蜂窝织炎时屈肌腱鞘内可能并无脓性液体，通过蜂窝织炎组织的穿刺反而会导致未受累及的腱鞘发生细菌种植。已有临床研究证实，MRSA 在手部感染中的发生率正逐步增加。万古霉素对革兰氏阳性菌引起的感染有效，环丙沙星对包括假单胞菌在内的大多数革兰氏阴性菌引起的感染有效。在持续的腱鞘感染中，腱鞘内压力升高超过 30 mmHg 时可造成感染状态下的肌腱缺血。治疗延误将导致屈肌腱与腱鞘的破坏，而进一步的粘连将导致肌腱丧失滑动、手指僵硬和功能障碍。当该部位感染形成脓肿必须引流时，其功能预后较差。如果需要引流，切开或闭合冲洗均可使用。切开术可导致伤口愈合与康复均延迟，可能无法恢复全部活动范围。术后持续置管冲洗不会改善治疗结果，反而增加术后疼痛和护理的难度。Michon 分型被认为有助于外科医生决定手术方式，该分型推荐对于Ⅰ、Ⅱ期屈肌腱鞘炎行引流及置管冲洗（表 79-3）。但这一分型尚未得到证实。在笔者的临床实践中，不使用置管冲洗的方法。Pang 等的研究中确定了一些导致临床结果较差的因素，出现皮下积脓和缺血性改变的患者截肢率分别为 8% 和 59%，增加了整体的主动运动功能丢失。

术后闭合冲洗

术后闭合冲洗方法适用于切开屈肌腱鞘时有浆液性渗出物或脓液以及相对急性感染的治疗。一些学者认为闭合导管冲洗与切开冲洗在化脓性屈肌腱鞘炎的治疗中疗效相当。Chung 和 Foo 改良了闭合灌洗技术，通过置入 24 号钢丝使得导管更加坚硬，导管插管操作也更容易。此外，他们还沿着导管的中间部分开孔，以加强鞘内的水流。Jing 和 Iyer 描述了一种使用金属耳吸导管灌洗屈肌腱鞘感染的方法，并指出它均有可直视下操作、效果明确和成本较低的优点。当感染为慢性或者屈肌腱大量坏死时，则必须切开引流。

手术技术 79-5

（Neviaser，改良）

- 患者在适当的麻醉下，手与前臂消毒铺巾后，将气囊止血带充气，为减少感染播散的危险，不使用驱血带驱血。
- 在 A1 滑车区做平行于远侧掌横纹的横行直切口或在局部做“Z”字形切口，显露屈肌腱鞘的近端（图 79-12），一般能够在腱鞘内看到混有血清的血性液体或脓性液体。

表 79-3

严重屈肌腱鞘炎 Michon 分型

术中分期	发现特征	推荐治疗
Ⅰ	腱鞘积液增多，主要为浆液性渗出	微创引流和置管冲洗
Ⅱ	浑浊 / 脓性液体，肉芽肿性滑膜	微创引流 ± 置管冲洗
Ⅲ	肌腱、滑车、腱鞘脓性坏死	扩大清创术，可能截肢

摘自 Michon J: Phlegmon of the tendon sheaths, Ann Chir 28: 277, 1974.

- 切开 A1 滑车近侧的腱鞘，用拭子蘸取液体送培养。
- 在手指中节远侧部分的任何一侧侧方中线另做一切口。
- 或者采取另一种方法，即沿远侧屈指横纹小心地做一横切口。
- 于 A4 滑车远侧切开屈肌腱鞘。
- 用无齿镊或止血钳将 16 号或 18 号聚乙烯导管在 A1 滑车下自近及远地插入腱鞘 1.5~2 cm 长。在远端于 A4 滑车下放置一小段橡皮引流条，末端留于伤口外。用生理盐水自近向远冲洗腱鞘。或者，使用 16 号导管连接到一个小注射器（20~50ml）。尖端剪成斜面，通过导管从近端到远端进行冲洗，从切口远端观察液体流出，直到冲洗液变干净。
- 缝合导管与引流条周围的切口。保持远侧切口松弛以利于液体引流。将导管缝合固定于掌侧皮肤上。开放盐水冲洗以检验引流通畅情况。或者，术后不使用导管。监测患者，如有必要返回手术室行再次引流术。
- 使用大量敷料包裹手部，并用夹板保护，将橡皮引流条的尾部留在外面利于观察流出液。将进液导管留于敷料外，用胶布将其贴于敷料上，与 1 个 30 ml 注射器连接。
- 当累及尺侧或桡侧滑囊时，在手掌切口另放置 1 个导管，将其向近端插入腱鞘内，用丝线将其缝于手掌皮肤上以防止脱出。
- 在前臂远侧段，恰在腕部近侧，通过尺侧或桡侧纵行切口，在近侧切开相应的滑囊，滑囊内放置 1 个橡皮引流条，其末端留于皮外。
- 对这种手指与滑囊联合感染，在近侧和远侧同时进行冲洗。

术后处理 每 2 h 用 30 ml 生理盐水冲洗伤口，检查手指末端伤口，了解引流管是否通畅及冲洗液流出情况。48 h 后更换敷料，以便可以检查手指。如果仍有炎症持续存在的症状，则再继续冲洗 24 h，然后更换敷料，检查手指。如果残留的感染症状消失，则去除引流管与冲洗管，用较薄的敷料包扎，开始主动活动锻炼。如果仍有疼痛或引流物，可能还需再冲洗数日。Lille 等发现那些只接受术中冲洗的患者的结果同术后冲洗 24~48 h 患者的结果无显著差异。如果症状没有得到改善，作者倾向于返回手术室再次手术而不是持续置管冲洗。

切开引流

虽然极少用到切开引流术，但当手指感染晚期，肌腱与腱鞘坏死需要清创时，则可能必须使用该术式。

手术技术 79-6

- 患者在适当的麻醉下，使用气囊止血带，但不对肢体进行驱血。
- 采用双切口。从远侧屈曲横纹到指蹼附近，沿手指任何一侧侧方中线做第 1 个切口，切口位于神经血管束的背侧（图 79-13）；为避免损伤环状滑车，切开“十”字形滑车，清除屈肌腱滑膜。在 A1 滑车表面，平行并接近掌横纹做第 2 个切口。
- 在远侧切口内识别屈肌腱鞘，切开腱鞘，取拭子标本或液体送培养鉴定。

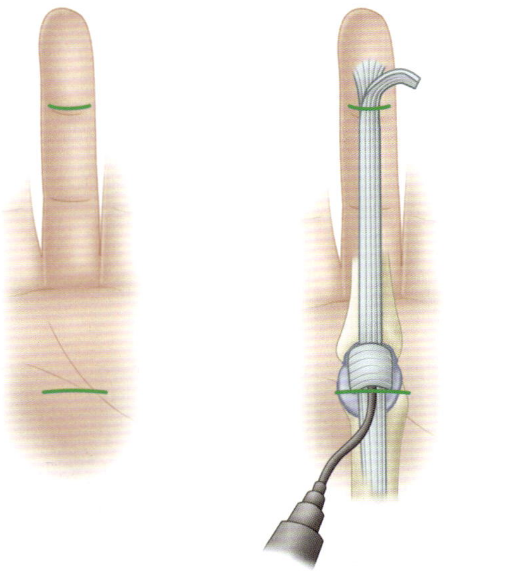

图 79-12 腱鞘炎的闭合冲洗（Naviaser 改良方法）（见手术技术 79-5）

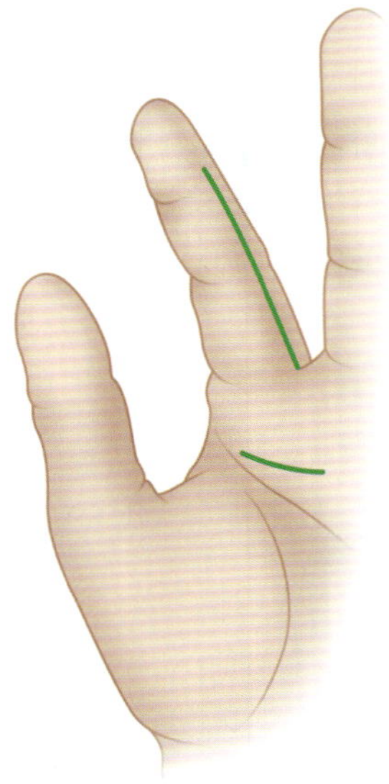

图 79-13 肌腱与腱鞘晚期感染、坏死的切开引流术（见手术技术 79-6）

- 如果拇指和小指屈肌腱受累，分别在腕横纹的近端于屈肌腱上方做纵行切口。
- 应用钝性分离仔细辨别桡侧或尺侧滑囊，清除感染的屈肌腱滑膜组织（下述桡侧和尺侧滑囊感染）。
- 用生理盐水自近侧切口向远侧冲洗。保持伤口开放，用大量敷料包扎手部，夹板固定。

术后处理　术后 36~48 h 后，鼓励患者尽早地主动活动手指。去除绷带检查创口，开始“旋涡水浴”治疗，每日 1~2 次。治疗时与治疗中应鼓励患者进行主动活动锻炼。虽然可以考虑延期缝合，但引流物的消失通常需要很长时间，为了降低感染复发率，只能使伤口二期愈合。

第六节　尺侧和桡侧滑囊感染

尺侧和桡侧滑囊是腕部的屈肌腱鞘（图 79-14）。拇指屈肌腱鞘向近侧延续为桡侧滑囊（图 79-15）。其余四指的屈肌腱鞘从近侧掌横纹，至旋前方肌水平相互交通，然后向远侧延伸成为小指屈肌腱鞘，由此构成尺侧滑囊。两滑囊通常相互交通，感染可自一个滑囊蔓延至另一个滑囊，形成“马蹄形脓肿”。

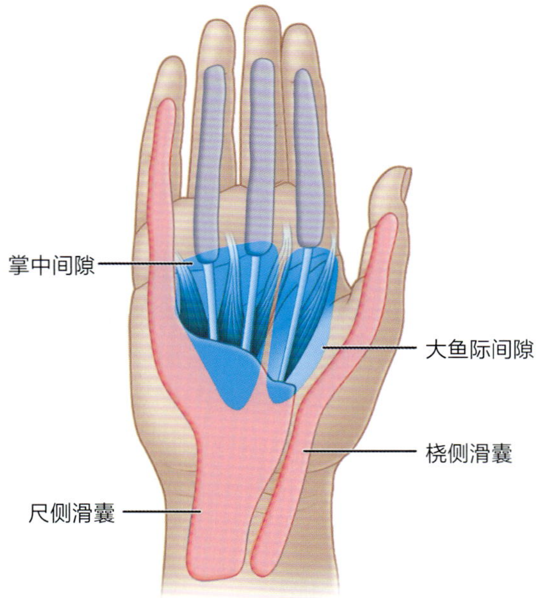

图 79-14　屈肌腱鞘及其向近侧延伸成为桡侧与尺侧滑囊（引自：Neviaser RJ, Gunther SF: Tenosynovial infections of the hand-diagnosis and management: I. Acute pyogenic tenosynovitis of the hand. Instr Course Lect 29: 108, 1980.）

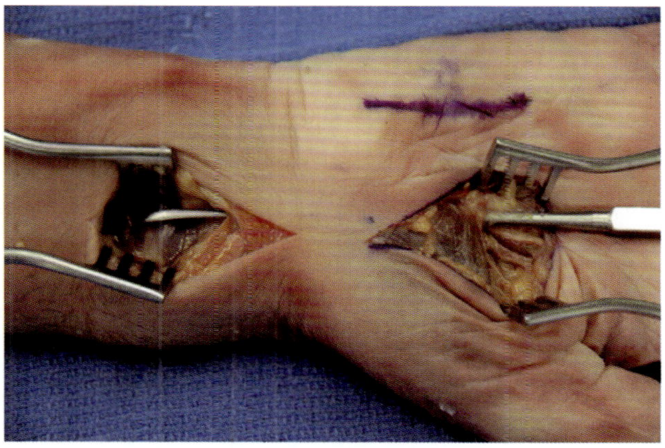

图 79-15　从鱼际肌间隙至桡侧滑囊通过的器械的尸体标本证明感染极易向近端扩散（引自：McDonald LS, Bavaro MR, Hofmeister EP, Kroonen LT: Current concepts. Hand infections, J Hand Surg 36A: 1403, 2011.）

尺侧和桡侧滑囊切开与引流

手术技术 79-7

- 引流桡侧滑囊，首先要沿拇指近节指骨外侧做纵行切口，切开滑囊的远端。
- 自此处插入探针，向近侧插至腕部，在其末端表面做另一个切口。
- 近侧插入 16 或 18 号的聚乙烯引流管，远侧插入橡皮引流条，以备冲洗。
- 再做 1 个手掌切口，按照治疗腱鞘炎的方法，向近侧插入引流管。
- 在小指尺侧切开尺侧滑囊，借助探针帮助在腕关节近侧切开滑囊。如果双侧滑囊均受累，因大多数患者的两滑囊近端相通，所以用尺侧切口引流双侧滑囊可以达到满意的效果。

第七节　化脓性关节炎

一、指间关节感染

手指关节感染通常由手指关节邻近组织感染播散或关节的直接穿透伤引起，血行播散引起较为少见。当发生血行播散时，应找到原发病灶。受累关节通常会出现肿胀、压痛和温度增加，手指通常会处于轻度屈曲位。仔细检查和触诊可发现波动的关节渗液，主动和被动活动关节可引起剧痛。除询问病史、查体及 X 线检查外，还要通过关节穿刺抽液、关节液分析、革兰氏染色及细菌培养确定诊断。自化脓关节抽取的液体通常是浑浊、不透明的，或明显为脓性。关节液的白细胞计数通常超过 50 000/mm^3，最近的研究已经表明，降低细胞计数阈值至 17 500 可将诊断的敏感性增加到 83%。多形核细胞计数通常 >75%，葡萄糖含量低于 40 mg。金黄色葡萄球菌是从化脓的手和腕关节中分离出的常见细菌。

因为化脓性关节炎可导致关节软骨破坏及指骨的骨髓炎，所以一旦确定关节内有脓肿，应按急症处理。如果立即切开引流并给予适当的抗生素治疗，则可延迟或避免关节软骨破坏和骨髓炎的发生。如果关节与邻近的骨质已被破坏并需切除，通过关节融合或骨移植进行重建时，掺有抗生素的聚甲基丙烯酸甲酯链珠是一个有效的辅助手段。为挽救整个手有时可能需要截指。通常这类截指造成的功能损失极小，因为慢性感染的手指基本上已没有功能。对于儿童，为了挽救患手，抗生素、引流及夹板治疗持续的时间应比成人要长。

手指关节化脓性感染切开引流术

手术技术 79-8

- 患者在适当的麻醉下，上气囊止血带并充气，不用驱血。
- 引流掌指关节时，在掌骨头的任何一侧做切口，向远侧牵开伸肌腱扩张部，切开侧副韧带背侧的关节囊，切口大小须保证引流与关节冲洗通畅。
- 保持关节囊与皮肤切口开放。
- 在引流拇指和手指的指间关节以及拇指掌指关节时，可采用关节任一侧的中线切口。避免损伤神经血管束。
- 在手指切口内，切断横向支持韧带，向背侧牵开伸肌腱侧束，向掌侧牵开神经血管束。
- 识别侧副韧带，并在其掌侧与其平行做一纵行切口。
- 分离侧副韧带附属结构并切除一部分。引流关节，送标本做需氧及厌氧菌培养。
- 生理盐水冲洗伤口，并保持伤口开放。
- 使用大量敷料包扎与夹板固定。

术后处理 手部抬高约 24 h，然后更换绷带并开始运动练习，每日换药 1~2 次，并开始漩涡池浴治疗。如伤口清洁满意，可以二期缝合，否则应待其Ⅱ期愈合。

二、腕关节感染

腕关节化脓性关节炎的发病率仍未知，但与其他大关节相比腕关节受累较少。大约 25% 的上肢化脓性关节炎发生在腕部。如同手指一样，腕关节的化脓性关节炎通常是由于邻近感染的扩散直接穿透伤而引起的，血源性感染少见。在大于 60 岁的患者，并存疾病如风湿性关节炎、糖尿病、痛风或假性痛风以及免疫抑制是已知的危险因素。免疫抑制药、皮质类固醇和化疗药也可导致易感染关节炎。金黄色葡萄球菌是最常见的致病菌，其中 MRSA 40%。局部皮肤温度升高、肿胀、压痛、被动活动时疼痛是典型的体征。及时冲洗和手术清创联合适当的抗生素治疗可以预防关节破坏。可以通过一个标准的背侧入路显露关节腔，包括桡腕关节、尺腕关节、腕中关节和下尺桡关节（详见手术技术 69-5 和手术技术 69-6）。也可以使用横向皮肤切口，具有更好的美容效果，但可能无法提供足够的显露。关节镜下冲洗和清创术的疗效类似于开放性手术，但是手术时间和住院时间更短。关节镜下冲洗和清创的禁忌证包括术后感染、骨髓炎、既往的腕部手术、侵犯到腕关节和腕中关节之外的脓液以及关节镜无法涉及的关节。腕节镜技术在第 69 章中描述。据报道，无论是开放手术还是关节镜下手术，围术期（90 天内）的死亡率约为 20%，可能与炎症的严重程度和多发的并发症有关。

第八节 骨髓炎

掌骨、指骨骨髓炎通常由邻近软组织感染、开放性骨折、闭合骨折开放治疗、周围血管疾病、糖尿病和免疫缺陷等引起。手部血源性骨髓炎极为少见。极可能见于免疫功能损害的患者。据报道金黄色葡萄球菌是最常见的致病微生物。适用于长骨的治疗原则，包括引流、静脉输入抗生素及早期制动等治疗原则在此同样适用（见第 21 章）。如果包括 X 线片与放射性核素（锝、镓和铟标记的白细胞扫描）在内的诊断性检查显示有骨感染但无死骨形成，则病程为急性或亚急性，此时要通过针刺抽吸确定病原菌并选择适当的抗生素进行治疗，病灶可能无须切开引流即可吸收。如果针刺抽吸未能确定病原菌，则脓肿切开引流及坏死组织清除可获得足够的培养物，并能保证脓肿减压。如果病程迁延并有死骨形成，则为慢性感染。虽然通过骨干切除术、死骨切除术、外固定、掺有抗生素的聚甲基丙烯酸甲酯的应用及后期骨移植等方法可以保留手指，但由于患指及其他手指出现严重的僵直，因而难以保留手指和手的功能，尤其是成人，除非能够控制感染以保留感染手指与手的满意功能，否则应考虑截指。截指平面应位于病骨近侧的关节。尽管有多种影像方式可供选择，但 MRI 已被作为首选的影像检查，因为它更容易获得、评估可能的窦道、感染程度，并可以鉴别骨和软组织的感染。CT 可能有助于确定慢性骨髓炎可能发生的死骨。

如 X 线片所示，远节指腹的感染可侵蚀远节指骨，尤其是当脓肿深在、位于近侧时（图 79-16）。脓肿引流后骨髓炎病灶将在一定程度上再生，尤其是儿童，这应与有死骨形成的骨髓炎区分（图 79-17）。

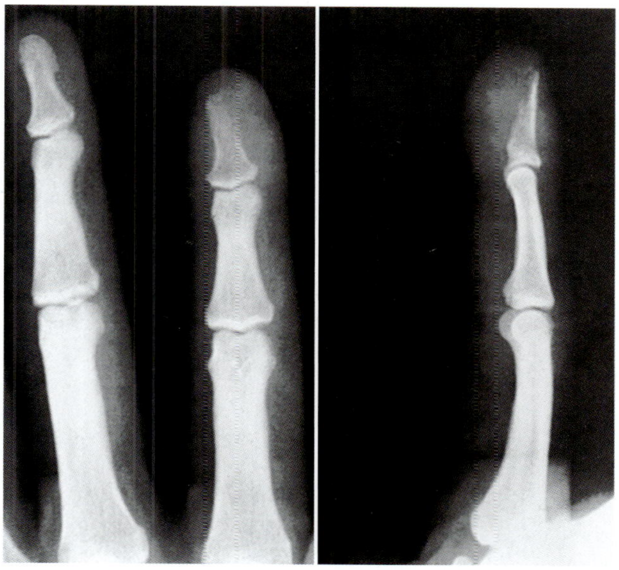

图79-16　指腹感染引起的远节指骨骨炎

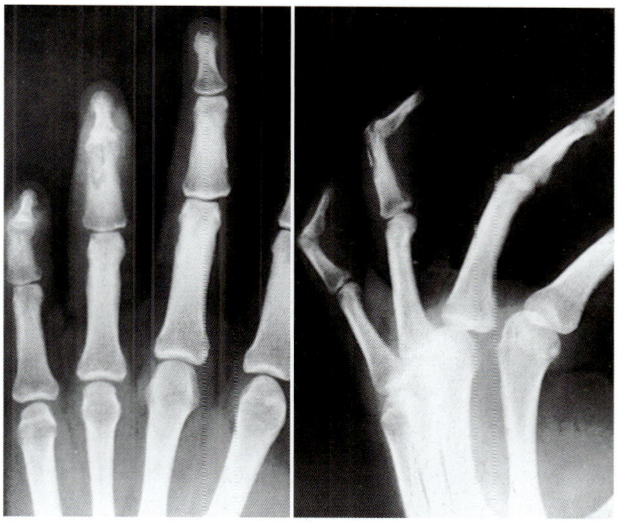

图79-17　中节指骨有死骨形成的骨髓炎

第九节　人咬伤

人咬伤的发生有两种情况。第一种情况是不慎且相对无害的咬伤，包括咬指甲等类似的动作。第二种情况虽然有时为意外，但通常为有意的暴力攻击，包括常见的全层咬伤、咬断以及握紧的拳头击打牙齿所造成的损伤。握拳被牙齿损伤会引起一些与人牙齿伤有关的最严重的感染。损伤往往在第三、四指掌指关节处。虽然可见到掌骨颈骨折，但是 6%~59% 的患者发生软骨与骨软骨骨折。在手部接种致病菌的可能性很大，这是因为在人的口腔正常菌群中已找到了 42 种不同的菌种。虽然许多文献证明金黄色葡萄球菌是最常见的感染细菌，其次是链球菌，但是已有人在 24 例患者中发现 α-链球菌是最常见的单独致病菌。已发现的其他病原体包括腐败杆菌、微球菌、梭形芽孢杆菌、螺旋体及奈瑟菌。已有报道称患者就诊前常有平均 2.5 天的延误，而且通常不合作。已报道感染引起的并发症包括骨髓炎、骨折、疼痛、永久性关节强直、关节炎、截指、败血症及死亡。并发症的发生率是 25%~50%。

通过对握拳时牙齿所造成损伤的认识，能最好地理解厌氧菌进入关节内的机制。当伸指时，随着被牙齿撕裂的肌腱滑向近侧，损伤的关节被关闭（图 79-18）。这为带入的细菌提供了一个厌氧的生长环境。

一般情况下，如患者的掌指关节表面有小的裂口，无论患者是否提供了被咬伤的病史，均应假设是牙齿造成的损伤。应拍 X 线片以排除骨折和异物，并探查伤口以排除关节内损伤。部分作者观察到：伤后 24 h 内就诊的患者通常无脓毒症征象，因此关节探查、拭子培养（需氧菌与厌氧菌，特别是腐败杆菌）、抗生素治疗及密切观察通常已足够了。一些医生建议咬伤患者住院治疗。伤后超过 24 h 才就诊的患者可能有明确的脓毒症症状与体征，因而可能需要开放关节引流冲洗、密切观察（通常是在医院内完成）及静脉输注抗生素。被咬伤感染超过 8 天的患者，有 18% 的概率需行截指治疗。此时通常建议使用如下抗生素，包括青霉素 G、氨苄西林、羧苄西林，或针对腐败杆菌感染的四环素和治疗葡萄球菌感染的先锋霉素。选择抗生素时应熟悉耐药菌的流行情况。36~48 h 后可根据细菌培养与药敏实验结果更换抗生素。预防破伤风，保持

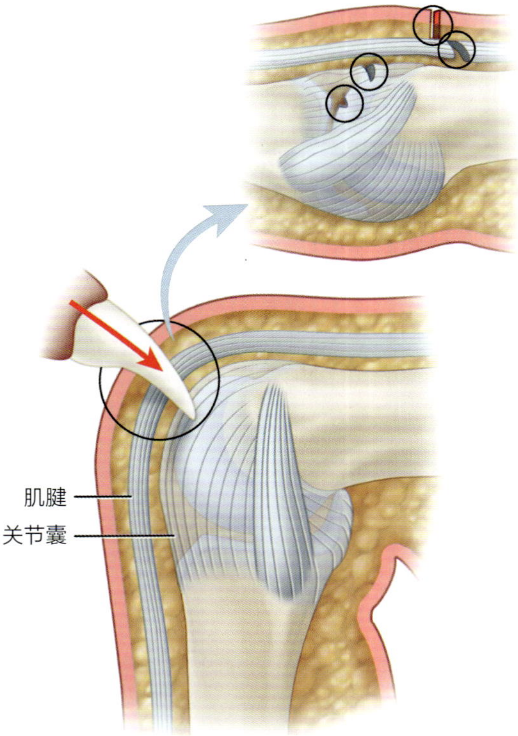

图 79-18 当掌指关节屈曲时，牙齿刺透皮肤、肌腱与关节囊。当关节伸直时，这些组织移动到其他的部位，形成了细菌接种性的闭合性关节内损伤

伤口开放。

如果愈合进程满意，引流 24 h 后可开始运动锻炼。用肥皂与清水每日清洗伤口，通常能够保证伤口清洁。患有其他疾病如糖尿病及使用皮质激素的患者，伤口的愈合和最终的痊愈可能会延迟，并可引起某些上述的并发症。根据感染病程，通常给予 7~10 天的抗生素治疗。

第十节 动物咬伤

手部狗咬伤可为穿刺伤，表浅或深部的撕裂伤，通常犬类口腔内的细菌有：金黄色葡萄球菌、草绿色链球菌、类杆菌和巴斯德菌；这些细菌大多数对青霉素敏感。在狗咬伤的伤口愈合过程中在应用抗生素的同时要联合应用破风伤抗毒素。深部创口应清创、清洁、冲洗并保持开放以备二期缝合。伤口清彻底清洁、皮缘清创并用大量生理盐水彻底冲洗后，大部分较表浅的撕裂伤可疏松地缝合。

猫咬伤常为刺伤。可能导致严重的感染从而需要住院治疗。根据观察的 193 例手部猫咬伤患者，有 30% 的患者需住院治疗，平均住院日为 3 天。在猫咬伤的伤口中常能分理出败血性巴斯德菌，通常对青霉素敏感。如果伤口较小或表浅，治疗可采用清洗和观察的方法。如果猫咬伤较深，用刀片将牙痕连通切开以保证伤口得到彻底的清创和冲洗。严重损伤的伤口要保持开放，表浅的伤口可疏松地缝合。克拉维酸阿莫西林是经验性抗生素治疗的常用选择。全身毒性体征、感染快速发展、对深部感染的担忧、患者无法耐受口服治疗或口服治疗无效，这些情况都是需要静脉使用抗生素治疗的指征。

第十一节 其他感染和特殊感染

一、疱疹感染

1909 年，Adamson 首先报道了单纯疱疹。它通常类似于化脓性感染，常累及甲沟，但也可累及手掌，一般位于掌指关节以远。最常发生于拇指和示指。手部感染最常见的是单纯疱疹 Ⅰ、Ⅱ 型病毒。病变开始表现为肿胀、疼痛及水疱形成。大约 2 周后小水疱形成溃疡。再过 7~10 天小水疱干燥并愈合，但由于病毒的播散可使病灶在其后的 12 天左右仍具有传染性（图 79-19）。据报道该病的复发率为 20%。原发感染确诊的实验室方法有病毒培养、Tzanck 及其他的涂片和染色、血清学试验。通过疱疹抗体滴度测定可确定诊断。该病毒常见于从事口腔或呼吸系统护理的人群中，例如口腔清洁和治疗人员。可伴有腋窝与肱骨内上髁淋巴结肿大及前臂

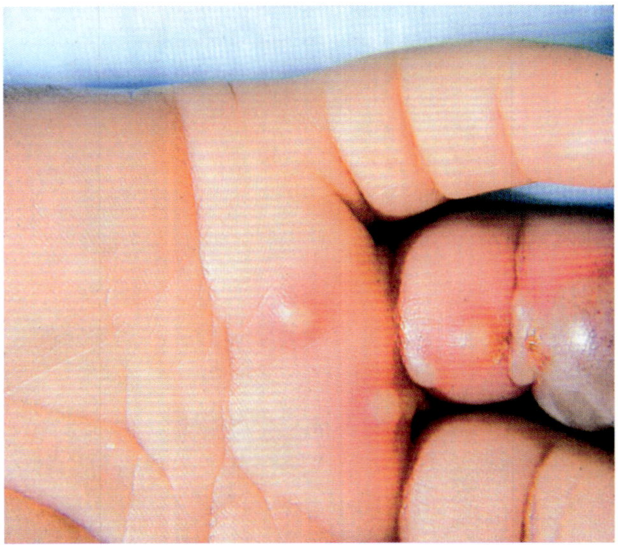

图 79-19 疱疹破溃是疱疹典型的感染途径（引自：McCarthy JJ, Dormans JP, Kozin SH, Pizzutillo PD. Musculoskeletal infections in children, J Bone Joint Surg 86A: 850-863, 2004.）

淋巴管炎。应保持病灶清洁，防止细菌感染。目前一般采用药物治疗，包括对部分患者使用阿昔洛韦（无环鸟苷）。虽然切开引流通常不适于疱疹感染，但是在伴有化脓感染并且形成脓肿时可能需要切开引流。他们治疗中增加了静脉输入抗生素和阿昔洛韦（无环鸟苷）。

二、药物成瘾者的感染

静脉注射药物更可能出现 MRSA 组织感染。缺乏对皮肤及注射用品的消毒是大多数与静脉药物滥用有关的感染原因。虽然感染可能以败血症的形式出现，但通常因皮下渗出而表现为局限感染。根据感染的深度与部位，将这类手部感染分为 4 型。1 型感染位于皮肤与皮下组织，通常在手指的背侧。2 型感染侵及指伸肌腱，也可累及骨膜与骨。3 型感染累及屈指腱鞘，预后最差。4 型感染包括动脉注射后遗症，如手指的疼痛与坏死。背侧肿胀可能因慢性淋巴水肿和纤维化所引起，而不是因为感染。治疗包括住院、积极地切开、引流与清创、需氧菌与厌氧菌培养、大量冲洗、保持伤口开放、夹板固定、每日多次换药、静脉输注敏感抗生素及逐渐进行手部康复锻炼。

三、获得性免疫缺陷综合征患者的感染

获得性免疫缺陷综合征（acquired immunodeficiency syndrome，AIDS）或 AIDS 相关综合征患者的手部感染可能出现非典型表现与感染病程。此时疱疹可能比一般情况下毒性更大，不能自行愈合，可行静脉输入抗病毒药物治疗。背侧细菌性脓肿早期引流治疗无效并演变为骨髓炎。

四、坏死性筋膜炎

在 19 世纪末期，坏死性筋膜感染称为“医院性坏疽”。其他一些称谓也在应用，直到 1952 年 Wilson 应用“坏死性筋膜炎”。坏死性筋膜炎通常是描述软组织的链球菌感染。然而，一些严重的感染是由链球菌和厌氧菌及需氧菌联合引起的。根据致病菌的种类将这些感染分为 4 种类型。1 型感染是指非 A 组链球菌与厌氧菌或兼性厌氧菌共同引起；2 型感染是指 A 群链球菌单独或与一种葡萄球菌共同引起。3 型感染可能是由革兰氏阴性、与海水相关的生物体引起的，如弧菌。最后，4 型是一种真菌感染，通常是念珠菌或接合菌属，发生在严重创伤或免疫功能低下的患者中。

虽然通常与创伤因素如开放骨折、撕裂伤、挫伤、皮肤脓肿、激素注射、昆虫咬伤、烧伤和冻伤有关，但坏死性感染也可发生在无明显创伤的情况下。患有 AIDS 或化疗引起免疫抑制的患者易患坏死性感染。有糖尿病、周围血管疾病、酒精中毒、静脉吸毒、多发性骨髓瘤、盘状狼疮、迟发性皮肤卟啉症病史的患者患病风险也可增高。一项系统的回顾性研究表明，静脉注射吸毒史、吸烟史、外伤病史为最常见的危险因素，而糖尿病为常见的并存疾病。尽管在坏死性感染的病程初期皮肤可无异常，但其病程进展迅速，从充血、肿胀伴有疼痛的皮肤脓肿可发展到严重的非凹陷性水肿。数天后可出现皮肤大水疱和蓝斑，但不一定出现淋巴管炎和淋巴结病变。同样，白细胞和体温可能是正常的。据报道，白细胞多于 15 400/mm^3，血清钠水平低于 135 mmol/L，对于该病诊断的敏感性为 90%，特异性为 76%，阴性预测值为 99%，阳性预测值为 26%。X 线片检查可显示皮下积气。计算机断层扫描（CT）识别坏死性筋膜炎的敏感性为 100%，特异性为 81%，阳性预测值为 76%，阴性预测值为 100%。磁共振成像（MRI）检查对于诊断该病是没有帮助的，甚至可能影响诊断，因为坏死性筋膜炎的很多表现与其他软组织感染的表现是相同的。

病变起自皮肤和皮下组织，坏死性感染沿筋膜平面扩散，使筋膜液化，厌氧菌感染时可出现呈粪臭味的稀薄渗出液。虽然出现皮肤挫伤和不规则坏死，但是筋膜受累的范围要超过皮肤病变区域，而且由于细菌扩散到肌肉可引起肌肉坏死。一旦形成肌肉坏死，坏死性筋膜炎迅速扩散。在上肢向近端可扩散到胸壁，其死亡率高达 75%。同时手指血管的闭塞可导致坏疽，同样坏死性筋膜炎也可并发肝、脾、脑和肺的脓肿形成，弥散性血管内凝血，脓毒性休克和死亡。该病的死亡率为 23%~76%，主要原因是合并器官衰竭和败血症。延误诊断和不恰当的治疗可显著增加死亡率。坏死性筋膜炎实验室风险指标（Laboratory Risk Indicator for Necrotizing Fasciitis，LRINEC）评分已用于帮助临床医生诊断坏死性软组织感染（表 79-4）。当评分 ≥ 6 分时，阳性预测值为 96%。该评分尚未显示与疾病严重程度或预后相关，但可能有助于排除坏死性筋膜炎。最终的诊断仍然是临床上的，对于不明确的病例需要

表 79-4

LRINEC 评分（坏死性筋膜炎的实验室风险指标）

变量	β	得分
C 反应蛋白 <150	0	0
>150	3.5	4
白细胞总数（细胞 /mm^3）<15	0	0
15-25	0.5	1
>25	2.1	2
血红蛋白水平（g/dl）<13.5	0	0
11-13.5	0.6	1
<11	1.8	2
血钠值（mmol/L）≥ 135	0	0
<135	1.8	2
肌酐值（mcg/L）≤ 141	0	0
大于 141	1.8	2
血糖（mmol/L）≤ 10	0	0
大于 10	1.2	1

引自：Wong CH, Khin LW, Heng KS, Tan KC, Low CO: The LRINEC（Laboratory Risk Indicator for Necrotizing Fasciitis）score: a tool for distinguishing necrotizing fasciitis from other soft tissue infections, Crit Care Med 32: 1535, 2004.

积极治疗。

迅速明确软组织的扩散范围对成功治疗很有帮助。几项研究明确显示，从诊断到首次清创所间隔的时间是影响预后的首要因素，24 h 内进行清创的存活率为 93%，而 48 h 才进行清创的降低至 75%。扩大清创坏死组织，尤其是清除液化的筋膜很重要（图 79-20）。从病变最严重的区域切取组织进行厌氧细菌培养。延长切口可保护皮瓣并降低损伤下方可成活组织的风险。伤口应保持开放，并根据伤口的情况 24~48 h 后将患者送至手术室内检查伤口和再次清创。一旦所有坏死组织完全清除，感染得到控制，呈现健康的肉芽创面，可应用直接缝合、皮肤移植或皮瓣转移闭合创面。为清除坏死组织和控制感染，有时需要截肢。据报道，坏死性筋膜炎患者的截肢率为 18%~28%。

在细菌培养未出结果时，革兰氏染色有助于初期抗生素的选择。建议静脉使用广谱针对葡萄球菌和链球菌感染的抗生素（头孢菌类），针对厌氧菌的青霉素，治疗革兰氏阴性菌感染的庆大霉素。熟悉青霉素耐药菌的流行情况及感染科医师的协助有助于确定最适宜的抗生素治疗方案。

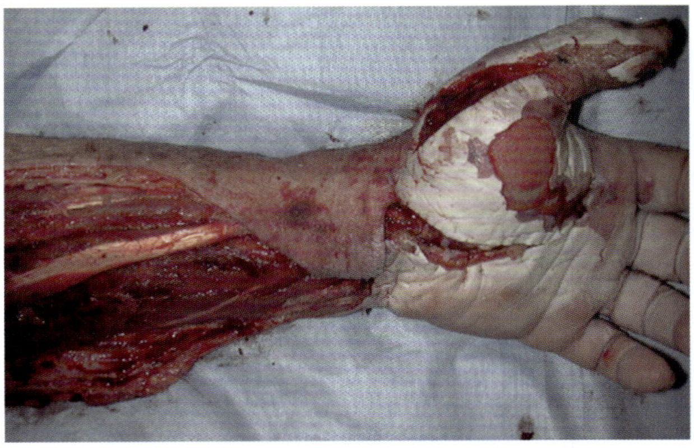

图 79-20 78 岁坏死性筋膜炎患者。早期积极地采取一系列广泛的外科清创、负压引流，以及二期的延迟闭合伤口的处理来保留肢体（引自：McDonald LS, Bavaro MR, Hofmeister EP, Kroonen LT: Current concepts. Hand infections, J Hand Surg Am 36: 1403, 2011.）

静脉高营养对伤口愈合和抗感染有益。高压氧治疗或许对难治性厌氧感染有帮助。

五、气性坏疽（梭状芽孢杆菌性肌坏死）

气性坏疽虽然极少见，但一旦发生，则威胁到生命和肢体。1947 年，Altmeier 和 Furste 报道气性坏疽的发病率估计在 0.03%~5.2%。在美国每年有 1000~3000 病例。在 19 世纪晚期，首先在美国、德国和法国分离出了产气荚膜梭状芽孢杆菌，这是一种与气性坏疽关系最为密切的致病微生物。其他梭状芽孢杆菌属微生物也产生毒素并与气性坏疽有关。据估计，在 85% 的气性坏疽中可检查到非梭状芽孢杆菌。在周围环境和人的黏膜中很容易发现梭状芽孢杆菌，该细菌为厌氧性腐生革兰氏阳性杆菌，在坏死组织和血液及低氧浓度条件下生长旺盛，其孢子活跃并产生多种毒素。梭状芽孢杆菌产生的毒素包括 α 毒素（肌坏死和溶血）、θ 毒素（溶血和心脏毒性）、κ 毒素（胶原酶）、ν 毒素（脱氧核酸酶）和 μ 毒素（透明质酸酶）。毒素可引起肌肉、脂肪和皮下组织的坏死并产生硫化氢和二氧化碳。在实验室中分离梭状芽孢杆菌状微生物需要厌氧环境和含有还原剂的培养基（巯基乙酸钠）。

虽然经常发生在开放性骨折中，但气性坏疽也可发生于闭合性骨折。碾挫伤，泥土污染和污染伤口的初期闭合为气性坏疽的主要发病因素。其他易感因素有手术、免疫抑制、异物刺伤、慢性水肿、休克和需氧菌感染。已描述有 3 种类型的梭状芽孢杆菌感染：1 型为微生物培养梭状芽孢杆菌阳性但无临床感染症状；2 型为梭状芽孢杆菌蜂窝织炎，感染组织产生腐臭气体但无全身感染；3 型为梭状芽孢杆菌性肌坏死，并有严重的全身感染。

气性坏疽的发病和临床进展很快。肢体迅速出现水肿，剧烈且逐渐加重的疼痛，软组织积气在早期 X 线可发现，24 h 内可触摸到（图 79-21），轻度发热，心动过速，并在感染早期出现焦虑。在感染发生后的最初数天内发生肌肉坏死，随后出现肢体水肿，皮肤出血性大疱和小疱及恶臭脓性引流液。进一步发生全身性败血症，出现溶血、肾衰竭和感染性休克，总计死亡率可达 19%，其中 5% 的病例合并肢体创伤后梭状芽孢杆菌性肌坏死。

对梭状芽孢杆菌性感染的患者要密切监视有无出现溶血和肾衰竭。对于发生感染性休克的严重患者，气管插管和加强支持疗法很重要。对易感染梭状芽孢杆菌的伤口进行适当处理，包括迅速而彻底地清创所有开放伤口，尤其是开放骨折，要视具体情况，每 24~48 h 重复进行清创。对引流物或清创组织的革兰氏染色通常对确诊梭状芽孢杆菌感染有帮助。初期应将坏死的皮肤、皮下组织、肌肉和骨组织清除。对活力可疑的组织要保留并在随后清创时再次检查。极严重病例可能需截肢。对已确诊和可疑的感染组织，包括截肢残端，应开放伤口直至控制感染。

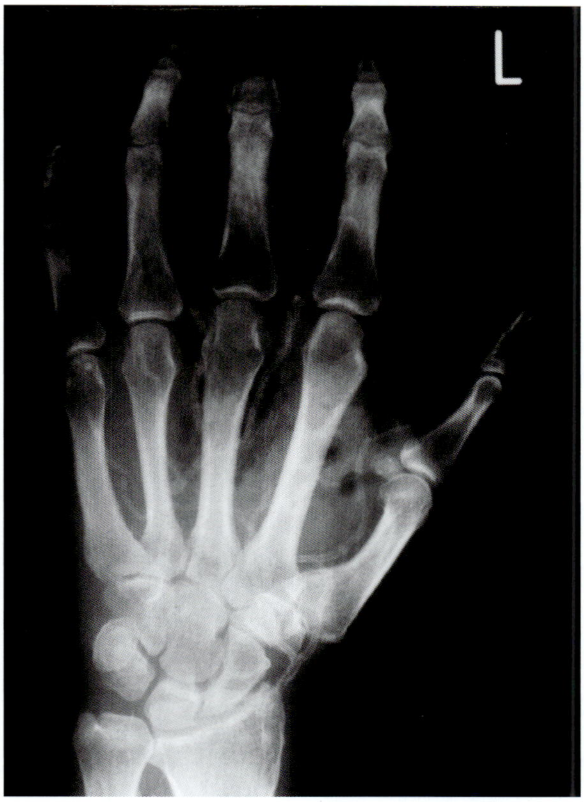

图 79-21　左手气性坏疽在 X 线片下的表现 (From Goyal RW, Ng ABY, Bale RS: Case report: bilateral gas gangrene of the hand-a unique case, Ann R Coll Surg Engl 85: 408, 2003.)

感染科专家的协助对决定合适的抗生素治疗有益。对简单的开放骨折患者应给予头孢类药物；对伤口大而污染严重或油污污染的患者应给予头孢类和氨基糖苷类抗生素；对有碾挫伤、农场污染，尤其是革兰氏染色阳性菌感染的患者应给予青霉素，头孢类和氨基糖苷类抗生素。虽然高压氧治疗存在争议，但有些报告认为是一种有效的辅助治疗。对于急性感染病例，应用 2.0~2.5 氨曲南，每日 3 次，对稳定因梭状芽孢杆菌感染截肢患者的病情有益。

六、分枝杆菌感染

（一）结核

最常见的手部结核分枝杆菌感染形式为结核性腱鞘炎（图 79-22）。通常表现为广泛的手掌部“结节”，它可在腕管内压迫正中神经。虽然手部结核

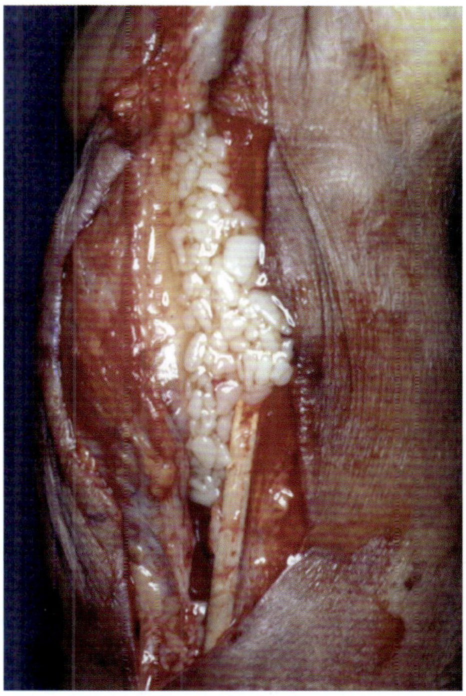

图 79-22　结核性腱鞘炎的临床表现为复合的手掌腱鞘囊肿和腕管综合征。注意多发的米粒样小体（引自：Al-Qattan MM, Al-Namal A, Al-Thunayan A, Al-Omawi M. Tuberculosis of the hand.J Hand Surg Am 36: 1413, 2011.）

不常见，但当遇到无法解释的腱鞘炎时，应考虑到结核，应进行组织培养与标本检查，寻找结核杆菌。通常建议抗结核药物治疗与腱鞘切除同时进行。结核杆菌同样可以骨髓炎、化脓性关节炎的形式侵及手指与腕部的骨骼。当手及腕部骨骼和关节受累时，常用的治疗包括骨与关节的病灶清除术和关节融合术。在有些结核感染的患者抗结核药物和根治性手术治疗无效，常需截肢。

（二）非结核性分枝杆菌感染

最常见感染手部的非结核性分枝杆菌是海分枝杆菌与堪萨斯分枝杆菌。偶发分枝杆菌、龟分枝杆菌及其他分枝杆菌手部感染的报道极少。海分枝杆菌与堪萨斯分枝杆菌可引起皮肤、腱鞘及深部组织的感染。

任何愈合差的手部溃疡应该用 Lowenstein-Jensen 培养基，在 30℃和 37℃下进行海分枝杆菌培养。对于这类细菌，皮肤试验不如诊断结核那样可靠。感染早期常与痛风及类风湿关节炎相混淆，几乎所有报告的病例均有激素注射史。在游泳池或鱼缸周围常可发现此类细菌，因此又称为“游泳池肉芽肿”,此菌可感染开放的伤口或擦伤。它可侵及骨、关节、滑膜或皮肤（图 79-23）。

当存在的慢性滑膜炎而明显不是类风湿病变，堪萨斯分枝杆菌感染的表现与前者基本相同，尤其是在仅有一个手指或关节受累时，应考虑为该菌感染。一例典型的病例表现为，因正中神经受压已行腕部滑膜切除术的患者，仅数周后随访发现肿胀复发，正中神经再次受压。也可能出现一个慢性愈合的窦道。因此，当遇到持续性或复发性腕或指的滑膜炎时，应怀疑分枝杆菌感染。一份 166 例患者海水分枝杆菌感染造成手部腱鞘炎的研究显示，约 60% 的患者由于早期诊断错误未及时就诊，到手外科医生就诊时已出现关节僵硬和屈曲挛缩。在局部抽吸进行常规细菌培养时，亦应申请真菌及结核菌培养。因分枝杆菌生长缓慢，数周后方能得到结果。MRI 检查的改变与腱鞘炎相似，但是米粒样小体可被误认为滑膜性软骨瘤病。

治疗采用滑膜切除或其他切除手术，这既是治疗手段也是诊断手段。如果诊断仍未明确，标本要送细菌学与组织学检查进行细菌鉴定。当诊断明确时，开始使用恰当的抗生素治疗。感染科的会诊通常是有帮助的。

麻风分枝杆菌，或称汉森病，在手部也有表现。这种情况会影响皮肤和周围神经。尽管这种细菌在美国西南部是由蜥蜴携带的，但它在发展中国家最流行。诊断由临床体征确定，并经皮肤活检证实。这三个主要征象是：①色素减退的皮肤病变，②皮肤贴片样感觉麻木，③粗大、柔软的周围神经。感觉异常和运动瘫痪是随着神经功能的下降而发展的。患者也可能出现四肢无痛伤口、溃疡或烧伤。尺神经功能障碍是一种常见的表现。根据宿主的免疫能力，有一系列的疾病。内科治疗包括氨苯砜、利福平或氯法齐明。肌腱移位或肌挛缩松解对于晚期神经功能障碍的患者可能是必要的，而对于病情较轻的患者可以考虑神经减压术。

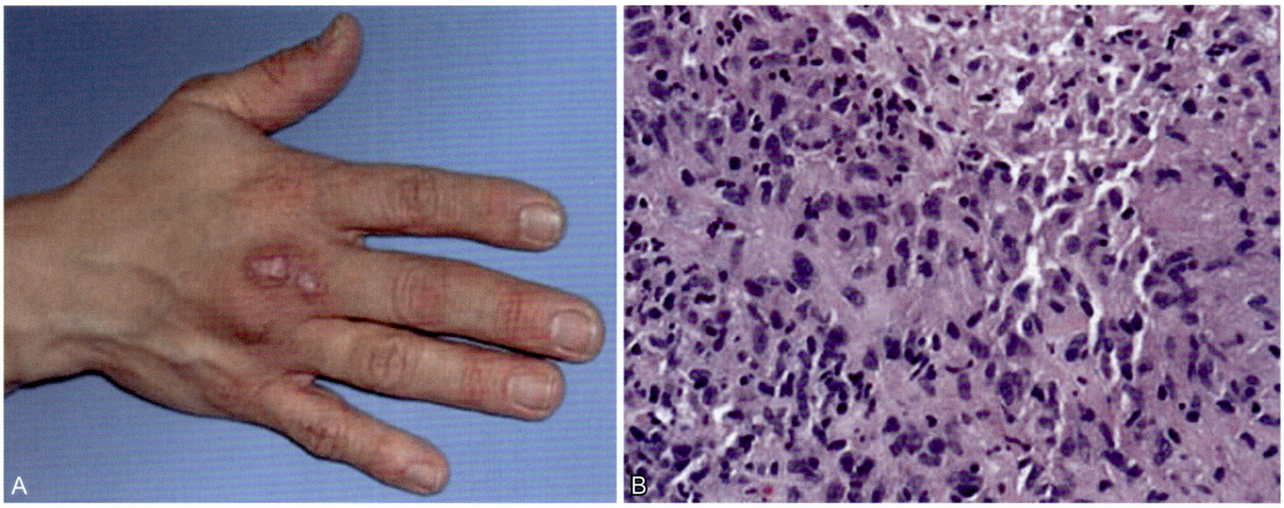

图 79-23 A. 海水分枝杆菌感染引起的手背部的 3 个红色、有压痛的外生性结节；B. 病理检查可见化脓性炎症及有中心坏死的肉芽肿性炎（引自：Cassetty CT, Sanchez M: Mycobacterium marinum infection, Dermatol Online J 10: 21, 2004.）

表 79-5

手部皮下和深部真菌感染的临床特点和临床表现

感染类型	临床特点和临床表现
淋巴皮肤孢子丝菌病	沿淋巴管出现多发结节（生存在淋巴系统）
暗色真菌感染	均生存在皮下组织
真菌瘤	皮肤和皮下组织的慢性炎症性肿块并有窦道形成和颗粒样渗出
暗色丝孢霉病	局部多发皮下肿块和微小脓肿
着色真菌病	局部皮下肿块和疣状表皮
深部念珠菌病	慢性关节炎或腱鞘炎（生存在滑膜中）
侵袭性曲霉病	坏死性溃疡或肌肉坏死（软组织坏死）
毛霉菌病	侵袭真皮下血管从导致皮肤坏死，其次是入侵的主要血管（生存在血管为）
隐球菌病	腱鞘炎或骨髓炎（生存在滑膜中或骨内）
深部分枝孢菌病	部位多变（关节，滑囊，骨，肌肉，肌腱滑膜）。米样小体在腱鞘疾病中常见
环孢子菌病	长骨末端和骨性突起部位的骨髓炎 可有双侧受累（生存在红骨髓内）
组织胞质菌病	肉芽肿性腱鞘炎（类结节病）
深部芽生菌病	通常表现为骨髓炎，可能为类肉瘤样改变（类肉瘤）

引自：Al-Qattan MM, Helmi AA: Chronic hand infections. J Hand Surg 39: 1636, 2014.

七、真菌感染

肢体的真菌感染的临床表现有 3 种类型：①皮癣菌引起的皮肤感染；②皮下感染；③深部或全身感染。手部真菌感染的临床表现可能与其他疾病相似，如肿瘤，手外科医生应了解这些感染的临床特征，以确保早期诊断和治疗（表 79-5）。临床怀疑的诊断可以通过氢氧化钾制剂、真菌培养或组织病理学和分子聚合酶链反应检测等技术来确认。浅表皮肤感染的治疗通常包括局部抗真菌药物（咪唑、托萘酯、环吡喃和布替萘芬）。引起的深部或全身感染包括：孢子丝菌病、足分枝菌病、组织胞质菌病、球孢子菌病及芽生菌病；这些感染通常发生在免疫功能低下的宿主，预后很差。表 79-6 总结了这些深度感染。除适当的药物治疗外，屈肌腱或伸肌腱腱鞘炎、真菌性关节炎与骨髓炎都需要手术治疗。

八、坏疽性脓皮症

坏疽性脓皮症是进展迅速的皮肤溃疡，易于与感染相混淆，并常导致手术治疗的失败。该病可伴随如溃疡性结肠炎等系统性疾病。在这种情况下应该避免手术。治疗通常包括局部应用类固醇或全身免疫抑制药物治疗更严重的疾病，但没有明确的指南来定义最佳治疗方案。皮肤科医师的协助会诊有助于避免不必要的手术治疗。

表 79-6

全身和局部真菌感染的流行病学、诊断和治疗

组织	危险因素或流行病学	诊断	治疗
组织胞浆菌病	俄亥俄州和密西西比河流域	活检：格罗科特银染，大圆形单细胞孢子 血清学：补体结合试验培养：通常为阴性	手术 + 内科 (酮康唑或伊曲康唑或静脉注射两性霉素 B)
毛霉病	受污染的创面，糖尿病，免疫功能受损	临床：黑色皮肤焦痂扩大，坏疽 活检：组织散在坏死区，KOH 染色菌丝 90° 培养：不到一半阳性	早期根治性清创 + 大剂量静脉注射两性霉素 B
孢子丝菌	土壤，玫瑰刺	活检：雪茄形 (窄基) 芽殖酵母 培养：生长可延迟长达 8 周皮肤	表皮：伊曲康唑 深部：手术 + 静滴两性霉素 B
球孢子菌病	美国西南部，圣华金河谷	活检：非干酪性肉芽肿、特征性球体和菌丝 血清学：补体固定	外科 + 内科（氟康唑或伊曲康唑或Ⅳ两性霉素 B）
酿母菌病	俄亥俄州和密西西比河流域	活检：高碘酸 - 希夫染色，银染，大的宽基芽孢	内科（酮康唑或伊曲康唑）± 外科
隐球菌	鸽粪，免疫受损	活检：包裹，卵圆形酵母 血清学：隐球菌抗原滴度 培养：在 48 h 内生长	氟康唑或伊曲康唑或氟胞嘧啶或静滴两性霉素
曲霉菌病	免疫受损（烧伤、伤口、Ⅳ部位）	临床：出血性水泡或坏死性溃疡 活检：KOH 中大量真菌菌丝 培养：组织标本生长（血培养通常为阴性）	早期根治性清创 + 伏立康唑

修改自：Chan E, Bagg M: Atypical hand infections, Orthop Clin North Am 48(2): 229, 2017.

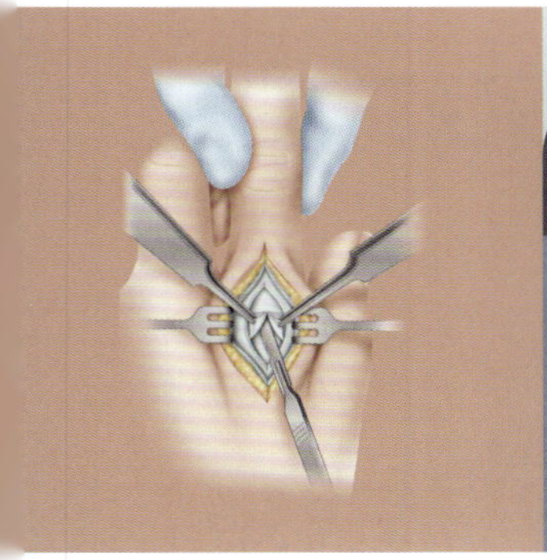

第 80 章

先天性手部畸形

著者： Benjamin M. Mauck

译者： 李连华　张志成　竺　枫　蔡晓明（第 13 版：陈　宏　竺　枫　蔡晓明）

审校： 张建政（第 13 版：高伟阳　王　珑　周宗伟　金志成）

第一节　处理原则

人们很早就认识到先天性手异常治疗非常困难。Milford 观察到“即使是相似的手部异常，也不一定都适用同一个标准化的手术方法”。

对于手部先天畸形的治疗可以在新生儿期或儿童发育期进行。畸形可表现为单侧或双侧；可能是一个独立的疾病，也可能是某一畸形综合征或骨骼发育异常中的一个临床表现。手外科医师的早期评估通常是有价值的，但这种早期评估并不是急于治疗，而是帮助父母解决他们所关心的问题。父母通常对手部外形、未来手的功能、和同胞弟妹中会发生类似畸形的可能性等问题感到担忧；他们也可能会为此感到内疚。为解答好父母的疑问，尽可能地减少他们的焦虑，医生不仅要熟知每种畸形的遗传方式，还要熟知其较好的治疗方案和预后。本章虽然是讨论各种畸形的手术和非手术治疗方法的具体问题和适应证，但仍应牢记儿童对畸形有强大的代偿功能。

第二节　发生率和分类

手部先天畸形的种类很多，畸形不同，在功能和外形上对患者和父母造成的影响也不同。手部先天畸形的发生相对罕见，最近的流行病学研究显示发生率未发生明显变化，在出生活婴中的发生率为 5.25/ 万 ~19/ 万，其中多达 2/3 的患者同时合并有其他的先天缺陷。先天上肢异常的活婴儿 1 年死亡率为 14%~16%。因此，早期识别相关综合征并进行适当的检查非常重要。最常见的手部异常有并指、多指、先天性截肢、屈指畸形、斜指畸形和桡侧手畸形（表 80-1 和表 80-2）。大约 10% 上肢先天异常患者有明显的美容或功能缺陷。

Oberg 等于 2010 年提出的 Oberg-Manske-Tonkin（OMT）分类系统。寻求提供更新的分类系统。该分类系统综合了当前胚胎学分子层面的研究基础及病理学研究进展。OMT 分类系统将先天性畸形分为 3 组：畸形、变形和发育不良。畸形进一步依据形成轴及分化轴进行细分，并区分形累及手还是整个肢体。OMT 分类系统于 2014 年被国际手外科学会联合会（International Federation of Societies for Surgery of the Hand，IFSSH）采用，作为新的先天性畸形通用分类系统。该分类系统在儿科手外科医师中表现出良好的观察者内和观察者间的可靠性（框 80-1）。

第三节　胚胎学

从妊娠第 26 天开始，手臂在体侧壁上以小组织芽的形式出现，上肢芽形成仅比下肢芽早 24 h。正常肢芽生长和发育有 3 个明确的信号中心，各信号中心之间有着非常复杂和相互协调的联系。每个信号中心负责自己的成长轴，但也可以与剩余的中心交互影响遗传表达。在这种协同作用下形成了一个合适的功能性肢体。外胚层顶嵴（apical ectodermal ridge，AER）是近端到远端生长的主要信号中心。它的位置在肢芽的顶端或尖峰。成纤维细胞生长因子（fibroblast growth factor，FGF）家族影响外胚层顶嵴的活性，并能影响分化核的活

表 80-1
手部原发畸形的分布（按发病率降序排列）

畸形类型	病例数	百分率（%）
并指	443	17.5
多指（总计）	361	14.3
桡侧多指	162	6.4
尺侧多指	130	5.2
中央多指	69	2.7
缺如（总计）	179	7.1
手 / 指缺如	77	3.0
臂 / 前臂缺如	75	3.0
腕缺如	27	1.1
屈指畸形	173	6.9
斜指畸形	142	5.6
指短缩	131	5.2
桡侧球棒手	119	4.7
中央缺如	99	3.9
拇指发育不全	90	3.6
末端并指	83	3.3
扳机指	59	2.3
Poland 综合征	56	2.2
Apert 综合征	52	2.1
带状挛缩	51	2.0
肌内肌腱缺如	49	1.9
Madelung 畸形	43	1.7
拇指缺如	34	1.4
尺侧指 / 掌骨缺如	31	1.2
尺侧发育不良	31	1.2
尺、桡骨骨性连接	29	1.2
尺侧球棒手	25	1.0
三节拇指	21	0.8
全手发育不良	21	0.8
巨指	21	0.8
海豹肢畸形	19	0.8
拇内收畸形	18	0.7
桡侧发育不良	17	0.7
并指骨畸形	13	0.5
其他	115	4.6
总计	2525	100.0

（引自：Flatt A: The care of congenital hand anomalies, St Louis, 1977, Mosby）

表 80-2
横滨患者的诊断

畸形类型	病例数	百分率（%）
并指	23	10.1
多指	65	28.6
短指	19	8.4
短指并指	10	4.4
并指骨畸形	1	0.5
环状挛缩	3	1.3
缺指	–	–
裂手	12	5.3
缺指并指	17	7.5
缺如	16	7.0
细指	5	2.2
漂浮拇指	5	2.2
拇指发育不良	3	1.3
五指手	2	0.9
单指	1	0.5
漂浮小指	1	0.5
第五掌骨缺如	1	0.5
巨指	3	1.3
斜指畸形	3	1.3
球棒手	14	6.1
海豹肢畸形	2	0.9
其他	21	9.3

（改良自：Yamaguchi S et al: Incidence of various congenital anomalies of the hand from 1961-1972. In Proceedings of the sixteenth annual meeting of the Japanese Society for Surgery of the Hand, Fukuoka, 1973.）

性，其中最常见的是 FGF-8。此外，FGF 家族也已被证明影响手指间的坏死。分化活性区（zone of polarizing activity，ZPA）位于肢芽的最尺侧部分，并主要调控前后或桡尺轴的发育（图 80-1）。ZPA 产生一个叫“音猬因子（sonic hedgehog，SHH）”的蛋白家族，由 ZPA 产生的信号可进一步划分为几个截然不同的区域，这些区域影响尺侧和桡侧肢体发育的一些特殊部分。Ⅰ区位于肢芽的尺侧部分，主要包含 SHH 表达细胞，并负责小指、环指及中指尺侧半的发育，Ⅱ区负责中指桡侧半及示指的发育，并且Ⅱ区受 SHH 蛋白长范围扩散的影响。Ⅲ区只有在 SHH 蛋白的缺失并在其他信号因素

框 80-1

上肢先天性畸形 Oberg-Manske-Tonkin 分类系统

Ⅰ. 形成障碍
A. 整个上肢轴形成 - 分化异常
1. 近 - 远轴
i. 合并短指的短肢
ii. 蹼状指
iii. 横向发育不良
iv. 节间发育不良
v. 全肢体重复 / 三重化
2. 前 - 后轴
i. 桡侧纵向缺损
ii. 尺侧纵向缺损
iii. 尺侧复肢畸形
iv. 桡尺融合
v. 先天性桡骨头脱位
vi. 肱桡融合
vii.Madelung 畸形
B. 手板轴形成 - 分化异常
1. 近 - 远轴
i. 短指
ii. 蹼状指
iii. 横向发育不良
2. 前 - 后轴
i. 桡侧（拇指）缺损
ii. 尺侧缺损
iii. 桡侧多指
iv. 三节拇指
v. 尺侧复肢畸形
vi. 尺侧多指
3. 背 - 腹侧
i. 背侧二分指甲（手指甲）
ii. 发育不良 / 再生障碍性指甲
4. 未分类
i. 软组织
（a）并指
（b）屈指畸形
（c）拇指掌内畸形
（d）远端关节脱位
ii. 骨缺损
（a）斜指畸形
（b）Kirner 畸形
（c）掌骨融合
（d）腕骨融合
（e）指骨融合（联合指骨）
iii. 复合
（a）并多指
（b）裂手
（c）Apert 手
Ⅱ. 畸形
A. 收缩环综合征
B. 扳机指
C. 未分类
Ⅲ. 发育不良
A. 肥大
1. 肥大
i. 半肥大
ii. 异常的屈肌 / 伸肌 / 固有肌
2. 部分肢体
i. 巨指
ii. 手固有肌异常
B. 肿瘤样
1. 血管性
i. 血管瘤
ii. 畸形
iii. 其他
2. 神经性
i. 神经纤维瘤病
ii. 其他
3. 结缔组织
i. 幼稚型腱膜纤维瘤
ii. 婴儿指纤维瘤
iii. 其他
4. 骨性
i. 骨软骨瘤病
ii. 内生软骨瘤病
iii. 纤维发育不良
iv. 骨骺异常
v. 其他
4. 综合征

引自 Bae DS, Canizares MF, Miller PE, et al: Intraobserver and interobserver reliability of the Oberg-Manske-Tonkin (OMT) classification: establishing a registry on congenital upper limb differences, J Pediatr Orthop 38(1): 69, 2018.

（SALI-4，HOXA-13 和 FGF-8）的影响下才会发生。Ⅲ区负责腕骨桡侧柱、桡骨和拇指的发育。WNT 信号通路控制背腹轴的发育。具体来说，WNT 7a 的主信号蛋白引导背部轴的发育。FN-1 和 WNT 7a 影响 HOX 基因表达 LMX-1 来限制肢芽背侧部分的发育，并且 LMX-1 负责手背组织的发育（如背侧多毛的皮肤、指甲和伸肌腱），同时 LMX-1 在维持 SHH 蛋白的表达也起重要作用。EN-1 在外胚层的掌侧表达，并对掌侧结构的发育至关重要，如无毛的皮肤和屈肌腱。至第 31 天时出现鳍状手。通过程序化细胞凋亡，第 36 天鳍状手的中央裂隙完成，首先形成中指，然后是形成前轴和后轴指。而后软

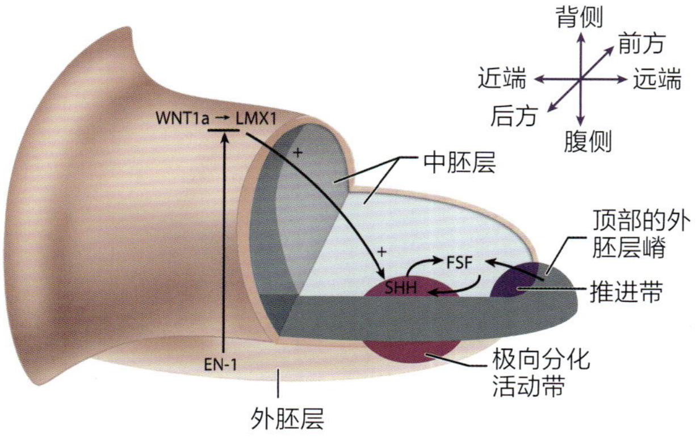

图 80-1 肢芽，顶部的外胚层嵴沿生长肢芽的背 / 腹侧边界由前向后延伸。顶部的外胚层嵴近端是推进带（增殖的中胚层细胞区）。后方的中胚层是极向分化活动带，一个重要的信号中心。这些中心互相连接，因此肢体的模式和生长部分依赖于中心的协同功能

骨形成，软骨内骨化，再形成关节、肌肉、血管，在妊娠 8 周时整个上肢全部形成（表 80-3）。

第四节 上肢畸形

一、近 - 远轴

（一）横向发育不良

横向发育不良包括上肢某个部位的远端肢体完全缺如，如同截肢的残端一样，可按缺如水平进一步分类和命名。Wynne-Davies 和 Lamb 报道横断性缺如的发生率为 6.8/ 万，大多数横断性缺如（98%）为单侧缺如，最常见于前臂上 1/3，性别间无明显差异。普遍认为的原因是由于梗死造成的外胚层顶嵴衰竭。除反应停（米索前列醇）终止妊娠引起四肢畸形外，未发现其他特别原因。一般的单侧横向发育不良没有遗传学因素，而极少数双侧或多部位横向发育不良可能是常染色体的隐性遗传。横向发育不良一般与畸形综合征无关，但可伴有以下畸形，如脑积水、脊柱裂、脊髓脊膜膨出、马蹄内翻足、桡骨头脱位和尺桡骨融合。

新生儿横向发育不良常有一个类球性鳍状残端。在更远端缺如中，常见残留发育不良的指（图 80-2）。近端肌肉的发育不良有助于与先天性环形束带畸形鉴别。在较常见的前臂近端截肢畸形，出生时前臂的长度一般不超过 7 cm，骨骼发育成熟后估计长度也不超过 10 cm。腕部截肢发病率居第二位，残肢通常没有功能。畸形的前臂较正常侧短，一般保有旋前及旋后运动的能力。

1. 假肢管理 对不需要手术治疗的患者，一般应早期装配假肢，最好是在能够爬行时，最晚至能独立行走时。儿童单手和双手技能的发展呈现有序且可预测的模式。9 个月前，主要用双侧手掌抓握，随后学会单手抓握，在 12~18 个月时拇指可与其他指对捏，抓握功能的出现早于放松功能。24 个月时，

表 80-3
人类胚胎上肢发育的重要步骤

胚胎期	宫内年龄（天）	事件
9	21~22	脊索表达 SHH
12	26	出现肢芽
14	31	出现弧形肢芽和血管边缘
15	33	出现鳍状手和锁骨下，腋动脉和肱动脉
16	36	神经干进入上臂，肱骨，桡骨，尺侧软骨化，出现肩关节间隙
17	41	线状手指出现在鳍状手中，掌骨软骨化，出现尺动脉
18	44	块状胸肌分出锁骨头和肋骨头，近节指骨软骨化，出现桡动脉
19	47	块状胸肌的肋骨头部分分裂成胸小肌和胸大肌的胸肋头，中节指骨软骨化，开始出现手指分离，出现手部关节间隙
20	50	末节指骨近端软骨化，手指进一步分离
22	54	肱骨骨化，手指完全分离
23	56	滋养血管进入肱骨，末节指骨顶端骨化（膜内肌化）

SHH，音猬因子

引自：Al-Qattan M, Kozin SH: Update on embryology of the upper limb, J Hand Surg 38A: 1835, 2013.

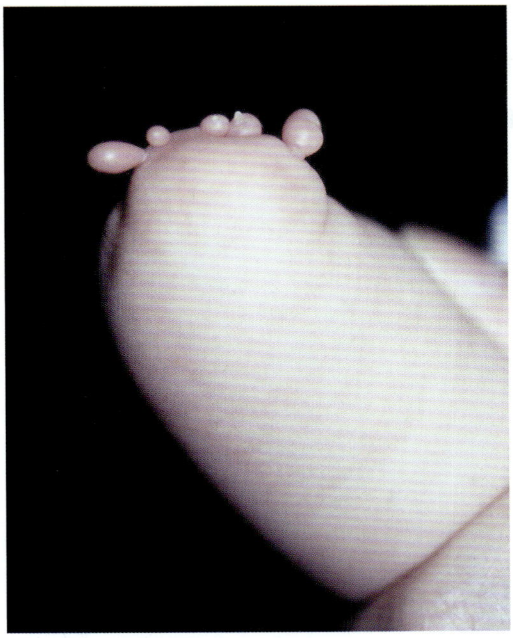

图80-2　形成缺陷（乳头状指），腕的活动可用于协助健手的活动

应学会协调的双肩位置，能抓握和放松。上肢安装合适的假肢，有助于促进这些发育过程，并提高未来使用肌电假肢的机会，假体设计的选择应根据截肢的平面，孩子的年龄和肢体功能。

对极少数上肢完全缺如的儿童，特别是双侧缺如，传统的带肘关节的人体动力假肢功能上存在不足。对于大多数先天性肘上截肢的儿童，一般先使用肘关节不活动的假肢。一般在 18 个月时，将起初使用的被动的两叉手套样假肢末端更换为可主动开口的钩，将固定的肘关节更换为可活动肘关节。3 岁左右，可试用双重末端和肘关节可控制的假肢。双侧肘上截肢，只选择优势或喜欢的一侧佩戴合适的双重控制的带关节假肢。对一个前臂上 1/3 截肢，在儿童 3~6 个月或可坐稳时，装配一个被动的塑料两叉手套假肢。在 12~18 个月时加用塑料溶胶包装的可主动张开的钩，最终可用儿童截肢修复计划（Child Amputee Prosthetic Program，CAPP）肢端装置代替。在 18 个月时开始训练使用功能性装置，CAPP 假肢可一直用到 6 岁。同时，假肢还有助于儿童稳定坐姿，可帮助牵拉儿童至站立位。尽管装配普通假肢一般即可满足要求，但资料显示肌电假肢（图 80-3）适用于学龄前儿童，对年龄 2~4 岁儿童可考虑使用。

儿童腕中部截肢的假肢治疗的争议似乎更大。虽然 6~8 个月后才能通过 X 线看到腕骨，但它的出现可望减少前臂短缩，改善预后。腕骨的延迟发育很少见。封下残端较长时，残端对稳定物体和需要感觉功能的双手操作功能非常有用，此时装不装假肢存在争议。假肢有多种选择，一是用一个末端张开的掌板，安装到前臂，允许残端和掌板做简单的抓握活动；另一个方法是佩戴一个末端带钩的开口掌板。还可以安装人工手，可通过桡腕关节活动带动。人工手牺牲了肢体末端的感觉，但外形好。无论选择哪种假体，治疗师指导锻炼是必不可少的，这些锻炼应有一定规律，特别是在安装新的假肢时。患者及其家庭、治疗师、矫形科医生和内科医生之间应密切合作，随访观察。虽然青少年，特别是男孩，经常在恢复应用前有一段时间拒绝配戴假肢，但大多儿童能耐受假肢。

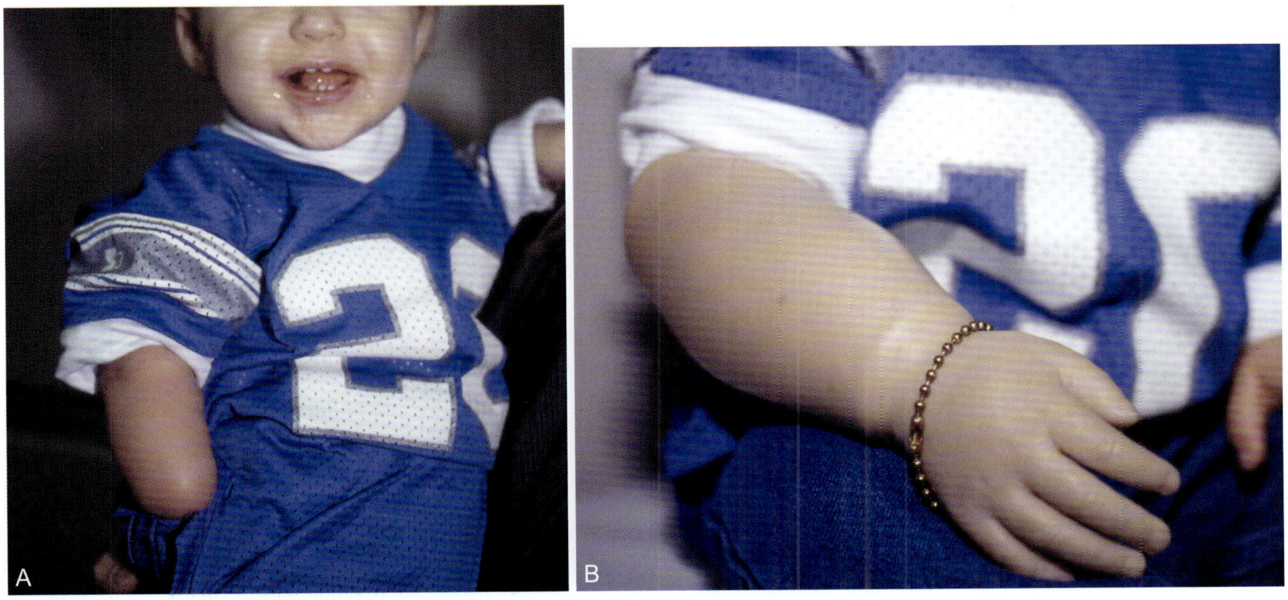

图 80-3　A 和 B. 先天性前臂截断术的儿童早期使用被动假体可以鼓励其使用假体

2. 手术治疗 对儿童上肢横向发育缺如很少需要手术治疗。截除无功能的指残端通常是为了心理和美观的需要。累及所有手指的完全性先天截指，手的外形呈古怪的小爪样，上面附着一些小肉球。正如Littler提出，Flatt强调的那样，改变"先天性的耻辱"，使畸形看起来好像后天获得的，是明智之举。手术行单纯椭圆形切除即可。

掌骨延长术

掌骨延长术一般适用于儿童掌指关节水平横向发育不良，要求至少有一个残余指。1967年，Matev首先介绍对拇指缺如患者采用指列截骨后逐渐牵开和植骨的方法，对其他先天性指缺如很少有用这种方法的报道。该手术对术者的判断力和经验要求高，应由了解这些患者的特殊需要和期望以及熟悉手术技术并有经验的外科医生来完成。进行掌骨延长术最好在5~11岁，平均可延长4~5 cm，但不一定能改善功能和外形。并发症有针道感染、神经血管损伤和远端溃疡。Ilizarov等报道使用他的牵拉固定装置能延长长度和改善功能。

手术技术 80-1

（Kessler等）

- 上止血带，在要延长的掌骨或掌骨间做背侧纵行切口。
- 在掌骨适当的位置截骨，在截骨处的远近端分别经皮置入1根横行克氏针并穿透掌骨。
- 常规关闭伤口，安装牵引装置。

术后处理 手持续抬高48 h，通过牵引每天延长1 mm，应该无疼痛，发现任何血管或神经损伤的征象时终止牵引。在安全条件下牵引至最大长度后植骨。

（二）节间发育不良

节间发育不良是指横向发育不良之外的形成缺陷，海豹肢畸形（Phocomelia）属于这一类。

（三）海豹肢畸形

海豹肢畸形来源于希腊语的海豹肢或鳍状肢，最形象地代表了由肢体的中间节段缺失引起的肢体纵向短缩。此术语用于描写手从身体的肩部附近伸出，手常有畸形，仅有3指或4指。这种畸形没有一定的遗传学规律，在20世纪50年代出现反应停相关的畸形之前，这种畸形极为罕见（占先天性手部畸形的0.8%）。母亲在妊娠38~54天服用反应停者60%的新生儿出现海豹肢畸形。

Frantz和O'Rahilly描述了海豹肢畸形的3种解剖类型：①除手以外的上肢骨全部缺如；②肱骨缺如或发育极度不全，前臂和手直接连在躯干；③手直接连在肱骨上（图80-4）。合并畸形包括桡侧发育不良、唇裂、腭裂（Robert综合征），脊柱侧弯、心脏、皮肤、染色体和钙化异常也有报道。

虽然儿童的海豹肢畸形的上肢全长和外观轻度异常，并有不同程度的肱骨、前臂或手的缺如，但锁骨和肩胛骨总是存在的。肩胛骨外侧常出现缺陷，使上肢主动外展受限，常由突然的猛烈的动作完成外展活动。患者只有抓住自己的耳朵才能保持外展位。没有真正的肘关节，手通常只有3指或4指，拇指一般缺如。掌指和近指间关节的主动和被动活动变异很大。随患者生长、胸廓增大，手到达身体中轴线明显困难。患者成人以后，手通常不能触及嘴、脸和外生殖器，两只手不能握在一起，产生明显的功能和心理障碍。

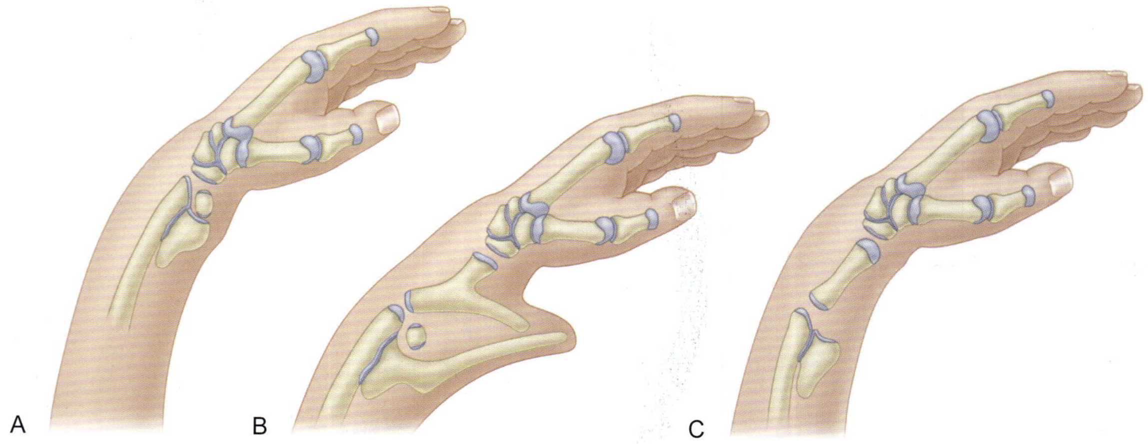

图80-4 Frantz和O'Rahilly将海豹肢分为3种类型。A. 手直接连在肩部，没有肱骨和前臂；B. 手和肩之间有异常的肱骨、桡骨和尺骨；C. 手连在肱骨上，没有前臂

治疗　对这类患者一般非手术治疗，已经设计出多种巧妙的工具来帮助患者清洁个人卫生、吃饭和穿衣，这些在儿童自立方面发挥主要作用。传统用于增加长度的假肢常被拒绝。外科手术的作用很小，一般仅用于肩关节不稳定、肢体短缩或拇指对掌不充分。一个手指的旋转截骨和指蹼加深可改善拇指对掌能力，但对海豹肢畸形的特殊技术还没有充分描述或验证。

二、前 - 后轴

（一）桡侧纵向缺如

桡侧列缺如包括所有的上肢前轴或桡侧任何部位的纵向形成障碍，包括大鱼际肌发育不良或缺如，拇指短缩、不稳或缺如，桡骨短缩或缺如等，通称为桡侧球棒手。这种畸形可以是孤立性发育不良，但更多的是在一定程度上几种畸形同时存在。桡侧球棒手在活婴中发病率大约是 1/5 万。其中约 50% 患者为双侧畸形，单侧时右侧更常见，两性间无差异，完全性桡侧缺如比部分缺如更常见。

大多数桡侧球棒手的病因不详，除去使用反应停所导致的畸形外，目前认为这种畸形是散发，即使将遗传和环境因素考虑在内。桡侧发育不良作为范可尼贫血和血小板减少的一个临床表现时，属常染色体隐性遗传病，作为 Holt-Oram 综合征的一个临床表现时，则为常染色体显性遗传病（表 80-4）。

目前对桡侧纵向发育不良被认可和最有效的分类方法是 Heikel 分类法的改良方法，将先天性桡侧发育不良分为 4 种类型（图 80-5）。Ⅰ型（远端桡骨短缩），桡骨远端骺板存在但发育延迟，近侧骺板正常，桡骨仅轻微短缩，尺骨不弯；Ⅱ型（桡骨发育不良），远侧、近侧骺板都存在但发育延迟，

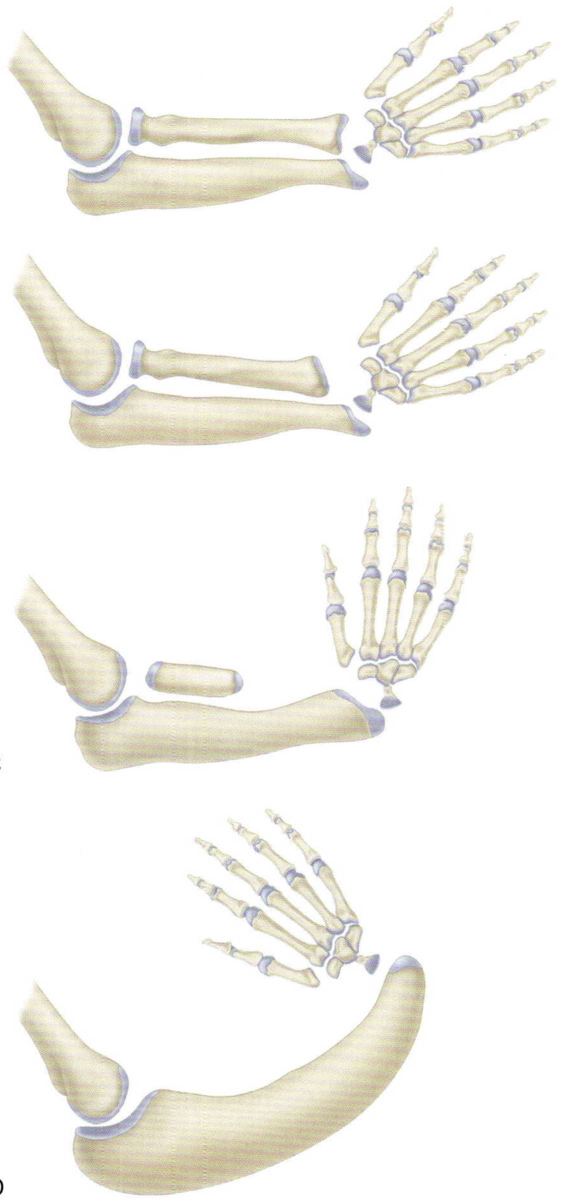

图 80-5　桡骨发育不良 Heikel 分类法。A Ⅰ型，远端桡骨短缩；B. Ⅱ型，桡骨发育不良；C. Ⅲ型，桡骨部分缺如；D. Ⅳ型，桡骨全部缺如

表 80-4
与桡侧纵向缺如相关的其他常见综合征

相关综合征	遗传模式	全身伴随疾病	推荐检查
Holt-Dram 综合征	AD	先天性心脏畸形	CBC
范可尼贫血	AR	血液病	腹部超声
血小板减少	AR	肾功能障碍	脊柱侧凸 X 线检查
VACTERL 综合征	散发	胃肠功能障碍	染色体断裂检查

AD，常染色体显性遗传；AR，常染色体隐性遗传；CBC，血细胞计数；VACTERL，椎体缺损、肛门闭锁、心脏畸形、气管食管瘘、肾功能异常、肢体畸形

引自：Wall LB, Ezaki M, Oishi SN: Management of congenital radial longitudinal deficiency: controversies and current concepts, Plast Reconstr Surg 132: 122, 2013.

导致桡骨中度短缩，尺骨变粗、呈弓形；Ⅲ型（桡骨部分缺如），可为近端、中间或远端缺如，远侧1/3缺如最常见，腕桡偏，没有支撑，尺骨变粗，呈弓形；Ⅳ型（桡骨全部缺如），最为常见，腕桡偏，关节向掌近侧半脱位，在尺骨远端桡侧形成假关节，尺骨短缩，呈弓形。

在各种类型畸形中常见不同程度的拇指发育不良。Mankse和Halikis设计了一个分类系统，后来该分类系统被改进，加入了拇指和腕部缺如的考量（表80-5）。25%~44%桡侧球棒手伴发有心脏、造血系统、胃肠道和肾脏异常，可能显著增加发病率和死亡率风险。最常伴有的综合征有Holt-Oram综合征、范可尼贫血、血小板减少-桡骨缺如（thrombocytopenia-absent radius，TAR）综合征和VACTERL综合征（VACTERL综合征包括椎体缺如、肛门闭锁、心脏畸形、气管食管瘘、食管闭锁、肾脏异常和肢体畸形）。Holt-Oram综合征的心脏畸形（最常见房间隔缺如）需要在上肢重建术之前手术纠正。Holt-Oram综合征的上肢为非典型的桡侧纵向缺如，有尺桡骨融合并经常出现中指的并指畸形。这种同时出现的畸形提示Holt-Oram综合征。范可尼贫血，出现2~3岁时开始发病，其特点是儿童早期的全血细胞减少症，预后很差。在过去，这种病是致命的。然而，通过染色体激发试验的早期检测和骨髓移植可延长生存期。TAR综合征的血小板减少通常在4~5岁时痊愈，虽然可延迟重建手术但不是手术的禁忌证。典型的特征是桡骨双侧缺如，但常存在缺少伸直功能的拇指。据Oishi等报道，TAR综合征的患儿一般有起于肱骨止于桡侧腕骨的肱腕肌，这会明显导致腕关节和肘关节的畸形。在近期一项包括164名桡骨缺如患者的研究中，25名患者同时患有TAR综合征，22名患者同时患有VACTERL综合征，7名患者同时患有Holt-Oram综合征，1名患者同时患有范可尼贫血。桡骨发育不良还与第13号或18号染色体三倍体畸形有关，这些儿童伴有多种先天性缺陷和脑发育障碍，尽管畸形明显，也不宜行重建术。

对桡骨先天性缺如的解剖畸形进行系统性的回

表 80-5

桡侧纵向缺如改良分类

分类	拇指	腕骨	远端桡骨	近端桡骨	肱骨	相对发病率（N=245）*
N	发育不良或缺如	正常	正常	正常	正常	16.3%
0	发育不良或缺如	缺如，发育不良，或融合	正常	正常，桡尺融合或桡骨头先天脱位	正常	
1	发育不良或缺如	缺如，发育不良，或融合	比尺骨短> 2 cm	正常，桡尺融合或桡骨头先天脱位	正常	12.2%
2	发育不良或缺如	缺如，发育不良，或融合	发育不良	发育不良	正常	6.9%
3	发育不良或缺如	缺如，发育不良，或融合	骨后缺如	各种发育不良	正常	7.3%
4	发育不良或缺如	缺如，发育不良，或融合	缺如	缺如	正常	52.2%
5	发育不良或缺如	缺如，发育不良，或融合	缺如	缺如	上肢近端发育不良，包括关节盂、肱骨近端、肱骨远端、肱尺关节	4.9%

引自：*Tonkin et al: Classification of congenital anomalies of the hand and upper limb: development and assessment of a new system, J Hand Surg Am 38(9): 1845, 2013.

Colen DL, et al: Radial longitudinal deficiency: recent developments, controversies, and an evidence-based guide to treatment, J Hand Surg Am 42(7): 546, 2017.

顾，发现肩胛骨、锁骨和肱骨缩小，尺骨以短缩、变粗和弯曲为特征，有时和残留的桡骨骨性连接。全桡骨缺如最常见，在部分性缺如患者中近侧桡骨存在最常见。半数以上患者舟状骨和大多角骨缺如，月骨、小多角骨和豌豆骨缺如者占 10%，拇指和第一掌骨的缺如高达 80%，但拇指残迹并不少见。差不多所有患者的头状骨、勾状骨、三角骨、尺侧 4 个掌骨和指骨都存在，没有发育不良。肌肉发育不良常见，且差异很大，肱三头肌、尺侧腕伸肌、小指固有伸肌、蚓状肌、骨间肌（第一背侧骨间肌除外）和小鱼际肌大多正常。肱二头肌长头通常缺如，短头发育不良，肱肌通常缺如或发育不良，肱桡肌缺如率近 50%。桡侧腕长和腕短伸肌经常缺如或者和指总伸肌融合在一起。旋前圆肌通常缺如或留有发育不全的残迹，止于肌肉间隔。掌长肌通常缺如。指浅屈肌虽然存在但比指深屈肌的异常更常见。旋前方肌、拇长伸肌、拇长展肌、拇长屈肌通常缺如。周围神经多不正常，其中以正中神经最具临床意义。此神经比正常变粗，沿前臂前轴筋膜下走行。25% 患者神经在远端分叉，背侧支走行途径与桡神经浅支的背侧皮神经走行途径相似，而后者经常缺如。在桡侧分离时，由于神经极其表浅，损伤的危险性大，如 Flatt 所述，“该神经犹如桡侧弯曲的前臂和手的一个强韧而不可弯曲的弦”。桡神经常终止在分出肱三头肌分支后的外上髁水平。大多数尺神经正常，肌皮神经缺如。血管解剖常常显示肱动脉、尺动脉正常，骨间总动脉发育良好，桡动脉缺如。

新生儿几乎都有明显的前臂短缩和手桡偏畸形。腕部明显的突起通常由尺骨远端造成。前臂长度为对侧长度的 50%~70%，这一比例一般持续整个生长期。在患者有单侧及双侧先天性桡侧发育不良畸形的患者中，一侧拇指表现为典型的缺如或严重发育不良，其对侧常见有拇指发育不良表现。多拇指畸形也有报道，手较小，掌指关节常过伸，屈曲受限。屈曲挛缩一般在近指间关节，肘伸直位僵硬，可能由于肘屈肌较弱，常伴桡侧球棒手。大多数人强调对拟行重建的患儿进行评估时应高度关注肘关节的伸直挛缩。因为手的桡偏，儿童通常不需屈肘就能够到嘴。如果不治疗，畸形一般不随时间的延长而加重，但抓握受限，手只能用于固持肘与前臂间的物体。Lamb 发现单侧畸形对日常活动影响不大，但双侧畸形可使活动减少 1/3，而伴有心脏和造血疾病的患者预后较差。

桡骨纵向缺损的治疗目标是：①矫正（必要时）前臂的桡骨弓；②纠正腕骨的桡侧和掌侧关节半脱位；③优化肢体长度；④必要时重建拇指。

1. 非手术治疗 刚出生时，桡侧球棒手常能被被动矫正，通常推荐早期使用石膏和夹板固定（图 80-6）。用轻质短臂塑型支具沿前臂桡侧固定，在婴儿开始用手之前仅在洗澡时去掉夹板，学会用手后只在睡觉时配戴。Riordan 推荐出生后尽早用长臂矫形石膏，同马蹄内翻足一样，分 3 个阶段应用。首先是矫正手和腕，然后尽可能地矫正肘部畸形。虽然在婴儿时期矫正畸形常可成功，Milford 认为在 3 个月以前应用石膏或夹板是不切实际的。Lamb 报告将手、腕矫正在中立位可以用支具改善肘伸直挛缩，27 例患者中 20 例肘屈曲达到 90°。他告诫，手中置手术后肘屈曲并没有改善。随儿童发育，尺骨不断生长，夹板将不能有效矫正畸形，对桡侧球棒手畸形的明显拇指畸形还没有满意的保守治疗方法。

2. 手术治疗 虽然有效的夹板固定能使手术延迟 2~3 年，一般认为如没有适当的腕部桡侧支撑，应在婴儿 3~6 个月时进行手术矫正。如果有适应证，应尽可能在 9~12 个月时再行拇化术。被忽略的畸形的处理包括正式中置术之前的外固定架牵开。手术的具体禁忌证有：并发影响长期存活的其他严重畸形、肘屈曲不够、畸形较轻且有合适的桡侧支撑（Ⅰ型和部分Ⅱ型）、年龄较大已接受和适应畸形。这种畸形的重建手术要求熟悉下面 3 种手术的概念和操作细节：腕中位化、拇指重建和偶尔用肱三头肌转位修复肘屈曲。

手中置术 1893 年 Sayre 首先报告将手中置于尺骨远端中央的手术，他建议将尺骨远端做成尖头，插入手术制成的腕切迹。Lidge 将这种方法加以改进，保留尺骨骨骺完整，是现代中置手术的先驱。

切口和手术入路也有不同。Manske 和 McCarroll 喜欢采用 Riordan 所述的尺侧横行切口，去除椭圆形皮肤。Watson、Beebe 和 Cruz 选择桡侧

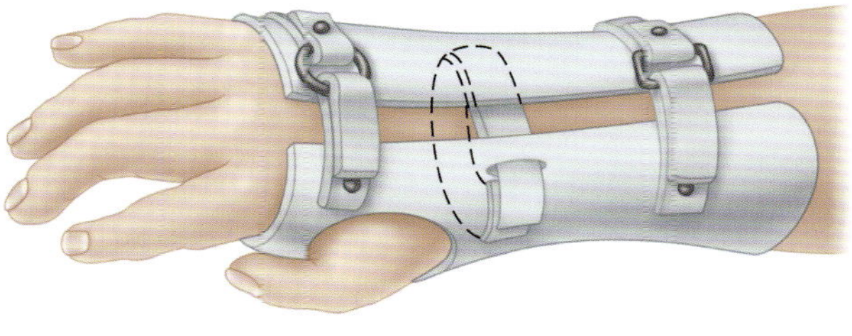

图80-6 塑料夹板矫正先天性桡骨缺如，特别注意将中间的带子放在腕部成角畸形的顶点。夹板有助于将手固定在合适的被动矫正位，维持手术后的适当位置

和尺侧“Z”字形切口，以便去除远端桡骨的残迹，他们认为这很必要。Evans 等采用了一种巧妙的双叶状的切口，这种切口可以使背侧的皮肤转至桡侧切口，并且可以使尺侧多余的皮肤转至背侧的皮肤缺损处（图 80-7）。Vuillermin 等评估了 16 名患者使用该双叶皮瓣进行软组织松解术后 3 年的临床效果，发现这一手术并没有像其他中置术一样影响尺骨的生长；然而，复发率也大致相似。Van Heest 描述了一种简单的背侧旋转皮瓣，这种方法使皮肤转向桡侧，使手和腕骨转向尺侧（图 80-8）。

在腕骨上做切迹来增加在尺骨上稳定性也存在争议。尽管有些作者并不推荐切除腕骨，因为切除腕骨可能会影响生长，但是 Lamb 认为腕部做切迹至关重要，建议切迹的深度应等于远端尺骨直径，这需要切去整个月骨和大部分头状骨。是否做腕骨切迹，有不同的效果。Buck-Gramcko 称会促进矫正过度和桡偏移。

不做腕骨切迹时，尺骨远端增宽，在 X 线上犹如正常桡骨远端。Bora 等推荐采用辅助性肌腱转移，将指浅屈肌的中轴各指肌腱经前臂后轴侧转移到相应的掌骨干背侧，小鱼际肌沿尺骨干向近侧移位，尺侧腕伸肌沿第五掌骨干转移至远端。然而，他们

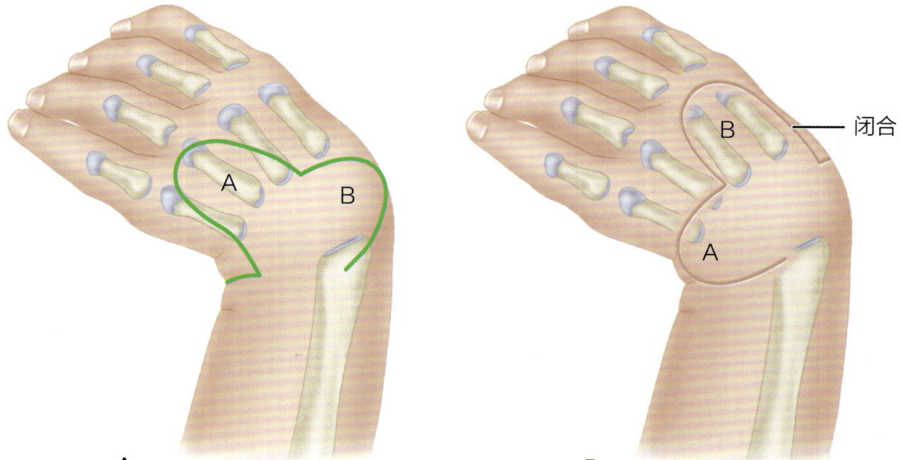

图 80-7 Evans 技术。A. 用力推腕部桡侧，使腕关节尺偏，在皮肤张力最大处切开。切开后形成的皮肤缺损区应与两皮瓣长度一致，且尺侧皮瓣应与桡侧皮瓣成 90° 角；B. 皮瓣转位后。A 皮瓣由腕背部转向腕桡侧，B 皮瓣由腕尺侧转向腕背部

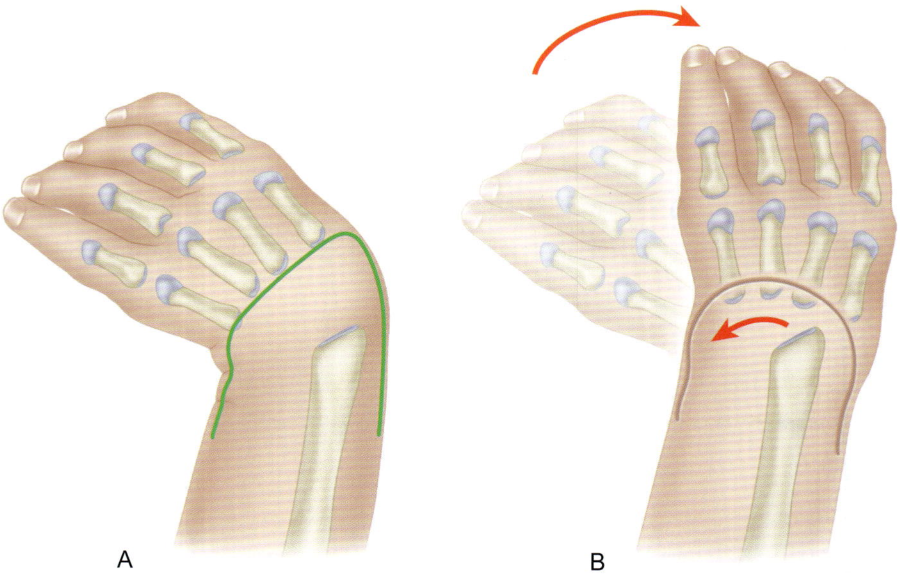

图 80-8 Van Heest 技术。A. 腕背侧旋转皮瓣的手术切口。切口始于腕尺侧正中线，经腕背侧 Langer 皮纹，止于腕桡侧正中线；B. 腕背部旋转皮瓣可向桡侧旋转移位，与此同时，手和腕骨可转向尺侧。腕尺侧富余的皮肤可进行旋转移位来改善腕桡侧皮肤不足的情况。当手和腕骨向尺侧旋转进行中置术时，皮瓣会很自然地达到理想位置

报告这仍不能防止 25°~35° 的桡偏复发。Bayne 和 Klug 推荐将尺侧腕屈肌转位至向远端走行的尺侧腕伸肌，以协助预防桡掌偏畸形。大多数作者同意用克氏针固定中指或示指掌骨于尺骨的纵轴线至少 6 周。如果尺骨过弯，克氏针不能穿过髓腔，需行尺骨截骨。当尺骨弯曲超过 30° 时通常需要截骨。如果双侧桡骨缺如，一只手通过手术应固定在旋前 45° 左右，另一只手固定在旋后 45° 左右。

可以使用环形的或单侧的外固定器来逐渐拉伸软组织，并且这种方法对于行中置术也很有利（图 80-9）。我们发现这种方法对于大龄儿童是最有效的，对于这些儿童而言，不能够采用一期中置术。Manske 等评估软组织牵引的作用以及对复发的影响，并得出结论，尽管牵引有助于矫正，但与单独采用中位化相比，并不能预防复发，并且会促使桡偏和掌侧半脱位。

中置术能改善功能，特别是对双侧畸形。Bora 等报告术后主动手指运动功能达正常的 54%，而未手术的只有 27%。术后前臂可用长度加倍，掌尺骨角度平均 35°，而未手术者为 100°。Kotwal 等分析了 20 年来 446 例 3 型和 4 型桡骨纵向缺损患者的放射学和临床功能结果，并比较了保守治疗与手术治疗后被动拉伸后的差别，结果手术治疗组患者手前臂角度和手指活动范围得到了显著改善。Bayne 和 Klug 报告，53 例患者行中置术后，有 52 例认为外形和功能得到改善。良好疗效者有下列共同点：①术前软组织都得到足够延伸；②达到了手术目的；③术后应用支架未出现问题；④大多软组织挛缩较轻；⑤多数为 3 岁以前手术。另有人发现，改善的腕部对合，增强的前臂长度和改善的上肢功能之间没有关联。尽管这可以恢复部分功能，但有研究表明，仅有一半的患者对手术结果满意。大样本回顾性研究中，手术治疗的患者比非手术治疗的患者的功能和外观都有改善。

中置术的并发症有远端尺骨生长终止、腕关节强直、腕关节不稳定复发、神经损伤（特别是异常的正中神经）、手部血供不足、伤口感染、伤口边缘坏死、尺骨骨折、穿针移位和折断。严重的神经血管并发症少见。畸形复发常见，与手术无关，与最初的畸形严重程度相关。在近期研究中评估患者成年后的功能，其活动和参与度首先受握力、捏力、前臂长度和肘部活动影响而非腕部成角畸形。

Vilkki 描述了使用带血管蒂的第二跖趾关节作为尺骨桡骨平台的支撑，作为中置术的替代方法。这项技术避免了尺骨骨骺损伤，支撑了桡侧腕关节，并提供了一个不断增长的骨支持，以尽量减少复发。带血管蒂的跖趾关节支柱放置前先牵张软组织。类似地，Yang 等在一项有限的研究中，在软组织牵张后使用了带血管的腓骨头转移，获得类似的临床结果。这些技术的手术结果前景可期，可能会替代标准中置术。

Huber 所描述的小指展肌对掌成形术，可能适用于仅有桡侧球棒手伴孤立性大鱼际发育不全的罕见患者，也适用于拇化术术后并指无力的患者。

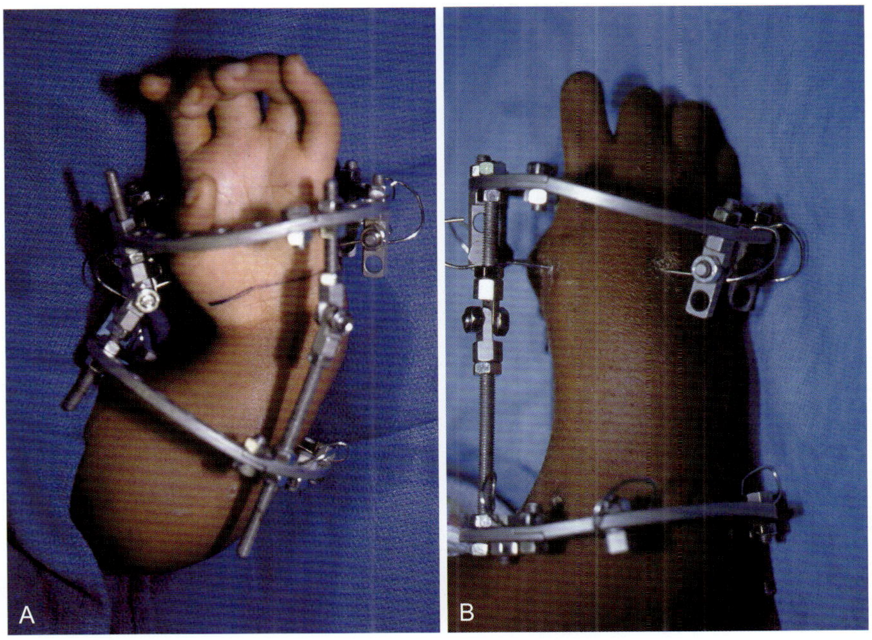

图 80-9　A 和 B. 应用细杆环形外固定架逐渐牵拉，矫正 9 岁女孩桡侧球棒手畸形

Manske 和 McCarroll 报告 21 名患者，手术时平均年龄为 4 岁 9 个月，有 20 名在外形、灵巧度、力量和拇指功能方面有所改善。

少见的肘关节伸直僵硬是中置术的禁忌证；儿童可能有被动屈肘，但很少或没有主动屈肘，因为完全没有屈肘肌。中置术术后 2~3 个月，Menelaus 行三头肌移位术恢复肘关节屈曲。

手中置关节成形术取尺侧横行切口

手术技术 80-2

（Manske，McCarroll 和 Swanson）

- 取腕背侧尺骨远端水平横行切口，自中线的桡侧开始，至尺侧达腕掌横纹处的豌豆骨桡侧，通过腕尺侧球状软组织包块，切开脂肪和皮下组织（图 80-10A）。
- 在皮下深层组织和腕伸支持带附近，确认并保护尺神经背侧感觉分支。
- 暴露腕伸支持带和小鱼际基底，不必在掌侧暴露尺动脉和尺神经（图 80-10B）。
- 分离尺侧腕伸肌腱并在第五掌骨附着处切断，游离并向近侧牵开。
- 而后分离指总伸肌腱并向桡侧牵开。暴露背侧和尺侧腕关节囊。横行切开关节囊，暴露尺骨远端（图 80-10C）。
- 腕骨为位于尺骨桡侧伤口深处的软骨块。沿尺骨远端桡侧由近侧向远侧分离，容易辨认腕尺关节。注意不要把腕骨间关节误认为腕尺关节。
- 确认腕骨软骨块。在腕骨中央切除方形软骨块（大约 1 cm）以适应远端尺骨。
- 将尺骨远端骨骺从周围软组织中游离出来，将尺骨远端垂直于骨皮质修成方形（图 80-10D）。注意不要损伤骺板和附着的软组织。
- 将尺骨远端放入腕骨缺损处，用光滑克氏针固定（图 80-10E）。一般将克氏针沿远侧尺骨干穿向近端，自鹰嘴穿出（如果尺骨呈弓形，可自骨干中部穿出）。然后将克氏针穿向远侧经腕骨切迹达第三掌骨，在皮下剪除近端克氏针。
- 重叠缝合尺侧关节囊或将远端关节囊缝于远端尺骨干骨膜上，以稳定腕关节尺侧（如果远端关节囊不够，将腕骨软骨缝于骨膜上）。
- 将尺侧腕伸肌移向远侧，重新固定在第四或第五掌骨底部，加强稳定（图 80-10F）。
- 也可将小鱼际肌的起点移向近侧，缝于尺骨干，增加腕关节的稳定性。
- 切除球状结节处多余皮肤和软组织，关闭伤口。这样，不但外形满意，还有助于增加手在尺偏位的稳定性（图 80-11）。

术后处理 腕关节石膏固定 6 周，然后换用可拆装的矫形夹板固定。6~12 周取出克氏针。建议儿童一直配戴夹板直至骨发育成熟。

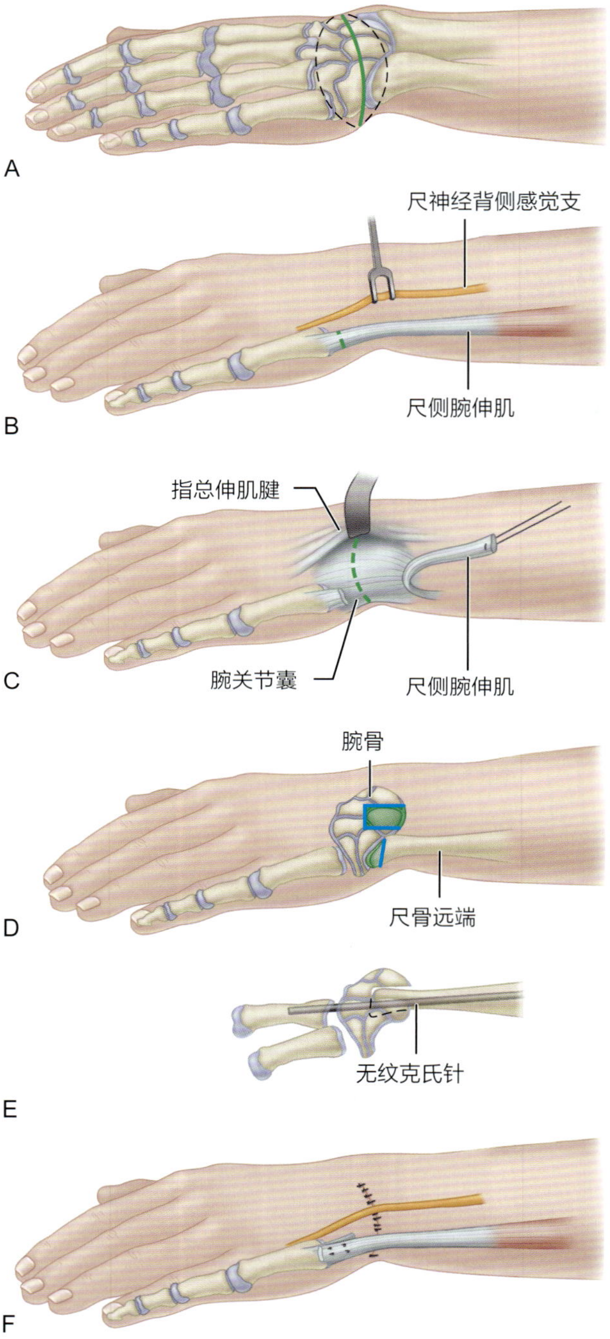

图 80-10 Manske 等采用手中置关节成形术，取尺侧横切口（见正文）。A. 切口；B. 暴露肌肉、韧带和神经；C. 关节囊切口；D. 暴露腕、尺骨连接处；切除部分腕骨；E. 插入克氏针；F. 将尺侧腕伸肌腱重新固定（见手术技术 80-2）

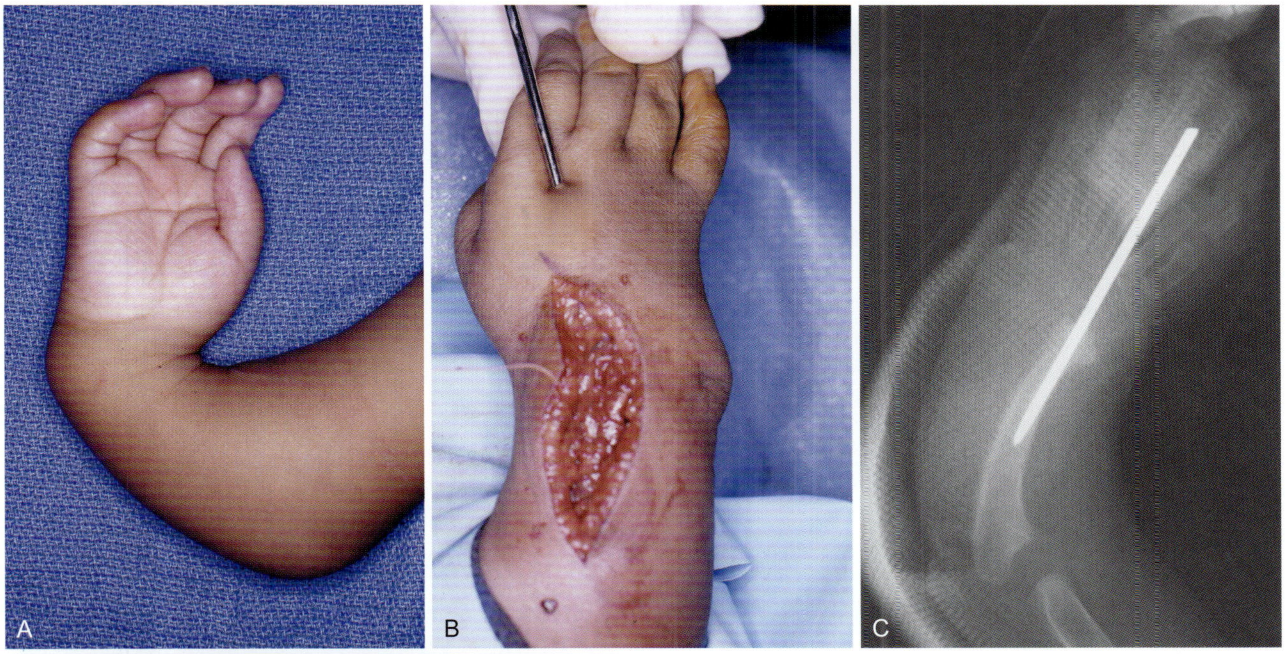

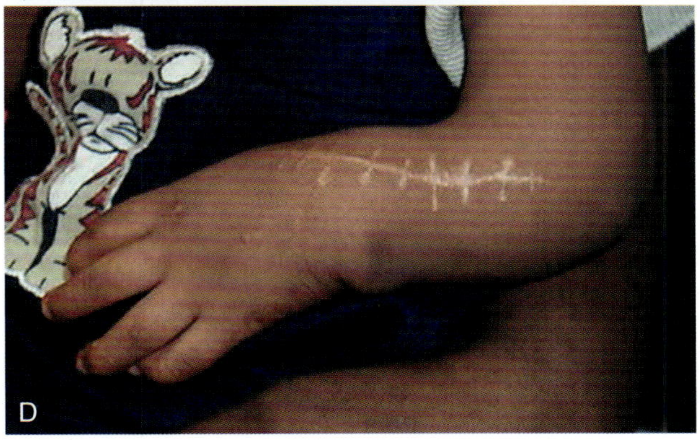

图 80-11　A. 桡侧球棒手畸形术前照片；B. 桡侧球棒手畸形中置关节成形术中照片；C. 用滑针（smooth pin）来纠正畸形；D. 术后 1 年照片（见手术技术 80-2）

切除远端桡骨遗迹行手中置术

手术技术 80-3

（Watson，Beebe 和 Cruz）

- 上气压止血带，取 2 个切口（图 80-12A）。中段切口呈纵行，以便在桡侧做标准的 60° “Z” 字形切口，沿前臂纵轴延长。尺侧取相似的“Z”字形切口，但中段切口横行，以便利用此处多余的皮肤将多余的组织转移至桡侧缺如区（图 80-12B）。
- 切开皮肤后，沿桡侧分离，辨认正中神经（图 80-12C）。正中神经比正常更靠桡侧，可能在切开桡侧皮肤后就能看到最浅表结构。分离并保护“桡 - 正中神经”，这对手功能恢复结果非常重要。
- 继续向尺侧分离，切除纤维性远端桡骨遗迹，因为后者可作为限制带，维持手的桡偏（图 80-12D）。
- 通过尺侧切口分离并保护尺神经和尺动脉，以便在完全分离尺骨远端时不损伤重要结构（图 80-12E）。
- 进行尺腕关节囊松解，注意保护尺骨骺板，这时，手可进行各方向活动，仅靠皮肤、掌侧和背侧韧带以及保留的神经血管和前臂相连。
- 小心切除所有腕和前臂中央的纤维组织，应能从桡侧切口清楚地看见尺骨和尺侧切口，反之亦然。不须切除任何腕骨或重塑远端尺骨来维持手的中立位。
- 用 0.045 in 克氏针穿入月骨、头状骨、第三掌骨，从掌指关节穿出（图 80-12F）。
- 将手置于预期的中立位置。克氏针逆向穿入尺骨，以维持手的位置（图 80-12G）。
- 松止血带，止血，关闭伤口，或用敷料和夹板后立即松止血带。
- 手部用大量的敷料包扎，背侧用肘上石膏固定。
- 在中止麻醉前，保证手部血液循环满意。

术后处理　手抬高 24~48 h，术后 2 周更换敷料拆线，长臂石膏再固定 4 周。6 周拔除克氏针，短臂石膏再固定 3 周。夜晚佩戴夹板，直至骺板闭合，以避免桡偏复发。

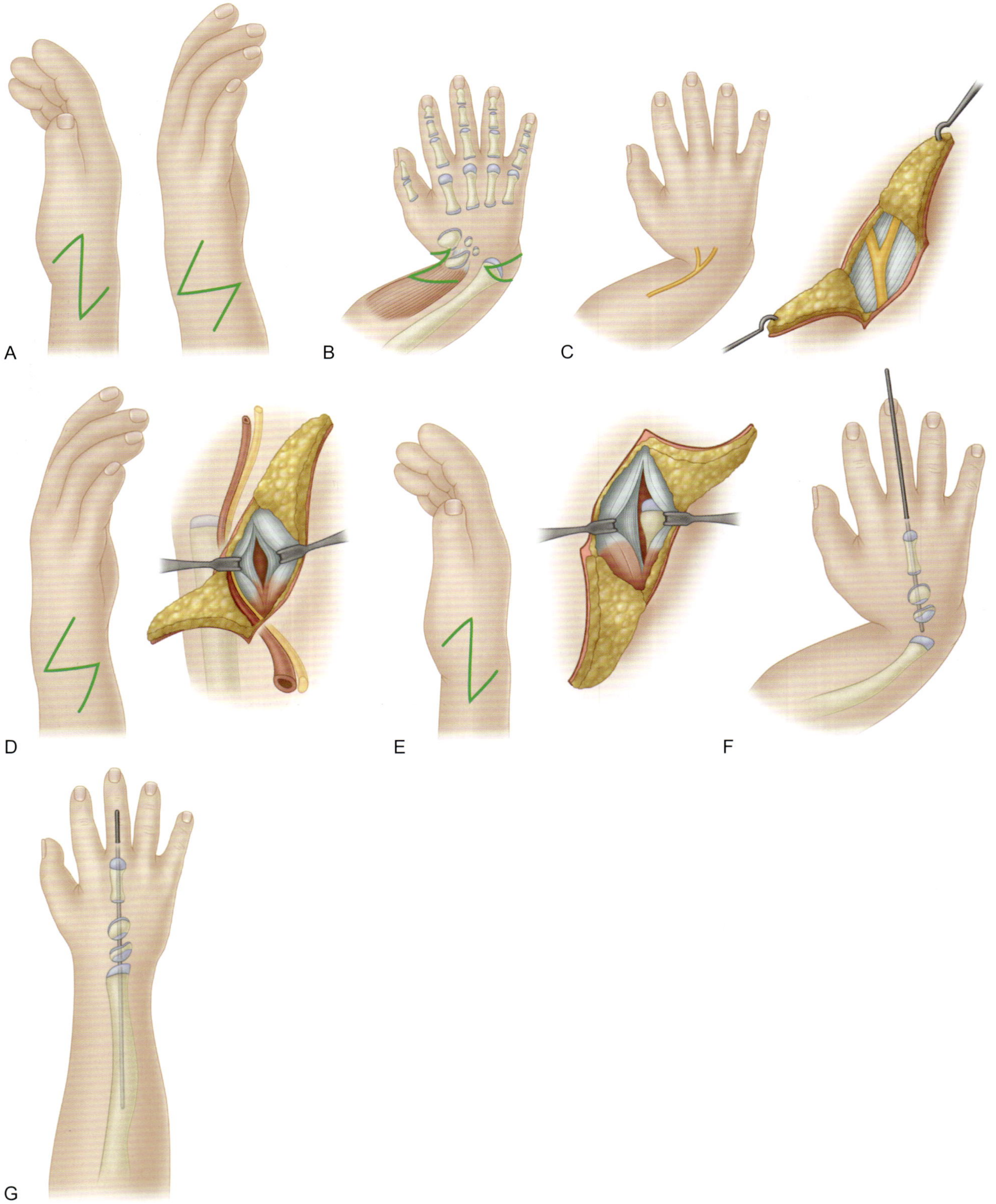

图 80-12 Watson 等采用的桡侧球棒手畸形中置术（见正文）。A. 腕桡侧和尺侧“Z”字形切口；B. 上述切口可使腕桡侧延长，利用尺侧多余皮肤，将其转移至桡侧缺损；C. 自腕桡侧切口暴露正中神经；D. 切除所有非必要中央组织后自尺侧切口看到桡侧切口；E. 自腕桡侧切口可看见远侧尺骨；F. 克氏针插入月骨、头状骨和第三掌骨；G. 手中置后，克氏针插入尺骨维持位置（见手术技术 80-3）

手中置术和韧带转移术

Bora 等建议在婴儿刚出生后即可开始治疗，用矫形石膏固定，以伸展腕桡侧。在 6~12 个月时再行尺骨远端手中置术，术后 6~12 个月再行肌腱转移。

手术技术 80-4

（图 80-13）

（Bora 等）

第一阶段

- 取桡侧"S"字形切口，切除桡腕韧带，分离并切除月骨和头状骨。
- 再于尺骨远侧骨骺做纵行切口，游离骨骺周围软组织，保护尺侧腕伸肌腱和小指固有伸肌腱。
- 通过屈肌腱和伸肌腱之间的平面将尺骨远端插入去除月骨和头状骨的空槽内。
- 用光滑的克氏针将第三掌骨基底固定在尺骨远端上。
- 在手术室进行 X 线检查尺骨和腕骨位置，保证尺骨和第三掌骨在一条轴线上。
- 将背侧桡腕韧带缝合在尺骨颈部，关闭伤口。用长臂石膏将肘关节固定在 90°。
- 如果是单侧畸形，腕及手置于中立位，如果双侧畸形，必须将一侧置于旋前 45°，另一侧旋后 45° 固定。6 周去除石膏，夜间佩戴小夹板。

第二阶段

- 中置术后 6~12 个月将 3 条肌腱转移。
- 在指浅屈肌腱转移前，先检查其功能，因为有时尺侧 3 条指浅屈肌腱中的 1 条或几条没有功能。
- 被动维持掌指和腕关节于过伸位，指间关节于伸直位，每次松解其中一指。如指浅屈肌腱正常，松解指的近指间关节可以屈曲。
- 取中指近指间关节水平尺侧正中切口。
- 在中节指骨水平切断指浅屈肌腱及其交叉纤维。在环指行同样操作。
- 然后在前臂掌侧做短横切口，抽出两根肌腱。在上次手术背侧切口部位切开，将肌腱经皮下绕过尺骨尺侧拉至手背侧。
- 中指浅屈肌腱绕过第二掌骨，环指浅肌腱绕过第三掌骨（图 80-13B）。
- 在腕背伸 15°、最大尺偏条件下将两肌腱从骨膜外环绕与自己缝合。
- 然后将尺侧腕伸肌腱沿小指掌骨干向远侧移位，小鱼际肌起点沿尺骨干向近侧移位。这样可保持平衡，防止畸形复发。

术后处理 石膏固定 1 个月，之后夜间再用夹板固定至少 3 个月。注意随访，观察可能的畸形复发。可能需用夜间夹板固定数年。

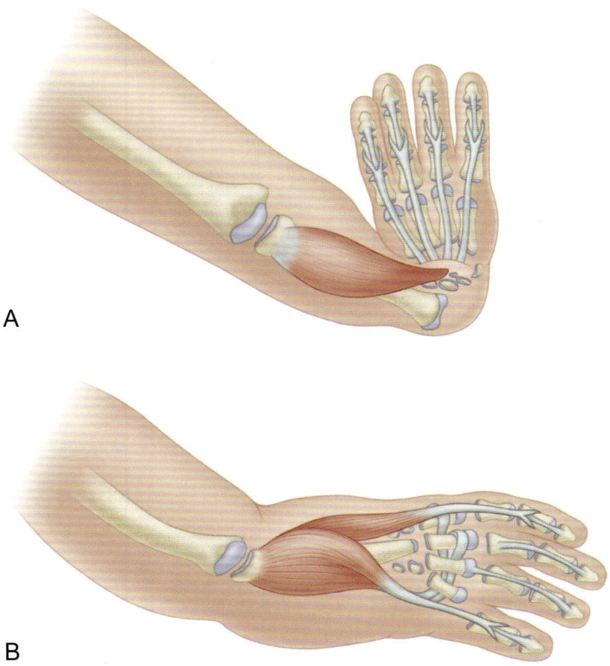

A

B

图 80-13 Bora 等采用的手中置和肌腱转移术（见正文）。A. 桡侧球棒手畸形掌面观，手和前臂成直角，手外屈肌腱成锐角；B. 手中置和中、环指浅屈肌腱转移术后的掌面观（见手术技术 80-4）

尺侧腕屈肌转位中置术

手术技术 80-5

（Bayne 和 Klug）

- 在尺骨末端做横行楔状切口，切除多余的皮肤和纤维脂肪组织（图 80-14A）。还可能需要在前臂远端及腕部桡侧做"Z"字形切口，以免桡侧延长时皮肤紧张，使屈腕和拉紧关节囊更容易，如果桡侧的挛缩在术前已经矫正，则不必做"Z"字形切口。
- 通过尺侧切口分离尺神经背侧感觉支、尺侧腕伸肌和尺侧腕屈肌。
- 暴露尺骨远端，注意不要破坏骨骺血供。
- 做一个基底在远侧的尺腕皮瓣。确定腕骨和尺骨桡侧的间隙。锐性分离附着在腕骨上的关节囊，屈曲肘关节，将腕骨复位于尺骨末端。如果不方便，可用桡侧切口。
- 掀开皮瓣，分离和保护变异的正中神经浅支。
- 附着在桡侧腕骨上的桡侧腕屈肌（通常还有肱桡肌）有强大束缚力，如有必要可进行松解。
- 如果复位仍然困难，稍削去尺骨远端的软骨，使其

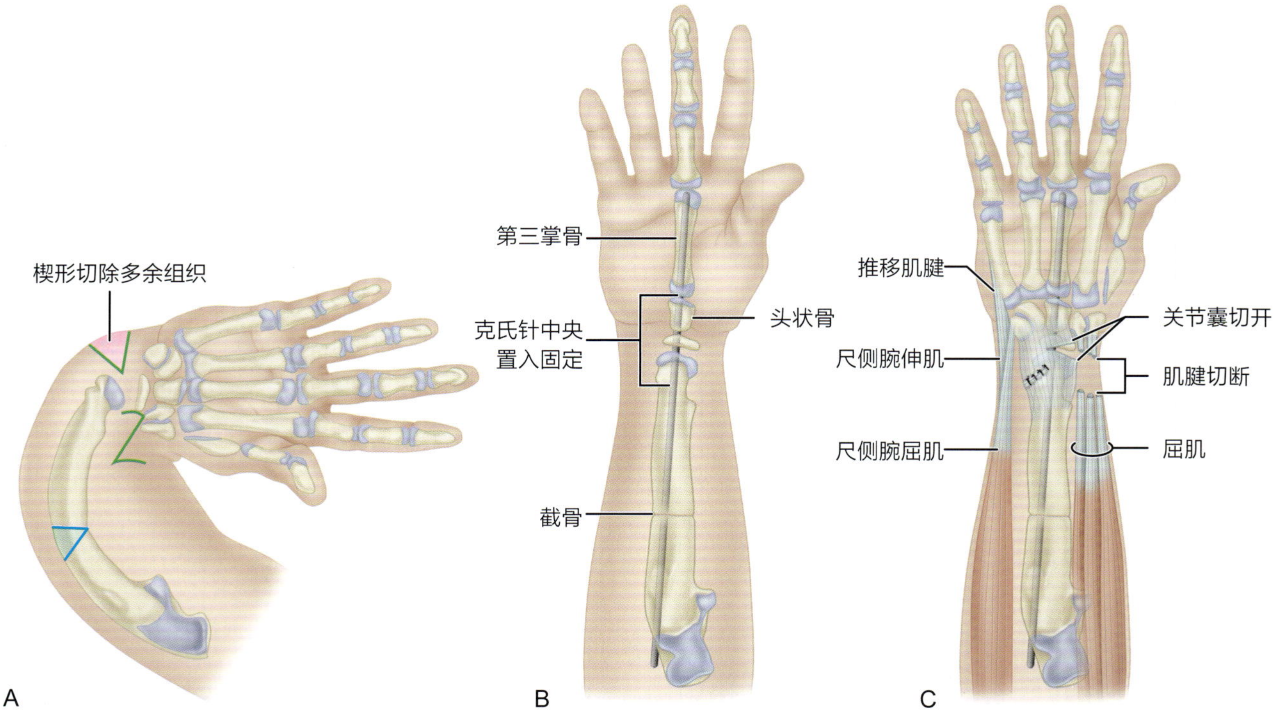

图 80-14 Bayne 和 Klug 采用的桡侧球棒手畸形中置术（见正文）。A. 桡侧松解和切除多余的软组织；B. 手中置，尺骨截骨，克氏针固定；C. 桡侧关节囊松解、肌腱转移（见手术技术 80-5）

表面变平，注意不要使骨骺的骨化中心暴露。因为腕骨切除或过分的切削常导致腕骨间融合、腕关节僵硬，如果不能复位，Bayne 和 Klug 选择尺骨截骨而不用腕骨切除。

- 选用一个比最后固定用的稍细一点的克氏针，自远至近在尺骨中央钻一个导向洞。
- 然后用较粗克氏针穿入腕骨和第三掌骨，穿过掌指关节。
- 将克氏针的近端插入尺骨远端中央的导向洞，向近侧逆行穿过尺骨（图 80-14B）。
- 抽针，使之不影响第三掌指关节活动。
- X 线检查保证腕骨正好位于远端尺骨中线。复位不完全是中置随后丧失的一个常见原因。
- 手固定后，将尺腕关节囊瓣向近端推移，缝合固定。
- 尽可能将尺侧腕伸肌沿第五掌骨向远侧移位。
- 尽可能在远背侧位置缝合尺侧腕屈肌到尺侧腕伸肌（图 80-14C）。转移肌腱的力量应直接作用于背侧和尺侧，以对抗掌偏和桡偏的结构，保证尺骨末端手的动态平衡。
- 关闭切口。
- 手置于中立位，松止血带，观察血液循环，用大量敷料包扎和长臂石膏夹固定。
- 如果尺骨弯曲严重，有必要闭合楔形截骨，弯曲超过 30° 应予矫正。截骨位置应在尺骨成角的顶点。

术后处理 术后 2 周更换敷料，拆线，应用长臂石膏夹，鼓励手指活动，6~8 周去除石膏和克氏针。应用短臂矫形夹板，手和肘可自由活动，6 岁前应用夹板，而后夜间应用夹板固定直到发育成熟。

手中置术

手术技术 80-6

（Buck-Gramcko）

- 在全麻和止血带作用下，我们在手背侧至前臂近端 1/3 处之间做“S”字形切口（图 80-15A），小心保护浅静脉和神经，特别是正中神经的桡侧分支和动脉。
- 从桡侧切开肌支持带。
- 鉴别和保护伸肌腱。
- 一般来说，桡侧的伸肌和展肌都有共同的肌腹，几乎没有肌腱，能够从桡侧腕骨中分离出来；有时候，它们有相互独立的肌肉，有肌腱，能够从进入掌骨的位置来鉴别。
- 横行切开背侧和掌侧的关节囊；准备 1 块或者 2 块关节囊瓣，以后可以转位覆盖住新的关节。
- 保留发育良好的尺侧副韧带。
- 切除了大多数的纤维组织，收缩的组织和肌筋膜，因为他们可以阻碍必要的伸展活动。
- 如果远端桡骨存在纤维软骨，需要切除，因为它可以阻碍手向远端和尺骨的运动。

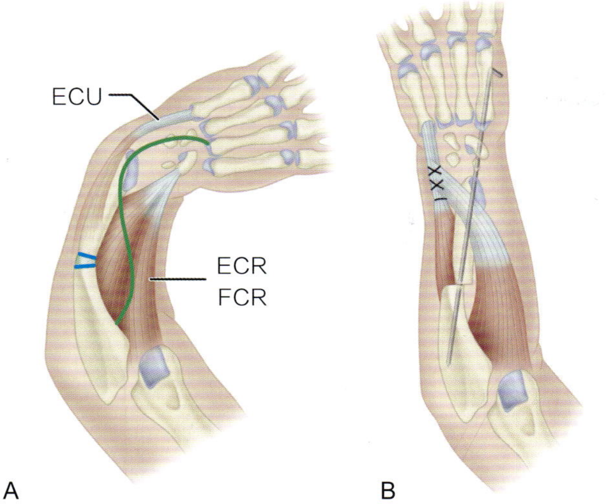

图 80-15　Buck-Gramcko 采用的桡侧球棒手畸形中置术（桡侧位术）。A.“S”字形切口；B. 逆行插入克氏针。ECR. 桡侧腕伸肌；ECU. 尺侧腕伸肌；FCR. 桡侧腕屈肌（见手术技术 80-6）

- 松解尺骨远端，小心保护软骨和供应骨骺的所有动脉。
- 把手桡侧腕骨置于尺骨头端，轻度尺偏的体位。逆行插入克氏针，贯穿尺骨全长，在影像学监测下，使其远端穿过桡侧腕骨，斜向穿过第二掌骨（图 80-15B）。
- 如果尺骨明显弯曲，在插入克氏针之前在尺骨中 1/3 处行楔形截骨（图 80-15A）。
- 把尺侧韧带和关节囊瓣缝至骨膜作为一新的侧副韧带。把可用的桡侧肌肉转位至尺侧来加强尺侧的肌肉强度，包括桡侧腕伸肌和桡侧腕屈肌。把这些肌肉穿过尺骨和伸肌腱之间到达尺侧，并端侧缝合至也折叠缩短的尺侧腕伸肌腱上。
- 把支持带放回桡侧腕骨上方，置于关节和肌腱之间以预防粘连。
- 仔细止血，切除尺侧腕部多余的皮肤，保护好尺神经的背侧支。
- 长臂石膏夹板固定。

术后处理　石膏固定 3 周，行第二掌骨的拇指化术时拆除克氏针（至少在中置术后 4 周）。克氏针拆除后，需要用夜间固定夹板若干月。

肱三头肌转移恢复屈肘功能

手术技术 80-7

（Menelaus）

- 外侧切口暴露肱三头肌下端和近侧尺骨的前侧、外侧和后侧，确认肱三头肌止点，自尺骨近端切取与肱三头肌肌腱相连的舌形骨膜瓣。
- 向近侧解剖肱三头肌至上臂中段。暴露并牵开尺神经，切开后侧肘关节囊。
- 将舌状骨膜瓣和肱三头肌腱穿过尺骨冠突的隧道。
- 不吸收线缝合固定。
- 关闭切口。夹板或石膏固定肘关节屈曲 120°。

术后处理　长臂石膏固定 4~6 周，术后 2 周拆线。去除石膏后轻微主动锻炼，在锻炼间隙和睡觉时用 90° 长臂后侧夹板固定。

（二）尺侧纵向发育不良

尺侧发育不良是指沿着上肢后缘出现纵向形成失败的畸形。最常见的形式是尺骨和尺侧两指部分缺如，通常称作尺侧畸形手。其他名称包括尺侧发育不良、轴突尺侧兰畸形和先天性尺骨缺如。尺骨缺如是最少见的先天性手部畸形，其发生率只有桡骨缺如的 1/10~1/3。

这种少见畸形为散发，其病因尚不清楚，仅有一篇报告认为该病有家族性，即 1886 年 Roberts 报告一家族连续三代出现这种畸形。

Swanson、Tada 和 Yonenobu 将尺骨缺如分为 4 型（图 80-16）：第 1 型，尺骨发育不良或部分缺如；第 2 型，尺骨全部缺如；第 3 型，尺骨部分或全部缺如伴肱、桡骨融合；第 4 型，尺骨部分或全部缺如伴腕部先天性截肢。Havenhill 等将尺侧列与腕骨发育不良而尺骨正常的这部分患者归为“O”型。和桡骨发育不良相反，尺骨的部分缺如比全部缺如常见。Cole 和 Manske 基于拇指和虎口累及对尺骨缺如手进行分类（表 80-6）。在他们的研究资料中，73% 的尺骨缺如肢体有拇指和虎口畸形。

和桡骨缺如不同，伴有尺骨缺如的畸形几乎仅限于肌肉骨骼系统，如马蹄内翻足、腓骨缺如、脊柱裂、股骨发育不全、下颌骨缺如和髌骨缺如。由于严重的畸形和融合，腕骨畸形常见。89% 患者伴有手指畸形，常有桡骨头脱位。

出生时就存在手部不同程度的尺侧缺如。前臂通常短缩，多呈弓形。小指和环指多缺如，其他指常见并指畸形，2/3 左右患者中指和示指及拇指缺如。由于尺骨残迹的牵拉作用，前臂弓形凸向桡侧，手尺偏程度通常与桡骨弯曲程度和桡骨远端尺偏度的增加相一致，如前臂旋后畸形。肘关节活动常受限甚至融合。El Hassan 等报道了 14 例伴有肱、桡骨融合的患者，并且指出肘关节通常在平均屈曲

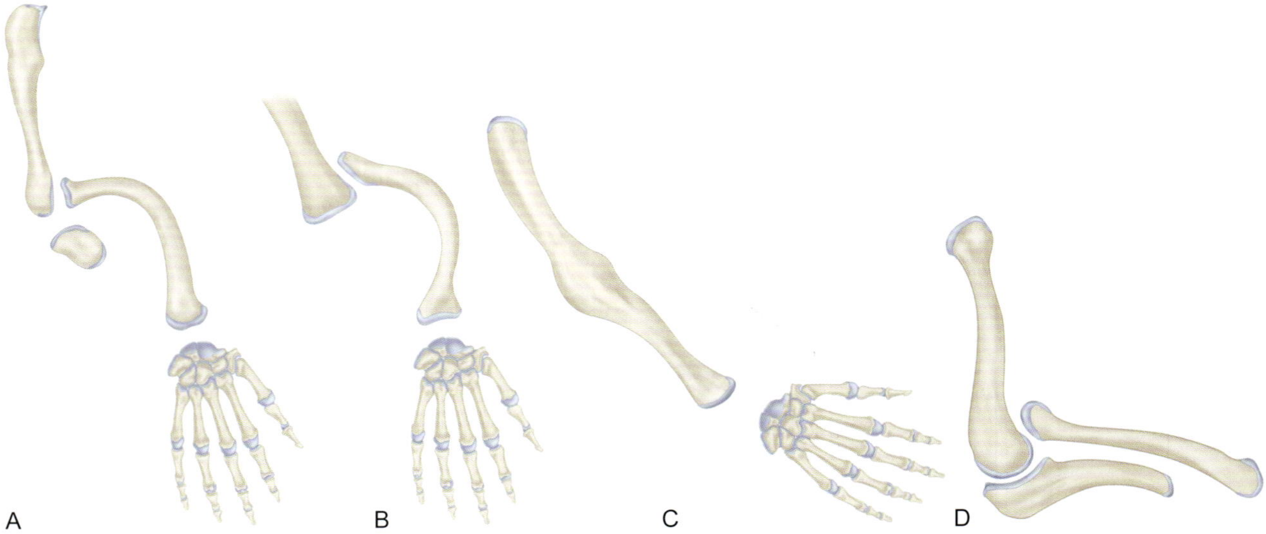

图 80-16 尺骨缺如 Swanson 分类法。A. 1 型，尺骨发育不良或部分缺如；B. 2 型，尺骨全部缺如；C. 3 型，尺骨全部或部分缺如伴肱、桡骨融合；D. 4 型，尺骨全部或部分缺如伴先天性腕部截肢

表 80-6

尺骨缺如分类

类型	描述
A	虎口和拇指正常
B	虎口和拇指轻度缺如
C	虎口和拇指中度到重度缺如；可能丧失对掌，拇指异常旋转于其他指平面
D	拇指缺如

（改良自：Cole RJ, Manske PR: Classification of ulnar deficiency according to the thumb first web, J Hand Surg 22A: 479, 1997.）

63° 位置融合（10°~90°），11 例单侧畸形的患者中有 9 例日常活动无受限，有 5 例参加了体育运动。这种畸形通常都是单侧的。

X 线片（图 80-17）通常显示典型的尺骨远端缺如和桡骨弯曲伴远端关节面尺偏度的增加。豌豆骨和勾状骨常常缺如，其他腕骨经常融合。因为儿童尺骨近端在 1 岁前可能没有出现骨化中心，常常难以判断是否存在尺骨近端。

1. 非手术治疗 对于婴儿尺侧畸形手初期用矫形石膏和夹板矫正。按 Riordan 的方法进行长臂石膏固定，即先从手部开始，然后矫正手和前臂的位置，最后将肘固定在屈曲 90°。有必要经常更换石膏直到矫正达到目的，可用可拆装夹板维持矫正位置，应一直用到 6 个月，如果桡骨存在明显的弓形，应考虑手术探查，切除尺骨残迹。

2. 手术治疗 手术治疗的指征有并指、弓形桡骨伴尺骨残迹，桡骨头脱位限制肘关节伸直和前臂旋前、旋后，肱骨内旋畸形。并指的分离手术治疗应遵循标准的并指治疗方案：6 个月分离拇指和示指并指，中央并指在 18 个月。拇指旋转不良伴并指，可能应首先行掌骨截骨术矫正旋后畸形。这种手术应在并指松解术后 6 个月进行，需局部转移皮瓣来重造虎口。

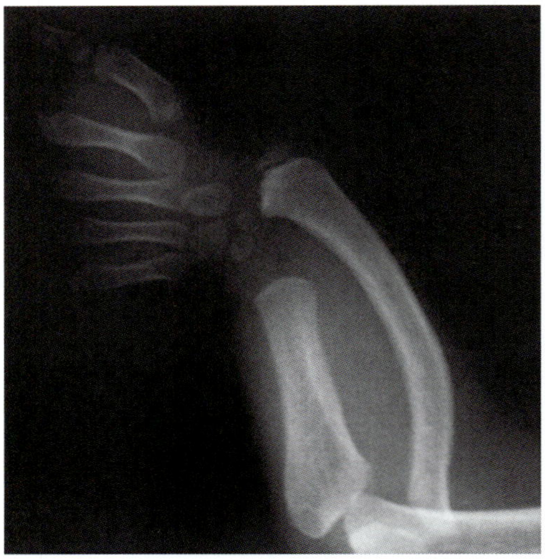

图 80-17 I 型尺侧畸形手 X 线图像

大多数学者认为应该切除尺骨残迹，以防止进一步桡骨弯曲和短缩加重。Straub 第一次引起人们对跨越尺骨近端和桡骨远端及尺侧腕骨之间间隙的纤维软骨残迹的注意。残迹似乎不生长，像“绳索”一样造成桡骨和腕骨变形，继发桡骨干弯曲和桡骨头脱位。有学者推荐在 2~3 岁前或者在 6 岁之前切除远端的纤维软骨块，特别是若合并进行性或严重的手部尺偏畸形、桡骨弯曲畸形或出现进行性桡骨

头脱位时。如果桡骨弯曲严重，残迹切除的同时有必要行桡骨楔形截骨。

如果桡骨头脱位阻挡肘关节伸直，应考虑建立一根骨的前臂。如果伸直受限可以接受，并有旋前旋后功能，则手术可能不会改善功能。如果桡骨明显短缩和弯曲，并伴明显的前臂不稳定和肘关节活动受限，建立一根骨前臂的手术可能改善功能。这种手术成功的前提是必须存在一段近侧尺骨，近段桡骨切除几个月后再行前臂一根骨手术，因为同时做这两个手术，手术范围可能太大。肱桡骨融合可能伴有肱骨的内旋畸形，如果内旋畸形引起功能障碍，需手术治疗。

第一掌骨旋转截骨术

手术技术 80-8

（Broudy 和 Smith）

- 上止血带，在掌侧做横向球拍形切口，延伸至第一掌骨背侧中部呈一个“V”字形舌状瓣。“V”字顶点在第一掌骨基底水平（图 80-18A），皮瓣充分暴露以便截骨。
- 在第一掌骨桡掌侧做另一纵行切口，与“V”字形瓣尖端成 120°（图 80-18B）。

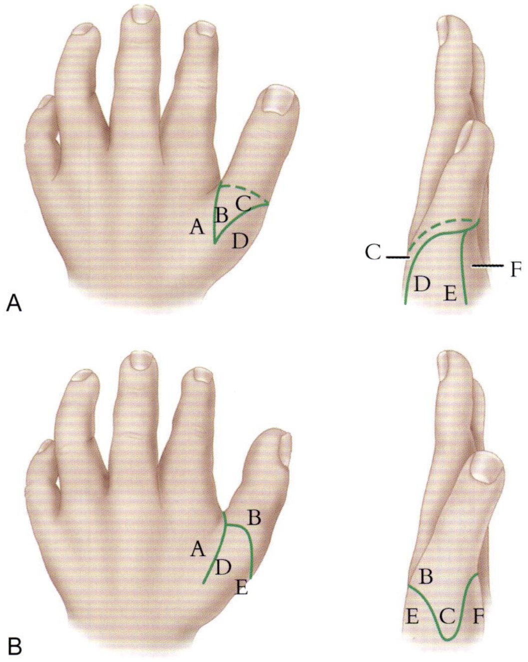

图80-18　Broudy和Smith第一掌骨旋转截骨术。A. 切口；B. 截骨术后，背侧“V”字形皮瓣向掌侧旋转（见手术技术 80-8）

- 在第一掌骨基底部截骨。将该掌骨旋前至适当位置。
- 用克氏针固定掌骨。将“V”字形皮瓣移至线状切口处，“V”字形缺如处边边缝合。
- 长臂石膏固定。

术后处理　6 周去除石膏，允许逐渐活动。术后 6 周或骨愈合后拔除克氏针。睡眠时戴可拆装的短臂拇指人字形夹板 6 周。

切除尺骨残基

手术技术 80-9

（Flatt）

- 上止血带，在前臂尺侧缘做钝“S”字形切口，经腕横纹到腕中水平。
- 由于外部屈肌的缺如，尺侧神经血管束和尺骨残基在皮下组织内紧贴一起，在切除残基前游离并保护神经血管束。
- 至少去除前臂 1/3 长度，切开腕关节尺侧软组织，以便完全纠正手在桡骨远端关节面的位置。
- 手应置于中立位甚至轻度桡偏位，若必须将手推到中位，应松解更多的软组织。
- 用不吸收缝线关闭切口，用塑型良好的长臂石膏固定。

术后处理　3 周拆线，更换石膏，术后 6 周拆除石膏，再经 4~6 周逐渐恢复正常活动。

建立单骨前臂

手术技术 80-10

（Straub）

- 取前臂后外侧长弧形切口，始自肘上、止于前臂中或远 1/3。
- 暴露并切除从尺骨向远端延伸的纤维软骨束带，在尺骨远端截骨，游离纤维软骨带的近端。切除纤维软骨带。
- 暴露肘部桡神经，并向远端分离其骨间分支，近段桡骨脱位时这个分支及其周围的旋后肌可能明显移位。
- 自前臂背侧和掌侧肌肉之间劈开，注意保护肘前重要的血管神经。
- 在远端尺骨水平切断桡骨干，切除包括桡骨头在内的近端桡骨（图 80-19A）。
- 将远侧桡骨的近端接在尺骨的远端上（图 80-19B），经鹰嘴穿克氏针固定（图 80-19C）。
- 用可吸收或不吸收缝线关闭伤口。

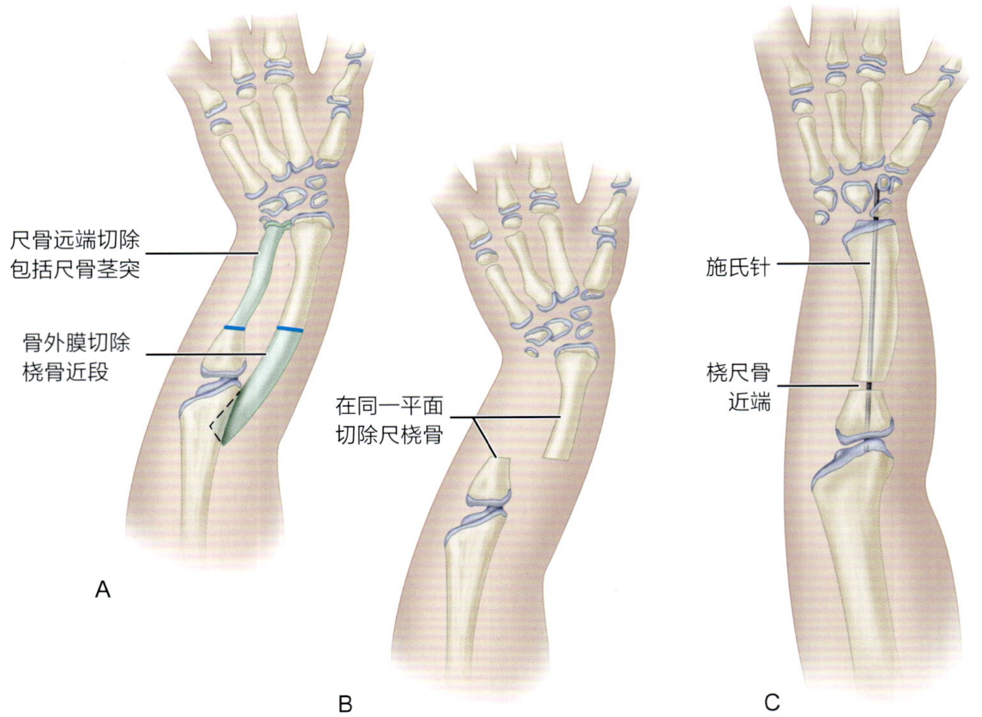

图 80-19 单骨前臂重建术。A. 切除远端尺骨残基和近端桡骨（阴影部分）；B. 将远端桡骨接在近端尺骨上；C. 用长至腕的克氏针固定尺、桡骨（见手术技术 80-10）

- 肘屈曲 90° 长臂石膏固定。

术后处理 2 周拆线，更换石膏，长臂石膏固定 8 周，术后 8 周或骨完全愈合时，去除克氏针或施氏针，之后 6~8 周恢复正常活动。

（三）先天性尺骨假关节；尺桡骨融合；先天性桡骨头脱位

见第 31 章。

（四）Madelung 畸形

Madelung 畸形是桡骨远端骨骺掌尺侧部分异常所致，桡骨远端关节面向掌侧和尺侧进行性倾斜，伴有尺骨远端背侧半脱位。1855 年 Malgaigne 第一次描述这种畸形，随后 1878 年 Madelung 也有报告。虽然这种畸形绝大多数直到大龄儿童或青春期才出现，但仍认为这是一种先天性畸形。这种畸形很少，仅占手部畸形 1.7%。病因不清楚，但已证明是常染色体显性遗传。Vickers 描述了在月骨和桡骨远端骺板近端之间有一异常韧带，这个韧带被称为 Vickers 韧带，并认为它会阻碍桡骨远端掌尺侧生长。最近，Hanson 等在少数患者的 MRI 上描述了异常掌侧桡三角韧带的存在。类似的 Madelung 样畸形尚可发生于创伤后，也可见于感染和肿瘤。没有特别的方法鉴别这些畸形与特发性 Madelung 畸形。Vender 和 Watson 将 Madelung 畸形和 Madelung 样畸形分为 4 类：创伤后；发育不良性（软骨发育不良或骨干性续连症）；遗传性（如 Turner 综合征）；特发性。他们认为继发性畸形通常可以鉴别，其特点是没有相应的体检发现，单侧性、腕部畸形不严重，有重复损伤或劳损病史。

一种类似 Madelung 畸形的腕部畸形常伴有骨、软骨生成障碍，是肢中部侏儒最常见的表现。这种畸形表现为身材略矮，上肢和下肢的中段短缩，Madelung 畸形。一种标记在 X 和 Y 染色体的拟常染色体 1 区的同源异型的突变基因 *SHOX*，是其原因之一。其他相关疾病有黏多糖病、Turner 综合征、软骨发育不良、多发性外生骨疣、多处骨骺发育不良和软骨发育不良（Ollier 病）。

典型的 Madelung 畸形包括手向掌侧半脱位、尺骨远端突出、桡骨远端向掌侧和尺骨成角。多为双侧，女孩比男孩更常见，双侧 Madelung 畸形表现更为严重。如果双侧 Madelung 畸形并伴有身材矮小，应怀疑 Leri-Weill 软骨生成障碍症，特别是那些不典型症状的患者。家族史常在儿童后期和青春早期出现，伴活动受限和轻度疼痛。随生长，畸形的外观逐渐加重。X 线检查异常可见于桡骨、尺骨和腕骨畸形（图 80-20）。桡骨弯曲伴有向桡侧和背侧凸起，桡骨远端关节面也有相似的成角。在桡骨干骺端尺侧出现“火焰状”凹陷，提示存在 Vickers 韧带，可通过 MRI 来证实。前臂相对短缩。桡骨远端骨骺因其尺侧和掌侧生长障碍而呈三角形，常会出现骨骺的早期闭合。在桡骨掌侧和尺侧边缘可见骨赘形成。尺骨向背侧半脱位，尺骨头增大，尺骨总体长度缩短，腕骨向尺侧和掌侧半脱位，进入桡尺远侧关节，使后者呈分离状态。腕骨呈楔形，顶点位于月骨近端。很少需要进一步影像学检查，近期文献显示，对复杂患者手术矫形时可应用三维 CT 重建。

治疗 因为儿童 Madelung 畸形常常功能良好，只伴轻微疼痛，首先应采取非手术治疗。当伴有严重畸形或持续疼痛时，这些症状常常来自腕部腕尺关节撞击，应考虑手术治疗。Vickers 和 Nielson 报告预防性切除畸形的桡骨骺板并填塞脂肪组织，获得一定的成功。所有 17 例患者术后疼痛均缓解，畸形不再发展。从历史上来看最受欢迎的早期干预方法是通过物理方法或 Langenskiöld 手术松解 Vickers 韧带，将该异常韧带从其桡骨附着处松解，同时骺桥切除并植入脂肪。通过引导生长的方法可以用来加强手术效果。对骨发育不成熟的患者可选择桡骨远端截骨并缩短尺骨（Milch 缩短）。根据对线需要桡骨可用开放或闭合楔形截骨。对骨发育成熟患者，在截骨同时，可按 Darrach 选择的方法小心切除远端尺骨头。Watson、Pitts 和 Herber 对 10 例患者行桡骨截骨，尺骨联合相匹配的切除骨以获得尺桡骨平衡，他们报道这种方法可较好地保留桡骨长度，我们没有这方面的经验（图 80-21）。

Carter 和 Ezaki 建议，如果已存在很严重的畸形，年轻患者或者合并远端桡骨圆顶截骨术的患者应单独切除 Vickers 韧带。圆顶形截骨术可以给月骨提供更佳的掌侧覆盖，还可以纠正尺骨正变异。如果存在尺侧腕部疼痛合并尺骨正变异，之后需要进行尺骨缩短。在他们的 23 个腕部个案中，他们显示 91% 有 Vickers 韧带，其中 10 个需要进行尺骨缩短术，来缓解持续潜在的尺侧腕部疼痛。16 个腕部个案进行了圆顶形截骨术，都成功缓解了疼痛。平均 25 年的长期随访显示畸形纠正后保持良好，并获得良 - 优的疗效。但是在一些更严重的病例中，有报道术后效果不佳。Farr 等回顾了需要尺骨短缩截骨术的影像学标准。这些标准包括月骨下沉、尺骨变

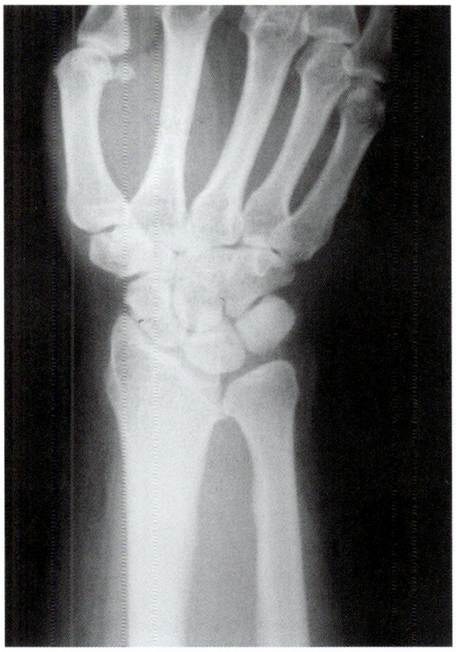

图 80-20 Madelung 畸形 X 线图像。注意桡骨、尺骨和掌骨的畸形

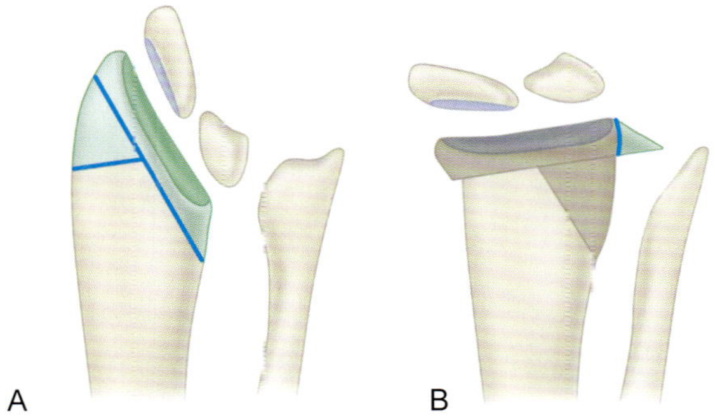

图 80-21 Watson 等桡骨平衡截骨术。A. 桡骨远端标出桡侧楔形截骨块（斜线部分）；B. 楔形截骨块植入尺侧开放截骨处，将对应的尺骨截除，需切除桡骨尖端阴影部分

异和掌侧移位，与高概率的尺骨短缩术相关。对于超过 10 岁的骨骺未闭合的患者，在桡骨截骨术时可行尺骨骨骺阻止能避免将来的尺骨短缩需要。

软骨骨生成障碍的病灶切除

手术技术 80-11

（Vickers 和 Nielsen）

- 上止血带，取最近侧腕横纹的近侧 1.5 cm 处掌侧横切口，从桡侧或尺侧横跨桡侧腕屈肌和掌长肌，保护正中神经和桡动脉。
- 在指屈肌腱的桡侧暴露旋前方肌远侧缘，在该肌的

桡侧端可游离部分肌纤维。

- 用骨凿在距桡尺关节 5 mm、平行于前臂长轴做桡骨纵向截骨。对腕骨严重掌侧半脱位的患者，不要将月骨误认为其下的桡骨。
- 用骨凿将桡骨远端的小块骨翻向尺侧，保留它与尺侧之间脆弱的连接和对月骨的部分支撑作用。这样可看到远端桡骨的矢状面。建议用放大镜。
- 如果初次截骨太浅，则看到一片白色的纤维组织和软骨。
- 再以 1 mm 厚度连续截骨，直到骺板清晰可见。首次见到的骺板菲薄、波浪状和明显狭窄。确定骺板软骨后，用圆凿或磨钻小心去除干骺端一侧的骨质，使软骨的剖面位于骨上，在背侧骨膜至掌侧骨膜之间保持完整，预防新的骨桥形成。
- 分离并切断桡骨上牵拉月骨的异常掌侧韧带。
- 松止血带、止血，必要时用骨蜡。
- 止血带再次充气，生理盐水冲洗，去除所有碎骨片及血。
- 从前臂近端内侧取足够的脂肪组织完全填满手术所造成的腔隙。脂肪必须和整个骺板软骨密切接触，将骨性骨骺和骨性干骺端分开。周围的软组织挤在一起使脂肪固位 。
- 缝合皮肤。用掌侧短臂夹板或绉纱绷带固定。

术后处理 根据畸形程度，2 周可去除绷带。

闭合楔形截骨并 Darrach 远端尺骨头切除

手术技术 80-12 （图 80-22）

（Ranawat、DeFiore 和 Straub）

- 取前臂远端背侧纵行切口，从桡骨上剥离覆盖指伸总肌腱的伸肌支持带，将伸肌支持带和小指伸肌腱向尺侧反转。
- 如果患者已发育成熟，暴露远端桡尺关节，切除尺骨远端 1 cm。
- 如果患者骨发育尚未成熟，暴露尺骨干，按 Milch 描述的方法行适当的袖状切除（cuff recession）。
- 然后平行于桡骨远端关节面截骨。
- 在远侧桡骨断端截除以桡侧和背侧为基底的楔形骨块，对合截骨面。
- 克氏针固定截骨处，使桡骨远端关节面与桡骨长轴向掌侧呈 0°~15° 角，向尺侧成 60°~70° 角。
- 常规关闭切口，长臂石膏固定。

术后处理 术后 4 周去除克氏针和石膏，开始腕部主动锻炼。截骨处用石膏固定或夹板保护直至临床和 X 线证实骨完全愈合。逐步恢复正常活动。最终去除石膏后，可能需要应用保护性夹板固定至术后 8~10 周。

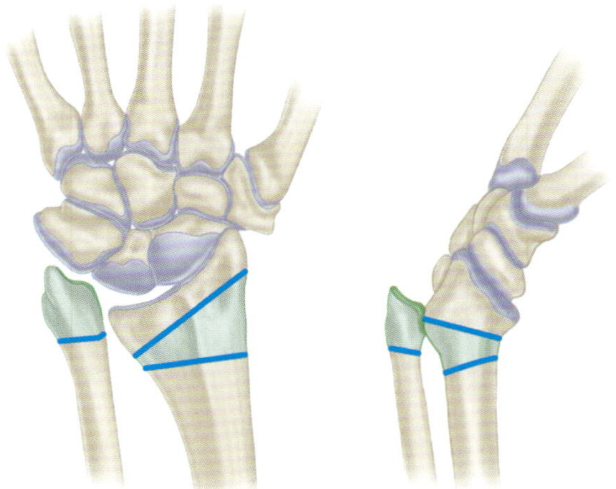

图 80-22 Ranawat 等采用的 Madelung 畸形的重建。桡骨闭合楔形截骨以桡侧和背侧为基底，并辅以 Darrach 切除法。矫正对线后，用钢板螺钉固定（见手术技术 80-12）

圆顶形截骨和 Vickers 韧带的切除

手术技术 80-13

（Carter 和 Ezaki）

- 在止血带下，在前路的桡侧腕屈肌和桡动脉之间暴露远端桡骨。
- 沿旋前肌的桡侧缘切开，将旋前方肌向尺侧拉开。
- 确认 Vickers 韧带，从桡骨干近端开始，连续向远端分离，直至 Vickers 韧带从桡骨远端的骺板和干骺端剥离（图 80-23A）。
- 去除骺板内的纤维组织和骨组织。
- 在骨骺的缺损处植入脂肪组织。
- 用弯骨凿在干骺端行双平面截骨（图 80-23B）。
- 在截骨术区，把桡骨远端骨块旋转到旋前位，用施氏针固定（图 80-23C）。
- 用咬骨钳修整截骨处近端掌侧骨形态。
- 修复旋前方肌，常规闭合切口。
- 长臂夹板固定。

术后处理 术后 6 周行长臂夹板固定。术后 2 周拆线，6 周拆除施氏针，截骨面愈合的时候拆除，短臂石膏或者夹板固定直到截骨面愈合。

三、未分化类型

（一）肩关节（Sprengel 畸形，先天性肌性斜颈，锁骨假性关节病）

见第 31 章。

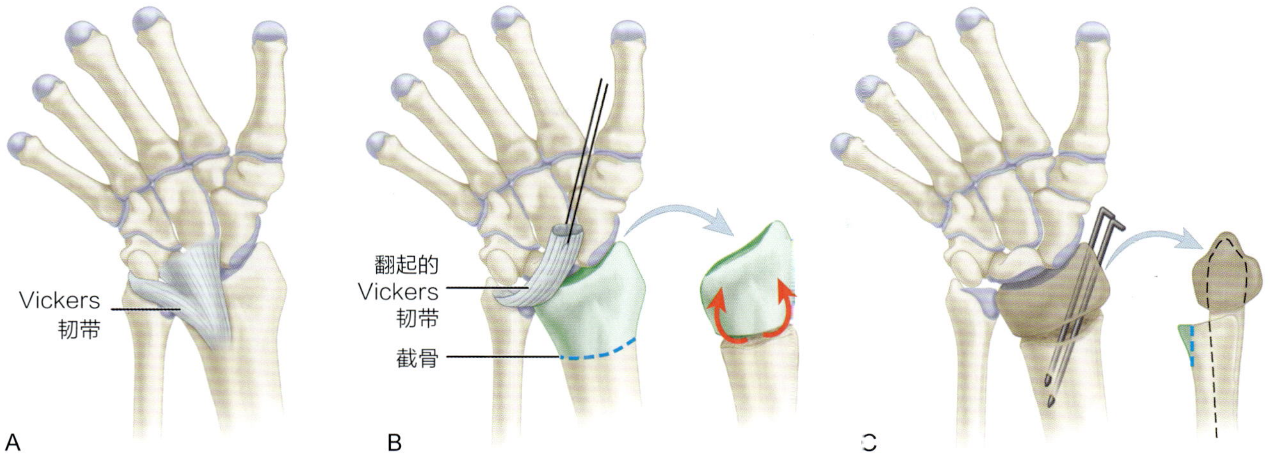

图 80-23　Carter 和 Ezaki 圆顶形截骨术重建 Madelung 畸形。A. 切除 Vickers 韧带；B. 在干骺端行双面圆顶截骨，在缺损处置入脂肪组织；C. 在截骨处旋转远端骨块，用施氏针固定（见手术技术 80-13）

（二）关节挛缩

见第 34 章。

第五节　手板畸形

一、近端 - 远端轴

短指（手或指发育不良）

手或指发育不良是指特定部分的发育有缺陷或不完全。同并指一样，几乎所有的手部畸形都有发育不全的成分。这里特指手和手指对称且不伴有其他畸形的发育不良。在爱荷华州的畸形病例统计中全手发育不全占 0.8%，短指占 5.2%。最常见的单个骨节段发育不全为中节指骨（短指或中节指骨短缩）。如果短掌（short metacarpal）早期出现，也包括在发育不全畸形内，但这种畸形一般极少见，通常直到青春期开始快速发育时才注意到。

短指在遗传学文献中有重要作用，是孟德尔遗传规律在人类得到验证的第 1 例。一般为显性遗传，但也有遗传学变异，如果短指患者同正常人结婚，他们的后代短指的概率为 50%。散发病例报道确实存在，但尚未发现具体的病因。

短指多为单独发病，但也可伴有相似的足趾畸形。中节指骨短缩常见于畸形综合征，如 Treacher Collins 综合征、Bloom 综合征、Cornelia de Lange 综合征、Holt-Oram 综合征，Silver 综合征和 Poland 综合征。Poland 综合征短指多为单侧。Bell 所描述的“短指 E”，包含中、环、小指短掌骨，同时伴假性甲状旁腺功能减退。其他和短掌有关的并发症有 Turner 综合征、Biemond 综合征和 Silver 综合征。

对手和指的发育不全还没有有用的分类方法。遗传学家为了更好地记录遗传模式，已经设计了几种较细的分类方法，但是对这种畸形的治疗毫无帮助。

指发育不全的范围包括单纯短缩（最常见）到带有乳头指（nubbins）的小手。对一些患者而言，这类畸形代表一种介于指先天性缺如和发育不全之间的疾病。常有全部组织不同程度的发育不全，而不仅仅包括骨结构。除乳头指外，一般功能接近正常。短掌一般在十几岁快速发育时被发现，握拳时一个或多个掌骨头的凹陷，尺侧两指最常受累。

1. 非手术处理　单个指短缩，特别是小指，不需手术治疗。虽然单个指短缩，周围指正常，外形不满意，但功能影响一般很小，而且指延长也不能改善功能，还可能导致僵直。

2. 手术治疗　建议对短掌畸形进行延长以改善掌骨列的外观和增加抓握力量，掌骨短缩超过 1 cm 可破坏掌骨弓，引起抓握力量下降。Tajima 描述了一种一次性延长术，掌骨“V”字形截骨，中间植骨。Buck-Gramcko 在截骨术中剥离骨间肌和掌骨间韧带（图 80-24）。一次性的手术方法一般能延长 1 cm 左右。据报道，逐步撑开延长术能增加 10~19 mm（平均 15.2 mm）的额外长度。需要 2 次以上手术的手术方法包括逐步骨延长术和植骨术。尽管延长手术成功，但对成年人，只考虑手的外观者不鼓励做这种手术。

对于某些没有功能的手指，或仅有一指的手部发育不全的患者，可以考虑更加复杂且不可预料的

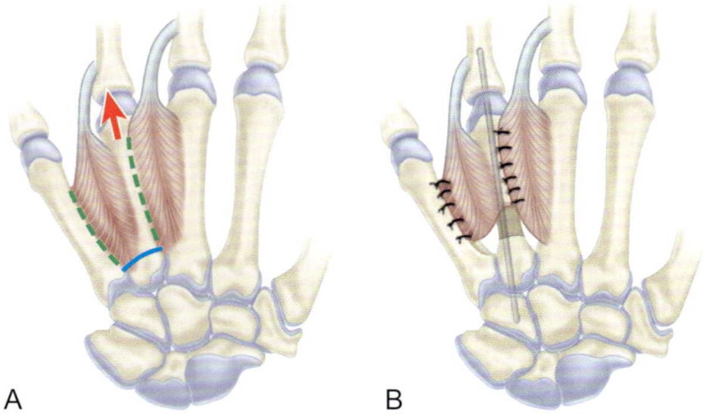

图 80-24 Buck-Gramcko 方法治疗手部发育不全的掌骨短缩。A. 分离骨间肌和掌骨间韧带，掌骨截骨；B. 嵌入指骨和克氏针固定

手术方式。但这个观点在手外科界存在争议。普遍接受的是，除软组织乳头指外，不论手指大小如何，对患者都有一定的功能。这些手指的肌肉肌腱严重发育不良，几乎没有滑动功能，通过牵拉延伸长度或加深指蹼可以产生功能改善的感觉。即使保留骨膜和骺板，转移指骨的生长仍然有限。常用的拇指掌骨延长的方法包括：切断掌骨和骨膜，应用外固定架逐渐牵拉延伸，每天大约 1 mm，直到长度满意或达到神经、血管、皮肤的延长限度。Cowen 和 Loftus 在远端掌骨和近端腕骨穿钉，通过腕掌关节延长整个手掌。一般能延长 25~50 mm，Cowen 和 Loftus 报告延长可达到 7 cm。有报道 Ilizarov 牵张装置被用于手和前臂的骨骼延长。在一个手指之内的延长手术应该避免，现有的延长装置可用于的最短骨骼长度大约 3 cm。

对于严重发育不全的指，可一期将不带血管的骨膜外趾 - 指移植作为一种嵌入或末端植骨。在 6~18 个月手术者骺板未闭合者为 90%，18 个月 ~5 岁为 67%，5~13 岁为 50%。放射学图像生长观察显示骺板保持开放时，90% 指骨能正常生长。对于 18 个月以下的婴儿，如果患肢有合适的软组织包裹和足够的骨性支撑，那么这种畸形可以使用上述手术方式，有望延长手指长度。Goldberg 和 Watson 用背侧入路，嵌入指骨，与之相反的是 Toby 等从掌侧入路寻找指屈肌腱，松解肌腱并固定在转移指骨上，重建关节掌板和侧副韧带复合体。最近 Radocha 等报告 73 例儿童在 1 岁以前行趾 - 指骨移植，平均每年生长 1 mm，肌腱和侧副韧带重新附着是有益的。

掌骨延长术

手术技术 80-14 （图 80-25）

（Tajima）

- 上止血带，做短缩掌骨背侧纵行切口。
- 将指伸肌腱牵向一侧，骨膜下暴露掌骨干。
- 在骨的近和中 1/3 交界处行两个“V”字形截骨。
- 向远侧暴露深部的掌横韧带并切开。
- 锐性剥离掌骨两侧骨间肌。
- 手法牵引掌骨确认截骨切口长度合适。
- 髂嵴取骨，塑形后嵌入掌骨延长后留下的空隙。
- 植骨块植入后用克氏针纵行固定。
- 根据骨间肌在延长掌骨所处的位置，通过钻孔重新将骨间肌固定在掌骨或植骨块上。
- 常规缝合皮肤，石膏夹固定。

术后处理 石膏或夹板固定至截骨愈合，术后 3 周开始活动手指，6 周拔除克氏针。

牵引延长术第一阶段

手术技术 80-15

（Cowen 和 Loftus）

- 第一阶段：上止血带，取手背侧“Z”字形切口进行单个或多个掌骨截骨。
- 手法牵引确认软组织完全松解。
- 经掌骨截骨部位远端横向插入 0.062 in 克氏针。将克氏针安装在矩形的牵引架上。
- 以此为导向，尽可能在掌骨横向插入 2 根克氏针
- 用相同的方法在近端插入克氏针。
- 松开止血带，观察血液循环。

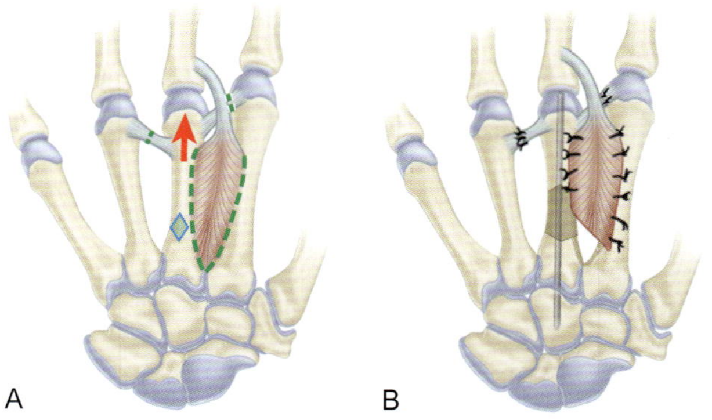

图 80-25 手发育不全 Tajima 方法延长掌骨。A. 短缩掌骨的 Chevron 截骨，松解骨间肌和掌横韧带；B. 嵌入植骨，轴向克氏针固定，尽可能修复掌横韧带（见手术技术 80-14）

- 旋转几圈延长牵引架。
- 常规关闭切口。
- 牵引后，如果切口不能完全闭合，暴露部分可让其长出肉芽或中厚植皮。

术后处理　术后患者住院数天，严密观察。指导患者或父母将牵引架每天延长 3 次，每次 1/3 转，或者每日 2 次，每次 1/2 转，每天大约延长 1 mm，直至延长到合适长度，可能需要长达 3 个月。在这个过程中医生和患者家属必须认真观察病情变化，注意任何神经血管损伤。当延长达到合适长度，或者是达到神经血管或皮肤的限度时，行第二阶段手术。

牵引延长术第二阶段

手术技术 80-16

（Cowen 和 Loftus）

- 第二阶段：取待植骨掌骨背侧切口。
- 自髂嵴、尺骨、腓骨或趾骨取植骨块，嵌入牵引造成的骨缺损内。
- 用克氏针纵行固定或保留外固定架。
- 关闭切口，松止血带。年龄较大儿童用带有保护塑形弓的短臂石膏固定，婴幼儿用长臂石膏固定。

术后处理　石膏固定 1~2 周，换用悬带或绷带包裹全手和牵引架。骨愈合后去除克氏针和外固定架，一般需 8 周或更长时间。根据 X 线和临床表现，必要时用石膏或夹板保护手部。

骨痂掌骨延长术

手术技术 80-17

（Kato 等）

- 延长中指，在手背桡侧做一直切口；延长小指，在手背尺侧做切口。
- 保护皮下感觉神经和伸肌腱。
- 在预定截骨部位纵行切开骨膜，并小心地将其牵开。
- 用 4 个半螺纹钉（1.5 mm 或 2.0 mm）进行单侧外固定。
- 在透视控制下，用外固定支架当作导向，在远端掌骨中和近端掌骨中分别插入 2 个半螺纹钉。这些钉放置的位置都不要碰撞倒掌指关节的伸肌结构，不要刺激到伸肌或屈肌腱。在中指，从桡侧向尺侧插入，在小指，则从尺侧向桡侧方向插入。
- 4 枚钉均置入后，安装外固定器，调整螺纹钉和夹块。
- 移除支架，在近端和远端钉之间的中心用骨刀横行截骨。
- 调整固定器，保证把支具弄紧。
- 闭合截骨形成的骨缝，缝合骨膜，关闭皮肤切口。

术后处理　术后 5 天开始行延长术。患者出院回家，可以回学校。患者延长的速度为每天 2 次，每天 0.25 mm。头 3 周分离的缝隙的距离，掌骨的力线，骨痂的形成都要监测，每周 2 次放射线检查。基于骨痂形成的状态，分离的速度从每天 0.25 mm 增加至 1 mm。术后 4 周，每周一次放射线检查。在固定器的支持下，鼓励患者运动延长的手指，如全范围的活动和在日常生活中主动用手。达到预期的手指长度后，可见很多骨痂形成，就可以拆掉固定器和钢针。

趾 - 指骨移植术

手术技术 80-18

- 上止血带，做第二趾背侧纵行切口，该趾一般最长，是首选的供趾；如需要，类似的移植物也可取自第三、四趾。切开皮肤、皮下和伸趾结构。
- 根据 Goldberg 和 Watson 的报道，切取包括骨膜在内的近节趾骨，努力保留骨骺的生长潜能。
- 简单缝合关闭供区切口。
- 根据是否需要假关节功能，保留或切除供区趾骨末端软骨面。
- 在发育不全指的背侧做纵行切口，该指可能仅仅是一个空皮管。
- 将趾骨放入发育不全指，其轴向与相邻骨相同，克氏针纵向固定。趾骨可嵌入或放在末端。
- 间断缝合关闭切口，敷料支撑性包扎。
- 确定手指能够成活后，用适当长度石膏固定。

术后处理　石膏固定约 6 周，去除克氏针后逐渐增加活动度。

趾 - 指骨移植术

手术技术 80-19

（Toby 等）

- 自手掌远端和缺如指软组织处做掌侧“Z”字形切口，保护神经血管结构。
- 小止血钳轻柔分离软组织，形成一个可放入趾骨的空隙。
- 分离屈肌腱和它们在缺如指上的原基，保留肌腱在软组织袋上的附着。
- 松解远端附着处近侧的粘连，增加屈肌腱活动度。
- 自第三或第四趾选择一节合适的近节趾骨。取近节趾骨背侧斜切口自骨膜外切取趾骨。
- 贴近趾骨切断近侧趾间关节的软组织附着。
- 整体切断掌板和侧副韧带的跖骨附着处。
- 将趾骨关节囊、掌板、内外侧副韧带和跖趾关节附属的副韧带作为一个整体一并切取。
- 用细克氏针从近端穿入切取的趾骨。
- 将趾骨放入缺如指的软组织袋中，将克氏针穿向远端，再逆行穿入受区掌骨，这样使袋的皮肤不受针的损伤。
- 将趾骨的掌板及副韧带等按接近正常的解剖位置排列在掌骨头。
- 由于有克氏针固定，掌板和副韧带可缝合到附近的软组织上，或不缝合，使之与软组织愈合。
- 将屈肌腱缝合在移植趾骨的骨膜上，使肌腱位于趾骨中央。
- 用克氏针纵向固定供趾，使中节趾骨与跖骨头间保持一定距离。

术后处理 6 周时，拔除手、足克氏针，鼓励儿童主动屈伸手指和足趾。

二、前 - 后轴

桡骨（拇指）缺损 / 拇指发育不良

拇指发育不良一般指拇指解剖结构的任一成分不同程度的发育不全，如骨、肌肉、肌腱或外胚层。拇指可仅比正常的长度短缩，但仍有功能，严重者拇指可全部缺失。拇指发育不良在 Flatt 的畸形统计中占 3.6%，而在 Yokohama 统计中占 1.3%。在 Flatt 统计中全手发育不良占 0.8%，拇指缺如占 1.4%。拇指发育不良的种类众多，病因也不同。许多畸形为散发，有些可以遗传，有些是综合征的一部分。拇指发育不良可伴有桡侧发育不良，其中 20%~60% 病例有双侧发育不良。根据畸形的表现和发育不良的结构，将拇指发育不良分为 6 种类型：拇指短缩、拇指内收、拇指外展、漂浮拇、拇指缺如和扣拇。还有一种分类方法，已被大家广泛采用，叫做 Blauth 分类法，拇指发育不良分成 5 型：Ⅰ型：轻微发育不良（短拇）；Ⅱ型：由手内在肌发育不良和掌指关节不稳，所致的内收挛缩（内收拇或外展拇）；Ⅲ型手外肌发育不良；Ⅳ型骨发育不良，尤其是第一掌骨（漂浮拇）；Ⅴ型：拇指缺如。Manske 建议将Ⅲ型拇指分为：Ⅲ A 型为拇指掌骨发育不全，但腕掌关节稳定；Ⅲ B 型，为部分掌骨不发育，腕掌关节不稳定。在这个分类系统中，腕掌关节是否稳定决定了拇指是否行拇指重建或行拇指切除与指拇化术（表 80-7）。McDonald 等对Ⅲ A 型拇指的患儿在 2 岁时，提出分期治疗方法。一期包括指蹼加深，稳定掌指关节，用指浅屈肌代替拇长屈肌，二期用示指固有伸肌代替拇长伸肌和 Huber 对掌成形术（见手术技术 80-26）。

1. Ⅰ型发育不良（拇指短缩） 正常拇指远端可以达到示指近指间关节水平，长度达不到上述标准时称为短缩，部分或全部骨性成分的发育不全导致拇指明显短缩，常伴有其他畸形和综合征。当掌骨短而细小时，可能是其他综合征的一个临床表现，如 Fanconi 综合征、Holt-Oram 综合征或 Juberg-Hayward 综合征可伴有脊柱、心血管和胃肠系统畸形。掌骨短缩、变宽时可能为 Cornelia de Lange 综

表 80-7

拇指缺损类型和治疗方法

类型	临床表现	治疗方法
Ⅰ	轻度发育不良	无须治疗
Ⅱ	鱼际肌发育不良 虎口狭窄 尺侧副韧带发育不良	拇对掌功能成形术 虎口松解 尺侧副韧带重建
Ⅲ	除与Ⅱ型相似的表现外，还伴有：手外在肌肉和肌腱的畸形骨缺损 A：第一腕掌关节稳定 B：第一腕掌关节不稳定	A：重建 B：拇化
Ⅳ	漂浮拇	拇化
Ⅴ	拇指缺如	拇化

修改自：Chan E, Bagg M: Atypical hand infections, Orthop Clin North Am 48(2): 229, 2017.

合征、手 - 足 - 子宫综合征、发育不良性侏儒或进行性骨化性肌炎。拇指近节指骨短缩可能与短指畸形有关。远节指骨短宽，可能有 Rubinstein-Taybi 综合征、Apert 综合征、Carpenter 综合征或手 - 足 - 子宫综合征有关。拇指桡偏（免费搭车的拇）或非常短粗（搬运工拇指或杀人犯拇指），远节指骨细小可能与 Fanconi 或 Holt-Oram 综合征有关。

治疗　如果发育不良的拇指仅有短缩，很少需手术治疗；如果抓握明显受限，可手术加深虎口，使拇指相对延长，以利抓握物体，可通过 2 个或 4 个臂的“Z”字形切口成形加深指蹼。

2. Ⅱ型发育不良（拇指内收）　拇指内收是由于鱼际肌部分或全部缺如，导致对掌功能下降。这类患者常有拇长屈肌缺如，拇指掌指关节桡侧副韧带也可缺如，拇指缩短变尖，鱼际肌扁平，虎口发育不良，这种畸形通常为常染色体显性遗传，一般单侧出现。

治疗　手术重建的目的是纠正拇指内收挛缩和恢复对掌功能。可通过 2 个或 4 个臂“Z”字形切口或自示指桡侧掀起的背侧的滑移皮瓣达到矫正目的。一般认为少于 50% 的指蹼开大不充分。2 个臂“Z”字形切口很难达到合适的矫正。恢复对掌功能的两个最流行的方法是用环指指浅屈肌腱或小指外展肌腱转移重建对掌功能，上述方法由 Huber 提出，并被 Littler 和 Cooley 所推广，Huber 术式能恢复接近正常的鱼际肌隆起。覆盖在小鱼际上的皮肤及皮下组织可以和小指展肌合并在一起，最初为 Chase 提出，最近为 Upton 和 Taghinia 报道。这不需要在皮下创造一条通路，并且扩大鱼际的容积和改善外观。Littler 和 Cooley 也介绍一种方法，用腹部皮瓣转移来矫正拇指内收（图 80-26）。最近，Upton 等报道用远侧为蒂的前臂桡背侧岛状骨间筋膜皮瓣治疗。效果优良，他们的手术方法见第 65 章。通常掌指关节不稳定，需要重建尺侧副韧带。这可以通过尺侧韧带组织的折叠，尺侧韧带组织向远端推移，游离肌腱重建，掌指关节融合来达到目的。在行对掌重建时，可用动力肌的远端部分对尺侧韧带进行加强（图 80-27）。

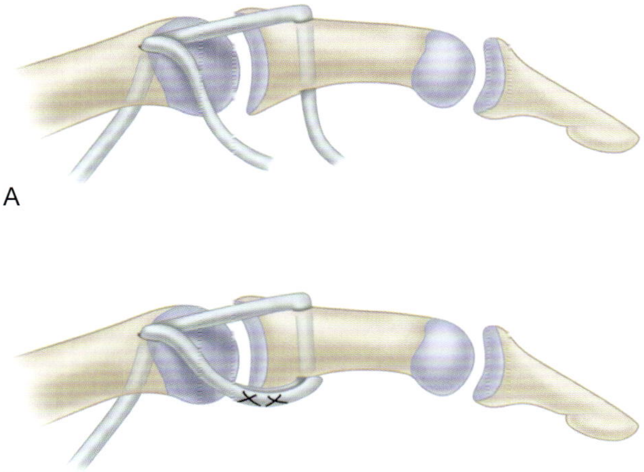

图 80-27　指浅屈肌腱转位对掌重建伴侧副韧带修复

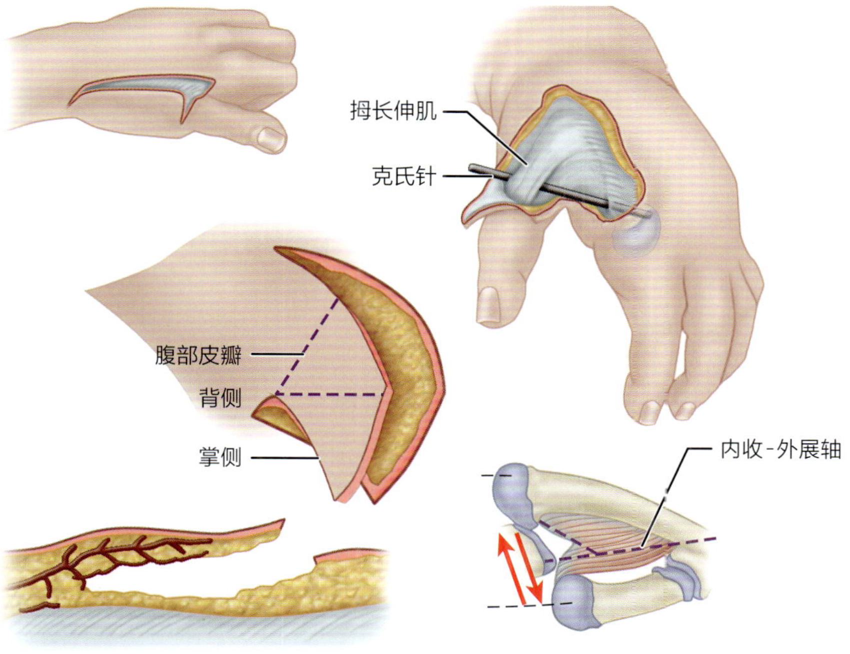

图 80-26　用基于胸、上腹血管的腹部皮瓣矫正拇内收挛缩

虎口的简单“Z”字成形术

手术技术 80-20

- 止血带充气前，勾画出合适的皮肤切口，以虎口远侧缘为纵轴设计皮瓣，纵轴线自拇指近侧指横纹延伸到示指近侧指横纹近端 1 cm 处，相当于近、中掌横纹桡侧会合点。在纵轴的近端掌面与远端背面各斜行画一条与轴线成 60° 的臂，每臂的长度与长轴相等（图 80-28A）。设计这些皮瓣时，牢记所有“Z”字形皮瓣形成的基本原则：所有皮瓣的边必须等长。
- 止血带充气，按计划切开皮肤。
- 锐性分离皮瓣，避免损伤血管。
- 如需增加深度，锐性分离指蹼肌肉的远侧缘，可达到部分回缩。
- 皮瓣逆转后用 6-0 尼龙线或可吸收皮肤缝线间断缝合（图 80-28B）。采用褥式缝合可预防尖端坏死。
- 松止血带，检查皮瓣血运，无菌敷料包扎，拇指外展对掌位夹板固定。

术后处理　术后 2 周拆线，去除夹板。如果切口愈合顺利，手可自由活动。

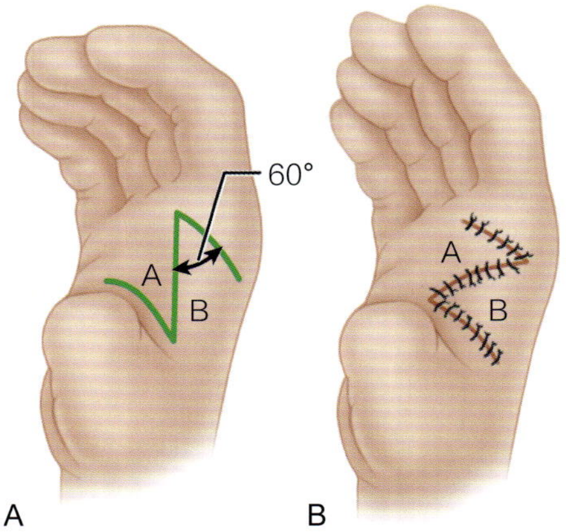

图 80-28　拇指指蹼简单“Z”字成形术。A. 切口；B. 皮瓣逆转后关闭切口（见手术技术 80-20）

4 皮瓣“Z”字成形术

手术技术 80-21

（Broadbent 和 Woolf 改良）

- 止血带充气前先设计皮瓣切口。
- “Z”字形切口的长轴沿虎口的边缘，自拇指近端指横纹尺侧延伸至示指近端指横纹近侧约 1 cm。
- 近端掌侧和远端背侧切口应与长轴成 90°，这些切口长度必须与长轴切口相等（图 80-29A）。每个角再用一斜切口等分，其长度应和皮瓣的其他边缘相等（图 80-29B）。
- 上止血带，准确切开皮肤。
- 锐性分离皮瓣，皮肤可包括少量皮下组织。
- 为进一步加深指蹼，可让拇指指蹼肌肉部分回缩。不要完全切断肌肉。
- 将皮瓣正确地交错对位，用 6-0 单丝尼龙线缝合。切开前将每个皮瓣标号很有帮助，如果将皮瓣自尺侧到桡侧分别标为 1、2、3、4，交错后的顺序为 3、1、4、2（图 80-29C）。
- 止血带放气，检查皮瓣活力，用大量敷料包扎，夹板固定拇指于外展位。

术后处理　2 周后去除缝线和夹板，如愿意可再用小巧的指蹼撑开器 2 周。

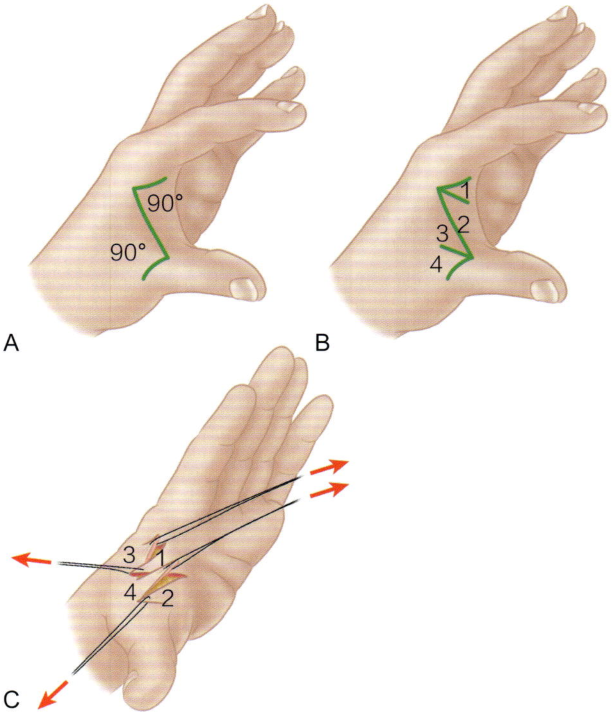

图 80-29　Broadbent and Woolf 4 臂“Z”字形皮瓣成形术延长第一指蹼（虎口）。A. 标记虎口内 90° 的掌侧和背侧皮瓣；B. 将 2 个皮瓣等分成 4 个皮瓣；C. 掀起皮瓣，交错转位以完成延长（见手术技术 80-21）

滑移皮瓣加深虎口

手术技术 80-22

（图 80-30）

（Brand 和 Miford）

- 止血带充气前，设计皮瓣，自第一、二掌骨顶点背侧向远端延伸至示指近节指骨桡侧画线。然后切口弧形越过指蹼进入掌侧，向近端走行至第一、二掌骨顶点。

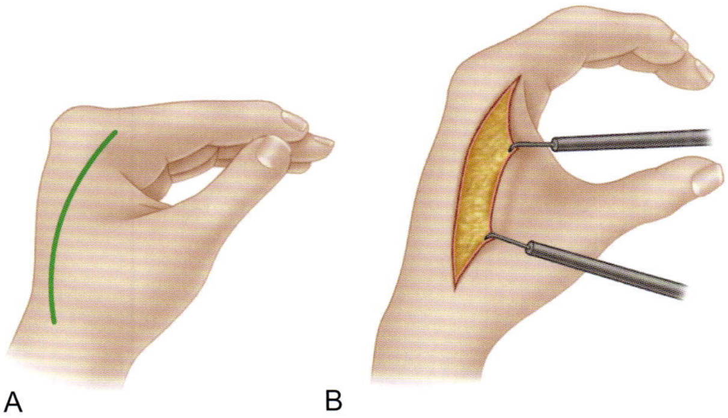

图 80-30 背侧滑移皮瓣矫正虎口内收畸形。A. 切口；B. 游离桡侧皮瓣，背侧创面用中厚植皮覆盖（见手术技术 80-22）

- 驱血，止血带充气，依设计切开皮肤。
- 锐性分离皮瓣，可包括少量皮下组织。
- 小心松解增厚的背侧和掌侧筋膜，避免神经血管损伤。
- 如果挛缩严重，切开拇指的腕掌关节囊。
- 将拇指拉离掌侧，克氏针固定。
- 皮瓣同拇指一同滑移，用皮瓣覆盖拇指和掌侧指蹼。
- 中厚皮片覆盖背侧创面。
- 6-0 尼龙线间断缝合皮瓣，固定和支撑皮片。
- 松止血带，检查皮瓣活力，无菌敷料包扎，拇指外展位夹板固定。

术后处理 2 周后拆除缝线，4 周后拔除克氏针，以后允许拇指自由活动。

对掌成形术

手术技术 80-23

（Manske 和 McCarroll）

- 切口沿小指近节指骨和手掌的尺侧缘，在掌指关节近侧向桡侧弯曲，在豌豆骨桡侧越过腕横纹（图 80-31A）。
- 分离肌腱在伸指腱膜和小指近节指骨上的附着，尽可能保留肌腱长度（图 80-31B）。
- 自远端开始，从筋膜鞘中分离小指展肌至豌豆骨，注意不要切断进入肌肉近侧和桡侧的神经血管束。
- 在拇指掌指关节的背桡侧做第二个切口，将肌肉穿过拇指和尺骨切口近端之间的宽松的皮下隧道（图 80-31C）。确保肌肉在隧道中不受软组织阻挡，可自由滑行。
- 根据患者的畸形决定将转移肌腱固定在掌指关节上的方法（图 80-32A），对鱼际肌发育不良伴有其他桡侧畸形时，按 Riordan、Powers 和 Hurd 推荐的方法，将转移肌腱的一条缝在近节指骨桡侧基底软组织上，另一条缝在掌指关节的拇长伸肌上（图 80-32B）。
- 当患者只有鱼际肌发育不良时，将掌指关节囊尺侧以重叠方式缝合，固定掌指关节（图 80-32C）。一条转移肌腱缝在桡侧关节囊，另一条与重叠缝合的尺侧关节囊和拇长伸肌腱缝合固定（图 80-32D）。
- 如果拇指整复术后再行对掌成形术，将一条肌腱缝于重建拇指近指间关节水平指伸肌腱的桡侧束，另一条缝于中间束（图 80-32E）。
- 常规关闭切口，大量敷料包扎，夹板固定拇指于对掌位。

术后处理 术后 3 周去除大量敷料，再用绷带固定于对掌位 3 周，鼓励儿童手部活动。术后 6 周去除所有敷料，转移肌腱一般不必再行正规的功能训练。

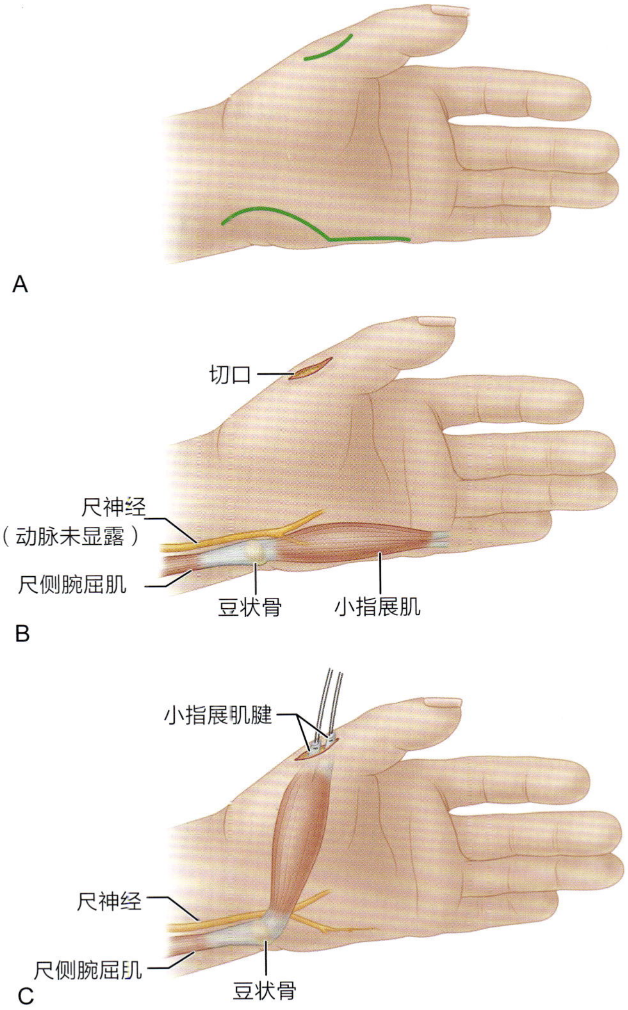

图 80-31 Manske 和 McCarroll 采用的小指外展肌对掌成形术（见正文）。A. 切口；B. 分离肌腱止点；C. 小指外展肌通过皮下隧道（见手术技术 80-23）

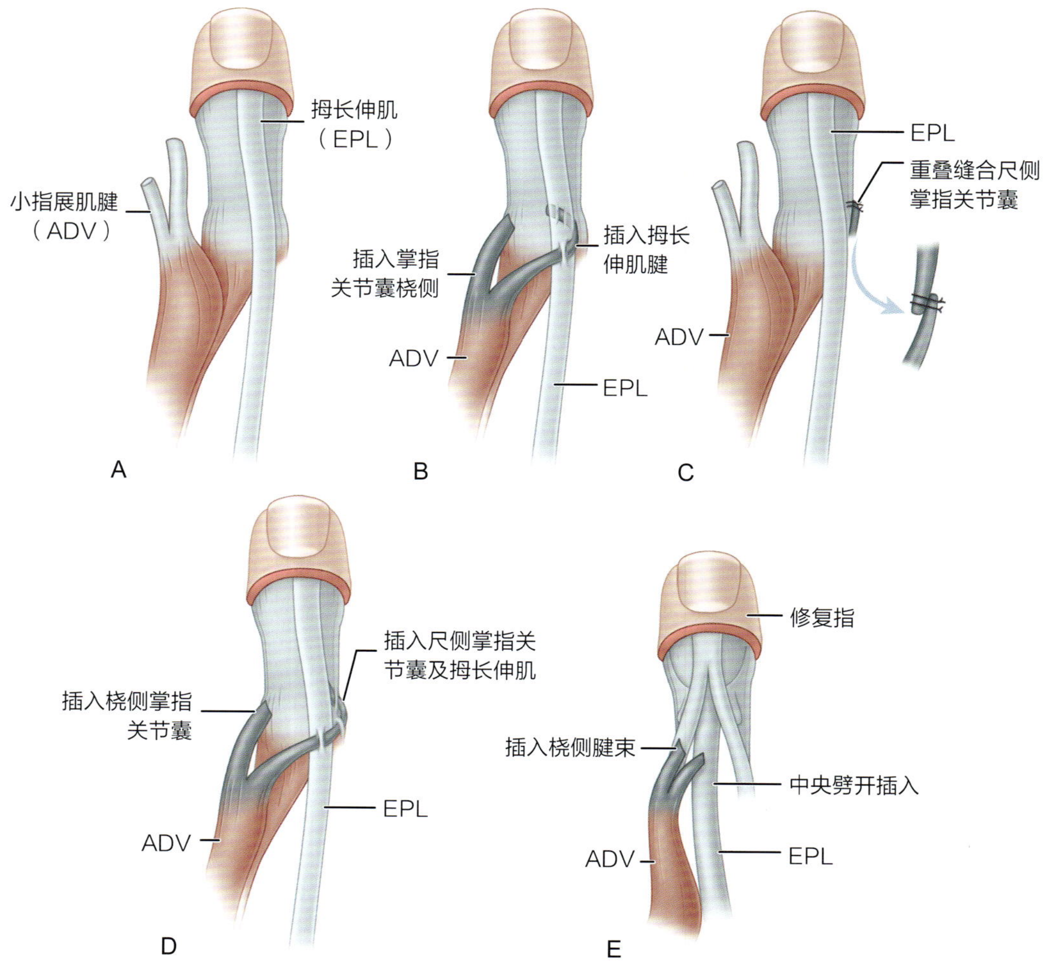

图 80-32 Manske 和 McCarroll 手术方法。A. 根据患者畸形确定拇指掌关节水平肌腱的止点；B. 鱼际肌发育不良伴其他桡侧发育不良的固定方法；C 和 D. 仅有鱼际肌发育不良的固定方法；E. 在拇指整复术后再行对掌成形术的固定方法（见手术技术 80-23）

环指指浅屈肌腱对掌成形术

手术技术 80-24

（Riordan）

- 自环指近指间关节尺侧旁正中切口暴露环指指浅屈肌腱，并在关节水平或近关节处切断肌腱。
- 分离交叉部，在关节水平将两条肌腱分开，以便肌腱可以绕过指深屈肌腱从腕部容易拉出。
- 通过“L”字形切口暴露尺侧腕屈肌腱，切口近侧沿尺侧腕屈肌腱走行，远端转向桡侧平行于腕掌侧横纹。
- 为了再造滑车，可在豌豆骨的近端 6.3 cm 处将尺侧屈腕肌腱从中间纵向劈开，并切断桡侧半一束（图 80-33）。
- 将桡侧半束返折至豌豆骨水平，做成一个宽松的滑车以便环指指浅屈肌腱自如通过；尺侧腕屈肌腱剩余的半侧肌腱远端穿孔，然后将将折返的肌腱末端从孔穿过与尺侧肌腱编织缝合。
- 在拇指处做一个大的“C”形切口，方法如下：自拇指指间关节背侧近端，向近侧和掌侧延伸至拇指桡侧。在掌指关节近侧沿鱼际肌隆起主要皮纹弯曲向下。
- 保护位于拇指桡背侧的桡神经浅支的精细感觉神经。
- 暴露并辨认近节指骨浅面的拇长伸肌腱，掌指关节表面的伸肌腱膜和拇短展肌腱。
- 在腕部找到环指指浅屈肌腱，将其自前臂切口抽出。
- 穿过尺侧腕屈肌制成的滑车环。
- 再用小止血钳或导腱器将环指指浅屈肌腱穿过鱼际肌隆起皮下，走行和拇短展肌纤维方向一致。
- 通过拇短展肌腱上 2 个小的平行切口打孔，做成一个小隧道用于穿过转移肌腱。
- 将浅屈肌腱末端劈开 2.5 cm，如需要可劈开更多，其中一半穿过上述隧道。

- 从拇指近节指骨骨膜上分离伸指腱膜，距第一个隧道远侧 6 mm 在腱膜上做 1 个小切口，穿过隧道的腱束。
- 距指间关节近端大约 3 mm 通过拇长伸肌腱的一个纵向裂隙从腱膜下将浅屈肌腱抽出。
- 用小止血钳夹持两半指浅屈肌腱束，并将 2 条浅屈肌腱交叉，判断转移肌腱的张力。腕关节 0° 位，拇指完全对掌，在适当张力下将 2 条肌腱缝合。放松拇指，被动屈腕，转移肌腱应完全松弛，这样拇指能完全伸直和外展。腕背伸 45° 时转位的肌腱有足够的张力使得拇指处于一个完全的对掌位且指尖完全伸直。
- 如果张力不够，增加张力后重复试验。
- 张力恰当后，将浅屈肌腱的 2 个末端埋入缝合（图 80-33 插图）。
- 现在用单尼龙线或钢丝将转移肌腱和拇短展肌腱固定在关节囊上，使转移肌腱正好位于掌骨头中部，这样可预防晚期在对掌时肌腱向关节掌侧滑移。
- 用不吸收线关闭伤口，敷料加压包扎，背侧石膏夹固定。
- 保持腕屈曲 30°、指功能位、拇指完全对掌、远节指骨伸直位固定，在每个指间放几层纱布，预防皮肤浸渍。

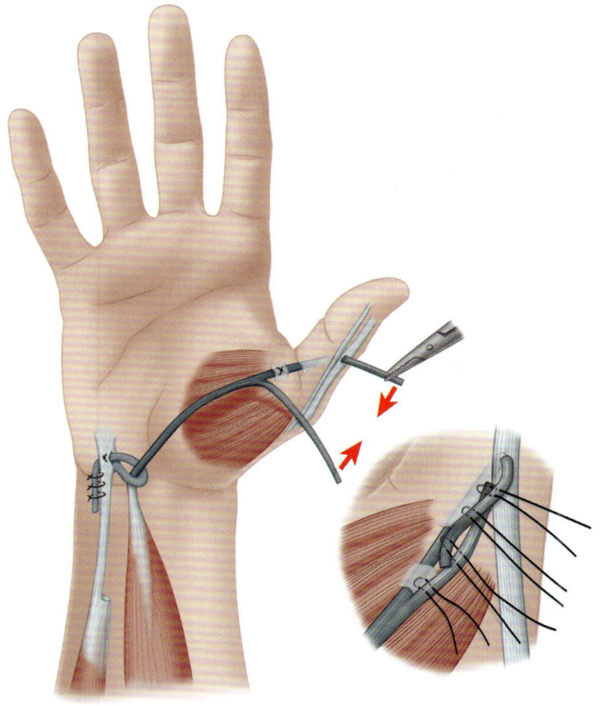

图 80-33 拇指内收挛缩环指浅屈肌腱对掌成形术（见手术技术 80-24）

术后处理 3 周时，去除敷料和石膏夹，开始主动活动，再用对掌位夹板保护拇指 6 周。许多患者在去除石膏夹后拇指能够立即对掌。按 Riordan 方法进行环指浅屈肌转移后，嘱患者将拇指尖对准环指有助于训练其功能，这种手法产生环指屈曲，在浅屈肌作用下拇指就可自动对掌。习惯借用手掌的推力从坐位站立的股四头肌乏力患者，或者用手杖的患者，必须保护转移肌腱 3 个月或更长时间，否则会因过度牵拉而丧失功能。

同时重建尺侧韧带的环指指浅屈肌对掌成形术

手术技术 80-25

（Kozin 和 Ezaki）

- 为扩虎口，设计 4 瓣的“Z”字成形，向近侧延长桡侧切口，暴露尺侧韧带及掌指关节（图 80-34A）。
- 在前臂远端和环指基底部分离环指指浅屈肌腱。在环指基底做短斜行臂掌面尺侧做“Z”字或斜行切口。分离尺侧腕屈肌腱。沿拇指掌指关节桡侧做附加皮肤切口，以显露作为指浅屈肌附着点的位置（图 80-34B）。
- 在环指基底部和前臂部分确认环指的指浅屈肌，用缝线标记（图 80-34C）。保护指深屈肌，在环指基底部切断浅肌腱。
- 将环指指浅屈肌腱固定在 1 枚钳状骨针上，通过腕管进入前臂。
- 使用尺侧腕屈肌腱为指浅屈肌腱建造一个环形的滑车。分离尺侧腕屈肌腱远端 2~3 cm，从中间纵向劈裂并保留远端止点，将劈裂的一半绕过位于豌豆骨处的剩余的尺侧腕屈肌，来形成环。使用不可吸收的丝线缝合肌腱，使环指的指浅屈肌腱通过尺侧腕屈肌环（图 80-34D、E）。
- 在拇指桡侧和前臂掌侧切口间为环指的指浅屈肌腱建造皮下隧道，使指浅屈肌腱从皮下通过，至拇指桡侧（图 80-34F）。
- 显露掌骨头，钻入 1 根 0.45 in 的克氏针，穿过掌骨头并且平行于关节面。使用微型透视来确定针的位置，从桡掌侧至尺背侧。使用钻头扩大通道使指浅屈肌腱通过（图 80-34G）。
- 将掌指关节复位并且从拇指尖纵行钻入一根 0.45 in 的克氏针固定掌指关节。将克氏针远端剪断，盖上 Jurgan 针帽（RFO Medical，London，UK）。

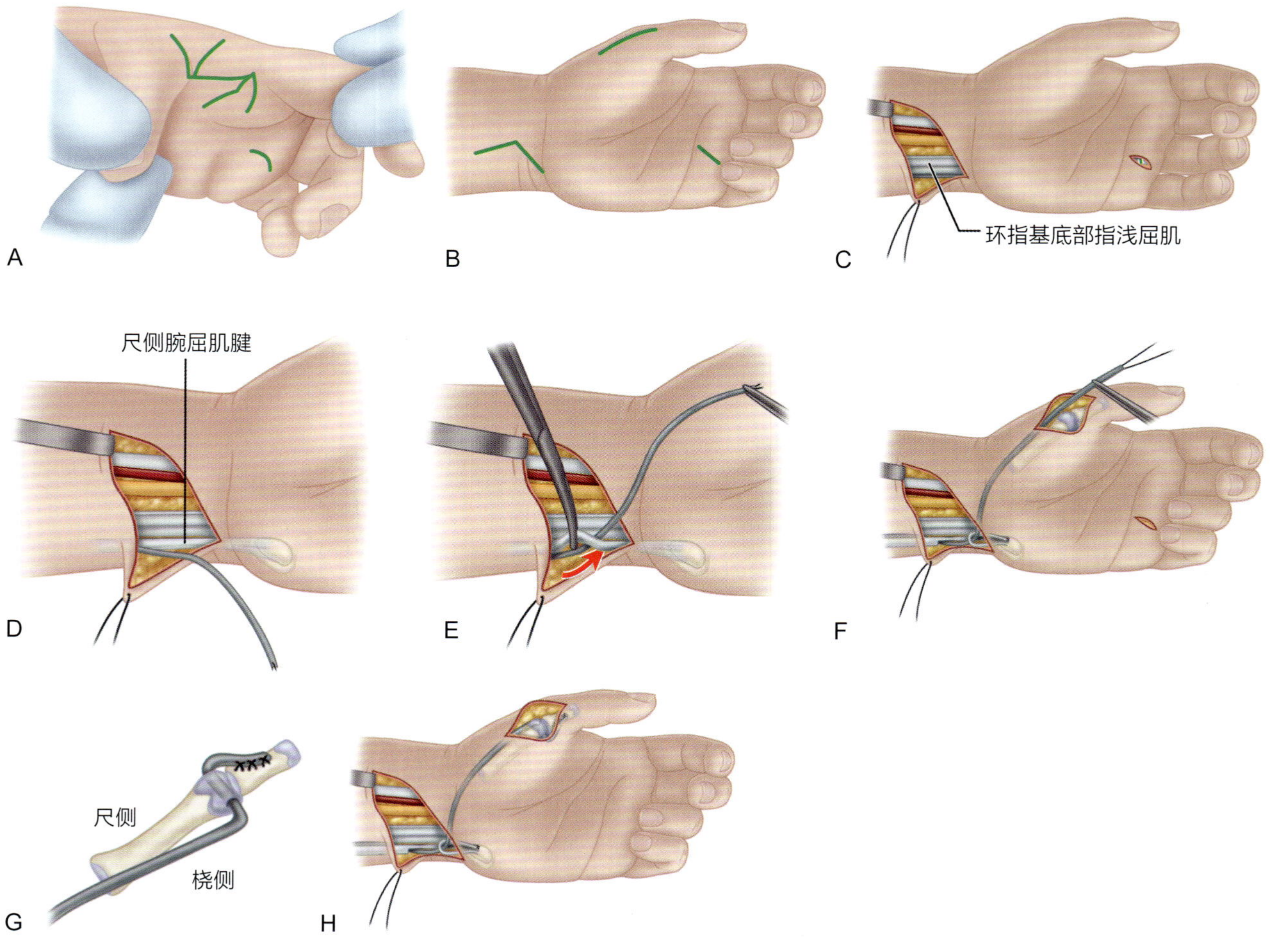

图 80-34 Kozin 和 Ezaki 指浅屈肌腱对掌成形术并尺侧韧带重建。A.4 瓣“Z”字形成形术；B. 切开；C. 确认环指基底部的指浅屈肌；D 和 E. 建立滑车；E. 环指屈肌穿过尺侧腕屈肌形成的滑车。F. 指浅屈肌腱穿过皮下通路至拇指桡侧。G. 克氏针钻入穿过掌骨头。H. 指浅屈肌腱穿过掌骨头，至拇指尺侧（见手术技术 80-25）

- 将指浅屈肌通过钻出的通路至拇指的尺侧，来进行韧带的重建（图 80-34H）。如果肌腱粗大，则一束的指浅屈肌腱可去掉。
- 将腕关节轻度背伸，使指浅屈肌拉紧至拇指位于对掌的位置。肌腱固定判断指浅屈肌张力，一旦肌腱的张力合适，沿着拇指桡侧将指浅屈肌缝合至周围骨组织及骨膜。这个方式建立转位的肌腱拇对掌位张力。
- 沿着拇指尺侧，用剩余的指浅屈肌重建尺侧副韧带，将指浅屈肌直接同近节指骨基底骨质缝合，通常指浅屈肌有足够的长度回折形成双链修复。
- 使用可吸收缝线缝合皮肤，并且使用长臂 - 拇指的“人”字形石膏固定。

术后处理 拇指的“人”字形石膏及克氏针需要在 3 周后取出。之后需要短臂拇指的“人”字形支具固定。开始积极的功能锻炼。

小指展肌对掌成形术

手术技术 80-26

（Huber；Littler 和 Cooley）

- 沿小指展肌肌腹桡侧做弧形掌侧切口，切口可向近端豌豆骨近侧及小指尺侧延长。
- 游离小指展肌的 2 个腱性附着点，一处在伸肌扩张部，另一处在近节指骨底。
- 从筋膜间室中游离该肌肉，小心暴露和游离肌肉的神经血管束，不要损伤静脉。
- 然后切断在豌豆骨上的附着，但保留其在尺侧腕屈肌腱的起点。至此可充分游离肌肉，使其止点可达到拇指。
- 在鱼际肌隆起的桡侧做弧形切口，做贯穿手掌的皮下隧道。
- 将小指展肌折叠约 170°（如一本书中的一页），通过皮下转移至拇指。

- 将肌腱止点固定在拇短展肌附着处。
- 操作中避免肌肉和神经血管蒂挤压和过度紧张。
- 轻度加压包扎，掌侧石膏固定拇指于外展、腕轻度屈曲位。

术后处理　4 周去除石膏夹，开始主动和主动－辅助的活动，睡觉时用可拆装的拇指夹板固定 3 个月。

3. 第Ⅱ、Ⅲ型发育不良（拇指外展畸形）　1969 年，Tupper 描述了拇指外展畸形，他报道了 4 名伴有拇指轻度发育不良和相关外展畸形的病例，他称之为拇外翻。他认为由于异常的拇长屈肌止点嵌入其他正常的拇长伸肌，导致了拇指近节显著外展。这个观点在拇指功能重建时得到了印证，与此同时他也注意到了鱼际肌肉组织的缺陷，伴有虎口挛缩的第一掌骨内收，尺侧副韧带的显著松弛，拇长屈肌腱向桡侧及浅层的脱位，拇指指间关节的不稳定。这是一种极为罕见的畸形，很少有病例报道。一些Ⅲ A 型发育不良的患者，外在肌腱可能会严重发良不良或缺如。如若缺损，可以用中指指浅屈肌腱重建拇长屈肌，肌腱移植重建滑车。然后分阶段采用 Huber 术式重建拇对掌功能。拇长伸肌腱缺损可以用示指固有伸肌腱重建。通常，术后指间关节严格受限。对于外在肌腱的重建，允许关节有适度的被动活动范围。一些学者认为，被动活动的范围至少有 35° 。

治疗　拇指外展畸形的手术方法几乎和报告的病例数一样多：分叉肌腱止点松解切断并重新固定在掌骨颈；切断松解肌腱远端，自腕部抽出，然后重新固定在远节指骨；在掌指关节水平松解异常止于拇长伸肌的腱条，在掌指关节水平将拇长伸肌腱向尺侧移位。所有这些方法都并用掌指关节桡侧副韧带松解和尺侧副韧带紧缩，一些患者需二次对掌成形手术。Blair 和 Omer 描述一种方法，将拇长屈肌腱异常附着点松解，向尺侧移位中置。为实现肌腱转移，切断拇短展肌的肌腹肌腱连接，拇长屈肌腱转移到手内在肌下，重新固定手内在肌。他们认为没有必要重建尺侧副韧带。对严重的指蹼挛缩，Bayne 推荐一种分期方法，首先行虎口松解和克氏针固定（图 80-35），6 周后行 Riordan 环指浅屈肌腱对掌成形术，并用一条浅屈肌腱重建尺侧副韧带。

Ⅲ B 型拇指发育不良与Ⅲ A 型拇指发育不良区别的最大特点是外在肌腱异常，部分掌骨发育不全，最重要的是，第一腕掌关节不稳。就像Ⅳ型和Ⅴ型发育不良一样，Ⅲ B 型发育不良最好用拇指化手术

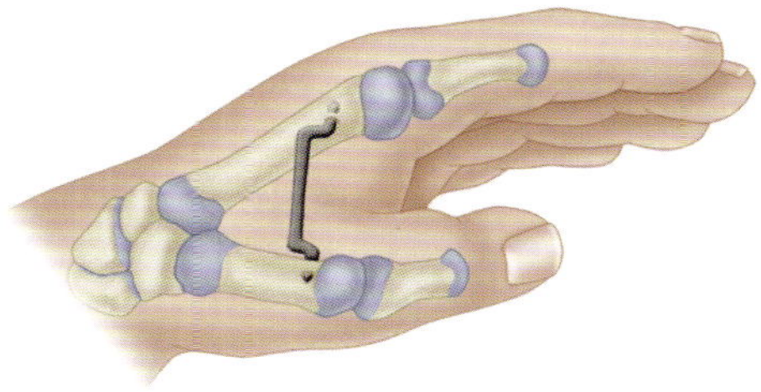

图 80-35　外展拇畸形的分期重建，先行内收挛缩松解，间置克氏针固定；6 周后可行尺侧副韧带重建和环指浅屈肌腱对掌成形术

尝试保留拇指。拇指重建手术得到的功能和美容效果与拇指化手术相比要差一些。治疗中最困难的部分是同时兼顾到患者父母的情绪和术后的期望。在拇指化手术之前，与患者多次的术前讨论，探讨多种方案，提供相关术后的照片参照，并推荐有信誉的网站或支持团体，有利于他们对手术治疗方案的最后选定。

虽然仍存在多种拇指重建术式，但手术方案一般选择拇指切除＋示指拇化，在Ⅳ型和Ⅴ型拇指发育不良的治疗中将对拇化进行详细讨论。

拇长屈肌改道术

手术技术 80-27

（Blair 和 Omer）

- 上止血带，沿拇指做“Z”字形掌侧切口，以便探查拇长屈肌、尺侧副韧带、拇长伸肌。
- 掀起皮瓣，辨认并保护指神经。
- 寻找拇长屈肌的异常肌腱条，该腱条绕过拇指桡侧止于拇长伸肌，通常在掌指关节和指间关节之间。锐性松解异常的附着点。
- 松解拇短展肌附着点（图 80-36A）。
- 在拇短展肌腱下将拇长屈肌向尺侧转移（图 80-36B）。如果拇指掌指关节的外展畸形仍不能矫正，松解桡侧副韧带。
- 原位缝合拇短展肌（图 80-36C）。这种手术将拇长屈肌中位化，在掌指关节部位建一个悬带。
- 如果拇指掌指关节尺侧副韧带仍松弛，用异常的肌腱条予以加强。
- 间断缝合皮肤。用一个背侧超过指间关节掌侧达掌指关节近侧的拇指“人”字形改良石膏固定。这样可防止拇指过伸和外展，但允许掌指关节屈曲和屈指肌腱滑动。

术后处理　6 周去除石膏后，允许手部自由活动。

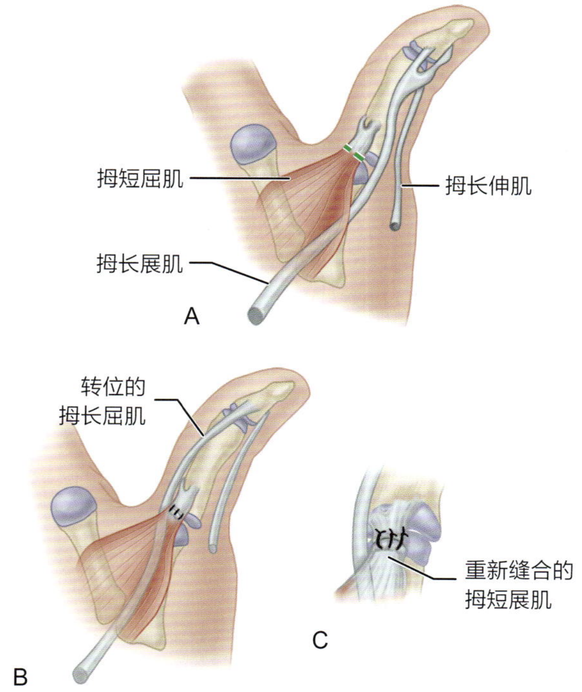

图 80-36 拇长屈肌改道术治疗外展拇畸形（Blair and Omer，见正文）。拇短展肌腱切断，拇长屈肌腱移至中位后将拇短展肌重新缝合（见手术技术 80-27）

4. 第Ⅳ型发育不良（漂浮拇） “漂浮拇”是指悬挂在手的桡侧缘的一个细小拇指，典型者有两节指骨、一个指甲，无掌指关节和第一掌骨（图 80-37）。大多角骨和舟状骨也常缺如。拇指根部比通常的更靠远侧，既无手外在肌也无手内在肌的功能。

治疗 将漂浮拇指截除是一种选择，然后用示指再造拇指。尽管已有恢复这类严重发育不良和无功能拇指的稳定性和功能的大胆尝试，但效果均不如拇化的效果，对双侧患者，应尽早再造一侧拇指，然后父母可以决定如何治疗另一侧。

5. 第Ⅴ型发育不良（拇指缺如） 这是最严重的拇指发育不良，可伴有桡侧列缺陷、环形 D 染色体畸形、Holt-Oram 综合征、第 18 号染色体三倍体综合征、Rothmund-Thomson 综合征和应用反应停等有关。桡侧畸形也可伴拇指缺如，除外血小板减少 - 桡骨缺如综合征。拇指缺如导致严重的功能障碍，特别是双侧缺如时。训练示指和中指的侧方用力夹持可部分代偿拇指缺如，获得较有力的抓握功能，手指的旋转畸形还限制对掌。

治疗 满意的示指拇化可改善功能和外形。示指拇化的时间根据儿童抓握功能的自然发展过程而定。因为抓握活动在 3 个月时就开始形成，示指拇化最好在 6~12 个月时进行，在手术前手有一定程

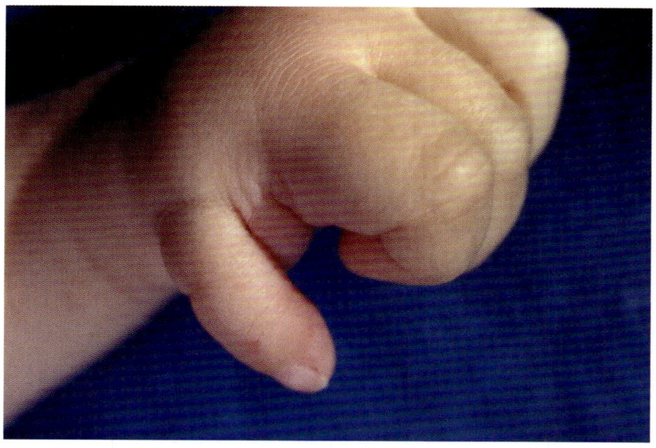

图 80-37 漂浮拇（pouce flottant）畸形

度的生长。Staines 等复查了因拇指发育不良而行拇化手术的患儿的功能结果，使其完成同时需要捏和操作活动如系纽扣时，最难完成。手术方法的选择是回缩或示指再造拇指。对于较大儿童，在示指和中指间有较强的夹持能力时更适合选用回缩术，因为夹持功能可持续存在而不需再造拇指。此手术退缩示指，使之更类似于拇指，使示指与中指间的间隙更宽。

示指回缩术

手术技术 80-28

（Flatt）

- 上止血带，取第一指蹼（虎口）背侧纵行切口，长 1 cm。
- 切开深面的掌横韧带、掌侧和背侧的筋膜以及示指和中指掌骨间的腱性连接，避免损伤神经和血管。
- 在示指掌骨基底桡背侧再做第 2 个短弧形切口。
- 显露示指掌骨底并截骨（图 80-38A）。这样容易抓住掌骨，进行操作。
- 将掌骨向桡侧外展 20°，掌侧外展 35°，轴向旋转 100°~110°（图 80-38B）。
- 掌骨干切除 1.5~2.0 cm 以缩短掌骨。
- 当缩短及位置满意后，用克氏针穿入附近掌骨以固定示指掌骨。
- 常规关闭切口（图 80-38C），用垫好的长臂石膏维持调整位置的示指于外展位。

术后处理 术后 2 周拆线，更换石膏。长臂石膏再固定拇指化示指 4 周以上，一般在术后 4~6 周骨完全愈合后拔除克氏针，逐渐增加活动度，拇指在休息位再固定 4~6 周。

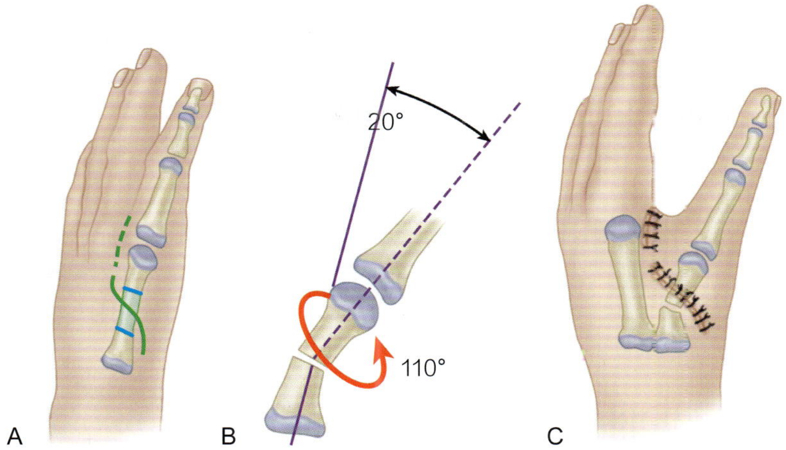

图 80-38　Flatt 示指回缩术。A. 需要两个切口，通过远端切口切断掌骨间韧带，近侧切口行示指掌骨截骨；B. 示指远端旋转 110° ，桡侧外展 20° ；C. 关闭切口（见手术技术 80-28）

6. 拇化术重建拇指　对于Ⅲ B、Ⅳ、Ⅴ型拇指发育不良的情况，可以选择采用拇化术或者指移位来代替缺损或重度拇指发育不良。桡骨发育不良的患者通常伴有拇指的缺损。患儿能利用示指尺侧和中指桡侧持物以适应拇指缺如。尽管有这种适应，但是患儿的自理能力和总体的功能仍有受损，此时，成功的拇化术可以大幅度的提高患手的功能。由于在生后的 1 年，患儿手部正常的和适应性的代偿模式可以稳固建立，因此手术重建应尽早进行。拇化术可以是单侧或者双侧的。如果出现漂浮拇指伴有肌腱和骨的发育不良，在进行稳定的拇指再造时，应将它们一并切除。术前应明确的告知患儿的父母，一个无功能的漂浮拇在术后会被切除。

Riordan 拇化术

Riordan 术式，在示指轴线上，缩短掌骨干。将第二掌骨头转位至正常的掌骨基底平面掌侧，来模拟大多角骨、掌指关节，行使腕掌关节的功能。第一背侧骨间肌转换为拇短展肌，第一掌侧骨间肌转换为拇收肌。上述描述的手术术式主要用于伴随先天性拇指缺如（包括大多角骨）的未发育成熟的手，但是改造适合另一只手。

手术技术 80-29

（Riordan）

- 从示指近节背侧至手背做弧形切口（图 80-39 A 和 B）。
- 先在近节指背中部向掌侧近端切开皮肤，从桡掌侧向近端延伸，经桡背侧到达第二掌骨头，然后再向尺掌侧弧形切开直到手掌中部第三掌骨基底水平，最后再向桡侧弧形延长至手掌近端桡侧边缘。
- 从示指近节近端分离皮肤，保留附在指体上的脂肪，形成一个全厚皮瓣。
- 分离第一背侧骨间肌部分止点和第二掌骨干桡侧肌肉起始部。
- 分离第一掌侧骨间肌部分止点和第二掌骨干尺侧肌肉起始部，注意保护好肌肉的神经及血供。
- 用刀从骨骺处将第二掌骨头与骨干切断，保护好掌骨头上附着的软组织。
- 保留完整的桡侧腕长伸肌腱和桡侧腕屈肌止点，在掌骨底切断出第二掌骨干，将其抛弃。
- 将示指向桡侧近端转位，将第二掌骨头再固定于第二掌骨的基底部，使其模拟大多角骨（图 80-39C）注意旋转和倾斜使新的拇指正确定位。
- 用缝线在这个位置固定（图 80-39D）。固定第一背侧骨间肌止点于新建拇指伸肌装置桡侧束，其起点固定于手指基底软组织，此肌肉功能相当于拇短展肌（图 80-39E）。
- 固定第一掌侧骨间肌止点于尺侧侧束，其起点固定于软组织；此肌肉功能相当于拇收肌。切除一段肌腱缩短示指固有伸肌腱，作为拇短伸肌。同时，通过切除一段肌腱缩短示指伸肌腱。
- 固定近端肌腱于近节指骨基底，作为拇长展肌。
- 适当地修剪皮瓣，掌侧皮瓣的塑形使得新拇指处于足够的张力位于对掌位。
- 缝合皮瓣，但避免在新拇指基底的环形缝合。
- 用湿棉纸和石膏绷带加压包扎。

术后处理　在 3 周后，石膏被移除，并开始运动疗法。拇指适当夹板固定。

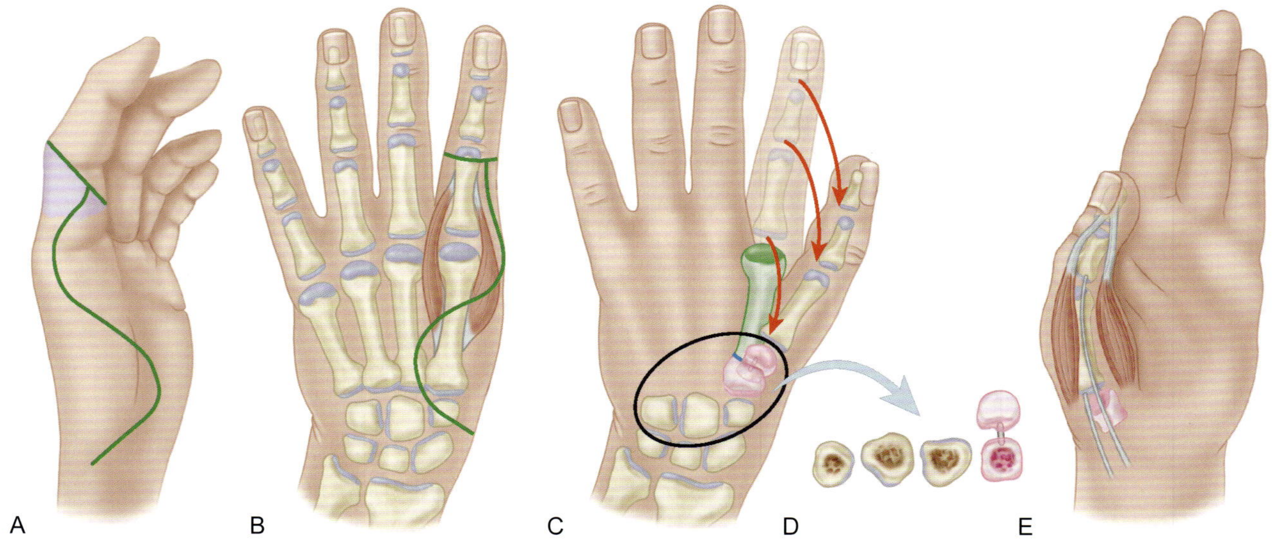

图 80-39 Riordan 采用的手发育不良的先天性拇指缺如的拇化术，包括大多角骨。A 和 B. 切口（见原文）。近节指骨皮肤（图 A 蓝色区域）为全厚皮瓣。C 和 D. 第二掌骨从近端基底和远端骨骺分离后移除。并且示指已向近端、桡侧移位。第二掌骨头被固定在第二掌骨基底的掌面上，模拟大多角骨（见原文）。第一背侧骨间肌止点已被固定于新拇指的伸肌装置桡侧侧束，起点固定于手指基底软组织；第一掌侧骨间肌止点已固定于尺侧侧束，其起点固定于软组织内（见手术技术 80-29）

Buck-Gramcko 拇化术

Buck-Gramcko 报道了 100 例先天性拇指缺损或显著拇指发育不良的小儿患者的示指拇化手术的经验。他强调减少拇化手指的大多角骨的长度。为了获得最佳效果，示指在操作过程中必须先旋转大约 160°，使之与环指指腹相对。此位置在肌肉和皮肤的缝合过程中会发生变化，在手术结束时还有大约 120° 的旋转。此外，该拇化的手指大约有 40° 的掌侧外展。

手术技术 80-30

（Buck-Gramcko）

- 在手桡侧掌面做“S”字形切口，自掌侧示指基底至腕近侧。
- 切口从示指基底掌侧到手腕近侧。
- 在示指基底掌侧再做 1 个略呈弧形的横切口，与第 1 个切口末端垂直相连，连接手背两端切口（图 80-40A）。
- 在示指近节指骨背面做第 3 个切口，自近指间关节向近侧延长至示指基底部的切口（图 80-40B）。
- 通过掌侧切口，游离示指、中指间的神经血管束，结扎中指桡侧动脉分支。
- 在两指间小心分离指总神经内中、示指各自的部分，使示指旋转后不发生紧张。
- 有时在动脉周围发现变异的神经环，小心分离神经环，使示指移位后动脉不致成角。当示指桡侧指动脉缺如时，可用只有一根动脉的血管蒂拇指重建。背侧至少保留 1 根大的静脉。
- 在手的背侧掌指关节水平切断指总伸肌腱。
- 将示指骨间肌从近节指骨及背侧腱膜的侧束分离出来。
- 在第二掌骨骨膜下部分分离骨间肌起点，注意保护神经、血管结构。
- 现在用如下方法截骨和切除第二掌骨。如果示指指骨长度正常，切除掌骨头以外的整个掌骨，如指骨较短，保留掌骨基底，剩余部分能使新建拇指达到正常的长度。
- 切除掌骨头以外的全部掌骨后，旋转掌骨头，将掌骨头缝合在腕关节囊和腕骨上，幼儿的掌骨可用锐利针扎透（图 80-40C）。
- 将示指旋转 160° 以便对掌（图 80-40D）。
- 骨性连接并不必要，掌骨头纤维连接就能获得足够好的功能。若保留掌骨基底，按前述位置再用 1 或 2 根克氏针将掌骨头固定在掌骨基底上。固定掌骨头时，将近节指骨与掌骨头处于过伸位以保证关节最大的稳定性。否则，新的“腕掌关节”可能过伸（图 80-40E）。
- 将切断的指总伸肌腱近端缝合在示指近侧指骨（现成为第一掌骨）的基底部，作为新的“拇长展肌”。
- 切断示指固有伸肌腱，适当缩短后做端 - 端吻合。
- 两条骨间肌腱止点与背侧腱膜侧束编织缝合，将侧束穿过骨间肌远侧部分，再向远侧反折成一个环与自身缝合，这样，第一掌侧骨间肌变成“拇内收肌”，

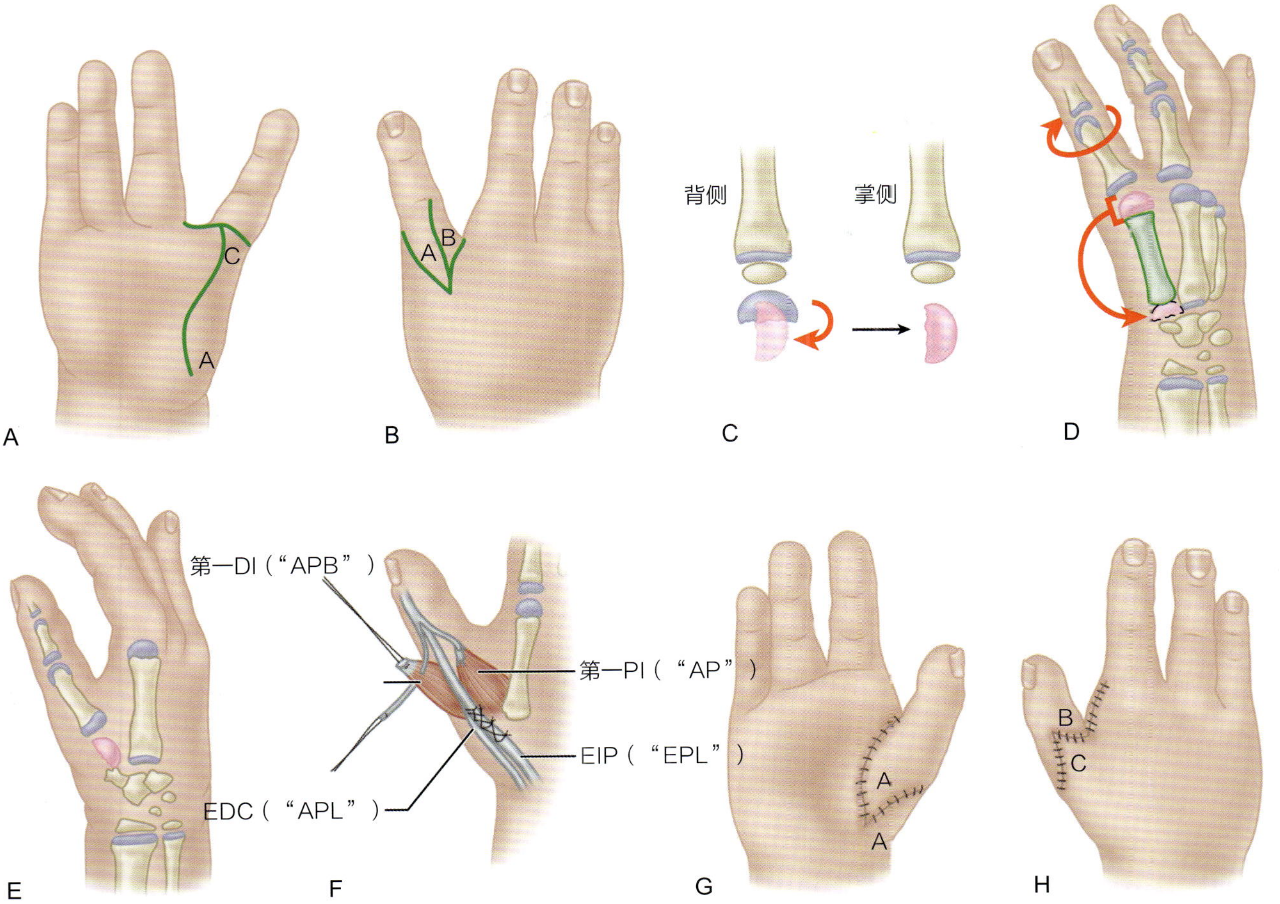

图 80-40　Buck Gramcko 采用的示指再造拇指术。A 和 B. 掌侧和背侧皮肤切口；C. 旋转掌骨头呈屈曲位以免术后过伸；D，示指沿纵轴旋转大约 160°，使指腹呈对掌位；E. 骨骼最终的位置，大约掌侧外展 40。掌骨头固定在掌骨基底或腕骨；F. 重建肌腱止点，以控制新的拇指，第一掌侧骨间肌（PI）成为拇内收肌（AP），第一背侧骨间肌（DI）成为拇短展肌（APB），指总伸肌（EDC）成为拇长展肌（APL），示指固有伸肌（EIP）成为拇长伸肌（EPL）；G 和 H. 关闭伤口后手的外形（见手术技术 80-30）

第一背侧骨间肌变成"拇短展肌"（图 80-40F）。

- 关闭切口，背侧皮瓣覆盖近侧指骨表面的缺损，剩余皮瓣关闭皮肤切口（图 80-40G 和 H）。

术后处理　手部固定 3 周，然后开始谨慎地主动运动锻炼。

Foucher 拇化术

尽管拇化手指有良好的触觉、灵活性、生长性，和良好的整体感，但握力、捏力的降低（分别为健侧的 55% 和 42%）促使了技术的改良。外展和内收无力，以及拇化指细长分叉状的外观，正通过 Foucher 技术改进。

手术技术 80-31

（Foucher 等）

- 在示指和手掌做切口简图（图 80-41A）。线 AB，像图 19-31A 所绘，位于侧中线，跨过近指间关节。DE 线在示中指指蹼掌侧，而 EF 线在指蹼切口从掌侧向侧中线延长。线 F 比线 A 更远。线 CHI 是一个长纵行切口到掌侧腕横纹。从掌侧开始解剖，使背侧静脉充盈，可以使背侧解剖更简便。提起动静脉，注意桡侧指动脉的缺如或发育不全。保留指动脉周围的脂肪组织，以保护伴行的小静脉。分离到中指桡侧去的指动脉，要意识到 Hartmann 纽扣状畸形（动脉周围的神经环）。分开掌骨间韧带并切除蚓状肌。
- 从远端向近端解剖第一背侧骨间肌，避免肌肉失神经支配。
- 从近指间关节背侧开始解剖，保护好静脉和神经感觉支。显露伸肌装置。沿着近节指骨纵向分离示指固有伸肌腱、示指伸肌腱和指总伸肌腱，形成独立的两束并在近节基底切断。
- 从骨骺处将掌骨头与骨干分离，并刮除破坏骨骺，以预防拇化指的过度生长。从第二掌骨干仔细分离第一背侧骨间肌，并在掌骨基底斜向掌侧切断并移

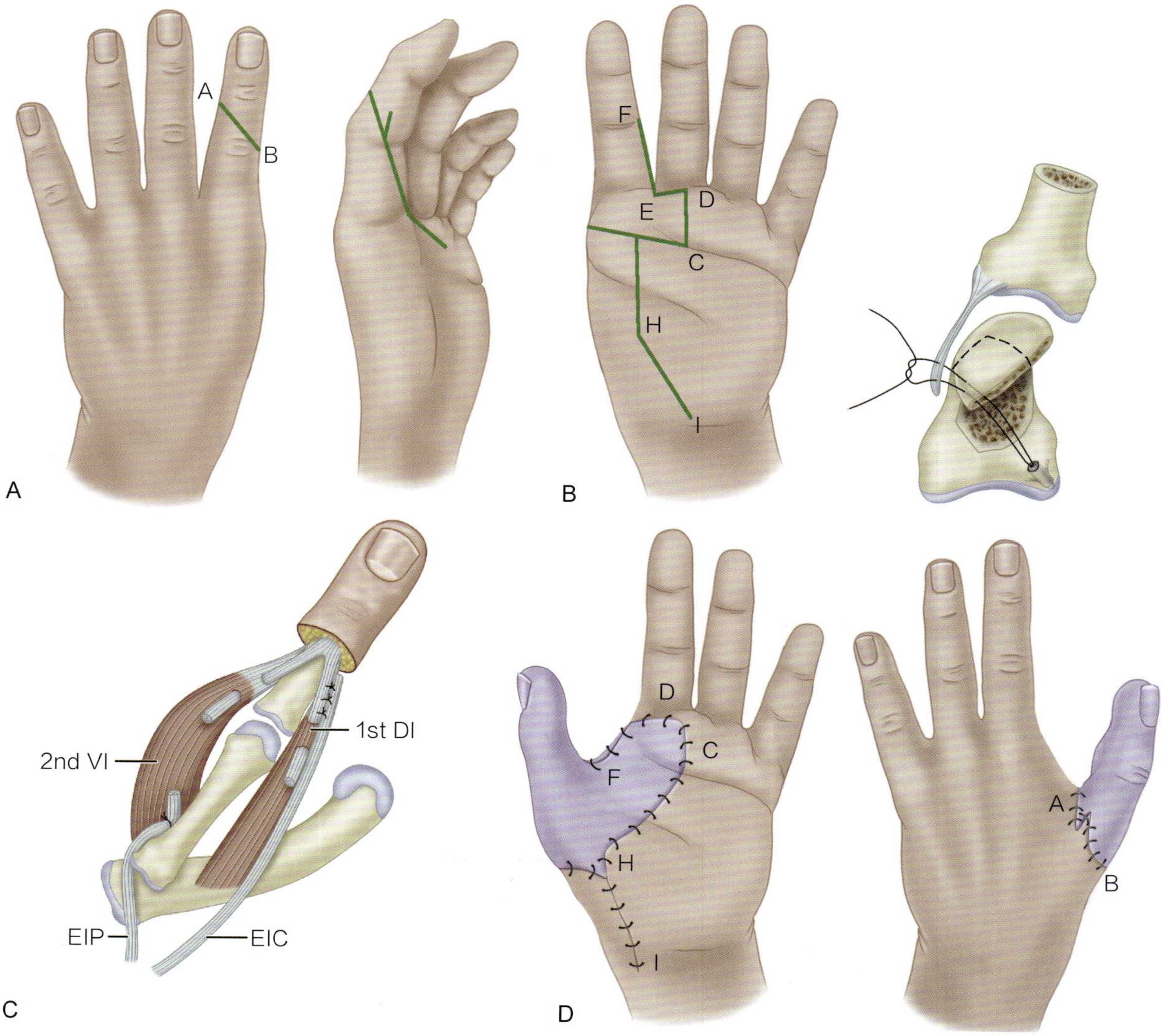

图 80-41 Foucher 示指拇化术。A. 该皮肤切口可提供背侧的大皮瓣和远端蒂的掌侧皮瓣，可供形成一个更好的虎口。B. 掌骨头旋转屈曲，用骨锚固定于掌骨基底。C. 用肌腱转位来平衡新的拇指；拇内收由示指伸肌腱（EIC）、第二掌侧骨间肌（2nd VI）和拇收肌（图中未示出）来提供，外展由示指固有伸肌腱（EIP）和第一背侧骨间肌（1st DI）提供。D. 缝合新建拇指和中指之间的皮肤皮瓣，在桡侧用“Z”字成形术预防环形瘢痕（见手术技术 80-31）

除第二掌骨干。保留掌骨基底约 1 cm，给予保留桡侧屈腕肌腱和桡侧腕长伸肌腱的止点。破坏掌骨基底的假骺，使之像一朵花，来稳定掌骨头。将掌骨头转移到掌骨基底，注意避免血管的扭曲。旋转掌骨头，对掌位固定于屈曲位，防止新建腕掌关节过伸（图 80-41B）。一个锚钉有助于固定。

- 其次，通过肌腱转位来平衡拇指（图 80-41C）。为了提供内收肌力，将发育不全的拇内收肌（通常存在）固定于示指伸肌腱，而将第二掌侧骨间肌固定于远端肌腱的尺侧束。
- 拇指外展和旋前功能通过示指固有伸肌腱的转位（通过第一背侧骨间肌近桡侧纤维束的悬吊）及第一背侧骨间肌转位到近节指骨远端桡侧半肌腱来获得。拇指应位于旋前 135° 及外展 45°。
- 缝合皮肤，维持指蹼背侧皮肤一定的张力。在拇指桡侧做“Z”字成形术，预防环形瘢痕（图 80-41D）。

术后处理 用敷料松松地分开新的指蹼，并用 1 滴超级黏合胶黏合新拇指和中指的皮肤。使用背侧石膏托，并用 2 根 Elastoplast 弹性绷带经肘关节固定，防止石膏托滑脱。无其他治疗，夜间用对掌支具固定 2 个月。因为瘢痕增生是年幼患者中更常见，对早期行拇化术的患儿有必要做瘢痕按压。6 周后，如果指间关节和掌指关节屈曲受限，用夹板在早、晚各固定 1 h，直到能完全主动屈曲（在 4~5 个月内）。

7. 并发症　拇化术是一个复杂的、高要求的、高难度的手术。并发症虽然很少报道，但可能发生。轻微的并发症来源于伤口的问题，如挛缩或坏死。早期主要并发症与血液循环危象有关。长期并发症更多地源于对功能的不够满意（表 80-8）。

三、前轴多指（复拇指）

复拇指畸形意指拇指的完全或部分重复（图 80-42），这是白种人和亚洲人中最常见的复指畸形，发生率为新生儿的 1/3000。多为单侧性。复拇指的病因不清楚。一些证据表明，轴前多指畸形和前臂桡骨缺损来自一个共同的胚胎学途径，涉及音猬因子（sonic hedgehog，SHH）信号。大多为散发，这提示该病与环境因素有关，而与遗传因素无关。大鼠妊娠期，注射阿糖胞苷子代出现前轴多指畸形。当复拇指伴三节拇指时，已经鉴别出常染色体显性遗传和散在发病。典型复拇指畸形为孤立畸形，与其他综合征无关，偶尔有报告伴内脏畸形的，特别是手 - 心或 Holt-Oram 综合征、Rubinstein-Taybi 综合征或 Fanconi 贫血。

Wassel 提出了目前广泛应用的分类方式（图 80-43）。

Ⅰ型，远节指骨部分重复，共有一个骨骺；

Ⅱ型，远节指骨完全重复，各有独立的骨骺；

Ⅲ型，远节指骨完全重复，近节指骨分叉；

Ⅳ型，远节指骨和近节指骨都完全重复；

Ⅴ型，远、近节指骨完全重复伴有掌骨分叉；

Ⅵ型，掌骨和指骨都完全重复；

Ⅶ型，不同程度的重复伴有三节拇指。

在 Wassel 病例中，Ⅳ型多指最常见（47%），其次是Ⅶ型（20%）和Ⅱ型（15%）。根据复指的程度和 3 节拇指畸形程度可将Ⅳ型（表 80-9）和Ⅶ型进一步分类。

畸形多为单侧，临床表现可为从拇指尖增宽到整个拇指完全重复。典型的重复拇指为两个拇指都有不同程度的发育不良，一般桡侧指更严重，重复拇指在轴线上可表现为汇聚 - 分离和平行，偶尔拇指的旋前不足，和其他指位于同一平面。复拇指畸形可表现为分叉型和成对型，分叉型或“Z”字形畸形的发生率低于外侧成对型多指畸形，“Z”字形复拇畸形在进行手术修复之后，可出现较高的畸形复发率。术中需特别注意应确保进行适当的外侧肌腱结构重建和对齐指骨解剖发现两拇指间有纤维连接。指甲可以是一个大的联合指甲，中间有一条纵行的沟，或者指甲完全重复。尺神经支配、止于拇指的手内在肌（拇内收肌和拇短屈肌深头）一般附着在最尺侧的重复拇指上。正中神经支配、止于拇指的手内在肌（拇外展肌、拇短屈肌浅头及拇对掌肌）一般止于最桡侧的重复拇指上。外在的伸肌和屈肌腱也可重复，通常偏心地位于每个拇指。指骨

表 80-9
Ⅳ型前轴多指畸形亚型

类型	描述	发生率（%）
ⅣA	发育不良	12
ⅣB	尺偏	64
ⅣC	分散	15
ⅣD	内聚	9

（引自：Hung L, Cheng JC, Bundoc R, Leung P: Thumb duplication at the metacarpophalangeal joint. Management and a new classification, Clin Orthop Relat Res 323: 31, 1996.）

表 80-8
拇化的陷阱和治疗方法

失败类型	病因	治疗
虎口挛缩	指蹼重建不足或皮瓣坏死	通过“Z”字成形术或背侧转移皮瓣加深指蹼
僵硬	可能是由于术前示指的条件限制或继发于手术相关的瘢痕	固有的僵硬是不可纠正的。手术粘连可采用肌腱松解术
指体过长	示指掌骨骨骺融合的失败	掌骨的骺骨—融合术或截骨术
旋转不良	技术性错误（如旋转不足或过度旋转），术后护理中固定的丢失	旋转接骨术
对掌不足	内在肌肌肉的先天性不足或未能重建骨间肌	肌腱转位重建对掌

修改自：From Kozin SH: Pollicization: the concept, technical details, and outcome, Clin Orthop Surg 4:18, 2012.

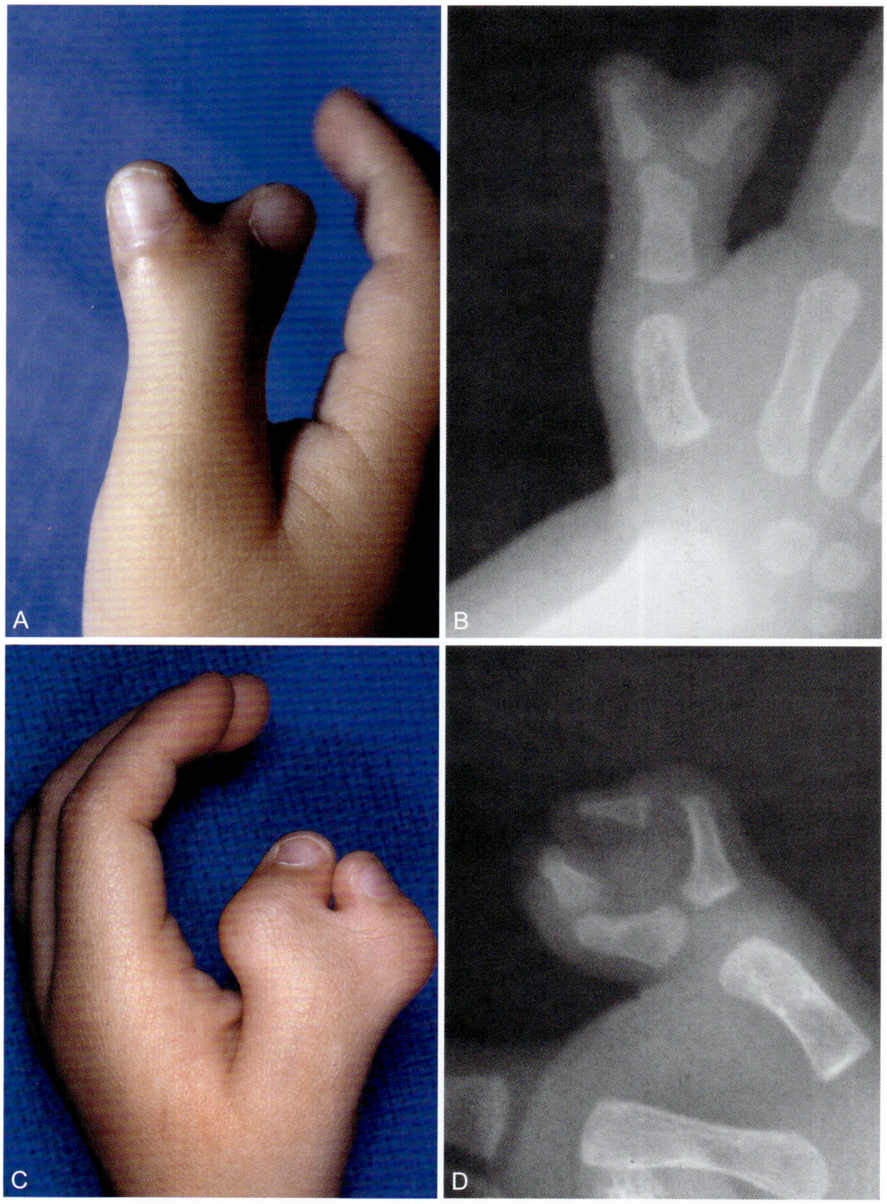

图 80-42 分叉拇指。A 和 B. Ⅱ型；C 和 D. Ⅳ型（最常见）

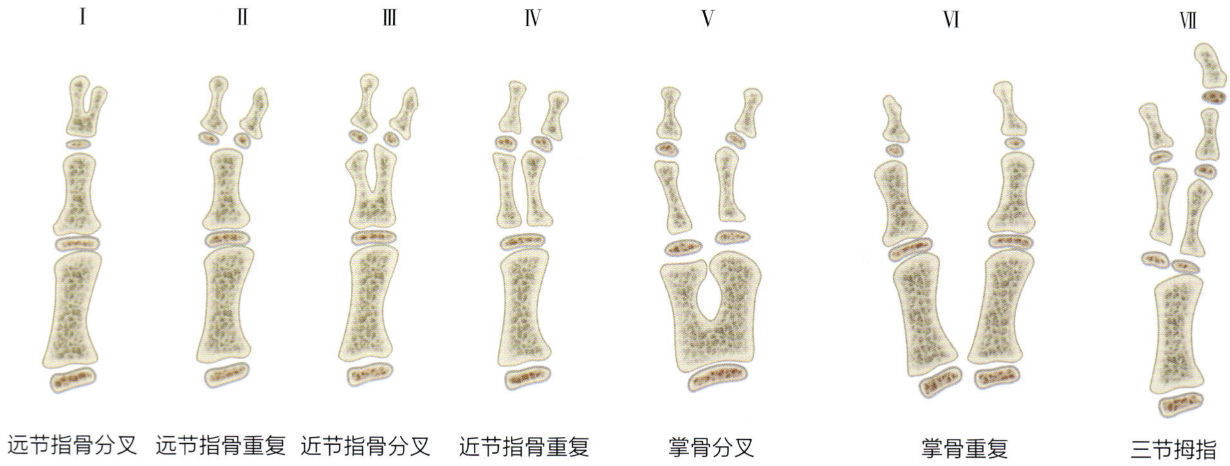

图 80-43 Wassel 的多拇分类

可成角畸形，有时伴三角指骨。关节一般僵硬、关节面变宽，多拇畸形很少发生真正的指关节粘连。重复关节的侧副韧带常为共享，在相邻面的间隙狭窄。神经血管变异很大，手指桡侧和尺侧的神经血管束可完全重复或者两者公用，共用的血管神经束发出小分支分别供应各自手指。

（一）治疗

复拇指几乎都需要手术矫正，不仅可以明显地改善外形，还可改善功能。偶尔，拇指稍增宽，X 线显示拇指重复，这时手术不一定能改善情况。一般在 18 个月时手术重建，但尽可能不晚于 5 岁。可能需要进行晚期的翻修，对于需要通过关节融合术来治疗的后期成角畸形和关节不稳定，可以在 8~10 岁进行处理。单纯切除发育不良严重的指结果大多不满意，因为可出现进行性的成角畸形和不稳定。对于Ⅰ型，可能还有Ⅱ型分叉拇指，只有部分重复指甲，推荐一种组合手术（Bilhaut-Cloquet）。这项技术适用于并甲的患者。Baek 等对 Wassel Ⅱ型拇指的术式进行了改良，保留了一指完整的骨骺及部分骨干（图 80-44）。更近侧重复指要求切除发育不良最重的拇指，缩窄增宽的近端关节面、韧带重建，手内在肌腱转移，以及必要时外在的伸屈肌腱中位化。一般保留尺侧的拇指。Iwasawa 等推荐的术前夹板固定可能有一定好处，但我们没有试过。随着患者长大，复拇指畸形的远期随访结果已经表现出极好的功能与外形，但再次手术率趋于上升，平均

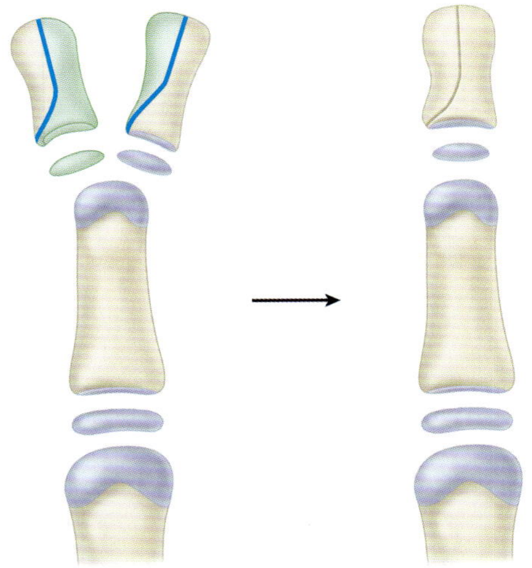

图 80-44 Baek 等改良 Bilhaut-Cloquet 手术治疗 Wassel Ⅱ型复拇指畸形，切除图中阴影的部分，将远端末节指骨关节外连接

在手术后 8 年左右进行。也应告知患者父母，处理过的拇指一般来说将长期弱于未进行手术的"正常"拇指。随着时间的流逝，长期成角畸形发生率为 46%，已报道的再次手术率为 19%~40%。

晚期成角畸形和不稳定是最常见的并发症，需要韧带重建、闭合楔形截骨甚至关节融合。Miura 已经成功地治疗拇指间关节"Z"字形塌陷，方法是在畸形凹侧做旋转皮瓣、指伸肌腱桡侧半切除、屈肌腱转移到远节指骨的尺侧。报告的其他并发症有感染、畸形、瘢痕挛缩、关节僵硬、肌腱滑动受限、原重指处残留突出和虎口狭窄，如果手术操作仔细，很少出现感觉与发育功能的丧失。不满意的结果与 Wassel Ⅲ型、Ⅴ型、Ⅵ型和三节指骨型的拇指高度相关。Goldfarb 等对 26 例儿童拇指重建术的外观满意度进行了随访，除拇指指甲较窄外，是相当满意的。残留的成角畸形明显影响外观和父母的满意度。Wassel Ⅶ型的视觉评分较低。对于Ⅰ型和Ⅱ型，当两个拇指都显著偏小而且没有清晰的主指时，建议进行改良的 Bilhaut-Cloquet 术。然而，如果重复的拇指均为正常大小（多见于Ⅱ型复拇指畸形），可通过"Z"字形切口与标准重建术进行重建，可保留软组织以使拇指恢复至较为正常的周径。

Ⅰ型和Ⅱ型分叉拇指的矫正

手术技术 80-32 （图 80-45）

（Bilhaut-Cloquet）

- 上止血带，在患指从背侧跨越指尖到掌侧设计楔形切口，向近端延伸至拇指分叉处。背侧切口通过指甲和甲床。
- 切除与皮肤切口一致的重复肌腱和骨结构的中间部分。
- 仔细对接远节指骨剩余部分的关节面和骨骺。用横行克氏针固定。由于侧副韧带紧张操作可能遇到困难。
- 用 6-0 可吸收线缝合甲床，间断缝合关闭切口。
- 根据患者年龄，用短或长臂拇指"人"字形石膏固定，幼儿用长臂石膏。

术后处理 术后 4~6 周去除石膏，6 周时拔除克氏针。在去除石膏和克氏针后逐步开始恢复功能锻炼。

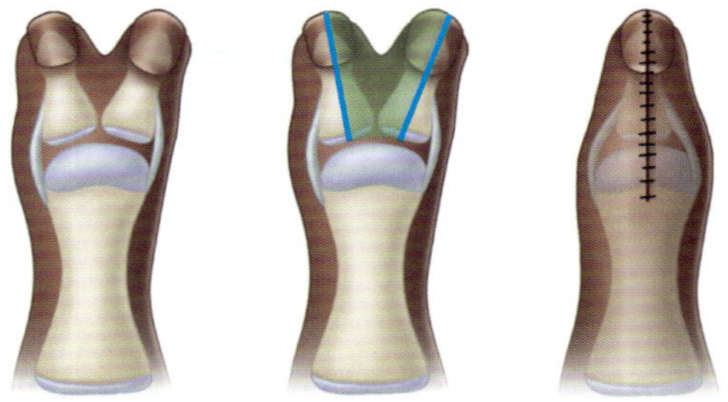

A

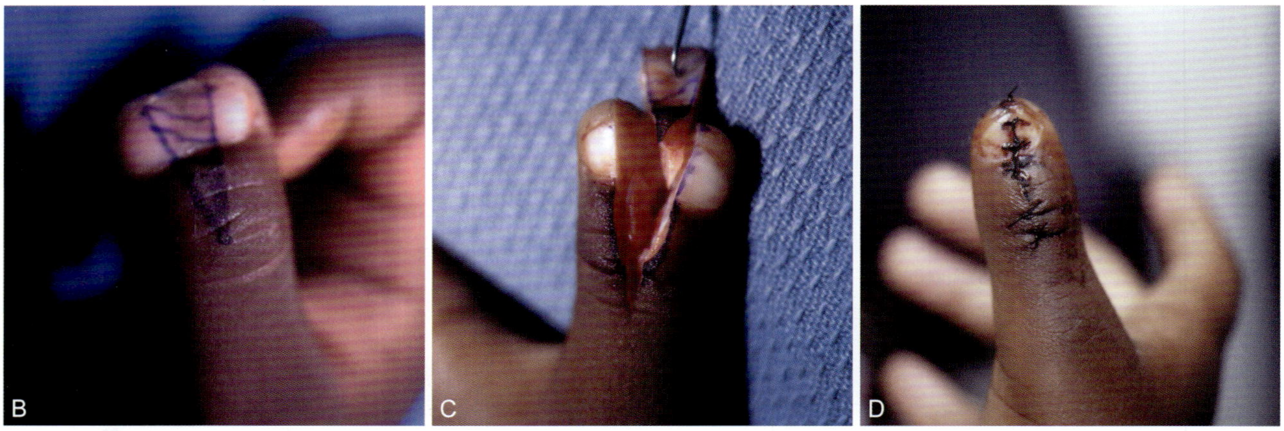

B C D

图 80-45 A. Bilhaut-Cloquet 方法治疗对称性重复拇指，切除中间多余的软组织和骨，两重复指在中线联合在一起；B. 预计初步切除的外观像；C. 楔形去除中间软组织和骨组织；D. 关闭切口（见手术技术 80-32）

Ⅲ ~ Ⅵ型分叉拇指的矫正

手术技术 80-33

（Lamb，Marks 和 Bayne）

- 上止血带，在发育最差的拇指（多为桡侧指）上做“球拍”形切口。切口尾端做“Z”字形或弧形延长以充分暴露。
- 如果尺侧拇指受累更严重，则应将其切除。
- 通过切口暴露拇短展肌腱在最桡侧拇指近节指骨的附着点，小心保护肌腱。确定神经血管束。桡侧指血管神经往往发育不全或缺如。
- 确定待切除的拇指神经并行锐性切断。
- 如果切除的为尺侧拇指，则应暴露并保护拇内收肌。
- 从待切除指骨上切断侧副韧带远端。如有需要，可将与较长侧副韧带相连的骨膜剥离。
- 将侧副韧带近端从掌骨或指骨上剥离，并随之剥离一条骨膜，使关节暴露清楚。
- 将多余指连同与其形成关节的部分掌骨或指骨一并切除（图 80-46A）。
- 检查掌骨头是否增宽或分叉。用手术刀或骨刀将其变窄。注意保护近侧副韧带止点。
- 评估指体力线，必要时对掌骨或近节指骨行闭合或开放截骨，克氏针稳妥固定。
- 将剩余指置于关节面中央（图 80-46B），将侧副韧带和内在肌腱牢固地缝合到指骨上（图 80-46C）。
- 克氏针纵行穿过关节保持对线（图 80-46D）。
- 检查指伸、屈肌腱的对线，保证位于手指的中央，可能需要部分切除或转移肌腱以使其位于中央。
- 间断缝合，关闭切口。

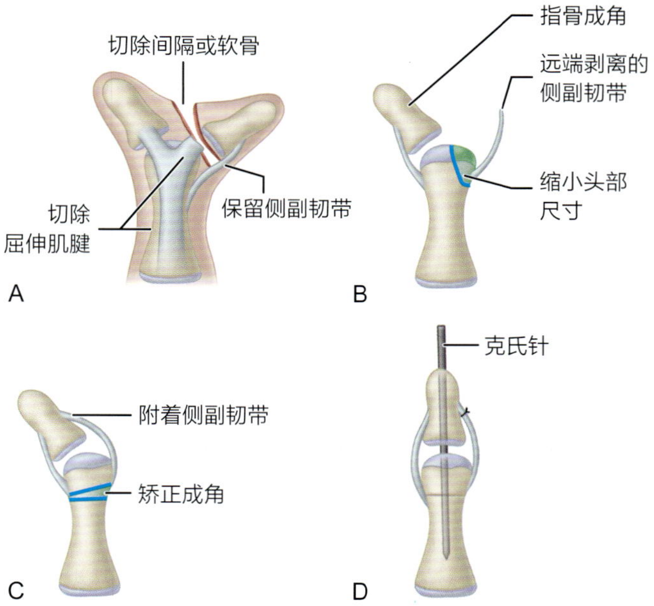

图 80-46 Lamb、Marks 和 Bayne 的非对称性多指治疗技术。A. 切除功能较少的分叉指；B. 转移侧副韧带；C. 近节指骨截骨；D. 克氏针固定（见手术技术 80-33）

- 如果皮肤不够，也可沿尺侧做“Z”字形切口整形，使缝合无张力。

术后处理　拇指制动 4~6 周。4~6 周后，去除克氏针，手开始活动。需保护性夹板再固定 3~4 周。

（二）三节拇指畸形

三节拇指有三节指骨，而不是正常的两节指骨。这种畸形并不常见，可能是常染色体显性遗传，也可有与母亲用反应停有关。最常见的三节拇指有两种：一种有一个楔形的多余小骨（Delta 骨，图 80-68），引起成角畸形而长度没有明显增加；另一种是多一节正常或接近正常的指骨，外形犹如五指手（见图 80-47）。Buck-Gramcko 描述一种过渡型，这种类型存在一个即导致长度增加又引起成角畸形的额外梯形指骨（图 80-48）。也可将三节拇分为能对掌与不能对掌两种类型。伴有三节拇的最常见手部畸形是双分拇畸形，其他相关疾病有裂足、胫骨缺如、先天性心脏病、Fanconi 贫血、胃肠道畸形和染色体异常。

Ⅰ型畸形（Delta 骨）拇指在指间关节部位尺偏，X 线显示一个 Delta 形或梯形多余指骨，Ⅱ型畸形（五指手），拇指较正常长，与其他手指位于同一平面，多余的皮纹覆盖额外的指间关节。Ⅱ型拇指不能和其他指对掌，但能侧捏。Ⅱ型畸形常伴有鱼际肌发育不良，进而阻碍对掌。常伴有多指，60% 患者有明显的虎口挛缩，X 线显示一个完全多余的长方形指骨，典型的重复指骨为中节指骨。

治疗　虽然非手术治疗无效，但并非所有的儿童三节拇指都需手术治疗，特别是对于Ⅰ型畸形。手术治疗的目的是矫正成角畸形，恢复正常长度，矫正虎口挛缩和改善对掌功能。切除不正常指骨，重建侧副韧带，可重塑关节面，一般能增加稳定性，特别是在 1 岁以内手术，但有韧带重建后晚期不稳定和成角畸形的报告。Peimer 描述的截骨复位可以矫正成角畸形，减少韧带不稳定，截骨最好在 24~30 个月 X 线上骨骺清晰可见时实施。晚期不稳定可行关节融合，用 Woolf 和 Broadsent 描述四部分“Z”字形切口可以松解虎口挛缩（见手术技术 80-21），严重的挛缩用 Strauch 和 Spinner 描述的背侧旋转皮瓣，鱼际肌发育不良可用小指展肌（见手术技术 80-26）或环指指浅屈肌对掌成形（见手术技术 80-24）。对Ⅱ型畸形（五指手）推荐按 Buck-Gramcko 方法（见手术技术 80-30）进行桡侧指再造拇指。

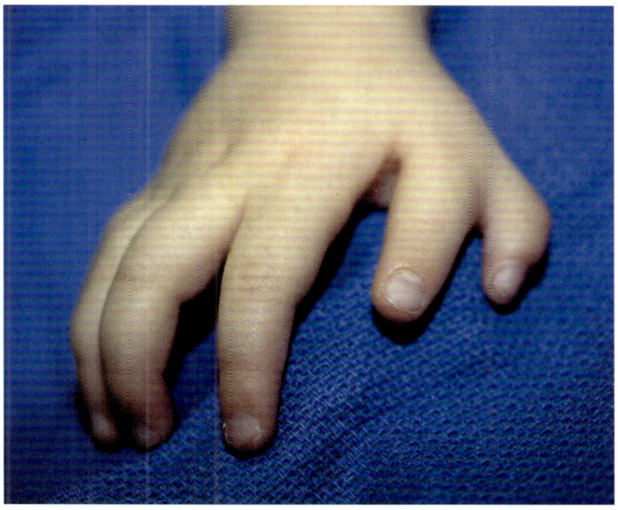

图 80-47　多拇伴三节拇的临床表型（Wassel Ⅶ型）

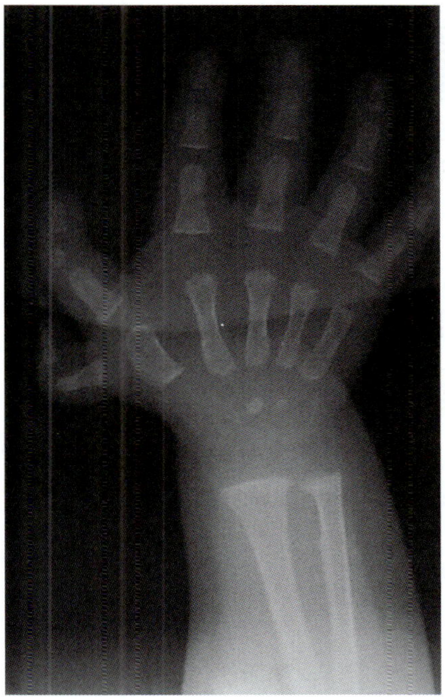

图 80-48　三节拇指 X 线片

对伴发的畸形如多指，也可能需手术矫正。如果是 Wassell Ⅳ型重复指，6 个月时将桡侧指切除。对 Wassell Ⅶ型重指（完全重复指），应切除三节拇指，剩余拇指可能需重建指蹼和掌骨截骨以完成拇指化。而对于无法对掌的三节拇指，可以进行如 El-Karef 叙述的二期手术。一期手术包括多余关节的切除，掌骨短缩截骨并置于旋前外展位，虎口加深。二期手术包括对掌成形术和对一期手术进行必要的改造。

截骨复位术

手术技术 80-34

（Peimer）

- 在术前 X 线片上标记或画出指骨和骨骺畸形的简图，计划截骨部位和截骨长度。用笔画出背侧弧形切口，包括必须切除的指甲和甲床（图 80-49A）。
- 通过指甲、甲床和皮肤做弧形切口达腱旁。
- 掀开皮瓣，在拇长伸肌腱在远节指骨的附着点近侧切断肌腱将之翻转，暴露中远节指骨。
- 用解剖刀或细咬骨钳按预先设计缩窄远节指骨，注意避免指骨破碎。
- 在第一个纵切口暴露远节指骨骨骺（图 80-49B）。
- 用解剖刀横行截骨，完全切除骨骺（图 80-49C）。
- 在中节指骨中部、骨骺正常的水平部分远侧做第 2 个横行截骨，为保证截骨平面与近指间关节平行，可用一根皮下细针穿过指间关节确定关节线（图 80-49D）。
- 通过第 2 个横行截骨，暴露"C"字形中节指骨骨骺异常的纵行部分，完全切除中节指骨远端和不正常的骨骺，但避免切断侧副韧带（图 80-49E）。
- 截骨后弃骨片，将剩余的指骨对线，使拇指短缩及重排（图 80-49F）。
- 必要时用咬骨钳或骨凿修整骨表面。
- 骨端对位后用一或两个 0.028 in 或 0.035 in 的光滑克氏针固定（图 80-49G），如不稳定，可贯穿关节固定。
- X 线检查位置和对线的准确性，检查指骨和克氏针的位置。
- 缩短并用细线缝合修复拇长伸肌。
- 松开止血带，切除多余皮肤，关闭伤口。
- 剪断克氏针，末端折弯，留在皮肤外。
- 用长至肘上的对掌位手套形石膏夹固定。

术后处理 如必要，可在术后 2~3 周去除石膏夹查看伤口，但石膏夹固定 6~8 周，6~8 周后或 X 线证实骨愈合后去除克氏针，去除针后一般不必继续用夹板固定，理疗可帮助年龄较大的患者恢复功能。

（三）尺侧复肢畸形

尺侧复肢畸形，也称为镜像手（mirror hand），在同一只手的尺侧和桡侧各有一组手指，两侧如镜像一般（图 80-50），这种畸形被认为是一种前臂、腕和手尺侧半的重复，但是因为桡侧也完全被替代，这种畸形不能轻易归为纯粹的重复，这种畸形极少见，仅有少数报道。Harrison、Pearson 和 Roaf 报道的病例最多，也只有 3 例。其病因可归因于控制尺桡骨发育的极化活动区（ZPA）的重复。ZPA 或其信号蛋白 SHH 的移植导致了这种镜像复制。当伴有腓骨重复畸形时，可能是一种常染色体显性遗传的单基因突变。尺侧复肢畸形常伴有不同程度的上臂和肩胛骨发育不良，唯一的远处伴发畸形是腓骨

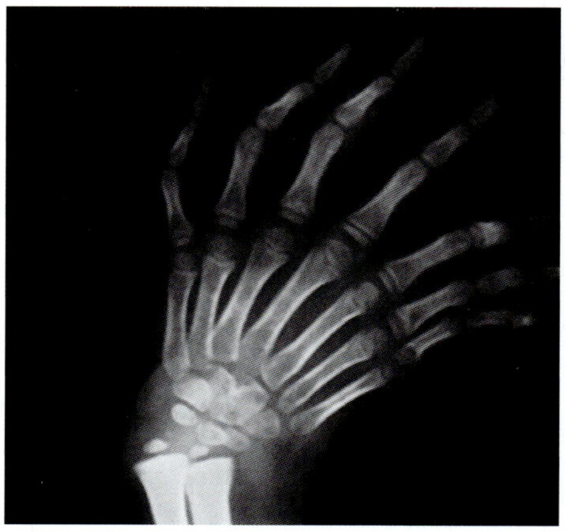

图 80-50 尺侧重复肢畸形（镜像手）

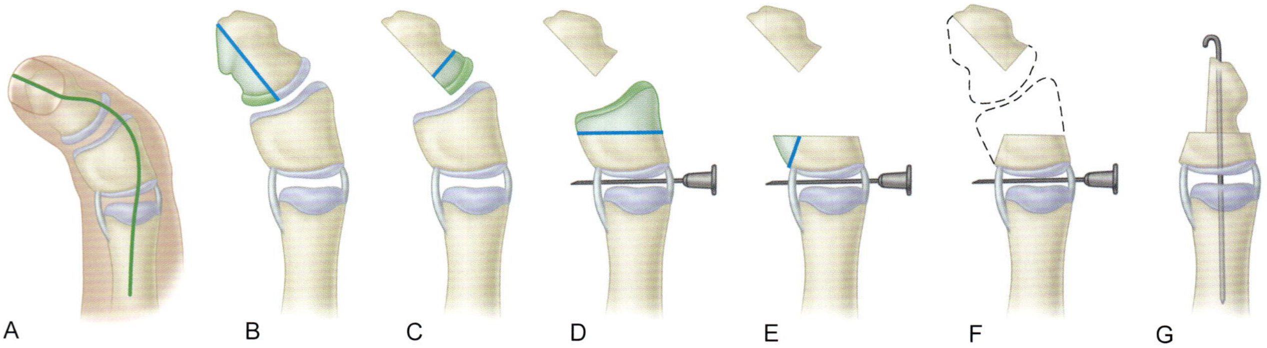

图 80-49 截骨复位术（见正文）。A. 背侧切口；B. 缩窄远节指骨；C. 切除远节指骨骨骺；D. 针穿过指间关节，引导横行截骨与关节平行；E. 截骨完成；F. 联合截骨形成楔形闭合，缩短及重排拇指；G. 用光滑针固定骨断端（见手术技术 80-34）

重复肢伴胫骨缺如。

这种畸形多为单侧，外形奇怪，一个几乎正常的手掌上有多个手指，经常有 6~8 个外形完好的指，几乎位于同一平面，或两半之间稍稍对掌。尺侧手指外形似乎比桡侧指更正常，没有拇指，可存在并指。由于缺乏伸肌使指屈曲，手常桡偏，腕几乎不能背伸，腕和肘增粗，肘活动受限，上臂短缩。尺骨和尺侧腕骨完全重复，舟状骨和大多角骨被取代，尺骨远侧骨骺增宽。肘部的重复尺骨分别与远端肱骨构成关节，彼此相对，远端肱骨小头缺失。

治疗　治疗的主要目的是减少手指的数量，并以被减少的手指为基础重建拇指。应鼓励父母用轻柔的伸展锻炼保持婴儿指、腕、肘和肩的被动活动度，直到儿童到合适的重建年龄，一般是 2 岁。在这段时间内仔细观察患儿玩耍时桡侧哪个指功能最好，具有拇指作用。应早期手术，以防止对父母心理不可避免的创伤，对儿童也是如此。没有一个外科医生对这种畸形具有丰富的经验，也没有清楚地描述处理这一畸形有关的许多复杂问题的最好方法。需解决的问题包括纠正肘关节活动受限、旋前旋后受限、腕关节活动受限、手指过多、伸指无力、拇指缺如和虎口过小。

为改善肘部屈曲活动，Harrison 等切除 1 例 1 岁患者 1 in 近端外侧尺骨，获得 40° 肘屈曲，但患者到 12 岁时肘又重新僵硬在伸直位。大多数学者赞成这种方法治疗肘屈曲受限，并强调术后肌肉力量训练。旋前旋后功能也可以改善，但需旋转截骨将前臂置于更大的功能位。对伸腕受限，可通过“Z”字形切口松解腕掌侧和桡侧的挛缩，延长肌腱和关节囊。桡侧腕屈肌可转移至背侧帮助伸腕，也有人主张将拇指化手指的指浅屈肌转移至示指掌骨背侧以帮助伸腕。对复发性腕关节不稳定，可行腕关节融合，应等到 12 岁左右再进行此手术。根据 Buck-Gramcko 的原则，可用桡侧功能最好的指一期再造拇指，切除多余的桡侧指，包括掌骨、腕骨，多余的皮肤制成剃骨支瓣用于再造虎口。Entin 推荐切除第一、三指列，用第二指列再造拇指（图 80-51），可用切除指的肌腱或重复的尺侧腕屈肌腱转移来改善伸指。可用肌腱转移来增强拇指功能，如前所述。

切除近侧尺骨

手术技术 80-35

- 尽可能上止血带，沿近端桡侧尺骨做纵行切口。
- 暴露尺骨近端骨膜，保留足够长的骨膜和韧带来重建侧副韧带。
- 切除足够长度的尺骨及其残留骨膜，通常为 1 in，使肘关节能适当伸直和屈曲。
- 检查肘关节稳定性，逐层关闭切口，肘 90° 屈曲位长臂石膏固定。

术后处理　根据肘关节稳定性进行石膏固定 3~6 周，注意观察神经血管状况，拆除石膏后，开始主动辅助的屈伸锻炼，夜间用夹板维持肘 90° 屈曲位，直到儿童能抗阻力主动屈肘为止。应着重注意屈肘和伸肘肌肉的肌力训练，以保持手术时获得的肘关节运动。

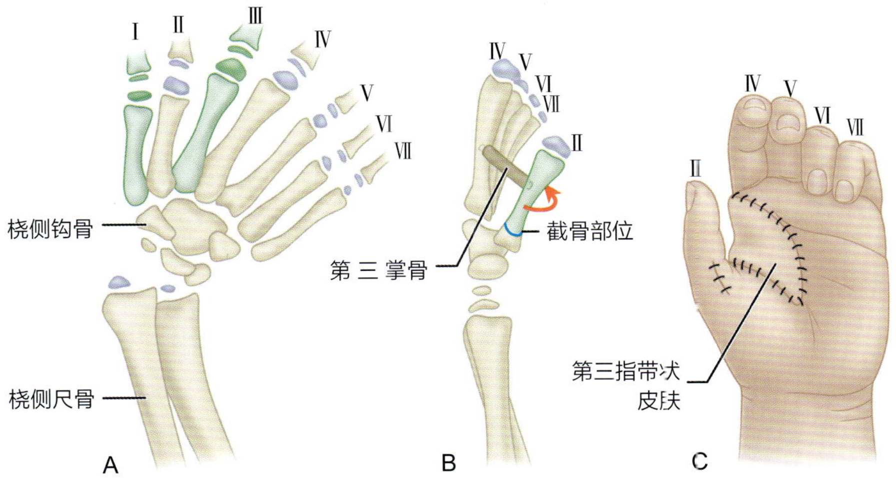

图 80-51　尺侧重复肢畸形（镜像手）重建的手术方法。A. 多指镜像手外观，重建时切除第一、三指，保留第二指重建拇指；B. 第二指再造拇指略图。用第二掌骨基底部截骨和将切除手指的掌骨作为植骨材料行掌骨间植骨的方法，使第二指准确就位；C. 将第三指的皮肤做成带状皮瓣重建虎口

重建手和腕

手术技术 80-36

- 止血带充气前，周密计划切口以便利用功能最好的手指再造拇指、剥骨或切除多余的手指和暴露再造指的指神经血管束。
- 在切口和皮瓣设计好后，驱血、止血带充气。
- 切开皮肤，仔细分离到达中间指两侧指蹼的指总神经血管束。
- 结扎通向邻指的分叉。
- 切断前仔细分离指总神经至鱼际肌水平，保护再造拇指的神经和背侧静脉。
- 然后分离再造拇指的肌腱，如果这些肌腱分叉，切断到达邻近肌腱的异常附着点。
- 切除多余指，包括掌骨和与之相关节的腕骨，保留切除指的伸肌腱，以后用来加强伸指和拇指外展。
- 通过掌骨颈近侧截骨和磨毛剩余的掌骨干缩短再造拇指的掌骨。
- 然后将掌骨头屈 120°、旋前 90°，用双重线缝合或克氏针固定，使再造拇指适当短缩和处于对掌位固定。
- 再将手内在肌缝合到再建拇指伸指装置的侧束以加强外展和内收。
- 然后用切除指制成的剥骨皮瓣重建虎口。
- 切除多余皮肤，关闭缩短的拇指的切口。
- 如需增加伸腕，将再造拇指的指浅屈肌腱在 A1 滑车处切断转移至第二掌骨背侧基底部。
- 松止血带，检查保留指和皮瓣的血运，大量敷料包扎，后侧长臂石膏夹维持肘屈曲 90°、腕中立位或轻度背伸、拇指外展位固定。

术后处理 夹板固定 3 周，允许拆线和查看伤口。去除夹板后开始有计划的锻炼，夜间再用可拆装的夹板固定，维持拇指对掌位 3 个月。

（四）后轴多指

小指多指是黑人最常见的多指畸形，黑种人新生儿发生率约为 1/300，是其他多指的 8 倍。许多婴儿多指在出生后被切除，因此真正的发病率很难统计。近年来这种现象可能有所减少。根据重复的程度，最初 Stelling 和 Turek 将后轴多指分成 3 种类型：1 型，仅有软组织重复；2 型，包括骨组织在内的部分重复指（图 80-52）；3 型，包括掌骨在内的指列完全重复。后来，Temtamy 和 McKusick 简化了分型，A 型为发育完全的多指指体；B 型为以蒂与小指相连的赘生指。Pritsch 等基于骨解剖结构特点将 A 型分为 5 个亚型。以发育不全和成角畸形常见。

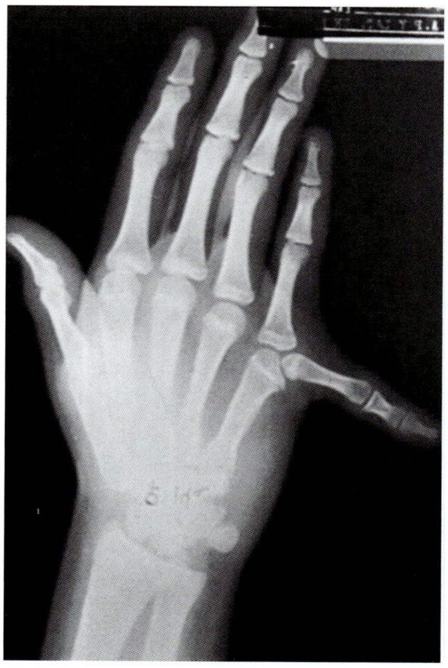

图 80-52 2 型尺侧多指，包括骨结构在内的部分重指

一般认为小指多指是遗传决定的，B 型往往是多因素的，包括两个非完全外显性遗传基因。非洲血统人群以 10 倍于其他人群。在散发的非综合征性后轴多指病例中，常以常染色体为遗传模式。A 型患者后代可为 A 型与 B 型中的任何一种，而 B 型后代只能是 B 型。常染色体隐性遗传可并发多种畸形。A 型较少见，黑种人与白种人儿童 A 型畸形发生率相近。在黑种人儿童中，赘生指畸形较常见，通常不伴有其他严重畸形。而白种人儿童后轴多指常伴有其他严重畸形。最常见为并指，同时有其他多种畸形和染色体异常存在。

婴儿后轴多指可在小指尺侧有形态完整的多余指（2 型）或仅有软组织残迹（1 型），这两种多余指都有不同程度的发育不良，成角畸形可在出生时就存在或在以后的生长期形成（框 80-2）。

治疗 在 B 型尺侧多指根部，用丝线结扎或利用血管夹阻断指体血流。随后指体坏死脱落。虽然已有对此法取得良好结果的报道，但也出现许多并发症，包括指体脱落失败，感染，神经瘤形成，以及最常见的残留瘢痕疙瘩。指体切除手术也可在手术室进行。Katz 和 Linder 发表了关于 11 名有蒂多指的婴儿，在局麻下维持手指牵引，从拇指根部迅速切除多余的手指。按压止血，用无菌胶布黏合皮

框 80-2

A 形尺侧多指相关异常表现

Cornelia de Lange
软骨外胚层发育不全
施密特尔综合征
足畸形，气管软化，肾脏反流
足畸形
舌畸形，胃内反流，主动脉瓣关闭不全
肛门闭锁，肾功能不全，骶骨发育不全，椎体畸形漏斗胸
气管软化，胃食管反流，发育迟滞

改编自 Pritsch T, Ezaki M, Mills J, Oishi SN: Type A ulnar polydactyly of the hand: a classification system and clinical series, J Hand Surg 38A: 453, 2013.

肤。所有的婴儿在切除多指后仅仅哭喊了几秒钟，而无其他的并发症发生，随访发现，1 年后切除多指的瘢痕已不明显。由于 1 岁左右患儿多指畸形的复杂性，B 型需在手术室内止血带控制下手术切除治疗。一个常见的并发症是由残留的重复掌骨头引起的难看的隆起。

切除多指

手术技术 80-37

- 上止血带，取多余指根部椭圆形切口，切开时多留一点皮肤，关闭时再修整。
- 确认、结扎、切断供应多余指的神经血管束。
- 对 1 型可从根部完全切除，简单缝合关闭皮肤切口。
- 对 2 型多指，分离并保护小指外展肌腱。
- 骨膜下暴露骨分叉处。
- 如分叉在关节部位，分离并保护尺侧副韧带。
- 切除多余指，修整分叉处多余指骨。
- 如果损伤，则重建侧副韧带和外展肌腱附着。
- 间断缝合切口，绷带包扎。

术后处理 对婴儿可行短期（10 天）石膏固定，但一般不必制动，2 周拆线，不限制活动。

第六节 非特定的畸形

一、软组织

（一）并指畸形

并指，又称“蹼状指”，是胚胎发育过程中手指分离障碍所致，是最常见的手部先天性畸形，在出生婴儿中的发生率为 1/2000。具体病因不清楚，但确信并指是妊娠 7~8 周期间指芽的生长与发育异常减慢所致，尽管多数为散发，Flatt 发现在他的并指病例中，40% 有家族史，提示遗传是致病因素之一。几个家族谱显示中环指并指为常染色体显性遗传，但外显率不完全。

并指分为完全或不完全并指和简单或复杂并指。完全并指自指蹼到指尖都连在一起；不完全并指为两指自指蹼到指尖近侧某一点连在一起。简单并指仅有皮肤或其他软组织桥接在一起（图 80-61）；复杂并指的两指共用骨性结构（图 80-53，图

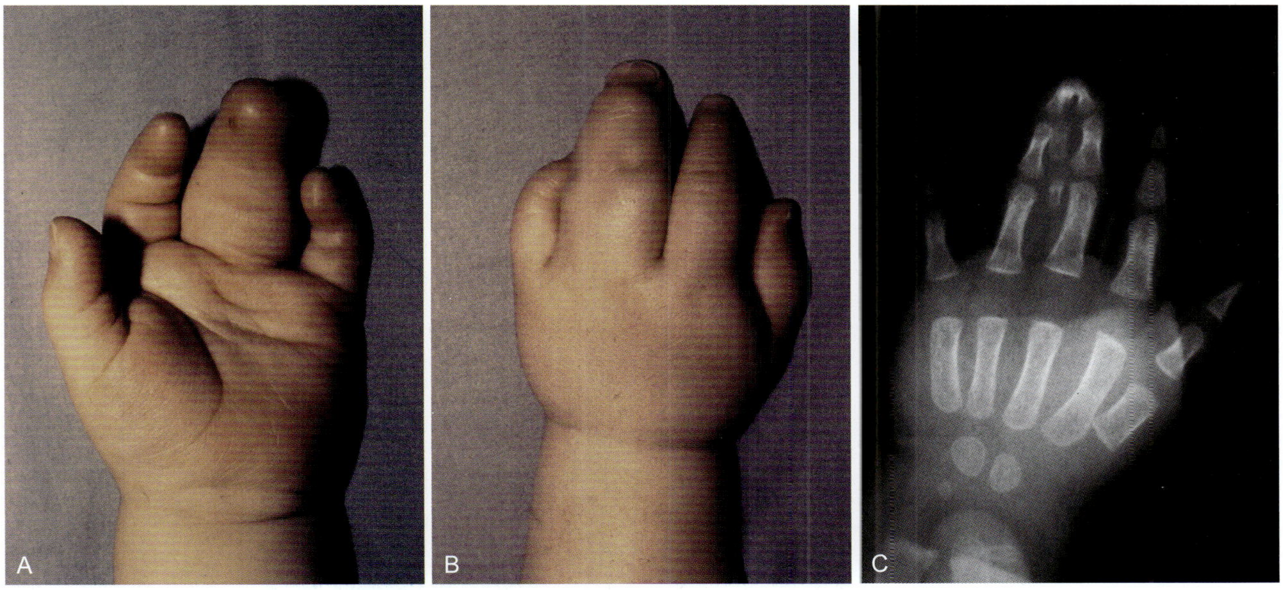

图 80-53 复杂并指畸形。A. 掌面观；B. 背面观；C. X 线照片

80-54）。指端并指的指远端连接，而近侧有空隙。短并指为患指的短缩和并指同时存在。并指伴发的畸形有蹼状趾、多指、环形束带、短指、裂足、血管瘤、肌肉缺如、脊柱畸形、漏斗胸和心脏畸形。Poland 综合征的同侧胸大肌的胸肋部分缺如，手部畸形包括单侧的示指、中指和环指短缩、多个简单不完全并指、手发育不全（图 80-55）。Apert 综合征还以多发并指畸形为特征。

50% 以上的并指发生在中指与环指间（图 80-56），其次是第四指蹼间、第二指蹼间、第一指蹼间并指的发生率依次降低。大约半数患者为双侧并指，男孩比女孩多见。在手术时必须考虑到一个重要的事实，即与正常手相比虽然皮肤不足，但并指间皮肤一般正常。两个指甲可完全分开，也可两指共有一个指甲而没有甲上皮相隔（并甲）。如两指的长度比较接近，一般屈伸活动正常。指蹼内常有异常紧张的筋膜束，限制患指侧方活动。通常并指间异

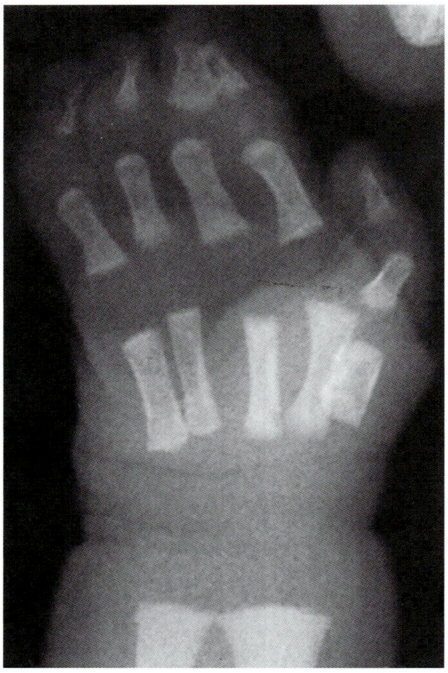

图 80-54 复杂并指，注意两指间共有骨

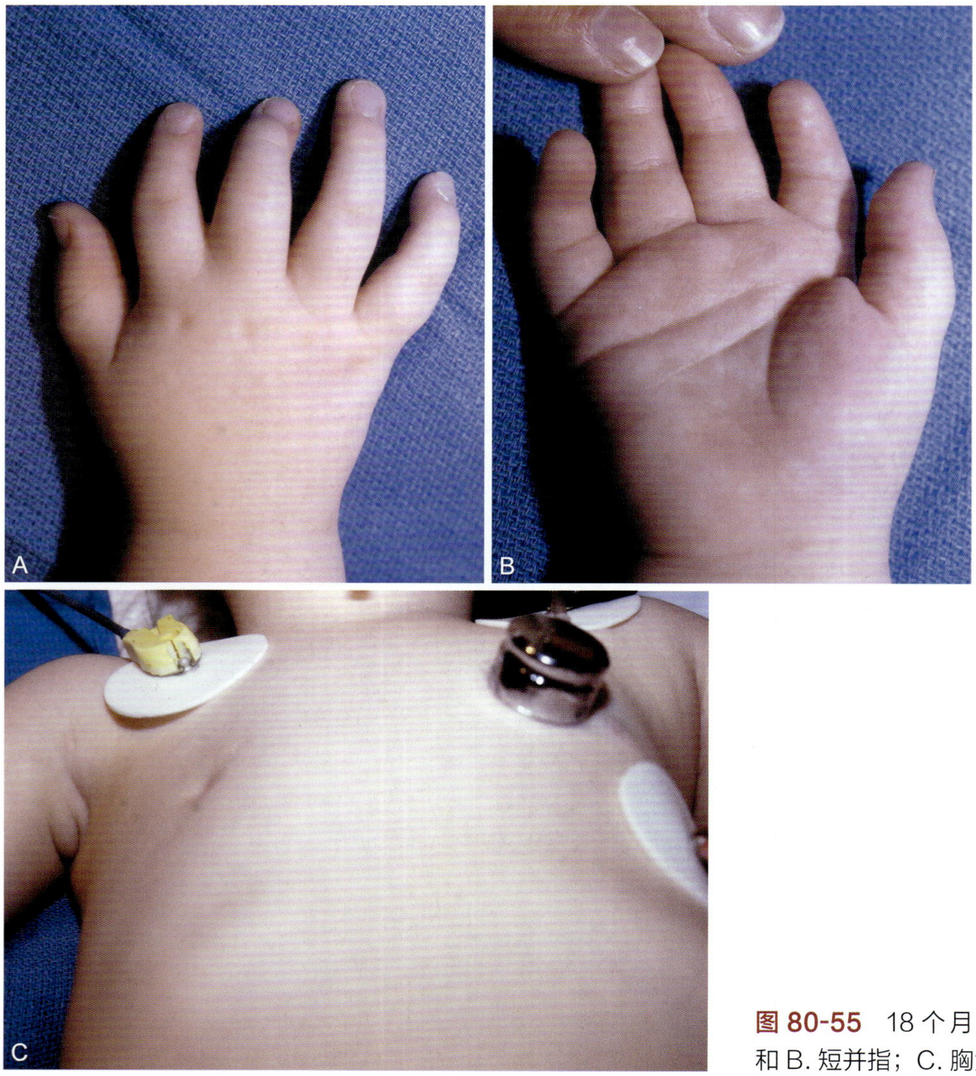

图 80-55 18 个月儿童的 Poland 综合征。A 和 B. 短并指；C. 胸大肌发育不全

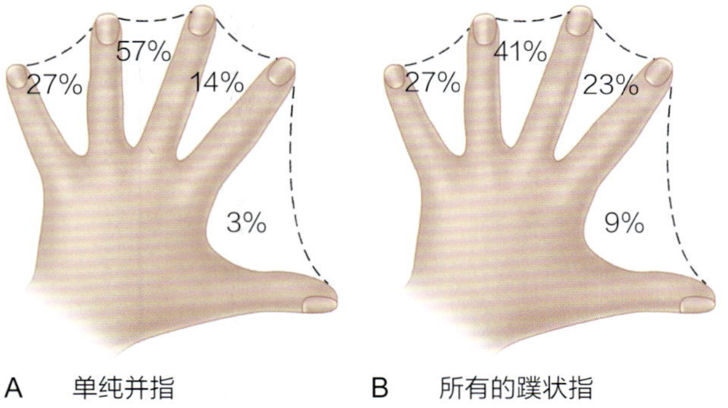

图 80-56　并指部位。A. 真正的简单和复杂并指发病的百分比；B. 包括伴发畸形（所有的蹼状指）的总计发病率

常地共用肌肉、肌腱、神经、血管。简单并指的指骨通常正常，然而复杂并指间有不同形式的骨性连接，可分为重复型、分支型或共有型，关节分化也可能不完全。但除非存在 Delta 骨，出生时罕见手指成角畸形。如果是中间并指，如中、环指或中、示指并指，可慢慢出现成角畸形。而对于环指、小指或示、拇指并指，在 1 岁内较长的指通常发生进行性屈曲挛缩、侧偏和旋转畸形。

治疗　不急于手术治疗。在等待合适的手术年龄时，鼓励父母按摩指蹼，以伸展指间皮肤，以利于后期手术。手术重建最好在学龄前。从结果来看，18 个月后儿童行手术矫正较好。特别是指蹼连接处的最终外形较好。过早手术有发生指蹼向远端移位和收缩的倾向。如果仅有第二或第三指蹼间的并指畸形，而无其他的畸形，手术至少应推迟到 18 个月。如果不同大小的手指完全受累，不管是简单还是复杂并指，最好在 6~12 个月早期分离，因为可能会发生成角、旋转和屈曲畸形。这些畸形很难矫正，与术后可能出现的指蹼远端移位和挛缩相比，预防上述畸形应更优先考虑。当多指受累时，应首先松解边缘指，6 个月后再松解其他并指。禁忌同时松解一指的桡侧和尺侧，这样可导致指坏死。

手术包括三步：①手指分离；②指蹼重建；③指相对缘皮肤重建。早期，分离并指曾尝试使用下列技术：穿入泄液线、结扎和线形直切口。Pieri 在 1949 年指出不应该应用直线形切口，应采用“Z”字形切口，预防指长轴方向上的线性挛缩；目前所有公认的方法都遵守这个原则。小心纵行分离共有的指神经，以保留两指的神经支配。共用的指总动脉可能进入指蹼，需要结扎一个或多个分支。切勿破坏指的血供。当有公用指甲时，通常纵行切除多余的指甲和其下的甲床，以适应正常的指甲宽度。在年龄较小进行手术时，一般用手术刀将骨性结构沿纵轴分开。

应特别注意指蹼连接部的重建。正常的连接自背侧近端向掌侧远端有一坡度，在掌横韧带水平，它从背侧开始向远侧掌侧延伸到近侧指屈曲纹附近，通常约为近节指骨的中点。在小指、环指、中指及示指之间，指间连接在远端形成长方形，有些手在中指、环指连接部形成“V”形或“U”形。远侧指蹼应比近侧宽，以便指沿掌指关节轴外展。在重建正常外观及功能的连接部时，一般用设计恰当的局部皮瓣来减少连接部的挛缩，而不用皮片。设计这种皮瓣有许多种方法。最常用的有 Bauer、Tondra 和 Trusler 设计的背侧“马裤”形皮瓣，Zeller 设计并由 Cronin 和 Skoog 推广应用的掌背侧相配合的近侧基底的“V”形皮瓣和 Shaw 等设计的蝶形皮瓣。Woolf 和 Broadbent 认为蝶形皮瓣对未达到近指间关节的部分简单并指有用（图 80-57）。Mericili 等回顾性评估了锥形 M-V 皮瓣重建指蹼的 30 年临床结果，报道了 14% 的指蹼抬升，没有皮瓣缺失。Miyamoto 等进行了一项有限元分析，利用 CT 重建来评估伤口的张力或指蹼的位移。一个矩形的背侧皮瓣，相比于联合使用掌侧方尖或 V 形尖角皮瓣的背侧皮瓣，产生的张力更大。对 131 例指蹼重建患者的随访，Vekris 等发现手背部的矩形皮瓣（3%）比手掌部和手背部的三角形皮瓣（63%）翻修率更低。

不管皮瓣如何设计，常常没有足够的皮肤可用于一期闭合每个手指相对面的创面。这种现象可以通过比较两个独立的手指与合并手指的周径总长清楚地示范给父母，后者的长度总是短的。偶尔，并指间会有充足的皮肤可以使创面获得一期的闭合。

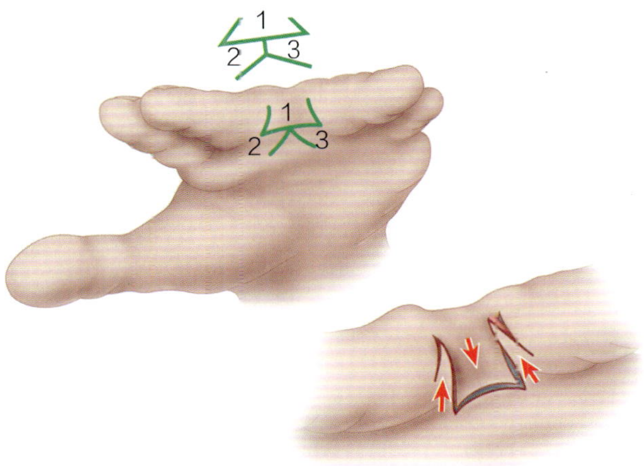

图80-57　Woolf和Broadbent用于松解并指的蝶形皮瓣。皮瓣在指蹼间背侧呈长方形，旋转皮瓣来加深指蹼

少数情况下，去脂术可以获得创面的一期闭合，而且不需要植皮。“Z”字形切口设计形成的掌面和背面锯齿形皮瓣用于闭合一个手指的创面，而另一个手指采用全厚或中厚植皮（全厚皮片效果更好）。瘢痕挛缩多见于指蹼区行中厚植皮时，而指蹼迁移、色素沉着、毛发生长则多见于全厚植皮。为了尽量减少异位毛发生长，可以选择来自掌侧腕部内侧或者腹股沟外侧的皮肤。植皮一般应避开环指根部，以免以后戴戒指困难。多种非植皮技术已被报道，多个研究比较植皮与非植皮的效果，对于哪种技术更好，结果是相互矛盾的。尽管植皮需要的手术时间更长，并发症较多，但是在患者满意度方面并没有显著性的差异。

当存在并甲畸形时，需要重建甲皱襞。Balic 等证明了，与全厚植皮相比较，应用 Buck-Gramcko 甲皱襞皮瓣（图 80-58）明显改善了外观美学。

应向父母讲明尽管重建手术的设计和操作都很成功，仍可能出现畸形复发和成角畸形，将来可能需再次修复。已有报道，59% 伴有严重畸形的患者和 30% 以并指为原发畸形的患者需要再次手术。有研究报道，总体手术并发症发生率约为 2%，术后感染率为 1.6%。并指重建术的最常见并发症是指或指蹼的瘢痕畸形，可发生指蹼远端迁移，特别是 18 个月以前手术的儿童。指蹼远端迁移与皮瓣设计不良、皮片脱落、中厚皮片移植和创面开裂有关。指甲和骨性畸形在复杂的并指畸形中很常见，继发于骨性成角和甲沟皱襞重建不足。最灾难性的并发症是手指血供不足，导致手指丧失，但如果并指的两侧分阶段松解，这种鲜有报道的情况也不该发生。

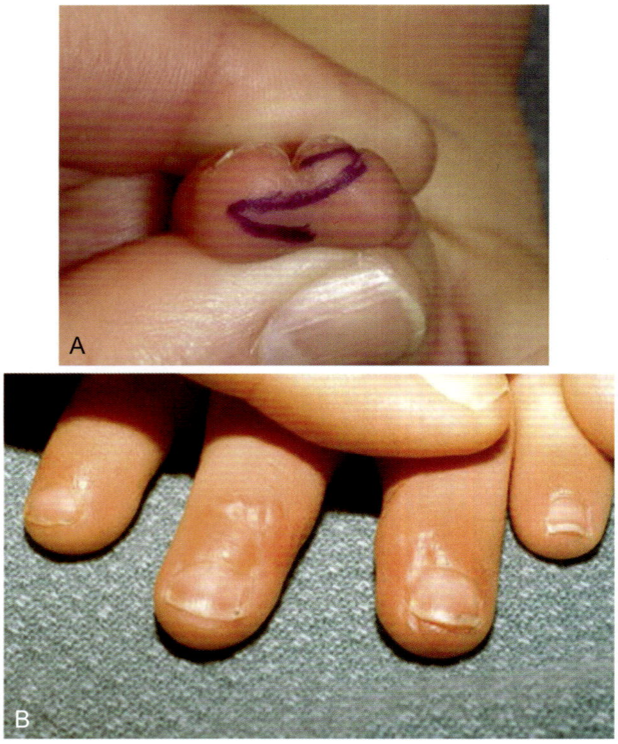

图 80-58 A. Buck-Gramcko 甲皱襞皮瓣；B. 术后结果（引自：Tonkin M: Failure of differentiation part I: syndactyly, Hand Clin 25: 171, 2009.）

开放性手术松解并指

Withey 等描述了一种开放性并指松解术。他们比较了 8 位接受了开放性手术的患者和 12 位接受标准闭合移植术的患者。开放性手术中皮瓣不去脂，皮瓣可以设计成多而窄。皮瓣无张力缝合一针，不植皮。实施开放性手术患者的瘢痕质量和挛缩都有非常好的表现。

手术技术 80-38（图 80-59）

Withey 等改良

- 形成一个基底在近端的矩形背侧皮瓣，用于缝合覆盖指蹼。这个皮瓣延伸到接近有掌指关节到近指间关节长度的 2/3。
- 背侧，向远端做锯齿状切口，直到甲床为止，切口应该延伸至每个手指的侧方矢状中线，但不能超过矢状中线。
- 接着做手指掌侧的切口，相对应于背侧的皮瓣做镜像的掌侧皮瓣。
- 在掌面适当的高度，做一个相对应的横切口，用于接纳背侧的指蹼皮瓣。
- 首先掀起背侧皮瓣，尽可能地保留静脉，在从背面向掌面分离时，可以识别血管神经束，也可以从掌面进行识别。
- 血管神经束一经确认，掀起掌侧皮瓣。
- 从远侧向近侧，松解两个手指间的纤维链接，保护好血管神经束。

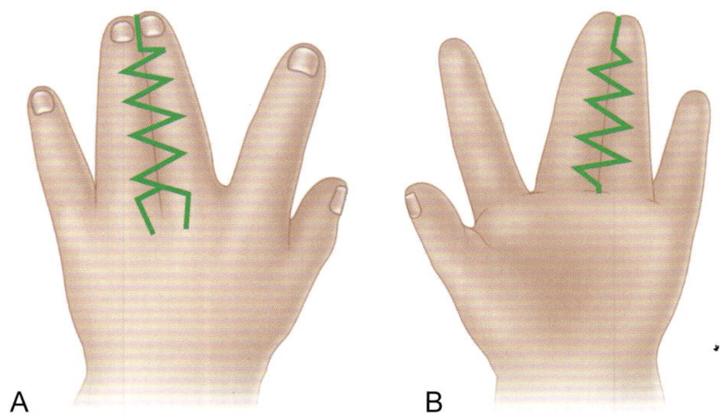

图 80-59 并指松解的开放性手术。A. 背侧切口；B. 掌侧切口（见手术技术 80-38 和 80-39）

- 插入背侧指蹼皮瓣。
- 皮瓣交错对合，行简单的间断缝合。
- 从腹股沟区、肘前窝或小鱼际区切取全厚皮片，并分别覆盖于桡侧、尺侧手指的尺背侧和桡背侧缺损区。
- 放止血带，确认指体血运。
- 在移植物上放置干仿纱布，并在两指间放置湿润的棉质敷料覆盖移植物。

术后处理　患者术后长臂石膏托固定 4~6 周，然后去除外固定，允许不受限制的活动。

用背侧皮瓣松解并指

手术技术 80-39

（Bauer 等）

- 用记号笔仔细画出所有切口轮廓（图 80-60A、B），在每个患指的中轴上画虚线，确定三角皮瓣边缘，这样对手术有用。画出背侧皮瓣“A”，自掌骨头开始向远侧延至近侧指骨长度的 2/3。
- 首先切开背侧各个皮瓣，去除近侧皮瓣的脂肪。通过背侧切口仔细辨别分离神经血管束。

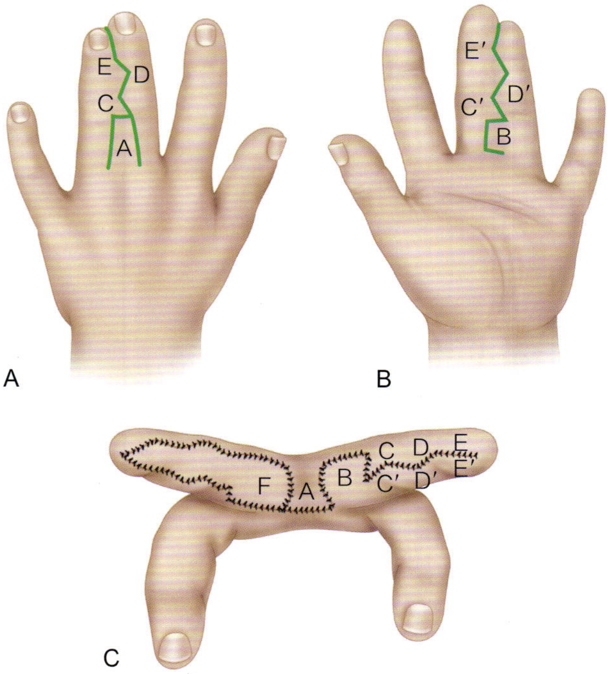

图 80-60　Bauer 等并指松解。A. 背侧皮肤切口，矩形背侧皮瓣（A）用来修补指蹼，交错皮瓣 C、D 和 E 与掌侧皮瓣交错对应；B. 掌侧皮肤切口，长方形皮瓣（B）用来修复环指桡侧，其余皮瓣（C′、D′、E′）分别与背侧皮瓣交错对应；C. 分离完成，皮瓣已缝合就位，覆盖指蹼和环指桡侧，中指尺侧需植皮（见手术技术 80-39）

- 然后再切开掌侧各个皮瓣，注意在中线上切开时仔细分离神经血管束，掌侧皮瓣“B”的近侧缘应恰在相邻指蹼的近侧（图 80-60B）。
- 然后去除背侧蹼间脂肪，首先缝合背侧皮瓣“A”重建指蹼；然后缝合近侧环指皮瓣“B”修复近侧环指桡侧面。
- 再缝合三角形皮瓣尽可能修复指相邻表面（图 80-60C）。
- 松开止血带保证三角皮瓣血供足够，如手温稍变暖后皮瓣血供不足，在低张力下重新缝合。
- 从腹股沟或肘窝取全厚皮片覆盖剩余创面。
- 如果指甲合并在一起，将其分离，切除甲缘处的甲床，使皮片移植至每个指甲的游离缘。
- 当一个手指的两侧都呈蹼状时，一次只分离一侧是比较安全的。
- 在移植皮片上放置干仿纱布，小心地在手指间填入湿的敷料，从指蹼开始往远端填满，以保持手指充分外展与伸直。然后干敷料包裹，石膏夹板固定手指及腕部。

术后处理　手高抬 1 周或更长时间，再更换敷料（图 80−61）。

用掌侧和背侧近端相匹配的“V”字形皮瓣松解并指

手术技术 80-40

（Skoog）

- 用皮肤笔画出患指切口，设计掌侧和背侧皮瓣，使皮瓣在无张力下覆盖一指的大部分创面（图 80-62A 和 B）。皮瓣的游离缘在指关节水平设计成不规则的小三角形。
- 皮瓣应互相对应。首先在一侧标出切口轮廓图，然后利用垂直穿过指蹼的直针，标出对面切口的关键点。
- 上止血带，掀起以皮肤为主用于形成指蹼的皮瓣。
- 保护所有皮下组织，不要切断指神经和指动脉。
- 然后松开止血带止血。
- 用三角形皮瓣重建指蹼（图 80-62C）。
- 一指按计划用皮瓣覆盖，用腹股沟全厚皮片覆盖该指根部背内侧面残留的小创面（图 80-62D）。
- 对邻指与新的指蹼创面放样，再从腹股沟区切取匹配的全厚皮片。
- 小心缝合皮片，闭合供区创口（图 80-62E）。
- 加压包扎：三溴酚铋纱布覆盖植皮处和伤口，将指充分分开，指间放湿棉球，加压使之适应指间和指

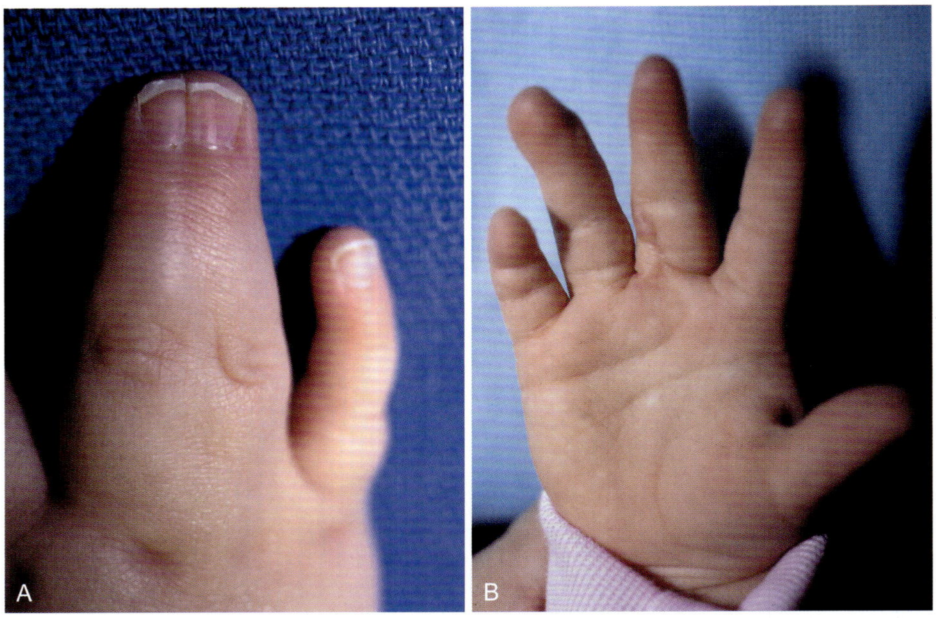

图 80-61 A. 完全单纯并指；B. 并指松解术后（见手术技术 80-39）

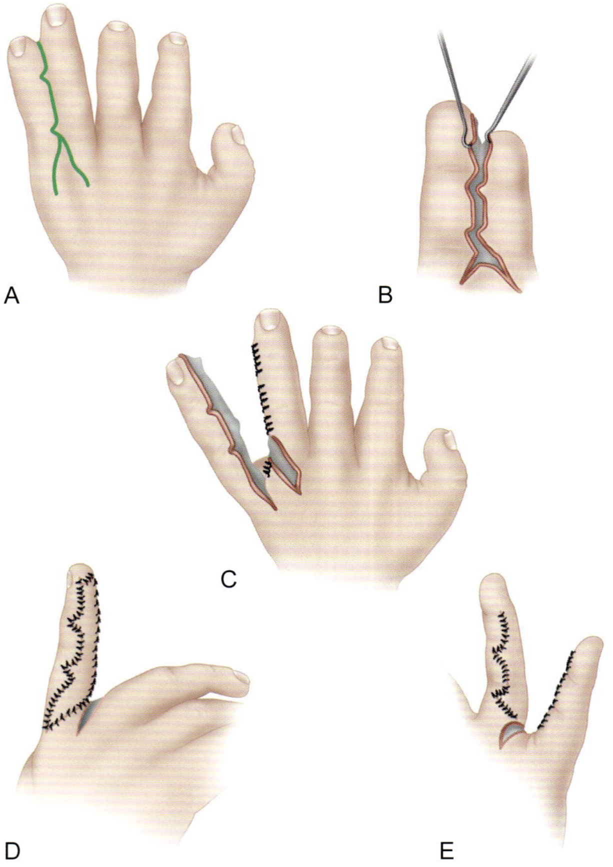

图 80-62 Skoog 方法松解并指。A 和 B. 背侧和掌侧皮肤切口；C. 指蹼间隙重建，闭合环指创面；D 和 E. 背侧和掌侧观，小指和指蹼间植皮（见手术技术 80-40）

蹼的轮廓，然后用干纱布和 Webril 包扎。石膏固定，如需要，石膏应达肘上以保证严格的制动。

- 若有两指以上并指畸形，每次只分离一指的一侧是安全的。

术后处理 术后手部抬高至少 3 天，10~14 天更换敷料，必要时给予全身麻醉。此时拆线，再包扎 10~14 天，开始逐渐恢复正常活动。

（二）屈指畸形

屈指畸形是一种近指间关节屈曲畸形，通常是非创伤性的，一般仅累及小指（图 80-63）。这种弯

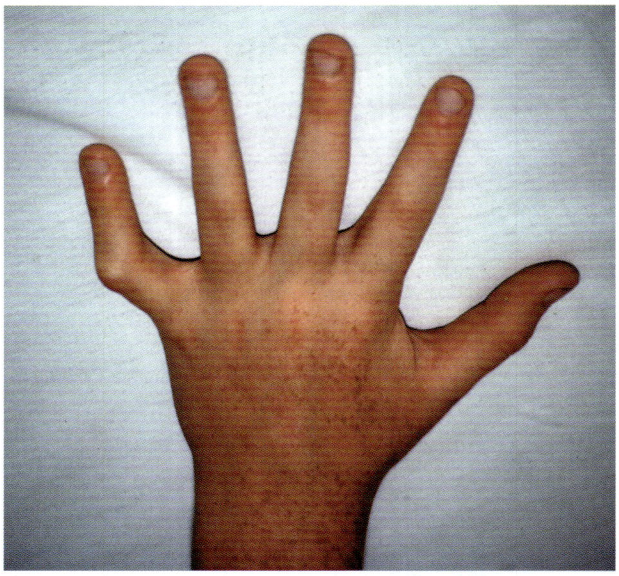

图 80-63 屈曲指（近指间关节屈曲畸形），仅累及小指

曲畸形应当同斜指畸形相鉴别，后者指向桡侧或尺侧弯曲。屈指畸形发生率低于人口的 1%，在 Flatt 统计中占畸形的 6.9%。许多患者有明显的遗传倾向，为常染色体显性遗传；也有散发病例报告。所有能引起近指间关节屈曲畸形的结构都可能是病因，包括和 Landsmeer 韧带相连的坚韧组织带，蚓状肌腱在指浅屈肌腱、掌指关节囊或邻指的伸肌腱膜上的异常附着点。上述发现似乎支持，屈指畸形是由于屈肌和伸肌之间的相对不平衡引起。屈指畸形常常可以通过屈腕来矫正，提示指浅屈肌肌腹 - 肌腱相对缩短是导致畸形的原因（图 80-64）。其他发病学说有侧副韧带或掌板挛缩、掌侧皮肤发育不良、皮下组织的先天性纤维病变。

根据畸形出现的时间，屈指畸形可分为三种类

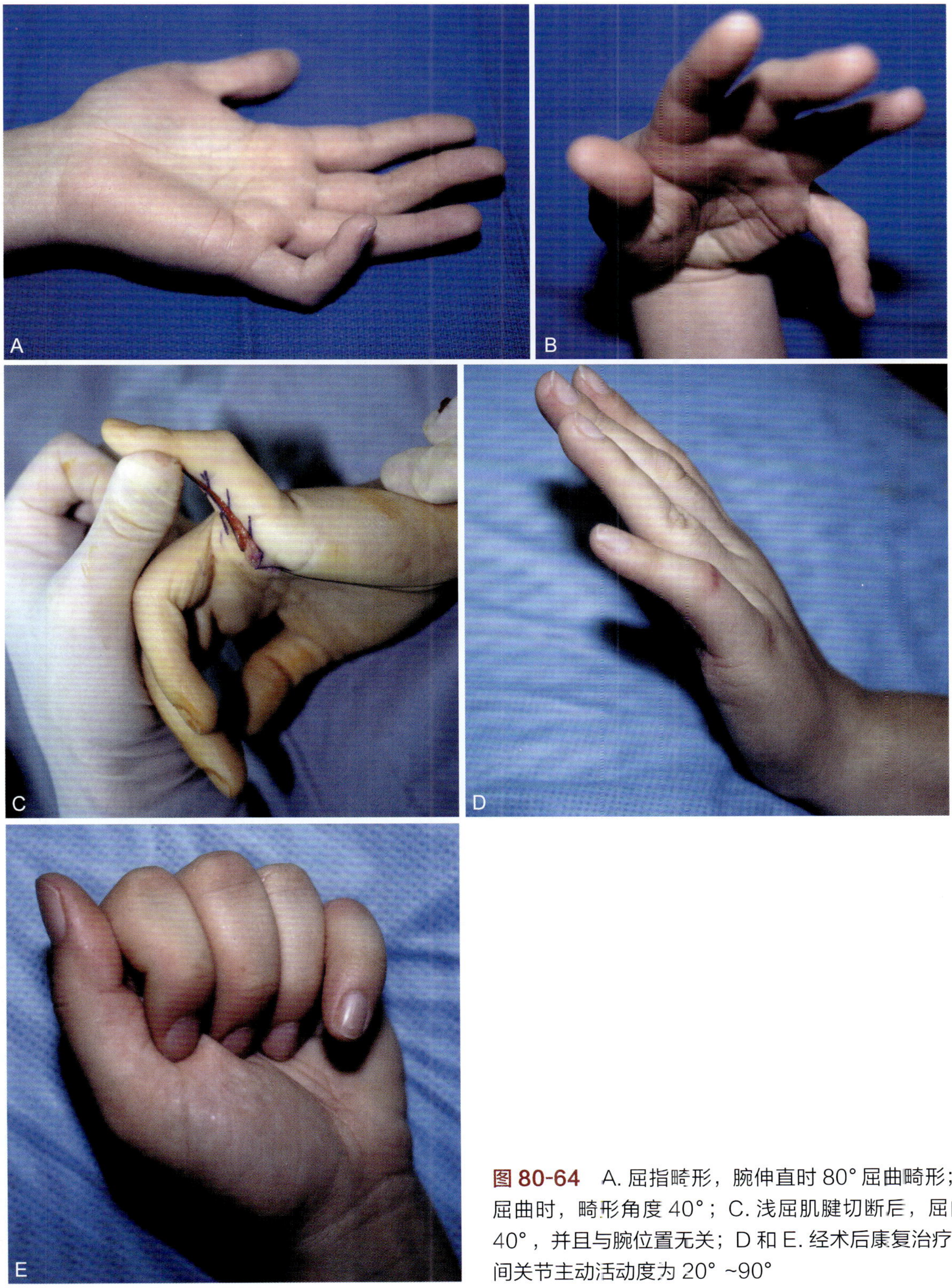

图 80-64 A. 屈指畸形，腕伸直时 80° 屈曲畸形；B. 腕屈曲时，畸形角度 40°；C. 浅屈肌腱切断后，屈曲畸形 40°，并且与腕位置无关；D 和 E. 经术后康复治疗，近指间关节主动活动度为 20° ~90°

型，1 型在婴儿时出现，无性别差异，这种畸形更常见，占 80%；2 型在青春期出现，多见于女孩。3 型为综合征类型，通常与许多综合征相关，包括第 13 染色体 3 倍体、眼 - 齿 - 指综合征、口 - 面 - 指综合征、Aarskog 综合征和脑 - 肝 - 肾综合征。屈曲指的一种亚型，患者在出生时就存在近指间关节严重屈曲畸形。通常同一只手的多个手指受累，小指多不受累，病理发现这种亚型主要累及伸指装置（中央束薄弱，侧束向掌侧半脱位，桡侧伸指结构发育不良）。并且只有通过松解或转移屈指浅肌来重建和增强伸肌装置才能改善患者症状。

大部分患者 1 岁之内出现近指间关节屈曲畸形，大约 2/3 患者有双侧畸形，但严重程度可能不同。掌指关节常处于过伸位以代偿屈曲畸形，旋转畸形可引起轻度指重叠，幼儿的畸形在腕屈曲时消失，但大龄儿童的畸形通常比较固定，如果不进行治疗，80% 将进一步加重，特别是在生长加速期，18~20 岁以后畸形不再进展，很少出现疼痛和肿胀。

治疗 不管是非手术治疗还是手术的预后都不是特别可靠或满意。非手术治疗 20% 患者有改善，而手术治疗仅有 35% 患者改善。动力性夹板的治疗获得了良好的效果。但去除夹板后屈曲畸形可部分复发。Baek 报告了对于小于 3 岁的儿童进行被动牵拉的治疗效果，每次被动牵拉 5 min，每天 20 次（每天共 100 min），这种方案可以使先天性屈指较轻的孩子从屈指 20° 恢复到 1° ；中度的可以从 39° 恢复至 12° ；重度的可以从 75° 恢复至 28° 。对于轻度畸形的患者，应劝告患者适应畸形，不必治疗。对于腕屈曲时畸形消失的幼儿及父母希望手术矫正的患者，松解浅肌腱可矫正畸形，并预防生长期畸形加重，通常须在 4 岁前手术。对畸形可用夹板矫正但近指间关节持续伸直无力的大龄儿童和青少年患者，建议松解指浅屈肌并转移至背侧伸指装置。掌侧松解，包括局部皮瓣和掌板松解，可在肌腱转移前施行，以便被动矫正屈曲畸形。Smith 强调治疗所有与屈指畸形有关异常结构的重要性。屈指畸形病变结构的相对频度如表 80-10 所示。应用 Smith 技术，术后运动弧为 85°（45° ~100°）。最近的研究评估了早期松解的有效性，尽管术前和术后近端指间关节活动度没有改善，然而，手指确实倾向于停留在一个更伸展的位置。

表 80-10
屈指畸形患者病变结构

手指数目	病变结构	病例百分比（%）
18	皮肤	100
12	指浅屈肌和腱鞘	66.6
10	皮肤系带	55.5
4	蚓状肌	22
3	骨（异常近指间关节面和近节指骨骨颈）	16.6
3	掌板	16.6
2	中央腱束	11
2	近节指骨的侧腱束粘连	11
1	侧副韧带	5.6

数据来源：Smith PJ, Grobbelaar AO: Camptodactyly: a unifying theory and approach to surgical treatment, J Hand Surg 23A: 14, 1998.

肌腱松解术

手术技术 80-41

（Smith）

- 在手掌侧做一线性皮肤切口并做成多个“Z”字成形状，使其中央臂位于关节屈曲纹上方。
- 翻转皮肤并松解手指筋膜紧张的线状纤维束，包括 Grayson 韧带的骨性附着点。
- 从近节指骨侧方的手内在肌装置和骨间肌异常而广泛的附着处游离侧腱束，这些侧腱束妨碍近指间关节的伸直。向近端牵拉侧腱束，近指间关节伸直可得到证实。
- 为确定是否存在变细的中央腱束，屈曲腕和掌指关节。若中央腱束变细，近指间关节的伸直将会迟滞。不要切开探查或显露这个变细的中央腱束，这个细的中央腱束在术后将发挥伸侧夹板的作用。
- 蚓状肌一般异常地附着于近节指骨。同样也可以出现起点异常，并可以偶尔附着于 A1 滑车近端的屈指浅肌腱上。
- 通过肌腱固定的试验检查指浅屈肌腱是否短缩。当腕关节伸直时若近指间关节不能完全伸直，表明指浅屈肌腱短缩并且必须松解。指浅屈肌腱畸形有两种类型：①指浅屈肌腱短缩；②当近端发育不良时，只有指浅屈肌腱的远端部分，而残留的远端可使近指间关节屈曲挛缩。如果畸形是后者，可通过切断完全松解。
- 若指浅屈肌腱近端正常（无发育不良），在肌腱分叉水平施行延长术和附着点转位术。在指浅屈肌腱两个止点的不同平面处切断肌腱，将近端保留较长的桡侧束与远端止点保留较长的尺侧束进行缝合，以获得肌腱的延长。

- 在有些患者中，可能需要松解腱鞘，掌板或甚侧副韧带。不要探查近节指骨颈部术前明确存在的畸形或近指间关节面，因为这些看来似乎无益。

术后处理　近指间关节术后在石膏管型内维持伸直位 4 周。4 周后应用夹板允许手指主动对抗屈曲，若指浅屈肌腱行延长术，在石膏管型内固定时间应延长至 8 周。6 周时白天活动，夜间夹板固定。术后锻炼可矫正任何中央腱变细。

指浅屈肌腱转移至伸指装置

手术技术 80-42　（图 80-65）

（McFarlane 等）

- 上止血带，做指中线直切口，以便必要时可做“Z”字形皮瓣关闭切口。
- 在长腱纽近侧切断指浅屈肌腱的两个头，然后通过蚓状管转移至指背侧。
- 用不吸收线将指浅屈肌腱缝合到伸指装置上。保持转移肌腱张力适当，在腕各种位置保证指位置正常。
- 如果畸形矫正不完全，可考虑掌板的近侧松解，不过，最好能接受接近 20° 的屈曲畸形。
- 克氏针通过近指间关节固定于伸直位。
- 单个或多个“Z”字形皮瓣关闭切口。
- 短臂石膏固定于掌指关节屈曲 90°，指关节完全伸直位。

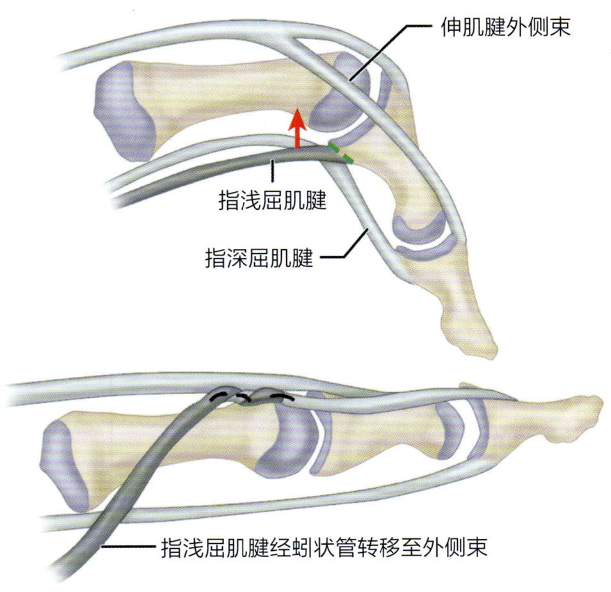

图 80-65　屈指畸形矫正方法，指浅屈肌腱转移至背侧伸指装置（见手术技术 80-42）

术后处理　术后 4 周去除石膏和克氏针，再用带有掌骨阻挡器的背侧夹板固定 4 周，防止转移肌腱过度牵拉。

（三）扣拇畸形（勾状拇指）

先天性勾状拇指不常见，拇指的掌指关节内收和极度屈曲。拇短伸肌常发育不全或缺如，拇短伸肌或拇长伸肌也可缺如。也可存在整个拇指一定程度的发育不全。可为孤立畸形，也可能与马蹄内翻足和多种明确综合征相关。这种畸形不是由单个原因引起的，而是源于拇指伸屈肌之间的不平衡。Weckesser、Reed 和 Heiple 将这种畸形称为一种综合征，并根据病因明确分为 4 种不同的类型：1 型，仅有伸直障碍；2 型，屈曲挛缩伴伸直障碍；3 型，拇指发育不良，包括肌腱和肌肉发育不全；4 型，不宜归入以上 3 种类型的畸形。1 型综合征似乎与性染色体隐性遗传有关，常见于男孩，多为双侧。

典型的畸形是出生时拇指通常在掌指关节处向掌侧屈曲，而不同于扳机指畸形。出生后头几周内，握住拇指是婴儿的一个特征，但正常情况下要间断放开拇指。通过长时间观察，特别是到 3 个月时证实掌指关节没有主动伸直功能，就可诊断先天性扣拇畸形。

非手术治疗　大多数勾状拇指仅有伸肌发育不全（1 型），早期伸直外展位夹板固定一般有效。石膏夹板固定 3~6 个月，每 6 周更换 1 次石膏夹。如果起初对石膏夹板固定的反应良好，则长期结果比较满意。如果固定 3~6 个月后掌指关节主动背伸没有明显改善，再用石膏夹板通常是徒劳无益的。没有改善可能是由于手指外在伸肌严重缺陷（大部分患者）或完全缺如，需行肌腱转移恢复功能。

手术治疗　对拇长伸肌功能不全，可用下列肌腱转移：掌长肌、肱桡肌、桡侧腕长伸肌、示指固有伸肌、浅屈肌。拇长伸肌是理想的动力肌，但也可缺如。可以选择肱桡肌和肌腱移植，拇短伸肌可由示指固有伸肌代替，明显的指蹼挛缩也需要重建。

对 3 型畸形，有明显鱼际肌和拇长展肌发育不良和掌指关节不稳定者，Neviaser 推荐一次性手术将掌指关节软骨融合，用示指固有伸肌代替拇长伸肌，掌长肌代替拇长展肌，同时行 Huber 对掌成形术（见手术技术 80-26）。这类患者的虎口挛缩通常还需要重建。尽管 Neviaser 手术较大，8 例患者拇指获得有用的抓捏功能，而且没有并发症。这些手术须在 1 岁至学龄前施行。

Ⅱ型扣拇畸形

手术技术 80-43

- 第一步按前述方法，松解虎口挛缩（见手术技术 80-20），第二步用示指固有伸肌恢复拇指背伸（图 80-66）。
- 止血带控制下，在示指掌骨底做短横切口，找到示指固有伸肌腱。
- 自伸肌腱腱帽连接处将其切断。
- 在腕背侧示指固有伸肌腱处做短横切口，并从这个切口将肌腱抽出。
- 以拇指掌指关节为中心做拇指尺背侧枪刺样切口，寻找拇长伸肌腱，如果此肌腱存在将其牵向一侧。
- 在拇指近节指骨基底骨骺的远侧，自尺侧至桡侧造成一个隧道。
- 将示指固有伸肌腱经皮下自腕部转移至拇指基底，穿过近节指骨的隧道反折后缝合于自身。
- 如果拇长伸肌腱缺如或严重发育不良，选用环指浅屈肌腱或肱桡肌腱，并行掌长肌腱移植。
- 如果选择环指浅屈肌腱，则在环指掌侧面基底部作一横行切口，在 Camper 交叉近端切断浅肌腱。
- 在腕横纹掌侧面的近端，作一短的纵行切口，辨认环指浅肌腱（图 80-66A）。
- 将其自这个切口抽出，经腕桡侧皮下隧道拇长展肌腱深面，缝合至远节指骨的拇长伸肌腱残端上（图 80-66B）。
- 如果无远端肌腱可缝合移植供区，则制作骨膜瓣固定转移肌腱远端。
- 克氏针固定拇指于伸直位，常规关闭切口，夹板固定拇指于伸直外展位。

术后处理 6 周拔除克氏针，石膏夹再固定 2 个月。应继续应用某种拇指保护装置，如可拆装夹板 4 个月，然后允许拇指自由活动。

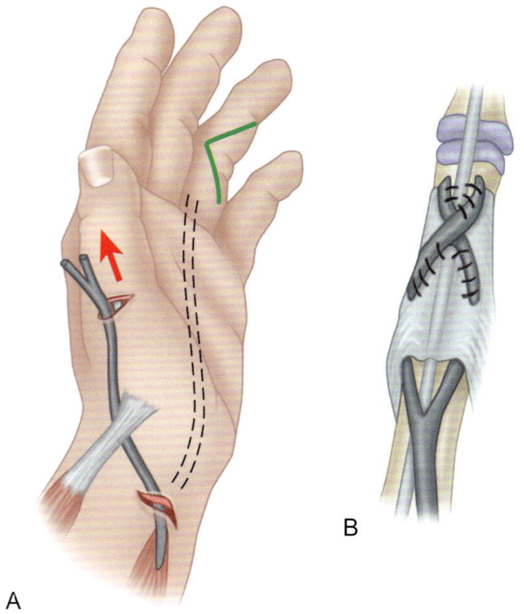

图 80-66 Littler 方法矫正先天性扣拇畸形。A. 转移肌腱的路径；B. 缝合转移肌腱（见手术技术 80-43）

Ⅲ型扣拇畸形

手术技术 80-44

（Neviaser 改良）

- 上止血带，取拇指掌指关节和指间关节背侧切口（图 80-67A）。
- 如果掌指关节对桡侧和尺侧应力都不稳定，自背侧切开关节囊，寻找掌骨和近节指骨关节面。
- 用手术刀切削关节面软骨，显露骨骺骨面，然后用克氏针固定关节。
- 自示指根部背侧短横切口暴露示指固有伸肌腱，在腕部示指固有伸肌腱处做横切口，切断该肌腱远端。
- 在腕部示指固有伸肌腱轴线上做横切口，切断示指固有伸肌腱远端，并从切口抽出。（图 80-67B）。
- 将该肌腱从皮下转移至拇指背侧切口，缝合于拇指末节指骨基底周围的软组织上，或固定在骨膜瓣下方。
- 在腕部掌侧的掌长肌腱表面做短横切口，将掌长肌自掌筋膜止点上切断，经皮下转移至拇指近节指骨，穿过骨骺远侧的骨性隧道反折自身缝合（图 80-67C）。
- 然后行对掌成形术（见手术技术 80-26）和指蹼挛缩“Z”字形重建术（见手术技术 80-21）。如有必要，可切开掌骨大多角骨关节囊，将拇指旋前 90°。
- 克氏针固定。
- 常规关闭切口，石膏固定拇指于矫正位置。

术后处理 术后 6 周拔除克氏针，逐渐恢复活动，夜间再用夹板保护拇指 3~4 周。

二、骨组织

（一）斜指（Delta 骨）

斜指是指由畸形指骨引起的手指尺桡偏斜（图

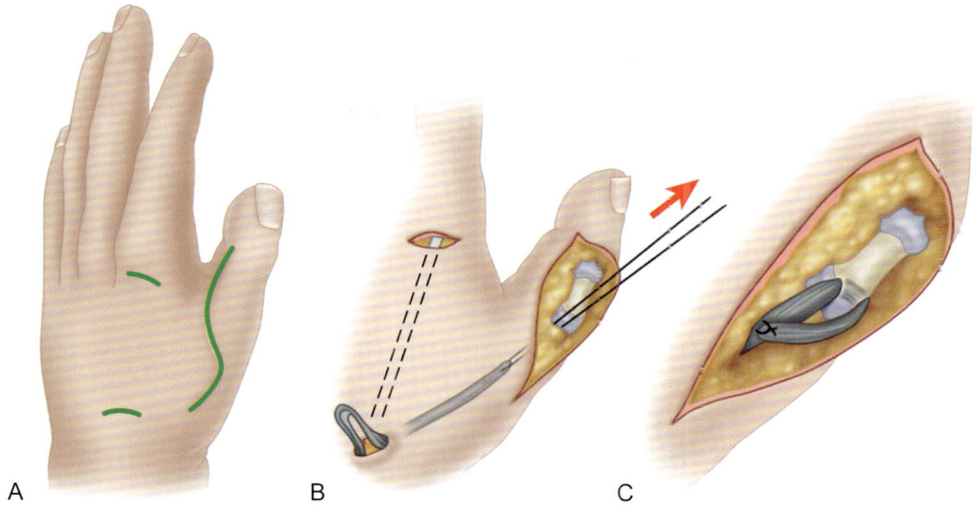

图 80-67　示指固有伸肌转移治疗拇短伸肌缺如。A. 切口；B. 示指固有伸肌腱通过拇指近节指骨的骨性隧道；C. 反折后自身缝合（见手术技术 80-44）

80-68）。由于骨骺异常，一个或多个指骨呈三角形或梯形。异常骨骺通常呈 C 形或 J 形，倾向于支撑指骨较短的一侧。畸形最常见的表现为孤立的小指桡侧偏斜。当畸形在手指的边缘上时，手指倾向于向手倾斜。在拇指，这种异常发生在近节指骨，同时合并异常肥大骨骺或三指拇指。小指的中节指骨受累，环指的近节指骨受累。成角通常较轻，但严重时可能导致不可接受的外观。这种畸形随着生长而加重，通常会导致不可接受的外观。

斜指在人群中的发病率很难确定，从 1% 到 19.5% 不等。具体原因尚不清楚，但 44% 的患者有明显的常染色体显性遗传家族史。斜指畸形可以是一种孤立的异常，也可以与多指、并指、指关节粘连、畸形足、三节拇指、手中央缺如、尺侧球棒手、Apert 综合征、Poland 综合征、Rubinstein Taybi 综合征、发育不良性侏儒（distrophic dwarfism）和 Holt-Oram 综合征有关（表 80-11）。

治疗　由三角指骨引起的手指中度成角畸形外观难以接受。对于边缘手指，代偿性外展可以防止运动范围的功能性障碍。然而，在拇指或中指，由于挤压限制或屈曲受限，成角可能会导致功能损害。非手术治疗不会改变畸形进展，手术治疗（通常指偏斜 >20°）的目的应是缩短手指，矫直指骨，破坏骨骺的异常部分。如果同时合并中轴多指，Delta 骨应与多指一并切除，然后按照并指进行重建。如果是三节拇指，将 Delta 骨切除，重建关节韧带。截骨后畸形可复发。可用 Carstam 和 Theander 描述的反转楔形截骨，优于单纯的开放楔形截骨。Carstam 和

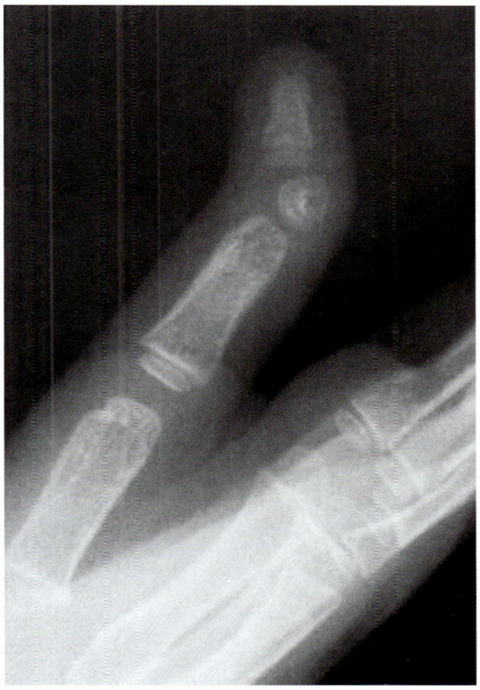

图 80-68　Delta 骨 X 线表现

Theander 报告全部患者的斜指征消失或明显减轻。Vickers 描述一种方法，切除连续骨骺的峡部，然后嵌入脂肪组织，11 例患者成角畸形自动矫正，指骨能自然生长。Caouette-Laberge 等也发现了在骨骺单纯分离后成角畸形自发性改善。Strauss 和 Goldfarb 建议年龄较小的儿童（小于 5 岁）采用 Vickers 术，较大的儿童采用开放楔形截骨（图 80-69）。其他人描述了开放性或闭合性楔形截骨术伴或不伴植骨都取得了满意的效果。Gilles 等比较了松解术和截骨术的

表 80-11

斜指分型

类型	畸形范围	成角	合并畸形
简单	中间指骨	<45°	–
中等	中间指骨	>45°	–
复杂	骨与软组织	<45°	并指
极其复杂	骨与软组织	>45°	多指或巨指

引自：Cooney WP: Camptodactyly and clinodactyly. In Carter P, editor: Reconstruction of the child' s hand, Philadelphia, 1991, Lea & Febiger.

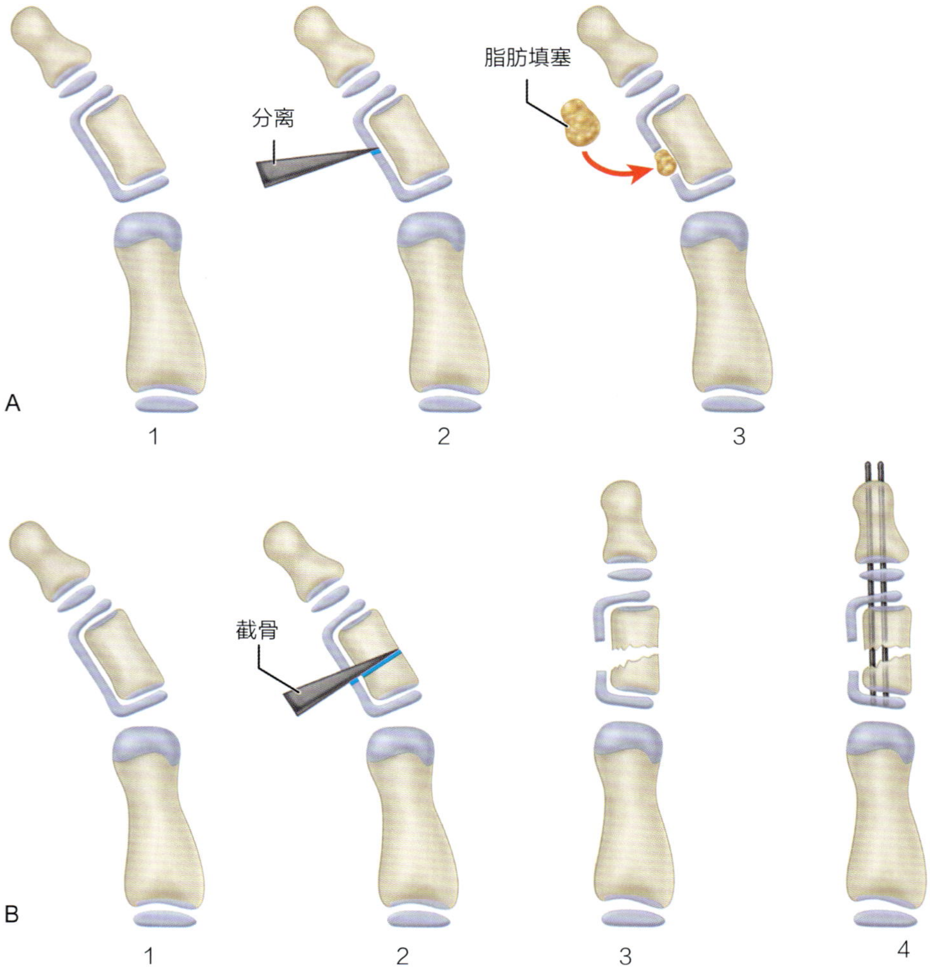

图 80-69 Strauss 和 Goldfarb 对右手小指斜指畸形的手术方法。A. 骨骺分离；B. 截骨术（重绘自：Strauss, Goldfarb CA: Surgical correction of clinodactyly:two straightforward techniques, Tech Hand Up Extrem Surg 14: 54, 2010.）

矫正效果，发现松解术对角度小于 55° 的畸形更有效。早期进行松解术（年龄小于 6 岁）被认为可以在骨骼成熟之前提供更好的矫正效果。

反转楔形截骨

手术技术 80-45

（图 80-70）

（Carstam 和 Theander）

- 上止血带，取病变指骨背侧弧形切口，自近节指骨的远端，通过中节指骨全长，延伸至远节指骨的近端。
- 小心分开伸肌腱的边缘，暴露中节指骨的 Delta 骨的两侧。
- 寻找和保护指伸肌腱中央束的附着点。
- 按 Flatt 描述的方法，可用手术刀（指骨大部分为软骨时）或者用锋利骨刀，自 Delta 骨中部切取楔形骨块。
- 将截下的楔形骨块反转嵌入矫正成角畸形后的缺损处。
- 将克氏针经远节指骨插入近节指骨，以保持矫正后的位置。克氏针尾部突出手指末端。
- 常规关闭切口，长臂或短臂石膏固定。

术后处理 术后 4~6 周去除夹板和克氏针。临床和 X 线证实愈合后，允许逐渐增加活动度。

（二）Kirner 畸形

1927 年，Kirner 首次描述这种畸形，它包括小指远节指骨向掌侧和桡侧弯曲。这是一种少见畸形（每 410 个活婴里有 1 个）。畸形多见于女孩，极少波及多个手指。既有散发报道，又有家族性报道，目前其具体病因尚不清楚，在冻伤、骺板骨折和感染时也可出现类似畸形。Kirner 畸形已知与 Cornelia de Lange 综合征、Silver 综合征和 Turner 综合征有关。

这种畸形多在 8~10 岁时被发现，小指尖呈鸟嘴样改变，伴指甲进行性隆起。指尖向桡侧和掌侧弯曲，畸形通常双侧对称，虽可进展，但是常无疼痛。X 线片显示骨骺变宽和干骺端不规则。远节指骨可见典型的弯曲（图 80-71A）。

（三）治疗

对于轻度畸形，可用夹板固定或不治疗。对于骨成熟后更加严重的畸形，须按 Carstam 和 Eiken 描述的方法进行一处或多处截骨，对指甲畸形仍没有有效的矫正方法。

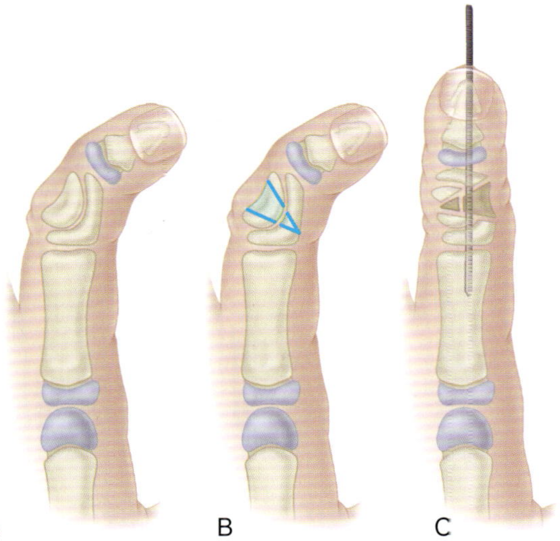

图 80-70 Carstam 和 Theander 反转楔形截骨矫正 Delta 骨。A. 累及中节指骨的 Delta 骨；B. 从中部切取楔形骨块；C. 反转楔形骨块，矫正成角畸形，克氏针固定（见手术技术 80-45）

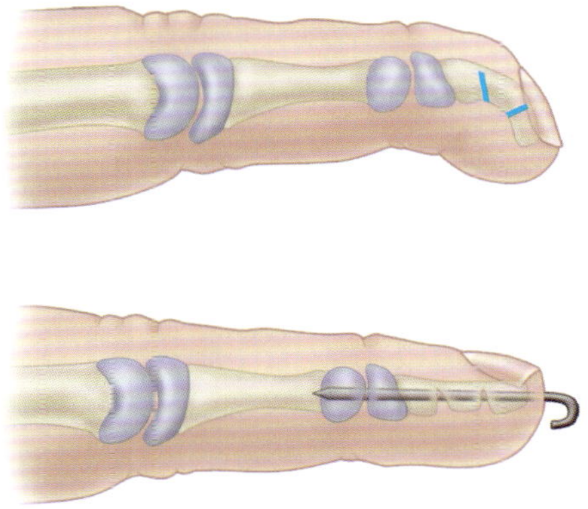

图 80-71 Kirner 畸形的 Carstam 和 Eiken 矫正。A. 畸形；B. 远节指骨多处开放性楔形截骨，克氏针固定（见手术技术 80-46）

末节指骨楔形张开截骨

手术技术 80-46

（Carstam 和 Eiken）

- 上止血带，取患指远节指骨桡侧正中切口。
- 骨膜下暴露远节指骨，在骨干掌侧 3/4 做两处截骨。
- 保留指骨背侧骨膜铰链，矫正畸形。骨膜铰链也有助于控制骨段的旋转。
- 弧形指甲可能阻挡畸形的完全矫正。
- 用克氏针纵向穿过指骨和远指间关节维持矫正位（图 80-71B）。
- 如果指骨太小，克氏针沿指骨掌侧骨膜外插入，作为一个内夹板。

- 常规关闭切口，长臂或短臂夹板固定。

术后处理　术后 4~6 周去除夹板和克氏针，术后一般不需特别处理，临床和 X 线证实骨愈合后允许主动活动。

三、复合畸形

（一）并多指（中轴多指）

中轴多指或并多指畸形是一种罕见的先天性异常，以示指、中指或环指重复为特征，通常与复杂的并指或裂手有关。比轴前或轴后多指畸形要少见得多。并多指最常见的遗传方式是常染色体显性遗传，具有可变表达和不完全外显的特点。在一些研究中，高达 55% 的患者有类似手部变异的家族史。通常为双侧，可累及下肢。2016 年，Wall 等提出了并多指的分类系统（表 80-12 和图 80-72）。

治疗　单发性中轴多指的治疗遵循多指重建的手术原则，将极度发育不良的手指切除。中轴多指并指的手术方法有切除多余指、并指重建或修整为三指手。对这些复杂畸形要求敏锐的判断和因人而异的个性化手术设计。重建手术必须到患儿 6 个月时施行，以防止进一步的成角畸形。尽可能多的重建外形正常的手指。以后可切除无功能指。

（二）裂手畸形

手部中央缺如包括第二、三、四指纵行形成障碍引起的畸形，也包括桡侧四指发育严重抑制，仅留有一指（第 5 指）的手畸形。更严重的抑制引起无指手畸形则归为横断性发育不良。这种畸形的常见称谓有“缺指畸形、蟹状手、虾形手、裂手畸形”。这种畸形非常少见，出生活婴的发生率为 1/90 000。

中央缺如一般分为两种主要的畸形类型：典型和非典型。典型者中部“V”字形裂开，中间指列不同程度的发育不良（图 80-73）。在尺侧和桡侧两

表 80-12
中央多指并指分型

分型	多指的水平	特征
1A B	掌骨 掌骨	▪ 第三掌骨分叉 ▪ 累及中、环指 ▪ 在中、环指间有 3 ~ 4 块骨块 ▪ 环指并指或中环指并指
2A B	近节指骨 近节指骨	▪ 环指复指 ▪ 并指累及中指 ▪ 环指近节指骨、Delta 形指骨畸形 ▪ 环指或中指复指 ▪ 分散方向平行
3	中节或远节指骨	▪ 中、环指中远节复指

引自 Wall LB, Bae DS, Oishi SN, Calfee RP, Goldfarb CA: Synpolydactyly of the hand: a radiographic classification, J Hand Surg Eur 41(3): 301, 2016

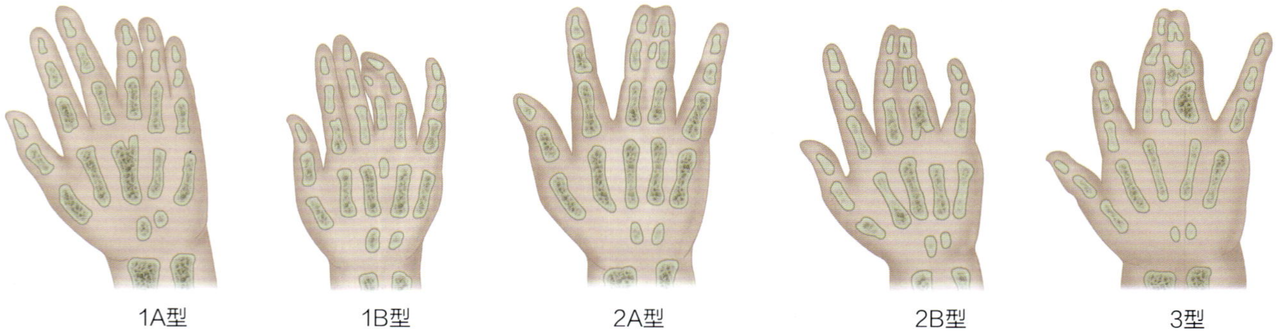

图 80-72　中轴并多指 Wall 分型［引自 Wall LB, Bae DS, Oishi SN, Calfee RP, Goldfarb CA: Synpolydactyly of the hand: a radiographic classification, J Hand Surg Eur 41(3): 301, 2016.］

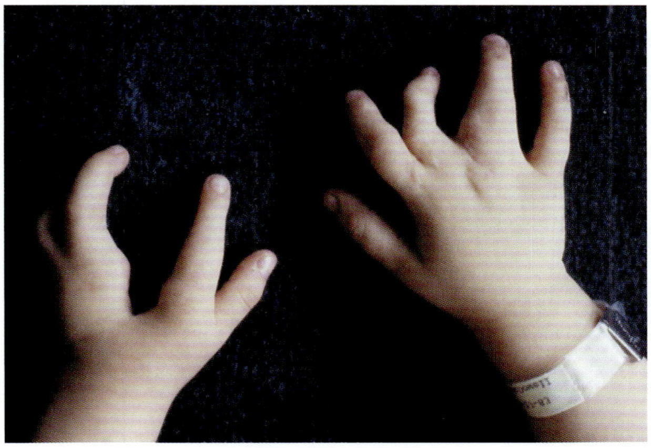

图 80-73　典型手部中央缺如，中央“V”字形裂

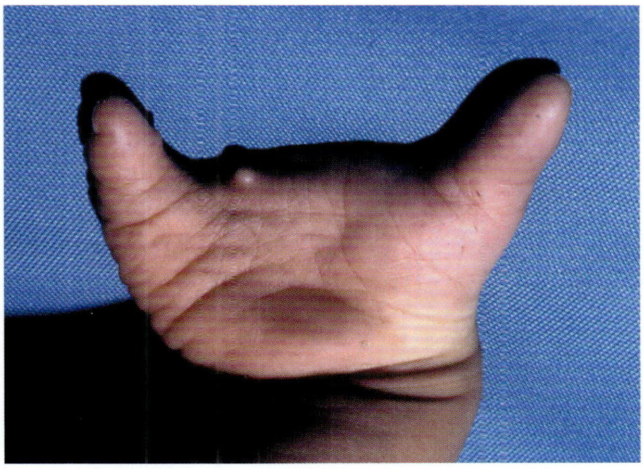

图 80-74　非典型中央缺如，包括示指、中指和环指在内的“U”字形缺如

指间并指畸形很常见，典型畸形为双侧畸形，双手和双足有相似的畸形。非典型者首先由 Lange 描述，呈“U”字形，示指、中指、环指严重缺如，手部仅有拇指和小指（图 80-74）。这种畸形一般为单侧，不伴足部畸形。Ogino 将非典型畸形归为蹼指畸形。Flatt 认为典型和非典型者有本质的不同，不仅外形而且原因都不同，裂手应仅指典型者，而虾形手应指完全发育的非典型者。Flatt 将这些畸形分为 4 种类型：0 型，所有骨都存在；1 型，一指列受累；2 型，二指列受累；3 型，三指列受累。这些类型又可根据每个指受累程度不同分为 3 个亚型（图 80-75）。

手部中央缺如的病因不太清楚，大多数病例为散发。典型者多为常染色体显性遗传，但外显率常不完全。Maisels 提出向心性抑制理论，即轻度畸形为单纯的裂开而无明显组织缺如，当抑制严重时，首先见到中指列缺如，而后是桡侧指列缺如，最严重时所有指列全部缺如（图 80-76）。Müller 认为裂手和蹼状指的病因不同，裂手似乎起源于外胚层顶脊早期发育不足，而蹼状指可能是由于初期深面骨骼形成障碍。这可以解释纯粹的中央纵行缺如时指末端残迹缺失。裂手和中央多指可同时存在，增加了这些畸形的复杂性。更加少见的尺侧中央缺如的患者都有小指和环指之间的中央缺如，或者是小指和中指之间的中央缺如，可能是环指列缺如和小指发育不良。

手部中央裂经常伴有足部裂、唇裂和腭裂，先天性心脏病、肛门闭锁、无甲畸形、白内障和耳聋也有报道。据报道，与手部畸形伴发的主要肌肉骨骼畸形包括锁骨发育不良或假关节、胸大肌缺如、肱骨短缩、肘关节融合、前臂短缩、尺骨缺如、尺桡骨融合、双侧胫骨缺如、双髋脱位、股骨短缩、髌骨发育不良、马蹄内翻足、跟骨外翻足、高弓内翻足、鼻中隔偏曲和先天性睑下垂，或伴有泌尿生殖系统畸形。最常见的相关综合征是裂手裂脚综合征（split-hand/split-foot，SHSF）、外指发育不良和唇腭裂综合征。SHSF 综合征通常为常染色体显性遗传，不完全外显。

典型裂手的掌中央“V”字形缺如在出生时即存在。中指通常全部缺失，在掌裂两侧的指间有程度不一的并指和第 1 指蹼（虎口）缺如，类似的足部畸形也常出现。偶尔示指也缺如，但环指和中指缺如更罕见。非典型者仅有 2 指存在，一个在于桡侧，另一个在于尺侧。在掌的远侧部分有一较浅的“U”字形缺损。最外侧（桡侧）和最内侧（尺侧）指通常在一个平面，畸形通常为单侧，不伴足部畸形。最严重的是除小指以外的其他手指都缺失。

X 线表现差异很大。可见横向骨骼，偶尔会出现 Delta 指骨。可能会出现两个掌骨支撑一个指骨或一个分叉的掌骨支撑两个指骨。Goldfarb 等在进行术前计划和术后评估时，描述并且采用了掌骨和指骨分离角的方法，这种角度在示指和环指之间测得（图 80-77）。在年龄较大儿童中会出现腕骨融合。

患儿的手部活动一般很灵巧，但通常把手藏在口袋里，以免爪形手引起他人的注意，在小学和新环境中尤其如此，随着患儿的成熟，这种情况会逐渐减少。即使非典型患者也可形成适当捏、握能力。

治疗　对这类畸形没有适当的非手术治疗方法，除非患者要求外形美观（这种情况非常罕见），采用假肢的方式已被淘汰。手术治疗必须考虑每个患者的畸形情况和解剖结构。单纯分裂手能有很好的功能。甚至双侧畸形的患者适应性功能锻炼也可以有明显的功能改善。治疗应遵循手外科的一般原

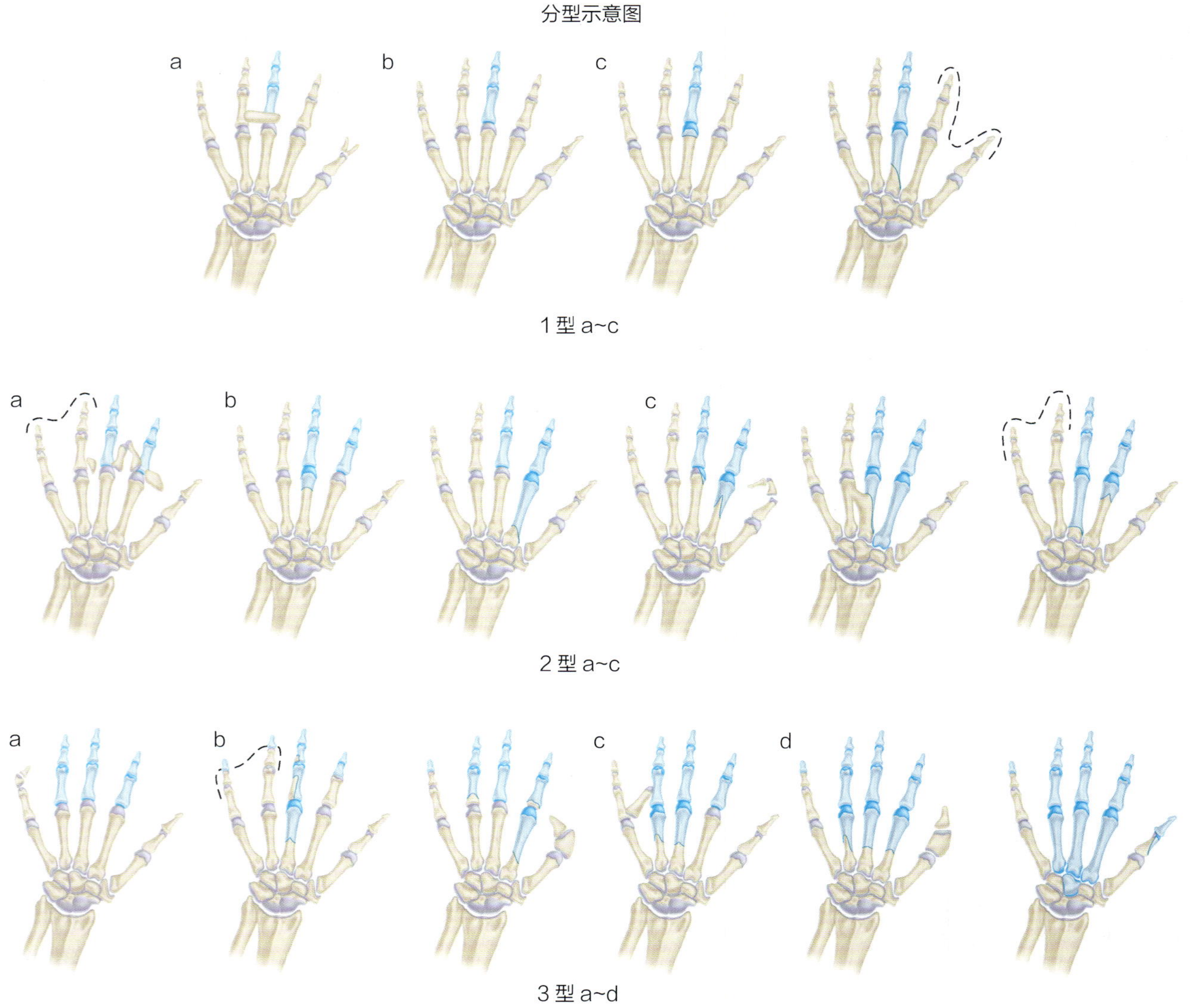

图 80-75 手中央缺如 Flatt 分类法。0 型，所有骨都存在；1 型，一指列受累；2 型，两指列受累；3 型，三指列受累

则，即首先考虑良好的捏握功能，如果可能其次才考虑外形美观。重建手术包括闭合裂口、松解并指、纠正拇指内收挛缩，去除横骨或其他畸形骨，矫正 Delta 指骨。Golfarb 等回顾性分析分裂手内有无横骨，发现两组间结果相似。功能预后较差应与术前虎口狭窄和术后第二掌指关节异常有关。对非典型患者，可加深手掌以便抓握，尺侧或桡侧部分掌骨截骨，以便更好对掌，对发育不良的手可行肌腱转移重建手指的活动，对一指手偶尔也可能需要一期足趾移植再造手指。

在计划手术的顺序和时间时，应当认真参考 Flatt 的建议。并指应按正常的时间顺序松解：边缘并指松解应在 6 个月，中央并指在 18 个月。康复 6 个月后，闭合中央裂口，可同时矫正拇指内收挛缩，往往很难判断患者需要的拇指活动范围。轻微的内收挛缩通常不必矫正。妨碍闭合裂口的骨性因素尽可能少的切除，因为中央掌骨的缺如使掌部薄弱，引起裂口复发。如果闭合裂口同时加深虎口，可用 Snow 和 Little 或 Miura 和 Komada 方法，将示指掌骨转移至中指掌骨位置。Miura 和 Komada 方法技巧要求较少，疗效相似，发生并发症的危险性较小。最近文献报道，该手术方法的 20 年远期效果评价是成功的。Ueba 也描述一种修复掌部裂伴中指缺如的方法，特别适用于裂手伴有虎口狭窄的患者。Upton 和 Taghinia 建议避免采用复杂的掌侧或背侧皮瓣，因为这种皮瓣很容易坏死，他们建议采用一种简单的切口来将手掌和手背皮肤分离（图 80-78）。所有近节指骨的功能指都不能损伤，因为这些手指经常能明显提高抓握能力。Delta 骨应在 3 岁左右矫正，特别是伴有拇指桡偏或小指尺偏时。重建腕骨间韧带是必要的，以加强裂隙关闭和防止后期手指偏离。这可以通过肌腱移植或使用来自手指的

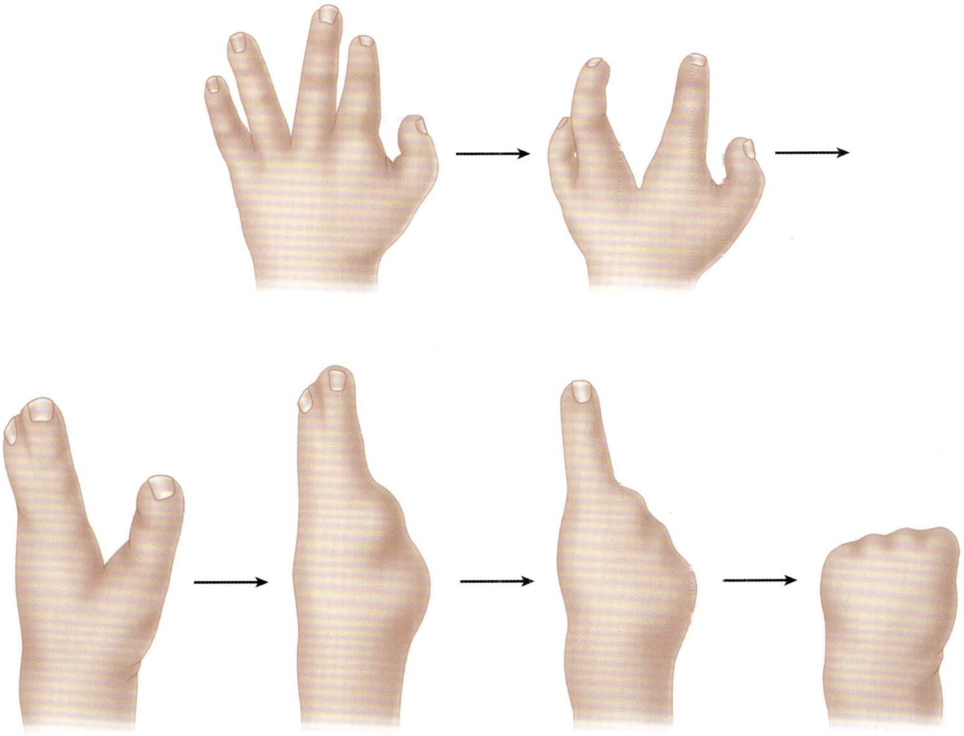

图 80-76　Maisels 的抑制理论。轻度畸形仅有单纯裂开而无明显组织缺失，随着抑制的加重，首先出现中指缺失，而后是桡侧指缺失，最后是所有指缺失

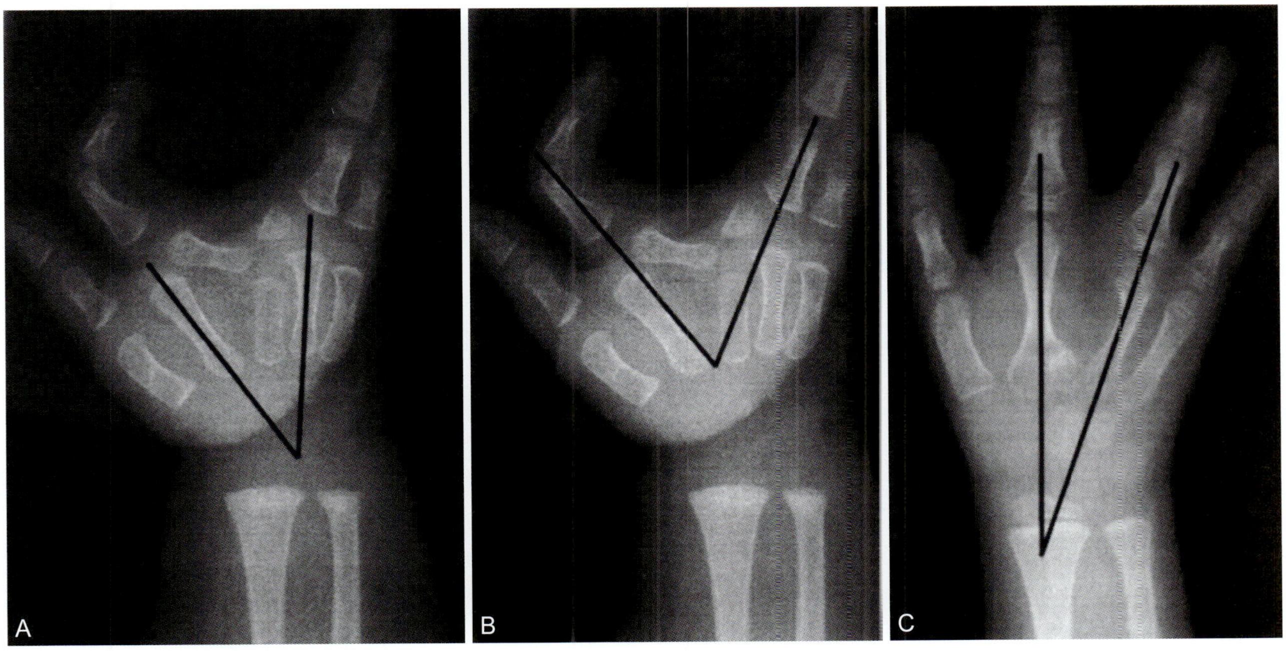

图 80-77　影像学测量方法。A. 掌骨分离角；B. 指骨分离角；C. 重建术后分离角

A1 滑车来完成。Saito 等或 Ogino 所述，A1 滑车被松解并彼此展开，重叠，然后使用不可吸收缝线固定（图 80-79）。

在非典型畸形患者经常是拇指、小指或二者同时存在一定程度的发育不良，不能抓捏，在 2~3 岁行掌部加深和掌骨截骨可提高抓握能力。在手的大小基本正常时，不必行肌腱转移，然而在手部严重发育不良时（少于正常 50%）应行肌腱转移来增强有效的运动功能，这种手术应推迟到 3 岁时实施。

如果只有 1 指存在，18 个月左右可行趾 - 手移植。患儿的最佳适应证是无指、拇指完全缺如、一只手仅有 2 指或 1 指且拇指无功能。虽然有报告称

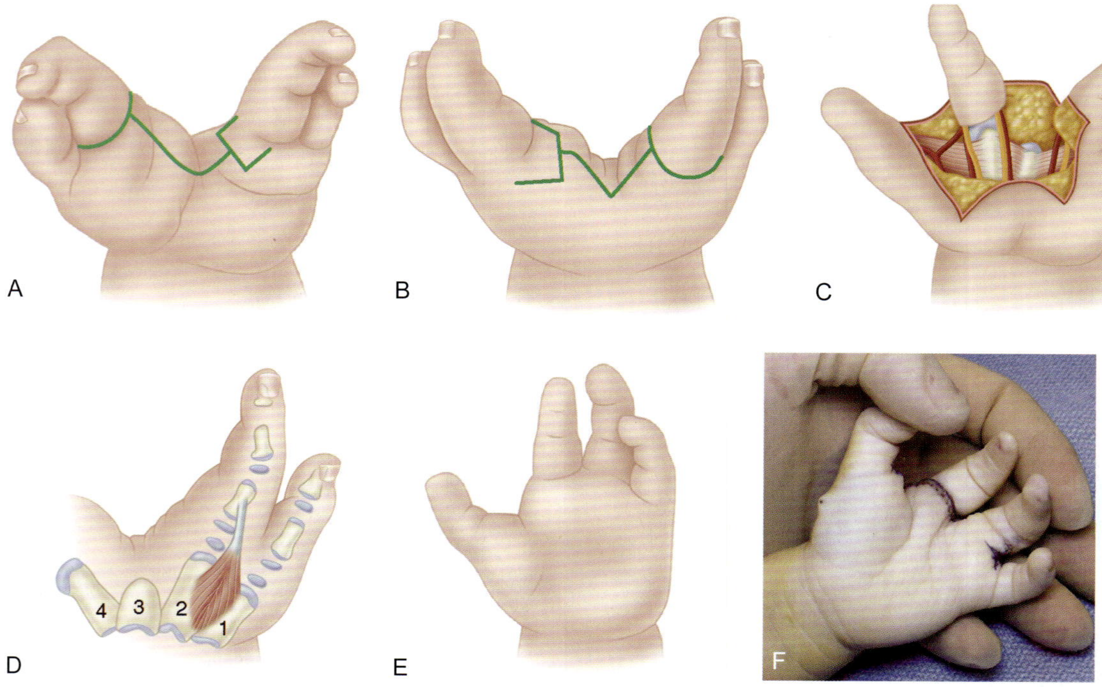

图 80-78 Upton 和 Taghinia 二型裂手畸形的手术方法。A. 切口位于手掌，手背皮肤交界处；B. 采用小合页状皮瓣重建环指和移位的示指的指蹼。采用纤维带紧缩虎口，游离示指两侧的神经血管束；C. 掀起皮瓣以广泛显露整个手掌，包括环指。骨膜下游离切除第三掌骨，显露手内在肌；D. 将双羽状的第一背侧骨间肌从拇指上松解，将示指列在掌腕关节平面移至已切除的中指列位置；E. 皮瓣覆盖新的虎口，闭合创面，可酌情采用“Z”字成形术或其他皮瓣；F. 术后外观（引自：Upton, Taghinia AH: Correction of the typical cleft hand, J Hand Surg 35A: 480, 2010.）（见手术技术 80-48）

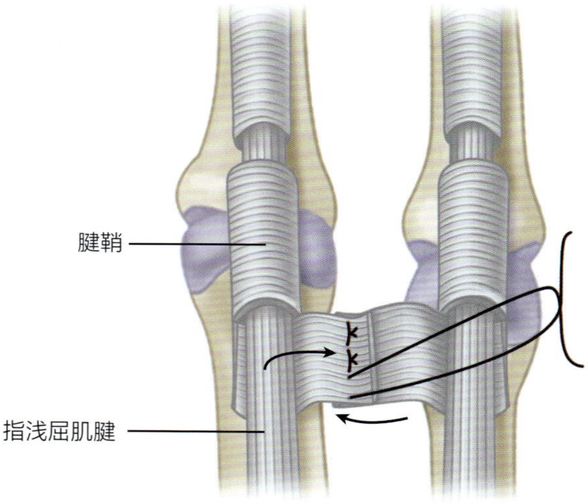

图 80-79 闭合裂口

这种方法获得了成功，但是此手术仍存在一些问题：拇指缺如的儿童要使重建拇指获得功能可能比较困难；供区肌腱缺如时要求肌腱转移；可能存在血管畸形；在受区找到正中神经的一个吻合支可能非常困难；可能需要将桡神经浅支或附近指神经支配移植趾。

Manske 和 Halikis 最近建议根据拇指 - 示指指蹼进行分类，以便指导外科治疗。他们根据拇指指蹼缩窄程度分为 5 型：1 型，指蹼正常（图 80-80）；2 型，指蹼缩窄；3 型，并指指蹼；4 型，指蹼融合；5 型，指蹼缺如。根据这种分类推荐的外科治疗方法见表 80-13。

手部裂修补术

手术技术 80-47

（Barsky）

- 上止血带，在裂的一侧做菱形皮瓣，基底在远端（图 80-81A）。皮瓣稍偏背侧以便于获得一个平缓坡度的指蹼连接部，皮瓣基底宽 1 cm，长度大约是宽的 1.5 倍。去除皮瓣下脂肪达真皮下血管网。
- 从皮瓣游离缘沿裂口对侧做另一切口。
- 骨膜外暴露掌骨。
- 切除可能阻碍掌骨靠拢的软组织或骨。
- 在两个掌骨头近侧各钻两个洞，经洞穿过一根粗缝线（图 80-81B）。

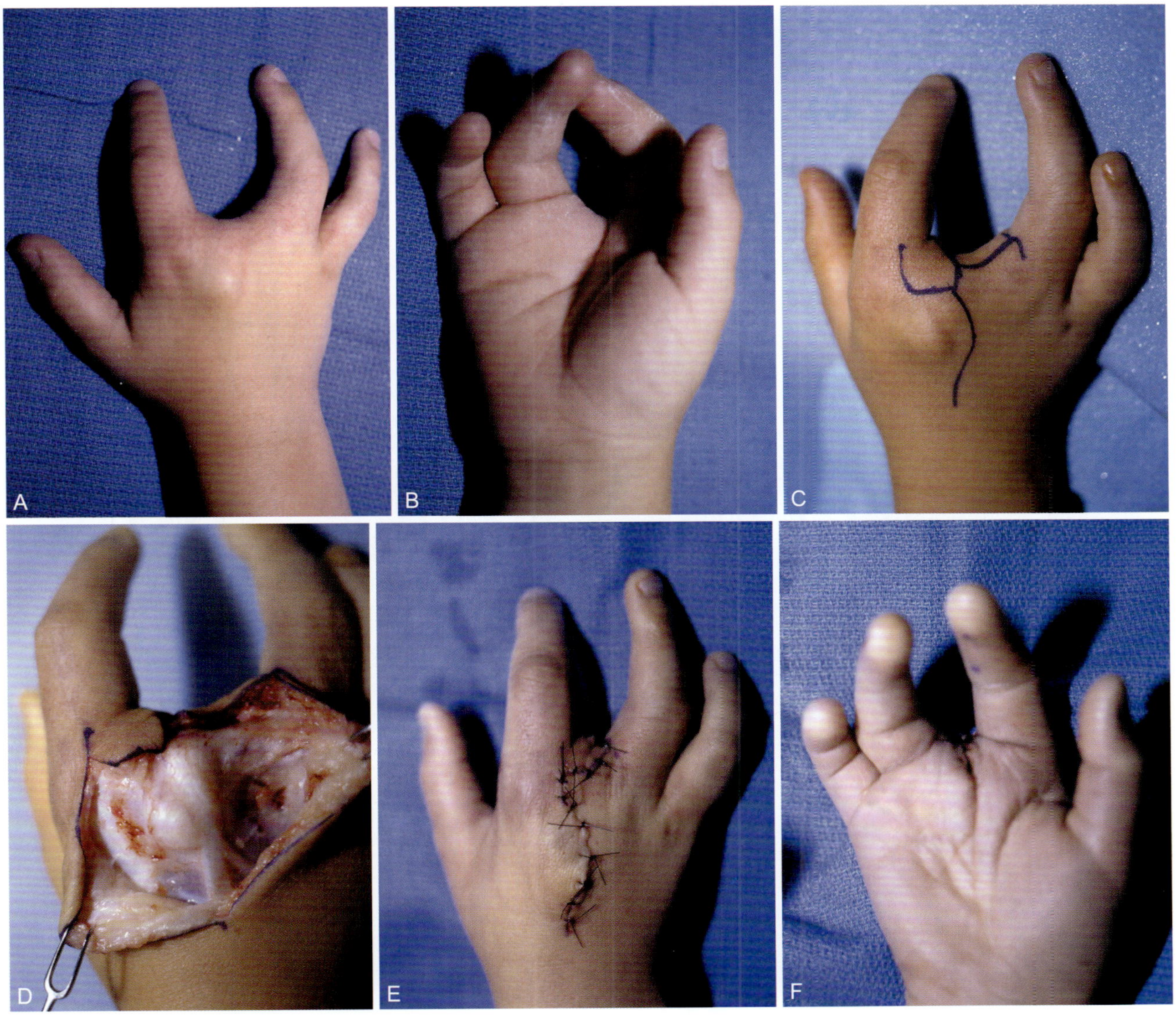

图 80-80 A 和 B. 1 型中央缺如术前和术后；C. 中央缺如重建术切口标记；D. 掌骨切除，示指移位；E 和 F. 术后外观

表 80-13

推荐的外科治疗

类型	拇指指蹼重建	中央缺如闭合
Ⅰ	不治疗	减少掌骨间的局部组织，闭合裂口；周围肌腱移植；局部组织附着在掌骨头上（第二到第三掌骨移位）；如有必要可切除多指的指骨
ⅡA	局部带蒂皮瓣移植（“Z”字形皮瓣成形术）	同上
ⅡB	裂处背侧 / 掌侧带蒂皮瓣	同上
Ⅲ	并指松解、植皮、裂处背侧 / 掌侧带蒂皮瓣，或切除示指指骨	同上或切除示指指骨
Ⅳ	不治疗，或组织再建稳定掌指关节	不必治疗（裂处即蹼间隙）
Ⅴ	考虑趾 - 手移植或掌骨延长	不必治疗

（引自：Manske PR, Halikis MN: Surgical classification of central deficiency according to the thumb web, J Hand Surg 20A: 687, 1995.）

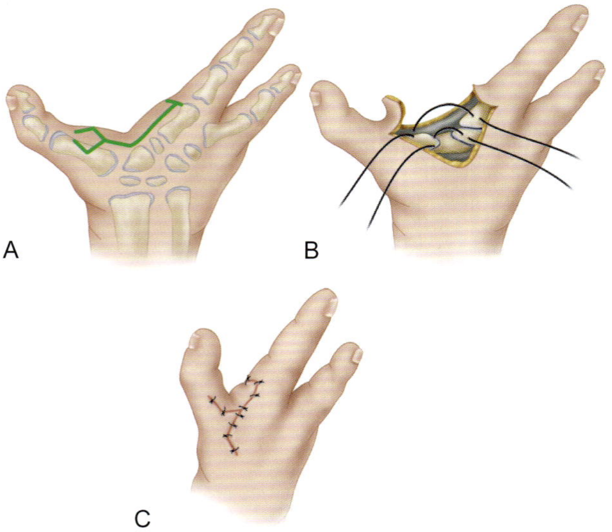

图 80-81 Barsky 方法修补手部裂。A. 皮肤切口；B. 粗缝线通过骨钻孔将两掌骨拉近；C. 用皮瓣再造新的指蹼及背侧和掌侧皮肤（见手术技术 80-47）

- 在两掌骨靠拢后打结，维持畸形矫正。
- 自近而远关闭背侧和掌侧切口。
- 沿背侧和掌侧表面切除多余皮肤形成交错皮瓣。
- 将指皮瓣纳入指蹼，在缝合前切除手背侧多余皮肤，而不是皮瓣（图 80-81C）。
- 用塑形良好且缠绕少量绷带的长臂石膏固定，石膏需长至掌骨头。

术后处理 石膏固定 3~4 周，如果拇指有过度分离倾向，用另一石膏再固定 2~3 周，然后可常规活动手部，不需特别理疗。

Ⅰ型和Ⅱ型的简单分裂手

手术技术 80-48

（Upton 和 Taghinia）

- 绕着示指列做一个简单的切口，然后在裂隙中做一个直线切口。
- 通过在环指桡侧做一个背侧向掌侧方向倾斜呈 45°的小皮瓣，重建一个新的示环指指蹼(图 80-78A，B)。
- 做掌侧和背侧的皮瓣（图 80-78C）。
- 如果第一背侧骨间肌存在，从第一掌骨的桡侧起点或尺侧面将其松解。如果有拇内肌，需保护好拇内收肌止点。
- 如果第三掌骨发育不良，在骨膜下切除掌骨，使肌肉仍附着于骨膜上。
- 示指掌骨在腕掌关节水平移位至中指掌骨置于骨膜袖内。
- 示指的轴线要旋前一满足拇指和手指良好的对捏。松解屈曲挛缩，可能需要“Z”字成形或皮瓣移植。
- 骨骼的转移和固定（图 80-78D）后，可用不可吸收线缝合示指，确保尽可能紧挨邻指。
- 用克氏针最大限度地使拇指外展（图 80-78D）。
- 将背侧和掌侧的皮瓣在虎口处无张力缝合（图 80-78E），并关闭缝合示指和环指间的指蹼。

术后处理 敷料和长臂石膏托固定。在术后 3~4 周取出克氏针，夜间额外穿戴良好塑性的垫片或支具 6 周，建议每年复查一次 X 线。

手部裂修补及拇指内收挛缩松解联合手术

手术技术 80-49

（Snow 和 Littler）

- 首先沿裂口两侧示指及环指背面做“V”字形切口，其顶点在掌骨头近侧。
- 再于示指尺侧做一小直切口，容纳小的皮瓣，以便形成指蹼（图 80-82A）。在环指桡侧掀起皮瓣。
- 当切口经过掌骨头时向掌面近侧弯曲，两切口几乎平行的位于裂两侧指的中线（图 80-82B）。切口在掌侧的延伸不要超过背侧“V”字形切口的顶点，用这个掌侧皮瓣形成新的拇指指蹼。
- 为松解拇指的内收挛缩，与“V”字形切口同一水平做另一拇指指蹼背侧切口。
- 切口平行于示指裂切口向远端延伸，直至拇指 - 示指指蹼远侧边缘。这样制成一条与示指和手背侧相连的皮瓣，它可覆盖示指的背侧静脉和伸肌腱。
- 将分叶皮瓣从背侧分离，注意结扎切口内的背侧静脉；不要从皮瓣上将它们分离。如果静脉回流不好，皮瓣将受到损害，也应注意保护正中神经分支。
- 然后在拇指、示指中间切开，松解两掌骨间的纤维带。
- 从第一和第二掌骨上分离第一背侧骨间肌起点。
- 可能必须将拇收肌和拇短屈肌桡侧肌腹从起始处分离，此时必须保护桡动脉，偶尔分离必须达到腕掌关节囊，有时必须切开关节囊才能使拇指完全外展。
- 在第二掌骨基底截骨并转移至第三掌骨（图 80-82C）。
- 如果第三掌骨较小，将第二掌骨削成钉形插入第三掌骨基底。
- 如果骨量充足，用克氏针将示指掌骨固定在第三掌骨基底（图 80-82D）。注意掌骨对线，保持转移指能维持手的横弓和纵弓，使指能正常地向手掌屈曲而不发生重叠。
- 缝合示指和环指间的皮肤，在示指尺侧做小的纵行切口以利形成指蹼。如需要，伤口放置一个细的引流。

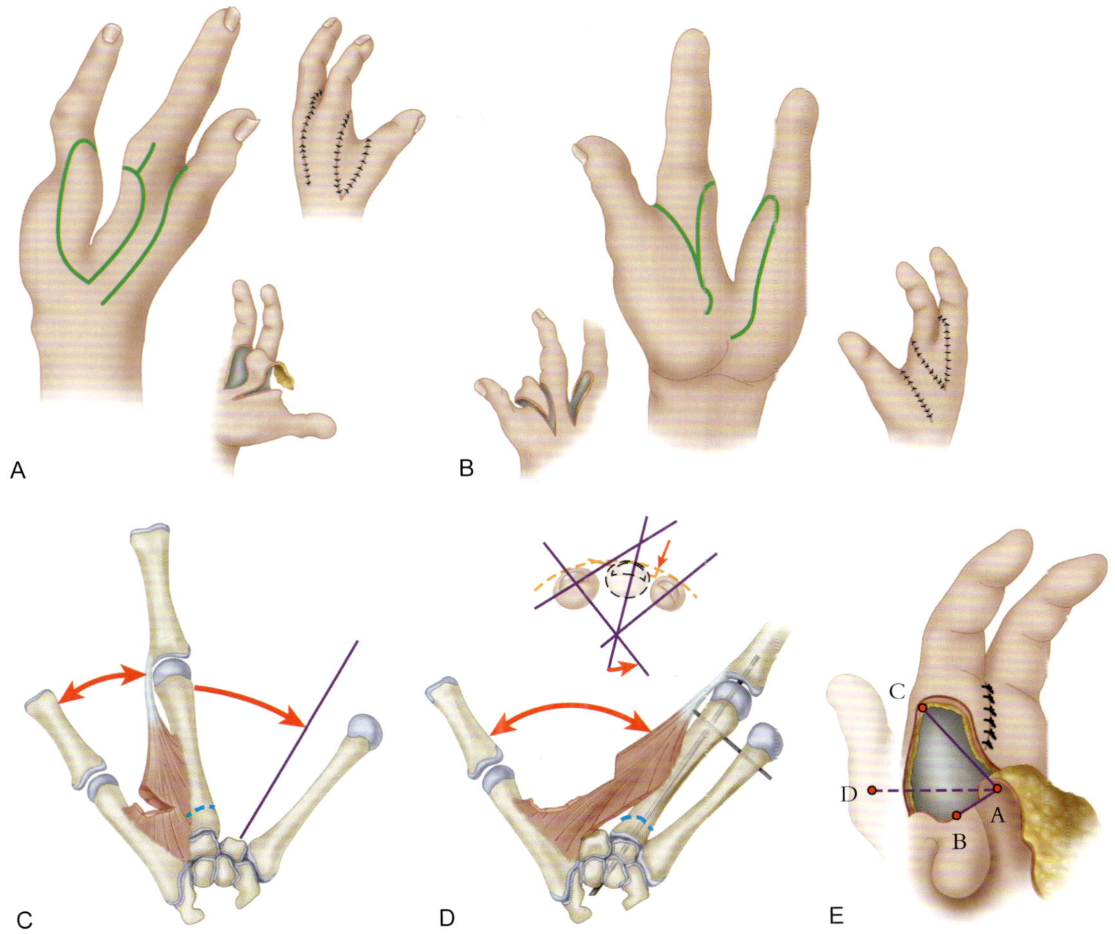

图 80-82　Snow 和 Littler 方法修复手部裂及松解拇指内收挛缩（见正文）。A. 背面观：皮肤切口，掀起皮瓣，伤口闭合；B. 掌面观：皮肤切口，掀起皮瓣，伤口闭合；C. 示指掌骨基底截骨和第一背侧骨间肌松解后示指转位；D. 骨膜下进一步松解第一背侧骨间肌，使第二掌骨能够转位至环指掌骨基底部，插图表示必需的旋转（可能达到 45°），防止转位指重叠；E. 拇指内收挛缩松解与掌侧皮瓣的关系，松解后拇指能够活动，如在 C 区域不能用皮瓣覆盖，可植皮（见手术技术 80-49）

- 将基底在掌侧的大面积分叶皮瓣放于示指和新外展的拇指间（图 80-82E）。如皮瓣不能完全覆盖缺损区，用断层皮片完成覆盖。皮瓣不能有张力。如需要，在示指做皮肤移植。
- 用衬垫好的长臂石膏保持手弓，使手指和拇指能充分自由活动。

术后处理　石膏固定 6 周，2 周左右拆线，6 周或骨愈合后拔除克氏针。在去除石膏和克氏针后，允许循序渐进的功能锻炼，经 6~8 周恢复正常活动。

手部裂修补术及拇指内收挛缩松解术

手术技术 80-50　（图 80-83）

（Miura 和 Komada）

- 在手部裂处做线形切口，自环指基底桡侧经裂口至示指基底尺侧。
- 在示指基底部周围拟形成新拇指虎口平面做弧形切口。
- 沿着第一背侧骨间肌分离第二掌骨基底部。
- 如果暴露不充分，再做背侧皮肤切口暴露示指和中指掌骨的基底部。
- 松解拇指内收肌和第一背侧骨间肌筋膜。
- 如果第三掌骨基底存在，将第二掌骨插入第三掌骨基底，克氏针固定。
- 用示指和环指间软组织做 2~3 次缝合以重建掌骨横韧带。
- 利用手部裂口处桡侧的皮肤形成虎口皮瓣。
- 关闭切口，用长臂石膏固定在掌骨处塑形，防止手部裂口复发。

术后处理　3 周拆线，去除石膏；如手部裂闭合处仍有松弛，可延长石膏固定时间。最终去处石膏后，经 6~8 周逐渐恢复正常的功能活动。

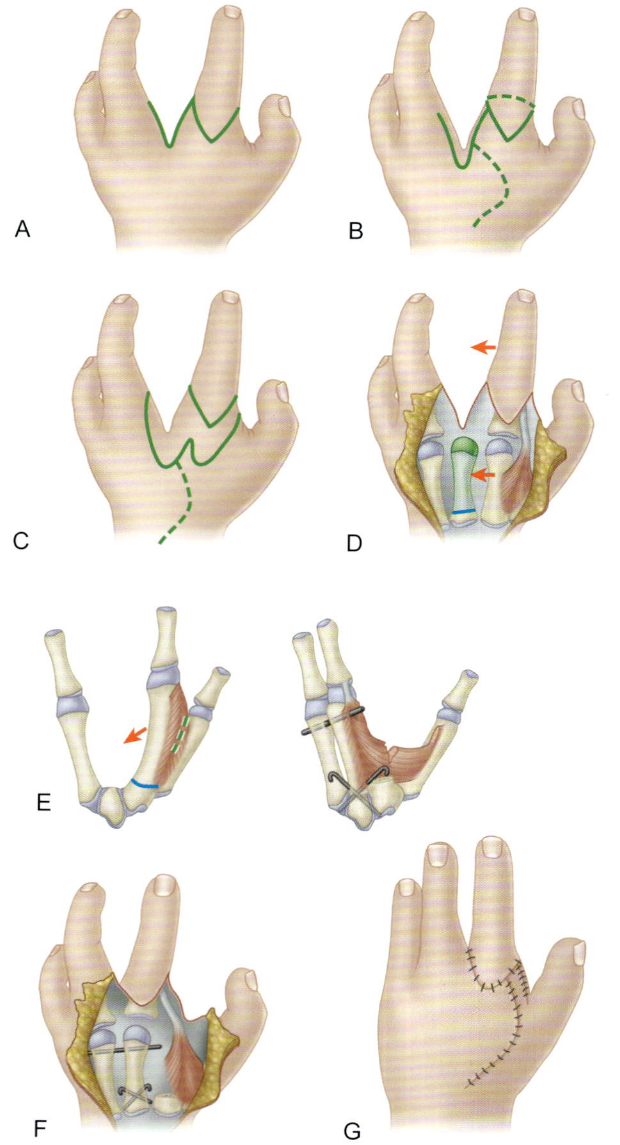

图 80-83 Miura 和 Komada 对于手部裂口和拇内收挛缩的重建方法。A. 手部背侧最初切口；B. 附加切口（虚线）暴露掌骨背侧和手指掌侧；C. 示指皮瓣；D. 将示指掌骨转位到中指掌骨的设计；E. 骨转位，第一背侧骨间肌筋膜和拇内收肌筋膜松解；肌肉也要松解；F. 完成示指转位和拇指松解；G. 伤口闭合后外形（见手术技术 80-50）

手掌裂修补术

手术技术 80-51

（Ueba）

- 在环指桡侧做“V”字形切口，形成一个三角形皮瓣（图 80-84A），这个皮瓣用于连接形成指蹼。
- 做第 2 个切口，自第 1 个切口掌侧端延伸至手掌尺侧（图 80-84B）。
- 围绕示指根部做第 3 个切口，从裂底的示指背侧第 2 个切口近端再做切口向远端连接第 3 个切口（图 80-84C）。
- 掀起掌侧及背侧指间皮瓣，切断拇指与示指之间的纤维带，尽可能加宽虎口（图 80-84D）。
- 分离第二掌骨骨膜，将第二掌骨推向尺侧，注意不要损伤尺侧神经。
- 将第二掌骨轻轻推向尺侧并旋后，这样示指屈曲不致和环指重叠。
- 用 1 根或 2 根克氏针将第二掌骨与第四掌骨固定，用不吸收或吸收缓慢的缝线围绕掌骨颈固定。
- 从掌长肌腱取游离肌腱，连接示指和环指的指总伸肌腱，此肌腱在掌指关节水平穿过示指和环指的指总伸肌腱，末端交叉反折，缝合于伸肌腱膜上（图 80-84E）。
- 将皮瓣旋转（图 80-84F）横行缝合修补裂口和加深虎口（图 80-84G）。
- 用可吸收缝线关闭切口。
- 应用长臂石膏固定，石膏塑形以防止手部裂复发。

术后处理 3 周时拆除石膏和剩余缝线更换第 2 个石膏。6 周或骨完全愈合后去除石膏和克氏针，之后 4~6 周逐渐恢复正常活动。

加深指蹼和掌骨截骨术

手术技术 80-52

- 一般分两次手术比较安全。
- 首先，通过“Z”字形切口加深指蹼，去除多余的骨或残迹指。
- 然后，根据需要缩短掌骨或旋转 1~2 根掌骨，使两指可对指捏持。
- 长臂石膏固定。

术后处理 2 周拆线，4~6 周拆除石膏，之后的 4~6 周恢复正常活动。

肌腱转移治疗 II 型畸形

手术技术 80-53

（Flatt）

- 这种方法的前提是边缘指有较好的稳定性和被动活动度。
- 通过适当切口找到腕屈或伸肌腱作为供区肌腱。
- 切取掌长肌腱作为移植肌腱。
- 将移植肌腱与供区肌腱编织缝合（“Pulvertaft”方

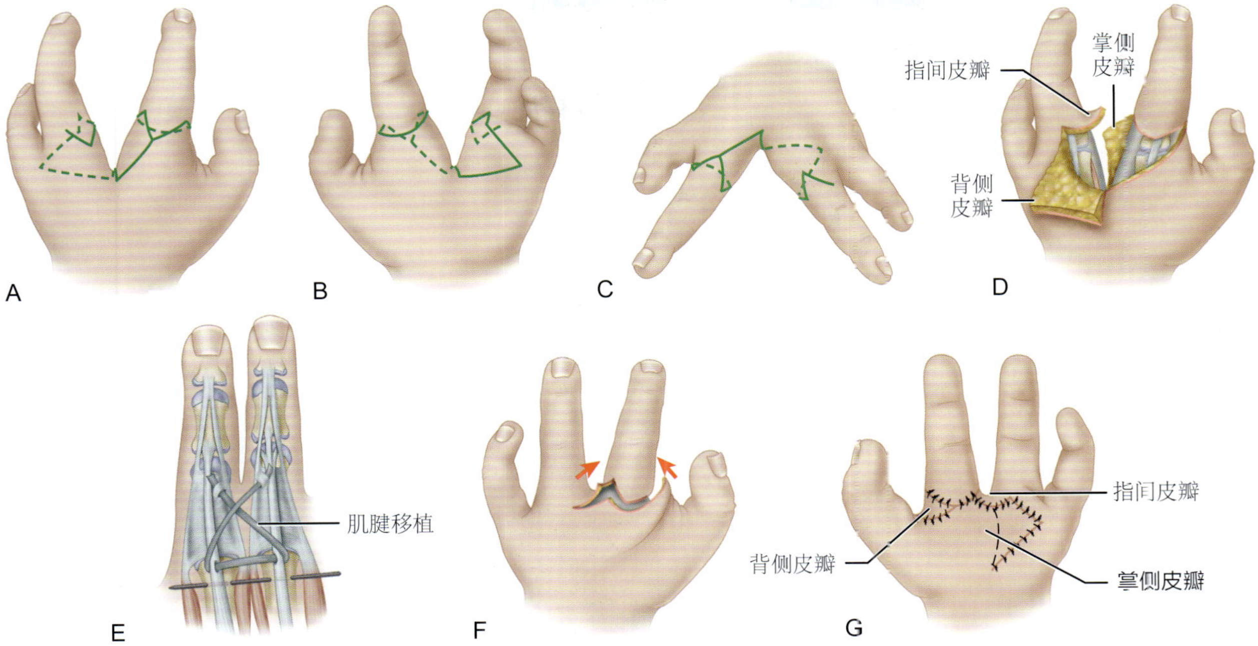

图 80-84 Ueba 方法修补手部裂。A. 切口背面观：实线代表背侧切口，虚线代表掌侧切口；B. 切口掌面观：实线代表掌侧切口，虚线代表背侧切口；C. 指蹼切口：实线代表背侧切口，虚线代表掌侧切口；D. 将制成的皮瓣掀起；E. 移植肌腱重建指伸肌腱，克氏针将示指固定到环指掌骨上；F. 旋转皮瓣；G. 伤口关闭后的掌面观（见手术技术 80-51）

法），移植肌腱远端用钢丝抽出法缝合到边缘指末节指骨。

术后处理 腕微屈位夹板固定 3 周，拆线和去除钢丝。之后的 4~6 周逐渐恢复正常活动。

（三）Apert 综合征

1906 年，Apert 描述 1 例多发畸形的患者，畸形有非典型面容和手部多个复杂并指畸形，他将其称为尖头并指畸形。尽管该病很少见（1/20 万新生儿），对这种复杂手部畸形的处理方法已有诸多描述。一般认为本病是由于父亲或母亲的单基因突变，可以显性或隐性方式遗传；也有散发病例报道。该异常基因已经被证实为 FGFR-2，位于染色体 10q26 上。Blank 将 Apert 综合征分成两种主要类型：①真正的或典型的，以多个复杂并指畸形为特征；②非典型，仅有部分并指畸形。

这类患者出生时前额高而宽，枕骨扁平，眼距宽，外眦低于内眦，下颌突出，上颌骨变短（图 80-85A）。智力障碍多见，但也有例外。可伴有内脏畸形。患者一般可望毫无疑问地活到成年，手部畸形典型者双侧对称，Upton 将 Apert 手分为 3 类：第 1 类或者“铲形手”，为拇指与其他 4 指分离，其余 4 指合并。第 2 类或者“汤匙手”，为 5 指均为并指。手呈勺状，末端变尖，有复杂的示指、中指、环指的并指畸形（图 80-85B）。小指和环指常有完全性简单并指，示、中、环 3 指常共有一个指甲。指常短缩，关节发育不全而使活动受限。第 3 类或者“玫瑰花蕾手”，为伴有拇指和示指末节的骨性联合的复杂并指，在拇、示、中和环指上是宽大融合的指甲。5 指通常都存在。可与 Carpenter 综合征（尖头多指并指畸形）鉴别，后者还有多指。上臂和前臂常短缩，肘关节活动受限，未经治疗的手以勺样方式进行活动，可用两只手或拇指和示指侧方抓握。

治疗 通过手术建立一个有 3 个手指和可对掌的拇指常能提高手的功能，如果患者早期需做头部手术，那么头部手术优先于手部，而且不能同时进行。手术方法应符合 Flatt 概括的方案。2 岁以下患儿可同时行双侧重建，此时患者尚不能自理。年龄稍大之后每次行一侧重建。1 岁之前应松解边缘指。如果拇指没有并指，可简单地行 4 段“Z”字形切口加深虎口，6~9 个月之后，松解中间并指，将中指自掌指关节处切除，这样能保证残余指有必要的皮肤覆盖和良好的感觉。Flatt 发现对中指指列截除及示指尺侧转位能导致更大的畸形，不主张采用这种方法。

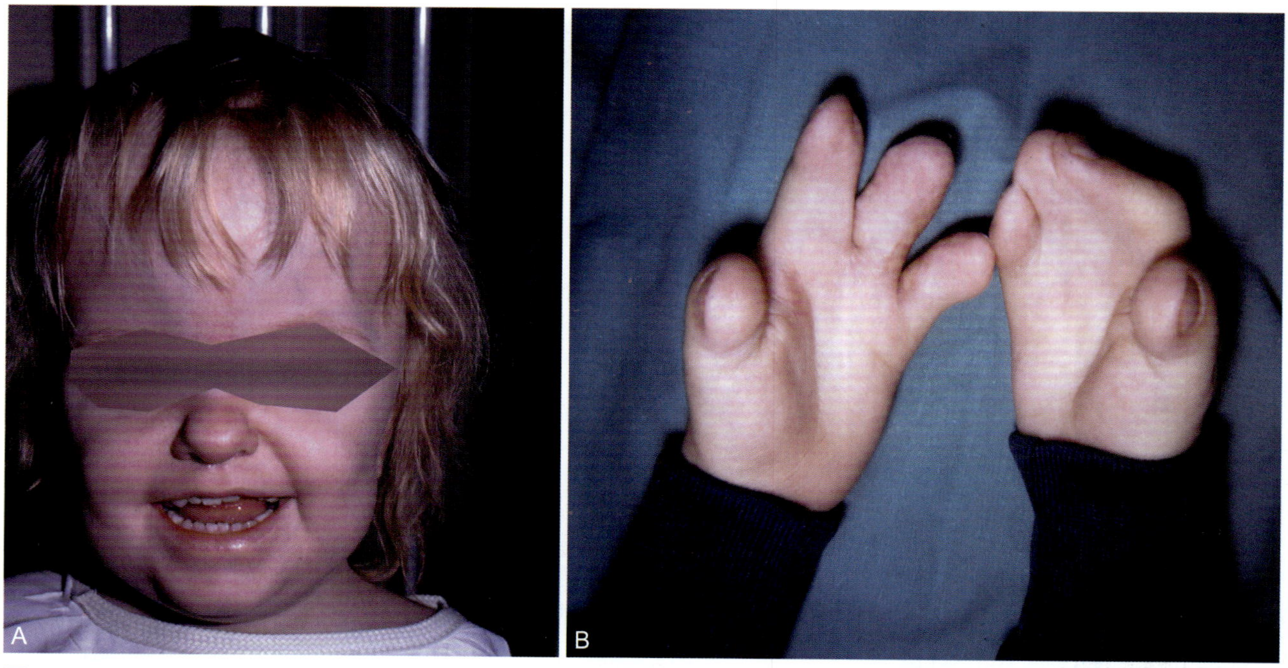

图 80-85　Apert 综合征。A. 典型的面部特点，额头高，眼距宽；B. 双手复杂的并指畸形，左手并指已松解

可以用中厚皮片覆盖剩余创面。在进行环小指的并指分指时，要同时进行掌骨融合分离术。Dao 等建议对于桡偏畸形的拇指要松解拇短展肌在远节指骨上的异常附着点并重新固定于指骨近端，切除掌骨头尺侧隆凸，用钢针固定指间关节和掌指关节。Oishi 和 Ezaki 提议，可以通过松解异常的拇短展肌，近节指骨的开放或者闭合楔形截骨，并进行拇指桡侧的 V-Y 推移皮瓣成形术来重建拇指。

Apert 综合征的手部重建

手术技术 80-54

（Flatt）

Ⅰ期

- 在 1 岁之前分离边缘手指。
- 首先行虎口开大。
- 对于不完全性并指，可使用 4 瓣“Z”字成形术。
- 对于完全性并指，可用 Buck-Gramcko 所描述的背侧皮瓣修复术重建虎口结构。
- 如有必要，松解拇短展肌在远节指骨上的异常附着点并重新固定至近节指骨基底部。
- 按照 Bauer 等（见手术技术 80-39）的描述做一锯齿形切口进行第四指蹼松解，用标准的背侧皮瓣重建指蹼。
- 用简单的间断缝合术进行皮瓣闭合。
- 用全层皮肤覆盖剩余缺损处。

Ⅱ期

- 在初次手术进行之后 6~9 个月再进行这一阶段，以使瘢痕成熟与血管再生。
- 按照 Bauer 等的描述，松解示、环指，利用好中指的全部皮肤。
- 掀起皮瓣后根据需要在掌指关节近侧切断中指。
- 用保留的中指皮肤重建保留的指蹼和保留指的创面。
- 皮瓣交错对合，常规闭合创面，必要时，全厚皮片覆盖剩余的缺损。
- 用消毒的湿棉团放在指蹼处，长臂石膏夹板维持位置。

术后处理　石膏固定 4 周，鼓励手部的主动活动。

第七节　变形

一、缩窄环综合征（羊膜带综合征）

当肢体被深深的皮肤皱褶环绕，犹如被一根细绳紧紧地结扎时即可发生先天性环行或先天性带状束带综合征（图 80-86）。由于常与先天性肢体缺如和末端并指有关，所以将这种畸形称为一种综合征。这种畸形的其他名称有 Streeter 带或 Streeter 发育不良、环形沟或缺如、子宫内截肢。Patterson 报告这种畸形的新生儿发生率为 1/15 000。Flatt 报告带状挛缩占先天缺陷的 2%。远端环形束带更为常见，多累及中指。

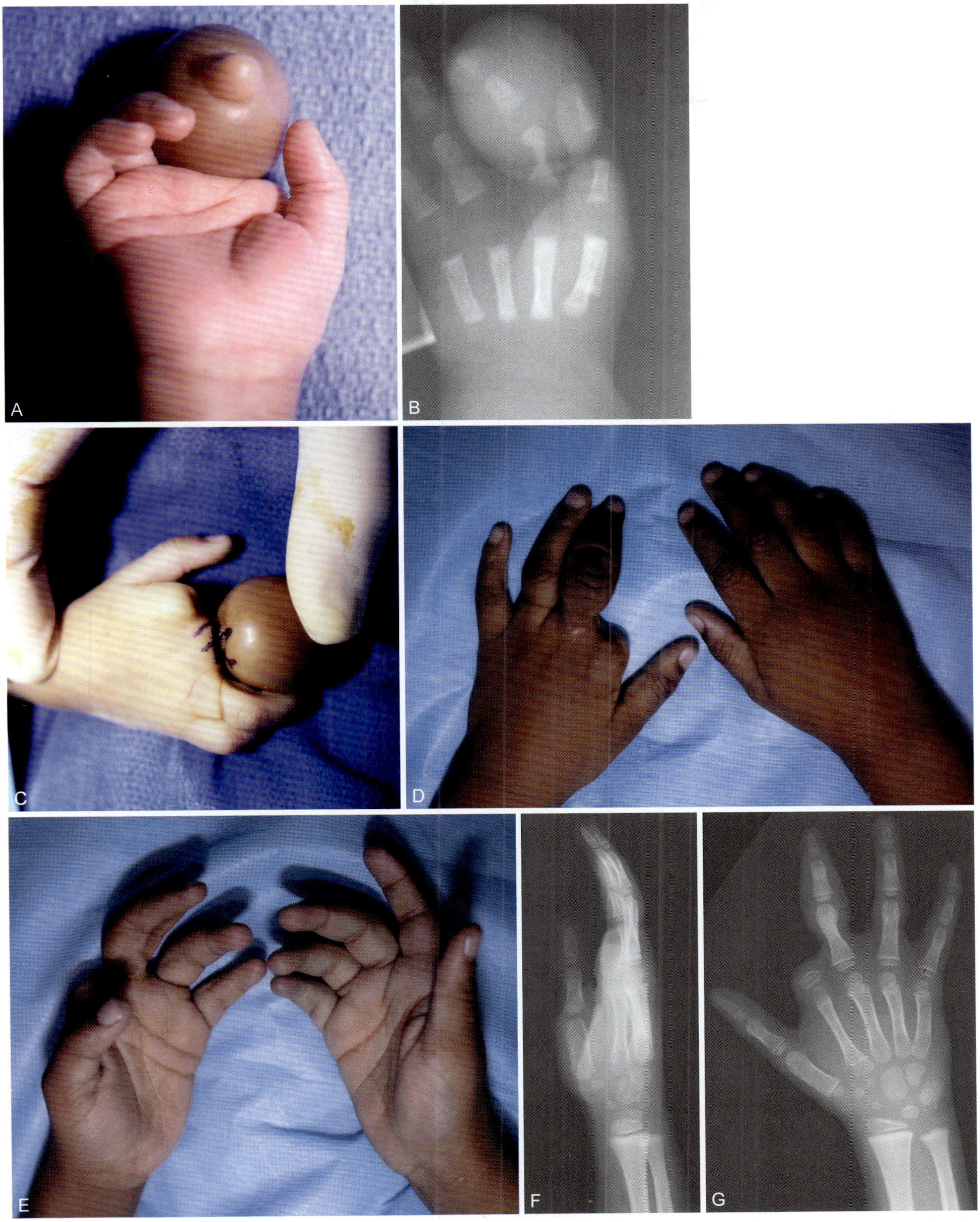

图 80-86　A. 先天性环形综合征伴示指缺如、中指严重的淋巴水肿；出生时尽管手指严重淋巴水肿，毛细血管充盈征良好；手术推迟到 1 个月后实施，以减少手术危险性；B.X 线显示近节指骨呈“沙漏样”畸形；C. 分阶段行多个“Z”字形皮瓣成形术；D. 术后淋巴水肿逐渐消失，指可主动屈伸；E~G. 术后 2 年

没有证据显示先天性环形挛缩综合征是遗传疾病。在宫内，指列远端出血后与羊膜发生粘连提示了束带形成的外源性因素，是导致皮下组织不能按照正常皮肤皱褶形成方式发育的原因。一般认为这种畸形发生在妊娠第 5~7 周以后，手的大部分畸形都在此时发生。有报告发生这种畸形的最小胎儿在妊娠 10 周。

Patterson 将这种环状挛缩综合征分成 4 种类型：①围绕肢或指的单纯环状挛缩，通常是横行偶尔为斜行；②深的环形挛缩，常伴有肢体远端的畸形，多为淋巴水肿；③有隙并指（末端并指），或相邻指的远端侧方融合，近端皮肤和软组织存在间隙；④子宫内截肢，软组织比骨受累更严重，残端犹如一个剪断性截肢，远端无残迹，近端发育正常。一个儿童可同时存在这 4 种畸形的任何一种组合，但它们并不一定同肢体的其他畸形同时存在。80% 的先天性环形挛缩综合征伴有并指、发育不良、短指、指关节粘连、蹼指和屈指畸形，40%~50% 伴有马蹄内翻足、唇裂、腭裂和颅骨缺如。一般不伴有内脏畸形，但是 Flatt 报告 1 例伴有动脉导管未闭。

畸形通常是非对称性的，环形挛缩带的范围和深度各种各样，有些好像是正常但异位的皮纹；束带远端常有淋巴水肿，浅的环形挛缩皮肤虽然正常，但皮下组织常发育不良。虽然深部血管完整，但是在较深的环形挛缩中通过挛缩带的表浅血管缺失。指在挛缩带的远端可短缩或完全缺如。末端并指在近端指蹼处常有小的裂隙；挛缩带的作用并非静止不变的，如果挛缩带位于深部且坚韧时，随瘢痕的增加，挛缩和血管损伤的加重，可出现进行性坏死。有远端淋巴水肿、发绀，在手术前可能会出现挛缩带加重。只有很少数的挛缩带引起远端部分的明显坏死。

治疗

对于表浅的不伴远端淋巴水肿的不完全环形挛缩，除非为了改善外观，一般不需要手术治疗。应观察皱褶的外观是否随“婴儿肥”的消退而逐渐改善。如果深部挛缩带引起淋巴水肿或循环障碍则必须切除至正常组织，并行多个“Z”字形皮瓣成形术关闭创面。如果挛缩带绕肢体一周，则分阶段切除挛缩带，并行“Z”字形皮瓣成形比较安全，每次做一半，第二次手术在第一次手术 2~3 个月后施行。松解后淋巴水肿和发绀常能逐渐改善，单纯切除挛缩沟加外翻缝合关闭切口常常不够，因为可能出现环形瘢痕挛缩。与上述观点相反，一些学者认为切除瘢痕并行远侧和近侧推移皮瓣可以获得满意的效果。手术方法包括切除瘢痕并行有限“Z”字成形术直接闭合创口。有研究报道先天性环形束带综合征可伴有尺神经麻痹。

这种畸形常伴有裂隙并指，因为所有指端连在一起，是永久性的畸形，除非早期行并指重建，边缘并指松解须在 6 个月之内，中轴并指可在 18 个月时松解。并指松解后常出现近指间关节僵直。短指可通过截骨和牵引延长，拇指短缩须加深指蹼或通过 Sϕiland 方法延长，这种方法将极度短缩的示指转移到拇指末端。这种综合征存在的截指常有丰富或充足的软组织覆盖，很少需手术重建。

多“Z”字成形术松解先天性环形挛缩综合征

手术技术 80-55

- 如果先天性挛缩带较深并且环绕肢体或指的一周，则首次手术只能松解一半。
- 止血带充气前，沿环形挛缩带标出多个“Z”字形切口（图 80-87A）。
- 驱血后止血带充气，
- 切除半周环形挛缩带，然后锐性切开形成多个“Z”字形皮瓣。
- 恰当地交错缝合皮瓣，以延长挛缩带（图 80-87B）。
- 松止血带，大量敷料包扎，短臂或长臂石膏夹固定。

术后处理 石膏夹固定 2~3 周，10~14 天拆线，2~3 个月后另一侧再行同样的成形术。

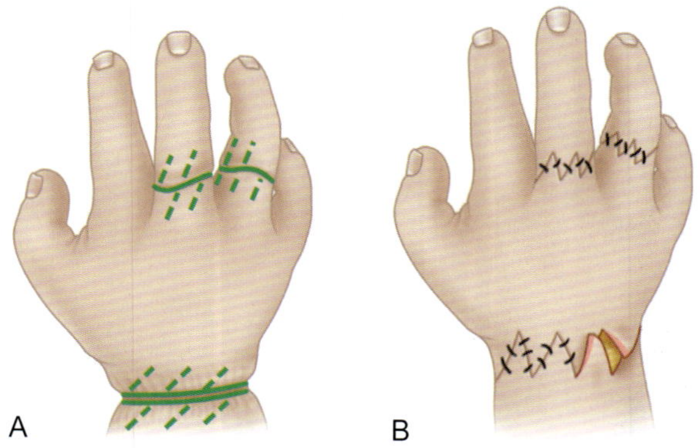

图 80-87 严重的先天性环形挛缩综合征行多个“Z”字成形术。A. 完全切除环形挛缩带，确认没有深筋膜挛缩。第一次手术只做环形带的掌侧半；B. 关闭“Z”字形切口（见手术技术 80-55）

二、扳机指

指屈肌腱的滑行在屈肌腱鞘中受到阻挡，出现先天性扳机指。不像成年人狭窄性腱鞘炎，先天性扳机指通常表现为指持续性屈曲畸形，而并非真的"扳机指"(图 80-88A)。这种病例较少见。仅占 2.3%。这种畸形最常见于拇指，25% 为双侧性。该病为散发，与遗传无关。典型特征是不伴其他畸形，但有伴发第 13 号染色体三倍体的报道。该病与黏多糖沉积症有关。

在儿童的扳机指较为常见的是获得性的，大约 25% 扳机指在出生时被发现，但在 5 765 个新生儿前瞻性研究中并未发现一例单纯的先天性扳机拇。这种情况经常在 1~2 岁才被发现，此时拇指的指间关节相对固定于屈曲位，甚至在一定外力作用下，拇指的指间关节也不可能完全伸直。拇指偶尔处于伸直位，有多个手指发病。与成年人不同，异常的咔哒声或弹响并非患者的主诉。这种畸形须同扣拇畸形相鉴别，后者主要表现为掌指关节屈曲。

扳机指病理解剖可见腱鞘狭窄、变厚，偶尔有腱鞘囊肿。在第一个滑车近端可有肌腱内结节通常和 Notta 结一样。慢性炎症也常见。如果在 3 岁以前消退或矫正则不会有固定挛缩。症状出现在 1 岁之内的患者 30% 自发消退，在 6 个月 ~2 岁间出现症状者 12% 自行消退。Baek 等发现在 48 个月中间自发消退的占到 63%，手术干预时机曾受到质疑。Han 等报道在平均年龄 7.5 岁的儿童中，A1 滑车松解术获得了极佳的效果。他们发现这些病例术后平均 2.7 周达到接近正常的活动范围。有数篇文章已强调了先天性扳机指和扳机拇之间的差异。扳机指并不常伴有固定的屈曲畸形，更为重要的是单纯滑车 A 的松解对它可能无效。当进行手术时，外科医生应做好广泛探查屈指装置的准备，包括切除 1 条或 2 条屈指浅肌腱束和松解 A3 滑车。

治疗

因为在 1 岁之内出现明显症状的患儿 30% 可自行缓解，应进行观察和轻柔手法治疗。夹板固定可以尝试，成功率约为 92%。如果没有自行缓解，拇指出现交锁或者疼痛，建议手术松解。如果父母认可，间断无痛的屈伸活动是安全的，并有缓解的可能。手术时机对最终的治疗结果无显著影响。Shiozawa 等报道 24 例患者中的 20 例应用夹板固定后治疗后好转，仅有 7 例患者需要手术。然而，因为手术松解是安全有效的，就不应该对儿童进行长期屈伸活动刺激。对于双侧交锁性扳机拇应该考虑早期手术，因为非手术治疗往往失败。不能期待疾病自愈而忽略其存在。2 岁左右应手术松解第一个环形滑车。少数情况下，同时有多个扳机指，使儿童不能握拳，必须尽早手术（1 岁左右）。在近期的低功率检验研究中显示，A1 滑车切开松解术与非手术治疗相比，效果更加可靠，并且恢复更快。必须避免神经意外损伤，先做一个浅切口寻找指神经。

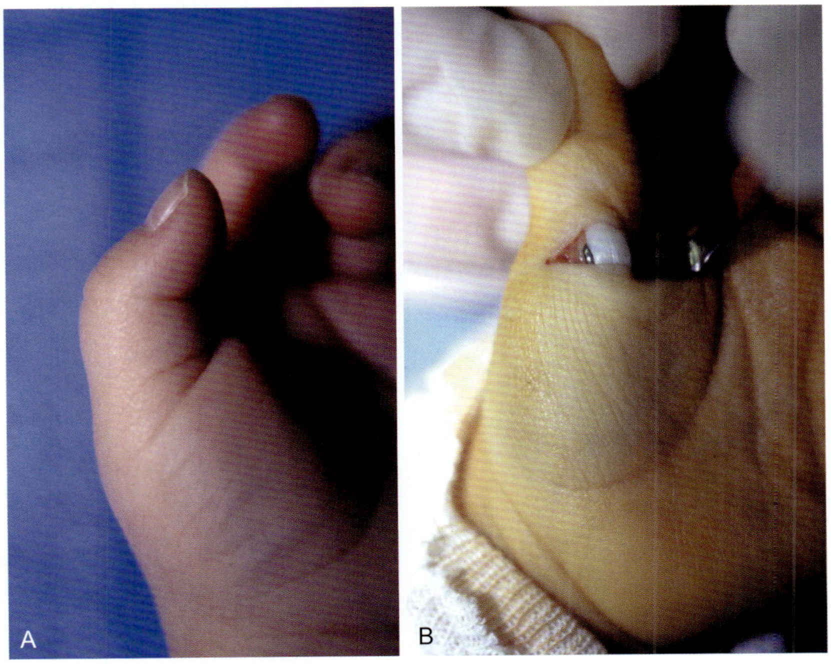

图 80-88　A.2 岁儿童的扳机拇指；B. 松解术后外观（见手术技术 80-56）

撕裂的指神经和韧带必须修复。尽管现在我们不能这样推荐，但是有报道称儿童经皮扳机拇松解不会发生并发症。充分松解后一般不会复发。

先天性扳机拇松解术

手术技术 80-56

- 上止血带，在拇指掌指关节掌侧皱褶处做一个横切口。
- 注意保护两根指神经。
- 屈肌腱鞘在皮下脂肪中很明显。
- 寻找第一个滑车的近侧边缘，直视下纵行完全切断。
- 一般不必削平结节和切除部分 A1 滑车。
- 关闭伤口（图 80-88B），柔软敷料包扎，不必特别制动。
- 其他受累指可行同样的手术方法。

扳机指松解术

手术技术 80-57

- 以 A1 滑车为中心做 1 个 Bruner 切口用以暴露近端和远端的屈肌腱鞘及其内容物。
- 辨认和保护指神经。
- 完全切开 A1 滑车以便进一步检查扳机征。
- 检查屈肌腱是否存在结节。
- 被动屈伸手指检查屈肌腱运动。
- 若扳机征消失，指浅屈肌腱和指深屈肌腱滑动正常，常规闭合切口。
- 若仍存在扳机征或运动异常，应探查比指浅屈肌腱正常交叉点更近端部分或在指深屈肌腱上异常附着点。
- 如果需要，可切除 1 束指浅屈肌腱。
- 若在 A3 滑车区存在扳机征，同样探查 A3 滑车区并行 A3 滑车松解。通过被动运动范围检查确定是否解决扳机征。
- 向近端同时牵拉指屈肌腱然后单独牵拉一条，被动伸指进一步排除存在扳机指。
- 关闭皮肤切口并用软敷料包扎手部。

第八节 发育不良

生长过度

巨指

巨指是先天畸形中很少见的类型（0.9%），就是手指变得巨大。示指受累最为常见（图 80-89）。巨指的特征提示它可能并不是一种遗传疾病，虽然原因不能肯定，但可能与以下 3 种因素密切相关：①神经支配异常；②血供异常；③体液系统异常。一些人认为巨指是神经纤维瘤病的一种退化类型，但是，在这类患者没有见到神经纤维瘤病的其他病变。最近研究表明，原癌基因突变导致生长异常。Barsky 将真正的巨指分为两种类型：①静止型，不再随儿童的发育而进展；②进展型，与正常发育不成比例的增大。后者在婴儿期可能没有增粗，但在幼年开始迅速发展，此型常伴有成角畸形（表 80-14）。巨指大多单独存在，但有 10% 合并有并指。

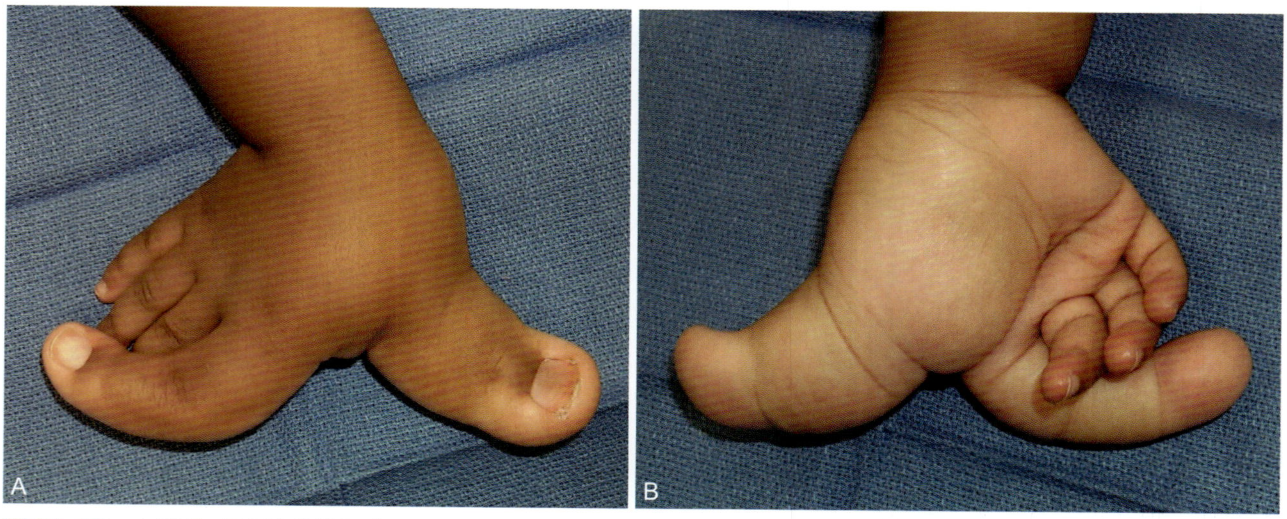

图 80-89 A 和 B. 示指和拇指巨指

表 80-14

巨指的 Flatt 分型

类型	描述
Ⅰ型：巨人症和脂肪纤维瘤病	巨指症伴神经增粗，神经内脂肪浸润，向近侧延伸进入腕管，这是巨指症畸形最常见类型
Ⅱ型：巨人症和神经纤维瘤病	巨指症常并发于复杂的神经纤维瘤病，常为双侧，骨骼增粗，可伴发骨软骨包块
Ⅲ型：巨人症和手指肥大	婴儿巨指症的肥大形式，关节周围的骨软骨包块，无明显神经增粗，无或非常少见遗传特征，手指呈结节状和僵硬，可有其他骨异常
Ⅳ型：巨人症和一侧肥大	异常罕见没有已知的遗传异常或病理类型，巨指呈一侧肥大，累及所有手指，但较Ⅰ、Ⅱ型轻，手内在肌肥大或解剖异常，畸形表现为屈曲挛缩、尺侧和拇内收畸形

引自 Kay SP, McCombe DB, Kozin SH: Deformities of the hand and fingers. In Wolfe SW, Hotchkiss RN, Pederson WC, Kozin SH, Cohen MS, editors: Green's Operative Hand Surgery, ed 3, Philadelphia, 2017, Elsevier, pp. 1276.

Keret、Ger 和 Marks 报道了双侧手、足巨指（趾）、一些神经纤维瘤患者出现巨指。

在新生儿存在静止型巨指畸形，通常指弥漫性增大；然而，指远端和掌侧组织通常比背侧和近侧组织更粗大，巨指生长但与正常指不成比例。进展型巨指在幼儿时出现并迅速增大，常出现成角畸形，使指呈“香蕉形”（图 80-90）。皮肤增厚，指甲肥大，指骨经常受累，掌骨也可增粗。随巨指生长、增粗，逐渐丧失活动功能，以后可出现腕管综合征，伴感觉异常和感觉减退。巨指也可出现营养性溃疡。巨指多为单侧，多指受累为单指的 2~3 倍。如拇指受累，可出现典型的外展和过伸畸形。一般认为受累指的所有组织都增大，但有人发现一些病例缺少肌腱和血管。支配病变部位的神经特异性增粗。在一种罕见的巨指中（骨肥大型），已有因创伤导致其关节周围可能有骨软骨赘生物存在的相关报道。

治疗　目前没有控制巨指生长的有效的非手术方法。弹力包裹或压迫指均无效，手术指征包括：增粗、成角、腕管综合征和灼性神经痛。对进展型巨指，通常需行减容术，手术时尽可能多的切除指一侧的过剩组织，3 个月后再行另一侧减容术，在生长发育过程中需多次做这种手术。Tsuge 认为巨指的生长是由于过多的神经长入，推荐在减容术时将增粗的指神经束削掉一半，他还建议术中完全切除增大的指神经，这样对控制巨指发展最为有效，而且对儿童指的神经损伤很小。Kelikian 推荐切除弯曲的指神经节段，然后端 - 端吻合。

在巨指生长到同性别父母的长度后，可通过经骺板钻孔术、骺板切除术、骨骺融合术从而达到骨骺生长抑制的效果。文献记载的缩短巨指的方法有多种，包括单纯截除远端指骨和剥除远节指骨，将指甲及甲床转移至中节指骨末端、连带或不连带其下的远节指骨。对成角畸形，可通过中节或远节指骨楔形截骨矫正。Tan 等对一个巨指的患者进行了中段指骨切除术来作为他们满意的手术选择。Millesi 描述一种复杂的手术方法来缩短巨拇指，将远节和中节指骨部分切除，保留远指间关节，然而，缩短巨指容易导致关节僵硬和挛缩。截指只能是治疗成人严重的难治性畸形的最后选择。虽然截指非常规治疗手段，中指拇化运用于严重的不可重建性拇示指巨指症中已有报道。

可以预见减容术最常见的并发症是复发，皮瓣坏死是手术主要的并发症，有人建议将增厚皮肤全部切除，然后全厚植皮来避免这个问题。注意皮瓣设计可有助于防止皮瓣坏死。每次手术只做手指一侧可降低循环障碍的危险。

减容术

手术技术 80-58

（Tsuge）

- 上止血带，取患指等长的侧正中切口。
- 确认和分离指神经。
- 切除所有多余的脂肪组织。
- 如果指神经明显增粗，可按 Tsuge 推荐的方法将

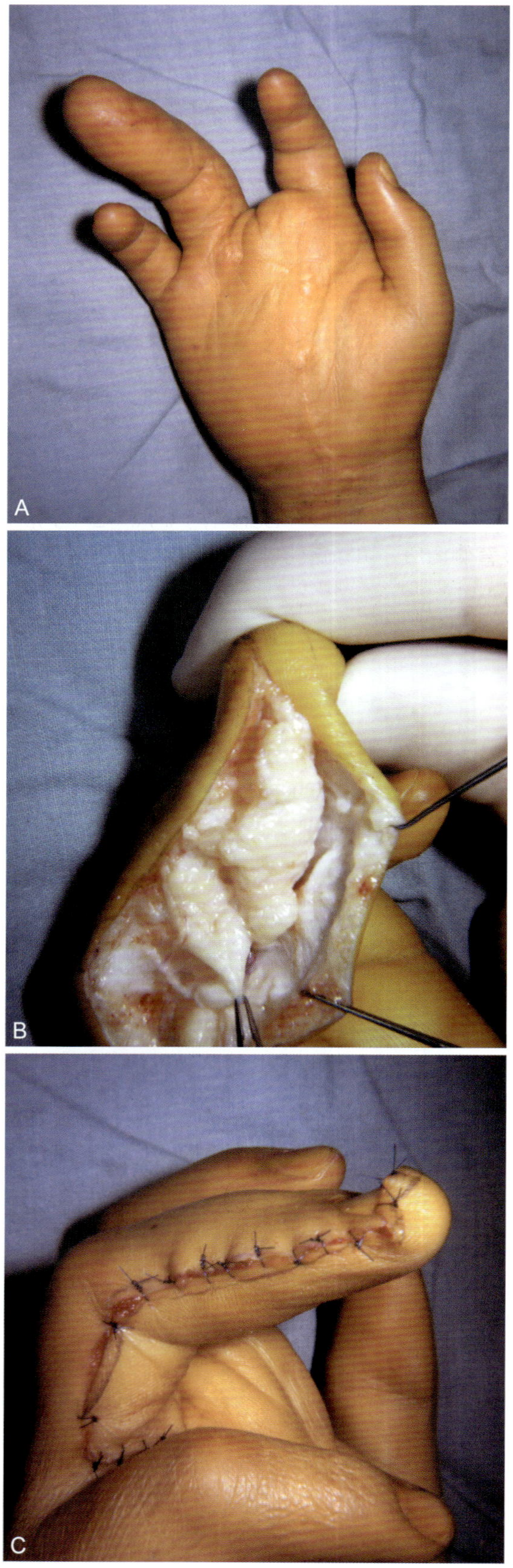

图 80-90 A. 6岁儿童巨指复发，2年前曾行环指减容术及中指切除；B. 术中照片显示指神经增粗；C. 减容术后关闭伤口

指神经剥去一半。如果指神经弯曲过多，可按 Kelikian 方法节段切除后端 - 端吻合。

- 切除远节指骨的掌侧半和中节指骨的背侧半（图 80-91A），然后将剩余骨片重叠对位（图 80-91B）。
- 切除过剩皮肤，关闭切口（图 80-91C）。大量敷料包扎。
- 术后不需特殊保护。
- 在第一次手术后 3 个月可以进行手指对侧减容。

骺板融合

手术技术 80-59

- 上止血带，取指等长的侧正中切口。
- 暴露近节、中节和远节指骨骺板，用高速钻或刮匙和电烧将骺板融合。
- 关闭切口，指夹板固定 3 周。

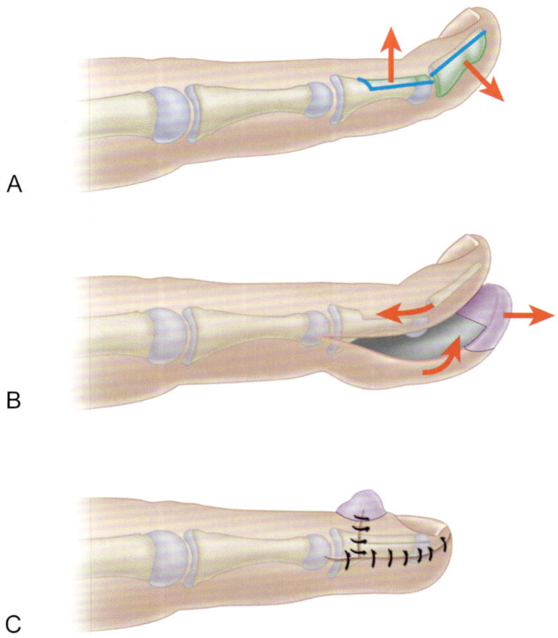

图80-91 巨指缩短术（Tsuge）。A.切除远节指骨掌侧半和中节指骨的背侧半的对应部分（阴影）；B.远节指骨放在中节指骨上，保留背侧皮肤相连，去除过剩的软组织；C.关闭伤口，保留部分背侧多余软组织（见手术技术80-58）

指缩短

手术技术 80-60

（Barsky）

- 上止血带，取侧正中“L”字形切口，自近指间关节向远侧延伸至甲根近侧（图 80-92A）。
- 切口横行通过指背侧。
- 切除中节指骨的远侧半和远节指骨的近侧部分。
- 用咬骨钳将保留中节指骨远端修尖至可以插入远节指骨髓腔为止（图 80-92B）。
- 将远节指骨放到中节指骨，然后用克氏针固定使指回缩（图 80-92C）。
- 掌侧过剩的软组织留待以后切除。
- 关闭伤口，用指夹板固定 3 周。

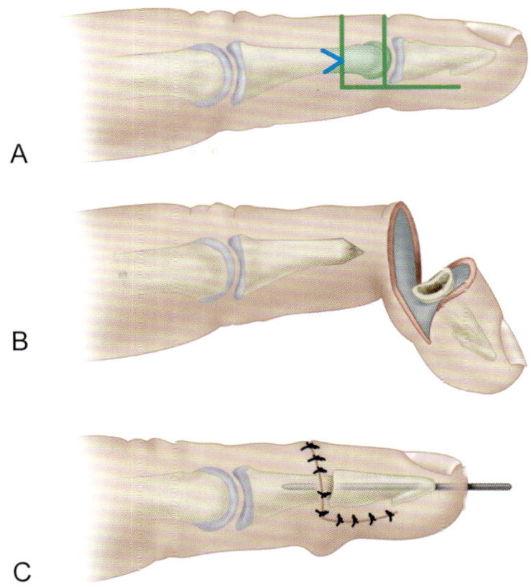

图 80-92　巨指缩短术（Barsky）。A.“L”字形侧正中及背侧切口，切除背侧过剩软组织、中节指骨远侧半和远节指骨近侧部分（阴影区）；B. 骨端准备，如铅笔尖样缩短复位；C. 远节指骨复位至中节指骨，克氏针固定（见手术技术 80-60）

拇指缩短

手术技术 80-61

（Millesi）

- 上止血带，切除指甲和甲床远侧半及其下的远节指骨粗隆（图 80-93A）。
- 通过近节和远节指骨背侧的纵行切口，切除远节指骨中 1/3 及其表面指甲和甲床的中 1/3。
- 通过斜向平行截骨截除近节指体中段 1/3 指骨（图 80-93B）。
- 近侧指骨的远端和近端缩短对位，克氏针斜向固定（图 80-93C）。
- 仔细对合皮缘和甲床，将克氏针留在皮外。
- 拇指夹板固定。

术后处理　夹板固定 3 周，通常 4~6 周骨愈合后拔除克氏针。

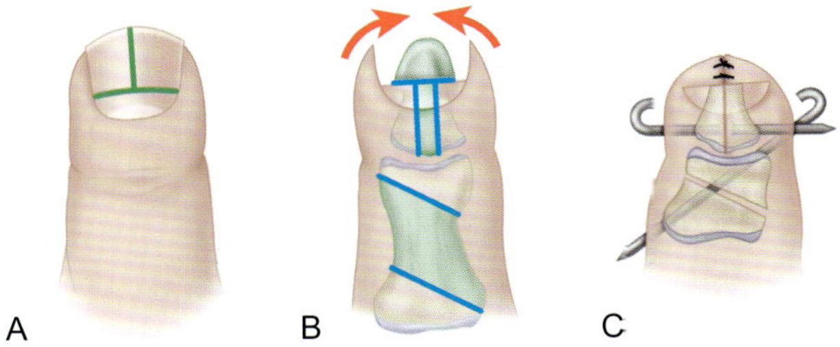

图 80-93　巨大拇指缩短术（Millesi）。A. 切除指骨和指甲的远侧半，保留甲床；B. 通过背侧切口缩短截骨；C. 剩余骨缩短克氏针固定（见手术技术 80-61）